W0052853

DIE BLV ENZYKLOPÄDIE

DER

HEIL PFLANZEN

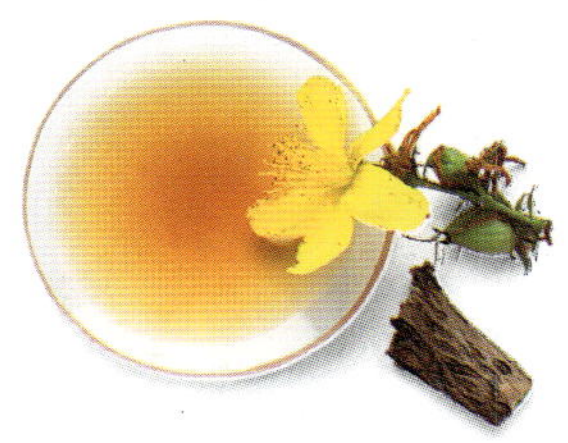

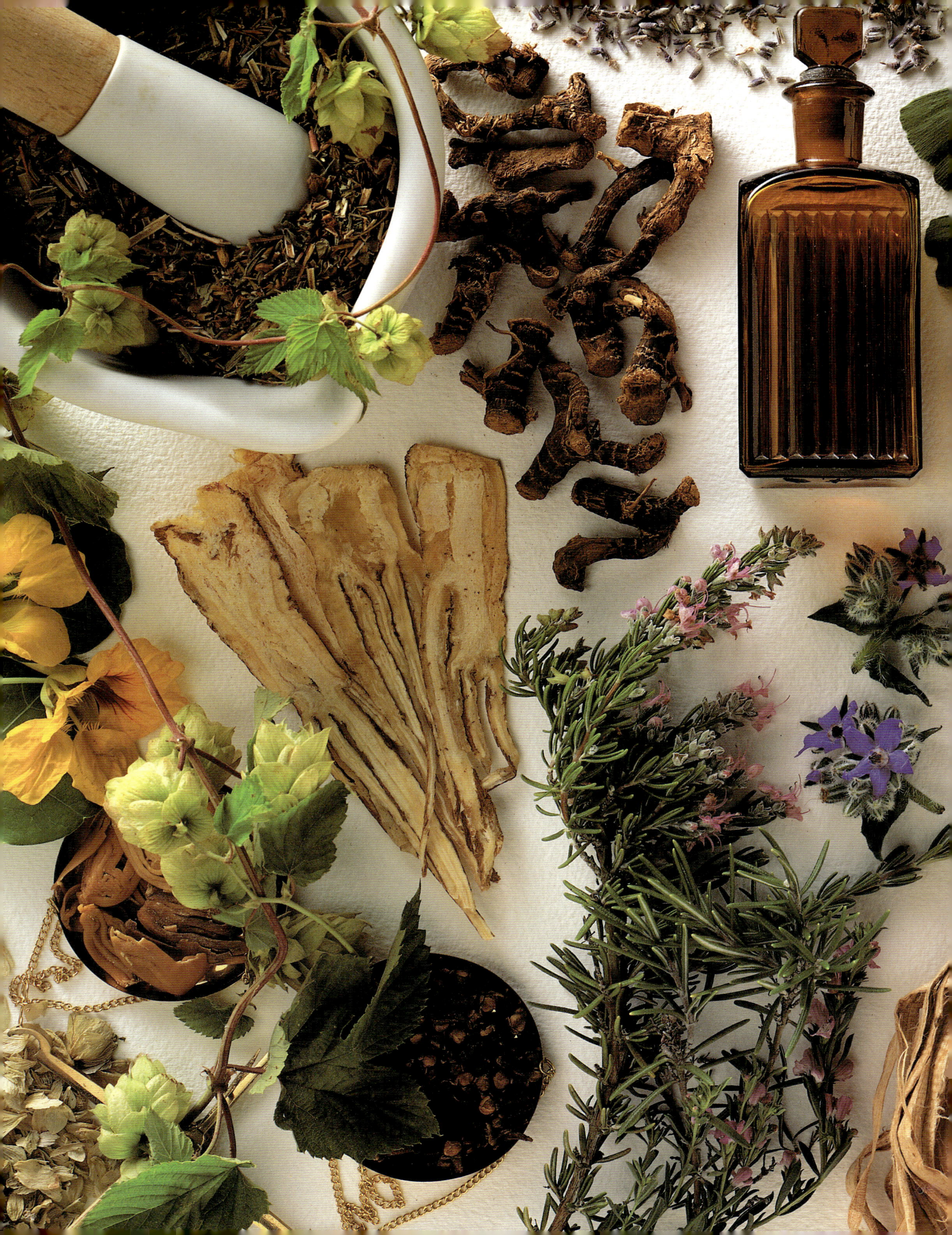

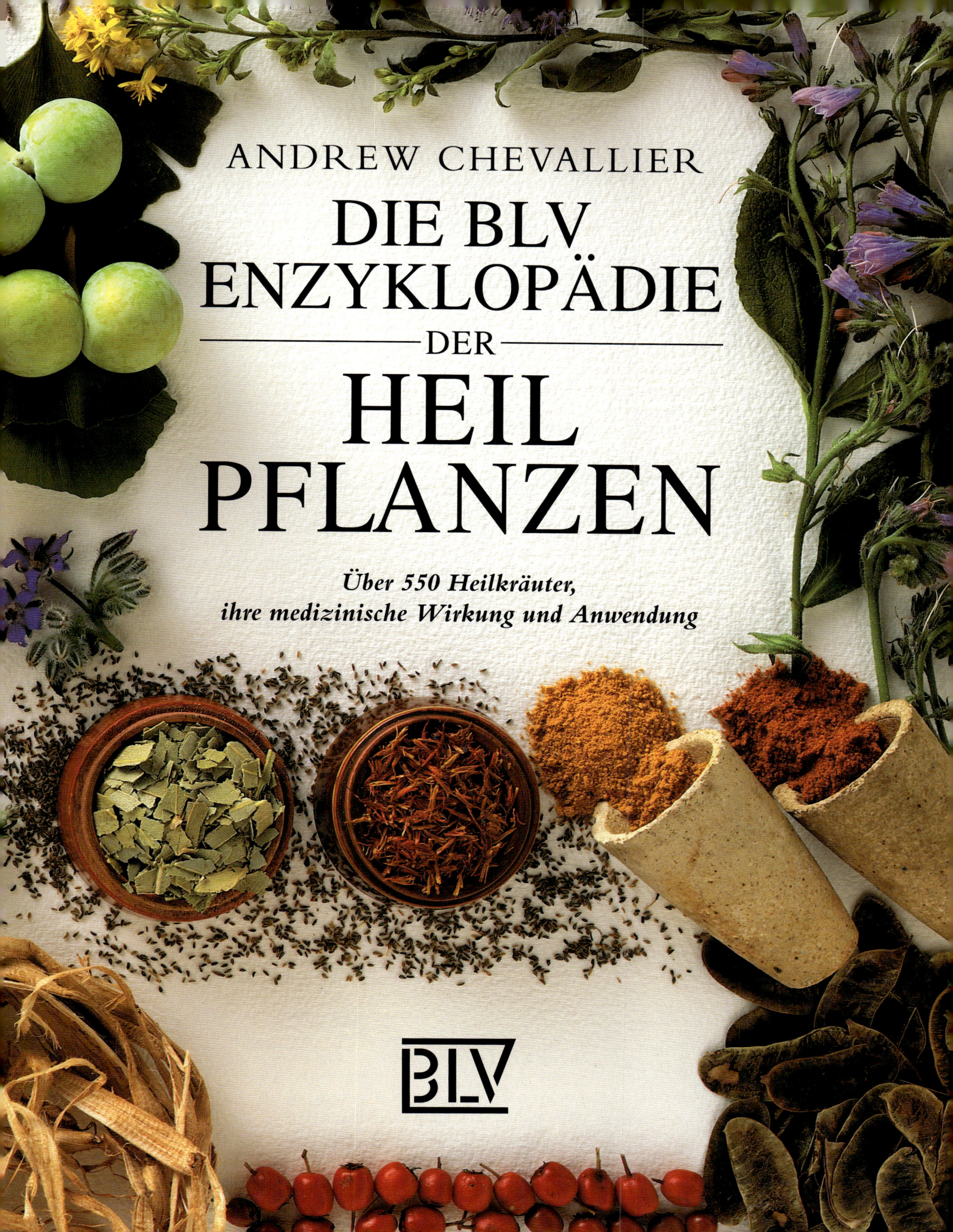
ANDREW CHEVALLIER
DIE BLV
ENZYKLOPÄDIE
DER
HEIL
PFLANZEN
Über 550 Heilkräuter,
ihre medizinische Wirkung und Anwendung
BLV

»Zunächst das Wort, dann die Pflanze und erst zum Schluß das Messer.«
Äskulap, um 1200 v. Chr.

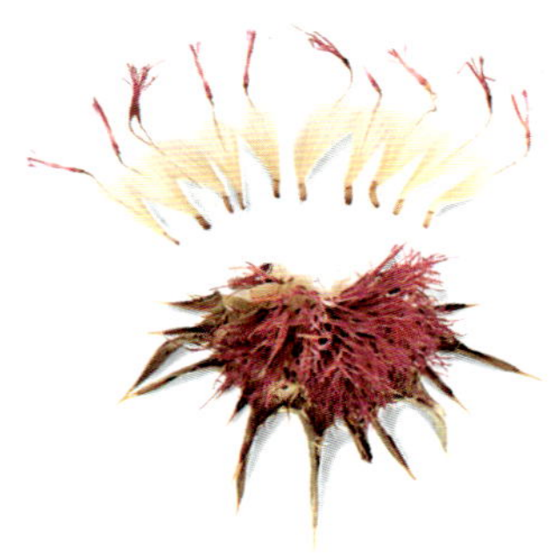

WICHTIGER HINWEIS

Versuchen Sie keine Selbstdiagnose, und führen Sie bei ernsthaften oder chronischen Beschwerden ohne Rücksprache mit einem qualifizierten Pflanzenheilkundler oder Arzt keine Selbstbehandlung durch. Verwenden Sie keine Pflanzenarznei, ohne die warnenden Hinweise bei den Pflanzenbeschreibungen (siehe S. 54 – 281) und die wichtigen Informationen auf den Seiten 298 und 299 gelesen zu haben. Überschreiten Sie keinesfalls die empfohlene Dosis, und ziehen Sie einen Arzt zu Rate, wenn die Beschwerden nicht aufhören. Falls Sie bereits verschreibungspflichtige Medikamente nehmen, sollten Sie vor der Anwendung pflanzlicher Arzneien auf jeden Fall den Rat eines Arztes einholen. Achten Sie auf eine korrekte Bestimmung der Pflanzen, und sammeln Sie keine geschützten Arten.

Die Deutsche Bibliothek – CIP-Einheitsaufnahme

Chevallier, Andrew:
Enzyklopädie der Heilpflanzen / Andrew Chevallier.
[Übers. aus dem Engl.: Hans W. Kothe . . .]. –
München ; Wien ; Zürich ; BLV, 1998
Einheitssacht.: The encyclopedia of medicinal plants <dt.>
ISBN 3-405-15457-X

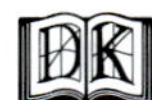

EIN DORLING KINDERSLEY BUCH

BLV Verlagsgesellschaft mbH
München Wien Zürich
80797 München

Titel der englischen Originalausgabe:
THE ENCYCLOPEDIA OF MEDICINAL PLANTS
A Practical Reference Guide to over 550 Key Herbs & their Medicinal Uses

Übersetzung aus dem Englischen:
Dr. Hans W. Kothe (S. 6 – 179)
Dr. Coralie Wink (S. 179 – 281)
Gerald Bosch (S. 283 – 336)
Lektorat: Inken Kloppenburg Verlags-Service, München
Herstellung: Sylvia Hoffmann
Satz und DTP: Setzerei Vornehm
Einbandgestaltung: Studio Schübel, München

Printed in Italy by New Interlitho, Milano

ISBN 3-405-15457-X

INHALT

EINFÜHRUNG **6**

Die Entwicklung der Pflanzenheilkunde **8**

Die Wirkungsweise von Heilpflanzen **10**
Die Wirkstoffe **14**
Von den Anfängen bis zum 19. Jahrhundert **16**
Das 20. Jahrhundert und die Zukunft **26**

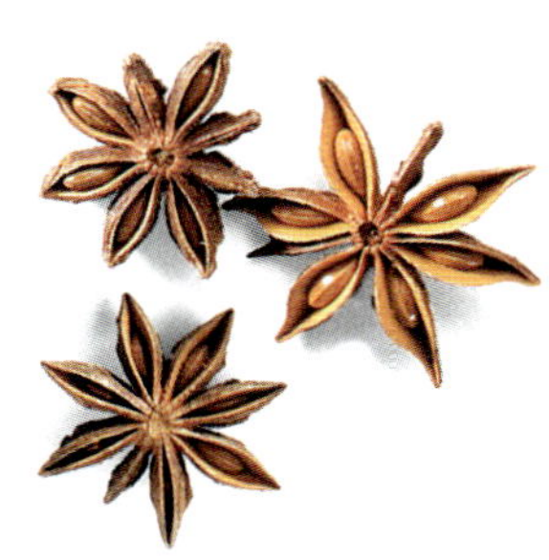

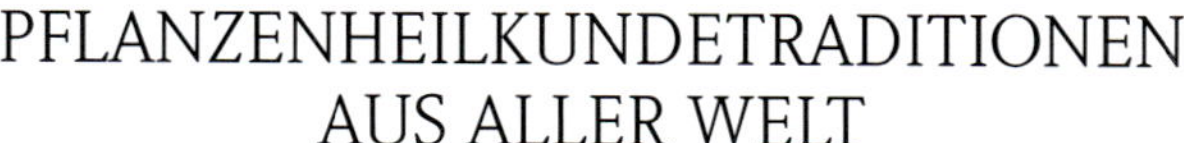

PFLANZENHEILKUNDETRADITIONEN
AUS ALLER WELT

Europa **30** Indien **34** China **38** Afrika **42**
Australien **44** Nordamerika **46** Südamerika **50**

Die wichtigsten Heilpflanzen **52**

Dieser illustrierte Teil umfaßt die 100 wichtigsten Heilkräuter aus aller Welt. Detailliert beschrieben sind Verbreitung, Inhaltsstoffe, Wirkung, frühere und heutige Verwendung, neueste Forschungsergebnisse, die häufigste Art der Anwendung sowie Hinweise zur Selbstbehandlung.

Weitere Heilpflanzen **154**

In diesem Teil werden 450 weitere Pflanzen unterschiedlicher Pflanzenheilkundetraditionen mit ihren therapeutischen Eigenschaften und ihrer früheren und heutigen Verwendung beschrieben.

Kräuterarzneien für den Hausgebrauch **282**

Der Anbau von Heilpflanzen **284** Ernte & Verarbeitung **286**
Herstellung von Kräuterarzneien **289**
Krankheitsvorbeugende Pflanzen **297**
Arzneien für alltägliche Beschwerden **298**
Konsultation eines Pflanzenheilkundlers **320**

Glossar **321** Bibliographie **322** Allgemeines Register **323**
Register der Krankheiten und Beschwerden mit
Zuordnung der Heilpflanzen **331**

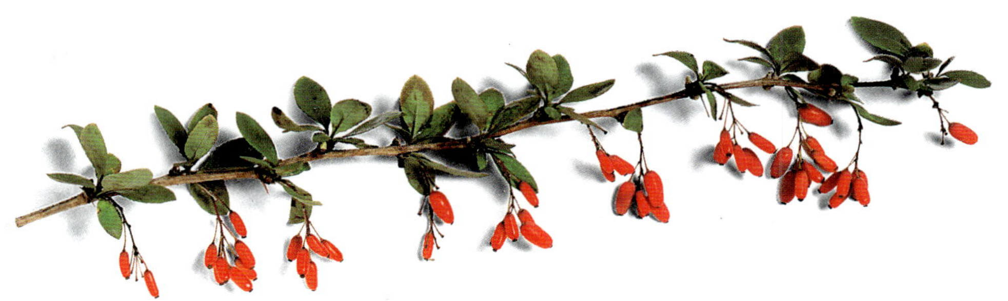

Einführung

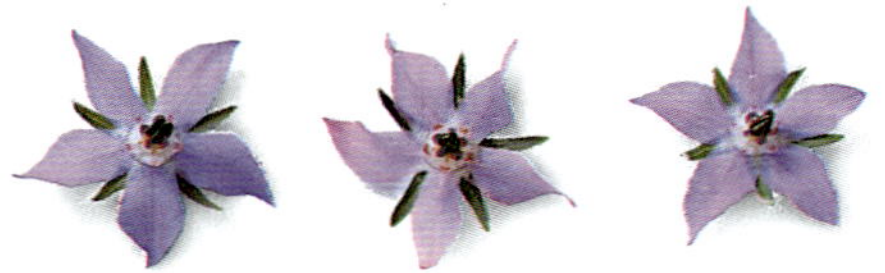

Nachdem der Gebrauch von Heilpflanzen beinahe zwei Jahrhunderte lang ständig zurückgegangen war, geschah plötzlich etwas Unerwartetes: Kräuterarzneien, die in den Entwicklungsländern schon immer die wichtigste Form der medizinischen Behandlung gewesen waren, erfreuten sich plötzlich auch in den Industrienationen wieder zunehmender Popularität. Der Grund war, daß viele Menschen, die unter chronischem Streß und einer fortschreitenden Umweltverschmutzung litten, versuchten, ihre Gesundheit dadurch zu erhalten, daß sie Arzneien anwendeten, die im Einklang mit den körpereigenen Abwehrkräften arbeiteten. Statistiken belegen, daß immer mehr Menschen in Europa, Nordamerika und Ozeanien erfahrene Pflanzenheilkundler aufsuchen, um sich Kräuter verschreiben zu lassen, die schon ihre Großeltern und Urgroßeltern verwendet haben. So wurden z. B. 1993 in Deutschland mit dem Verkauf von Kräuterarzneien über 3 Milliarden Dollar umgesetzt; der Markt in Großbritannien und Spanien wächst jährlich um 10 bzw. 35 Prozent, und auch in anderen Ländern, etwa in den USA, läßt sich ein ähnlicher Zuwachs beobachten.

Pflanzenarzneien

Die Anzahl und Vielfalt von Pflanzen mit therapeutischen Eigenschaften ist überraschend groß. Man schätzt, daß etwa 70000 Pflanzenarten, von den kleinsten Flechten bis zu den gewaltigsten Baumriesen, schon einmal in irgendeiner Form für medizinische Zwecke verwendet worden sind.

Heute nutzt man in der Kräutermedizin der westlichen Welt immer noch mindestens 1000 in Europa vorkommende Pflanzen und außerdem Tausende in Amerika, Afrika Australien und Ozeanien heimische Arten. In der ayurvedischen Heilkunde (der traditionellen indischen Medizin) werden etwa 2000 Pflanzenarten mit therapeutischen Eigenschaften verwendet, während das chinesische *Pharmacopoeia* über 5700 traditionelle Arzneien auflistet, von denen die meisten pflanzlichen Ursprungs sind.

In der Schulmedizin finden immerhin noch rund 500 Kräuter Verwendung, wenn auch ganze Pflanzen nur selten in Gebrauch sind. Vielmehr liefern die Kräuter das Ausgangsmaterial für die Isolierung oder Synthese konventioneller Medikamente. So wurde das als Herzmittel verwendete Digoxin aus dem Roten Fingerhut (*Digitalis purpurea,* S. 199) gewonnen, und die Antibabypille synthetisierte man mit Hilfe von Substanzen, die aus der Yamswurzel (*Dioscorea villosa,* S. 89) stammten.

Ökologische Faktoren

Die zunehmende Verwendung von Heilpflanzen kann wichtige Konsequenzen haben. In einer Zeit, in der immer mehr Ackerland brachliegt, da sich die Feldbestellung für die Landwirte nicht mehr lohnt, könnte der organische Anbau von Heilpflanzen durchaus eine Alternative bieten.

Die zunehmende Beliebtheit von Kräuterarzneien bedroht allerdings auch die Existenz einiger wildwachsender Pflanzenarten. So ist die Nachfrage nach Amerikanischem Ginseng (*Panax quinquefolium,* S. 241) so groß geworden, daß ein Kilo heute rund 1100 Dollar kostet. Noch vor zwei Jahrhunderten kam der Ginseng in den Wäldern des Nordens und Ostens der USA sehr häufig vor, heute gehört er dagegen zu den vom Aussterben bedrohten Arten. Und dieses Beispiel ist keineswegs ein Einzelfall, denn inzwischen sind leider viele Arten auf unserem Planeten in ihrer Existenz gefährdet.

Die Bedrohung von Pflanzenarten durch Raubbau ist nicht neu. Als Beispiel kann die mit den Möhren verwandte Asant-Art *(Ferula silphion)* gelten, die bei den Frauen des antiken Rom ein beliebtes Verhütungsmittel war. Und da sich die Pflanze nur schwer kultivieren ließ, wurde sie so intensiv gesammelt, daß sie im 3. Jahrhundert ausstarb.

Sollte der Gebrauch von Kräuterarzneien mit der augenblicklichen Geschwindigkeit zunehmen, muß dafür gesorgt werden, daß Hersteller, Lieferanten, Ärzte und Anwender ausschließlich angepflanzte oder zumindest in einer ökologisch vertretbaren Weise gesammelte Pflanzen verwenden.

Zu diesem Buch

In der Vergangenheit beschäftigten sich die meisten Heilpflanzenbücher entweder mit traditionellen und volksheilkundlichen Anwendungen oder mit den Wirkstoffen und der Pharmakologie der Kräuter. In dieser *Enzyklopädie der Heilpflanzen*, die über 550 Pflanzen vorstellt, wird dagegen versucht, beide Aspekte zu verknüpfen. Aus diesem Grund enthält sie Angaben über die Geschichte und volkstümliche Anwendung jeder Pflanze, aber auch wissenschaftliche Erkenntnisse über die aktiven Substanzen, ihre Wirkung und mögliche neue Anwendungen.

Wenn man sich mit den wissenschaftlichen Aspekten der Kräutermedizin beschäftigt, vergißt man leicht, daß uns vieles, in einigen Fällen sogar *alles*, was wir von einer bestimmten Pflanze wissen, durch ihre traditionelle Nutzung bekannt ist. Kräuterarzneien sind jedoch oft so komplex und variabel, daß unser Wissen, selbst wenn eine Pflanze sehr genau untersucht wurde, kaum als endgültig betrachtet werden kann, sondern höchstens Anhaltspunkte für weitere Erforschungen bietet. Manchmal liefert die traditionelle Verwendung, sofern sie auf der Erfahrung versierter Pflanzenheilkundler beruht, auch Hinweise darauf, wie man eine Pflanze am zweckmäßigsten einsetzen kann, was aufgrund wissenschaftlicher Erkenntnisse allein nicht möglich wäre. Pflanzenheilkunde ist also nicht allein eine wissenschaftliche Disziplin, sondern auch eine Kunst.

Für die vorliegende *Enzyklopädie* wurden in erster Linie Pflanzen ausgewählt, die in den verschiedensten Regionen der Erde regelmäßig in Gebrauch sind und von denen man annimmt, daß sie besonders wirksam sind. Daneben sind einige Arten von besonderem historischem Interesse erwähnt. Der Teil mit den wichtigsten Heilpflanzen (S. 54 – 153) enthält viele Arten, die normalerweise in Reformhäusern und Apotheken verfügbar sind, z. B. Ginkgo (*Ginkgo biloba,* S. 98). Aufgeführt wurden aber auch Pflanzen, die zumeist besser als Nahrungsmittel bekannt sind, etwa die Zitrone (*Citrus limon,* S. 81), die aber auch wertvolle Arzneien liefern. Im Teil mit den weiteren Heilpflanzen (S. 156 – 281) werden weniger bekannte, aber dennoch wichtige Heilkräuter vorgestellt, etwa der Götterbaum (*Ailanthus altissima,* S. 161), eine traditionelle chinesische Arznei gegen viele Krankheiten, die jetzt auch auf ihre Wirksamkeit gegen Krebs untersucht wird.

Ein geschichtlicher Überblick behandelt die Entwicklung verschiedener Pflanzenheilkundetraditionen von den Ursprüngen bis in die Gegenwart, versucht aber auch einen Ausblick in die Zukunft. Um das globale Bild der Kräutermedizin abzurunden, wird dieser Teil durch Einzelheiten aus der Pflanzenheilkunde Europas, Indiens, Chinas, Afrikas, Australiens und Amerikas ergänzt.

Ein Buch über Heilpflanzen nützt ohne praktische Hinweise aber wenig. Daher enthält die *Enzyklopädie* auch einen Abschnitt mit detaillierten Ratschlägen für die Zubereitung und Verwendung von Heilkräutern, mit denen eine Reihe häufiger Beschwerden behandelt werden können.

Und sollte es gelingen, noch mehr Menschen von den enormen Fähigkeiten der Heilpflanzen zu überzeugen und sie in den Genuß ihrer heilsamen Eigenschaften kommen zu lassen, dann hat dieses Buch seinen Zweck sicher erfüllt.

Andrew Chevallier

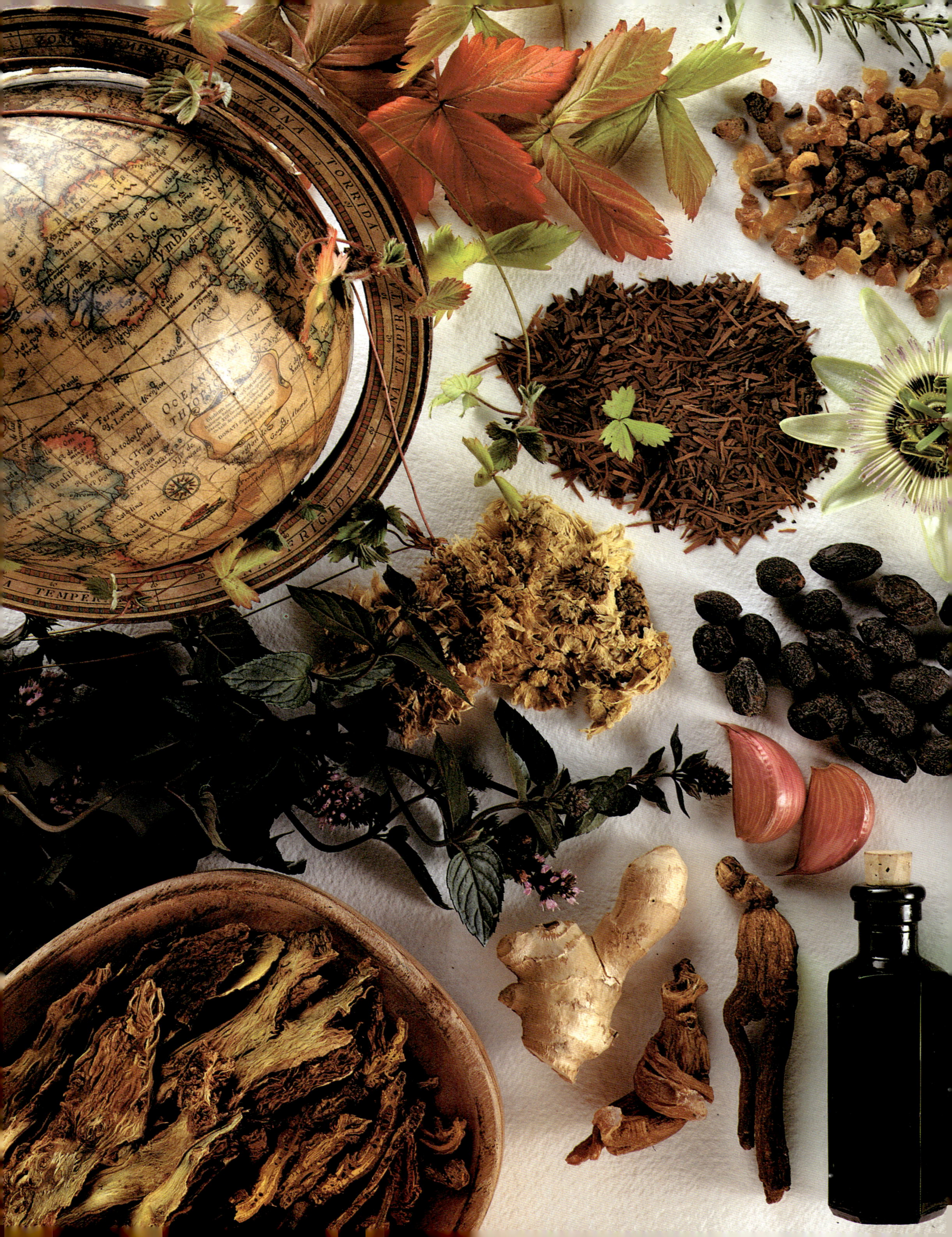
ZONA TORRIDA
ZONA TEMPERATA
A F R I C A
Manicongo
Brasil
Plata
C. Frio
Trinidad
G. de todos santos

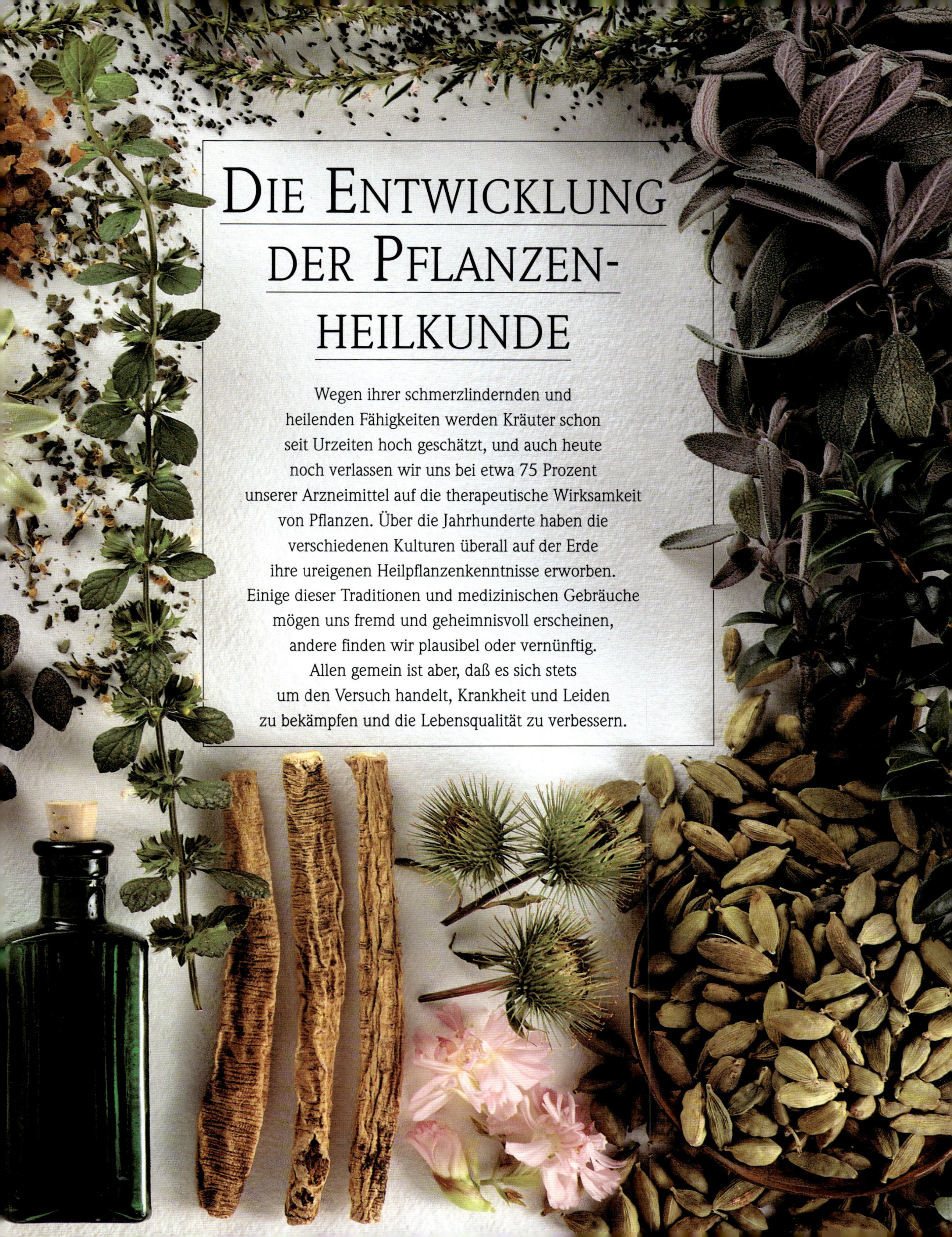

Die Entwicklung der Pflanzenheilkunde

Wegen ihrer schmerzlindernden und heilenden Fähigkeiten werden Kräuter schon seit Urzeiten hoch geschätzt, und auch heute noch verlassen wir uns bei etwa 75 Prozent unserer Arzneimittel auf die therapeutische Wirksamkeit von Pflanzen. Über die Jahrhunderte haben die verschiedenen Kulturen überall auf der Erde ihre ureigenen Heilpflanzenkenntnisse erworben. Einige dieser Traditionen und medizinischen Gebräuche mögen uns fremd und geheimnisvoll erscheinen, andere finden wir plausibel oder vernünftig. Allen gemein ist aber, daß es sich stets um den Versuch handelt, Krankheit und Leiden zu bekämpfen und die Lebensqualität zu verbessern.

Die Wirkungsweise von Heilpflanzen

Viele der zahllosen, weltweit vorkommenden Pflanzenarten werden für medizinische Zwecke verwendet, weil sie Inhaltsstoffe mit einer direkten Wirkung auf den Körper besitzen. Anders als viele pharmazeutisch hergestellte Medikamente bekämpfen Pflanzen eine Krankheit gemeinsam mit den Abwehrkräften des Körpers, so daß sie sowohl in der Kräuter- als auch in der Schulmedizin angewendet werden.

Zweifellos bieten die von der modernen Medizin entwickelten Behandlungsmethoden in extremen Situationen einzigartige Möglichkeiten, Krankheiten zu bekämpfen und Leben zu retten. Im Jahre 1993 beschrieb ein Zeitungsartikel die schrecklichen Bedingungen in einem Krankenhaus in dem vom Krieg erschütterten Sarajevo, der Hauptstadt von Bosnien-Herzegowina. Einer konventionellen medizinischen Versorgung und herkömmlicher Medikamente beraubt, waren die Ärzte gezwungen, eine bekannte europäische Heilpflanze, den Baldrian (*Valeriana officinalis,* S. 146), anstelle von Schmerz- und Betäubungsmitteln zu verwenden. Nun ist Baldrian eine wirksame Kräuterarznei, um Angst und nervöse Spannungen abzubauen, aber als Analgetikum oder Anästhetikum eignet er sich natürlich nicht.

Heute ist die Schulmedizin in der Lage, gefährliche Infektionen zu bekämpfen oder bestimmte Lebensfunktionen auch dann noch aufrecht zu erhalten, wenn andere Behandlungsmethoden versagen. Denn moderne Operationstechniken wie die Mikrochirurgie und die plastische Chirurgie sowie der ganze Bereich der Diagnosehilfen und der heute verfügbaren Apparatemedizin erhöhen die Chancen einer Gesundung nach ernsthaften Krankheiten oder Verletzungen beträchtlich.

Vorteile der Kräutermedizin

Ungeachtet der gewaltigen Fortschritte in der Schulmedizin hat aber auch die Pflanzenheilkunde einiges zu bieten. Wir vergessen oft, daß die Menschheit in der Vergangenheit – von den letzten 50 Jahren vielleicht einmal abgesehen – bei der Behandlung von Krankheiten aller Art fast völlig von Pflanzen abhängig war, angefangen bei einfachen Erkältungen bis hin zu lebensgefährlichen Erkrankungen wie Tuberkulose oder Malaria. Heute gewinnen Pflanzenarzneien wieder an Bedeutung, weil die Wirksamkeit konventioneller Medikamente, etwa Antibiotika, die einst als nahezu universelle Waffe gegen gefährliche Infektionen eingesetzt werden konnten, zurückgeht. Der Grund dafür ist, daß viele infektiöse Krankheitserreger im Laufe der Jahre gegen viele synthetische Medikamente resistent geworden sind. Und so wird heute in einigen Teilen der Erde wieder die Artemisin enthaltende *Qing-hao*-Pflanze (*Artemisia annua,* S. 64) verwendet, um Malaria zu bekämpfen, weil die Krankheitserreger auf eine konventionelle Behandlung nicht mehr ansprechen.

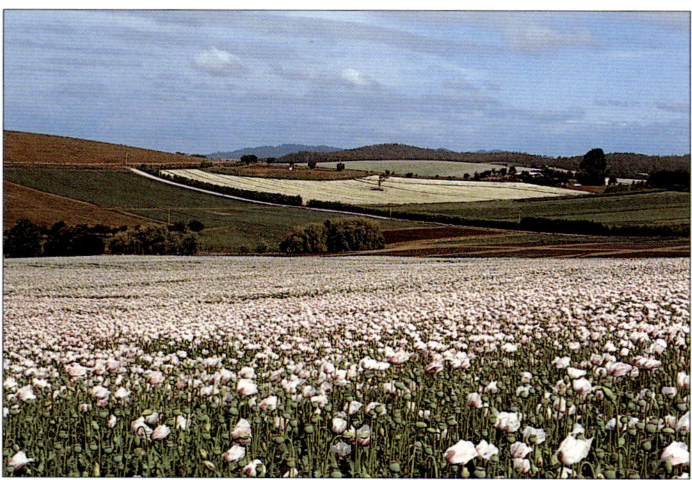

Schlafmohnfeld *in Tasmanien. Opium, das aus den Fruchtkapseln des Schlafmohns gewonnen wird, enthält die narkotischen Alkaloide Morphium und Codein – starke Schmerzmittel, die in der Schulmedizin häufig angewendet werden.*

Manchmal kann die Kräutermedizin die Schulmedizin aber auch ergänzen, da sie verläßliche und gutverträgliche Mittel gegen chronische Krankheiten liefert. Und so ist die beachtliche Renaissance, die sie momentan in den Industrienationen erfährt, nicht zuletzt darauf zurückzuführen, daß bisher keine wirksamen konventionellen Behandlungsmethoden für viele chronische Krankheiten wie Asthma, Arthritis und Reizkolon existieren. Außerdem sorgt die Angst vor Nebenwirkungen bei einer herkömmlichen Behandlung für eine Suche nach sanfteren Therapiemethoden, denn immerhin sind schätzungsweise 10 – 20 Prozent der Krankenhausaufenthalte in den Industrienationen auf Nebenwirkungen einer konventionellen ärztlichen Behandlung zurückzuführen.

Die richtige Verwendung von Kräutern

Die meisten der gebräuchlichen Heilpflanzen lassen sich gefahrlos nutzen. Einige können jedoch Nebenwirkungen zeigen, so daß sie, wie alle Arzneimittel, mit Vorsicht angewendet werden müssen. Um nachteilige gesundheitliche Folgen zu vermeiden, sollte man bestimmte Pflanzen auf keinen Fall ohne Anleitung eines erfahrenen Pflanzenheilkundlers verwenden. Der Meerträubel (*Ephedra sinica,* S. 93) kann beispielsweise bei falscher Dosierung äußerst toxisch sein, und der Gemeine Beinwell (*Symphytum officinale,* S. 136), in der Vergangenheit eine sehr beliebte Heilpflanze, steht im Verdacht, in seltenen Fällen schwere oder sogar tödliche Leberschäden zu verursachen. Wenn eine Kräuterarznei vorschriftsmäßig angewendet wird, ist die Wahrscheinlichkeit gefährlicher Nebenwirkungen allerdings sehr gering.

Wirksame Inhaltsstoffe

Die Fähigkeit einer Kräuterarznei, die Funktionen des Körpers zu beeinflussen, geht auf ihre Inhaltsstoffe zurück. Im 18. Jahrhundert begannen Wissenschaftler erstmals, chemische Substanzen aus Pflanzen zu extrahieren und zu isolieren (*siehe* S. 24/25), und seither werden Heilpflanzen an ihren Wirkstoffen gemessen. Diese *Enzyklopädie* macht da keine Ausnahme, das heißt, auch sie enthält Details über die wichtigsten Inhaltsstoffe der erwähnten Heilpflanzen sowie deren Wirkung.

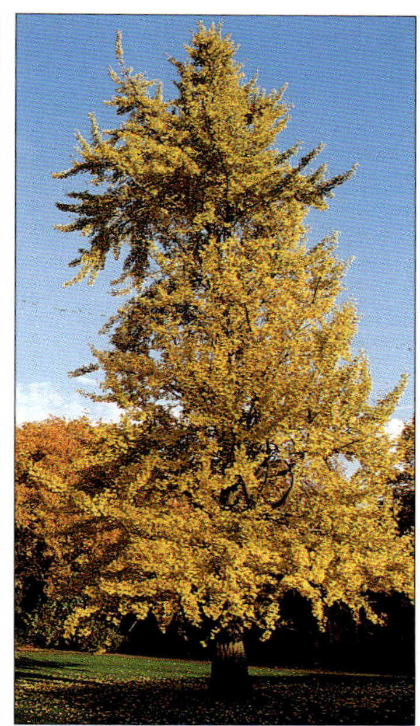

***Ginkgo,** dessen Vorfahren schon aus dem Mesozoikum bekannt sind, verbessert die Blutzirkulation zum Gehirn.*

Die Untersuchung isolierter Pflanzeninhaltsstoffe ist von großer Wichtigkeit, da auf diese Weise viele der wirksamsten Medikamente gefunden wurden. So stammt Tubocurarin, das effizienteste uns bekannte Muskelrelaxans, aus der Grieswurzel (*Chondodendron tomentosum,* S. 187), und das stärkste aller Schmerzmittel, das Morphium, wird aus dem Schlafmohn (*Papaver somniferum,* S. 242) gewonnen. Viele Narkosemittel stammen ebenfalls aus Pflanzen, z. B. Kokain, das wir dem Kokastrauch (*Erythroxylum coca,* S. 204) verdanken.

Am Ende dieses Jahrhunderts verläßt sich die Schulmedizin bei 25 Prozent ihrer Medikamente aber immer noch auf Pflanzen und nicht auf die synthetische Herstellung, und einige dieser Arzneien gehören zu den wirksamsten Mitteln, die wir kennen. So kann man sich unser Leben nur schwer ohne das Malariamittel Chinin (aus *Cinchona*-Arten, S. 79) vorstellen, ohne das Herzmittel Digoxin (aus *Digitalis*-Arten, S. 199) oder ohne die hustenlindernden Eigenschaften des Ephedrins (aus *Ephedra sinica,* S. 93), das in vielen frei verkäuflichen Grippemitteln zur Anwendung kommt. Diese und viele andere herkömmliche Medikamente verdanken wir isolierten Pflanzensubstanzen.

Der Wert ganzer Pflanzen

Auch wenn es wichtig ist, die Wirkung einzelner Wirkstoffe zu kennen, so steht im Mittelpunkt der Pflanzenheilkunde – ganz im Gegensatz zur Schulmedizin – doch die Verwendung der gesamten, von Gott gegebenen Pflanze. Ebensowenig wie man bei einer in ihre Einzelteile zerlegten Uhr durch eine Identifizierung der wichtigsten Teile darauf schließen kann, wie sie als Ganzes funktioniert hat, kann man durch die Zerlegung einer Heilpflanze in ihre Bestandteile genau erklären, wie sie als Einheit wirkt. Eine vollständige Pflanze ist mehr als die Summe ihrer Einzelteile, und die wissenschaftliche Forschung ist inzwischen in der Lage zu zeigen, daß die Wirkstoffe vieler Pflanzen, z. B. die des Ginkgo (*Ginkgo biloba,* S. 98), auf komplexe Weise zusammenwirken müssen, um ihren therapeutischen Effekt zu erzielen.

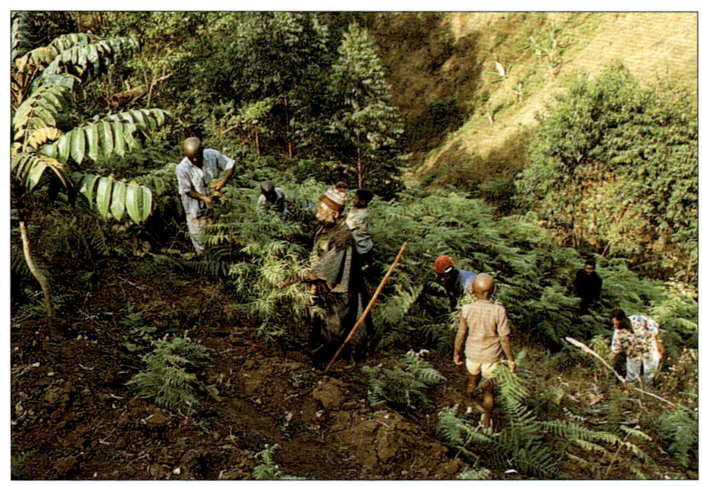

***Anbau von Heilpflanzen** in Kamerun. Aus wissenschaftlichen Untersuchungen weiß man, daß Arzneien aus vollständigen Pflanzen oft verträglicher und wirksamer sind als isolierte Pflanzenwirkstoffe.*

Pflanzen enthalten Hunderte, wenn nicht Tausende verschiedener Inhaltsstoffe, die in einer komplexen Wechselbeziehung stehen. Häufig haben wir – trotz der unbestrittenen therapeutischen Wirkung – keine Vorstellung davon, wie bestimmte Heilpflanzen arbeiten. Der Versuch, begreifen zu wollen, wie eine Pflanze als Ganzes wirkt, läßt sich vielleicht mit dem Zusammensetzen eines Puzzles vergleichen, von dem man nur einen Teil der Stücke hat. Zwar kann es sehr nützlich sein, bestimmte Wirkstoffe einer Pflanze zu kennen, aber manchmal ist eine solche Information allein auch irreführend. So enthalten der Teestrauch (*Camellia sinensis,* S. 179) und der Kaffeestrauch (*Coffea arabica,* S. 190) ungefähr gleiche Anteile Koffein. Im Tee finden sich jedoch sehr viel größere Mengen an Gerbstoffen, die dem Tee seinen strengen Geschmack geben. Diese Substanzen sorgen dafür, daß weniger Nährstoffe und Drogen über den Darm in den Blutkreislauf aufgenommenen werden und damit auch weniger Koffein. Aus diesem Grund empfinden die meisten Menschen Tee weniger anregend als Kaffee.

In diesem Beispiel sind zwei wichtige Aussagen über die Kräutermedizin enthalten:

1. Die Erfahrung eines Pflanzenheilkundlers oder eines Patienten liefert oft die zuverlässigste Information über die medizinische Wirkung einzelner Heilpflanzen.
2. Der Wert eines Heilkrauts läßt sich nicht einfach auf eine Liste seiner Inhaltsstoffe reduzieren.

Pflanzen als Nahrungsmittel und Medizin

Der menschliche Körper ist viel besser auf eine Behandlung mit Kräuterarzneien eingestellt als auf die Verwendung isolierter chemischer Substanzen. Wir haben uns über Zehntausende von Jahren gemeinsam mit den Pflanzen entwickelt, und unser Verdauungssystem wie unsere gesamte Physiologie sind darauf abgestellt, pflanzliche Nahrung zu verdauen und zu verwerten. Und oft dient diese nicht allein unserer Ernährung, sondern sie besitzt gleichzeitig eine medizinische Wirkung.

Die Grenze zwischen »Nahrung« und »Arznei« ist nicht immer leicht zu ziehen. Sind Zitronen, Papayas, Zwiebeln und Hafer Nahrung oder Arznei? Die Antwort ist einfach – sie sind beides. Zitronen (*Citrus limon,* S. 81) verbessern die Widerstandskraft gegenüber Infektionen; Papayas (*Carica papaya,* S. 181) werden in einigen Regionen der Erde als Wurmmittel verwendet; die Zwiebel (*Allium cepa,* S. 162) lindert Atemwegsinfektionen; und Hafer (*Avena sativa,* S. 172) fördert die Genesung nach einer Krankheit. So gesehen ist die Kräutermedizin das Produkt einer Aufhebung der Grenze zwischen Nahrung und Arznei.

Zwar können wir eine Schüssel Haferbrei essen, ohne uns des medizinischen Nutzens bewußt zu werden, was aber nichts daran ändert, daß trotzdem unsere Ausdauer gesteigert, das Nervensystem gestärkt, die Versorgung mit Vitaminen des B-Komplexes verbessert und die regelmäßige Darmfunktion unterstützt wird. Als ähnlich nützlich können auch viele andere der mild wirkenden Kräuter eingestuft werden, die in dieser *Enzyklopädie* aufgeführt sind.

Behandlung mit Heilkräutern

In den unterschiedlichen Kulturen und Heiltraditionen gehen die Pflanzenheilkundler bei der Behandlung ihrer Patienten häufig recht unterschiedlich vor. Die Wirkung der Heilkräuter im Körper ist aber in allen Fällen die gleiche. Insgesamt werden Tausende verschiedener Heilpflanzen auf der Erde verwendet, die einen enormen Anwendungs- und Wirkungsbereich abdecken. Die meisten dieser Kräuter wirken sehr gezielt auf bestimmte Körperteile und eignen sich daher besonders für die Behandlung ganz bestimmter Krankheiten. Einzelheiten dazu finden Sie auf S. 13.

Verdauung, Atmung und Kreislauf

Eine Änderung der Ernährungsgewohnheiten ist häufig die Grundlage für die Erhaltung oder Wiederherstellung der Gesundheit. Die Redensart »Man ist, was man ißt« trifft im Prinzip wohl zu, obwohl Pflanzenheilkundler lieber einschränkend sagen: »Man ist, was man aus seiner Nahrung *aufnimmt.*« Kräuterarzneien liefern nicht nur Nährstoffe, sondern stärken und unterstützen nötigenfalls auch die Funktionen des Magen-Darm-Trakts, aktivieren die Verdauung und verbessern die Aufnahme von Nährstoffen.

Der Körper braucht zum Leben aber auch noch einen anderen »Stoff« – Sauerstoff. Daher kann es sinnvoll sein, die Lungen und das übrige Atmungssystem durch Kräuter zu unterstützen, die die Muskeln der Atemwege entspannen oder die Atmung anregen.

Sobald Nährstoffe und Arzneien aufgenommen wurden, transportiert das Blut sie zu den schätzungsweise drei Milliarden Zellen des Körpers. Dabei besitzt der Blutkreislauf die bemerkenswerte Fähigkeit, sich den stets wechselnden Aufgaben anzupassen. In der Ruhephase ist der Blutfluß hauptsächlich auf die Körpermitte ausgerichtet, in der Aktivitätsphase werden dagegen die Muskeln in den Extremitäten besser durchblutet. Kräuterarzneien unterstützen die Blutzirkulation in recht unterschiedlicher Weise. Manche erleichtern den Blutfluß zur Körperoberfläche, andere aktivieren das Herz, und wieder andere entspannen die Muskulatur der Schlagadern und senken so den Blutdruck.

Entgiftung des Körpers und Behandlung der Haut

Nachdem die Nährstoffe vom Blutkreislauf zu den Zellen transportiert wurden, müssen nun die Abfallstoffe beseitigt werden. Häufig sind in unserer belasteten Umwelt große Giftmengen im Körper die Ursache einer Krankheit. Daher verwenden Pflanzenheilkundler eine große Bandbreite reinigender Kräuter, die dem Körper helfen, das Gift auszuscheiden. Das vermutlich beste Beispiel für eine solche Pflanze ist die Klette (*Arctium lappa,* S. 62), die sowohl in der westlichen als auch in der chinesischen Heilkunde häufig verwendet wird. Sobald solche Kräuter den toxischen »Ballast« verringert haben, kann der Körper jetzt größere Anstrengungen darauf verwenden, geschädigtes Gewebe zu erneuern und in Mitleidenschaft gezogene Organe zu stärken.

Die Haut spielt ebenfalls eine wichtige Rolle für die Gesunderhaltung des Körpers. Antiseptische Pflanzen wirken Infektionen entgegen, während wundheilende Kräuter wie der Beinwell (*Symphytum officinale,* S. 136) die Blutgerinnung fördern und so die Heilung von Wunden beschleunigen.

Nervensystem, Endokrinum und Immunsystem

Die Gesundheit hängt auch von einem ausgeglichenen Nervensystem ab. Um das zu erreichen, ist es wichtig, sich gut auf die täglichen Belange des Lebens einzustellen, Ängste, Kummer oder depressive Stimmungen nicht zu groß werden zu lassen, aber auch für ausreichende Ruhephasen und für Bewegung zu sorgen.

Neuste Forschungsergebnisse lassen den Schluß zu, daß das Nervensystem nicht isoliert arbeitet. Es wird vielmehr vom Endokrinum unterstützt, das die Freisetzung einer ganzen Reihe von Hormonen kontrolliert. So sorgen z. B. Geschlechtshormone nicht nur für Fruchtbarkeit, sondern beeinflussen oft auch Vitalität und Stimmung. Daneben ist das Nervensystem aber auch eng mit dem Immunsystem verbunden, das für Widerstandskraft bei Infektionen sorgt und es ermöglicht, daß man sich von Krankheiten und Verletzungen erholt.

Dieses unglaublich komplexe Gesamtsystem, das teilweise elektrisch, teils chemisch oder mechanisch funktioniert, muß harmonisch arbeiten, damit man gesund bleibt. Der gesunde Körper hat eine scheinbar unbegrenzte Fähigkeit, über seine Kontrollsysteme auf äußerlichen Druck zu reagieren. Diese Fähigkeit, sich äußeren Bedingungen anzupassen, während die internen Körperfunktionen konstant bleiben, wird als *Homöostase* bezeichnet. Viele Kräuter unterstützen das Immun- und Nervensystem sowie das Endokrinum, damit der Körper sich Streß und Belastung aller Art wirksamer anpassen kann, seien sie physischer, geistiger, emotionaler oder sogar geistlicher Natur. Und diese Kräuter sind wirksam, weil sie im Einklang mit dem Körper arbeiten.

Einige Kräuter sind *adaptogen,* d. h., sie haben die Eigenschaft, dem Menschen die Anpassung zu erleichtern und ihn so gesund zu erhalten. Dies geschieht entweder durch die Stärkung des Nervensystems und durch den Abbau nervöser und emotionaler Spannungen oder auch durch die Zusammenarbeit mit den körpereigenen, der Gesunderhaltung dienenden physiologischen Prozessen. Das beste Beispiel für eine solche Pflanze ist der Ginseng (*Panax ginseng,* S. 116), eine wirksame Arznei, mit der starker mentaler oder physischer Streß behandelt werden kann, die in bestimmten Fällen aber auch verwendet wird, um eine entspannende Wirkung hervorzurufen, z. B. für einen ruhigen Schlaf zu sorgen.

Komplexe Naturarzneien

Wie erwähnt, ist eine Heilpflanze keine »Wunderdroge« mit einer einzigen Wirkung, sondern eine komplexe natürliche Arznei, die sich aus vielen wirksamen Bestandteilen für verschiedene Organe zusammensetzt. Und durch wissenschaftliche Untersuchung der Inhaltsstoffe, durch klinische Beobachtung und durch das traditionelle Wissen über die Nutzung der Pflanzen kann es uns gelingen, ein abgerundetes Bild über die medizinische Verwendungen eines jeden Heilkrauts zu bekommen.

Heilpflanzen und Körpersysteme

Eine typische Vorgehensweise bei der Klassifizierung von Heilpflanzen ist die Feststellung ihrer Wirkung, also die Überprüfung, ob sie beispielsweise beruhigende, antiseptische oder harntreibende Fähigkeiten besitzt und bis zu welchem Grad diese den Körper beeinflussen. Kräuter haben auf verschiedene Körperteile oft unterschiedliche Wirkungen. So kann eine Pflanze, die im Verdauungstrakt stark antiseptisch wirkt, bei Anwendung auf die Atemwege weit weniger effektiv sein. Die folgenden Beispiele zeigen, wie Kräuter auf den Körper wirken.

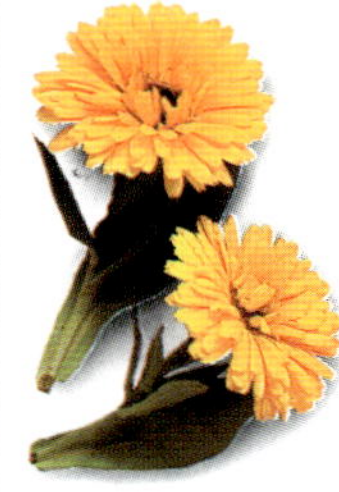

RINGELBLUME
(Calendula officinalis)

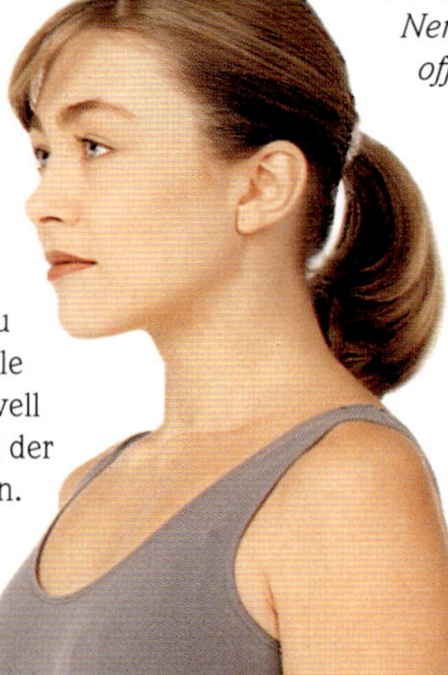

HAUT

Antiseptika, z. B. Teebaum (*Melaleuca alternifolia,* S. 110) desinfizieren die Haut. *Emollienzien,* z. B. Ringelblume (*Calendula officinalis,* S. 69), lindern Juckreiz, Rötungen und wunde Haut. *Adstringenzien,* z. B. Zaubernuß (*Hamamelis virginiana,* S. 100), straffen die Haut. *Laxanzien* wie Klette (*Arctium lappa,* S. 62) helfen, den Körper von Abfallstoffen zu befreien. *Wundheilkräuter,* z. B. Braunelle (*Prunella vulgaris,* S. 122) und Beinwell (*Symphytum officinale,* S. 136) helfen bei der Heilung von Schnitt-, Schürf- und anderen Wunden.

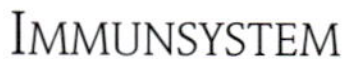

IMMUNSYSTEM

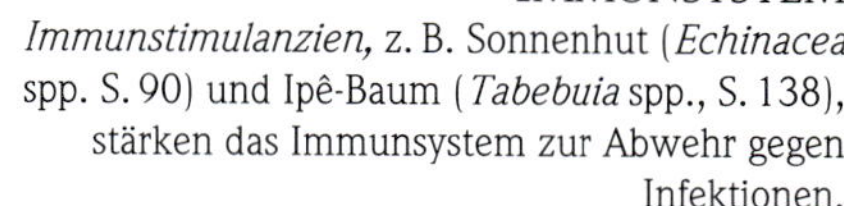

Immunstimulanzien, z. B. Sonnenhut (*Echinacea* spp. S. 90) und Ipê-Baum (*Tabebuia* spp., S. 138), stärken das Immunsystem zur Abwehr gegen Infektionen.

SONNENHUT
(*Echinacea* spp.)

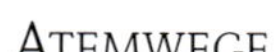

ATEMWEGE

Antiseptika und *Antibiotika,* z. B. Knoblauch (*Allium sativum,* S. 56), wirken Lungeninfektionen entgegen. *Expektoranzien,* z. B. Echter Alant (*Inula helenium,* S. 105), entfernt Sekrete durch Aushusten. *Demulzentia,* z. B. Eibisch (*Althaea officinalis,* S. 163), verhindern Schleimhautreizungen. *Spasmolytika,* z. B. Zahnstocherkraut (*Ammi visnaga,* S. 59), entspannen die Bronchialmuskulatur.

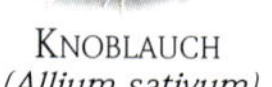

KNOBLAUCH
(Allium sativum)

DRÜSEN DES ENDOKRINUMS

Adaptogenika, z. B. Ginseng (*Panax ginseng,* S. 116), helfen dem Körper, sich auf äußeren Druck und Streß einzustellen. *Hormonstimulierende Kräuter,* z. B. Mönchspfeffer (*Vitex agnus-castus,* S. 149), regen die Produktion von Geschlechts- und anderen Hormonen an. *Emmenagoga,* z. B. Silberkerze (*Cimicifuga racemosa,* S. 78), fördern oder regulieren die Menstruation.

GINSENG
(Panax ginseng)

HARNWEGE

Antiseptika, z. B. Bukkostrauch (*Agathosma betulina,* S. 67), desinfizieren die Harnwege. *Adstringenzien,* z. B. Ackerschachtelhalm (*Equisetum arvense,* S. 202), kräftigen und schützen die Harnwege. *Diuretika,* z. B. Mais (*Zea mays,* S. 152), wirken harntreibend.

MAIS
(Zea mays)

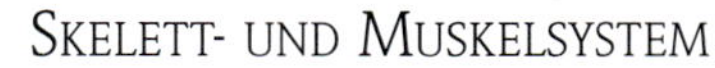

SKELETT- UND MUSKELSYSTEM

Analgetika, z. B. Gelber Jasmin (*Gelsemium sempervirens,* S. 214), lindern Gelenk- und Nervenschmerzen. *Antiphlogistika,* z. B. Silberweide (*Salix alba,* S. 128) lindern Gelenkschwellungen und -schmerzen. *Spasmolytika,* z. B. Chinarinde (*Cinchona* spp., S. 79), lösen verspannte und verkrampfte Muskeln.

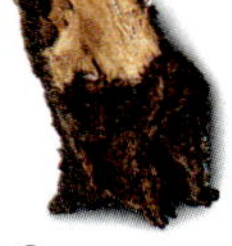

SILBERWEIDE
(Salix alba)

NERVENSYSTEM

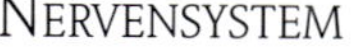

Nervina, z. B. Rosmarin (*Rosmarinus officinalis,* S. 125), unterstützen und stärken das Nervensystem. *Relaxanzien,* z. B. Melisse (*Melissa officinalis,* S. 111), entspannen die Nerven. *Sedativa,* z. B. Mistel (*Viscum album,* S. 281), verringern die Aktivität der Nerven. *Stimulanzien,* z. B. Kolabaum (*Cola acuminata,* S. 191), regen die Nerventätigkeit an. *Tonika,* z. B. Hafer (*Avena sativa,* S. 172), verbessern Nerventätigkeit und -tonus und unterstützen die Regeneration des Nervensystem.

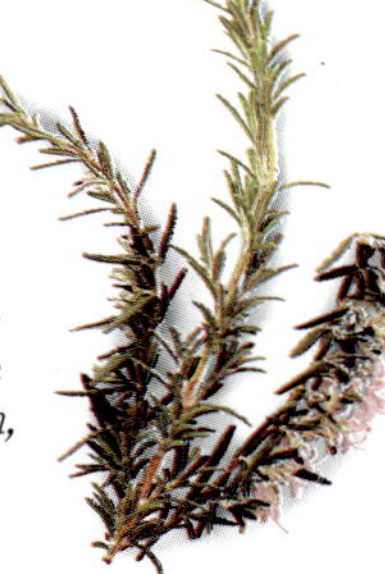

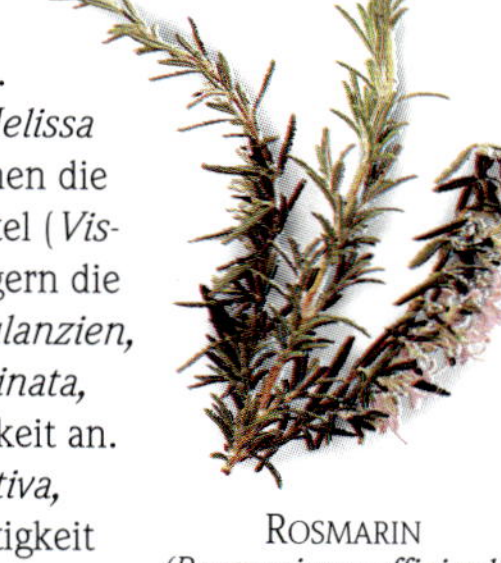

ROSMARIN
(Rosmarinus officinalis)

KREISLAUF UND HERZ

Kardiotonika, z. B. Rotwurzel-Salbei (*Salvia miltiorrhiza,* S. 129), variieren in der Wirkung. Manche verlangsamen, andere steigern den Herzschlag. Einige verbessern die Regelmäßigkeit und Stärke der Herzmuskelkontraktion. *Kreislaufstimulanzien,* z. B. Cayennepfeffer (*Capsicum frutescens,* S. 70), verbessern die Blutzirkulation zu den Extremitäten. *Diaphoretika,* z. B. Chrysantheme (*Chrysanthemum* x *morifolium,* S. 77), verstärken den Blutfluß zur Körperoberfläche und sind daher schweißtreibend und blutdrucksenkend. *Spasmolytika,* z. B. Gemeiner Schneeball (*Viburnum opulus,* S. 148), entspannen die Muskeln und helfen, den Blutdruck zu senken.

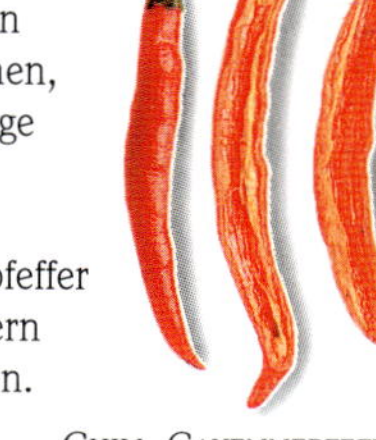

CHILI, CAYENNEPFEFFER
(Capsicum frutescens)

VERDAUUNGSORGANE

Antiseptika, z. B. Ingwer (*Zingiber officinalis,* S. 153), schützen gegen Infektionen. *Adstringenzien,* z. B. Wiesenknöterich (*Polygonum bistorta,* S. 251), stärken die Schleimhäute des Verdauungstrakts und umgeben sie mit einer Schutzschicht. *Bittermittel,* z. B. Wermut (*Artemisia absinthium,* S. 63), stimulieren die Sekretion von Magen- und Darmsäften. *Karminativa,* z. B. Kalmus (*Acorus calamus,* S. 55), lindern Blähungen und stechende Schmerzen. *Cholagoga,* z. B. Schneeflockenstrauch (*Chionanthus virginicus,* S. 186), verbessern den Fluß von Gallensekret in den Darm. *Choleretika,* z. B. Artischocke (*Cynara scolymus,* S. 196), stimulieren die Gallensekretion in der Leber. *Demulzentia,* z. B. Wegerich (*Plantago* spp., S. 120), beruhigen das Verdauungssystem und schützen vor Übersäuerung und Reizung. *Hepatika,* z. B. Chinesisches Hasenohr (*Bupleurum chinense,* S. 68), schützen vor Leberschäden. *Laxativa,* z. B. Kassie (*Cassia senna,* S. 72), regen den Stuhlgang an. *Stomachika,* z. B. Kardamom (*Eletteria cardamomum,* S. 91), schützen und stärken den Magen.

KALMUS
(Acorus calamus)

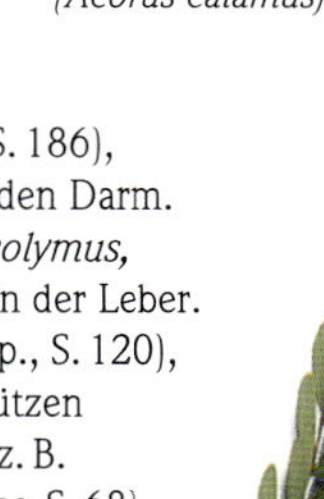

KASSIE
(Cassia senna)

DIE WIRKSTOFFE

Die medizinischen Wirkungen einiger Pflanzen sind gut bekannt. So gilt die Kassie seit Jahrtausenden als mildes Abführmittel, und die Echte Aloe soll schon von Kleopatra als linderndes Hautmittel angewendet worden sein. Die Wirkstoffe wurden dagegen erst vor relativ kurzer Zeit isoliert und untersucht. Und eine gewisse Kenntnis dieser Inhaltsstoffe kann durchaus zum Verständnis ihrer Wirkungsweise im Körper beitragen.

ROTULME
(Ulmus rubra)

SCHLEIME

Viele Pflanzen enthalten aus langkettigen Zuckermolekülen (Polysacchariden) aufgebaute Schleime, die leicht Wasser aufnehmen und dabei zu einer klebrigen, kolloidalen Masse werden. Diese hüllen die Schleimhäute des Verdauungstrakts ein und schützen sie so vor reizenden und entzündlichen Stoffen. Die lindernde und schützende Wirkung der Schleime scheint aber auch auf andere Bereiche zuzutreffen, beispielsweise auf Rachenschleimhäute, Lunge, Nieren und Harnwege. Die Rotulme (*Ulmus rubra,* S. 144) ist eine Pflanze mit hohem Schleimgehalt.

PHENOLE

In diese Gruppe chemischer Substanzen gehört z. B. die Salicylsäure, der natürliche Vorläufer des Aspirins. Salicylsäure ist in vielen Pflanzen vorhanden, etwa in der Scheinbeere *(Gaultheria procumbens,* S. 213) oder der Silberweide (*Salix alba* S. 128). Ein anderes Phenol ist Thymol, ein Inhaltsstoff des Thymians (*Thymus vulgaris,* S. 142). Innerlich angewendet, wirken Phenole antiseptisch, also entzündungshemmend; bei äußerer Anwendung kommt es dagegen zu Hautreizungen.

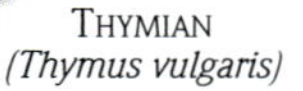

THYMIAN
(Thymus vulgaris)

GERBSTOFFE

Gerbstoffe kommen – in unterschiedlicher Konzentration – in allen Pflanzen vor. In Rinde oder Blätter eingelagert, verleihen sie diesen Pflanzenteilen einen unangenehmen, scharfen Geschmack und schrecken dadurch Insekten und Weidetiere ab. Gerbstoffe ziehen das Körpergewebe zusammen, so daß man sie auch zum Gerben von Leder nutzt. Therapeutisch angewendet, wirken sie ebenfalls zusammenziehend und verbessern so den Widerstand gegen Infektion. Besonders reich an Gerbstoffen sind Stieleiche (*Quercus robur,* S. 258) und Gerberakazie (*Acacia catechu,* S. 157).

GERBERAKAZIE
(Acacia catechu)

CUMARINE

Die verschiedenen Cumarine, die in vielen Pflanzen zu finden sind, haben häufig recht unterschiedliche Wirkungen. Das Cumarin des Steinklees (*Melilotus officinalis,* S. 232) verdünnt das Blut, während die Furanocumarine des Selleries (*Apium graveolens,* S. 61) in Sonnenschutzmitteln zur Anwendung kommen. Das im Zahnstocherkraut (*Ammi visnaga,* S. 59) enthaltene Khellin ist dagegen ein wirksames Relaxans für die glatte Muskulatur.

SELLERIE
(Apium graveolens)

ANTHRACHINONE

Anthrachinone sind die Hauptwirkstoffe in Pflanzen wie Kassie (*Cassia senna,* S. 72) und Medizinalrhabarber (*Rheum palmatum,* S. 124), die beide bei Verstopfung verwendet werden. Anthrachinone haben eine stark abführende Wirkung, da sie Kontraktionen der Dickdarmwand verursachen, so daß etwa 10 Stunden nach Einnahme der Stuhlgang einsetzt. Außerdem machen sie den Stuhl weicher und erleichtern dadurch die Darmtätigkeit.

MEDIZINALRHABARBER
(Rheum palmatum)

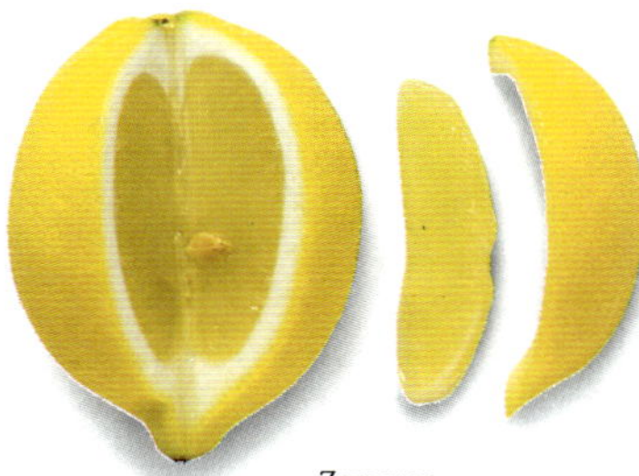

ZITRONE
(Citrus limon)

FLAVONOIDE

Flavonoide haben ein breites Wirkungsspektrum und sind in vielen Pflanzen enthalten. Sie wirken entzündungshemmend und sorgen für einen gesunden Kreislauf. So stärkt beispielsweise Rutin, ein Flavonoid des Buchweizens (*Fagopyrum esculentum,* S. 208) oder der Zitrone (*Citrus limon,* S. 81) die Wände der Kapillargefäße.

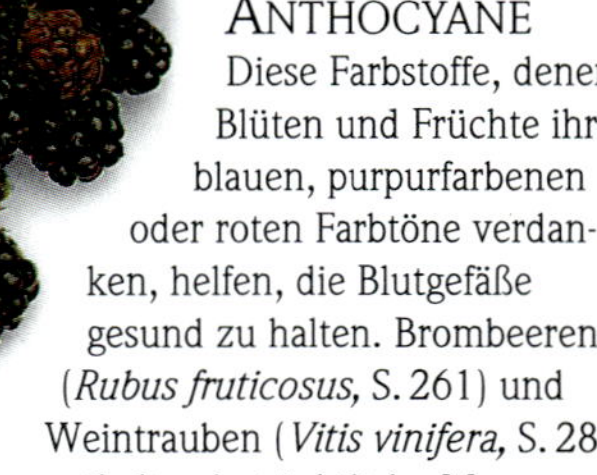

BROMBEERE
(Rubus fruticosus)

ANTHOCYANE

Diese Farbstoffe, denen Blüten und Früchte ihre blauen, purpurfarbenen oder roten Farbtöne verdanken, helfen, die Blutgefäße gesund zu halten. Brombeeren (*Rubus fruticosus,* S. 261) und Weintrauben (*Vitis vinifera,* S. 281) enthalten beträchtliche Mengen an Anthocyanen.

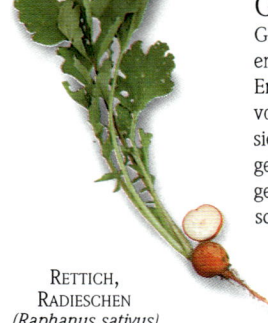

RETTICH,
RADIESCHEN
(Raphanus sativus)

GLUCOSINOLATE

Glucosinolate sind hauptsächlich in Senfpflanzen enthalten. Sie wirken hautreizend und verursachen Entzündungen und Blasen. Bringt man sie in Form von Umschlägen auf schmerzend Gelenke, steigern sie den Blutfluß in dem betroffenen Bereich und sorgen dafür, daß sich dort keine Abfallprodukte ablagern (ein mitentscheidender Faktor bei Gelenkbeschwerden). Glucosinolate setzen außerdem die Schilddrüsenfunktion herab. Beträchtliche Mengen dieser Substanzen sind im Radieschen bzw. Rettich (*Raphanus sativus,* S. 258) und im Weißen Senf (*Sinapis alba)* enthalten.

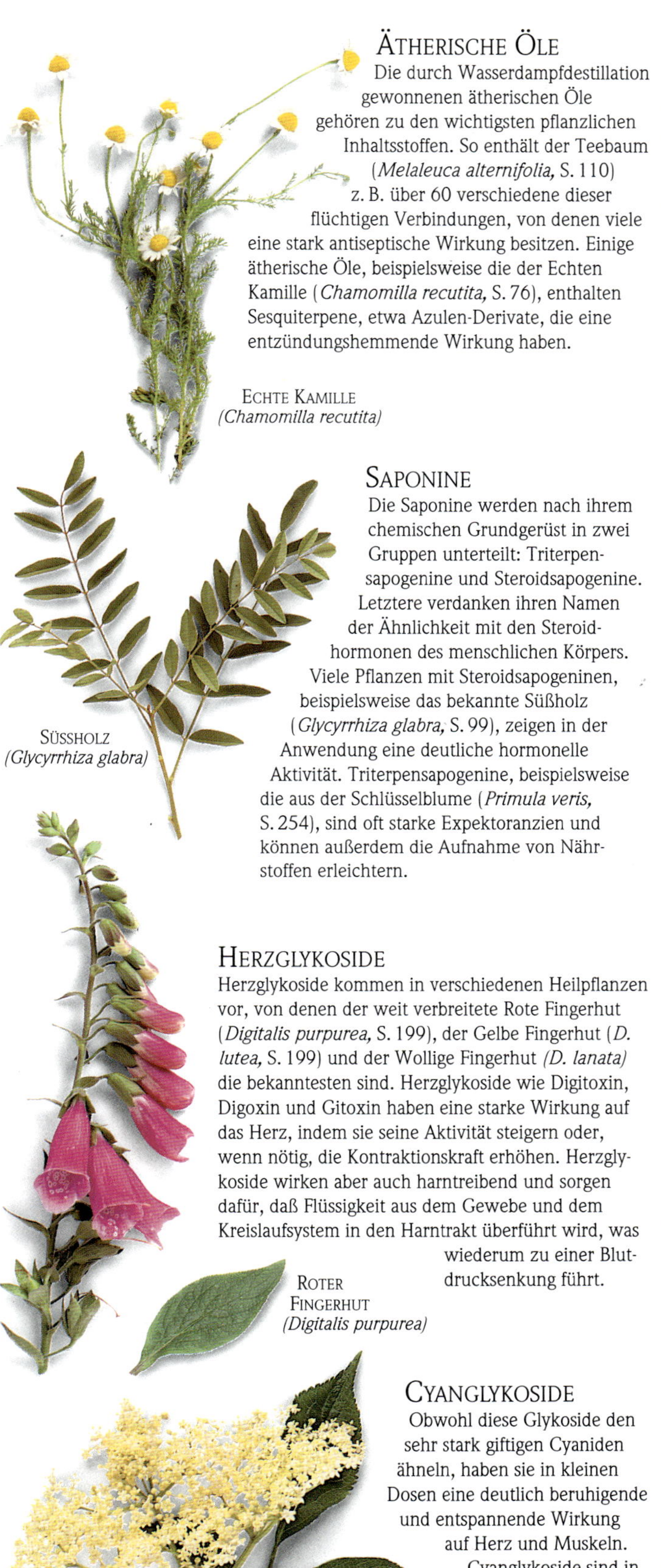

Ätherische Öle

Die durch Wasserdampfdestillation gewonnenen ätherischen Öle gehören zu den wichtigsten pflanzlichen Inhaltsstoffen. So enthält der Teebaum (*Melaleuca alternifolia,* S. 110) z. B. über 60 verschiedene dieser flüchtigen Verbindungen, von denen viele eine stark antiseptische Wirkung besitzen. Einige ätherische Öle, beispielsweise die der Echten Kamille (*Chamomilla recutita,* S. 76), enthalten Sesquiterpene, etwa Azulen-Derivate, die eine entzündungshemmende Wirkung haben.

Echte Kamille *(Chamomilla recutita)*

Saponine

Die Saponine werden nach ihrem chemischen Grundgerüst in zwei Gruppen unterteilt: Triterpensapogenine und Steroidsapogenine. Letztere verdanken ihren Namen der Ähnlichkeit mit den Steroidhormonen des menschlichen Körpers. Viele Pflanzen mit Steroidsapogeninen, beispielsweise das bekannte Süßholz (*Glycyrrhiza glabra,* S. 99), zeigen in der Anwendung eine deutliche hormonelle Aktivität. Triterpensapogenine, beispielsweise die aus der Schlüsselblume (*Primula veris,* S. 254), sind oft starke Expektoranzien und können außerdem die Aufnahme von Nährstoffen erleichtern.

Süssholz *(Glycyrrhiza glabra)*

Herzglykoside

Herzglykoside kommen in verschiedenen Heilpflanzen vor, von denen der weit verbreitete Rote Fingerhut (*Digitalis purpurea,* S. 199), der Gelbe Fingerhut (*D. lutea,* S. 199) und der Wollige Fingerhut *(D. lanata)* die bekanntesten sind. Herzglykoside wie Digitoxin, Digoxin und Gitoxin haben eine starke Wirkung auf das Herz, indem sie seine Aktivität steigern oder, wenn nötig, die Kontraktionskraft erhöhen. Herzglykoside wirken aber auch harntreibend und sorgen dafür, daß Flüssigkeit aus dem Gewebe und dem Kreislaufsystem in den Harntrakt überführt wird, was wiederum zu einer Blutdrucksenkung führt.

Roter Fingerhut *(Digitalis purpurea)*

Cyanglykoside

Obwohl diese Glykoside den sehr stark giftigen Cyaniden ähneln, haben sie in kleinen Dosen eine deutlich beruhigende und entspannende Wirkung auf Herz und Muskeln. Cyanglykoside sind in der Rinde der Spätblühenden Traubenkirsche (*Prunus serotina,* S. 255) und des Schwarzen Holunders (*Sambucus nigra,* S. 131) enthalten und tragen zur Fähigkeit dieser beiden Pflanzen bei, Reizhusten zu lindern.

Schwarzer Holunder *(Sambucus nigra)*

Vitamine

Einige Pflanzen enthalten beträchtliche Mengen an Vitaminen. So besitzt die Brunnenkresse (*Nasturtium officinale,* S. 237) sehr viel Vitamin E, während die Hagebutten der Hundsrose (*Rosa canina,* S. 261) beträchtliche Mengen Vitamin C enthalten. Die meisten anderen Heilpflanzen weisen zumindest ein paar Vitamine auf, die, selbst wenn die Mengen gering sind, dennoch zur Deckung des täglichen Bedarfs beitragen. Weitere vitaminreiche Pflanzen finden Sie auf S. 297.

Hundsrose *(Rosa canina)*

Bitterstoffe

Bitterstoffe sind eine recht heterogene Gruppe von Substanzen, die allein ihr bitterer Geschmack verbindet. Bitterstoffe regen die Sekretion der Speicheldrüsen und Verdauungsorgane an, so daß es zu einer deutlichen Verbesserung des Appetits und zu einer Stärkung des Verdauungstrakts kommt. Das führt wiederum zu einer verbesserten Verdauung und Nährstoffaufnahme und damit zu einer optimaleren Versorgung des Körpers. Es gibt viele Kräuter mit bitteren Inhaltsstoffen, beispielsweise den Wermut (*Artemisia absinthium,* S. 63) und das Chirettakraut (*Swertia chirata,* S. 135).

Wermut *(Artemisia absinthium)*

Alkaloide

Alkaloide sind eine Gruppe stickstoffhaltiger Substanzen, denen die Aminogruppe ($-NH_2$) pharmakologische Aktivität verleiht. Einige Alkaloide bilden die Grundlage bekannter Arzneien mit erprobter therapeutischer Wirkung. So wird z. B. das Krebsmittel Vincristin aus dem Tropischen Immergrün (*Catharanthus roseus,* S. 280) gewonnen. Andere Alkaloide, etwa das Atropin aus der tödlich giftigen Tollkirsche (*Atropa belladonna,* S. 66), haben eine direkte Wirkung auf den Körper, lindern z. B. Krämpfe und Schmerzen und vermindern Körpersekretionen.

Tollkirsche *(Atropa belladonna)*

Mineralstoffe

Einige Heilkräuter sind besonders reich an Mineralien, etwa der Ackerschachtelhalm (*Equisetum arvense,* S. 202), der einen hohen Anteil Kieselsäure enthält. Der Löwenzahn (*Taraxacum officinale,* S. 140) weist dagegen große Mengen an Kalium auf und kann so, im Gegensatz zu anderen Diuretika, die dieses Mineral aus dem Körper schwemmen, einen hohen Kaliumspiegel aufrecht erhalten. Viele Pflanzen mit besonders hohen Konzentrationen einzelner Minerale werden allein aufgrund dieser Eigenschaft verwendet. Andere Kräuter tragen nur zur allgemeinen Deckung des Mineralstoffbedarfs bei. Weitere Pflanzen mit hohem Mineralstoffgehalt finden Sie auf S. 297.

Löwenzahn *(Taraxacum officinale)*

VON DEN ANFÄNGEN BIS ZUM 19. JAHRHUNDERT

In einer Zeit der medizinischen Spezialisierung, in der beispielsweise ein Neurologe wenig über die neuesten Entwicklungen auf dem Gebiet der Hals-, Nasen- und Ohrenkunde weiß, kann man sich die Epoche der holistischen Heilverfahren, in der Zauberei, Mystik und mündliche Überlieferungen die Grundlage der Heilverfahren bildeten, kaum noch vorstellen.

Seit Urzeiten spielen Heilpflanzen für das menschliche Wohlbefinden und die Gesundheit eine wichtige Rolle. So versorgte z. B. der Lein (*Linum usitatissimum,* S. 226) die Menschen mit nahrhaftem Speiseöl, aber auch mit Brennstoff, Hautsalbe und mit Fasern, aus denen Stoffe gewebt werden konnten. Außerdem verwendete man ihn, um Beschwerden wie Bronchitis, entzündete Atemwegsschleimhäute, Furunkel und Verdauungsprobleme unterschiedlichster Art zu behandeln. Angesichts der guten Eigenschaften dieser und zahlloser anderer Pflanzen überrascht es wenig, daß in den vielen Kulturen die Meinung verbreitet war, Pflanzen besäßen nicht nur heilende, sondern auch magische Kräfte. Man kann daher annehmen, daß Kräuter über Zehntausende von Jahren nicht nur aufgrund ihrer therapeutischen Eigenschaften verwendet wurden, sondern auch wegen ihrer angeblichen Zauberkräfte. So verwundert es denn auch nicht, daß man in einer 60 000 Jahre alten Grabstätte im Irak acht verschiedene Heilpflanzen fand, darunter den Meerträubel (*Ephedra sinica,* S. 93), wobei die Verwendung der Pflanzen als Grabbeigabe den Schluß zuläßt, daß man ihnen nicht nur medizinische, sondern auch übernatürliche Fähigkeiten zuschrieb.

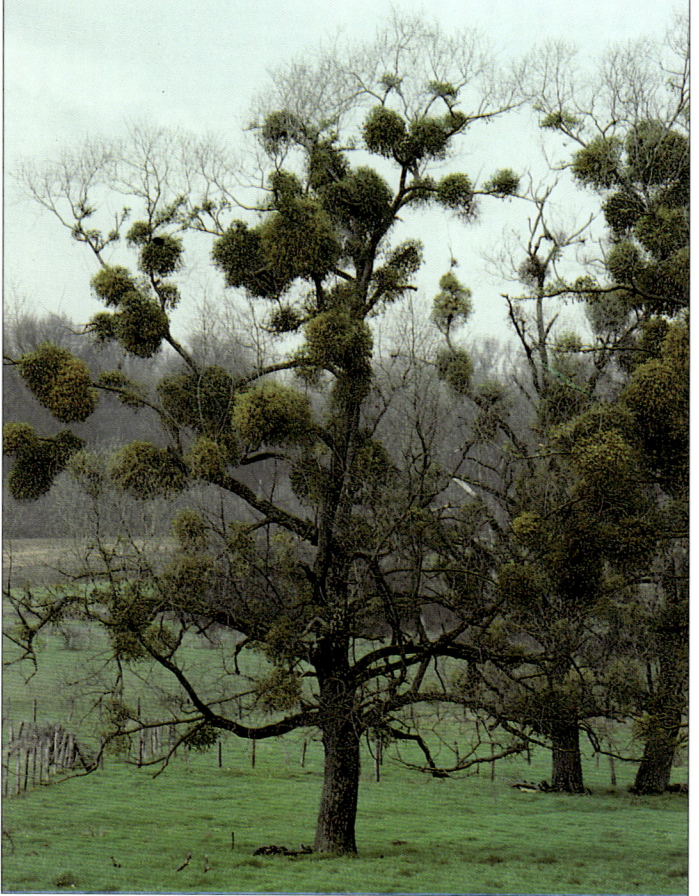

Misteln, *die heiligen Pflanzen keltischer Druiden, haben ihren festen Platz in der schamanistischen Glaubenswelt und ihren Heilzeremonien. Die Druiden hatten übrigens ausgezeichnete Heilpflanzenkenntnisse.*

In einigen Kulturen glaubte man, auch Pflanzen hätten eine Seele. Selbst Aristoteles, der im 4. Jahrhundert v. Chr. lebende griechische Philosoph, war davon überzeugt, auch wenn diese Seele seiner Ansicht nach von geringerer Qualität war als die menschliche. Im Hinduismus, dessen Lehren es seit mindestens 1500 v. Chr. gibt, werden einige Pflanzen bestimmten Göttern zugeordnet. Ein Beispiel ist der Madjobaum (*Aegle marmelos,* S. 159), der angeblich Shiva, dem Gott der Gesundheit, unter seinen Zweigen Schutz bietet.

In der Signaturenlehre, die sich im mittelalterlichen Europa entwickelte, versuchte man, eine Verbindung zwischen dem Aussehen einer Pflanze und ihrer medizinischen Anwendung herzustellen. Ein Beispiel ist das Lungenkraut (*Pulmonaria officinalis,* S. 256), dessen gesprenkelte Blätter Ähnlichkeit mit Lungengewebe haben sollen, so daß die Pflanze – auch heute noch – verwendet wird, um Erkrankungen der Atemwege zu behandeln.

Selbst in westlichen Kulturen blieb der Glaube an Pflanzengeister lange erhalten. So weigerten sich britische Landarbeiter noch bis in unser Jahrhundert, Holunderbäume (*Sambucus nigra,* S. 131) zu fällen, aus Furcht, sie würden sich den Zorn des Geistes zuziehen, der in dem Baum lebte und ihn schützte.

Ein vergleichbares Beispiel ist aus den südamerikanischen Anden bekannt, wo die Einheimischen glaubten, der Kokastrauch (*Erythroxylum coca,* S. 204) würde von »Mama Coca« geschützt, einem Geist, der respektiert werden wollte und den man erst besänftigen mußte, wenn man die Blätter ernten und anwenden wollte.

Die Medizin der Schamanen

Viele der heute noch existierenden Naturvölker glauben, die Erde würde von guten und bösen Geistern beherrscht. Dabei gehören Krankheiten zu den Dingen, die durch böse Mächte hervorgerufen werden, so daß man Kranke zum Schamanen (einem »Medizinmann« bzw. einer »Medizinfrau«) bringt, damit dieser Verbindung mit der Geisterwelt aufnimmt und so versucht, eine Heilung herbeizuführen. Schamanen gelangen dabei mit Hilfe halluzinogener Pflanzen oder Pilze ins Geisterreich, etwa mit der Ayahuasca-Liane (*Banisteriopsis caapi,* S. 174), die die Schamanen des Amazonasgebietes verwenden, oder mit dem Fliegenpilz *(Amanita muscaria),* der von den Medizinmännern sibirischer Steppenvölker eingesetzt wird.

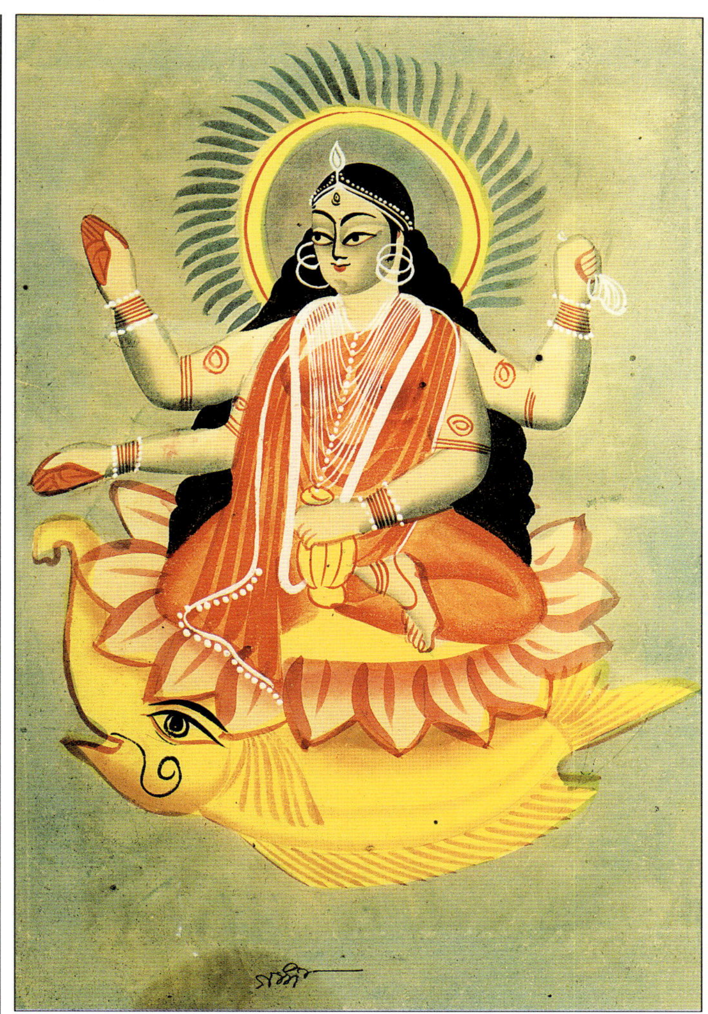

Shiva, *der hinduistische Gott der Gesundheit, lebt angeblich unter dem Madjobaum, einer wichtigen indischen Heilpflanze.*

Gleichzeitig sorgen die Schamanen aber auch für die herkömmliche medizinische Behandlung ihrer Patienten, versorgen also Wunden mit Salben und Kompressen, stellen Pflanzen- und Rindenabkochungen für eine innere Anwendung her, lassen die Patienten bei Fieber schwitzen usw. Voraussetzung für eine solche Behandlung ist eine genaue Beobachtung pflanzlicher Wirkungen, aber auch überliefertes Wissen, das über Generationen mündlich weitergegeben wurde.

Die Entwicklung medizinischer Traditionen

Niemand bezweifelt, daß unsere Vorfahren eine Fülle von Heilpflanzen zu ihrer Verfügung hatten und daß sie eine beachtliche Kenntnis über die Heilkräfte dieser Pflanzen besaßen. Tatsächlich existierten bis ins 20. Jahrhundert in jedem Dorf und jeder ländlichen Gemeinde zahlreiche Gebräuche, die mit der Verwendung von Pflanzen verknüpft waren. Eine Reihe heimischer Pflanzen wurde, nachdem sie auf ihre Eignung überprüft waren, für zahlreiche herkömmliche Beschwerden verwendet, etwa in Form von Tees, Lotionen oder sogar als mit Schweineschmalz vermischte Salben.

Aber wie kam es zu diesen Kenntnissen über Heilpflanzen? Mit Sicherheit kann man diese Frage nicht beantworten. Vermutlich spielten ein ständiges Ausprobieren und eine genaue Beobachtung die wichtigste Rolle. Immerhin haben die Menschen Tausende von Jahren Zeit gehabt, sowohl positive als auch negative Folgen zu beobachten, wenn man bestimmte Wurzeln, Blätter oder Früchte aß. Aber auch die Beobachtung von Tieren, die bestimmte Pflanzen fraßen oder sich an ihnen rieben, wurde der medizinischen Überlieferung hinzugefügt. Wenn man Schafe oder Rinder beobachtet, stellt man fest, daß sie mit einem fast untrüglichen Instinkt einen Bogen um giftige Pflanzen wie das Jakobskreuzkraut (*Senecio jacobaea,* S. 267) oder den Oleander *(Nerium oleander)* machen. Und man hat sogar vermutet, Menschen hätten, ebenso wie Weidetiere, einen Instinkt, mit dem sie echte Giftpflanzen von Heilkräutern unterscheiden können.

Alte Zivilisationen

Mit der Weiterentwicklung der Zivilisationen nach 3000 v. Chr. in Ägypten, im Nahen Osten, in Indien und China schritt auch die Verwendung von Heilpflanzen ständig fort, und es gab sogar die ersten schriftlichen Belege über Heilkräuter. Das ägyptische Papyrus Ebers von etwa 1500 v. Chr. ist das älteste erhalten gebliebene Dokument dieser Art. Es listet Dutzende medizinischer Pflanzen, ihre Verwendungen, aber auch notwendige Zaubersprüche und Beschwörungen auf. Zu den Pflanzen gehören der Myrrhenstrauch (*Commiphora molmol,* S. 84), der Wunderbaum (*Ricinus communis,* S. 260) und der Knoblauch (*Allium sativum,* S. 56).

Auch der *Veda*, die heilige Schrift der Inder, die um 1500 v. Chr. entstand, enthält zahlreiche Angaben über das Heilpflanzenwissen jener Zeit. Ähnliches gilt für die *Caraka Samhita,* eine Sammlung medizinischer Abhandlungen, die um 700 v. Chr. von dem Arzt Caraka verfaßt wurden und in denen Details von etwa 350 Kräuterarzneien aufgeführt sind. Darunter sind auch das Zahnstocherkraut (*Ammi visnaga,* S. 59) vertreten, eine Pflanze, die ursprünglich aus dem Nahen Osten stammt und sich erst kürzlich als wirksam bei der Behandlung von Asthma erwiesen hat, sowie der Asiatische Wassernabel (*Centella asiatica,* S. 74), der lange Zeit als Lepra-Mittel verwendet wurde.

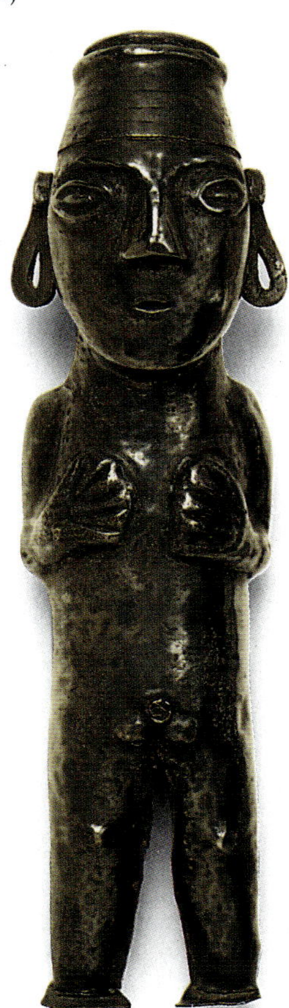

Die Ausbuchtung *in der linken Wange dieser peruanischen Figur könnte auf Kokablätter zurückzuführen sein, die in diesem Land gekaut werden, um die Ausdauer zu steigern.*

Die Medizin bricht mit ihren mystischen Ursprüngen

Um 500 v. Chr. begann die Medizin, zumindest in den Hochkulturen, sich aus der Welt der Magie und Geister zu lösen. Der Grieche Hippokrates (460–375 v. Chr.), der »Vater der Medizin«, betrachtete Krankheiten als natürliche und nicht als übernatürliche Phänomene und meinte, die Medizin müsse ohne rituelle Zeremonien oder Zauberei auskommen.

Des Gelben Kaisers Klassiker des Inneren, der älteste medizinische Text Chinas aus dem 1. Jahrhundert v. Chr., befürwortet ebenfalls eine rationale Denkweise: »Bei der Behandlung von Krankheiten ist es notwendig, den gesamten Hintergrund zu berücksichtigen, die Symptome zu überprüfen und Emotionen und innere Einstellungen zu beachten. Wenn jemand Erscheinungen und Geister mit einbezieht, kann man nicht von einer Therapie sprechen.«

Die Entstehung der wichtigsten Heilpflanzentraditionen von 300 v. Chr. – 600 n. Chr.

Schon im 2. Jahrhundert v. Chr. bestand ein reger Handel zwischen Europa, dem Nahen Osten, Indien und Asien, wobei auf den Handelswegen auch Heilkräuter und andere Pflanzen transportiert wurden. Gewürznelken (*Eugenia caryophyllata,* S. 95), die auf den Philippinen und Molukken heimisch sind, wurden schon im 3. Jahrhundert v. Chr. nach China gebracht und erreichten Ägypten etwa um das Jahr 176. Im Laufe der nächsten Jahrhunderte wuchs die Beliebtheit der Gewürznelken weiter, so daß die wegen ihres aromatischen Geschmacks und ihrer antiseptischen und schmerzstillenden Eigenschaften geschätzte Pflanze bereits im 8. Jahrhundert fast überall in Europa verbreitet war.

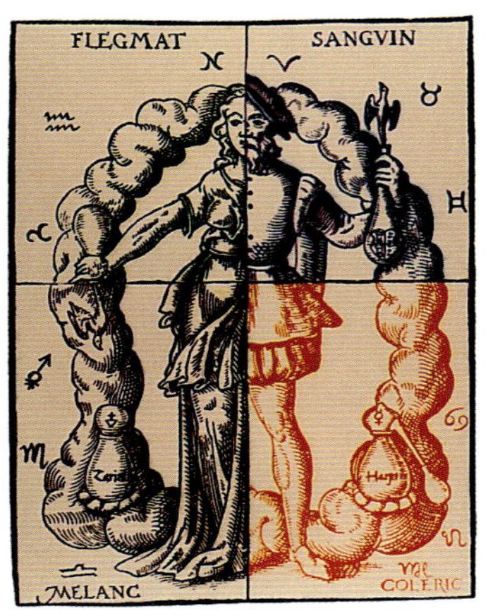

Nach Galen *waren vier Körpersäfte (humores) für die menschliche Konstitution verantwortlich.*

Während sich der Handel und das Interesse an Heilpflanzen und Gewürzen weiter ausweitete, begann man auch, Pflanzen mit bekannten therapeutischen Eigenschaften und ihre Wirkung schriftlich festzuhalten. Der *Klassiker der Wurzeln und Heilkräuter des gestaltenden Landmanns (Shen nong ben cao jing),* der im 1. Jahrhundert in China entstand, hat 364 Einträge, von denen sich 252 auf Heilpflanzen beziehen, etwa auf das Chinesische Hasenohr (*Bupleurum chinense,* S. 68), auf den Huflattich (*Tussilago farfara,* S. 277) und auf das asiatische Süßholz (*Glycyrrhiza uralensis,* S. 215). Und dieser taoistische Text legte die Grundlagen für eine kontinuierliche Weiterentwicklung und Verbesserung der chinesischen Kräutermedizin bis zum heutigen Tag.

In Europa verfaßte der griechische Arzt Dioskorides im 1. Jahrhundert das erste europäische Heilpflanzenbuch, die *Materia Medica.* Seine Absicht war es, ein grundlegendes und exaktes Buch über Heilpflanzen zu schreiben, und das gelang ihm ganz ausgezeichnet. Zu den vielen Pflanzen, die erwähnt wurden, gehören Wacholder (*Juniperus communis,* S. 223), Feldulme *(Ulmus minor),* Pfingstrose (*Paeonia officinalis,* S. 241) und Klette (*Arctium lappa,* S. 62). Diese Beschreibung von rund 600 Kräutern sollte einen ungeahnten Einfluß auf die westliche Medizin haben. Sie galt in Europa bis zum 17. Jahrhundert als Standardwerk und wurde in so unterschiedliche Sprachen wie Angelsächsisch, Persisch und Hebräisch übersetzt. Im Jahre 512 wurden die *Materia Medica* als erstes Kräuterbuch mit Bildern der erwähnten Pflanzen versehen.

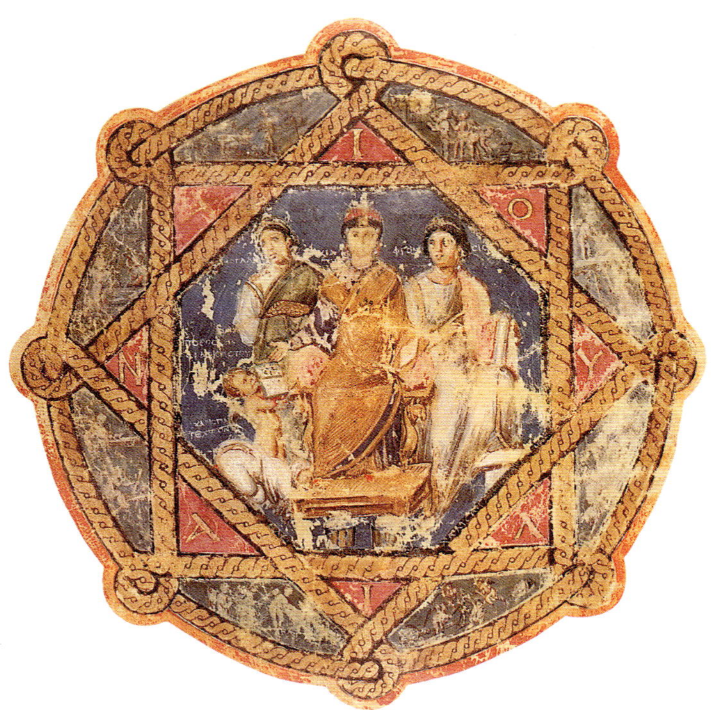

Frontispiz *der* Materia Medica *des Dioskorides, dem ersten illustrierten Kräuterbuch. Hergestellt wurde es im Jahre 512 in Konstantinopel.*

Angefertigt worden war es für Juliana Arnicia, die Tochter des römischen Kaisers Flavius Avicius Olybrius, und es enthielt annähernd 400 ganzseitige farbige Abbildungen.

Galen (131–199), der Leibarzt des römischen Kaisers Marc Aurel, hatte einen ähnlich großen Einfluß auf die Entwicklung der Pflanzenheilkunde. Von Hippokrates beeinflußt, baute er seine Theorien auf der »Humoralpathologie« (Säftelehre) auf (*siehe* S. 30). Und dieses Gedankengut formte – viele würden auch sagen belastete – die medizinische Praxis der nächsten 1400 Jahre.

Auch in Indien und China gab es komplizierte medizinische Systeme, die ein wenig an die Humoralpathologie erinnern (*siehe* S. 34 und 38) und die sich bis heute erhalten haben.

Obwohl sich europäische, indische und chinesische Heiltraditionen beträchtlich unterscheiden, liegt doch allen die Theorie zugrunde, das Ungleichgewicht einzelner Elemente des Körpers sei die Ursache von Krankheit, und es gehöre zu den Aufgaben des Arztes, das Gleichgewicht wiederherzustellen, u. a. mit Hilfe von Heilpflanzen.

Die Pflanzenheilkunde des Mittelalters

Die Theorien Galens, aber auch die Lehren der ayurvedischen (indischen) und chinesischen Medizin, waren für die Mehrheit der damaligen Weltbevölkerung allerdings praktisch ohne Bedeutung. Ähnlich wie heute bei einer Reihe von Naturvölkern, die kaum Zugang zur modernen Medizin haben, verließ man sich in den meisten menschlichen Ansiedlungen bei der Behandlung von Krankheiten auf die Fähigkeiten einheimischer Medizinmänner und -frauen. Diese waren zwar von der Schulmedizin weitgehend unbeeinflußt, besaßen aber dennoch ein beachtliches medizinischen Wissen, das sie Überlieferungen, eigenen Erfahrungen in der Krankenpflege und Geburtshilfe sowie der Nutzung einheimischer Pflanzen als natürliche Apotheke verdankten.

Wir neigen dazu, die medizinischen Fertigkeiten angeblich unentwickelter Kulturen, besonders die des mittelalterlichen Europas, zu unterschätzen, denn viele Menschen jener Zeit besaßen eine überraschend gute Kenntnis von Heilpflanzen. So zeigten Ausgrabungen eines Krankenhauses, das Mönche im 11. Jahrhundert in Schottland betrieben hatten, die Verwendung so exotischer Pflanzen wie Schlafmohn (*Papaver somniferum,* S. 242) und Hanf (*Cannabis sativa,* S. 180) als Schmerz- und Narkosemittel. Aber auch die Kräuterärzte in Myddfai, einem Dorf in Südwales, kannten im 6. Jahrhundert offensichtlich schon die Werke des Hippokrates und verwendeten eine große Palette von Heilpflanzen. Die Schriften, die aus jener Zeit überliefert wurden, sind oft eine merkwürdige Mischung aus Aberglaube und Wissen. Zwei Rezepte aus dem 13. Jahrhundert sollen dies verdeutlichen. Das erste könnte von einem heutigen, wissenschaftlich gebildeten Pflanzenheilkundler geschrieben worden sein, das zweite ist reine Phantasie, denn Würmer zerstören keine Zähne.

Verbesserung des Augenlichts

Man nehme jeweils eine Handvoll Augentrost und Fenchel sowie eine halbe Handvoll Weinraute und mache daraus ein Destillat, mit dem man täglich die Augen wäscht.

Vernichtung eines Wurmes im Zahn

Man nimmt die Wurzel des Ferkelkrauts, zerquetscht sie und legt sie drei Nächte auf den Zahn des Patienten. Dadurch wird der Wurm abgetötet.

Islamistische und indische Medizin von 500–1500

Wenn die Pflanzenheilkunde von den Wirren der Geschichte auch weitgehend unberührt blieb, so litt die westliche Medizin doch sehr unter dem Niedergang des römischen Weltreichs.

Es war der Blüte der arabischen Kultur zwischen 500 und1300 zu verdanken, daß das Wissen des antiken Griechenland und Roms erhalten blieb und weiterentwickelt wurde. Die Ausbreitung des Islam in Nordafrika und bis nach Italien, Spanien und Portugal führte zur Gründung und Neubelebung bekannter medizinischer Lehranstalten, z. B. im spanischen Cordoba. Die Araber waren erfahrene Pharmazeuten, die Pflanzen aufbereiteten und mischten, um die medizinische Wirkung und den Geschmack zu verbessern. Ihr Kontakt sowohl mit indischen als auch chinesischen Pflanzenheilkundetraditionen führte zu einer bemerkenswerten Bandbreite medizinischen und botanischen Wissens, auf das sie zurückgreifen und das sie weiterentwickeln konnten. Avicenna (nicht latinisiert Ibn Sina, 980–1037), Autor des *Canon Medicinae,* war der berühmteste Arzt seiner Zeit, während wir die wohl ungewöhnlichste Pflanze Ibn Cordoba verdanken, einem unerschrockenen arabischen Seefahrer. Dieser brachte nämlich etwa ein Jahrhundert vorher den Ginseng (*Panax ginseng,* S. 116) von China nach Europa, ein wertvolles Tonikum, das seit dem 16. Jahrhundert regelmäßig nach Europa eingeführt wird.

Weiter östlich, in Indien, war das 7. Jahrhundert das goldene Zeitalter der Medizin. Tausende junger Menschen studierten an der Universität ayurvedische Heilkunde, besonders in Nalanda. Dort zeichneten Gelehrte das medizinische Wissen jener Zeit auf, darunter auch die Weiterentwicklungen bei den Krankenhäusern, Entbindungsheimen und den Medizinalgärten.

Mittel- und südamerikanische Behandlungsmethoden

Auch auf der anderen Seite der Erde hatte man in den alten Zivilisationen Mittel- und Südamerikas, bei den Mayas, Azteken und Inkas, ein großes Wissen über die dort heimischen Heilpflanzen angesammelt. Diese Kenntnisse waren augenscheinlich so wertvoll, daß, wie die Überlieferung besagt, die Inkas sogar Kräuterärzte aus dem Gebiet des heutigen Bolivien in ihre Hauptstadt Cuzco in Peru brachten, da diese außergewöhnliche Fähigkeiten besaßen, darunter angeblich auch die Fertigkeit, Penicillin produzierende Pilze auf grünen Bananenschalen zu züchten.

Zu jener Zeit waren in diesen Kulturen Medizin und Religion noch eng miteinander verbunden, möglicherweise sogar enger als in Europa. So schildert ein grausiger Bericht, an Hautkrankheiten leidende Azteken hätten versucht, den Gott Xipe Totec dadurch zu beschwichtigen, daß sie die abgezogenen Häute menschlicher Opfer trugen.

Glücklicherweise waren Hilferufe dieser Art an die Götter nicht die einzige Möglichkeit, sich von solchen und andere Beschwerden zu befreien. Vielmehr gab es zahlreiche Pflanzen, die als alternative Behandlungsmöglichkeiten zur Verfügung standen, z. B. die Sarsaparilla (*Smilax* spp., S. 268), ein Mittel zur Stärkung und Reinigung, das bei einer Vielzahl von Hautkrankheiten verwendet wurde, etwa bei Ekzemen oder Schuppenflechte.

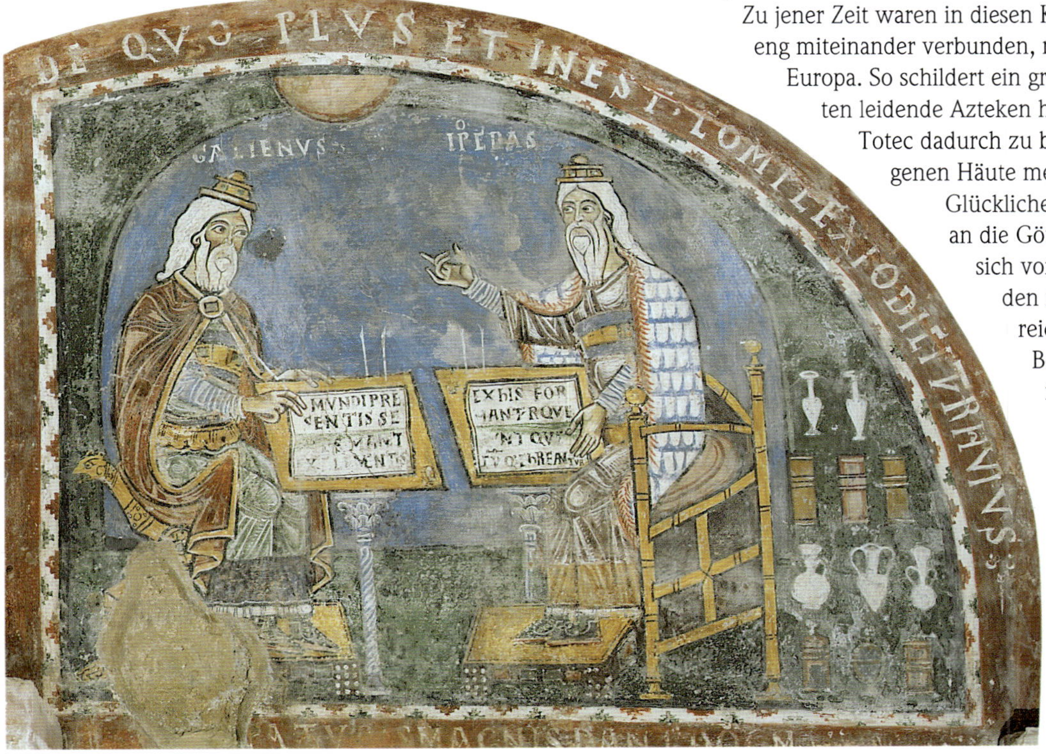

Galen und Hippokrates, *zwei der herausragenden Ärzte des Altertums, führen in dieser imaginären, auf einem Fresko dargestellten Szene eine Debatte.*

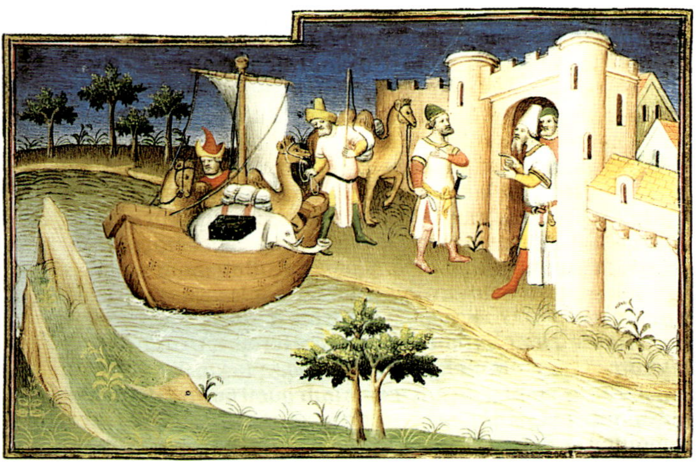

Marco Polos *Reise nach China im 14. Jahrhundert eröffnete den Handel zwischen Ost und West. Zu den ausgetauschten Gütern gehörten auch Pflanzen, was dazu führte, daß exotische Kräuter wie Ingwer, Zimt und Gewürznelken in der europäischen Medizin und Küche bald regelmäßig verwendet wurden.*

Die Wiedergeburt des europäischen Gelehrtentums, 1000–1400

Als die europäischen Gelehrten des frühen Mittelalters langsam begannen, die arabischen Medizinkenntnisse aufzunehmen, und die klassischen griechischen, römischen und ägyptischen Texte, die in den Bibliotheken Konstantinopels (dem heutigen Istanbul) erhalten geblieben waren, sich nach und nach verbreiteten, kam es zur Gründung von Krankenhäusern, Medizinschulen und Universitäten. Die interessanteste Neugründung war vielleicht die Medizinschule von Salerno an der Westküste Italiens. Sie nahm nicht nur Studenten aller Glaubensrichtungen – Christen, Mohammedaner und Juden – zum Studium auf, sondern ließ auch Frauen zu. So lehrte und arbeitete dort um etwa 1050 eine Ärztin namens Trotula, die auch ein Buch über Geburtshilfe schrieb. Pflanzen spielten bei den Heilprozessen natürlich eine zentrale Rolle. Ein Sprichwort aus jener Medizinschule über den Salbei (*Salvia officinalis,* S. 130) lautete wie folgt: *Salvia salvatrix, natura conciliatrix* (Salbei ist der Retter, die Natur der Vermittler).

Um das 12. Jahrhundert weitete sich der Handel mit Asien und Afrika aus, so daß regelmäßig neue Kräuter und Gewürze nach Europa kamen. Hildegard von Bingen (1098–1179), die berühmte deutsche Mystikerin und Heilpflanzenkennerin, bezeichnete den Galgant (*Alpinia officinarum,* S. 58) – der in Asien als wärmendes und nährendes Kraut für das Verdauungssystem verwendet wurde – als »Gewürz des Lebens«, das von Gott gegeben war, um vor Krankheit zu schützen.

Die Einigung Asiens

Die Chinareisen Marco Polos im 14. Jahrhundert fielen in die Zeit der Einigung ganz Asiens durch Dschingis Khan und seinen Enkel Kubilai Khan, deren Machtbereich sich vom Gelben Meer in China bis zum Schwarzen Meer in Südosteuropa erstreckte. Von all diesen Umbrüchen war aber weder die chinesische noch die ayurvedische Medizin direkt bedroht, sieht man einmal davon ab, daß die mongolischen Herrscher den Gebrauch bestimmter Giftpflanzen strikt untersagten. Dazu gehörte z. B. der Eisenhut (*Aconitum napellus,* S. 158), der damals als Pfeilgift verwendet wurde. Da man dies natürlich auch gegen die Herrschenden hätte einsetzen können, wird dieses Verbot wohl hauptsächlich dem Selbstschutz gedient haben. Ansonsten hat die mongolische Einigung für die beiden medizinischen Richtungen aber vermutlich eher eine Verbesserung der Kommunikation bedeutet.

In anderen Teilen Asiens, etwa in Vietnam und Japan, hatte die chinesische Kultur und Medizin den größeren Einfluß, und auch *Kampoh,* die traditionelle japanische Pflanzenheilkunde, die so charakteristisch für dieses Land ist, hat ihre Wurzeln im chinesischen Brauchtum.

Der Handel zwischen den Kontinenten 1400–1700

Da sich die Handelswege während des Mittelalters langsam ausdehnten, wurde auch die Verbreitung neuer, exotischer Kräuter erleichtert. Vom 15. Jahrhundert an führte eine regelrechte Handelsexplosion zu einer Fülle neuer Pflanzen, die nun in Europa regelmäßig zur Verfügung standen, darunter der Ingwer (*Zingiber officinale,* S. 153), Kardamom (*Elettaria cardamomum,* S. 91), Muskatbaum (*Myristica fragrans,* S. 113), die Gelbwurzel (*Curcuma longa,* S. 88), Zimt (*Cinnamomum verum,* S. 80) und die Kassie (*Cassia senna,* S. 72).

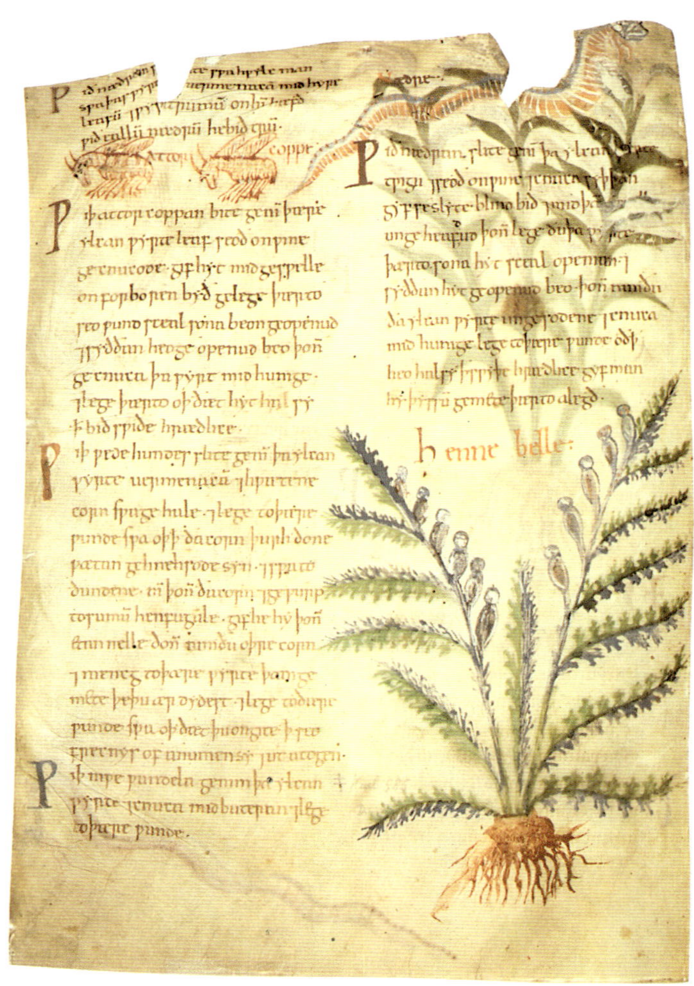

Handgeschriebene Seite *eines angelsächsischen Kräuterbuchs von etwa 1050. Erläutert werden die Sproßteile und das Wurzelsystem einer Heilpflanze.*

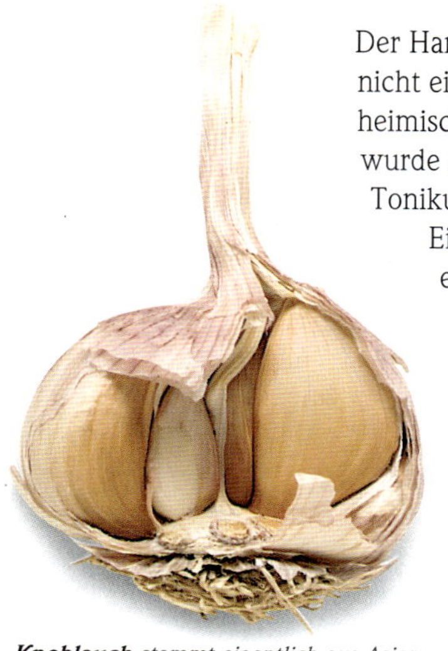

Knoblauch *stammt eigentlich aus Asien, wurde aber wegen seiner medizinischen und kulinarischen Eigenschaften auch im Westen schnell angenommen.*

Der Handel mit Kräutern war allerdings nicht einseitig. So kam der in Europa heimische Salbei auch nach China und wurde dort zu einem wertvollen *Yin*-Tonikum.

Eine weitere Quelle neuer Pflanzen eröffnete sich, als Kolumbus 1492 in der Karibik landete und eine rasche Eroberung und Kolonisation Mittel- und Südamerikas durch die Spanier und Portugiesen folgte. Denn neben dem geplünderten Gold brachten die Konquistadoren auch neue, zuvor völlig unbekannte Heilpflanzen in die Alte Welt, von denen viele eine sehr starke therapeutische Wirkung besaßen, so daß sie schon bald in den Apotheken der größeren europäischen Städte verfügbar waren. Daher konnte man nun Pflanzen mit sehr wirksamen Inhaltsstoffen wie das Guajakholz (*Guaiacum officinale,* S. 216) oder den Chinarindenbaum (*Cinchona* spp., S. 79) mit mehr oder minder großem Erfolg bei der Behandlung von Fieber, Malaria, Syphilis und Pocken sowie bei anderen schweren Krankheiten einsetzen.

In den meisten ländlichen Gebieten waren die einzigen ausländischen Pflanzen, die medizinisch verwendet wurden, allerdings solche, die man dort als Nahrungsmittel anbaute. Der Knoblauch ist dafür eines der ersten, aber auch besten Beispiele. Eigentlich in Zentralasien heimisch, gelangte er im Laufe der Zeit immer weiter nach Westen, so daß er um 4500 v. Chr. auch in Ägypten kultiviert wurde. In Homers Epos *Odyssee* aus dem 8. Jahrhundert v. Chr. wurde der Held Odysseus bekanntlich durch den Knoblauch davor bewahrt, in ein Schwein verwandelt zu werden. Die Römer sorgten im 1. Jahrhundert für eine weitere Verbreitung der Pflanze in Europa, wo man ihre bemerkenswerten medizinischen Kräfte schnell erkannte. In den nächsten Jahrhunderten wurden die Kartoffel (*Solanum tuberosum,* S. 269) und der Mais (*Zea mays,* S. 152), beide in Südamerika heimisch, zu alltäglichen Nahrungsmitteln. Diese Pflanzen sind sehr nahrhaft, haben aber auch therapeutische Eigenschaften. So ist Kartoffelsaft ein wertvolles Mittel gegen Arthritis, während sich aus Maisgriffeln eine wirksame Abkochung bei Harnwegsbeschwerden, etwa Blasenentzündung, herstellen läßt.

Gesundheit und Hygiene, 1400–1700

Zwischen dem 12. und 18. Jahrhundert stieg die vorher schon große Anzahl nützlicher europäischer Kräuter durch die Vielzahl exotischer Heilpflanzen noch einmal beträchtlich an. Daraus hätte eigentlich eine allgemeine Verbesserung der gesundheitlichen Situation in Europa resultieren müssen, nicht nur, weil neue Heilpflanzen verfügbar waren, sondern auch, weil die Europäer Gelegenheit bekamen, die unterschiedlichen medizinischen Praktiken der Menschen Südamerikas, Chinas, Japans und vor allem Indiens, mit dem der Handel besonders eng war, kennenzulernen. Allerdings war das Gegenteil der Fall. Die Menschen Europas litten in dieser Zeit unter den wohl ungesundesten Bedingungen, die die Welt jemals gesehen hat. Im Vergleich zu ihnen waren die Ureinwohner Amerikas in der vorkolumbianischen Zeit nicht nur gesünder, sondern sie wurden auch älter. Dieser Umstand kann allerdings kaum überraschen, denn in den Städten Europas lebten die Menschen im Mittelalter viel zu eng beieinander, beseitigten ihre Abfälle schlecht und beachteten selbst die einfachsten Grundregeln der Hygiene nicht.

Solche Bedingungen waren wie geschaffen für die Ausbreitung pestverseuchter Ratten von den Häfen des Mittelmeergebietes über ganz Westeuropa. Und so fielen der Pest vom 14. Jahrhundert an Millionen Menschen zum Opfer, an einigen Orten manchmal sogar fast die Hälfte der Bevölkerung. Keine medizinische Behandlung – weder durch Pflanzen noch durch Mineralstoffe – war in der Lage, das große Sterben aufzuhalten. Auch im 18. Jahrhundert wurde die Bevölkerung der Städte Europas und Asiens weiter dezimiert, und noch 1994 ließ nach einem Ausbruch dieser Krankheit in Indien schon die einfache Erwähnung des Wortes »Pest« den Schrecken wieder aufleben.

Die Syphilis war eine andere Seuche, die von Seefahrern verbreitet wurde. Angeblich kam sie 1490 mit Kolumbus Besatzung aus der Karibik nach Neapel und verbreitete sich von dort aus schnell überall in Europa und der übrigen Welt, auch in China, wo sie 1550 erstmals auftauchte.

Europäische Ärzte hatten nur wenig Erfolg bei der Bekämpfung so verheerender Seuchen wie der Pest. Ihre Medizin beruhte weiterhin auf der kritiklosen Annahme der Galenschen Humoralpathologie. Vielleicht hätten sie größeren Erfolg gehabt, wenn sie, wie es in der chinesischen und indischen Heilkunde üblich war, alte medizinische Texte zu Rate gezogen und diese mit ihrem inzwischen größeren Wissen neu interpretiert hätten. Aber die europäischen Ärzte fuhren fort, ihre Patienten dadurch umzubringen, daß sie sie zur Ader ließen und ihnen giftige Minerale verabreichten in dem vergeblichen Versuch, ihre Körpersäfte ins richtige Verhältnis zu bringen und sie so zu heilen. Und der immer mehr in Mode kommende Gebrauch chemischer Substanzen, etwa Quecksilber, führte schließlich zu einer verstärkten Anwendung chemischer Arzneien und zu einer Abkehr von der Therapie mit Heilpflanzen.

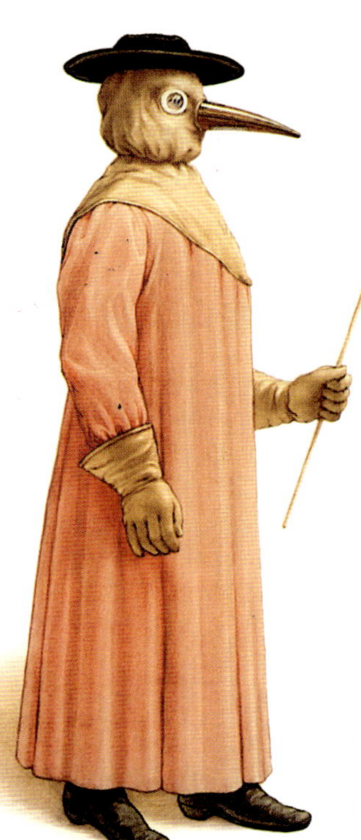

Arzt des 17. Jahrhunderts *mit einer speziellen Schutzkleidung, die eine Ansteckung durch die Pest vermeiden sollte.*

Der Einfluß von Paracelsus

Der legendäre Paracelsus (1493–1541) – eine der wichtigsten Persönlichkeiten im Europa des 16. Jahrhunderts – gehörte zu denen, die Galens Theorien zugunsten detaillierter medizinischer Beobachtungen ablehnten.

»Ich habe nichts von Hippokrates, Galen oder sonst jemandem übernommen«, schrieb Paracelsus. »Mein Wissen stammt vom besten Lehrer, den es gibt, und der heißt Erfahrung und harte Arbeit.« Und weiter: »Was ein Arzt braucht, ist weder Beredsamkeit noch Sprachen- oder Bücherkenntnis, sondern ein umfassendes Wissen über die Natur und darüber, wie sie arbeitet.« Große Aufmerksamkeit zollte er auch der genauen Dosierung, denn er sagte: »Es hängt nur von der Dosis ab, ob ein Gift ein Gift ist oder nicht.«

Paracelsus hatte großen Einfluß auf die Entwicklung der Chemie, Medizin, Pflanzenheilkunde und Homöopathie. Als »Vater der Chemie« bekannt, beschäftigte er sich doch auch mit der Alchimie, die sich z. B. mit der Verwandlung einfacher Ausgangsprodukte in Gold oder mit der Suche nach dem ewigen Leben beschäftigte. Paracelsus ließ auch das Interesse an der Signaturenlehre wiederaufleben, jener alten Theorie, die besagte, das Aussehen einer Pflanze zeige die

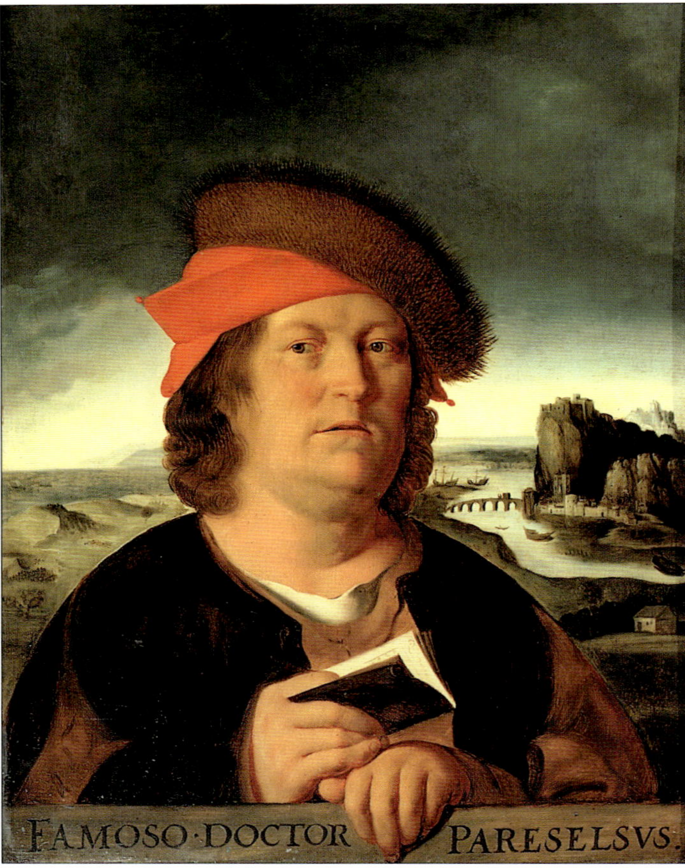

***Paracelsus,** Alchimist, Chemiker und einer der größten Wissenschaftler des 16. Jahrhunderts, begründete eine neue Richtung der Medizin, die Chemikalien in streng dosierten Mengen zur medizinischen Behandlung propagierte.*

Krankheit an, für deren Behandlung sie geeignet sei, und er betonte den größeren Wert unmittelbar am Ort wachsender Heilpflanzen gegenüber teuren Importen.

Culpeper und die gedruckten Kräuterbücher

Bei seinem Eintreten für heimische Heilpflanzen wurde Paracelsus später von Nicholas Culpeper (1616–1654) unterstützt. Die Titelseite zu seinem Buch *The English Physitian* enthält den denkwürdigen Satz: »Mit einer vollständigen Anleitung, durch die ein Mann seinen Körper für drei Pence gesund erhalten oder heilen kann, indem er Dinge nutzt, die in England wachsen und die für den englischen Körper ohnehin am besten geeignet sind.«

Nachdem er im englischen Bürgerkrieg, wo er auf Seiten Cromwells gekämpft hatte, verwundet worden war, trat Culpeper für die Belange der einfachen Leute ein, die weder die Dienste eines Arztes noch die teuren Importpflanzen oder Arzneien bezahlen konnten, welche von den Medizinern im allgemeinen verschrieben wurden. Angelehnt an die Lehren des Dioskorides, arabischer Ärzte und Paracelsus, entwickelte Culpeper ein medizinisches System, das Astrologie und fundierte persönliche Erfahrungen mit der therapeutischen Verwendung heimischer Pflanzen verband. Sein Kräuterbuch wurde sehr schnell zu einem »Bestseller« und hatte viele Auflagen. Auch das erste Kräuterbuch Nordamerikas, das im Jahre 1700 erschien, war eine Ausgabe von Culpepers Werk.

Die Erfindung der Buchdruckkunst im 15. Jahrhundert machte die weitere Verbreitung von Kräuterbüchern möglich. Sie fanden Eingang in viele Haushalte. Texte wie Dioskorides *Materia Medica* lagen jetzt erstmals gedruckt vor, und überall in Europa erschienen Kräuterbücher, die oft mehrere Auflagen erreichten.

Tödliche Heilverfahren 1700–1900

Ende des 16. Jahrhunderts war Paracelsus zur Galionsfigur der neuen chemischen Medizin geworden. Doch während er zur Vorsicht bei der Verwendung metallischer Gifte wie Quecksilber, Antimon und Arsen gemahnt hatte, zeigten die neuen medizinischen Gelehrten weniger Hemmungen. So gab man Patienten, die an Syphilis oder anderen Krankheiten litten, immer stärkere Dosen eines Abführmittels, das unter dem Namen Kalomel (Quecksilberchlorid, Hg_2Cl_2) bekannt war. Eine solche Behandlung war sehr oft schlimmer als die Krankheit selbst, so daß viele Patienten unter den langfristigen Folgen einer Quecksilbervergiftung zu leiden hatten und einige sogar starben.

Hippokrates Aussage »Ungewöhnliche Fälle verlangen ungewöhnliche Arzneien« wurde sehr wörtlich genommen, wie an der unglaublichen Zunahme der Verschreibung von Abführmitteln und Aderlassen deutlich wird, die in den nächsten drei Jahrhunderten in Europa und Nordamerika zu verzeichnen waren.

Diese Behandlungsmethoden erreichten ihren Höhepunkt in der »heroischen« Medizin des frühen 19. Jahrhunderts. Ihr wichtigster Befürworter war Dr. Benjamin Rush (1745–1813), der die Behauptung wagte, für eine medizinische Behandlung seien nichts weiter als Aderlasse und Kalomel erforderlich. Nun war seine Einstellung zweifellos recht extrem, aber sie macht dennoch deutlich, daß in diesem neuen Klima die Kräuterarzneien zunehmend an Bedeutung verloren.

Der neue Rationalismus

Mit dem neuen Gewicht, das auf chemische Arzneien gelegt wurde, begann die moderne Medizin, die »Lebenskraft« für überholt zu halten. Bis Ende des 16. Jahrhunderts hatten fast alle medizinischen Traditionen darauf beruht, die Natur und die Selbstheilungskräfte des menschlichen Körpers in die Behandlung miteinzubeziehen und sie durch entsprechende Heilpflanzen zu unterstützen oder zu verstärken.

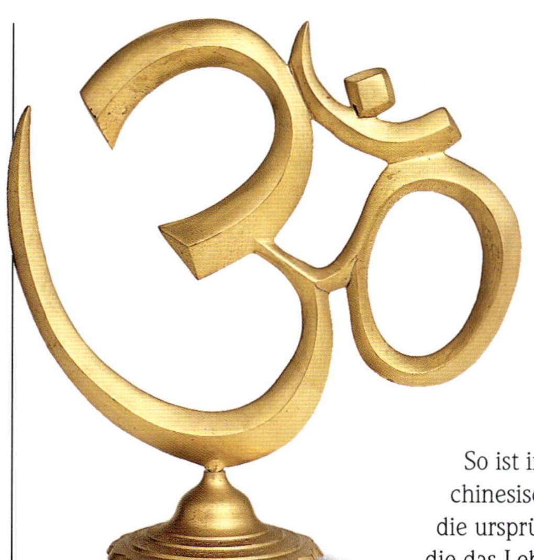

Das »Om«-Symbol *(Symbol für Lebenskraft) wird von den Anhängern der ayurvedischen Medizin gern zur Meditation verwendet.*

So ist in der traditionellen chinesischen Medizin *Qi* die ursprüngliche Energie, die das Leben und die Gesundheit erhält. Im Ayurveda ist es *Prana,* und in der westlichen Tradition sprach Hippokrates von der »*vis medicatrix naturae*«, der Heilkraft der Natur, während in der modernen westlichen Pflanzenheilkunde und Homöopathie der Begriff »Lebenskraft« verwendet wird.

Die Bedeutsamkeit der Lebenskraft wurde im Westen von der Philosophie René Descartes (1596–1650) in Frage gestellt. Der französische Mathematiker teilte die Welt in Körper und Verstand, Natur und Ideen ein. Nach seiner Philosophie gehörte die immaterielle Lebenskraft, die das Leben erhielt und für Gesundheit sorgte, in den Bereich der Religion und nicht ins Gebiet der neuen, selbstbewußten medizinischen »Wissenschaft«. Für das neue medizinische Establishment, das versuchte, zu wissenschaftlich exakten Methoden zu kommen, waren »übernatürliche« Begriffe wie Lebenskraft nichts als eine überkommene Vorstellung, die an die Unkenntnis und den Aberglauben früherer Behandlungspraktiken erinnerten.

Aber schon vor den Theorien Descartes hatte der rationale Ansatz wissenschaftlicher Forschung zu ersten Erfolgen geführt, denn langsam nahm das medizinische Verständnis der Körperfunktionen zu. So untersuchte William Harvey (1578–1657) das Herz und den Blutkreislauf im Detail und konnte beweisen, daß das Herz dazu diente, Blut durch den Körper zu pumpen. Heute gilt diese Studie, die 1628 veröffentlicht wurde und im deutlichen Widerspruch zu den Theorien Galens stand, als klassisches Beispiel für die Revolution in der medizinischen Wissenschaft.

Seit dieser Zeit hat die Wissenschaft erstaunliche Fortschritte bei der biochemischen Erforschung der Abläufe im Körper und bei der Unterscheidung einzelner Krankheitsverläufe gemacht. Die Entwicklung wirksamer medizinischer Behandlungsmethoden zur Linderung und Heilung von Krankheiten profitierte davon im Vergleich aber viel zu wenig.

Die Lücke im wissenschaftlichen Ansatz

Rückblickend scheint es, als hätte die neue wissenschaftliche Medizin nur durch die Trennung von traditionellen Heilmethoden, mit denen sie zuvor eng verbunden war, entstehen können. Zwar fehlt der traditionellen Medizin zumeist eine genaue wissenschaftliche Erklärung für die jeweilige Wirkung, dafür ist sie der Schulmedizin in der therapeutischen Anwendung aber oft weit voraus. Virgil Vogel liefert im *American Indian Medicine* (University of Oklahoma Press, 1970) ein wunderschönes Beispiel dafür, wie eine »unwissende« Volksmedizin die Wissenschaft in der praktische Anwendung übertrumpfen kann:

»Während des bitterkalten Winters von 1535/1536 waren die drei Schiffe von Jacques Cartier im klaftertiefen Eis des St. Lawrence-Stroms in der Nähe von Montreal eingefroren. Durch vier Fuß Schnee eingeschlossen, lebte die Gemeinschaft der 110 Männer von den Nahrungsmitteln, die in den Laderäumen ihrer Schiffe eingelagert waren. Schon bald wütete der Skorbut so fürchterlich, daß bis Mitte März 25 Männer gestorben und die anderen ›bis auf drei oder vier Ausnahmen‹ so krank waren, daß kaum Hoffnung für ihre Genesung bestand. Als die Krise sich zuspitzte, hatte Cartier die gute Idee, den in der Nähe lebenden Indianerhäuptling Domagaia um Hilfe zu bitten, der ihn schon einmal mit ›dem Saft und Mark eines bestimmten Baumes‹ von derselben Krankheit geheilt hatte. Die indianischen Frauen sammelten Zweige dieses magischen Baumes, ›kochten die Rinde und Blätter zu einem Sud und verteilten den Bodensatz auf die Beine.‹ Alle, die so behandelt worden waren, gesundeten rasch, und die Franzosen staunten nicht schlecht über die Fähigkeiten der Einheimischen.«

Natürlich hatten die amerikanischen Ureinwohner noch nie etwas von Vitamin C gehört, dessen Mangel Skorbut verursacht, und sie wären auch nicht in der Lage gewesen, zu erklären, warum ihre Behandlung funktionierte. Tatsächlich dauerte es noch bis 1753, ehe der britische Schiffsarzt James Lind (1716–1794), zumindest teilweise durch den Bericht Cartiers inspiriert, eine Abhandlung über Skorbut veröffentlichte, in der er darlegte, daß die Krankheit auf einer Mangelernährung beruht und durch frisches Gemüse und Früchte vermieden werden kann. James Linds Arbeit ist ein fabelhaftes Beispiel dafür, was durch die Verbindung eines systematischen wissenschaftlichen Ansatzes mit traditionellem pflanzenheilkundlichem Wissen erreicht werden kann.

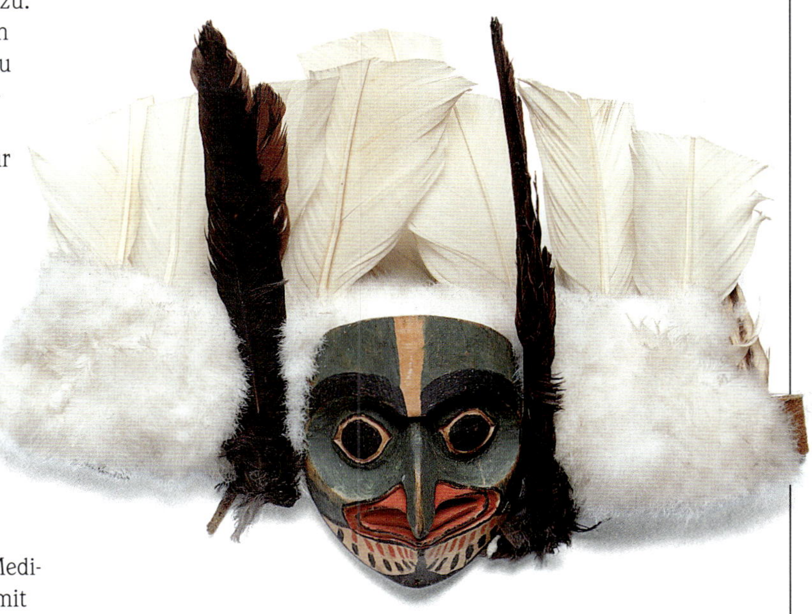

Maske eines indianischen Schamanen aus dem Nordwesten der USA. *Die Wirksamkeit der Methoden von Medizinmännern der Naturvölker übertrafen häufig die der konventionellen Medizin jener Zeit.*

Die Isolierung von Inhaltsstoffen

Auch die Entdeckung, daß der Rote Fingerhut (*Digitalis purpurea,* S. 199) einen großen therapeutischen Wert besitzt, ist ein Beispiel dafür, wie traditionelles Wissen über Heilpflanzen zu einem großen Fortschritt in der Medizin führen kann. Dr. William Withering (1741–1799), ein konventionell ausgebildeter Arzt mit einem langjährigen Interesse an Heilpflanzen, begann, den Fingerhut genauer zu untersuchen, nachdem er auf ein Familienrezept zur Heilung von Wassersucht (Wasserretention) gestoßen war. Wie er herausfand, wurde der Fingerhut in einigen Regionen Englands traditionell zur Behandlung dieses Leidens, das oft auf ein schwaches Herz hinweist, verwendet. 1785 veröffentlichte er seine Untersuchung, in der er nicht nur Dutzende sorgfältig recherchierter Fallbeispiele aufführte, sondern auch zeigen konnte, daß der Fingerhut starke (und potentiell gefährliche) Inhaltsstoffe, sogenannte Herzglykoside, besitzt, die eine wertvolle Pflanzenarznei gegen die Wassersucht darstellen und bis zum heutigen Tag entsprechend verwendet werden. Doch trotz dieses positiven Beispiels für die Möglichkeiten einer Verbindung der Naturheilkunde mit wissenschaftlichen Methoden sollte die konventionelle Medizin im 19. Jahrhundert einen anderen Weg nehmen.

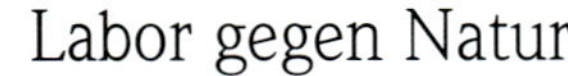

Labor gegen Natur

Zu Beginn des 19. Jahrhunderts begann die Chemie, Mutter Natur immer mehr als Arzneiquelle zu verdrängen. 1803 isolierte man narkotische Alkaloide aus dem Schlafmohn (*Papaver somniferum,* S. 242). Ein Jahr später kam das Inulin aus dem Alant (*Inula helenium,* S. 105) hinzu, 1838 die Salicylsäure – ein Vorläufer des Aspirins – aus der Silberweide (*Salix alba,* S. 128). Diese Substanz konnte 1860 erstmals im Labor synthetisiert werden, und ab diesem Zeitpunkt gingen Pflanzenheilkunde und die Schulmedizin getrennte Wege. Aspirin, eine ganz neue chemische Verbindung, wurde 1899 in Deutschland entwickelt. Allerdings war das nur ein erster kleiner Schritt. Zunächst blieb der Einfluß von Universitäten, Medizinschulen und Labors noch sehr begrenzt, so daß die Kräutermedizin für die meisten Menschen weiterhin die wichtigste Form der Behandlung darstellte.

Im 18. Jahrhundert *dokumentierte der Arzt William Withering erstmals die Fähigkeit des Fingerhuts, Herzschwächen entgegenzuwirken.*

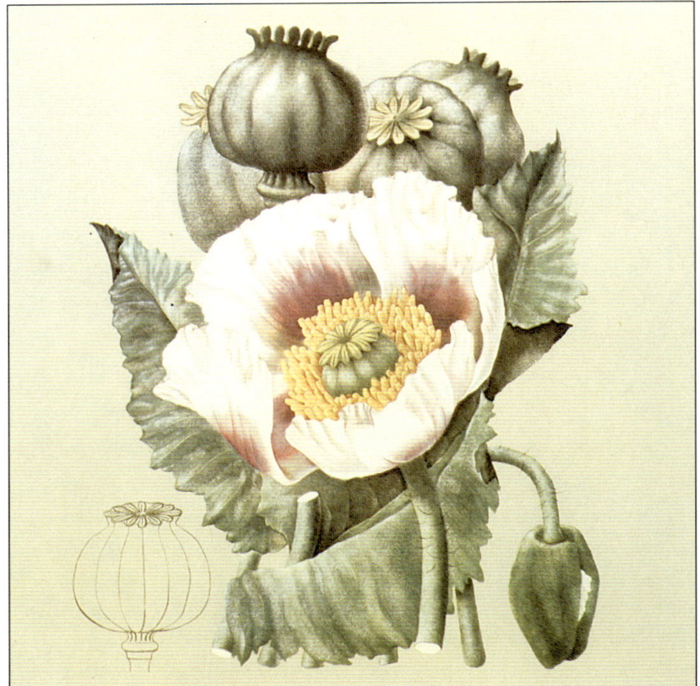

Der Schlafmohn, *ursprünglich in Asien beheimatet, enthält einen Milchsaft, der wegen seines narkotischen Effekts geraucht wurde. Der Hauptbestandteil, das Morphium, ist ein Schmerzmittel, das 1803 erstmals isoliert wurde.*

Neue Ziele und Grenzen, neue Kräuterarzneien

Wo immer sich Europäer während der großen Auswanderungswellen im 18. und 19. Jahrhundert auch ansiedelten, ob in Nord- und Südamerika, Südafrika oder Australien, stets war ein Großteil der Arzneien aus der alten Heimat nicht verfügbar oder unerschwinglich teuer. Daher mußten die Siedler sich an die Einheimischen halten, die eine gute Informationsquelle für die medizinische Wirkung lokaler Pflanzen waren.

So lernten die europäischen Siedler in Südafrika die harntreibenden Eigenschaften des Bukkostrauchs (*Barosma betulina,* S. 67) kennen, während die australischen Siedler die bemerkenswerten antiseptischen Wirkungsweisen des Teebaums (*Melaleuca alternifolia,* S. 110) zu schätzen begannen. Und die heute noch angewendete mexikanische Kräutermedizin ist eine Mischung aus Praktiken der Azteken, Mayas und Spanier.

In Nordamerika waren die einheimischen Pflanzenheilkundler besonders geschickt bei der Behandlung von Wunden und Bissen – sehr verbreitete Verletzungen bei einem Leben überwiegend in der freien Natur –, so daß sie ihren europäischen Kollegen in diesem Bereich der Medizin in vielerlei Hinsicht deutlich überlegen waren. Das ist nicht verwunderlich, wenn man an die vielen, hochwirksamen Heilpflanzen denkt, die die Ureinwohner Amerikas entdeckt hatten, darunter so bekannte Kräuter wie der Schmalblättrige Sonnenhut (*Echinacea angustifolia,* S. 90), die Kanadische Gelbwurzel (*Hydrastis canadensis,* S. 103) und die Aufgeblasene Lobelie (*Lobelia inflata,* S. 108).

Die europäischen Siedler lernten viel von den Einheimischen, und als die Pioniere im 19. und frühen 20. Jahrhundert westwärts zogen, kamen ständig neue Heilpflanzen hinzu. Neben den drei oben genannten Arten wurden in der *Pharmacopoeia of the United States* etwa 170 weitere einheimische Pflanzen aufgeführt.

Samuel Thomson und seine Anhänger

Der unorthodoxe Pflanzenheilkundler Samuel Thomson (1769–1843) hielt die Aufgeblasene Lobelie (*Lobelia inflata,* S. 108) und den Cayennepfeffer (*Capsicum frutescens,* S. 70) für besonders wichtige Heilpflanzen. Sein extrem einfacher medizinischer Ansatz stand in völligem Gegensatz zu den konventionellen Praktiken seiner Zeit (vgl. Nordamerika, S. 48), war aber in vielen Fällen äußerst wirksam und eignete sich für all jene besonders gut, die in den Grenzgebieten des amerikanischen Westens lebten. Sein System, eine sehr frühe Form der Naturheilkunde (einer Therapie, bei der Krankheiten mit Heilpflanzen, natürlich angebauten Nahrungsmitteln, Sonnenlicht und frischer Luft behandelt werden), war außerordentlich beliebt, und Millionen Menschen in der Neuen Welt folgten seinen Anweisungen. Thomsons Erfolg schwand, als in der fruchtbaren Medizinlandschaft des 19. Jahrhunderts in Nordamerika andere, höher entwickelte Behandlungsmethoden auf Heilpflanzenbasis entstanden, etwa der Eklektizismus. Es entstanden aber auch eine Art Knochenlehre, bei der besonderes Gewicht auf die Behandlung des Skeletts gelegt wurde, und die Chiropraktik, ein ähnliches System, bei dem allerdings der Wirbelsäule besondere Bedeutung zukam.

Westliche Einflüsse auf die asiatische Medizin

Auf der anderen Seite der Erde, in China, wäre man Thomsons Praktiken vermutlich mit einiger Verwunderung entgegengetreten, wenngleich man auch Vertrautes entdeckt hätte, denn in der chinesischen Medizin hat es immer Diskussionen darüber gegeben, inwieweit Krankheiten etwas mit Kälte und Wärme zu tun haben könnten.

Der *Shang han lun* (Abhandlungen über fieberhafte Erkrankungen), im 2. Jahrhundert verfaßt und während der letzten 1800 Jahre immer wieder überarbeitet und neu interpretiert, empfiehlt als wichtigstes Mittel Zimt (*Cinnamomum verum,* S. 80), wenn der Patient »Schüttelfrost hat, schwer atmet und sich unwohl fühlt«. Im 14. Jahrhundert unterschied Wang Lu zwischen den durch Kälte und den durch Wärme hervorgerufenen Krankheiten und behandelte sie auf unterschiedliche Weise. Und diese Unterscheidung wurde von verschiedenen chinesischen Pflanzenheilkundlern bis zum 19. Jahrhundert immer detaillierter ausgearbeitet.

Ginseng *wird in der chinesischen Medizin seit mindestens 5000 Jahren als Tonikum verwendet.*

Während des frühen 19. Jahrhunderts begann die westliche Schulmedizin, auch die traditionellen Methoden Chinas und Indiens zu beeinflussen. Dies erwies sich in vielerlei Hinsicht sicher als fruchtbar, da eine kluge Integration wissenschaftlicher Prinzipien und Methoden in die traditionelle Pflanzenheilkunde hinein die Wirksamkeit bestimmter Behandlungen durchaus verbessern kann.

In Indien wurde während der britischen Herrschaft die westliche Medizin schließlich zur einzigen Alternative. Die ayurvedische Medizin galt der Schulmedizin gegenüber als unterlegen (vgl. Indien, S. 37), so daß es nicht zu einer Ergänzung der traditionellen Behandlungsmethoden kam, sondern diese völlig durch die Schulmedizin ersetzt wurde. Nach der Darstellung eines Experten »tauschten die westlichen Ärzte und ihre indischen Kollegen vor 1835 noch ihr Wissen aus; danach wurde nur noch die westliche Medizin als legitim anerkannt und die östliche Lehre immer mehr zurückgedrängt.« (Robert Svoboda, *Ayurveda, Life, Health and Longevity,* 1992).

In China war der Einfluß westlicher Ideen dagegen weniger traumatisch aufgenommen worden. Zwar befaßten sich immer mehr chinesische Studenten der medizinischen Fakultät mit der westlichen Lehre, aber dies konnte die kontinuierliche Weiterentwicklung der traditionellen Naturheilkunde nicht aufhalten, da man allgemein erkannt hatte, daß jede Tradition sowohl Vorteile als auch Nachteile mit sich bringt.

Die Ächtung der Kräutermedizin 1850–1900

In Europa versuchte die konventionelle Medizin, ein Monopol für ihre Behandlungsmethoden zu errichten. So wurde 1858 im britischen Parlament eine Eingabe gemacht, die zum Ziel hatte, all jenen das Praktizieren zu verbieten, die nicht an einer konventionellen medizinischen Lehranstalt ausgebildet worden waren. Dieses Ansinnen wurde glücklicherweise abgelehnt; aber in Ländern wie Frankreich, Spanien, Italien und den USA wurde es illegal, Pflanzenheilkunde ohne eine herkömmliche medizinische Ausbildung auszuüben. Pflanzenheilkundler riskierten nun allein dadurch Geldstrafen oder sogar Haft, daß sie Patienten, die um ihre Hilfe nachgesucht hatten, Kräuterarzneien verschrieben.

In Großbritannien führten solche Bedenken, aber auch der Wunsch, die westliche Pflanzenheilkunde in den Industriestädten Nordenglands als eine Alternative zur konventionellen Medizin zu etablieren, 1864 zur Gründung des *National Institute of Medical Herbalists,* der ersten weltweiten Körperschaft für Pflanzenheilkundler. Und die Geschichte dieses Instituts ist ein Beispiel dafür, daß pflichtbewußte Pflanzenheilkundler nicht auf das Recht verzichten werden, ihre Patienten mit sicheren, sanften und wirksamen Kräuterarzneien zu versorgen.

DAS 20. JAHRHUNDERT UND DIE ZUKUNFT

Für die meisten von uns ist die Medizin des 20. Jahrhunderts eng mit Medikamenten wie den Antibiotika und mit hochtechnisierten Diagnose- und Behandlungsmethoden verbunden. Daher werden viele vermutlich überrascht sein, wenn sie erfahren, daß auch noch während des größten Teils dieses Jahrhunderts die medizinische Behandlung hauptsächlich auf Kräutermedizin beruhte – selbst in den westlichen Ländern.

Noch bis in die späten 30er Jahre dieses Jahrhunderts waren etwa 90 Prozent der verschreibungspflichtigen oder frei verkäuflichen Arzneien pflanzlichen Ursprungs, denn die in pharmazeutischen Betrieben hergestellten Medikamente sind erst seit rund 50 Jahren die Norm. So wurden in den Schützengräben des Ersten Weltkriegs (1914–1918) z. B. tonnenweise Knoblauch (*Allium sativum,* S. 56) und Torfmoos (*Sphagnum* spp.) verwendet, um Infektionen zu behandeln und Wunden zu verbinden. Knoblauch ist ein ausgezeichnetes natürliches Antibiotikum und war damals das wirksamste verfügbare Antiseptikum, während sich aus Torfmoos ein natürlicher, aseptischer Verband herstellen läßt.

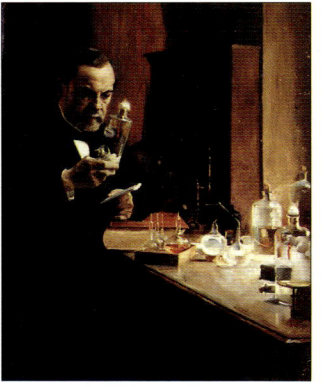

Louis Pasteur *gehörte zu den Pionieren auf dem Gebiet der Identifizierung von Bakterien.*

Wissenschaft und Medizin

Die Entwicklung neuer Medikamente im Labor – seien sie aus Heilpflanzen extrahiert oder synthetisch hergestellt – geht bis ins frühe 19. Jahrhundert zurück, als Chemiker erstmals Inhaltsstoffe wie Morphium aus dem Schlafmohn (*Papaver somniferum,* S. 242) und Kokain aus dem Kokastrauch (*Erythroxylum coca,* S. 204) isolierten. Von diesem Zeitpunkt an machte die Wissenschaft ungeheure Fortschritte beim Verständnis der Wirkungsweise isolierter Substanzen auf den Körper und der Vorgänge im Körper bei Gesundheit und Krankheit. In der zweiten Hälfte des letzten Jahrhunderts begannen Wissenschaftler – besonders Louis Pasteur (1822–1895) – dann auch, die Mikroorganismen zu identifizieren, die für ansteckende Krankheiten wie Tuberkulose und Malaria verantwortlich waren.

Daneben bestand das Hauptziel der medizinischen Forschung darin, nach einem »Allheilmittel« zu suchen, also nach einem Medikament, das Mikroorganismen direkt vernichtete und den Körper so von einer Gefährdung befreite. Dies führte schließlich zur Entdeckung oder, genauer gesagt, zur Wiederentdeckung des Penicillins im Jahre 1928 durch eine Reihe von Forschern, insbesondere Alexander Fleming (1881–1955). Zwar waren die Wissenschaftler des 20. Jahrhunderts die ersten, die den Wert der Antibiotika als Arznei wissenschaftlich belegen konnten, aber sie waren nicht die ersten, die sie therapeutisch verwendeten, denn antibiotikaproduzierende Schimmelpilze wurden bereits im alten Ägypten, im Peru des 14. Jahrhunderts und in der neueren europäischer Volksheilkunde gezüchtet und bei der Bekämpfung von Infektionen verwendet.

In den Jahrzehnten nach dem Zweiten Weltkrieg (1939–1945), als die Antibiotika erstmals zur Anwendung kamen, schien eine neue Ära anzubrechen. Man glaubte, die Seuchen ausrotten zu können, so daß lebensgefährliche Erkrankungen wie Syphilis, Lungenentzündung und Tuberkulose – zumindest in den Industrienationen – nicht länger für eine Vielzahl von Todesfällen verantwortlich sein würden. Aber die moderne Medizin lieferte auch andere, hochwirksame Medikamente, etwa entzündungshemmende Steroide, und es schien nur eine Frage der Zeit, bis Mittel gegen die meisten Krankheiten gefunden waren.

Die Vorherrschaft der Schulmedizin

Je mehr Europäer und Amerikaner sich an die neuen Medikamente gewöhnten, bei denen es zu einer fast unmittelbaren Besserung der Symptome (wenn nicht sogar zu einer Gesundung) kommt, um so mehr galt die Pflanzenheilkunde in der öffentlichen Meinung als antiquiert und »verschroben«. Dies führte dazu, daß die Pflanzenheilkunde in Nordamerika und fast überall in Europa an den Rand gedrängt wurde, und sogar in wohlhabenderen Entwicklungsländern verzichtete man zugunsten der neuen Behandlungsmethoden auf die Kräutermedizin.

Dies hatten zu einem gewissen Teil die Mediziner selbst zu verantworten, bei denen die Pflanzenheilkunde als Rückfall in den Aberglauben der Vergangenheit galt. So gehörte es seit dem späten 19. Jahrhundert zu den Zielen von Organisationen wie der *American Medical Association* und der *British Medical Association,* die konventionelle medizinische Behandlung zu monopolisieren. Als Folge davon geriet die Pflanzenheilkunde in vielen Ländern, besonders in den USA, Deutschland und Großbritannien, nahezu an den Rand ihrer Existenz. So war es beispielsweise in Großbritannien zwischen 1941 und 1968 verboten, pflanzenheilkundliche Behandlungen ohne eine medizinische Qualifikation durchzuführen.

Die Wende

Zwar hatte die moderne pharmazeutische Industrie spektakuläre Erfolge zu verzeichnen, aber es gab auch entsetzliche Katastrophen. Dazu gehörte besonders die Contergan-Tragödie, in deren Verlauf 1962 in Deutschland und Großbritannien mehr als 3000 mißgebildete Babys zur Welt kamen, weil die Mütter während der Schwangerschaft als Beruhigungsmittel Contergan eingenommen hatten.

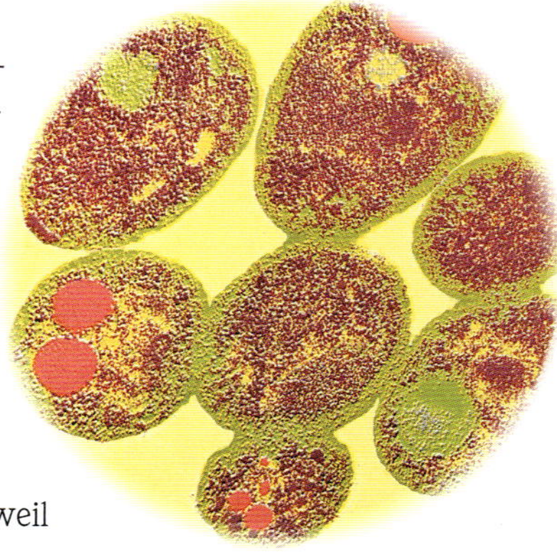

Elektronenmikroskopische Aufnahme *des Parasiten* Plasmodium. *Von infizierten Stechmücken auf den Menschen übertragen, verursacht er Malaria.*

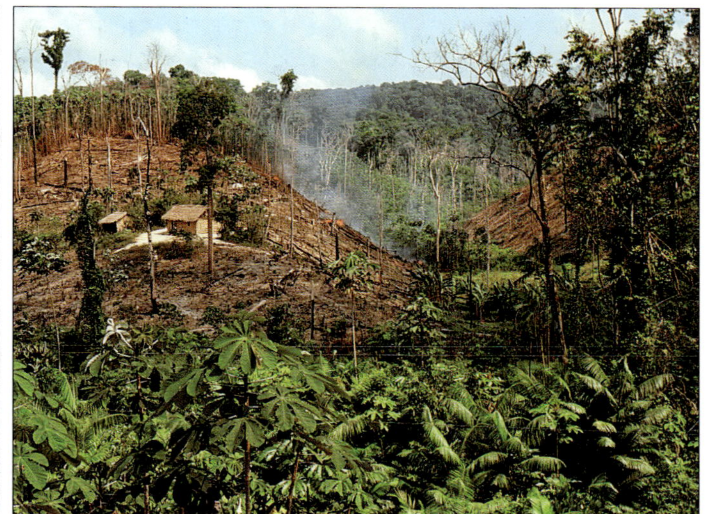

Brandrodung *im brasilianischen Regenwald führt zur Ausrottung vieler Heilpflanzen. Inzwischen bemüht man sich um alternative Möglichkeiten für die ansässigen Farmer, um ihnen mit dem vorhandenen Ackerland ein Überleben zu sichern.*

Diese Tragödie markierte einen Wendepunkt in der öffentlichen Meinung über synthetische Medikamente. Die Menschen begannen zu begreifen, daß die Behandlung mit modernen Pharmaprodukten auch mit Gefahren verbunden sein kann. Und dieser Umstand sowie einige weiter unten beschriebene Fakten haben bei den Verbrauchern einen Sinneswandel in bezug auf Heilpflanzen bewirkt.

Das chinesische Beispiel

Für die Pflanzenheilkunde war es ein glücklicher Umstand, daß Mao Zedong und die kommunistische Rote Armee 1949 in China die Macht im Land übernahmen.

Zu dieser Zeit hatte die westliche Medizin in China bereits fest Fuß gefaßt, auch wenn der größte Teil der Bevölkerung kaum eine Chance hatte, in einem der modernen Krankenhäuser behandelt zu werden oder Zugang zu neueren Medikamenten zu bekommen. Aus dieser Notwendigkeit heraus wurde nach dem Machtwechsel die traditionelle chinesische Medizin – in erster Linie Pflanzenheilkunde und Akupunktur – neben der konventionellen westlichen Medizin wieder vermehrt angewendet. Die Verantwortlichen versuchten dabei, das Beste beider Welten zu verbinden. So richtete man fünf Lehrkrankenhäuser für traditionelle chinesische Medizin (TCM) ein, die auf wissenschaftlicher Grundlage unterrichteten, und es wurden große Bemühungen unternommen, die Qualität der Pflanzenheilkunde zu verbessern.

Im Gegensatz zur konventionellen westlichen Medizin, bei der die Patienten immer mehr von Ärzten und den hochtechnisierten Apparaten abhängig sind, betont die TCM, wie andere Formen der Komplementärmedizin auch, die Eigenverantwortung des Patienten für seine Genesung und fördert damit einen holistischen Ansatz.

In den 60er Jahren führte China das System der »Barfußärzte« ein. Nach einer medizinischen Grundausbildung, die Pflanzenheilkunde, Akupunktur und westliche Behandlungsmethoden einschloß, wurden diese Ärzte ausgeschickt, um die gesundheitliche Betreuung der Millionen Chinesen zu übernehmen, die weit entfernt von Städten und den dort verfügbaren Einrichtungen lebten. Diese Barfußärzte der späten 60er Jahre wurden zum Vorbild für ein Modell der Weltgesundheitsorganisation, das versucht, traditionelle Pflanzenheilkundler in die Gesundheitsfürsorge der Entwicklungsländer einzubinden.

Westliche Medizin und Pflanzenheilkunde

Aber nicht nur die Initiative der Weltgesundheitsorganisation, sondern auch die Erfahrung hat gezeigt, daß die traditionelle (Pflanzen-) Heilkunde und die westliche Medizin sehr gut als Gespann funktionieren können, auch wenn die Verbindung oft nicht einfach ist. J. M. Janzens *The Quest for Therapy in Lower Zaire* (University of California Press, 1978) beschreibt eine solche Interaktion in Afrika:

»Die Menschen in Zaire erkennen die Vorteile der westlichen Medizin und verlangen nach Operationen, Medikamenten und Krankenhausbetreuung. Aber völlig unerwartet verschwinden durch die westliche Medizin weder die einheimischen Pflanzenheilkundler und Wahrsager noch der traditionelle Beistand durch Stammesangehörige. Vielmehr hat sich eine [funktionierende Beziehung] entwickelt, so daß in den Gedanken und im Leben der Menschen verschiedene Formen der Therapie eine ergänzende und keine konkurrierende Rolle spielen.«

Die hohen Kosten der westlichen Behandlungsmethoden sind eine weiterer Faktor, der Menschen und Regierungen ermutigt hat, die traditionelle Naturheilkunde noch einmal einer Überprüfung zu unterziehen. In China, Mexiko, Kuba, Ägypten, Ghana, Indien und der Mongolei, um nur einige Beispiele zu nennen, wird die Pflanzenheilkunde wieder in größerem Maße praktiziert, und zwar nicht nur von traditionellen, sondern auch von konventionellen Ärzten.

Außerdem sind ganz unterschiedliche Behandlungsformen entstanden, um der Vielfalt des Bedarfs innerhalb der Bevölkerung zu entsprechen. So bietet etwa Indien ein außergewöhnliches Beispiel für die unterschiedlichen Wahlmöglichkeiten in der medizinischen Versorgung. Neben Ärzten, die in konventioneller westlicher Medizin ausgebildet wurden, gibt es medizinisch geschulte Ayurveda-Ärzte, traditionelle Ayurveda-Ärzte, Pflanzenheilkundler und Homöopathen.

Ein Wandel in der Einstellung

Der vermutlich wichtigste Faktor für das wachsende Interesse an der Komplementärmedizin ist der schlechte Gesundheitszustand der Bevölkerung in den westlichen Gesellschaften. Zwar ist es der konventionellen Medizin gelungen, gefährliche Infektionskrankheiten unter Kontrolle zu bringen – auch wenn es inzwischen beunruhigende Anzeichen dafür gibt, daß immer mehr infektiöse Organismen gegen Antibiotika immun werden, hauptsächlich aufgrund einer unkontrollierten Verwendung dieser Medikamente –, aber dafür scheinen chronische Krankheiten auf dem Vormarsch zu sein. Vermutlich nehmen etwa 50 Prozent der Menschen in den westlichen Ländern täglich eine oder mehrere konventionelle Arzneien gegen so unterschiedliche Leiden wie hohen Blutdruck, Asthma, Arthritis und Depressionen. Viele westliche Länder wie die USA und Frankreich geben astronomische Summen für die Gesundheitsfürsorge aus, und trotz dieser gewaltigen Investition bleibt ein Großteil der Bevölkerung nachweislich krank. Sogar die bisher stets gestiegene Lebenserwartung in den Industriestaaten beginnt sich umzukehren – vielleicht ein Ergebnis von Schadstoffen in der Umwelt und ihrer Anreicherung im Körper.

Im Laufe der Jahre hat ein Wandel des öffentlichen Bewußtseins zu einem neuen Interesse an der Pflanzenheilkunde geführt. Tatsächlich werden einige Kräuterarzneien heute so häufig verwendet, daß sie ein normaler Bestandteil des täglichen Lebens geworden sind. Eines von vielen Beispielen ist das Öl der Nachtkerze, das Hunderttausende von Frauen in Großbritannien verwenden, um prämenstruelle Schmerzen zu lindern. Dieses Öl stammt aus den Samen von *Oenothera biennis* (S. 239), einer in Nordamerika heimischen Pflanze. Das Öl der Pfefferminze (*Mentha* x *piperita,* S. 112), das bei Reizkolon und anderen Problemen des Magen-Darm-Trakts verordnet wird, ist ein weiteres Beispiel, während die Kassie (*Cassia senna,* S. 72), eine der weltweit am häufigsten verwendeten Arzneien, als einfaches, wirksames Mittel bei leichter Verstopfung gilt.

Aber auch das wachsende Bewußtsein, wie eng unser Leben mit dem Schicksal unseres Planeten verflochten ist, erhöht die Wertschätzung für Heilpflanzen. Denn solange ein Raubbau verhindert wird, steht die Pflanzenheilkunde ökologisch durchaus in Einklang mit der Umwelt.

Pflanzenheilkunde und Holismus

Die »Keimtheorie der Krankheiten«, die besagt, Krankheit würde durch den Kontakt mit ansteckenden Organismen hervorgerufen, gilt in der konventionellen Medizin immer noch weitgehend als Dogma. Medizinisch ausgebildete Pflanzenheilkundler glauben jedoch, dies sei nur ein Teil der Wahrheit. Denn während Krankheiten wie Cholera und Typhus tatsächlich hochgradig ansteckend sind und fast jeden infizieren, werden viele Infektionskrankheiten nicht automatisch von einer Person auf eine andere übertragen. Deshalb stellt sich die Frage, welche Schwäche im Körper eines Patienten dem Infektionskeim eine Einnistung erlaubt. Im Gegensatz zu zahlreichen konventionellen Behandlungsmethoden, die darauf abzielen, den Keim oder die Symptome zu beseitigen, bevorzugt die Kräutermedizin einen ausgewogeneren Ansatz, wobei sie versucht, die Schwäche zu behandeln, die Anlaß für die Krankheit war, und zwar im Zusammenhang mit den Lebensumständen des Patienten. Pflanzenheilkundler identifizieren eine Vielfalt von Faktoren, die hinter dem Ausbruch einer Krankheit stehen. Dabei sind körperliche Anzeichen und Symptome die wichtigsten Indikatoren, man berücksichtigt aber auch die Ernährung sowie emotionale und sogar seelische Faktoren.

Unser Körper besteht aus über drei Milliarden Zellen, die in Harmonie funktionieren müssen, wenn wir gesund bleiben wollen. Werden Heilpflanzen geschickt verwendet, dann wirken sie harmonisch auf unseren Körper ein, stimulieren, stärken oder hemmen verschiedene Zellgruppen und fördern so die Rückkehr zu einem abgestimmten Zusammenwirken. Weitere Ziele sind die Stärkung der Widerstandskräfte des Patienten, die Verbesserung der Vitalität eines geschwächten Gewebes und die Anregung der Selbstheilungskräfte des Körpers, damit er gesundet.

Natürlich kann es für Menschen mit schwerwiegenden akuten Krankheiten zu spät sein, sich mit Heilpflanzen behandeln zu lassen. In solchen Fällen können starke konventionelle Arzneien wie Herzmittel, Antibiotika und schmerzstillende Mittel, aber auch Operationen Leben retten. Allerdings könnte ein Gesundheitssystem, das gut auf die Bedürfnisse der Patienten eingestellt ist, zunächst durchaus mit einer Heilpflanzenbehandlung beginnen, während die konventionellen Methoden in Reserve gehalten und dann angewendet werden, wenn es notwendig ist.

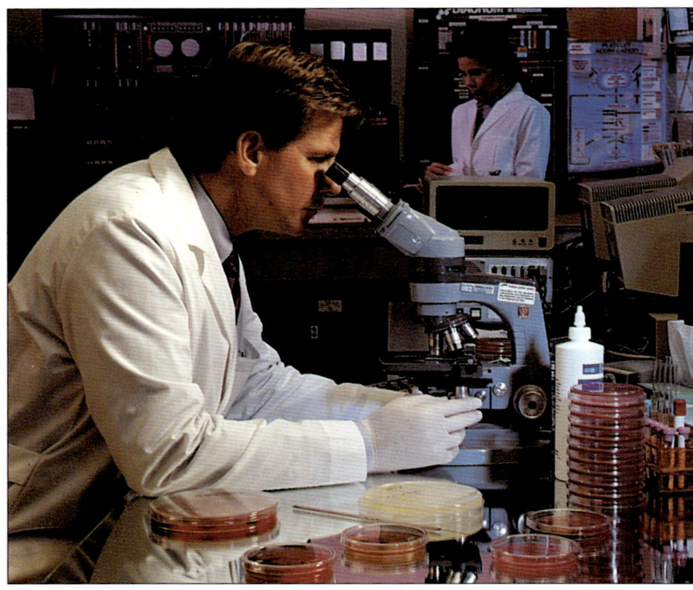

Dank verstärkter Forschung *über die Zusammensetzung und die Eigenschaften von Pflanzenarzneien sind Pflanzenheilkundler heute in der Lage, das richtige Heilkraut in korrekter Dosierung zu verordnen.*

Erwiesene Pluspunkte für die Pflanzenheilkunde

Viele Medizinwissenschaftler halten es für unvorstellbar, daß Naturheilmittel bei der Behandlung von Krankheiten ebensogut oder sogar besser sein können als synthetische Medikamente. Glücklicherweise beginnt sich diese Einstellung aber zu wandeln, denn die Forschung offenbart mehr und mehr, wie effektiv eine Heilpflanzenbehandlung sein kann.

Das Johanniskraut (*Hypericum perforatum,* S. 104) ist eine in Europa heimische Pflanze, die wegen ihrer therapeutischen Eigenschaften sehr geschätzt wird. In seinem Werk *Herball* (1597) empfiehlt John Gerard ihr Öl als »eine wertvolle Arznei für tiefe Wunden und diejenigen, die den Körper durchziehen, für solche mit ausgefransten Wundrändern oder jede Wunde, die durch eine vergiftete Waffe verursacht wurde... *Ich weiß, daß es auf der Erde nichts Besseres gibt«* [Kursivschrift wurde ergänzt]. Vier Jahrhunderte später stellte man in einer Untersuchung fest, daß das Johanniskraut tatsächlich starke antivirale Eigenschaften besitzt und sich vielleicht als wertvoll bei der Behandlung vieler Krankheiten, einschließlich AIDS, erweisen könnte.

Das Johanniskraut ist aber auch ein althergebrachtes Mittel gegen Depressionen und nervliche Erschöpfung. Wie eine 1993 in Österreich durchgeführte klinische Studie zeigen konnte, ist diese Pflanze genauso wirksam wie konventionelle Arzneien. Sie bringt aber den großen Vorteil mit, daß ihre Einnahme im Gegensatz zu diesen nur mit geringen Nebenwirkungen verbunden ist.

Das Johanniskraut ist ein Beispiel dafür, daß die moderne Forschung häufig das jahrhundertealte Wissen der Pflanzenheilkundler bestätigt. Allerdings haben die heute praktizierenden Ärzte dennoch einen großen Vorteil gegenüber früher: Sie verstehen inzwischen besser, wie die Pflanze im Körper wirkt, und können sie entsprechend präzise dosieren. Sie sind gut auf die Nebenwirkungen gefaßt und wissen ziemlich genau, in welcher Weise die Pflanze angewendet werden sollte.

Neben dem Johanniskraut werden aber noch viele andere Pflanzen auf der Suche nach Wirkstoffen gegen AIDS getestet. Zwei Beispiele dafür sind die australische Pflanze *Castanospermum australe,* die von den Aborigines, den Ureinwohnern, als Pfeilgift verwendet wurde, und die Mädchenkiefer *(Pinus parviflora).* Und es ist zu erwarten, daß es in naher Zukunft eine dramatische Zunahme an Heilpflanzen geben wird, die auf ihre medizinische Verwendung hin untersucht werden.

Heilpflanzen und das große Geschäft

Die großen Pharmakonzerne haben inzwischen ebenfalls gemerkt, daß Regenwälder, Steppen und sogar Hecken und Felder eine Fundgrube für unschätzbare Arzneien sein können. Daher investieren sie große Summen in die Suche nach pflanzlichen Inhaltsstoffen, die sich als Medikamente vermarkten lassen. Glaxo, der größte Pharmakonzern der Welt, untersucht jede Woche 13000 pflanzliche Substanzen auf potentielle Wirkstoffe; inzwischen ist man sogar dabei, die Forschung in diesem Bereich zu automatisieren, so daß man in Zukunft eine Kapazität von etwa zwei Millionen Pflanzensubstanzen pro Woche erreichen wird.

Wenn dies tatsächlich eine Vision dessen ist, was kommen wird, so dürfen wir aufsehenerregende Entdeckungen auf dem Gebiet der Pflanzenmedizin erwarten. Es gibt jedoch ein grundlegendes Problem im heutigen Ansatz der pharmazeutischen Industrie. Dort ist man nur an isolierten pflanzlichen Substanzen interessiert, die dann synthetisiert und patentiert werden können. Mit einem Patent kann eine Gesellschaft entsprechende Gewinne erzielen und so die gewaltigen Entwicklungskosten wieder hereinholen. Heilpflanzen sind aber uneinheitliche, natürlich vorkommende Arzneien, die nicht patentiert werden können und sollten. Selbst wenn die großen Pharmakonzerne eine Pflanze wie das Johanniskraut finden, die sich als wirksamer und sicherer als konventionelle Medikamente erweisen würde, würden sie es trotzdem versuchen, daraus synthetische Arzneien herzustellen, anstatt eine Kräutermedizin auf den Markt zu bringen.

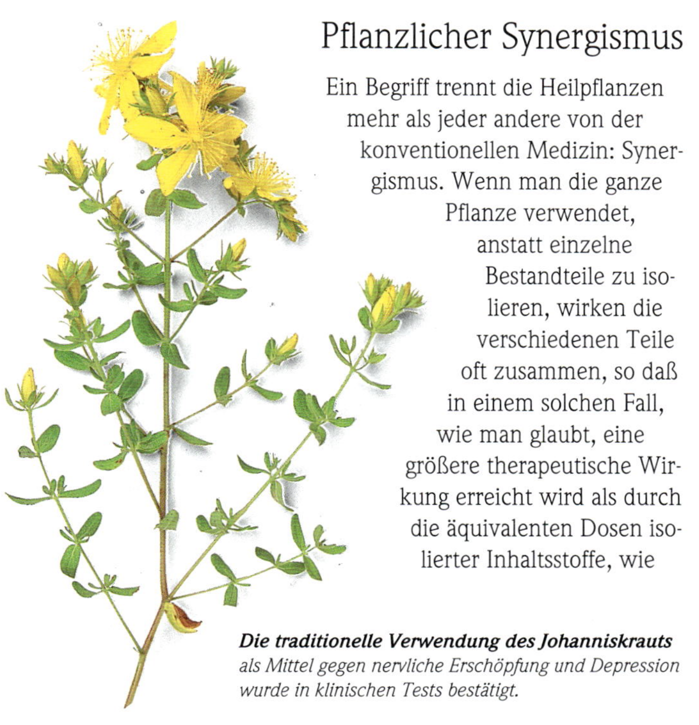

Die traditionelle Verwendung des Johanniskrauts *als Mittel gegen nervliche Erschöpfung und Depression wurde in klinischen Tests bestätigt.*

Pflanzlicher Synergismus

Ein Begriff trennt die Heilpflanzen mehr als jeder andere von der konventionellen Medizin: Synergismus. Wenn man die ganze Pflanze verwendet, anstatt einzelne Bestandteile zu isolieren, wirken die verschiedenen Teile oft zusammen, so daß in einem solchen Fall, wie man glaubt, eine größere therapeutische Wirkung erreicht wird als durch die äquivalenten Dosen isolierter Inhaltsstoffe, wie sie im allgemeinen von der konventionellen Medizin bevorzugt werden.

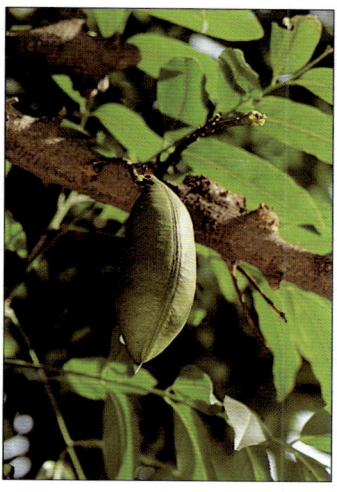

Castanospermum australe *wird als mögliches Mittel für die Behandlung von AIDS untersucht.*

In zunehmender Weise zeigt die Forschung, daß Pflanzen wie Meerträubel (*Ephedra sinica,* S. 93), Weißdorn (*Crataegus laevigata,* S. 86), Ginkgo (*Ginkgo biloba,* S. 98) und Maiglöckchen (*Convallaria majalis,* S. 192) dank der natürlichen *Kombination* von Bestandteilen, die in der ganzen Pflanze stecken, eine stärkere medizinische Wirkung haben als erwartet. In einigen Fällen kann der medizinische Wert einer Pflanze völlig von der Kombination der einzelnen Substanzen abhängen, läßt sich also nicht mit einem oder zwei »aktiven« Inhaltsstoffen erreichen.

Die Zukunft der Kräutermedizin

Die Zukunft der Kräutermedizin wird in besonderem Maße davon abhängen, ob Heilpflanzen und das traditionelle Wissen über ihre Verwendung als das gesehen werden, was sie im Grunde sind – eine gewaltige Quelle sicherer, ökonomischer, ökologischer und ausgewogener Arzneien –, oder ob sie, wie viele andere Dinge auch, für kurzfristige Gewinne ausgebeutet werden.

In einem speziellen Fall konnten die Skeptiker aus den Reihen der Schulmediziner davon überzeugt werden, daß pflanzliche Arzneien nicht nur ein schwacher Ersatz für konventionelle Medikamente sind, sondern eine wertvolle, gleichberechtigte Form der Behandlung. Bei Untersuchungen über die Wirkung einer bestimmten chinesischen Pflanze auf Patienten mit Ekzemen, die 1990 am Londoner Royal Free Hospital durchgeführt wurden, zeigten sich Schulmediziner überrascht, daß das Hinzufügen einer einzigen Pflanze zu einer chinesischen Arznei, in der bereits 10 andere Kräuter enthalten waren, zu einer deutlichen Verbesserung bei einem Patienten führte, der bisher nicht auf die Behandlung angesprochen hatte. Diese Begebenheit ist ein gutes Beispiel für das Geschick und die Kunst der Kräuterärzte. Durch die genau auf den einzelnen Patienten zugeschnittene Arzneimischung sowie die Behandlung der Ursachen und nicht der Symptome konnten inzwischen große Fortschritte erzielt werden. Dieser Ansatz ist weit entfernt von der Arbeitsweise der Schulmedizin, die jeweils ein und denselben Wirkstoff für die Behandlung einer Krankheit verwendet.

In Indien und China gibt es an den Universitäten seit Jahrzehnten Kurse in Pflanzenheilkunde. Im Westen vollzieht sich der Wandel sehr viel langsamer, auch wenn 1994 an der Middlesex Universität in London nun die erste Veranstaltung dieser Art in Westeuropa durchgeführt wurde. Eine Kombination aus traditioneller Pflanzenheilkunde und medizinischer Forschung, ähnlich wie sie in China angewendet wird, könnte in eine Zukunft weisen, in der Patienten zwischen konventionellen und pflanzenheilkundlichen Therapieansätzen wählen können, je nachdem, welche medizinische Behandlung ihnen am besten zusagt.

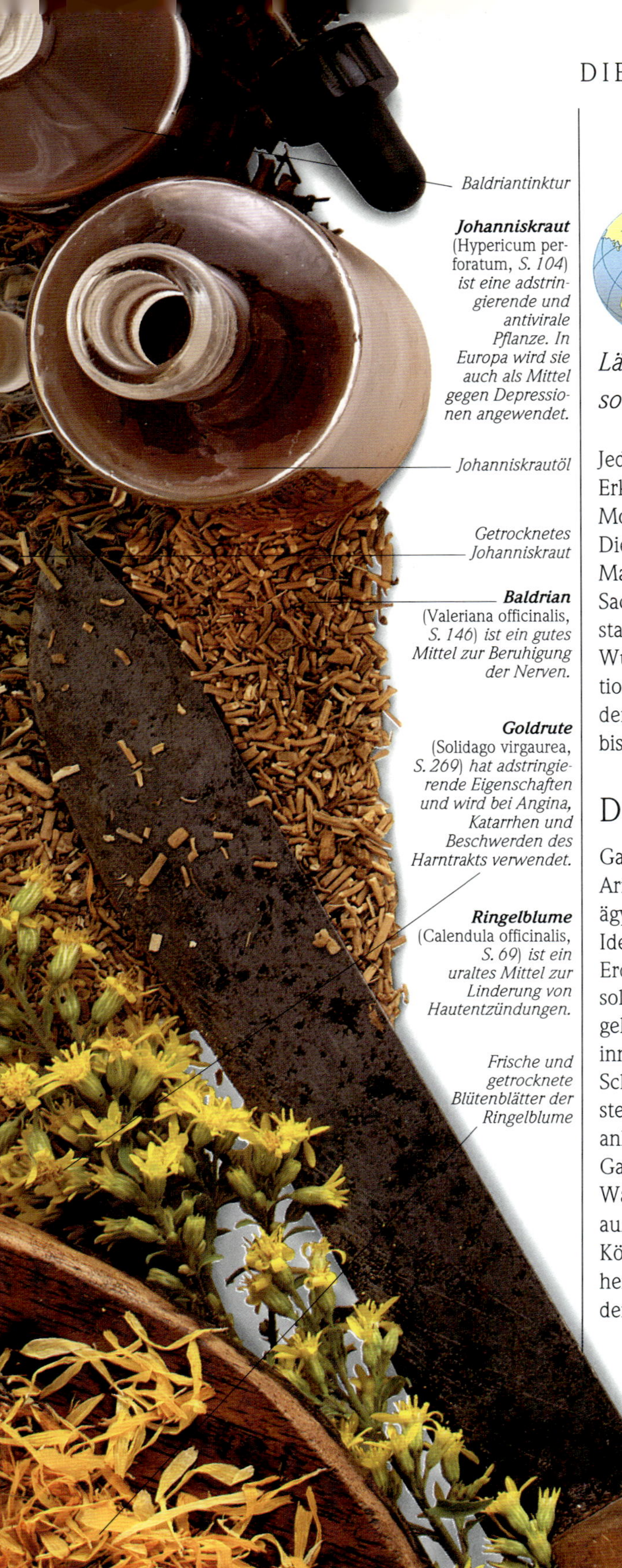
Baldriantinktur
Johanniskraut (Hypericum perforatum, S. 104) ist eine adstringierende und antivirale Pflanze. In Europa wird sie auch als Mittel gegen Depressionen angewendet.
Johanniskrautöl
Getrocknetes Johanniskraut
Baldrian (Valeriana officinalis, S. 146) ist ein gutes Mittel zur Beruhigung der Nerven.
Goldrute (Solidago virgaurea, S. 269) hat adstringierende Eigenschaften und wird bei Angina, Katarrhen und Beschwerden des Harntrakts verwendet.
Ringelblume (Calendula officinalis, S. 69) ist ein uraltes Mittel zur Linderung von Hautentzündungen.
Frische und getrocknete Blütenblätter der Ringelblume

Europa

Trotz regionaler Unterschiede gehen die verschiedenen europäischen Traditionen alle auf die Pflanzenheilkunde der Antike zurück. Heute erfreut sich die Kräutermedizin in Europa zunehmender Beliebtheit, und in einigen Ländern wird sie nicht nur von qualifizierten Pflanzenheilkundlern, sondern durchaus auch von Medizinern häufig angewendet.

Jede der großen pflanzenheilkundlichen Richtungen auf der Erde hat ihre eigenen Erklärungen für die Ursache von Krankheiten entwickelt. In Europa war es das Modell der »Humoralpathologie«, das bis weit ins 17. Jahrhundert Bestand hatte. Diese Lehre geht auf Galen (131–201) zurück, den Leibarzt des römischen Kaisers Marc Aurel. Galen wurde in Pergamon geboren, und ein Teil seiner medizinischen Sachkenntnis erwarb er sich bei der Behandlung von Gladiatoren in seiner Heimatstadt, wobei er besonders viel über Anatomie und über Arzneien zur Pflege von Wunden lernte. Er schrieb Hunderte von Büchern, und sein Einfluß auf die konventionelle europäische Medizin und die Pflanzenheilkunde war gewaltig. Daher werden Pflanzenarzneien – zur Unterscheidung von synthetischen Medikamenten – bis zum heutigen Tag auch manchmal noch Galenika genannt.

Die Theorie der vier Körpersäfte

Galen ließ sich stark von den Lehren des Hippokrates (um 460 – 375 v. Chr.) und Aristoteles (384–322 v. Chr.) beeinflussen, deren Vorstellungen wiederum auf ägyptisches und indisches Gedankengut zurückgingen. Hippokrates hatte seine Ideen aus den frühen Auffassungen, die Erde sei aus den Elementen Feuer, Luft, Erde und Wasser aufgebaut, abgeleitet und teilte die Heilpflanzen entsprechend in solche mit heißen, trockenen, kalten und feuchten Eigenschaften ein. Auf Aristoteles geht dagegen die Theorie der vier Körpersäfte (Humores) zurück. Danach gibt es innerhalb des Körpers vier Kardinalsäfte: Blut, gelbe Galle, schwarze Galle und Schleim. Beim »idealen« Menschen sind alle vier in gleichen Teilen vorhanden, meistens überwiegen jedoch einer oder mehrere Säfte, wodurch es zu besonderen Veranlagungen oder Temperamenten kommt. So bewirkt z. B. ein Überschuß an gelber Galle ein cholerisches Temperament, d. h., die entsprechende Person ist mit einiger Wahrscheinlichkeit blaß, leicht reizbar, ehrgeizig und rachsüchtig. Galen glaubte außerdem, mit jedem Atemzug würde sogenanntes *Pneuma* aufgenommen und im Körper zu »Lebensgeist« *(spiritus vitalis)* umgewandelt, wobei Vitalität und Gesundheit von der richtigen Mischung der vier Säfte, den vier Elementen und inspirierendem *Pneuma* abhingen.

Der Einfluß der klassischen Pflanzenheilkundler

Zwei weitere klassische Schriftsteller beeinflußten die europäische Pflanzenheiltradition ebenfalls sehr stark. Einer war Dioskorides (40–90), ein römischer Militärarzt griechischer Abstammung, der die *Materia Medica* schrieb, das umfassendste Kräuterbuch der Antike mit fast 600 Heilpflanzen. Bei dem anderen handelte es sich um Plinius den Älteren (23–79), der in seiner Naturkunde *(Naturalis historia)* Schriften von über 400 Autoren zusammentrug, darunter auch Berichte über Heilpflanzengebräuche seiner Zeit. Aus diesen beiden Werken stammt ein Großteil des traditionellen europäischen Wissens über Heilpflanzen. Eine der interessantesten Pflanzen, die von beiden erwähnt wird, ist die Alraune (*Mandragora officinarum,* S. 230).

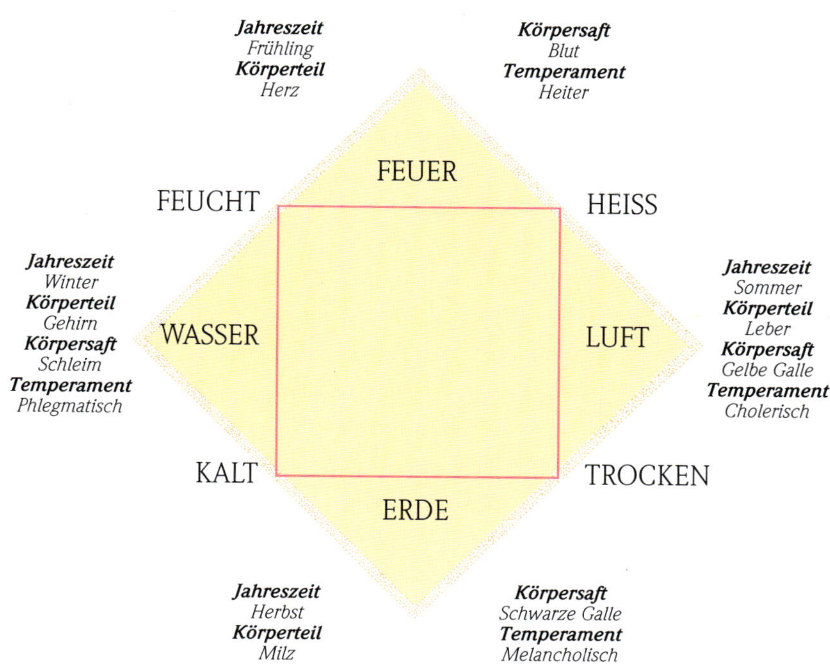

***Die antike Theorie der vier Körpersäfte** besagt, daß vier Säfte – schwarze Galle, Schleim, gelbe Galle und Blut – vier Elementen (Erde, Wasser, Luft und Feuer), den vier Jahreszeiten und anderen Aspekten der natürlichen Welt zugeordnet sind. Bis zum 17. Jahrhundert glaubten die Ärzte, ein Ungleichgewicht dieses Systems würde geistige und körperliche Gebrechen hervorrufen.*

Da ihre gegabelte Wurzel an einen menschlichen Körper erinnert, wurden der Alraune große magische und heilende Kräfte zugeschrieben. Dioskorides empfahl sie bei vielerlei Beschwerden, darunter Schlaflosigkeit und Augenentzündungen.

Mit dem Zusammenbruch des römischen Imperiums im 4. Jahrhundert verlagerte sich die Debatte darüber, wie eine Krankheit entstand und wie sie behandelt werden sollte, nach Osten. Um das 9. Jahrhundert hatten islamische Ärzte einen großen Teil der Galenschen Schriften ins Arabische übersetzt, so daß dessen Vorstellungen die Entwicklung der arabischen Medizin bis ins Mittelalter prägten und z. B. auch Avicenna (980–1037) beeinflußten. Im späteren Mittelalter wurden Galens Schriften aus dem Arabischen ins Lateinische zurückübersetzt, um dann rund 400 Jahre lang die europäische Medizin zu prägen. So erhielten die Studenten der medizinischen Fakultäten ihre akademische Ausbildung noch im 16. und 17. Jahrhundert nach den Prinzipien der Galenschen Humoralpathologie, lernten also, wie ein Ungleichgewicht der Körpersäfte diagnostiziert und das Gleichgewicht wiederhergestellt wurde – in erster Linie durch Aderlaß und Abführmittel (vgl. S. 21/22).

Buchdruck und Pflanzenheilkunde

Die Erfindung des Buchdrucks im 15. Jahrhundert veränderte das Gesicht der Pflanzenheilkunde in Europa. Auch wenn bereits erste Kräuterbücher, etwa in angelsächsischer, isländischer und walisischer Sprache existierten, so war das Wissen in der europäische Volksmedizin vor dieser Zeit doch hauptsächlich mündlich von Generation zu Generation weitergegeben worden.

Während der folgenden Jahrhunderte entstanden nun aber überall in Europa Kräuterbücher in den unterschiedlichsten Sprachen, so daß standardisierte Verzeichnisse von Heilpflanzen und ihrer Anwendung nun auch einer breiteren Bevölkerungsschicht zugänglich waren und nicht mehr nur denjenigen, die des Lateinischen mächtig waren. Mit dem abnehmenden Analphabetentum suchten hauptsächlich Frauen Rat in den Büchern, um ihre Familien zu behandeln.

In einigen Fällen wurden die gedruckten Kräuterbücher von Ärzten geschrieben und spiegeln daher weitgehend die Schriften klassischer Autoren wie Dioskorides wider. In anderen Fällen basieren sie dagegen auf eigenen Erfahrungen. Die eng-

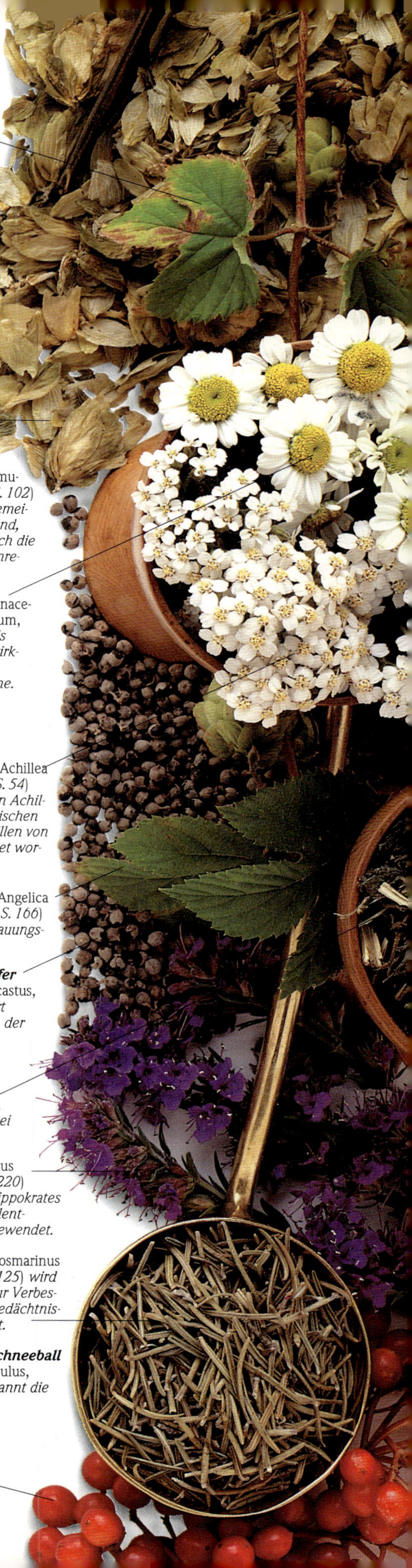

Frischer Hopfen

Getrockneter Hopfen

Hopfen (Humulus lupulus, *S. 102*) *wirkt im allgemeinen beruhigend, kann aber auch die Verdauung anregen.*

Rainfarn (Tanacetum parthenium, *S. 139*) *gilt als tatsächlich wirksames Mittel gegen Migräne.*

Schafgarbe (Achillea millefolium, *S. 54*) *soll schon von Achilles im Trojanischen Krieg zum Stillen von Blut verwendet worden sein.*

Engelwurz (Angelica archangelica, *S. 166*) *hilft bei Verdauungsstörung.*

Mönchspfeffer (Vitex agnus-castus, *S. 149*) *lindert Beschwerden der Menopause.*

Brennessel (Urtica dioica, *S. 145*) *hilft bei Anämie.*

Ysop (Hyssopus officinalis, *S. 220*) *wurde von Hippokrates bei Rippenfellentzündung angewendet.*

Rosmarin (Rosmarinus officinalis, *S. 125*) *wird traditionell zur Verbesserung des Gedächtnisses eingesetzt.*

Gemeiner Schneeball (Viburnum opulus, *S. 148*) *entspannt die Muskeln.*

Früchte des Gemeinen Schneeballs

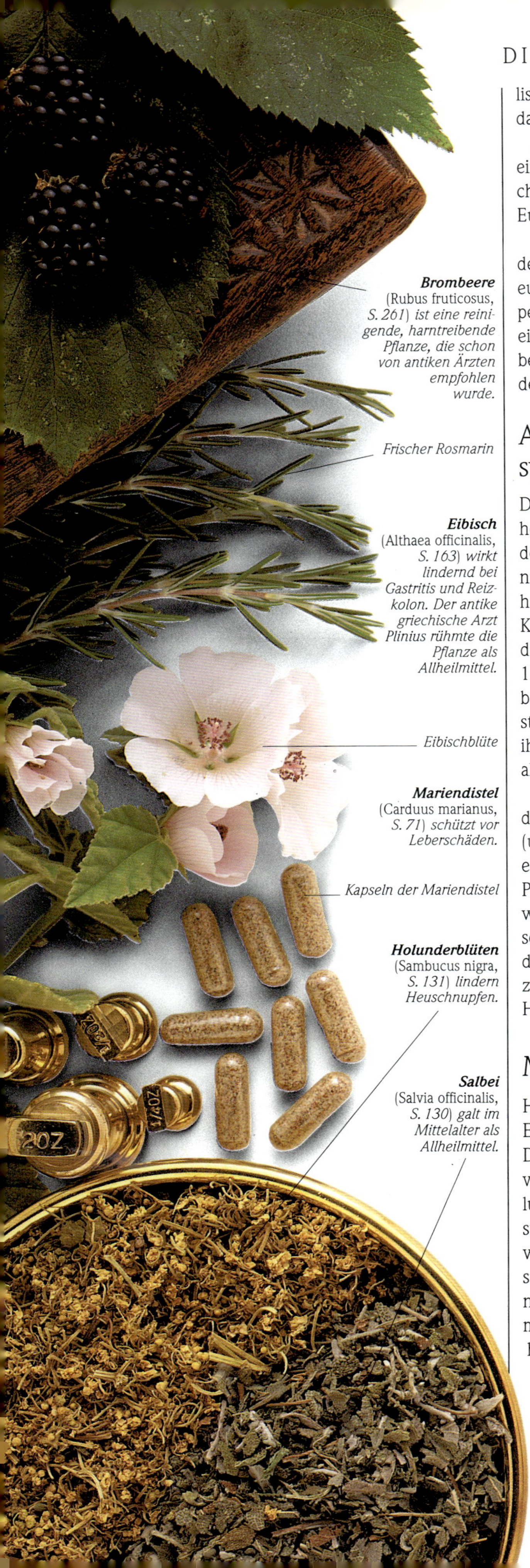

Brombeere (Rubus fruticosus, *S. 261) ist eine reinigende, harntreibende Pflanze, die schon von antiken Ärzten empfohlen wurde.*

Frischer Rosmarin

Eibisch (Althaea officinalis, *S. 163) wirkt lindernd bei Gastritis und Reizkolon. Der antike griechische Arzt Plinius rühmte die Pflanze als Allheilmittel.*

Eibischblüte

Mariendistel (Carduus marianus, *S. 71) schützt vor Leberschäden.*

Kapseln der Mariendistel

Holunderblüten (Sambucus nigra, *S. 131) lindern Heuschnupfen.*

Salbei (Salvia officinalis, *S. 130) galt im Mittelalter als Allheilmittel.*

lischen Kräuterbücher von John Gerard (1597) und Nicholas Culpeper (1652) sind dafür gute Beispiele.

John Gerards *The Herball* ist nicht das Werk eines Pflanzenheilkundlers, sondern eines Gärtners, aber dennoch eine Fundgrube für Informationen, auch über zahlreiche Pflanzen, die erst kurz zuvor von Forschungsreisenden und Händlern nach Europa gebracht worden waren.

Culpepers *The English Physitian,* das hauptsächlich als Nachschlagewerk verwendet wurde, ist eine bunte Mischung aus persönlicher Erfahrung, traditioneller europäischer Medizin und astrologischem Gedankengut. Jeder Pflanze ist eine »Temperatur« zugeordnet – eine Anlehnung an die Humoralpathologie –, aber auch ein einflußnehmender Planet und ein Sternzeichen. Wie Dioskorides *Materia Medica* besitzt es den Vorzug, daß es auf Beobachtungen und einer großen Erfahrung auf dem Gebiet der Pflanzenheilkunde beruht.

Ausländische Heilpflanzen und synthetische Medikamente

Der wachsende Gebrauch fremdländischer Pflanzen löste im 17. Jahrhundert eine heiße Debatte über den Wert europäischer Heilpflanzen aus, die für die Mehrheit der Bevölkerung aber ohne Belang war, da sie sich die importierten Kräuter ohnehin nicht leisten konnten. Allerdings führte der Streit letztlich zur Spaltung der Pflanzenheilkunde. Ärmere Leute und die Landbevölkerung verwendeten am Ort verfügbare Kräuter, während die wohlhabendere Stadtbevölkerung und Aristokraten von studierten Ärzten verordnete Pflanzen ausländischer Herkunft kauften. Anfang des 18. Jahrhunderts waren etwa 70 Prozent der in europäischen Apotheken verfügbaren Pflanzenarzneien importiert. Und im Laufe der Zeit entstand aus dieser städtischen Pflanzenheilkunde die konventionelle wissenschaftliche Medizin, die ihre Wurzeln in der Pflanzenheilkunde allerdings leugnete und Pflanzenarzneien als minderwertig erachtete.

Nachdem die konventionelle Medizin ihr Behandlungsmonopol gefestigt hatte – in den meisten europäischen Ländern etwa Ende des 19. Jahrhunderts –, war es illegal (und in vielen Fällen gilt das bis heute), pflanzenheilkundliche Behandlungen ohne ein medizinisches Diplom auszuüben. In Griechenland stellte man den traditionellen Pflanzenheilkundlern, den *Komboyannites,* von offizieller Seite nach, und schon bald wurde dieser Begriff, der soviel wie »Schwindler« oder »Quacksalber« bedeutet, selbst zu einer Beleidigung; in Frankreich und Italien wurden Pflanzenheilkundler dafür eingesperrt, daß sie Patienten behandelt hatten. Die Neubelebung der Pflanzenheilkunde, die in den letzten 25 Jahren zu beobachten ist, gibt aber Anlaß zu der Hoffnung, daß auch die Reste dieser staatlichen Zensur bald verschwinden.

Moderne Pflanzenheilkundler

Heute stellt sich die Pflanzenheilkunde in Europa bemerkenswert vielgestaltig dar. Dennoch gibt es einen roten Faden, der die verschiedenen Traditionen und Behandlungsarten miteinander verbindet. Die meisten europäischen Pflanzenheilkundler verwenden orthodoxe diagnostische Methoden, suchen z. B. nach Anzeichen von Infektionen und Entzündungen. Allerdings bemühen sich die meisten außerdem um ein holistisches Bild, versuchen also, die Krankheit im Zusammenhang mit den Lebensumständen des Patienten zu sehen. Anschließend wählen sie dann Pflanzenarzneien aus und empfehlen Änderungen in der Ernährungsweise und in der

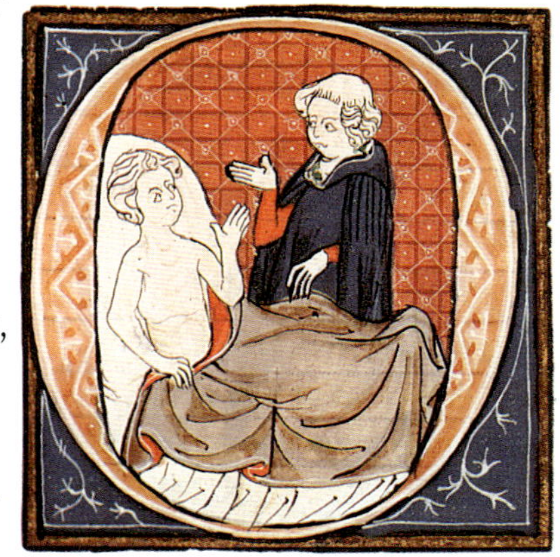

Ärzte des mittelalterlichen Europa *versuchten, das physische Gleichgewicht zumeist durch Aderlaß, Abführen und Erbrechen wiederherzustellen.*

Lebensführung, damit die Selbstheilungskräfte des Körpers, also die moderne Entsprechung des »Lebensgeistes«, angeregt werden und die Gesundheit wiederherstellen. Dabei kann die Genesung länger dauern als mit konventionellen Behandlungsmethoden, sie ist dafür im allgemeinen aber dauerhafter und frei von Nebenwirkungen.

Ein Patient mit einem Magengeschwür kann z. B. mit einer Vielzahl von Kräutern behandelt werden, etwa mit Mädesüß (*Filipendula ulmaria,* S. 96), Kamille (*Chamomilla recutita,* S. 76), Eibisch (*Althaea officinalis,* S. 163) oder Tollkirsche (*Atropa belladonna,* S. 66), die alle entzündungshemmend wirken, die Magenschleimhaut zusammenziehen und schützen oder die Säureproduktion reduzieren. Daneben würde ein Pflanzenheilkundler auch ungesunde Ernährungsgewohnheiten, schlechte Haltung und Streß ansprechen, also weitere Bedingungen, die die Heilfähigkeit des Körpers beeinträchtigen können. Solche Probleme könnten dann mit streßlindernden Kräutern behandelt werden, oder es würden eine Ernährung mit säurearmen Gemüsearten und Früchten sowie mehr Bewegung empfohlen.

***John Gerards* Herball** *von 1597 gehört zu den klassischen Werken über Heilpflanzen.*

Beliebte Heilpflanzen

In der europäischen Pflanzenheilkunde sind einheimische Kräuter immer noch sehr beliebt. Alpine Pflanzen wie Arnika (*Arnica montana,* S. 170) und die Küchenschelle (*Pulsatilla vulgaris,* S. 165) werden vor allen Dingen in der schweizerischen, deutschen, italienischen und französischen Pflanzenheilkunde häufig eingesetzt, während der Gemeine Beinwell (*Symphytum officinale,* S. 136) in Großbritannien besonders beliebt ist. Es gibt aber auch eine große Nachfrage nach exotischen Pflanzen, etwa dem Ginkgo (*Ginkgo biloba,* S. 98) aus China, der die Zirkulation des Bluts zum Kopf verbessert und das Gedächtnis stärkt. Er wird heute in riesigen Plantagen in Frankreich kultiviert und war 1992 in Deutschland die meistverkaufte Kräuterarznei.

Europäische Traditionen und die Zukunft

Die Verkaufszahlen von Pflanzenarzneien steigen in Europa drastisch an. So nahm der Absatz in Großbritannien zwischen 1990 und 1995 um 25 Prozent zu. In Deutschland ist die Pflanzenheilkunde oder »Phytotherapie« in der etablierten Schulmedizin so angesehen, daß auch Schulmediziner neben herkömmlichen Medikamenten routinemäßig Pflanzenarzneien verordnen. Von der Ausbildung her ist der »Arzt für Naturheilverfahren« hier ein spezialisierter Schulmediziner. Der heutige »Heilpraktiker« absolviert nach strengen Ausführungsbestimmungen der Länder (zum Gesetz zur Heilkunde ohne Approbation) eine umfassende medizinische Grundausbildung, die dem Wissen eines Allgemeinarztes vergleichbar ist. Dagegen haben Pflanzenheilkundler in Großbritannien keine medizinische Ausbildung, sondern eine spezielle Pflanzenheilkundeschulung absolviert. In Spanien verhält es sich noch anders. Es gibt dort sowohl Ärzte, die Kräuterarzneien verordnen, als auch traditionelle Pflanzenheilkundler, sogenannte *Curanderos,* die, nachdem sie eine Art Lehre absolviert haben, Pflanzen sammeln und daraus Arzneien zubereiten.

Welche Gesetze die Europäische Union erlassen wird, um den sicheren Umgang mit den drei unterschiedlichen Ansätzen der Pflanzenheilkunde zu garantieren, bleibt abzuwarten. Fest steht, daß alle einen wichtigen Beitrag für eine Zukunft leisten können, in der jeder die Behandlung wählen kann, die seinen Vorstellungen und Wünschen am meisten entspricht.

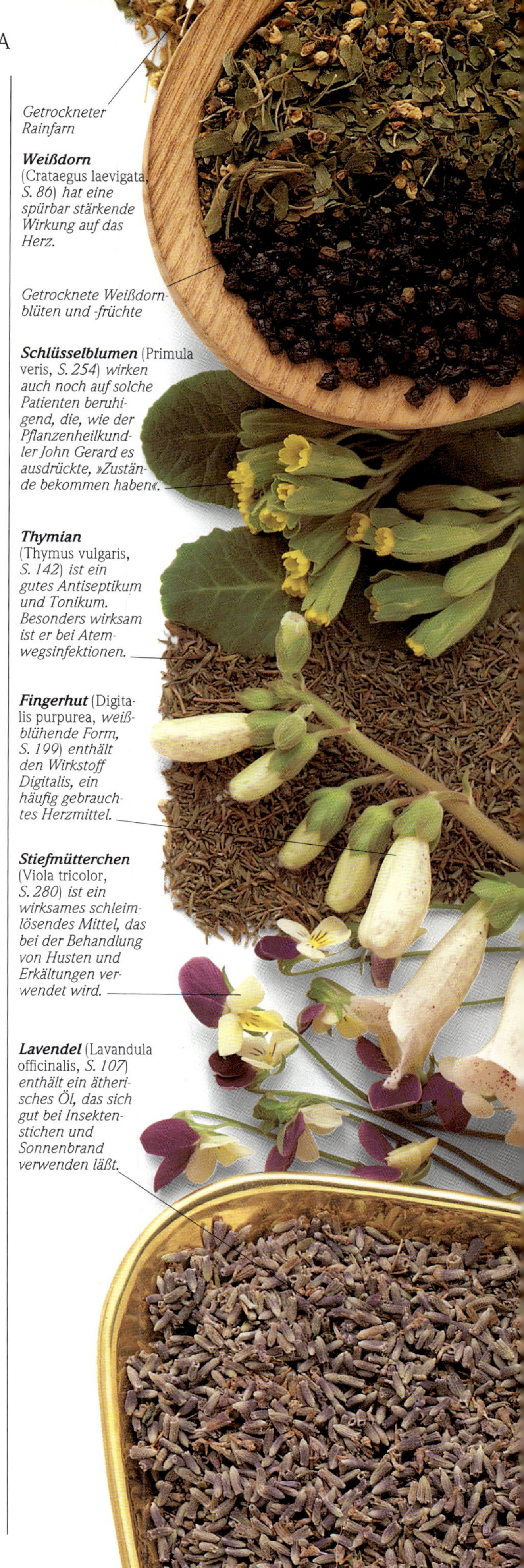

Getrockneter Rainfarn

Weißdorn (Crataegus laevigata, *S. 86) hat eine spürbar stärkende Wirkung auf das Herz.*

Getrocknete Weißdornblüten und -früchte

Schlüsselblumen (Primula veris, *S. 254) wirken auch noch auf solche Patienten beruhigend, die, wie der Pflanzenheilkundler John Gerard es ausdrückte, »Zustände bekommen haben«.*

Thymian (Thymus vulgaris, *S. 142) ist ein gutes Antiseptikum und Tonikum. Besonders wirksam ist er bei Atemwegsinfektionen.*

Fingerhut (Digitalis purpurea, *weißblühende Form, S. 199) enthält den Wirkstoff Digitalis, ein häufig gebrauchtes Herzmittel.*

Stiefmütterchen (Viola tricolor, *S. 280) ist ein wirksames schleimlösendes Mittel, das bei der Behandlung von Husten und Erkältungen verwendet wird.*

Lavendel (Lavandula officinalis, *S. 107) enthält ein ätherisches Öl, das sich gut bei Insektenstichen und Sonnenbrand verwenden läßt.*

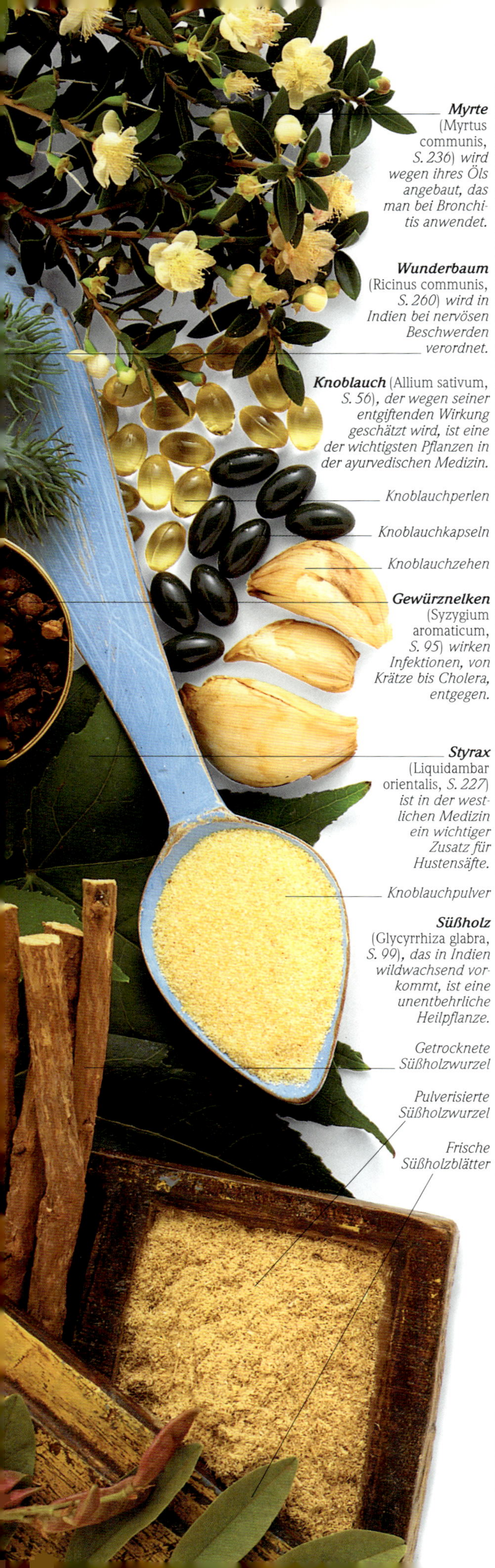

Myrte (Myrtus communis, S. 236) *wird wegen ihres Öls angebaut, das man bei Bronchitis anwendet.*

Wunderbaum (Ricinus communis, S. 260) *wird in Indien bei nervösen Beschwerden verordnet.*

Knoblauch (Allium sativum, S. 56), *der wegen seiner entgiftenden Wirkung geschätzt wird, ist eine der wichtigsten Pflanzen in der ayurvedischen Medizin.*

Knoblauchperlen

Knoblauchkapseln

Knoblauchzehen

Gewürznelken (Syzygium aromaticum, S. 95) *wirken Infektionen, von Krätze bis Cholera, entgegen.*

Styrax (Liquidambar orientalis, S. 227) *ist in der westlichen Medizin ein wichtiger Zusatz für Hustensäfte.*

Knoblauchpulver

Süßholz (Glycyrrhiza glabra, S. 99), *das in Indien wildwachsend vorkommt, ist eine unentbehrliche Heilpflanze.*

Getrocknete Süßholzwurzel

Pulverisierte Süßholzwurzel

Frische Süßholzblätter

INDIEN

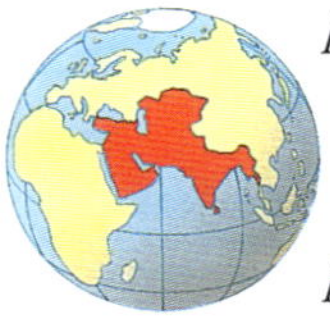

In Indien und den benachbarten Regionen ist die ayurvedische Medizin die wichtigste traditionelle Form der Pflanzenheilkunde. Man nimmt an, daß sie das älteste Heilverfahren überhaupt ist, also auch älter als die chinesische Medizin. Heute wird sie als Alternative zur konventionellen westlichen Medizin von der indischen Regierung gefördert.

Der Begriff Ayurveda leitet sich von den indischen Wörtern *ayur* für Leben und *veda* für Wissen oder Wissenschaft ab. Die ayurvedische Medizin ist aber nicht nur eine Behandlungsmethode, sondern vielmehr eine besondere Art von Lebensstil, der – unter Einschließung von Wissenschaft, Religion und Philosophie – das Wohlbefinden steigern, die Lebenserwartung erhöhen und letztendlich zur Selbstverwirklichung führen soll. Das Ziel ist eine Vereinigung physischer, emotionaler und geistiger Gesundheit, die als *Swastha* bekannt ist. Und ein solches Stadium ermöglicht einem Menschen dann eine harmonische Beziehung mit dem kosmischen Bewußtsein.

Frühe Quellen

Zu verdanken haben wir die ayurvedische Lehre erleuchteten Propheten oder *Rishis,* die vor über 5000 Jahren in unzugänglichen Regionen des Himalaja lebten. Ihre Weisheit wurde mündlich vom Lehrer auf den Schüler weitergegeben und schließlich im *Veda* niedergelegt. Diese Schriftensammlung, die sich etwa auf das Jahr 1500 v. Chr. zurückdatieren läßt, enthält das historische, religiöse, philosophische und medizinische Wissen jener Zeit und bildet damit die Grundlage der indischen Kultur. Die wichtigsten dieser Texte sind der *Rigveda* und der *Atharvaveda.*

Um etwa 800 v. Chr. gründete Punarvasu Atreya die erste ayurvedische Medizinschule. Er und seine Schüler schrieben medizinische Abhandlungen, die wiederum Caraka beeinflußten, einen Arzt, der um etwa 700 v. Chr. lebte und lehrte. In seinem Hauptwerk, der *Caraka Samhita,* sind 1500 Pflanzen und 350 wertvolle Arzneien beschrieben, und diese umfassende Textsammlung wird auch heute noch von ayurvedischen Pflanzenheilkundlern benutzt. Eine zweite, noch umfangreichere Arbeit war die *Susruta Samhita,* die ein Jahrhundert später entstand. Sie bildet die Grundlage moderner Operationstechniken und wird auch heute immer noch zu Rate gezogen.

Der Einfluß des Ayurveda

Andere medizinische Systeme wie die chinesischen, tibetanischen und islamischen (Unani Tibb) Traditionen haben ihre Wurzeln ebenfalls im Ayurveda. So war Buddha (geboren um 550 v. Chr.) ein Anhänger der ayurvedischen Lehre, und die Ausbreitung des Buddhismus nach Tibet während der folgenden Jahrhunderte führte gleichzeitig zu einer vermehrten Anwendung der ayurvedischen Heilkunde.

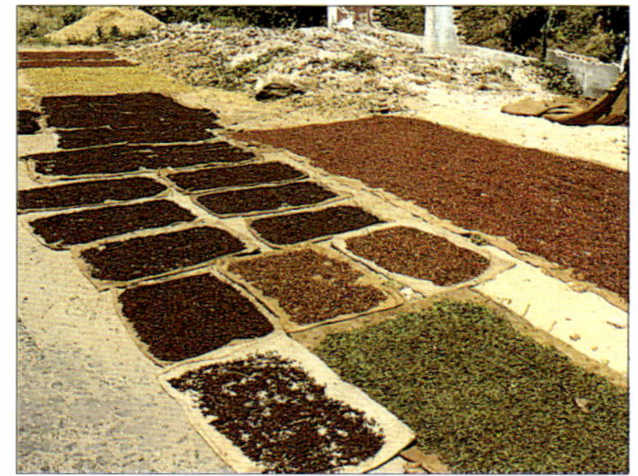

Gewürznelken *verwendet man in Indien seit Jahrtausenden. Die Blütenköpfchen werden an der Luft getrocknet.*

Die alten Zivilisationen standen über Handelswege, aber auch durch Feldzüge und Kriege miteinander in Verbindung. Die Kenntnis indischer Pflanzen wurde von arabischen Händlern verbreitet und von arabischen Ärzten, die ayurvedische Medizin studiert hatten und indische Pflanzen in ihre *Materia Medica* aufnahmen. Dieses Wissen wurde an die alten

Griechen und Römer weitergegeben, deren Behandlungspraktiken schließlich die Basis der europäischen Medizin bilden sollten.

Die fünf Elemente

Die ayurvedische Heilkunde ist ein einzigartiges holistisches Gesundheitssystem, in dem die Wechselbeziehungen von Körper, Geist und Seele eine besondere Rolle spielen. Der Ursprung aller Existenz ist reiner Intellekt oder reines Bewußtsein. Energie und Materie sind eins, denn die Energie manifestiert sich in den fünf Elementen Äther, Luft, Feuer, Wasser und Erde, und diese bilden zusammen die Basis aller Materie. Dabei ist der Äther in den Hohlräumen des Körpers vorhanden, etwa Mund, Unterleib, Verdauungstrakt und Brustraum, während sich die Luft in den Bewegungen der Muskeln, im Herzschlag, dem Ein- und Ausatmen der Lunge und der Aktivität des Verdauungstrakts und Nervensystems manifestiert. Die Wirkungsweise des Feuers steht mit dem Verdauungssystem, dem Stoffwechsel, der Körpertemperatur, dem Sehvermögen und der Intelligenz in Zusammenhang, Wasser dagegen mit Verdauungssäften, Speicheldrüsen, Schleimhäuten, Blut und Zellplasma. Die Erde existiert in Nägeln, Haut, Haar und in den Elementen, die den Körper zusammenhalten, also Knochen, Knorpel, Muskeln und Sehnen.

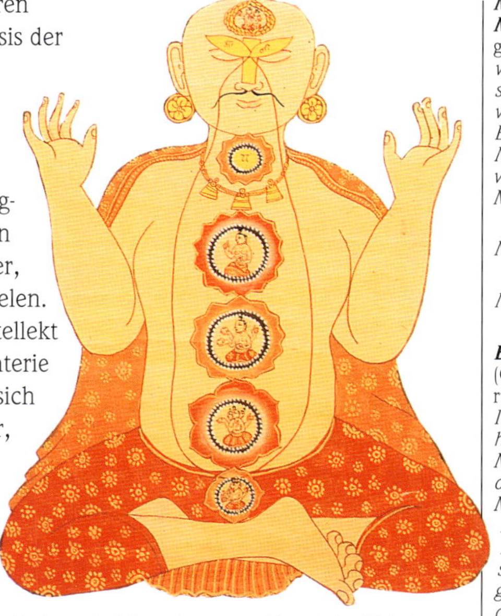

Chakras *sind Energiezentren, die, wie im Bild dargestellt, entlang der Wirbelsäule angeordnet sind. Das auf der ayurvedischen Lehre beruhende medizinische System Indiens kennt sieben solcher Zentren. Sind sie blockiert, kommt es zu Krankheiten.*

Die genannten fünf Elemente manifestieren sich in den fünf menschlichen Sinnen und stehen damit in enger Verbindung mit unserer Fähigkeit, die Umwelt wahrzunehmen. Zugeordnet ist dem Äther das Hören, der Luft das Tasten, dem Feuer das Sehen, dem Wasser das Schmecken und der Erde das Riechen.

Doshas und Gesundheit

Die fünf Elemente bilden zusammen drei Grundprinzipien, die sogenannten *Tridoshas* (Bioenergien), die in allen Dingen des Universums vorhanden sind und alle geistigen und physischen Prozesse beeinflussen. Dabei bilden Äther und Luft das Luftprinzip *Vata*, Feuer und Wasser zusammen das Feuerprinzip *Pitta*, während aus Erde und Wasser das Wasserprinzip *Kapha* wird. Diese Prinzipien stehen auch in engem Zusammenhang mit den drei Körpersäften der tibetanischen Medizin und erinnern dadurch ein wenig an Galens Humoralpathologie (*siehe* S. 31).

Nach ayurvedischer Auffassung sind wir alle mit einem charakteristischen Gleichgewicht der *Doshas* auf die Welt gekommen, das größtenteils durch das Gleichgewicht der *Doshas* unserer Eltern während der Empfängnis bestimmt wird. Und da Körperbau, Temperament und Anfälligkeit weitgehend vom vorherrschenden *Dosha* festgelegt werden, ist unsere grundsätzliche Konstitution, das *Prakriti*, also ererbt und bleibt für den Rest unseres Lebens unverändert.

Nach der ayurvedischen Lehre ist ein ausgewogenes Gleichgewicht der *Doshas* die erste Voraussetzung für ein gesundes Dasein. Ist das Gleichgewicht gestört, kommt es zu Krankheiten, die sich als körperliche Beschwerden, z. B. Schmerz, äußern können oder in Form geistiger und emotionaler Schwierigkeiten, etwa Eifersucht, Angst und Seelenschmerz. Aber auch wenn das Gleichgewicht der *Doshas* unsere Anfälligkeit gegenüber bestimmten Krankheiten beeinflußt, so haben wir doch mit unserem Verhalten großen Einfluß auf unseren Gesundheitszustand. Denn da unsere Lebensführung *(Vakruti)* Auswirkungen auf unser *Prakriti* hat, kann das Gleichgewicht der *Doshas* leicht gestört werden, was wiederum unsere Gesundheit beeinträchtigt. ▷

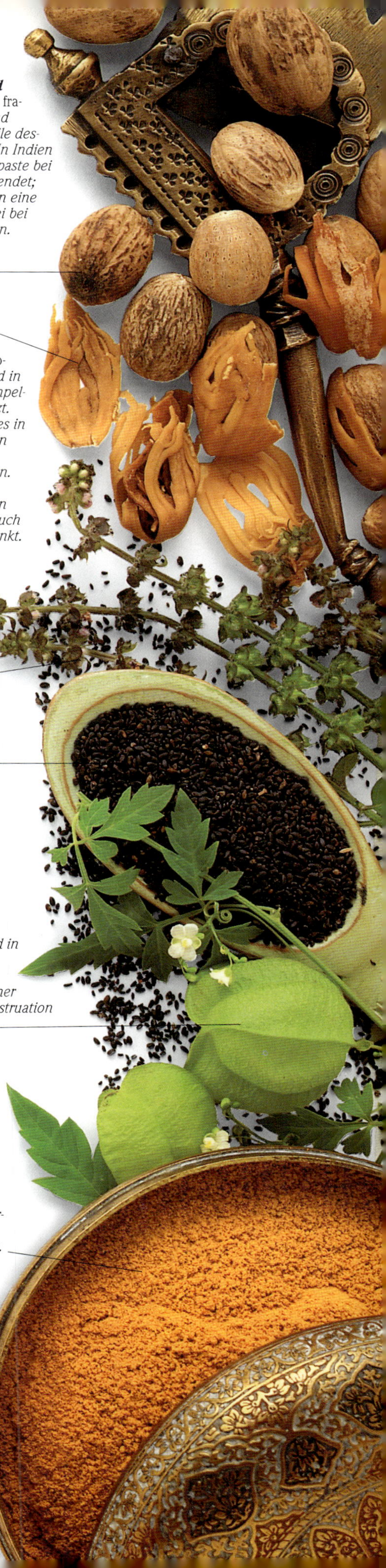

Muskatnuß und Macis (Myristica fragrans, *S. 113) sind verschiedene Teile desselben Baumes. In Indien wird Muskatnußpaste bei Ekzemen angewendet; Macis ist dagegen eine wärmende Arznei bei Mageninfektionen.*

Muskatnuß

Macis

Basilienkraut (Ocimum tenuiflorum, *S. 114) wird in Indien oft in Tempelhöfen angepflanzt. Man verwendet es in der ayurvedischen Medizin, um das Herz zu schützen. Neuere Untersuchungen haben gezeigt, daß es auch den Blutdruck senkt.*

Frisches Basilienkraut

Basilienkrautsamen

Ballonpflanze (Cardiospermum *spp., S. 181) wird in der indischer Kräutermedizin zur Einleitung einer überfälligen Menstruation verwendet.*

Gelbwurzel (Curcuma longa, *S. 88) ist eine traditionelle ayurvedische Arznei gegen Gelbsucht.*

Stinkasant *(Ferula assa-foetida, S. 208) stärkt den Magen-Darm-Trakt und wird oft bei Verdauungsstörungen verwendet.*

Zitrone *(Citrus limon, S. 81) erhöht die Widerstandskraft gegen Infektionen und dient zur Abwehr von Erkältungskrankheiten. Vermutlich stammt diese Pflanze ursprünglich aus Indien.*

Getrocknete Zitrone

Kardamom *(Elettaria cardamomum, S. 91) wird in Indien seit Jahrtausenden als Arznei für den Verdauungstrakt verwendet.*

Frische Kardamomblätter

Kardamomsamen

Zimt *(Cinnamomum verum, S. 80) ist ein Tonikum zur Stärkung des Kreislaufs.*

Zimtstangen

Zimtpulver

Withania *(Withania somnifera, S. 150) wird auch »Indischer Ginseng« genannt. Ähnlich wie den Ginseng verwendet man diese Pflanze zur Erhaltung der Vitalität oder bei nervlicher Erschöpfung.*

Paternostererbsensamen *(Abrus precatorius, S. 156) wurden in Asien als Verhütungsmittel und Abortivum verwendet.*

Soja *(Glycine max, S. 215) ist außerordentlich nahrhaft und wird daher in vielen Teilen der Erde als Nahrungsmittel verwendet. Sie stärkt aber auch den Kreislauf.*

Sojabohnen

Sojabohnenhülsen

Krankheiten können aber auch durch eine Unterbrechung des Energieflusses, *Prana,* verursacht werden. Diese Energie wird von sieben *Chakras* (Kraftzentren des Körpers) übertragen, die sich an unterschiedlichen Stellen entlang der Wirbelsäule befinden. Ist der Energiefluß zwischen diesen Zentren unterbrochen, nimmt die Wahrscheinlichkeit einer Erkrankung zu.

Besuch bei einem ayurvedischen Arzt

Ein ayurvedischer Arzt wird zunächst versuchen, sich ein Bild von unserem *Prakriti* und *Vakruti* zu machen, also über unsere körperliche Verfassung und Lebensführung. Dazu sind eine detaillierte Befragung und eine sorgfältige Untersuchung nötig, wobei Körperbau, Hand- und Gesichtslinien sowie Haut und Haaren besondere Aufmerksamkeit gewidmet wird, weil sich der Arzt dadurch Anhaltspunkte über den Gesundheitszustand des Patienten erhofft. Noch wichtiger für die Diagnose sind allerdings das Aussehen der Zunge und der Puls. Diesbezüglich hat die ayurvedische Heilkunde viel mit der chinesischen und tibetanischen Medizin gemein, die diesen beiden Indikatoren ebenfalls große Bedeutung zumißt. Speziell der Pulsschlag wird mit einer sehr komplexen, von ayurvedischen Heilern entwickelten Methode untersucht, deren Anwendung langjährige Übung erfordert.

Wird ein *Dosha*-Ungleichgewicht diagnostiziert, erfolgen eine medizinische Behandlung und eine Beratung über eventuelle Änderungen in der Lebensführung. Dazu werden zunächst einmal eine Entgiftung und ein generelles, als *Panchakarma* bekanntes Reinigungs- und Verjüngungsprogramm durchgeführt, zu dem therapeutisches Erbrechen, eine Abführ- und Einlaufkur, eine Nasenschleimhaut-Therapie und ein Aderlaß gehören.

Eigenschaften von Arzneien

Die sich anschließende Behandlung zerfällt in drei Hauptkategorien: Verordnung von natürlichen Arzneien, Wechsel der Ernährungsgewohnheiten und Verhaltensänderungen. Dabei werden Arzneien, Nahrung und alltägliche Aktivitäten entsprechend ihrer Wirkung auf die drei *Doshas* eingesetzt. So äußern sich z. B. gesundheitliche Beschwerden, die im Zusammenhang mit einem erhöhten *Kapha,* dem Wasserprinzip, stehen, in Form von Katarrhen, Übergewicht, Wasserretention und Lethargie. Dem würde der Arzt mit der Verordnung warmer, trockener und leichter Nahrung begegnen, weil das *Kapha* die Eigenschaften kühl und feucht besitzt. Gleichzeitig müßte auf feuchte Nahrung (etwa Weizen, Zucker und Milchprodukte), die das *Kapha* erhöht, verzichtet werden. An Kräuterarzneien würden wärmende Gewürze wie Ingwer (*Zingiber officinale,* S. 153), Zimt (*Cinnamomum verum,* S. 80) und Cayennepfeffer (*Capsicum frutescens,* S. 70) verordnet werden, aber auch Bittermittel wie Gelbwurzel (*Curcuma longa,* S. 88) und Aloe (*Aloe vera,* S. 57).

Die Auswahl der Arzneien hängt von ihrer »Qualität« oder »Energie« ab, die in der ayurvedischen Heilkunde anhand von zehn Eigenschaftspaaren *(Guna)* bestimmt werden, etwa heiß/kalt, naß/trocken, schwer/leicht. Daneben werden den Mitteln noch sechs Geschmacksrichtungen *(Rasa)* zugeordnet, nämlich süß, sauer, salzig, bitter, scharf und adstringierend. Süße, saure und salzige Substanzen vermehren das Wasser *(Kapha)* und vermindern die Luft *(Vata)*, bittere, scharfe und adstringierende Mittel vermehren die Luft und vermindern das Wasser, während saure, salzige und scharfe Kräuter das Feuer *(Pitta)* vermehren.

Rezepturen und Behandlung

Zusätzlich zu Pflanzenextrakten verwendet die ayurvedische Heilkunde in ihren Arzneien auch Honig und Milchprodukte, und manchmal fügt man außerdem winzige Mengen mineralischer Substanzen, etwa Salz, hinzu. Angewendet werden die Mittel in Form von Tabletten, Pulver, Balsam und Aufgüssen, wobei die meisten Arzneien verschiedene Komponenten enthalten, die sorgfältig auf den speziellen Bedarf abgestimmt sind.

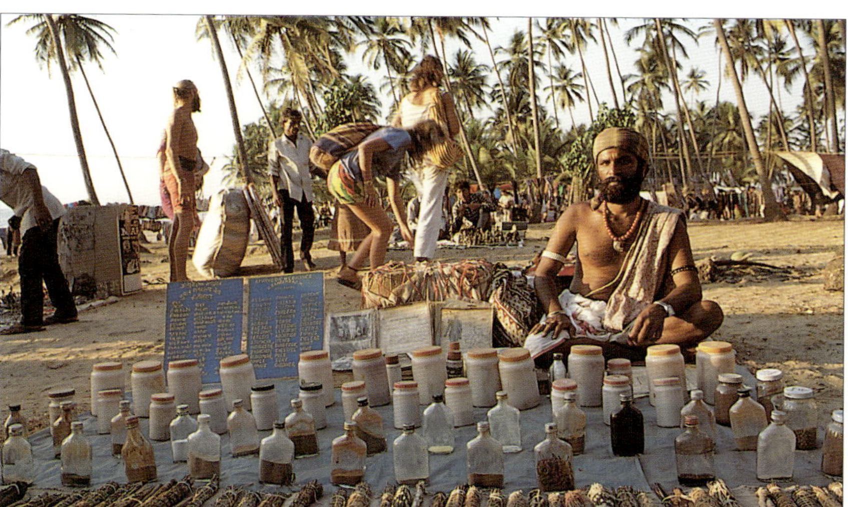

Ayurvedischer Heiler. *Indische Pflanzenheilkundler verschreiben Kräuterarzneien aufgrund bestimmter Qualitäten, etwa »warmen« oder »kalten« Eigenschaften. Das Ziel besteht darin, die* Doshas *des Patienten, also die Prinzipien, die Krankheit und Gesundheit beeinflussen, ins Gleichgewicht zu bringen.*

Eine Behandlung kann außerdem Waschungen umfassen, aber auch Einläufe, Breiumschläge, eine Massage mit warmem Pflanzenöl, Abbrennen von Räucherstäbchen, den Gebrauch von Edelsteinen und Metallen sowie rituelle Reinigungen, um so für einen ausgeglichenen Geistes- und Gefühlszustand zu sorgen. Weiterhin kann das Singen von sogenannten Mantras (auf sakralen Texten basierende Beschwörungen) empfohlen werden oder Atem- und Meditationsübungen, die dank der Kraft des Klanges, der Vibrationswirkung und der Meditation Einfluß auf Körper, Verstand und Geist ausüben.

Der Wert der ayurvedische Medizin

Die Bedeutung der ayurvedischen Heilkunde zeigt sich nicht zuletzt in ihrer Zeitlosigkeit, denn sie wird trotz zahlreicher Widrigkeiten schon seit Jahrtausenden angewendet. So wuchs mit dem Aufstieg des Mogulreichs im 16. Jahrhundert auch die Dominanz der islamischen Medizin, Unani Tibb, wodurch es zu einer teilweisen Unterdrückung der ayurvedischen Lehre in Indien kam. Die britischen Kolonialherren des 19. Jahrhunderts taten die Heilkunde als einheimischen Aberglauben ab, schlossen 1833 alle ayurvedischen Lehranstalten und verboten sogar die Heilpraxis. Dadurch zerfielen die großen geistigen Zentren Indiens, und das ayurvedische Wissen blieb nur in Dörfern und Tempeln erhalten. Zur Jahrhundertwende begannen jedoch einige indische Ärzte und aufgeklärte Engländer, die ayurvedische Heilkunde neu zu beleben. Und als Indien 1947 unabhängig wurde, hatte es seinen Ruf als wertvolles medizinisches Zentrum bereits wieder zurückerobert. Heute hat sich die ayurvedische Medizin einen gleichberechtigten Platz neben Unani Tibb und der westlichen Schulmedizin erworben und wird von der indischen Regierung als preisgünstige Alternative zu westlichen Behandlungsmethoden und Medikamenten sogar unterstützt. Seit einigen Jahren erfährt Ayurveda aber auch zunehmende Aufmerksamkeit von Wissenschaftlern aus dem Westen und Japan, und die Weltgesundheitsorganisation hat beschlossen, seine Ausübung in Entwicklungsländern zu fördern.

Der Wert der ayurvedischen Heilunde liegt darin, daß sie nicht nur Krankheiten behandelt, sondern vielmehr praktische Hilfen für viele alltägliche Probleme anbietet. Außerdem wird versucht, Gesundheit und Lebensführung mit den universellen Aspekten der Existenz in Einklang zu bringen, so daß alle, die Ayurveda anwenden, mit einem größeren Wohlbefinden, verstärkter Harmonie und einer höheren Lebenserwartung rechnen können. So gesehen ist Ayurveda für diejenigen von besonderem Wert, die eine Alternative zu traditionellen westlichen Behandlungsmethoden suchen.

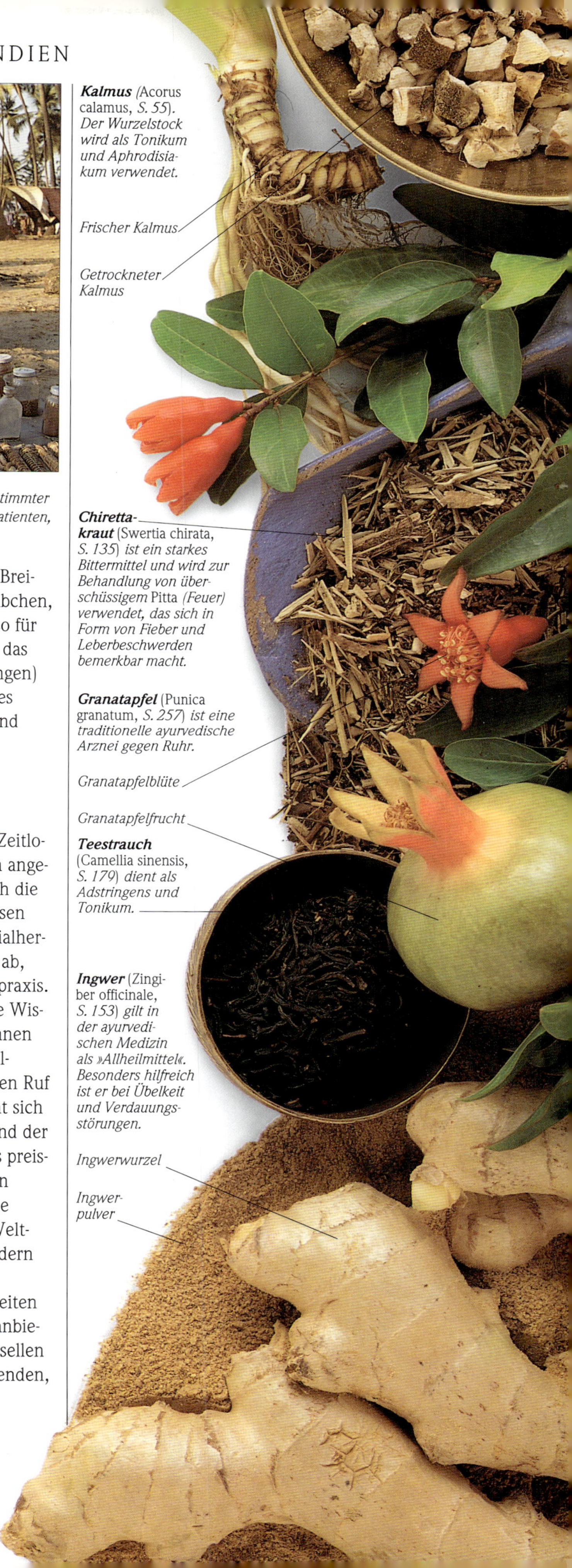

Kalmus (Acorus calamus, *S. 55*). *Der Wurzelstock wird als Tonikum und Aphrodisiakum verwendet.*

Frischer Kalmus

Getrockneter Kalmus

Chirettakraut (Swertia chirata, *S. 135*) *ist ein starkes Bittermittel und wird zur Behandlung von überschüssigem* Pitta *(Feuer) verwendet, das sich in Form von Fieber und Leberbeschwerden bemerkbar macht.*

Granatapfel (Punica granatum, *S. 257*) *ist eine traditionelle ayurvedische Arznei gegen Ruhr.*

Granatapfelblüte

Granatapfelfrucht

Teestrauch (Camellia sinensis, *S. 179*) *dient als Adstringens und Tonikum.*

Ingwer (Zingiber officinale, *S. 153*) *gilt in der ayurvedischen Medizin als »Allheilmittel«. Besonders hilfreich ist er bei Übelkeit und Verdauungsstörungen.*

Ingwerwurzel

Ingwerpulver

CHINA

Chinas uralte Pflanzenheilkunde hat die Zeit bis in das 20. Jahrhundert unversehrt überstanden und besitzt heute einen Status, der sie auf eine Stufe mit der konventionellen westlichen Medizin stellt. Viele chinesische Universitäten lehren und forschen auf dem Gebiet der Pflanzenheilkunde, was von entscheidender Wichtigkeit für ihre weltweite Neubelebung ist.

Die traditionelle chinesische Medizin (TCM) und die Pflanzenheilkunde als eines ihrer Teilgebiete entwickelten sich unabhängig voneinander aus der chinesischen Volksheilkunde. Diese beruhte auf Vorstellungen, die zwischen 200 v. Chr. und 100 n. Chr. in dem Standardwerk *Des gelben Kaisers Klassiker des Inneren (Huang di nei jing)* niedergelegt wurden. Die Aufzeichnungen beruhen auf detaillierten Beobachtungen der Natur und zeigen ein tiefes Verständnis der Naturgesetze, denen alles Leben unterworfen ist. Sie enthalten für die TCM grundlegende Begriffe wie *Yin* und *Yang*, die fünf Elemente *(Wu xing)* und die Theorie über den Einfluß der Natur auf die Gesundheit.

Ein Leben in Einklang mit diesen Prinzipien ist nach der TCM der Schlüssel zur Gesundheit und zu einem langen Leben. Nach *Des gelben Kaisers Klassiker des Inneren* hatten die Menschen früherer Generationen eine Lebenserwartung von hundert Jahren und eine so gute Konstitution, daß Krankheiten allein durch Beschwörungen geheilt werden konnten. Erst später, als die menschliche Lebensenergie, *Qi* genannt, abnahm, und die Menschen »überaktiv wurden...was sich negativ auf die Lebensfreude auswirkte«, erwiesen sich Kräutermedizin, Akupunktur und andere Zweige der TCM als notwendig.

Basistheorien

Im Gegensatz zu anderen Pflanzenheilkundetraditionen, die beim Verständnis von Krankheiten und Beschwerden eine einheitliche Theorie kennen (z. B. die europäische Humoralpathologie), gibt es in der TCM zwei recht unterschiedliche Systeme. Zum einen handelt es sich dabei um die *Yin-* und *Yang*-Theorie, zum anderen um die

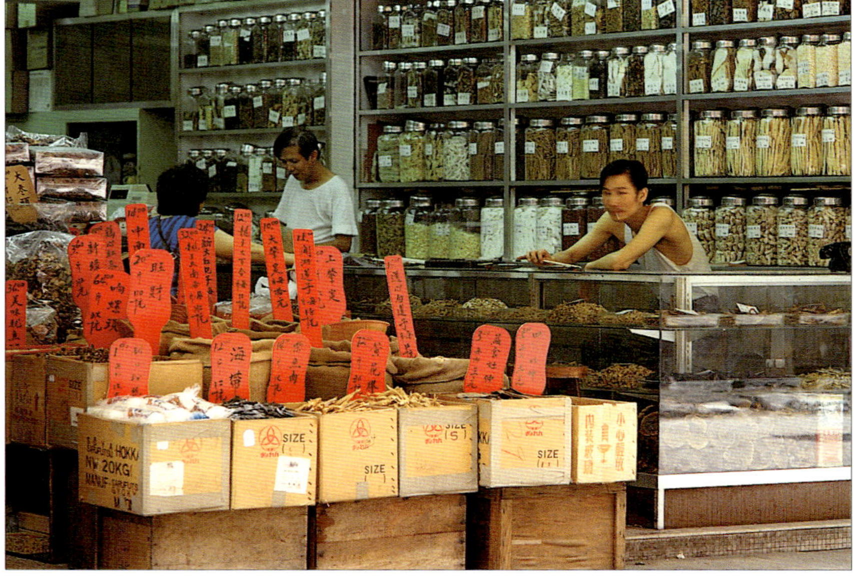

***In den Straßen von Hongkong** gehören Kräuterapotheken zum ganz alltäglichen Straßenbild. Sie versorgen die Patienten mit den geeigneten Kräutern, die der Pflanzenheilkundler ihnen nach einer eingehenden Konsultation verschrieben hat.*

***Huo po** (Magnolia officinalis, S. 230) lindert starke Schmerzen und Verdauungsstörungen.*

***Alpenhelmkraut** (Scutellaria baicalensis, S. 133) wird bei Durchfall verordnet.*

***Fu ling** (Poria cocos, S. 253) ist ein Pilz, der getrocknet, gepreßt und dann in Würfel geschnitten wird. Seine Einnahme verleiht neue Energie.*

***Chou wu tong** (Clerodendrum trichotomum, S. 189) ist ein wertvolles Kraut für die Behandlung von Ekzemen.*

***Ginseng** (Panax ginseng, S. 116) hilft dem Körper, mit Streß und Erschöpfungszuständen fertig zu werden.*

Ginseng-Abkochung

Ginsengwurzel

***Schisandrafrüchte** (Schisandra chinensis, S. 132) können etwa 100 Tage als Tonikum gegessen werden.*

***Sang ye** (Morus alba, S. 235) lindert Grippesymptome.*

***Dang shen** (Codonopsis pilosula, S. 82) stellt den Appetit wieder her. In China ist sie oft Bestandteil von Suppen und Gemüse.*

***Jing jie** (Schizonepeta tenuifolia, S. 266) wird bei Fieber und Masern verschrieben.*

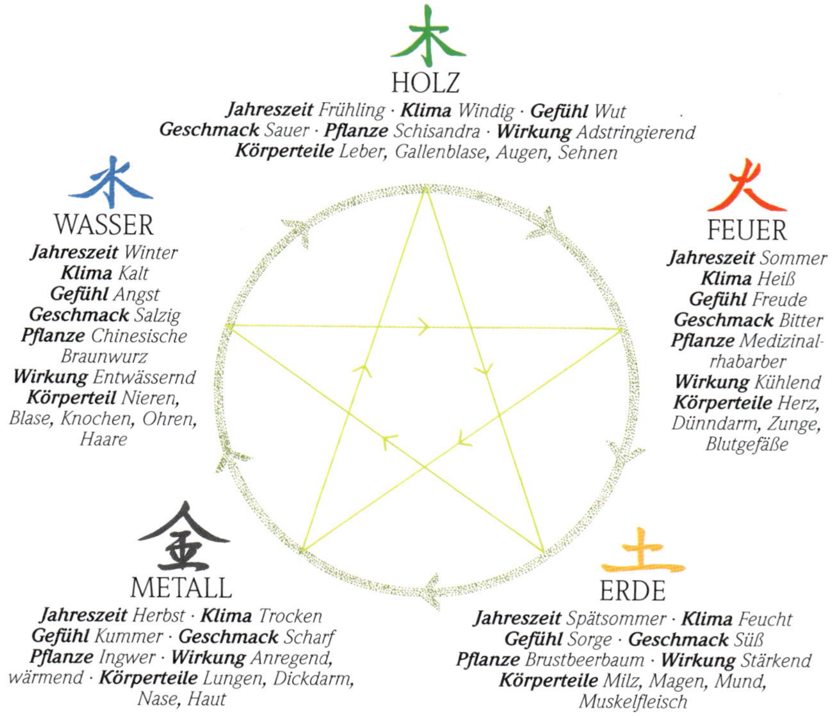

木
HOLZ
Jahreszeit *Frühling* · ***Klima*** *Windig* · ***Gefühl*** *Wut*
Geschmack *Sauer* · ***Pflanze*** *Schisandra* · ***Wirkung*** *Adstringierend*
Körperteile *Leber, Gallenblase, Augen, Sehnen*

水
WASSER
Jahreszeit *Winter*
Klima *Kalt*
Gefühl *Angst*
Geschmack *Salzig*
Pflanze *Chinesische Braunwurz*
Wirkung *Entwässernd*
Körperteil *Nieren, Blase, Knochen, Ohren, Haare*

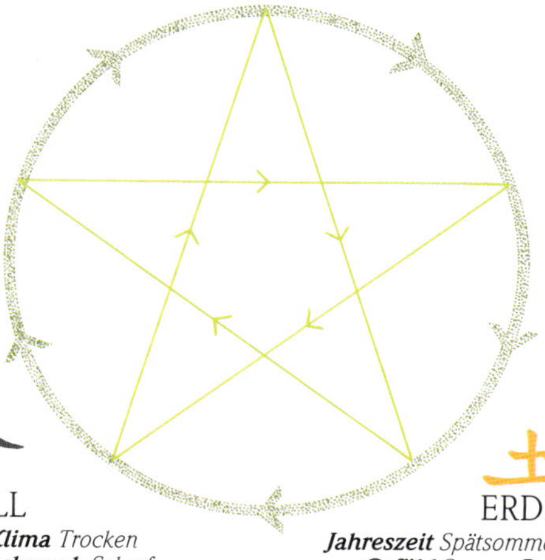

火
FEUER
Jahreszeit *Sommer*
Klima *Heiß*
Gefühl *Freude*
Geschmack *Bitter*
Pflanze *Medizinalrhabarber*
Wirkung *Kühlend*
Körperteile *Herz, Dünndarm, Zunge, Blutgefäße*

金
METALL
Jahreszeit *Herbst* · ***Klima*** *Trocken*
Gefühl *Kummer* · ***Geschmack*** *Scharf*
Pflanze *Ingwer* · ***Wirkung*** *Anregend, wärmend* · ***Körperteile*** *Lungen, Dickdarm, Nase, Haut*

土
ERDE
Jahreszeit *Spätsommer* · ***Klima*** *Feucht*
Gefühl *Sorge* · ***Geschmack*** *Süß*
Pflanze *Brustbeerbaum* · ***Wirkung*** *Stärkend*
Körperteile *Milz, Magen, Mund, Muskelfleisch*

Die uralte Theorie der fünf Elemente *ist in China die Grundlage für die Verordnung von Arzneien. Sie verbindet Kräuter mit anderen Dingen, z. B. Jahreszeiten oder Körperteilen. Durch die zyklische Anordnung steht jedes Element mit einem anderen in Beziehung (z. B. der Winter mit dem Frühling), so daß diese sich gegenseitig kontrollieren und bedingen.*

der fünf Elemente. Sie entstanden unabhängig voneinander, wobei das System der fünf Elemente erst während der Song-Dynastie (960–1279) vollständig akzeptiert und in die chinesische Medizin integriert wurde. Bis heute spiegeln sich die Unterschiede zwischen diesen Theorien auch in den Diagnosen und Behandlungen der Pflanzenheilkundler wider.

Im chinesischen Gedankengut ist alles im Universum aus *Yin* und *Yang* zusammengesetzt, wobei die Begriffe ursprünglich die Schatten- und Sonnenseite eines Berges bezeichneten. Alles hat *Yin*- und *Yang*-Aspekte, also zwei sich widersprechende Seiten, etwa Tag und Nacht, oben und unten, naß und trocken. *Yin* oder *Yang* können aber selbst auch noch unterteilt sein. So kann die Körpervorderseite *Yin* und die Rückseite *Yang* sein, der Unterkörper *Yin* und der Oberkörper *Yang*.

Die Theorie der fünf Elemente verbindet Gegenstände der normalen Umwelt – Holz, Feuer, Erde, Metall und Wasser – mit Elementen wie Jahreszeiten, Gefühlen oder Körperteilen. Und jedes Element bildet in einem Kreislauf die Grundlage des nächsten (*siehe* obige Abbildung). Daher müßte man dieses System genauer als die fünf Phasen bezeichnen, die den Prozeß der ständigen Bewegung im Leben darstellen. Die fünf Elemente spielen eine zentrale Rolle in der chinesischen Pflanzenheilkunde. Ganz besonders gilt das für die Zusammenstellung von Geschmacksrichtungen bei Kräutern und bestimmten Teilen des menschlichen Körpers.

Diagnose und Behandlung

Statt den Auslöser für eine Krankheit zu suchen, bemühen sich chinesische Pflanzenheilkundler, die Muster der Disharmonie zu finden, die Ausdruck des Ungleichgewichts zwischen *Yin* und *Yang* sind. Besondere Aufmerksamkeit wird Pulsschlag und Zunge gewidmet, die beide für eine genaue Diagnose sehr wichtig sind. Gesundheitliche Probleme sind auf einen Mangel bzw. einen Überschuß von *Yin* oder *Yang* zurückzuführen. Eine Erkältung bekommt man also nicht einfach durch ein Virus (obwohl dieses der Verursacher ist), sondern die Krankheit wird als Anzeichen dafür gewertet, daß sich der Körper äußeren Bedingungen wie »Wind-Hitze«, »Wind-Kälte« oder »Sommer-Hitze« nicht angepaßt hat. ▷

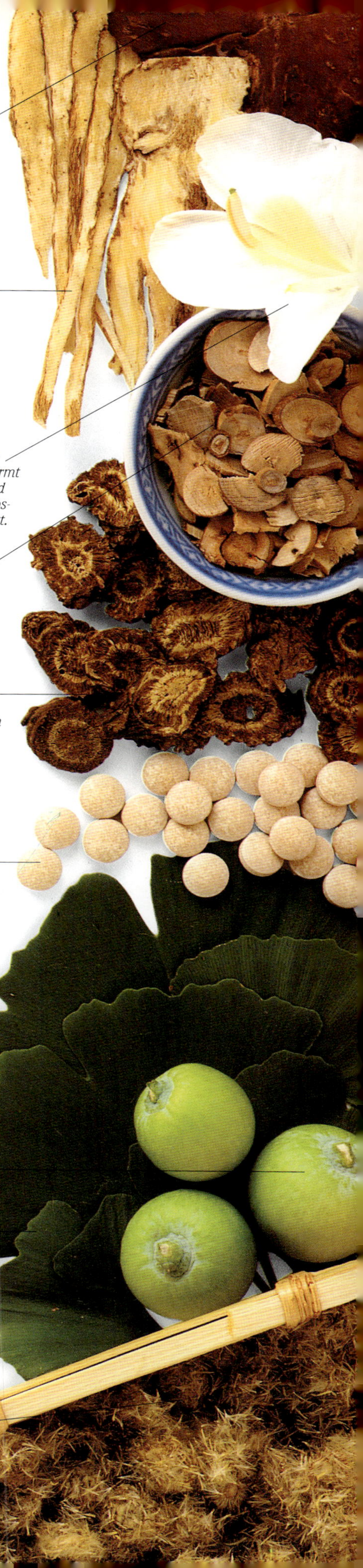

He shou wu (Polygonum multiflorum, *S. 121*), *das älteste chinesische Tonikum, wird gegen das Altern verwendet.*

Chinesische Angelika (Angelica sinensis, *S. 60*) *wird von Millionen chinesischer Frauen als nahrhaftes Bluttonikum verwendet.*

Galgant (Alpinia officinarum, *S. 58*) *erwärmt das Körperinnere und wird gegen Unterleibsschmerzen eingesetzt.*

Gui zhi (Cinnamomum cassia, *S. 80*) *erwärmt das Körperinnere und unterstützt den Kreislauf.*

Qiang huo (Notopterygium incisium, *S. 238*) *wird in China bei Erkältungen verwendet, besonders bei solchen, die mit Muskel- und Gelenkschmerzen verbunden sind.*

Ginkgotabletten

Ginkgo (Ginkgo biloba, *S. 98*) *verbessert das Gedächtnis und den Kreislauf. Aus den Blättern hergestellte Tabletten sind in Europa ein Verkaufsschlager.*

Ginkgosamen

Ginkgoblätter

Su xian hua (Jasminum officinale, *siehe* J. grandiflorum, *S. 222*) *ist eine aromatische Pflanze, die zur Behandlung von Depressionen verwendet wird.*

Erhöhte Temperatur bedeutet zu viel *Yang*, Schüttelfrost einen Überschuß an *Yin*. Die Kunst der chinesischen Pflanzenheilkundler besteht darin, die Harmonie zwischen *Yin* und *Yang* nicht nur im Körper des Patienten, sondern auch zwischen dem Patienten und der Umwelt wiederherzustellen.

Bocksdorn (Lycium chinense, *S. 109*) *wird in China als Bluttonikum verwendet.*

Bocksdornfrüchte

Bocksdornrinde

Hong hua (Carthamus tinctorius, *S. 181*), *im Westen als Färberdistel bekannt, wird in China zur Einleitung der Menstruation und zur Wundheilung verwendet.*

Chinesische Pfingstrose (Paeonia lactiflora, *S. 115*) *hilft bei Menstruationsbeschwerden. In China verwenden Frauen die Wurzel regelmäßig, um ebenso schön wie die Blume zu werden.*

Huo xiang (Agastache rugosa, *S. 159*) *wärmt und regt den Verdauungstrakt an.*

Meerträubel (Ephedra sinica, *S. 93*) *enthält Ephedrin, das in der westlichen Medizin zur Behandlung von Asthma verwendet wird.*

Meerträubeltinktur

Getrockneter Meerträubel

Medizinalrhabarber (Rheum palmatum, *S. 124*) *wirkt in großen Dosen abführend, in kleinen dagegen stopfend.*

Chinesische Kräuter

Im Laufe der Jahrhunderte ist die Anzahl der Heilpflanzen stetig gewachsen, so daß im *Lexikon der chinesischen Drogen* aus dem Jahre 1977 insgesamt 5757 medizinisch wirksame Mittel enthalten sind, die meisten davon pflanzlicher Natur. Die kommunistische Revolution von 1949 hat die Anzahl der verwendeten Pflanzen weiter ansteigen lassen, weil danach auch Kräuter, die zuvor nur in der Volksmedizin verwendet worden waren, in die TCM integriert wurden.

Während sich die Pflanzenheilkunde innerhalb der TCM entwickelte, begann man, den Geschmack und andere charakteristische Merkmale der Kräuter mit ihrer Verwendung zu verbinden. Der *Klassiker der Wurzeln und Heilkräuter des gestaltenden Landmanns (Shen nong ben cao jing)* listet 252 Kräuterarzneien auf und spezifiziert ihren Geschmack und ihre »Temperaturen«, wobei die heutigen Pflanzenheilkundler aus dem Geschmack und der Temperatur immer noch auf die therapeutische Verwendung schließen. Süß schmeckende Kräuter wie Ginseng (*Panax ginseng,* S. 116) werden verschrieben, weil sie tonisierend wirken und die Körperflüssigkeiten anregen, während bitter schmeckende Pflanzen wie *Dan shen* (*Salvia miltiorrhiza,* S. 129) Blutstauungen beseitigen und überschüssige »Feuchtigkeit« austrocknen. Dagegen werden scharf schmeckende Pflanzen für »kühle« Beschwerden verwendet. Allgemein ausgedrückt ist eine Pflanze also durch ihren Geschmack und ihre Temperatur mit bestimmten Krankheiten verbunden. So behandelt man z. B. mit dem Alpenhelmkraut (*Scutellaria baicalensis,* S. 133), einer bitter schmeckenden und »kalten« Pflanze, die austrocknend und kühlend wirkt, Fieber und Reizungen, die durch große Hitze verursacht wurden.

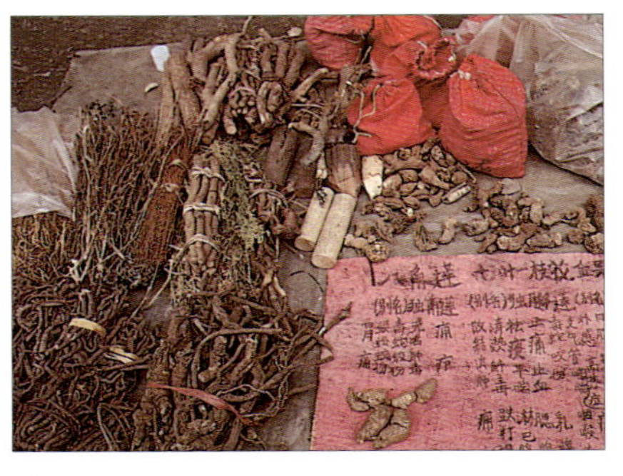

***Chinesischen Pflanzenheilkundlern** steht eine Vielzahl verschiedener Rezepturen zur Verfügung.*

Die Einnahme von Arzneien

Die chinesische Tradition greift häufig auf bewährte Kräutermischungen zurück, die sich als Tonikum oder bei bestimmten Krankheiten als wirksam erwiesen haben. Viele sind frei verkäuflich und werden täglich von Millionen von Menschen – nicht nur in China, sondern überall auf der Erde – verwendet. Chinesische Pflanzenheilkundler nehmen oft eine spezielle Rezeptur als Ausgangsmischung und fügen dann weitere Kräuter hinzu. Es gibt Hunderte von Rezepturen, wobei die »Vierkräutersuppe«, ein Tonikum zur Regulierung der Menstruation, eine der berühmtesten ist. Sie besteht aus Chinesischer Angelika (*Angelica sinensis,* S. 60), *Di-huang*-Wurzel (*Rehmannia glutinosa,* S. 123), *Chuang xiong (Ligusticum wallachii)* und Bai shao yao (*Paeonia lactiflora,* S. 115).

Aber auch Tinkturen und andere alkoholische Kräuterauszüge finden in der chinesischen Kräutermedizin Verwendung. Allerdings sind solche Arzneien eher selten, denn im allgemeinen bekommen die Patienten Mischungen aus Wurzeln und Rinde, die als Abkochung zwei- bis dreimal täglich einzunehmen sind.

Der chinesische Einfluß in Japan und Korea

Zu den Ländern, die besonders stark von der chinesischen Medizin beeinflußt wurden, gehören Japan und Korea. Die *Kampoh* genannte traditionelle japanische Medizin hat ihre Ursprünge im 5. Jahrhundert, als buddhistische Mönche aus

Korea ihre – auf chinesischen Praktiken beruhenden – Behandlungsmethoden nach Japan brachten.

Im folgenden Jahrhundert schickte die Kaiserin Suiko (592–628) Gesandte nach China, damit sie die Kultur und das Gesundheitssystem dieses Landes kennenlernten. Der Einfluß Chinas auf die japanische Medizin, die größtenteils von Mönchen ausgeübt wurde, hielt rund 1000 Jahre an. Im 16. Jahrhundert begann Japan dann, seine eigene kulturelle Identität zu entwickeln. Dabei erhielt *Kampoh* seine typischen, die japanischen Ideale der Einfachheit und Natürlichkeit betonenden Eigenschaften. Allerdings behielten bestimmte chinesische Vorstellungen, etwa *Yin, Yang* und *Ki (Qi)* ihre zentrale Rolle.

Das Tai-chi-Symbol *(in der Mitte des Seidentuches) symbolisiert die Harmonie von Yin und Yang. Ein Ungleichgewicht dieser Gegensätze ruft Krankheiten hervor.*

Nach 1868 wandte sich Japan der westlichen Medizin zu. Die offizielle *Kampoh*-Ausbildung wurde 1885 eingestellt, aber einige standhafte Pflanzenheilkundler gaben ihr Wissen an die jüngere Generation weiter, so daß die Tradition erhalten blieb. In den letzten 20 Jahren ist die Zahl der Pflanzenheilkundler stark angestiegen, und *Kampoh* wird heute auch wieder an der Toyama-Universität in Honshu gelehrt.

Die koreanische Pflanzenheilkunde ähnelt der Hauptrichtung der chinesischen Kräutermedizin, man verwendet in Korea auch fast alle chinesischen Heilpflanzen. Der Ginseng (*Panax ginseng,* S. 116) wird in Korea schon seit etwa 1300 für den Eigengebrauch und den Export kultiviert.

Die Bedeutung der chinesischen Pflanzenheilkunde

Als die Kommunisten 1949 die Macht übernahmen, gewann die chinesische Pflanzenheilkunde wieder an Bedeutung (*siehe* S. 27), so daß sie heute als anerkanntes medizinisches System gilt und der Bevölkerung gleichrangig mit der konventionellen westlichen Medizin zur Verfügung steht. Wie es auch in anderen Traditionen oft der Fall ist, scheinen Pflanzen hauptsächlich für chronische Beschwerden verwendet zu werden, während die westliche Medizin häufiger bei ernster und akuter Krankheit zur Anwendung kommt.

Die chinesische Pflanzenheilkunde ist jedoch nicht nur für China und die benachbarten Regionen von Bedeutung. Viele chinesische Universitäten sind heute auf dem Gebiet der Pflanzenheilkunde in Lehre und Forschung tätig, und diese Entwicklung sowie eine massive offizielle Unterstützung haben geholfen, die Pflanzenheilkunde während der letzten 20 bis 30 Jahre weltweit neu zu beleben.

Die chinesische Pflanzenheilkunde wird heute von erfahrenen Pflanzenheilkundlern aus allen Kontinenten praktiziert und ist in einigen Ländern sogar offiziell anerkannt. So unterschrieben 1995 Frankreich und China eine Vereinbarung über die Einrichtung eines Krankenhauses in Paris, in dem Akupunktur und traditionelle chinesische Pflanzenheilkunde praktiziert werden sollen. Zweifellos wird man, ähnlich wie im Falle des Meerträubel (*Ephedra sinica,* S. 93), der sich als ausgezeichnete Arznei gegen Allergien und Asthma erwies, in Zukunft weitere chinesische Kräuter mit großem medizinischen Nutzen finden, so daß die chinesische Kräutermedizin in den nächsten Jahrzehnten sicher weiter an Beliebtheit zunehmen wird.

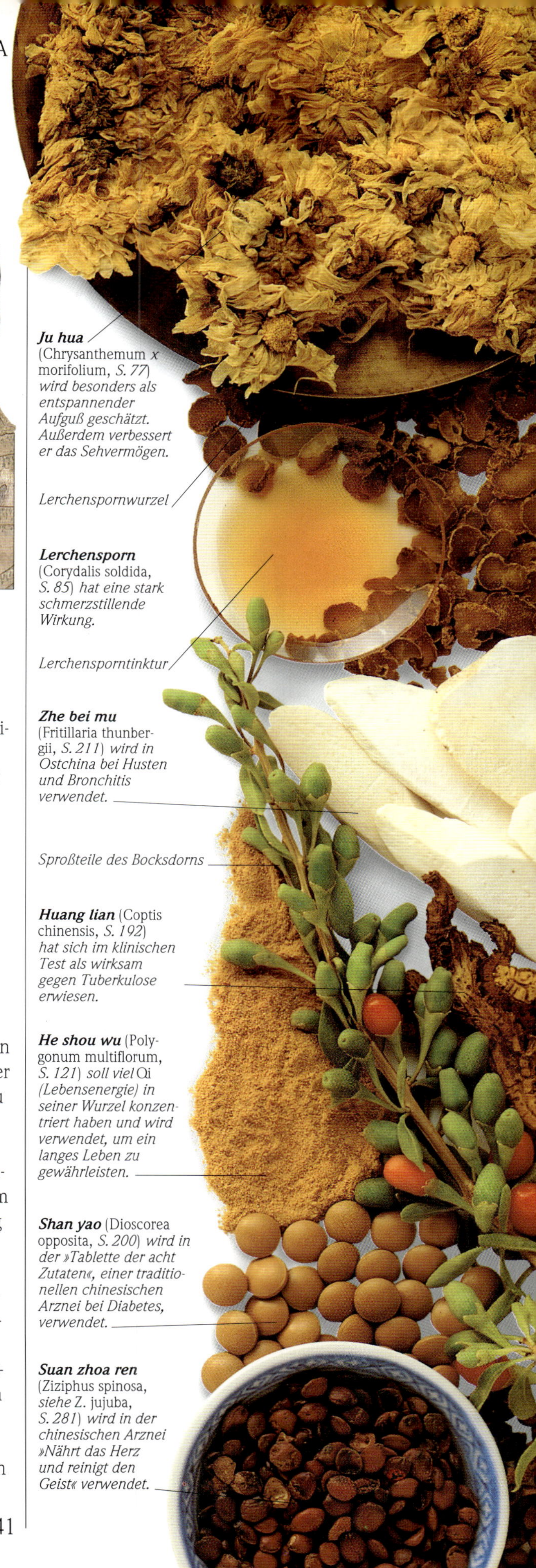
Ju hua (Chrysanthemum x morifolium, *S. 77*) *wird besonders als entspannender Aufguß geschätzt. Außerdem verbessert er das Sehvermögen.*
Lerchenspornwurzel
Lerchensporn (Corydalis soldida, *S. 85*) *hat eine stark schmerzstillende Wirkung.*
Lerchensporntinktur
Zhe bei mu (Fritillaria thunbergii, *S. 211*) *wird in Ostchina bei Husten und Bronchitis verwendet.*
Sproßteile des Bocksdorns
Huang lian (Coptis chinensis, *S. 192*) *hat sich im klinischen Test als wirksam gegen Tuberkulose erwiesen.*
He shou wu (Polygonum multiflorum, *S. 121*) *soll viel* Qi *(Lebensenergie) in seiner Wurzel konzentriert haben und wird verwendet, um ein langes Leben zu gewährleisten.*
Shan yao (Dioscorea opposita, *S. 200*) *wird in der »Tablette der acht Zutaten«, einer traditionellen chinesischen Arznei bei Diabetes, verwendet.*
Suan zhoa ren (Ziziphus spinosa, *siehe Z. jujuba, S. 281*) *wird in der chinesischen Arznei »Nährt das Herz und reinigt den Geist« verwendet.*

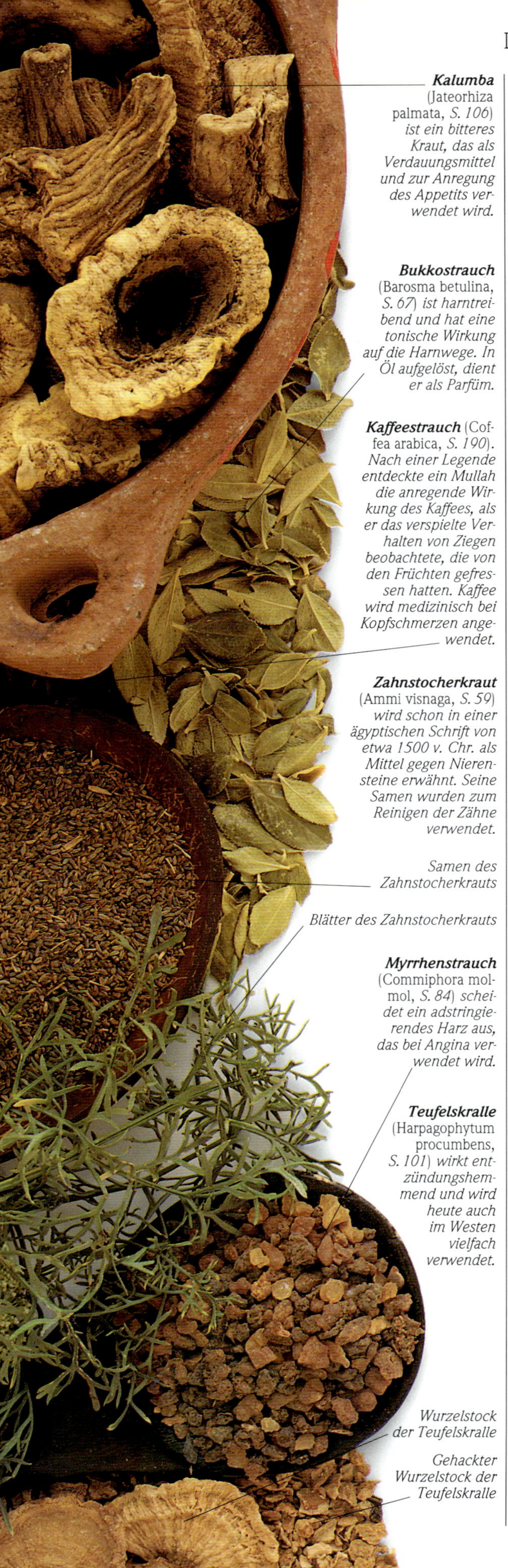
Kalumba (Jateorhiza palmata, *S. 106*) *ist ein bitteres Kraut, das als Verdauungsmittel und zur Anregung des Appetits verwendet wird.*
Bukkostrauch (Barosma betulina, *S. 67*) *ist harntreibend und hat eine tonische Wirkung auf die Harnwege. In Öl aufgelöst, dient er als Parfüm.*
Kaffeestrauch (Coffea arabica, *S. 190*). *Nach einer Legende entdeckte ein Mullah die anregende Wirkung des Kaffees, als er das verspielte Verhalten von Ziegen beobachtete, die von den Früchten gefressen hatten. Kaffee wird medizinisch bei Kopfschmerzen angewendet.*
Zahnstocherkraut (Ammi visnaga, *S. 59*) *wird schon in einer ägyptischen Schrift von etwa 1500 v. Chr. als Mittel gegen Nierensteine erwähnt. Seine Samen wurden zum Reinigen der Zähne verwendet.*
Samen des Zahnstocherkrauts
Blätter des Zahnstocherkrauts
Myrrhenstrauch (Commiphora molmol, *S. 84*) *scheidet ein adstringierendes Harz aus, das bei Angina verwendet wird.*
Teufelskralle (Harpagophytum procumbens, *S. 101*) *wirkt entzündungshemmend und wird heute auch im Westen vielfach verwendet.*
Wurzelstock der Teufelskralle
Gehackter Wurzelstock der Teufelskralle

Afrika

In Afrika gibt es eine größere Vielfalt von Pflanzenheilkundetraditionen als auf jedem anderen Kontinent. Zur Kolonialzeit wurden die medizinischen Praktiken der Eingeborenen weitgehend unterdrückt. Heute ist allerdings eine deutliche Wende festzustellen, so daß konventionelle Ärzte oft eng mit traditionellen Pflanzenheilkundlern zusammenarbeiten.

Die therapeutische Verwendung von Heilpflanzen hat in Afrika eine sehr lange Geschichte. Alte ägyptische Schriften belegen, daß die Kräutermedizin in Nordafrika schon seit Jahrtausenden angewendet wurde, und das Papyrus Ebers, einer der ältesten, erhalten gebliebenen medizinischen Texte aus der Zeit um 1500 v. Chr., umfaßt über 870 Rezepturen und 700 Heilpflanzen, darunter Enzian (*Gentiana lutea,* S. 97), Aloe (*Aloe vera,* S. 57) und Schlafmohn (*Papaver somniferum,* S. 242), aber auch Behandlungsmethoden für Brustbeschwerden bis hin zu Krokodilbissen. Und die medizinischen Fertigkeiten, die in diesem und anderen ägyptischen Texten erwähnt werden, bildeten die intellektuelle Grundlage für die medizinische Praxis im antiken Griechenland, Rom und in der arabischen Welt.

Handel und arabischer Einfluß

Zwischen dem Nahen Osten, Indien und dem nordöstlichen Afrika werden Heilpflanzen seit mindestens 3000 Jahren gehandelt. Viele Kräuter, die im Nahen Osten häufig verwendet wurden, beispielsweise der Myrrhenstrauch (*Commiphora molmol,* S. 84), kamen ursprünglich aus Somalia und der Halbinsel von Kap Horn. Vom 5. bis zum 13. Jahrhundert waren arabische Ärzte führend in der Behandlung von Krankheiten. Als sich im 8. Jahrhundert die arabische Kultur über ganz Nordafrika ausbreitete, beeinflußte sie die nordafrikanische Medizin in einem Maße, das auch bis zum heutigen Tag sichtbar blieb. Mitte des 13. Jahrhundert veröffentlichte der Botaniker Ibn El Beitar eine *Materia Medica*, die das Einflußgebiet häufig verwendeter nordafrikanischer Pflanzenarzneien beträchtlich vergrößerte.

Alte Überzeugungen und einheimische Kräuter

Bei Nomadenvölkern aus den entlegenen Regionen Afrikas, etwa den Berbern aus Marokko und den Topnaar aus Namibia, gibt es Pflanzenheilkundetraditionen, die von den Veränderungen in der westlichen Medizin weitgehend unberührt geblieben sind. Für diese Menschen ist Heilen eng mit ihrer magischen Welt verbunden, in der Geister Krankheit und Tod beherrschen. Bei den Berbern ist die Besessenheit durch einen *djinn* (Geist) eine der häufigsten Ursachen für eine Krankheit, die dann durch Kräuter mit »magischen« Eigenschaften bekämpft wird. Erholt der Patient sich nicht, ist wahrscheinlich ein Fluch oder der »böse Blick« im Spiel.

Die Topnaar waren früher völlig auf die wenigen Heilpflanzen angewiesen, die in dem unwirtlichen Gebiet vorkamen, in dem diese Menschen lebten. Und obwohl dieses Volk heute stark von der westlichen Lebensweise beeinflußt ist und ein Großteil seines früheren Pflanzenwissens verloren hat, setzen die Topnaar immer noch viele einheimische Heilkräuter ein. So wird beispielsweise der Stiel der Braunalge *Ecklonia maxima* geröstet, mit Parafinöl gemischt und zur Behandlung von Brand- und anderen Wunden verwendet, während man *Hoodia currori,* eine sukkulente Pflanze, von ihren Dornen und der festen Rinde befreit, um sie dann bei Husten und Erkältungen roh zu essen.

Überall in Afrika werden Tausende wildwachsender oder in der näheren Umgebung angebaute Heilpflanzen auf Märkten verkauft. Einige davon dienen als Arzneien für den Hausgebrauch, andere, etwa Kanna (*Mesembryanthemum* spp.) oder die Ibogapflanze *(Tabernanthe iboga)* kaut man, um den Kampfeswillen anzuregen, oder setzt sie als Rauschmittel bei religiösen Zeremonien ein.

Nach Überlieferungen aus dem Kongo und aus Gabun wurde die anregende Wirkung der Ibogapflanze entdeckt, als man Wildschweine und Gorillas beobachtete, die Wurzeln ausgruben, fraßen und daraufhin verwirrt umherliefen.

Traditionelle und konventionelle Gesundheitsversorgung

Die konventionelle westliche Medizin hat sich überall in Afrika gut etabliert, aber in ländlichen Gebieten, also weit entfernt von Ärzten und Krankenhäusern, ist die traditionelle Medizin nach wie vor die einzig verfügbare Form der Gesundheitsversorgung. Doch selbst in städtischen Bezirken ist die konventionelle Gesundheitsfürsorge oft nicht ausreichend, so daß beispielsweise Geisterbeschwörer, Pflanzenheilkundler und Hebammen einen Großteil der notwendigen medizinischen Versorgung für die Bevölkerung übernehmen müssen. Die Weltgesundheitsorganisation will versuchen, bis zum Jahr 2000 eine Gesundheitsversorgung zu etablieren, die es allen Menschen erlaubt, ein sozial und ökonomisch annehmbares Leben zu führen. Um dies zu erreichen, haben einige afrikanische Länder erstmals traditionelle Pflanzenheilkundler in einfachen medizinischen Techniken und in den Grundlagen der Hygiene ausgebildet. So arbeitet in einem Zentrum in Ghana konventionell ausgebildetes medizinisches Personal Hand in Hand mit traditionellen Pflanzenheilkundlern, um eine sicherere Verwendung von Kräuterarzneien zu gewährleisten, aber auch, um sie genauer zu untersuchen. Dieses Vorgehen stellt einen bemerkenswerten Wandel der bisherigen Grundhaltung dar, denn im 19. und während eines großen Teils des 20. Jahrhunderts sahen Kolonialregierungen und christliche Missionare in den traditionellen Pflanzenheilkundlern nichts weiter als schwarze Magie praktizierende Medizinmänner, deren Behandlungsweisen und Kräuterarzneien man am besten unterdrückte.

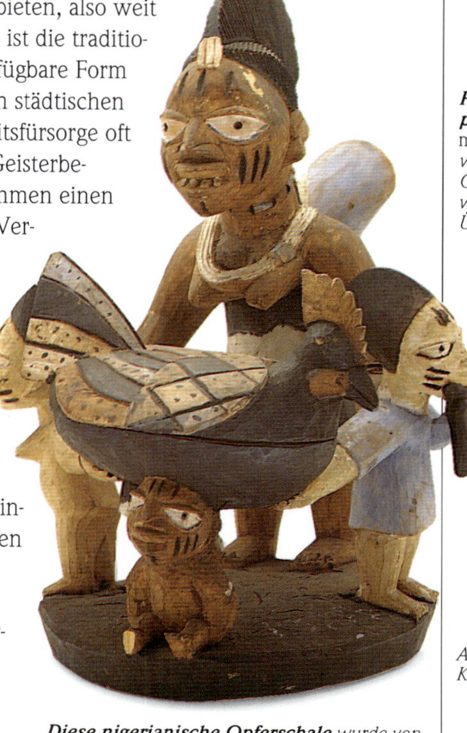

Diese nigerianische Opferschale *wurde von traditionellen Pflanzenheilkundlern verwendet, um durch Deutung magischer Zeichen eine Krankheit zu diagnostizieren.*

Die Entdeckung neuer Kräuterheilmittel

Um die sicherere Verwendung von Kräuterarzneien zu gewährleisten, untersuchen medizinische Institute deren Wirkungsweise inzwischen im Detail. Dabei wurde z. B. auch der Effekt von *Pygeum africanum* (S. 257) endgültig nachgewiesen. Dieser Baum, der in Angola, Mosambik, Kamerun und Südafrika wächst und den man in Zentral- und Südafrika traditionell bei Harnwegsbeschwerden verwendete, wird heute auch in der konventionellen französischen und italienischen Medizin regelmäßig bei Prostataproblemen verschrieben. Von den Pflanzen, die in Afrika gegenwärtig untersucht werden, zeigen aber auch zwei Sträucher – einmal die in den Steppen des Ostens und Westens vorkommende Art *Bridelia ferruginea* sowie der überall in Gebieten mit tropischem Klima wachsende Indigostrauch *(Indigofera arrecta)* – recht vielversprechende Resultate bei der Behandlung von Diabetes.

Die neue Wertschätzung traditioneller Kräuterarzneien in Afrika könnte durchaus zur Akzeptanz weiterer Medikamente auf pflanzlicher Basis führen, nicht zuletzt, weil heute die Möglichkeit besteht, die Vorteile der traditionellen Heilkunde mit der konventionellen Medizin zum gegenseitigen Nutzen zu verbinden.

Kolabaum (Cola acuminata, *S. 191) wird in West- und Zentralafrika zur Linderung von Kopfschmerzen verwendet.*

Pulver aus Kolasamen

Paradieskörnerpflanze (Aframomum melegueta, *S. 159) wird in Afrika als Gewürz, aber auch als wärmendes Mittel bei Übelkeit verwendet.*

Römischer Bertram (Anacyclus pyrethrum, *S. 164) hat eine scharf schmeckende Wurzel mit reizauslösenden Substanzen, die durch Auftragen auf die Haut den Kreislauf anregen.*

Abkochung aus Kassie

Hülsen der Kassie

Kassie (Cassia senna, *S. 72) enthält Anthrachinone. Diese veranlassen den Darm, sich zusammenzuziehen, so daß die Pflanze eine abführende Wirkung hat. Wie man aus Überlieferungen weiß, wurde sie in der arabischen Welt schon im 9. Jahrhundert verwendet.*

Aloe (Aloe vera, *S. 57) enthält zwei medizinisch wirksame Substanzen, die ganz unterschiedlich verwendet werden. Das klare Gel aus der Mitte der Blätter beschleunigt die Wundheilung, der Saft aus der Blattbasis, auch als »Aloe-Extrakt« bekannt, hat eine abführende Wirkung.*

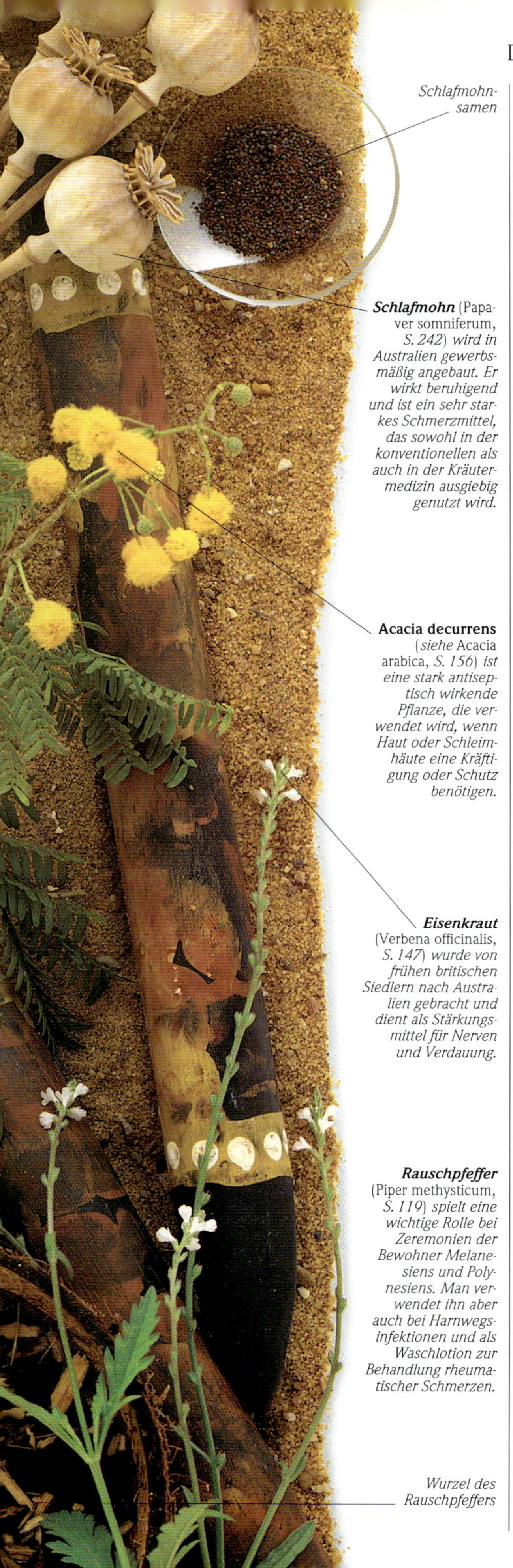

Schlafmohnsamen

Schlafmohn (Papaver somniferum, *S. 242) wird in Australien gewerbsmäßig angebaut. Er wirkt beruhigend und ist ein sehr starkes Schmerzmittel, das sowohl in der konventionellen als auch in der Kräutermedizin ausgiebig genutzt wird.*

Acacia decurrens (*siehe* Acacia arabica, *S. 156) ist eine stark antiseptisch wirkende Pflanze, die verwendet wird, wenn Haut oder Schleimhäute eine Kräftigung oder Schutz benötigen.*

Eisenkraut (Verbena officinalis, *S. 147) wurde von frühen britischen Siedlern nach Australien gebracht und dient als Stärkungsmittel für Nerven und Verdauung.*

Rauschpfeffer (Piper methysticum, *S. 119) spielt eine wichtige Rolle bei Zeremonien der Bewohner Melanesiens und Polynesiens. Man verwendet ihn aber auch bei Harnwegsinfektionen und als Waschlotion zur Behandlung rheumatischer Schmerzen.*

Wurzel des Rauschpfeffers

AUSTRALIEN

Bedauerlicherweise ging nach der Ankunft der Europäer ein Großteil des Wissens der Ureinwohner über Heilpflanzen verloren. Die beherrschenden Einflüsse auf die australische Pflanzenheilkunde kommen heute aus dem Westen sowie aus China und zunehmend auch aus anderen Ländern des pazifischen Raums.

Als Wiege der ältesten, noch bestehenden Kultur der Erde hat Australien auch eine lange Pflanzenheilkundetradition. Man nimmt an, daß die Aborigines Australien vor über 60000 Jahren besiedelten und sich im Laufe der Zeit eine genaue Kenntnis der einheimischen Pflanzen aneigneten, von denen viele, etwa der Eukalyptus (*Eucalyptus globulus,* S. 94), ausschließlich in Australien vorkommen. Zwar ist ein Großteil dieses Wissens mit denjenigen, die einst darüber verfügten, verschwunden; dennoch gibt es gegenwärtig ein großes Interesses an der traditionellen Pflanzenheilkunde der Ureinwohner.

Die Kräutermedizin der Aborigines

Die Aborigines (Ureinwohner) hatten wahrscheinlich eine robustere Gesundheit als die frühen europäischen Siedler, von denen sie verdrängt wurden. Auch ihre Vorstellung von Gesundheit und Krankheit war völlig verschieden, da die Geisterwelt bei diesen Dingen eine große Rolle spielte. Ähnlich wie andere Jäger- und Sammlergesellschaften verwendeten auch die Aborigines viel Zeit auf ihre Rituale, die den Sinn im Leben der einzelnen Personen verdeutlichten und ihren Platz in der Gesellschaft hervorhoben. So benutzten sie in einer komplexen Mischung kultureller und medizinischer Gebräuche Heilpflanzen und praktizierten gleichzeitig eine Heilung durch Handauflegen.

Der Zustrom der Europäer im 18. Jahrhundert erwies sich für die Ureinwohner als katastrophal. Sie wurden ausgebeutet, von ihrem Land vertrieben, und ihre Zahl verringerte sich durch Mord und Totschlag sowie eingeschleppte Infektionskrankheiten sehr schnell. Dabei gingen auch viele ihrer Bräuche verloren, einmal, weil die Europäer deren Wert nicht erkannten, aber auch, weil die mündlich überlieferte Kräutertradition durch den Tod der Ältesten und die Zerschlagung der Stammesgruppen verschwanden.

Dennoch ist ein kleiner Teil der von den Aborigines ausgeübten medizinischen Bräuche erhalten geblieben. So zerdrückte man aromatische Pflanzen wie Eukalyptus und inhalierte sie, um häufige Beschwerden wie Erkältungen zu behandeln. Da die Aborigines keine Metallgefäße besaßen und daher kein Wasser kochen konnten, erhitzten sie die Flüssigkeit mit heißen Steinen und stellten so Abkochungen her, die getrunken oder äußerlich angewendet wurden. Man weiß, daß Hautkrankheiten wie Furunkel und Krätze weit verbreitet waren und daß man sie mit Akazie (*Acacia* spp.) behandelte, während akuter Durchfall mit Eukalyptus oder Padouk (*Pterocarpus marsupium,* S. 256) bekämpft wurde. Und in Queensland linderte man Fieber mit Arzneien aus dem Fieberbaum (*Alstonia* spp., S. 163), auch australisches Chinin genannt.

Einheimische und ausländische Kräuter

In den letzten 200 Jahren waren viele der in Australien heimischen Pflanzen überall auf der Erde sehr begehrt. Untersuchungen des Fieberbaums führten zur Entdeckung des blutdrucksenkenden Alkaloids Reserpin, das heute von Pflanzenheilkundlern und konventionellen Ärzten gleichermaßen verordnet wird. Eukalyptus und Teebaum (*Melaleuca alternifolia,* S. 110) enthalten ätherische Öle, die weltweit als Antiseptika eingesetzt werden. Andere in Australien heimische Pflanzen verwendet man heute in ihrem Ursprungsland vor allem deswegen, weil sie sich bereits in anderen Regionen bewährt haben, z. B. den Asiatischen Wassernabel (*Centella asia-*

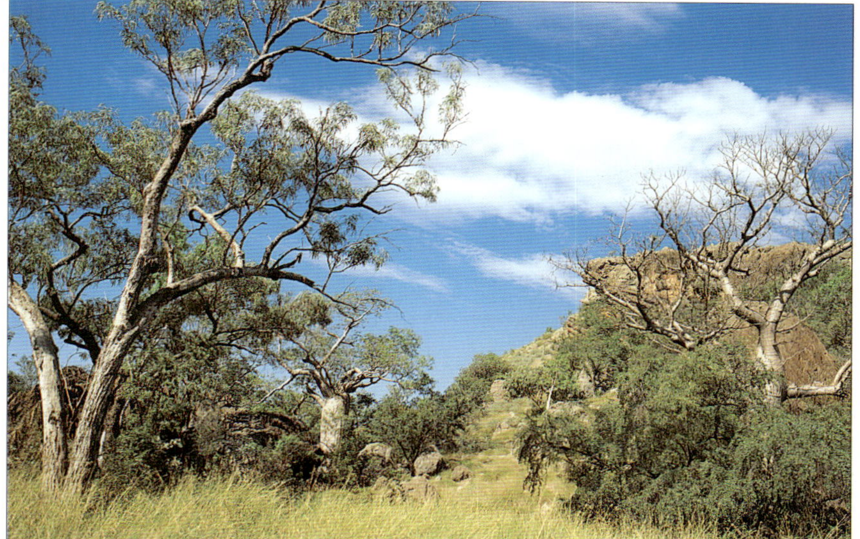

Eucalyptus camadulensis *hat aromatische, adstringierende Blätter. Wird er innerlich angewendet, z. B. bei Durchfall, färbt sich der Speichel rot.*

tica, S. 74) und das Zahnstocherkraut (*Ammi visnaga,* S. 59), die in Indien und im Nahen Osten seit langem medizinisch genutzt werden.

Die frühen britischen Siedler brachten europäische Heilpflanzen wie Eisenkraut (*Verbena officinalis,* S. 147) Weißdorn (*Crataegus* spp., S. 86), Kleinblütige Königskerze (*Verbascum thapsus,* S. 279) und Löwenzahn (*Taraxacum officinale,* S. 140) mit, die inzwischen in Australien heimisch geworden sind. Aber auch Pflanzen aus Amerika haben ihren Weg auf diesen Kontinent gefunden, z. B. der Feigenkaktus (*Opuntia ficus-indica,* S. 240) und das Kanadische Berufkraut (*Conyza canadensis,* S. 203). Und da australische Pflanzenheilkundler sich im allgemeinen an der anglo-amerikanischen Kräutertradition orientieren, werden diese Pflanzen recht häufig angewendet.

Der chinesische Einfluß

Die australische Pflanzenheilkunde wurde in erheblichem Maße auch durch die traditionelle chinesische Medizin beeinflußt. Mit der Ansiedlung chinesischer Immigranten im 19. Jahrhundert erwarb sich die chinesische Medizin einen guten Ruf, so daß sie bis heute eine kleine, aber loyale Anhängerschaft in allen größeren Städten besitzt. In den 80er Jahren setzte dann eine Renaissance in allen Bereichen der Pflanzenheilkunde ein, und heute gibt es in Australien drei Hochschulen, an denen traditionelle chinesische Medizin gelehrt wird. Chinesische Kräuter werden ebenfalls recht häufig von australischen Pflanzenheilkundlern verwendet, so daß viele hochwertige chinesische Arzneien problemlos in Naturkostläden zu bekommen sind.

Die Zukunft

Australien ist heute aber auch das Zentrum eines neu erwachdenden Interesses an indonesischer, neuseeländischer und ayurvedischer Medizin. Außerdem untersucht man viele einheimische Pflanzen genauer auf ihre Wirkung, wobei *Castonospermum australe,* eine der inzwischen zahlreichen Pflanzen mit dem Potential zur Behandlung von AIDS (vgl. S. 29), sicher das meistbeachtete Beispiel ist.

Aber auch der gewerbliche Anbau von Heilpflanzen nimmt zu, wobei Teebaum und Schlafmohn zu den wichtigsten gehören. In Tasmanien werden zur Zeit Versuche unternommen, Ginseng (*Panax ginseng,* S. 116) und Kanadische Gelbwurzel (*Hydrastis canadensis,* S. 103) anzubauen, die beide sehr schwer zu kultivieren sind.

Mit seiner alten Kultur, seiner Anbindung an die westliche Pflanzenheilkunde und seiner Lage am Pazifik vereinigt Australien viele Pflanzenheilkundetraditionen. Daher dürften die nächsten 20 Jahre in der australischen Kräutermedizin für große Aufregung und Spannung sorgen.

Asiatischer Wassernabel (Centella asiatica, *S. 74) dient als reinigendes Tonikum für Haut und Verdauungssystem. Es stärkt aber auch die Nerven und verbessert das Gedächtnis.*

Getrockneter Wassernabel

Frische Wassernabelblätter

Wassernabelpulver

Eukalyptusblätter (Eucalyptus globulus, *S. 94) wurden von den Aborigines traditionell zur Behandlung von Fieber und Infektionen verwendet. Eukalyptus ist eine wärmende und anregend wirkende Pflanze, sie hat aber auch starke antiseptische Eigenschaften, so daß man sie bei Erkältung, Husten und Angina einsetzt.*

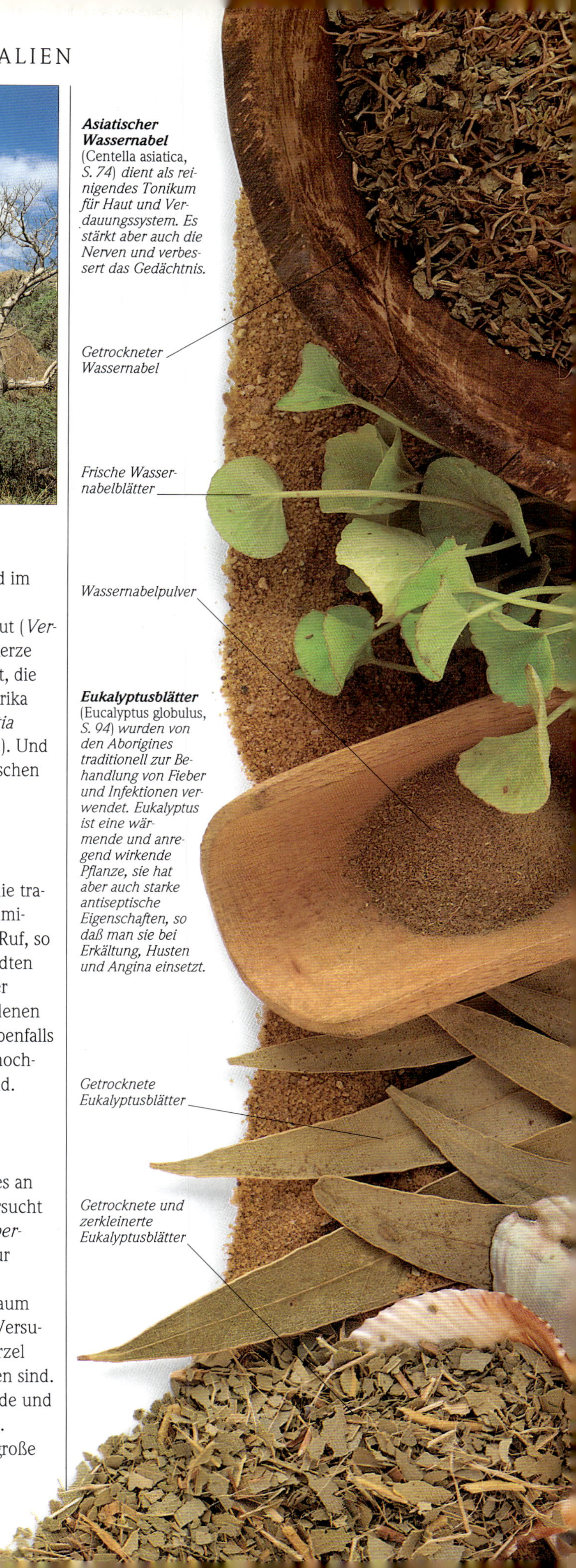

Getrocknete Eukalyptusblätter

Getrocknete und zerkleinerte Eukalyptusblätter

NORDAMERIKA

Viele alte Kräutertraditionen in Mittel- und Nordamerika widerstanden nicht nur dem Zustrom der europäischen Siedler, sondern sorgten sogar für die Wiederbelebung der westlichen Pflanzenheilkunde. In Teilen Mittelamerikas findet die Kräutermedizin noch regelmäßig Anwendung, aber auch in den USA und Kanada gewinnt sie langsam wieder an Beliebtheit.

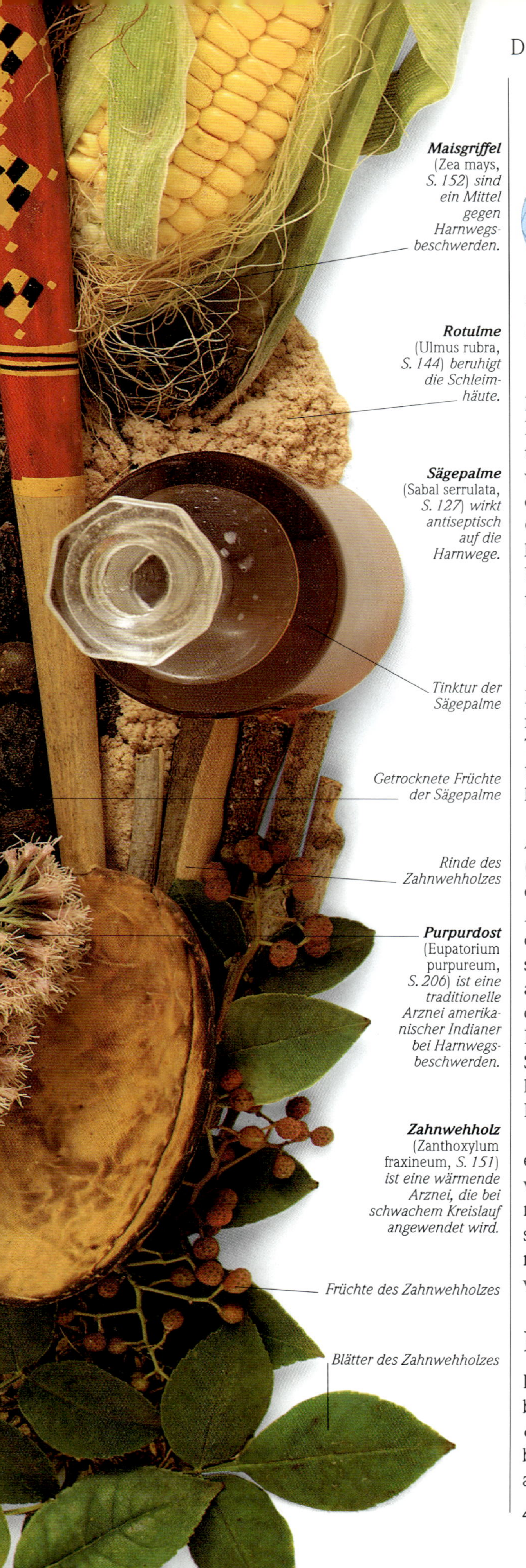

Maisgriffel (Zea mays, *S. 152) sind ein Mittel gegen Harnwegsbeschwerden.*

Rotulme (Ulmus rubra, *S. 144) beruhigt die Schleimhäute.*

Sägepalme (Sabal serrulata, *S. 127) wirkt antiseptisch auf die Harnwege.*

Tinktur der Sägepalme

Getrocknete Früchte der Sägepalme

Rinde des Zahnwehholzes

Purpurdost (Eupatorium purpureum, *S. 206) ist eine traditionelle Arznei amerikanischer Indianer bei Harnwegsbeschwerden.*

Zahnwehholz (Zanthoxylum fraxineum, *S. 151) ist eine wärmende Arznei, die bei schwachem Kreislauf angewendet wird.*

Früchte des Zahnwehholzes

Blätter des Zahnwehholzes

Dank der unterschiedlichsten geographischen Regionen – von der arktischen Wildnis Kanadas und Alaskas bis hin zu den tropischen Regionen Panamas – gibt es in Nord- und Mittelamerika eine immense Vielfalt an Heilkräutern. Einige der heute dort wachsenden Pflanzen wie Muskatbaum, Ingwer und Tamarinde kamen allerdings erst nach dem 16. Jahrhundert aus der Alten Welt auf den neuen Kontinent. Im Gegenzug wurden viele amerikanische Heilpflanzen, z. B. Mais, Kakaobaum, Chili bzw. Cayennepfeffer und Sonnenblume, nach Europa, Asien und Afrika exportiert. Und dieser Austausch war ein wichtiger Teil der Verbindung zwischen den Kräutertraditionen der Alten und der Neuen Welt.

Pflanzenheilkundetraditionen in Mittelamerika

Die Pflanzenheilkunde wird in den ländlichen Gebieten Mittelamerikas heute noch regelmäßig ausgeübt, besonders in Guatemala und Mexiko. In der mexikanischen Tradition gilt der Verlust des »Gleichgewichts« zwischen heißen und kalten Elementen des Körpers als Ursache einer Krankheit. Die Kunst des Pflanzenheilkundlers besteht darin, das Gleichgewicht und die Vitalität wiederzuherstellen.

Die mexikanische Kräutermedizin ist eine Mischung aus Kulturelementen der Azteken, Mayas und Spanier. Lange bevor Hernando Cortez – der Eroberer Mexikos (1485 – 1547) – und seine Konquistadoren 1519 in Mittelamerika landeten, besaßen die Mayas und Azteken bereits ein großes Wissen über Heilpflanzen. Das *Badianus Manuskript,* das erste amerikanische Kräuterbuch (1552 von dem Azteken Martin de la Cruz verfaßt), beschreibt die medizinische Verwendung von 251 mexikanischen Pflanzenarten, darunter Damiana (*Turnera diffusa,* S. 143), die von den Mayas als Aphrodisiakum verwendet wurde, und Mesquitebaum *(Prosopis juliflora),* den die Azteken als Augenspülung benutzten. Beide Arten werden, neben europäischen Pflanzen wie Poleiminze (*Mentha pulegium,* S. 233) und Thymian (*Thymus vulgaris,* S. 142), auch heute noch medizinisch verwendet. Insgesamt stammen sogar vermutlich etwa 65 Prozent der von mexikanischen Pflanzenheilkundlern verwendeten Pflanzen aus Europa.

In anderen mittelamerikanischen Ländern versucht man die Menschen derzeit zu ermutigen, zunächst einmal Kräuterarzneien für die Behandlung von Krankheiten zu verwenden. So gibt es beispielsweise in der Dominikanischen Republik und in Nicaragua Projekte, in deren Rahmen Frauen lernen können, welche heimischen Kräuter sich für die Gesundheitsfürsorge in ihrer Ansiedlung verwenden lassen. Auch kubanische Ärzte verordnen immer häufiger Heilpflanzen, um so der Knappheit an konventionellen Medikamenten zu begegnen.

Karibische Pflanzenheilkunde

In der Karibik ist die Kräutermedizin für den Hausgebrauch immer noch sehr beliebt. Zu den häufig verwendeten Pflanzen gehören Zitronengras (*Cymbopogon citratus,* S. 196), das zur Behandlung von Fieber verwendet wird, und die Balsambirne (*Momordica charantia,* S. 234), eine Kletterpflanze, die als ein »Allheilmittel« auf vielen der Inseln hochgeschätzt wird. Wie man nachweisen konnte, läßt sich durch ihre Anwendung der Blutzuckerspiegel senken, so daß man mit ihrer Hilfe möglicherweise Diabetes bekämpfen kann, eine Krankheit, die unter den aus Afrika stammenden Karibikbewohnern relativ verbreitet ist.

Die medizinischen und religiösen Bräuche der einzelnen Karibikinseln unterscheiden sich natürlich. In vielen sind aber immer noch die afrikanischen Traditionen zu erkennen, die von den Sklaven mitgebracht wurden, besonders von den Yoruba aus Westafrika, die ihre alten Bräuche auch nach der Verschleppung weiter ausübten. Bei einigen dieser Kulturen werden Pflanzen sowohl wegen ihrer magischen Kräfte als auch wegen ihrer medizinischen Eigenschaften geschätzt. So wird z. B. der Tabak (*Nicotiana tabacum,* S. 237) in vielen amerikanischen Kulturen bei religiösen Ritualen, etwa Santeria und Wodu, eingesetzt. Ähnliches gilt auch für andere Pflanzen, etwa Knoblauch (*Allium sativum,* S. 56) und Cayennepfeffer (*Capsicum frutescens,* S. 70).

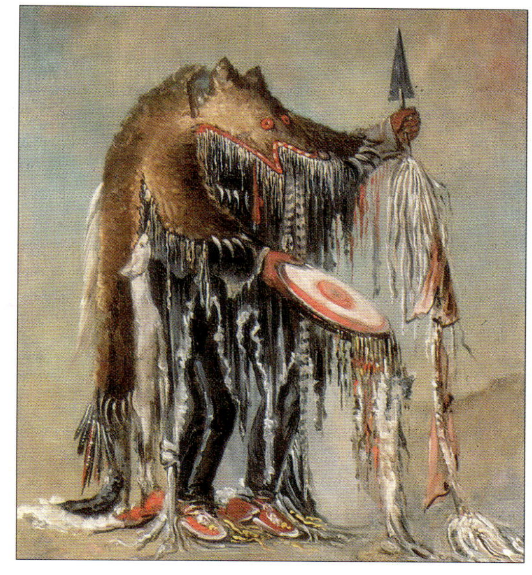

Ein amerikanischer Medizinmann *führt auf diesem Gemälde von George Catlin aus dem 19. Jahrhundert ein Heilungsritual durch, um böse Geister zu vertreiben.*

Schamanismus

Weiter nördlich, im heutigen Gebiet der Vereinigten Staaten, war und ist die Pflanzenheilkunde der Ureinwohner in erster Linie schamanistischer Natur, umfaßte also Kräutermedizin, rituelle Gebräuche und Zauberei. Schamanistische Kulturen von Sibirien bis zum Amazonas glauben, bei einer ernsten Krankheit sei die Seele des Erkrankten von bösen Mächten besessen. Die Aufgabe des Schamanen besteht nun darin, die Krankheit – unter Berücksichtigung physischer *und* spiritueller Dimensionen – zu vertreiben, wobei der Patient nicht genesen kann, wenn seine Seele nicht zuvor von den bösen Geistern befreit wurde. Schamanistische Zeremonien und Riten, mit denen Patienten geheilt werden sollen, umfassen Tanz, Gesang, Trommeln, Spielsituationen und das Bestreuen mit Asche oder Einsprühen mit Wasser. Durch Einnahme halluzinogener Substanzen wie Peyotl (*Lophophora williamsii,* S. 228) gelangt der Schamane in die Geisterwelt und kann dadurch sowohl das Individuum als auch die Gemeinschaft als Ganzes heilen.

Die Macht der Kräuter

In allen ursprünglichen amerikanischen Kulturen, von Kanada bis Chile, nahm man an, Pflanzen hätten übersinnliche Kräfte und viele seien mit großen magischen Fähigkeiten ausgestattet. So glaubten die Irokesen, Lobelie (*Lobelia cardinalis,* siehe *L. inflata* S. 108) und Prunkwinde *(Ipomoea pandurata)* könnten sowohl nützen als auch schaden, so daß man sie nur mit größter Vorsicht sammelte, lagerte und verwendete. Die Prunkwinde galt sogar als so mächtig, daß bereits eine Berührung Schäden verursachen könnte. Die Irokesen verwendeten die Pflanze als Mittel gegen Husten, Tuberkulose und andere Krankheiten und benutzten eine mit Sonnenblumenkernen *(Helianthus annuus)* vermischte Abkochung als sakramentale Mixtur bei Frühjahrs- und Herbstriten.

Auch der Tabak, heute ein suchterzeugendes Genußmittel, war bei den meisten amerikanischen Ureinwohnern eine sakrale Schamanenpflanze. Er wurde in der Pfeife geraucht und »als Opfergabe ins Feuer

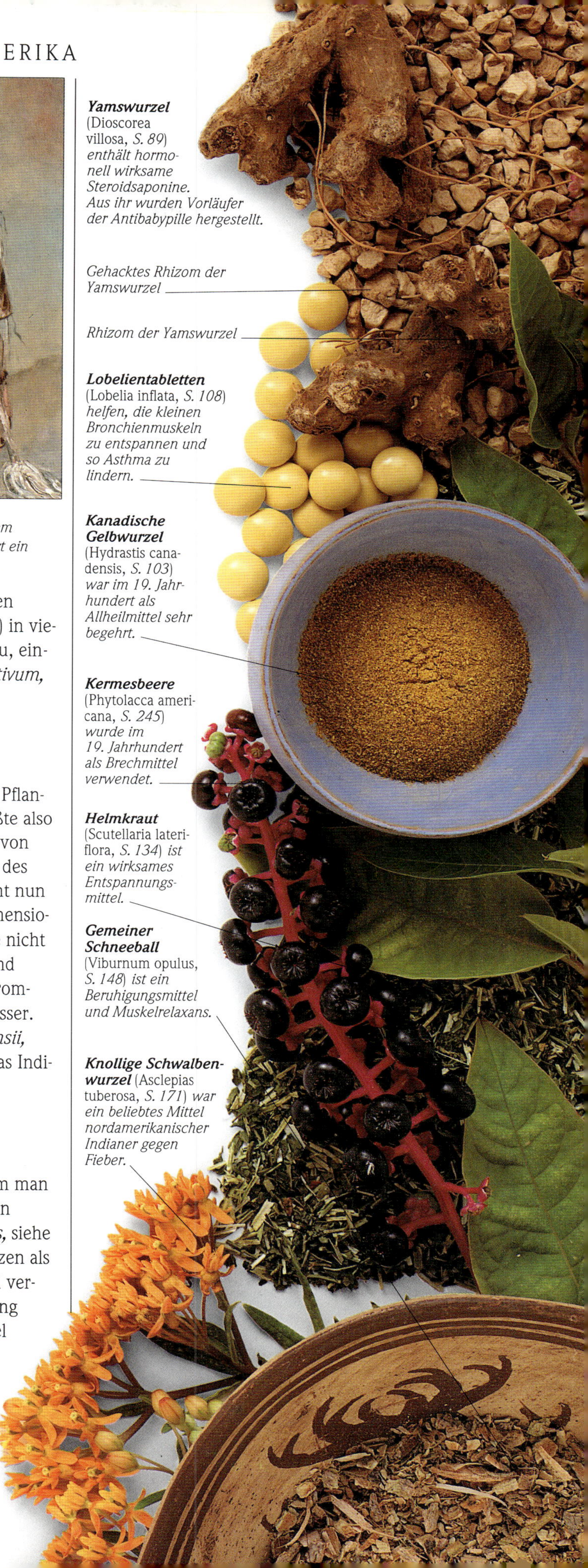

Yamswurzel (Dioscorea villosa, *S. 89*) *enthält hormonell wirksame Steroidsaponine. Aus ihr wurden Vorläufer der Antibabypille hergestellt.*

Gehacktes Rhizom der Yamswurzel

Rhizom der Yamswurzel

Lobelientabletten (Lobelia inflata, *S. 108*) *helfen, die kleinen Bronchienmuskeln zu entspannen und so Asthma zu lindern.*

Kanadische Gelbwurzel (Hydrastis canadensis, *S. 103*) *war im 19. Jahrhundert als Allheilmittel sehr begehrt.*

Kermesbeere (Phytolacca americana, *S. 245*) *wurde im 19. Jahrhundert als Brechmittel verwendet.*

Helmkraut (Scutellaria lateriflora, *S. 134*) *ist ein wirksames Entspannungsmittel.*

Gemeiner Schneeball (Viburnum opulus, *S. 148*) *ist ein Beruhigungsmittel und Muskelrelaxans.*

Knollige Schwalbenwurzel (Asclepias tuberosa, *S. 171*) *war ein beliebtes Mittel nordamerikanischer Indianer gegen Fieber.*

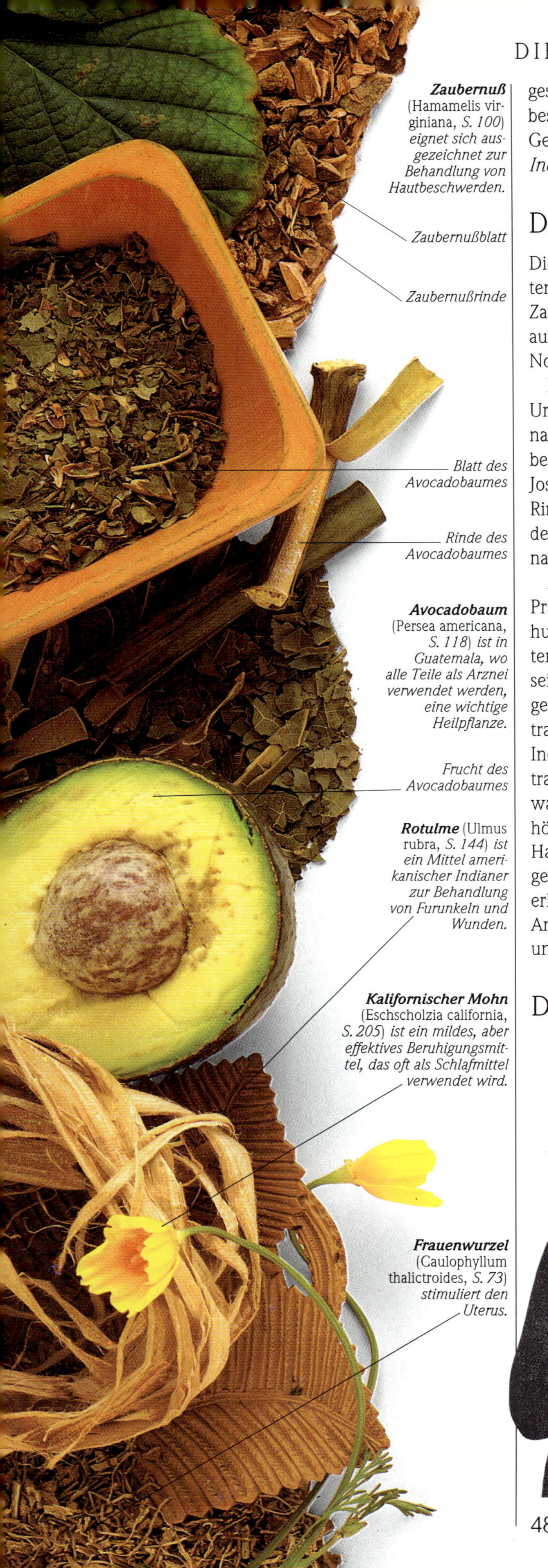

Zaubernuß (Hamamelis virginiana, *S. 100*) *eignet sich ausgezeichnet zur Behandlung von Hautbeschwerden.*

Zaubernußblatt

Zaubernußrinde

Blatt des Avocadobaumes

Rinde des Avocadobaumes

Avocadobaum (Persea americana, *S. 118*) *ist in Guatemala, wo alle Teile als Arznei verwendet werden, eine wichtige Heilpflanze.*

Frucht des Avocadobaumes

Rotulme (Ulmus rubra, *S. 144*) *ist ein Mittel amerikanischer Indianer zur Behandlung von Furunkeln und Wunden.*

Kalifornischer Mohn (Eschscholzia california, *S. 205*) *ist ein mildes, aber effektives Beruhigungsmittel, das oft als Schlafmittel verwendet wird.*

Frauenwurzel (Caulophyllum thalictroides, *S. 73*) *stimuliert den Uterus.*

gestreut; um Stürme abzuwenden, in den Wind oder ins Wasser geworfen; zur Verbesserung des Fanges auf einen Fisch gestreut; als Dank für eine abgewendete Gefahr in die Luft geworfen«, so schreibt Virgil Vogel in seinem Buch *American Indian Medicine* (1970).

Die europäischen Siedler

Die ersten europäischen Siedler, die Nordamerika im frühen 17. Jahrhundert erreichten, betrachteten die medizinischen Praktiken der Ureinwohner als unzivilisierte Zauberei. Daher verließen sie sich weitgehend auf importierte Kräuterarzneien oder auf solche europäischen Pflanzen, die widerstandsfähig genug waren, im Osten Nordamerikas zu gedeihen.

Im Laufe der Zeit bekamen die Siedler durch den zunehmenden Kontakt mit den Ureinwohnern jedoch eine gewisse Achtung vor deren Heilfertigkeiten. Daher übernahmen die Einwanderer manchmal nicht nur die Pflanzen, sondern auch die Verarbeitungsmethoden und therapeutischen Anwendungen der Indianer. So berichtet Joseph Doddridge in seinen *Notes on the Settlement and Indian Wars* (1876), die Rinde des Butternußbaums (*Juglans cinerea,* S. 222) sei nach unten abgeschält worden, wenn man sie als Abführmittel verwenden wollte (»Abwärtswirkung«), und nach oben, um sie als Brechmittel zu benutzen (»Aufwärtswirkung«).

Auf diese Weise erlangten die von den Ureinwohnern ausgeübten medizinischen Praktiken schließlich eine immer größere Beliebtheit. Gegen Endes des 18. Jahrhunderts entwickelte Samuel Thomson (1769–1843) ein einfaches, auf der Kräutermedizin der Indianer basierendes therapeutisches System. Obwohl Thomson seine Quellen nie nannte, ist der Ursprung seines Wissens doch eindeutig, angefangen bei der Verwendung von Brech-, Abführ- und Anregungsmitteln über die zentrale Rolle der Schwitz- und Dampfbäder (in Anlehnung an die Schwitzhütten der Indianer) bis zur genauen Kenntnis der amerikanischen Heilpflanzen. Thomson vertrat die Ansicht, »alle Krankheiten werden durch Kälte verursacht«. Sein System war für all jene gut geeignet, die über eine robuste Gesundheit verfügten und sich höchstens eine Infektion oder offene Verletzung zugezogen hatten. Die beiden Hauptarzneien seiner Methode – Chili bzw. Cayennepfeffer, eine Pflanze mit anregender Wirkung, und Lobelie, ein Brech-, Entspannungs- und Anregungsmittel – erhöhen die Körpertemperatur und erweitern die Blutgefäße. Daher werden bei Anwendung dieser Pflanzen die Widerstandsfähigkeit gegenüber Infektionen erhöht und die Heilung von Wunden beschleunigt.

Der Einfluß des Eklektizismus

Die fruchtbare Verbindung zwischen amerikanischer und westlicher Kräutermedizin führte zu hochentwickelten Systemen wie dem Eklektizismus, der in den 30er Jahren des letzten Jahrhunderts von Dr. Wooster Beech (1794–1868) entwickelt wurde. Beech beschäftigte sich sowohl mit Pflanzenheilkunde als auch mit konventioneller Medizin und versuchte, neue wissenschaftliche Erkenntnisse aus Physiologie und Pathologie mit den Stärken der Pflanzenheilkunde zu verbinden. Beech bezeichnete Thomsons Theorien als primitiv und schlug statt dessen vor, die niedrigsten Dosierungen anzuwenden, mit denen man noch gute Ergebnisse erreichen konnte. Sein Ansatz war so erfolgreich, daß im Jahre 1909, zur Blütezeit des Eklektizismus, über 8000 Vertreter dieser

Samuel Thomson, *von dem auch die Physiomedikalisten des 19. Jahrhunderts inspiriert wurden, propagierte indianische Arzneien.*

Die Yamswurzel *stammt aus Mexiko. Ihre Rhizome dienen der Entspannung der glatten Muskulatur und wirken krampflösend.*

Richtung – alle mit einer anerkannten medizinischen Qualifikation – praktizierten. Eine andere, wichtige medizinische Bewegung, die von Thomsons Theorien angeregt und vom Eklektizismus beeinflußt wurde, war der Physiomedikalismus.

Durch die Verwendung vieler Kräuter versuchten diese Ärzte, »das organische Gewebe mit Lebensgeist« zu erfüllen, um so das Gleichgewicht innerhalb des Körpers wiederherzustellen. In der Annahme, alle Krankheiten gingen vom Magen aus, verwendeten die Physiomedikalisten Kräuter, deren Einnahme Erbrechen auslöste, etwa die Kermesbeere (*Phytolacca americana,* S. 245), um den Körper auf diese Weise zu reinigen. Anschließend verschrieb man zur Rekonvaleszenz Pflanzen wie den Sonnenhut (*Echinacea* spp., S. 90), der, wie man inzwischen weiß, ein ausgezeichnetes Mittel zur Anregung des Immunsystems ist, und die Kanadische Gelbwurzel (*Hydrastis canadensis,* S. 103), ein stärkendes und entzündungshemmendes Mittel.

Die zweite Hälfte des 19. Jahrhunderts war eine fruchtbare Zeit für die amerikanische Pflanzenheilkunde. Als Folge entwickelten sich um die Jahrhundertwende nicht nur Osteopathie und Chiropraktik, sondern diese Zeitspanne belebte auch die Pflanzenheilkunde in Großbritannien so stark, daß der Physiomedikalismus zu einer anglo-amerikanischen Pflanzenheilkundetradition wurde. Daher verwenden britische Pflanzenheilkundler bis heute immer noch mehr nordamerikanische Heilpflanzen als ihre anderen europäischen Kollegen.

Die nordamerikanische Pflanzenheilkunde heute

Nach 1907 erlebte die Pflanzenheilkunde in den USA einen starken Rückgang, weil die Regierung beschlossen hatte, die finanzielle Unterstützung für eine medizinische Ausbildung auf konventionelle Institute zu beschränken. Daher existiert die Pflanzenheilkunde in den USA und in Kanada auch nur in den Randbereichen der konventionellen Gesundheitsfürsorge; in den meisten Staaten der USA ist es verboten, Pflanzenheilkunde ohne eine medizinische Qualifikation auszuüben. Ironischerweise bieten die konventionellen Institute aber keine Kurse in Pflanzenheilkunde an.

Heutzutage werden Pflanzen in erster Linie als Quelle neuer, pharmakologisch wirksamer Substanzen betrachtet und weniger als Naturarzneien. Die Yamswurzel (*Dioscorea villosa,* S. 89) ist dafür ein gutes Beispiel. Die Pflanze wurde von den Azteken in Mexiko als Schmerzmittel zur Behandlung rheumatischer Beschwerden verwendet. 1942 entdeckten Forscher dann, daß sie ein Diosgenin genanntes Steroid enthält, das die Wirkung des Progesterons, eines der weiblichen Geschlechtshormone, imitieren kann. Daraufhin wurde in den 50er Jahren von der mexikanischen Pharmafirma Syntex aus dem Diosgenin wildwachsender Yamswurzeln die erste Antibabypille produziert. Nur wenige Menschen machen sich klar, was für eine große Rolle Pflanzen bei der Entwicklung moderner Medikamente gespielt haben, und noch weniger fragen sich, ob dem Körper durch die Verwendung vollständiger Pflanzen statt einzelner Substanzen nicht manchmal mehr gedient wäre.

Seit der Verabschiedung relativ liberaler Gesetze im Jahre 1994 sind Kräuterarzneien in den USA heute wieder leichter zu bekommen, dürfen aber aufgrund formaler Einschränkungen nur als Nahrungsmittel verkauft werden. Damit fallen die USA deutlich hinter den Rest der Welt zurück, wo die Pflanzen selbst als Arzneien anerkannt sind. Mit einer wachsenden Anzahl von Pflanzenheilkundlern und der Eröffnung zahlreicher Lehranstalten für westliche Kräutermedizin ist die Pflanzenheilkunde in Nordamerika heute aber angesehener und beliebter, als man es sich noch vor 10 Jahren hätte träumen lassen.

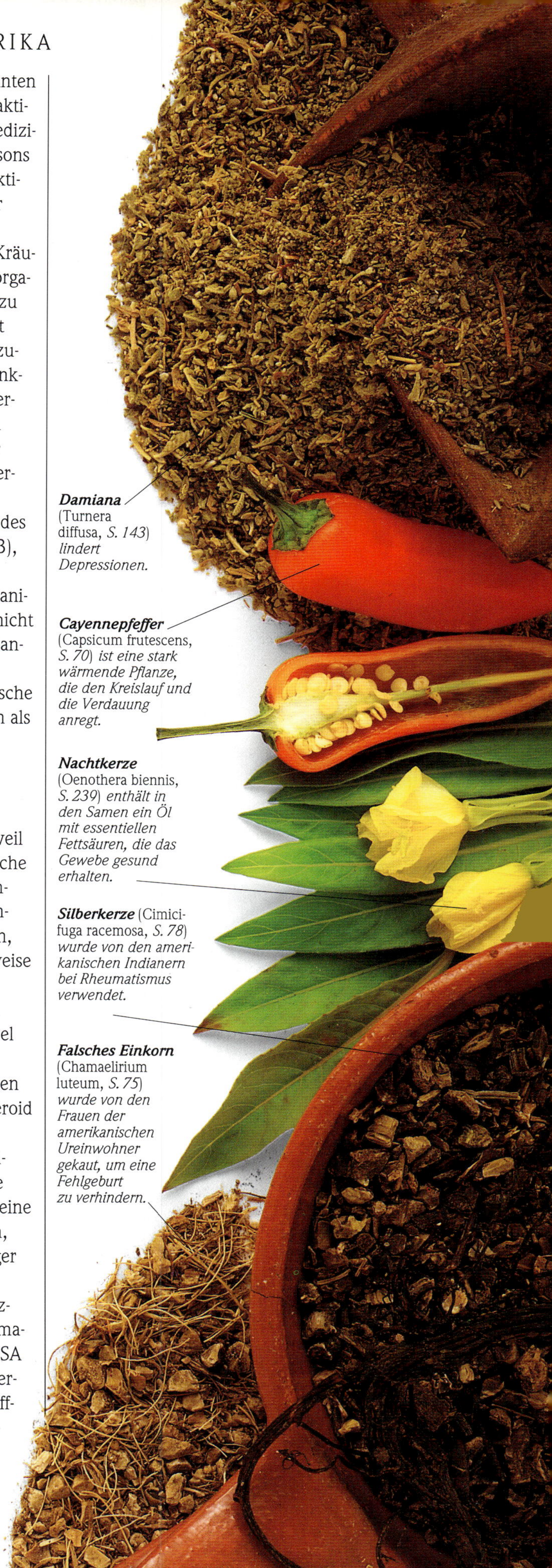

Damiana (Turnera diffusa, *S. 143*) *lindert Depressionen.*

Cayennepfeffer (Capsicum frutescens, *S. 70*) *ist eine stark wärmende Pflanze, die den Kreislauf und die Verdauung anregt.*

Nachtkerze (Oenothera biennis, *S. 239*) *enthält in den Samen ein Öl mit essentiellen Fettsäuren, die das Gewebe gesund erhalten.*

Silberkerze (Cimicifuga racemosa, *S. 78*) *wurde von den amerikanischen Indianern bei Rheumatismus verwendet.*

Falsches Einkorn (Chamaelirium luteum, *S. 75*) *wurde von den Frauen der amerikanischen Ureinwohner gekaut, um eine Fehlgeburt zu verhindern.*

SÜDAMERIKA

Die Pflanzenheilkunde ist ein Teil der Tradition der Indianerstämme Südamerikas, die versuchen, ihre Kultur und ihre natürlichen Lebensräume zu erhalten. Mit dem Verschwinden der riesigen Regenwälder gehen auch Tausende von Pflanzenarten verloren, von denen einige vielleicht großen medizinischen Wert gehabt hätten.

Chinarinde (Cinchona *spp., S. 79*) *enthält Chinin, ein wirkungsvolles Mittel gegen Malaria.*

Kapuzinerkresse (Tropaeolum majus, *S. 276*) *ist eine traditionelle Anden-Arznei mit starker antibiotischer Wirkung zur Behandlung von Wunden und Infektionen der Atemwege.*

Pfeilwurz (Maranta arundinacea, *S. 231*) *wird bei Durchfall, Hautbeschwerden und zur Wundheilung verwendet.*

Zitronenstrauch (Lippia triphylla, *S. 227*) *ist ein Beruhigungsmittel, das als Aufguß verwendet wird.*

Frische Blätter des Zitronenstrauchs

Getrocknete Blätter des Zitronenstrauchs

Boldo (Peumus boldus, *S. 244*) *ist ein Lebertonikum.*

Frische Boldoblätter

Getrocknete Boldoblätter

Unter der Pflanzenheilkunde Südamerikas stellt man sich normalerweise schamanistische Rituale und unzählige, noch unbekannte Pflanzen vor, die unter dem dichten Blätterdach des Regenwaldes gesammelt werden. Allerdings gilt dies nur für zwei Regionen dieses Kontinentes – das Amazonas- und das Orinoko-Gebiet. In anderen Gebieten, z. B. auf dem bolivianische Andenplateau, in den feuchtwarmen Ebenen Paraguays und in Städten wie Rio de Janeiro, findet man vollkommen andere Pflanzen und Anwendungen.

Der Reichtum an heimischen Pflanzen

Seit der spanischen Eroberung im frühen 16. Jahrhundert haben europäische Autoren immer wieder die unglaubliche Vielfalt der von den Eingeborenen verwendeten Pflanzen betont. Die wichtigste von allen war der Chinarindenbaum (*Cinchona* spp., S. 79), ein traditionelles Fiebermittel aus den Anden, auf das die Spanier etwa 1630 erstmals aufmerksam wurden. Chinin, das aus dieser Pflanze hergestellt wird, war beinahe 300 Jahre lang das wirksamste Medikament gegen Malaria und wird auch heute noch vielfach als Tonikum, Bittermittel oder Muskelrelaxans verwendet. Andere wichtige Pflanzen aus Südamerika sind die Kartoffel (*Solanum tuberosum,* S. 269), die von den Inkas in über 60 verschiedenen Varietäten kultiviert wurde. Sie hat eine breite Anwendung, besonders wirkungsvoll ist sie allerdings als Umschlag bei Hautbeschwerden. Die Brechwurzel (*Cephaelis ipecacuanha,* S. 184), die man jetzt häufig in freiverkäuflichen Medikamenten findet, wurde von den brasilianischen Ureinwohnern verwendet, um Amöbenruhr zu behandeln. Aus dem im Westen des Kontinents heimischen Mate-Teestrauch (*Ilex paraguariensis,* S. 220) läßt sich ein anregendes Getränk herstellen, das wie Tee zubereitet wird. Und Mate ist inzwischen so beliebt, daß er heute sowohl in Spanien und Portugal als auch in Südamerika kultiviert wird.

Seit den 50er Jahren haben verschiedene Ethnobotaniker längere Zeitspannen bei den Ureinwohnern verbracht, besonders in der Amazonasregion, wo die meisten Stämme eine hochentwickelte Heilpflanzenkultur haben. Und ihre Arbeit hat zu einer Flut von Kenntnissen über die im Amazonasgebiet heimischen Pflanzen geführt. Die Grieswurzel (*Chondodendron tomentosum,* S. 187), eine Urwaldliane, enthält beispielsweise das Pfeilgift Curare und wird medizinisch verwendet, um Wasserretention, Quetschungen und Geisteskrankheiten zu behandeln. Leider besteht heute jedoch die Gefahr, daß die pflanzenheilkundlichen Kenntnisse vieler eingeborener Stämme zusammen mit dem Regenwald verschwinden werden.

Bewußtseinsverändernde Mittel

Der Kokastrauch (*Erythroxylum coca,* S. 204), in der westlichen Welt als Ausgangsmaterial des Kokains berüchtigt, ist in Südamerika eine wichtige Arznei bei Übelkeit, Erbrechen, Zahnweh und Asthma. Außerdem ist er vollkommen in die Kultur der eingeborenen Bevölkerung des Amazonasgebietes und der Anden

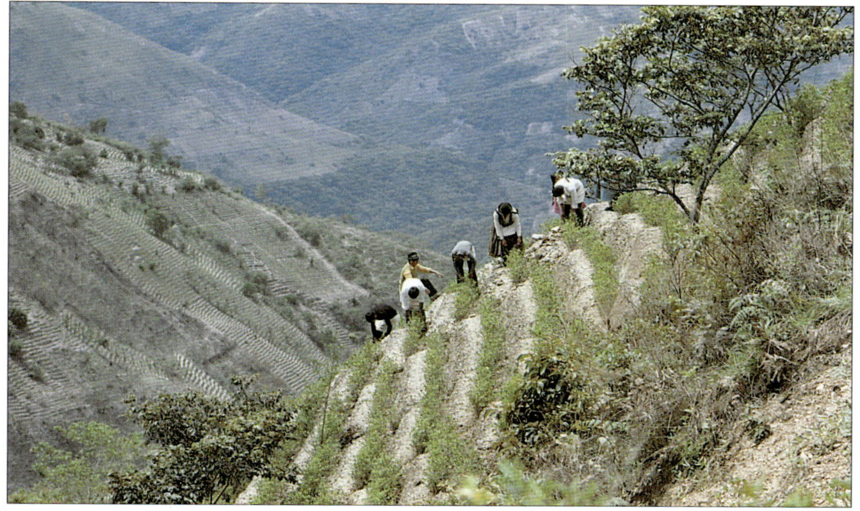

Kokaernte in Bolivien. *Die Blätter werden gepflückt, wenn sie anfangen sich aufzurollen. Die Bewohner der Anden verwenden sie schon seit Jahrhunderten als stimulierendes Mittel.*

integriert und kann so als ausgezeichnetes Beispiel für die einzigartige Beziehung der Urbevölkerung zur Pflanzenwelt dienen. Die sehr alte und sakrale Verwendung des Kokastrauchs in Südamerika wird durch viele Mythen untermauert. Dem Kauen der mit Kalk gemischten Blätter kommt auch heute noch besondere Bedeutung zu, da sie den Appetit zügeln und die Ausdauer steigern.

In den schamanistischen Kulturen Südamerikas werden viele Pflanzen mit halluzinogenen Wirkstoffen verwendet. Besonders oft wird die Ayahuasca-Liane (*Banisteriopsis caapi,* S. 174) eingesetzt, eine starke »Medizin«, die es dem Schamanen (Priester) ermöglicht, mit der Geisterwelt Verbindung aufzunehmen, um so für die Gesundung seines Patienten zu sorgen.

Der europäische Einfluß

In stärker westlich beeinflußten Regionen Südamerikas ist die Kräutermedizin oft eine Mischung aus spanischen und regionalen Traditionen (vgl. auch Mittelamerika, S. 46). In einigen Städten wie La Paz und Quito existieren große Kräutermärkte, auf denen eine erstaunliche Vielfalt einheimischer und europäischer Pflanzen angeboten wird. In Ecuador findet man z. B. Anis (*Pimpinella anisum,* S. 246), ein Mittel gegen Bauchschmerzen und Koliken, das ursprünglich aus dem Mittelmeergebiet stammt, neben ungewöhnlichen einheimischen Pflanzen wie *Culcitium reflexum*, mit der traditionell Vergiftungen und Infektionen, einschließlich Syphilis, behandelt werden.

Forschung und neue Hoffnung

Die genaue Untersuchung südamerikanischer Pflanzen hat zur Verwendung bestimmter Pflanzenarten in konventionellen Medikamenten geführt. So belegte eine brasilianische Studie, daß der Ipê-Baum (*Tabebuia impetiginosa,* S. 138) eine signifikante therapeutische Wirkung gegen Pilzinfektionen, Gebärmutterhalsentzündung, HIV und Krebs zeigt. Auch wenn die Wirksamkeit des Ipê-Baumes bei der Krebsbehandlung noch strittig ist, so wird er gegenwärtig doch sowohl von niedergelassenen Ärzten als auch in einigen Krankenhäusern angewendet.

Auch das klinische Forschungszentrum in Santa Fe de Bogotá in Kolumbien, in dem einheimische Kräuter untersucht werden, ist ein Beispiel für die fortschreitende Erforschung von Pflanzeninhaltsstoffen. Studien dieser Art sind für die gesamte Menschheit wichtig, da einheimische Forscher – im Gegensatz zu den meisten multinationalen Pharmakonzernen – eher bereit sind, Arzneien aus einfachen Auszügen zu entwickeln, die sich möglicherweise als wirksamer erweisen können als die isolierten Substanzen, die in konventionellen Medikamenten verwendet werden.

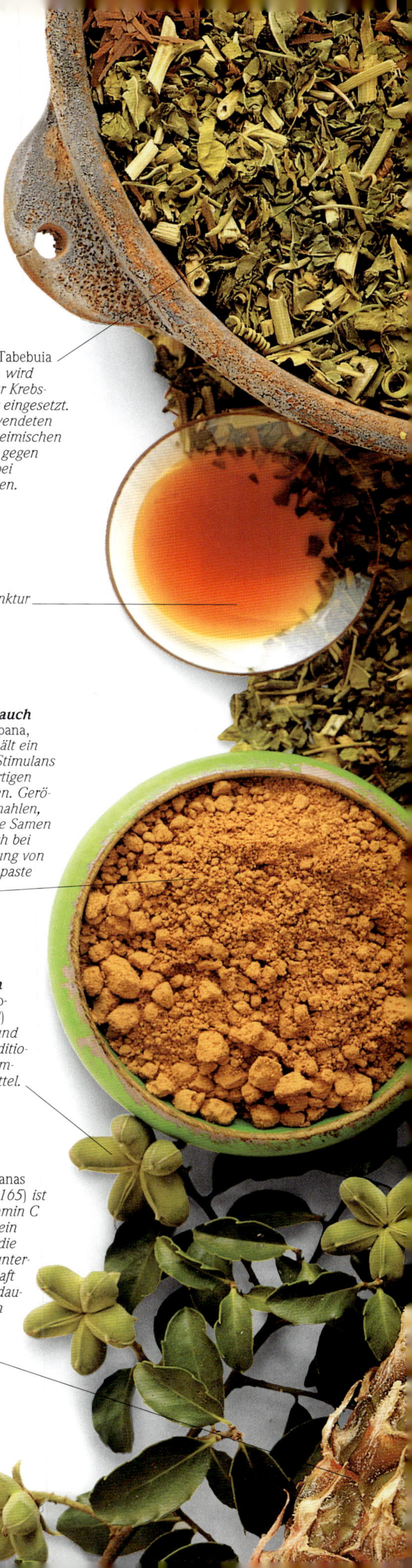

Ipê-Baum (Tabebuia *spp., S. 138) wird als Mittel zur Krebsbekämpfung eingesetzt. In Peru verwendeten ihn die Einheimischen schon lange gegen Fieber und bei Entzündungen.*

Ipê-Baum-Tinktur

Guaranastrauch (Paullinia cupana, *S. 243) enthält ein natürliches Stimulans mit koffeinartigen Eigenschaften. Geröstet und gemahlen, werden seine Samen heute vielfach bei der Herstellung von Gesundheitspaste verwendet.*

Seifenbaum (Quillaja saponaria, *S. 258) gilt in Peru und Chile als traditionelles schleimlösendes Mittel.*

Ananas (Ananas comosus, *S. 165) ist reich an Vitamin C und enthält ein Enzym, das die Verdauung unterstützt. Der Saft wird als Verdauungstonikum und als Diuretikum verwendet.*

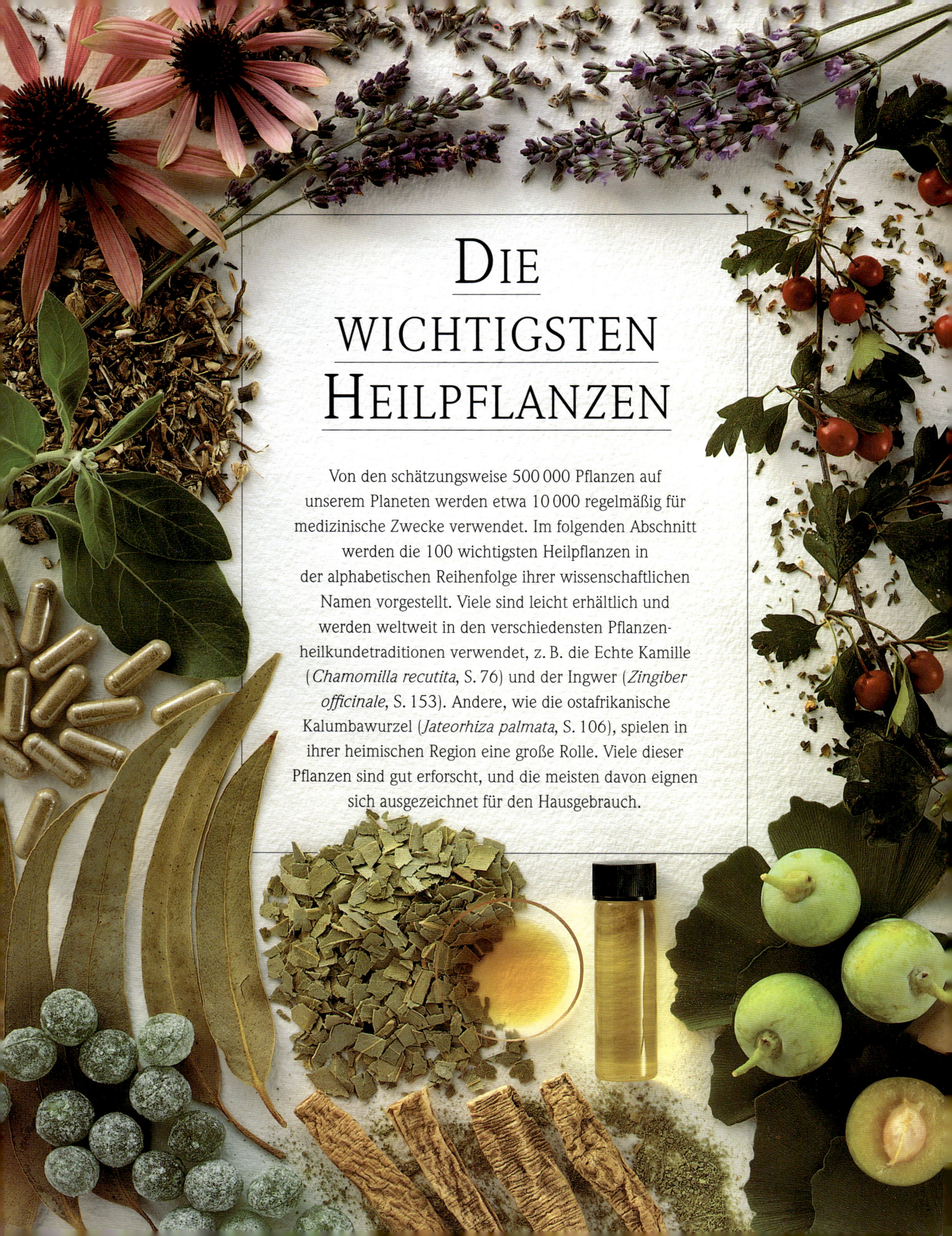

Die wichtigsten Heilpflanzen

Von den schätzungsweise 500 000 Pflanzen auf unserem Planeten werden etwa 10 000 regelmäßig für medizinische Zwecke verwendet. Im folgenden Abschnitt werden die 100 wichtigsten Heilpflanzen in der alphabetischen Reihenfolge ihrer wissenschaftlichen Namen vorgestellt. Viele sind leicht erhältlich und werden weltweit in den verschiedensten Pflanzenheilkundetraditionen verwendet, z. B. die Echte Kamille (*Chamomilla recutita*, S. 76) und der Ingwer (*Zingiber officinale*, S. 153). Andere, wie die ostafrikanische Kalumbawurzel (*Jateorhiza palmata*, S. 106), spielen in ihrer heimischen Region eine große Rolle. Viele dieser Pflanzen sind gut erforscht, und die meisten davon eignen sich ausgezeichnet für den Hausgebrauch.

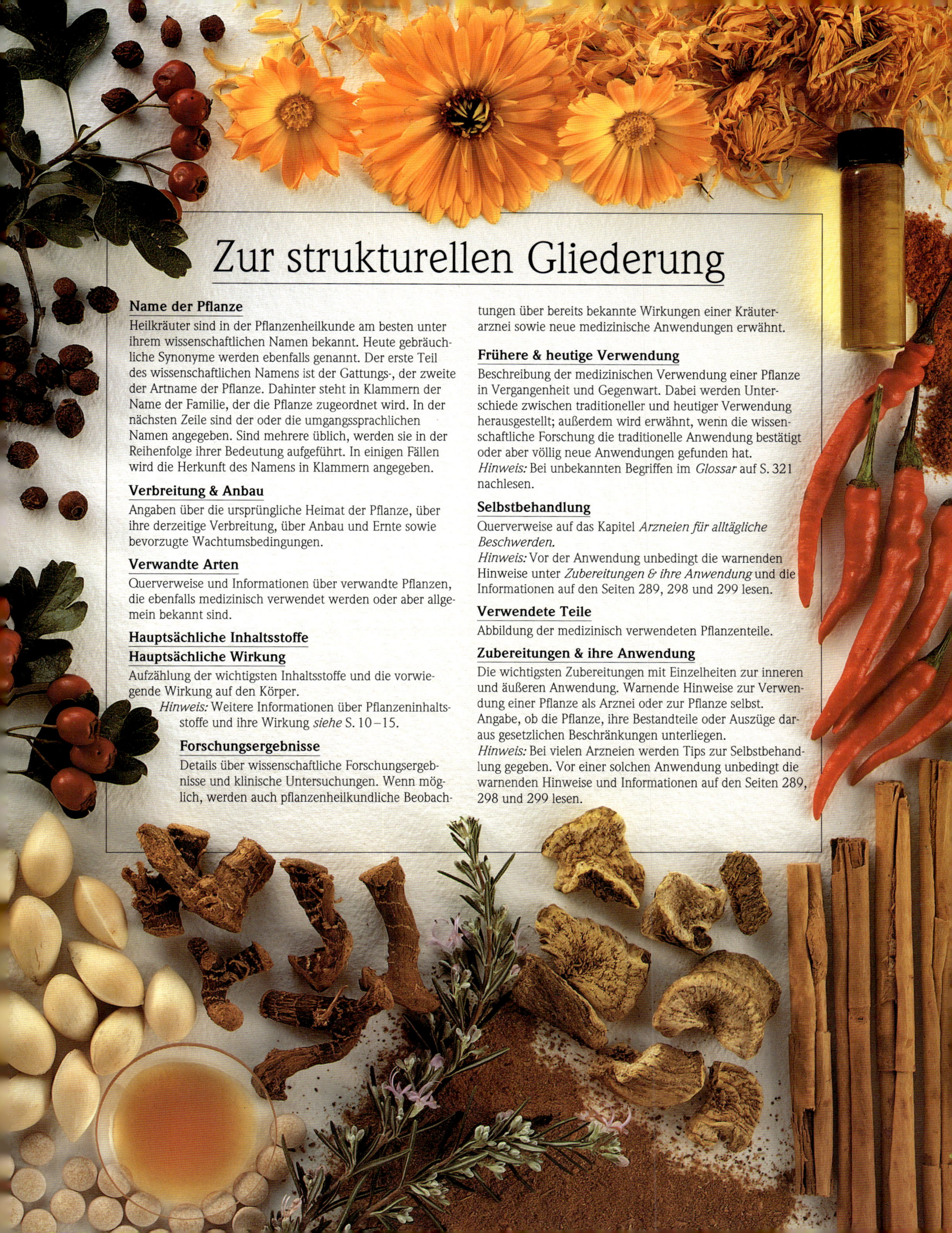

Zur strukturellen Gliederung

Name der Pflanze

Heilkräuter sind in der Pflanzenheilkunde am besten unter ihrem wissenschaftlichen Namen bekannt. Heute gebräuchliche Synonyme werden ebenfalls genannt. Der erste Teil des wissenschaftlichen Namens ist der Gattungs-, der zweite der Artname der Pflanze. Dahinter steht in Klammern der Name der Familie, der die Pflanze zugeordnet wird. In der nächsten Zeile sind der oder die umgangssprachlichen Namen angegeben. Sind mehrere üblich, werden sie in der Reihenfolge ihrer Bedeutung aufgeführt. In einigen Fällen wird die Herkunft des Namens in Klammern angegeben.

Verbreitung & Anbau

Angaben über die ursprüngliche Heimat der Pflanze, über ihre derzeitige Verbreitung, über Anbau und Ernte sowie bevorzugte Wachtumsbedingungen.

Verwandte Arten

Querverweise und Informationen über verwandte Pflanzen, die ebenfalls medizinisch verwendet werden oder aber allgemein bekannt sind.

Hauptsächliche Inhaltsstoffe

Hauptsächliche Wirkung

Aufzählung der wichtigsten Inhaltsstoffe und die vorwiegende Wirkung auf den Körper.

Hinweis: Weitere Informationen über Pflanzeninhaltsstoffe und ihre Wirkung *siehe* S. 10–15.

Forschungsergebnisse

Details über wissenschaftliche Forschungsergebnisse und klinische Untersuchungen. Wenn möglich, werden auch pflanzenheilkundliche Beobachtungen über bereits bekannte Wirkungen einer Kräuterarznei sowie neue medizinische Anwendungen erwähnt.

Frühere & heutige Verwendung

Beschreibung der medizinischen Verwendung einer Pflanze in Vergangenheit und Gegenwart. Dabei werden Unterschiede zwischen traditioneller und heutiger Verwendung herausgestellt; außerdem wird erwähnt, wenn die wissenschaftliche Forschung die traditionelle Anwendung bestätigt oder aber völlig neue Anwendungen gefunden hat.

Hinweis: Bei unbekannten Begriffen im *Glossar* auf S. 321 nachlesen.

Selbstbehandlung

Querverweise auf das Kapitel *Arzneien für alltägliche Beschwerden.*

Hinweis: Vor der Anwendung unbedingt die warnenden Hinweise unter *Zubereitungen & ihre Anwendung* und die Informationen auf den Seiten 289, 298 und 299 lesen.

Verwendete Teile

Abbildung der medizinisch verwendeten Pflanzenteile.

Zubereitungen & ihre Anwendung

Die wichtigsten Zubereitungen mit Einzelheiten zur inneren und äußeren Anwendung. Warnende Hinweise zur Verwendung einer Pflanze als Arznei oder zur Pflanze selbst. Angabe, ob die Pflanze, ihre Bestandteile oder Auszüge daraus gesetzlichen Beschränkungen unterliegen.

Hinweis: Bei vielen Arzneien werden Tips zur Selbstbehandlung gegeben. Vor einer solchen Anwendung unbedingt die warnenden Hinweise und Informationen auf den Seiten 289, 298 und 299 lesen.

Achillea millefolium (*Compositae/Asteraceae*)

Schafgarbe

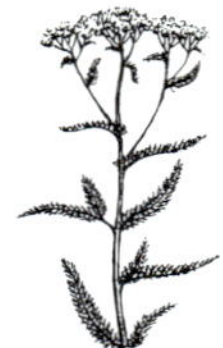

Schafgarbe ist eine bis zu 1 m hohe, ausdauernde Pflanze mit weißen Blütenköpfchen und fein geteilten Blättern.

Die Schafgarbe ist eine in Europa heimische Pflanze mit einer langen Tradition als Wundheilkraut. Schon im Altertum als »Soldatenkraut« (*herba militaris*) bekannt, wurde sie zur Behandlung blutender Kampfverletzungen verwendet. Man setzt sie auch seit langem als Bittertonikum und zur Herstellung von Bittergetränken aller Art ein; außerdem wird sie bei Erkältungen, Grippe, Heuschnupfen, Menstruationsbeschwerden und bei Kreislaufstörungen verwendet.

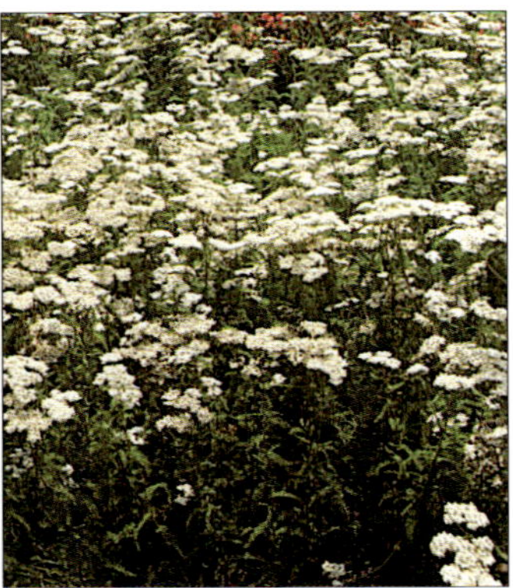

***Der Name Schafgarbe** leitet sich vom althochdeutschen »garwe« ab, was soviel wie »Gesundmacher« bedeutet.*

Verbreitung & Anbau

Eigentlich in Europa und Westasien heimisch, findet man die Schafgarbe heute fast überall in den gemäßigten Breiten auf Wiesen und an Wegrändern. Die Ausbreitung erfolgt durch Rhizome; die Sproßteile werden im Sommer zur Blütezeit gesammelt.

Hauptsächliche Inhaltsstoffe

- Ätherisches Öl (Linalool, Kampfer, Sabinen, Chamazulen)
- Sesquiterpenlactone
- Flavonoide
- Alkaloide (Achillein)
- Polyine
- Triterpene
- Salicylsäure
- Cumarine
- Gerbstoffe

Hauptsächliche Wirkung

- Krampflösend
- Adstringierend
- Bittertonikum
- Schweißtreibend
- Blutdrucksenkend
- Fiebersenkend
- Stillt innere Blutungen
- Erleichtert die Menstruation
- Entzündungshemmend

Forschungsergebnisse

Trotz der breiten Anwendung gibt es kaum Untersuchungen.

Frühere & heutige Verwendung

- **Wundheilung:** Schon Achilles, dem die Schafgarbe ihren Gattungsnamen verdankt, soll die Pflanze zur Wundheilung genutzt haben. Sicher ist, daß die Pflanze tatsächlich viele Jahrhunderte für genau diesen Zweck verwendet wurde, z. B. als Wundsalbe.
- **Therapeutische Eigenschaften:** Das in verschiedenen ätherischen Ölen enthaltene Chamazulen hat eine beruhigende und anti-allergene Wirkung. Die Sesquiterpenlactone sind bitter und wirken stärkend; Achillein hemmt innere und äußere Blutungen; und die Flavonoide sind wahrscheinlich für die krampflösende Wirkung verantwortlich.
- **Gynäkologische Wirkung:** Die Schafgarbe unterstützt den Menstruationszyklus, lindert auftretende Schmerzen und verhindert zu starke Blutungen.
- **Weitere Anwendungen:** Zusammen mit anderen Heilpflanzen läßt sich die Schafgarbe bei Erkältungen und Grippe anwenden. Als Bittertonikum kann sie bei Verdauungsbeschwerden und Koliken eingesetzt werden. Sie hilft aber auch, den Blutdruck zu senken, die Blutzirkulation zu verbessern und Krampfaderbeschwerden oder Heuschnupfen zu lindern.

Selbstbehandlung

- **Erkältungen & Grippe,** S. 311.
- **Fieber,** S. 311.
- **Infektionen des Verdauungstrakts,** S. 305.
- **Krampfadern,** S. 302.
- **Reinigung von Wunden,** S. 304.

Verwendete Teile

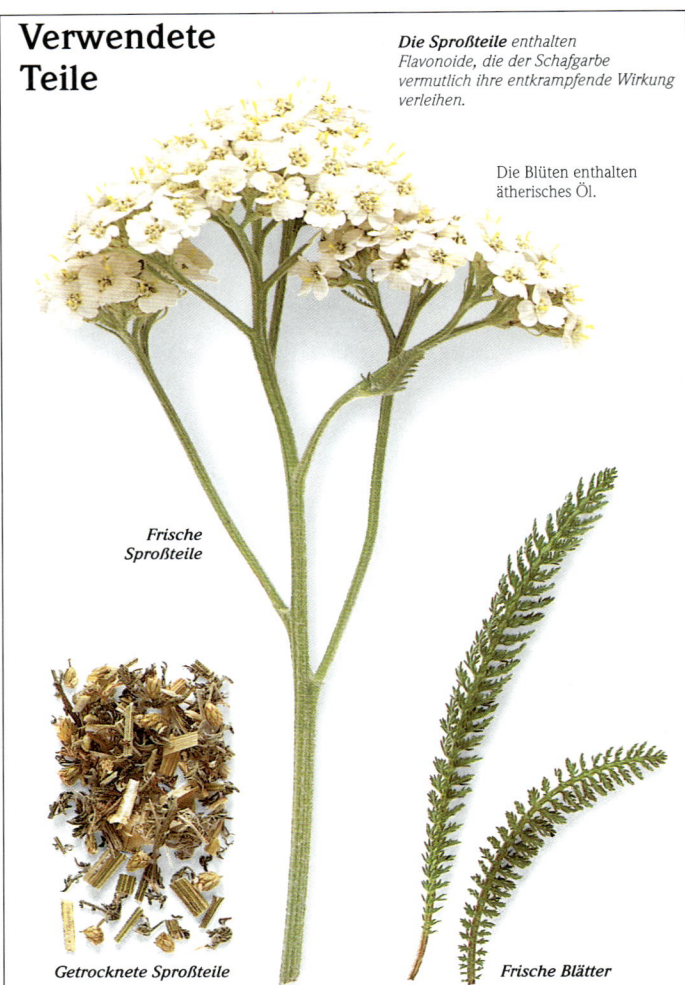

***Die Sproßteile** enthalten Flavonoide, die der Schafgarbe vermutlich ihre entkrampfende Wirkung verleihen.*

Die Blüten enthalten ätherisches Öl.

Zubereitungen & ihre Anwendung

Warnung: Allergische Reaktionen kommen vor. Verwenden Sie das ätherische Öl nur unter ärztlicher Aufsicht und auf keinen Fall während der Schwangerschaft.

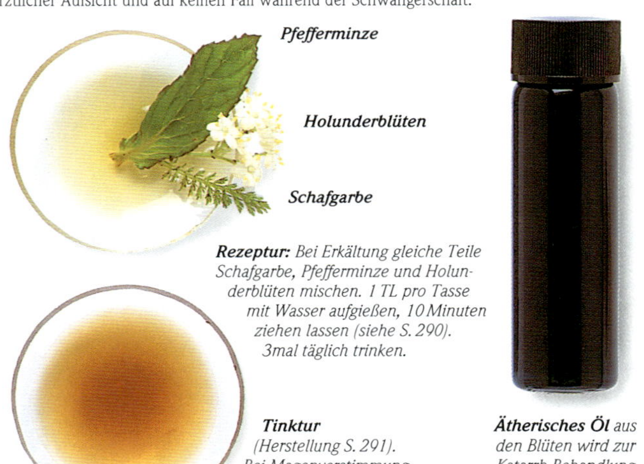

***Rezeptur:** Bei Erkältung gleiche Teile Schafgarbe, Pfefferminze und Holunderblüten mischen. 1 TL pro Tasse mit Wasser aufgießen, 10 Minuten ziehen lassen (siehe S. 290). 3mal täglich trinken.*

***Tinktur** (Herstellung S. 291). Bei Magenverstimmung 3mal täglich 20 Tropfen.*

***Ätherisches Öl** aus den Blüten wird zur Katarrh-Behandlung verwendet.*

Umschläge (Herstellung S. 294). Anwendung bei Abschürfungen, Schnittwunden und Prellungen.

Acorus calamus (*Araceae*)

ECHTER KALMUS, MAGENWURZ, BACC (HINDI)

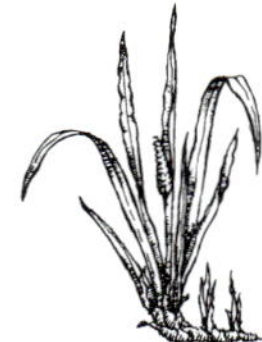

Kalmus ist eine bis zu 1 m hohe, schilfartige Sumpfpflanze mit langen, schwertförmigen Blättern.

Der Kalmus wird schon lange als tonisches und anregendes Mittel geschätzt. Er gehört zu den wichtigsten Heilpflanzen der ayurvedischen Medizin, wird aber inzwischen auch regelmäßig in Europa und in den USA verwendet. Das Rhizom gilt als ausgezeichnetes Mittel bei Verdauungsbeschwerden und als Tonikum für die Nerven. Es regt den Appetit an, vertreibt Blähungen und lindert Magenverstimmungen oder Koliken. Der Kalmus besitzt einen stark aromatischen, bitteren Geschmack.

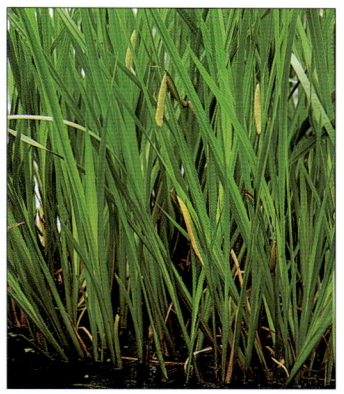

Kalmus *ist eine Wasserpflanze, die eine gewisse Ähnlichkeit mit der Schwertlilie hat. Die gelben Blüten erscheinen im Sommer.*

Verbreitung & Anbau

Der Kalmus stammt vermutlich aus Indien. Heute findet man ihn aber fast weltweit an feuchten Standorten, z. B. Gräben, Fluß- und Seeufern oder in Sümpfen. Die Vermehrung erfolgt im Herbst oder im zeitigen Frühjahr durch Teilung des Rhizoms, wobei die Teilstücke in flaches Wasser gepflanzt werden. Geerntet wird das Rhizom je nach Bedarf.

Verwandte Arten

Die chinesische Art *A. gramineus (Shi chang pu)* ist nahe mit dem Kalmus verwandt. Er zeigt in seiner Anwendung eine sehr ähnliche Wirkung.

Hauptsächliche Inhaltsstoffe

- Ätherisches Öl – Sesquiterpene (nur *A. calamus* var. *americanus*); Asaron (nicht in *A. calamus* var. *americanus*)
- Saponine
- Bitterstoffe (Acorin)
- Schleimstoffe

Hauptsächliche Wirkung

- Blähungstreibend
- Lindert Muskelkrämpfe
- Schweißtreibend
- Anregend
- Tonisch

Forschungsergebnisse

- **Asaron:** Der im ätherischen Öl des Kalmus enthaltene Stoff Asaron hat für Aufsehen gesorgt, weil er sich in isolierter Form als krebserregend erwies. Die in den USA angebaute Art *A. calamus* var. *americanus* enthält allerdings kein Asaron, so daß man ausschließlich aus dieser Pflanze zubereitete Arzneien verwenden sollte.
- **Gesamte Pflanze:** Aus Indien ist trotz der jahrtausendelangen Verwendung von Kalmuspulver kein Zusammenhang mit Krebserkrankungen bekannt geworden. Ob man daraus auf eine gefahrlose Anwendung schließen kann, muß allerdings erst noch untersucht werden.

Frühere & heutige Verwendung

- **Frühe Anwendungen:** In Indien und Ägypten wird der Kalmus vermutlich seit 2500 Jahren als Aphrodisiakum verwendet. In Europa setzte man ihn als anregendes Bittermittel zur Steigerung des Appetits und als verdauungsförderndes Mittel ein. In Nordamerika wurde eine Kalmus-Abkochung bei Fieber, Magenkrämpfen und Koliken verwendet, das Rhizom bei Zahnweh gekaut und ein Wurzelpulver bei Katarrh inhaliert.
- **Ayurvedische Medizin:** Kalmus gehört zu den wichtigen ayurvedischen Heilpflanzen und wird hier besonders als »Verjüngungsmittel« des Gehirns und Nervensystems oder bei Verdauungsproblemen angewendet.
- **Westliche Anwendungen:** Von westlichen Pflanzenheilkundlern wird Kalmus vor allem bei Verdauungsproblemen verordnet, etwa Blähungen, Koliken oder mangelhafter Verdauung. Der Kalmus, besonders *A. calamus* var. *americanus*, besitzt eine starke krampflösende Wirkung auf den Verdauungstrakt und wirkt bei Unwohlsein sowie Völlegefühl und Kopfschmerzen, die mit einer schlechten Verdauung zusammenhängen. Bei einer geringen Dosis soll sich die Magensäure verringern, während ein großes Quantum das Gegenteil bewirkt – ein Beispiel dafür, wie unterschiedliche Mengen ganz verschiedene Wirkungen hervorrufen können.

Verwendete Teile

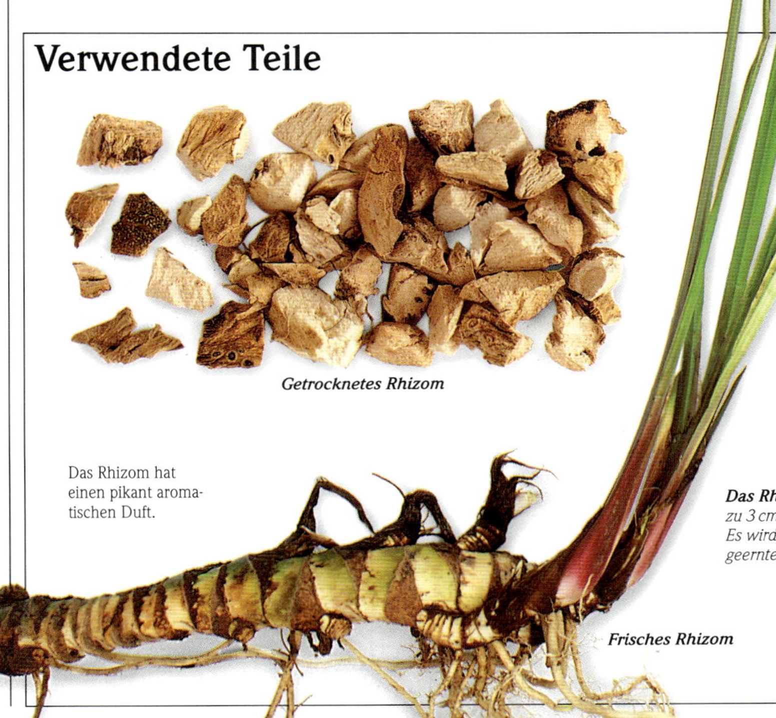

Getrocknetes Rhizom

Das Rhizom hat einen pikant aromatischen Duft.

Das Rhizom *kann bis zu 3 cm dick werden. Es wird bei Bedarf geerntet.*

Frisches Rhizom

Zubereitungen & ihre Anwendung

Warnung: Nur unter ärztlicher Aufsicht und nicht länger als 1 Monat verwenden. In einigen Ländern gelten Einschränkungen.

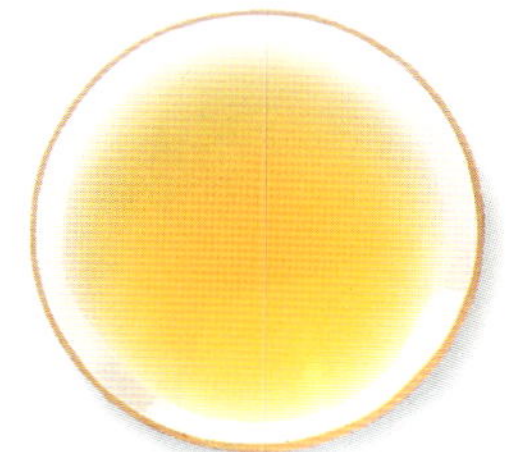

Abkochung *zur Linderung von Verdauungsstörungen, Blähungen und zur Anregung des Appetits.*

Tinktur *verschreiben Pflanzenheilkundler und Ärzte bei Verdauungsbeschwerden.*

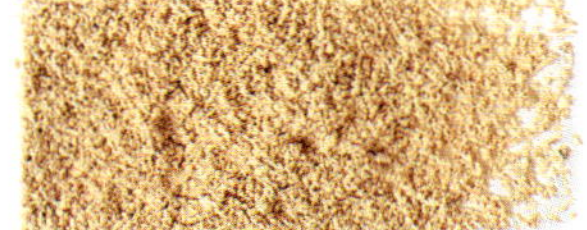

Pulver. *Gilt in der ayurvedischen Medizin als Stärkungsmittel.*

Allium sativum (*Liliaceae*)

Knoblauch

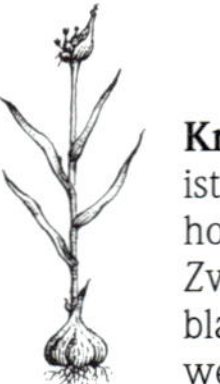

Knoblauch ist eine 30–100 cm hohe, ausdauernde Zwiebelpflanze mit blaßrosa oder grünweißen Blüten.

Der für seinen strengen Geruch und Geschmack berüchtigte Knoblauch ist eine ausgezeichnete Kräuterarznei, die als Hausmittel bei einer Vielzahl gesundheitlicher Beschwerden völlig gefahrlos angewendet werden kann. So wirkt er einer Infektion der Atemwege entgegen, senkt den Cholesterinspiegel oder hilft bei Kreislaufbeschwerden, etwa hohem Blutdruck. Er senkt aber auch den Blutzuckerspiegel und kann so eine nützliche Ergänzung des Speiseplans bei Altersdiabetis darstellen.

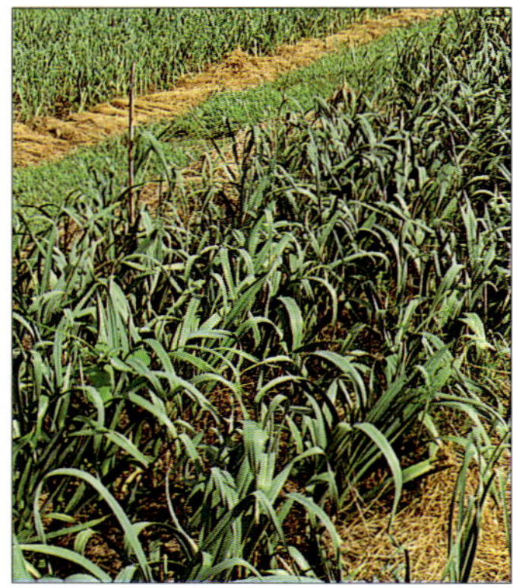

***Knoblauch** wird in vielen Ländern gewerbsmäßig als Nahrungsmittel angebaut.*

Verbreitung & Anbau

In Zentralasien heimisch, heute weltweit angebaut. Vermehrung durch Teilung der Zwiebel; geerntet wird im nächsten Spätsommer.

Verwandte Arten

Zwiebel und Bärenlauch (*A. cepa* und *A. ursinum*, S. 162).

Hauptsächliche Inhaltsstoffe

- Ätherisches Öl (Alliin, Allicin, Ajoen)
- Scordein
- Selen
- Vitamin A, B, C und E

Hauptsächliche Wirkung

- Antiseptisch
- Schleimlösend
- Schweißtreibend
- Blutdrucksenkend
- Verlangsamt die Blutgerinnung
- Senkt den Blutzuckerspiegel
- Wurmmittel

Forschungsergebnisse

- **Antibakteriell:** Knoblauch wird seit den 80er Jahren in Deutschland, Japan und den USA gründlich untersucht. Gesichert ist, daß beim Zerdrücken einer frischen Knoblauchzehe Alliin durch das Enzym Alliinase in Allicin aufgespalten wird. Dieses und andere Bestandteile des ätherischen Öls wirken stark antibakteriell, so daß Knoblauch sogar bei schwerwiegenden Infektionen wie der Ruhr hilft.
- **Blutdruck:** In den 80er Jahren durchgeführte klinische Untersuchungen haben bestätigt, daß Knoblauch die Blutlipide (Fette) verringert und den Blutdruck senkt.

Frühere & heutige Verwendung

- **Traditionelle Anwendung:** Knoblauch wurde schon immer wegen seiner außergewöhnlichen Heilkräfte geschätzt. Vor der Entdeckung der Antibiotika verwendete man ihn gegen alle möglichen Infektionen, von Tuberkulose bis zu Typhus. Im Ersten Weltkrieg diente er auch zur Wundbehandlung.
- **Atemwegsinfektionen:** Knoblauch ist ein ausgezeichnetes Mittel gegen viele Infektionen der Atemwege, etwa Erkältungen, Grippe, Ohrenentzündungen und Katarrhe.
- **Verdauungstrakt:** Magen- und Darminfektionen sprechen gut auf Knoblauch an. Er eignet sich auch zur Beseitigung von Darmparasiten.
- **Kreislaufmittel:** Da Knoblauch das Blut dünn hält, wirkt er Kreislaufproblemen und der Gefahr eines Schlaganfalls entgegen. Außerdem senkt er den Cholesterinspiegel und den Blutdruck.
- **Weitere Anwendungen:** Knoblauch wird bei Infektionen verwendet, wobei er auch zusätzlich zu konventionellen Antibiotika genommen werden kann, um deren Wirkung zu unterstützen und Nebenwirkungen zu verhindern. Außerdem senkt Knoblauch den Blutzuckerspiegel, so daß er bei Altersdiabetes eingesetzt werden kann.

Verwendete Teile

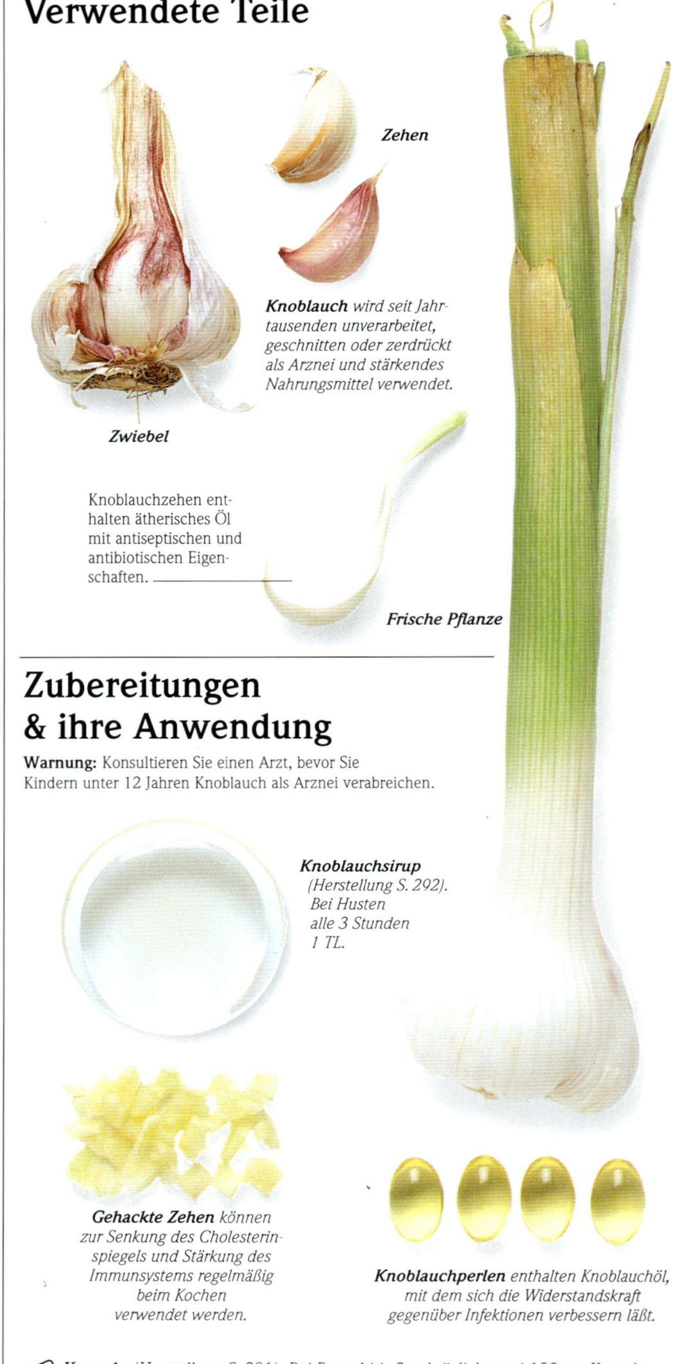

***Knoblauch** wird seit Jahrtausenden unverarbeitet, geschnitten oder zerdrückt als Arznei und stärkendes Nahrungsmittel verwendet.*

Knoblauchzehen enthalten ätherisches Öl mit antiseptischen und antibiotischen Eigenschaften.

Zubereitungen & ihre Anwendung

Warnung: Konsultieren Sie einen Arzt, bevor Sie Kindern unter 12 Jahren Knoblauch als Arznei verabreichen.

***Knoblauchsirup** (Herstellung S. 292). Bei Husten alle 3 Stunden 1 TL.*

***Gehackte Zehen** können zur Senkung des Cholesterinspiegels und Stärkung des Immunsystems regelmäßig beim Kochen verwendet werden.*

***Knoblauchperlen** enthalten Knoblauchöl, mit dem sich die Widerstandskraft gegenüber Infektionen verbessern läßt.*

Kapseln (Herstellung S. 291). Bei Bronchitis 3mal täglich zwei 100-mg-Kapseln.
Tabletten werden bei Bluthochdruck und Bronchitis verwendet.

Selbstbehandlung

- **Akne & Furunkel,** S. 305.
- **Alterstonikum,** S. 319.
- **Bluthochdruck,** S. 301.
- **Erkältungen & Grippe,** S. 311.
- **Fußpilz,** S. 304.
- **Harnwegsinfektionen,** S. 314.
- **Husten & Bronchitis,** S. 310.
- **Infektionen des Verdauungstrakts,** S. 305.
- **Lippenherpes,** S. 304.
- **Mandelentzündung,** S. 311.
- **Ohrenschmerzen,** S. 312.
- **Pilzinfektionen,** S. 314.

Aloe vera, syn. *A. barbadensis* *(Liliaceae)*

Aloe

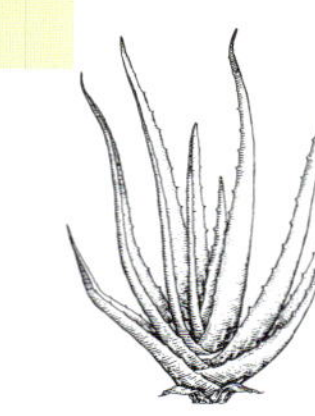

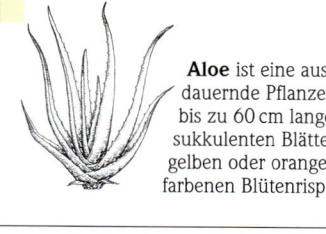

Aloe ist eine ausdauernde Pflanze mit bis zu 60 cm langen, sukkulenten Blättern, gelben oder orangefarbenen Blütenrispen.

Die in Afrika heimische Aloe, die bei uns vor allem als Zimmerpflanze bekannt ist, kann therapeutisch auf zweierlei Weise angewendet werden: Das klare, im Blatt enthaltene Gel dient der Behandlung von Wunden und Verbrennungen, da es die Heilung beschleunigt und das Risiko einer Infektion verringert. Der aus der Blattbasis gewonnene bittere gelbe Saft wird dagegen getrocknet (Aloetrockenextrakt) und als starkes Abführmittel bei kurzzeitiger Verstopfung angewendet.

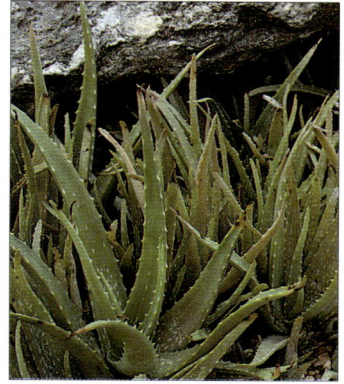

***Aloe** hat stachelige, sukkulente graugrüne Blätter, in denen die Wirkstoffe enthalten sind.*

Verbreitung & Anbau

Ursprünglich in Ost- und Südafrika heimisch, kommt heute in den Tropen wildwachsend vor, wird außerdem weltweit kultiviert. Vermehrt wird sie durch Ableger; zur Gewinnung des Gels und des gelben Saftes schneidet man die Blätter ab und läßt die Flüssigkeit austreten. Zimmerpflanzen haben einen nur geringen Anthrachinongehalt.

Verwandte Arten

Die verwandte Kap-Aloe (*A. ferox*) wird in der Pflanzenheilkunde als Abführmittel verwendet. Viele andere *Aloe*-Arten können ebenfalls medizinisch genutzt werden.

Hauptsächliche Inhaltsstoffe

- Anthrachinone (Aloin, Aloe-Emodin)
- Harze
- Gerbstoffe
- Polysaccharide
- Aloeresin B

Hauptsächliche Wirkung

- Wundheilung
- Emollientium (erweichendes Mittel)
- Regt die Gallensekretion an
- Abführend

Forschungsergebnisse

- **Wundheilung:** Intensive Forschungen, die seit den 30er Jahren in den USA und Rußland durchgeführt wurden, zeigen eine deutliche Wirkung des Gels bei der Behandlung von Wunden, Geschwüren und Verbrennungen, da es an der betroffenen Stelle einen schützenden Film bildet und die Heilung beschleunigt. Diese Wirkung ist zum Teil auf Aloeresin B zurückzuführen, eine Substanz, die das Immunsystem stärkt.

Frühere & heutige Verwendung

- **Kosmetik:** Aloe wird schon lange als Hautlotion verwendet. Auch Kleopatra soll dieser Pflanze ihre Schönheit verdankt haben.
- **Westliche Medizin:** In der westlichen Welt gewann die Aloe in den 50er Jahren an Beliebtheit, als man ihre Fähigkeit entdeckte, Verbrennungen – besonders durch die Sonne hervorgerufene – zu heilen.
- **Erste Hilfe:** Aloe ist ein ausgezeichnetes Hausmittel, das bei Verbrennungen, Abschürfungen, Verbrühungen und Sonnenbrand verwendet werden kann. Das aus einem abgebrochenen Blatt austretende Gel zur Linderung auf die betroffenen Stellen reiben.
- **Hautprobleme:** Aloegel hilft auch bei Hautbeschwerden, bei denen eine lindernde und adstringierende Wirkung erforderlich ist, und bis zu einem gewissen Grad bei Krampfadern.
- **Geschwüre:** Die Schutz- und Heilwirkung der Aloe kann auch innerlich erfolgen, so daß man das Gel bei Darmgeschwüren und Reizdarm anwenden kann.
- **Abführmittel:** Der bittere gelbe Saft in den Blättern enthält stark abführende Anthrachinone. Sie veranlassen den Dickdarm, sich zusammenzuziehen, so daß es im allgemeinen 8–12 Stunden nach Anwendung zum Stuhlgang kommt. Niedrige Dosen regen die Verdauung an, größere Mengen wirken abführend.

Verwendete Teile

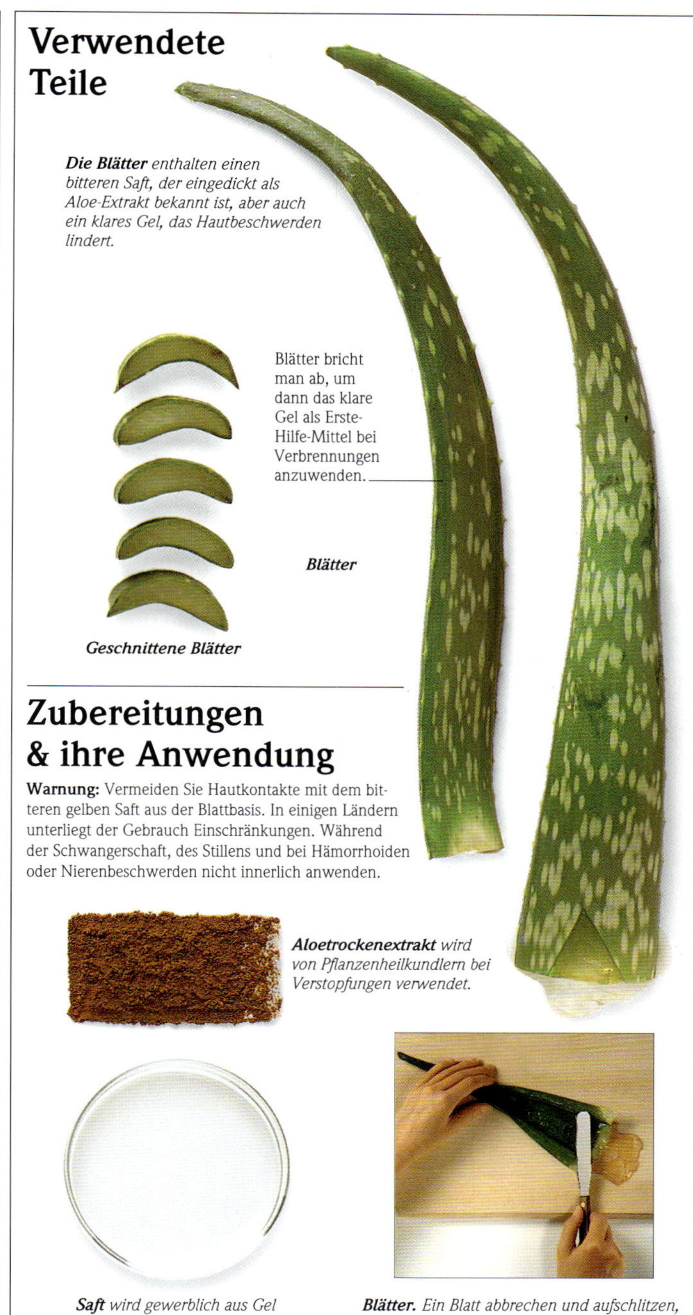

***Die Blätter** enthalten einen bitteren Saft, der eingedickt als Aloe-Extrakt bekannt ist, aber auch ein klares Gel, das Hautbeschwerden lindert.*

Blätter bricht man ab, um dann das klare Gel als Erste-Hilfe-Mittel bei Verbrennungen anzuwenden.

Blätter

Geschnittene Blätter

Zubereitungen & ihre Anwendung

Warnung: Vermeiden Sie Hautkontakte mit dem bitteren gelben Saft aus der Blattbasis. In einigen Ländern unterliegt der Gebrauch Einschränkungen. Während der Schwangerschaft, des Stillens und bei Hämorrhoiden oder Nierenbeschwerden nicht innerlich anwenden.

***Aloetrockenextrakt** wird von Pflanzenheilkundlern bei Verstopfungen verwendet.*

***Saft** wird gewerblich aus Gel hergestellt. Bei Darmgeschwüren 3mal täglich 50 ml.*

***Blätter.** Ein Blatt abbrechen und aufschlitzen, damit das Gel austritt. Bei Verbrennungen und Ekzemen 2mal täglich dick auftragen.*

Tinktur wird aus Aloetrockenextrakt hergestellt (siehe S. 291). Zur Anregung des Appetits vor den Mahlzeiten 5 Tropfen in Wasser nehmen.

Selbstbehandlung

- **Kleinere Verbrennungen & Sonnenbrand,** S. 303.
- **Nässende Haut,** S. 303
- **Schwangerschaftsstreifen,** 317.
- **Warzen,** S. 304.
- **Wunden,** S. 304.

Alpinia officinarum (*Zingiberaceae*)

GALGANT, GALANGAL (HINDI), GAO LIANG (CHINESISCH)

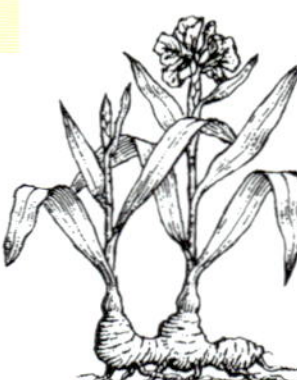

Galgant ist eine aromatische, bis zu 2 m hohe, ausdauernde Pflanze mit lanzettlichen Blättern und rot-weißen Blüten.

Ähnlich wie andere Mitglieder dieser Pflanzenfamilie erwärmt der Galgant das Körperinnere und beruhigt die Verdauung. Er hat einen angenehm aromatischen, mild pikanten Geschmack und eignet sich für alle Beschwerden, bei denen die zentralen Bereiche des Körpers mehr Wärme benötigen. Nach Europa kam er etwa im 9. Jahrhundert, und die deutsche Mystikerin Hildegard von Bingen hielt ihn sogar für das »Gewürz des Lebens«, das von Gott gegeben war, um Krankheiten abzuwehren.

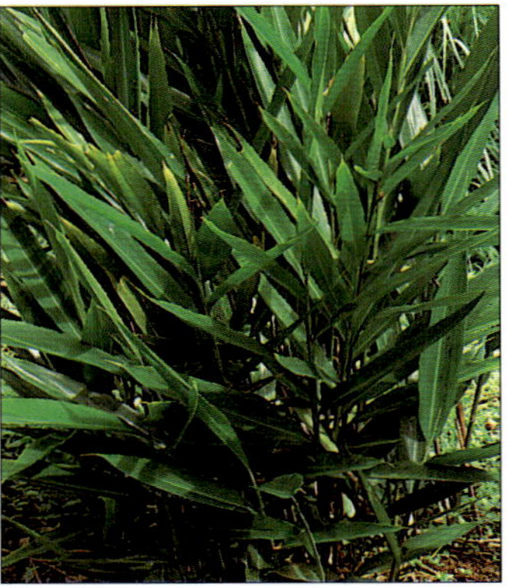

***Galgant** ist ein wichtiges Gewürz in der thailändischen Küche. Angeblich wurde er in Teilen Asiens auch an Araberpferde verfüttert, um sie »feuriger zu machen«.*

Verbreitung & Anbau

In den Steppen Südchinas und Südostasiens heimisch, wird der Galgant heute in vielen tropischen Regionen Asiens als Gewürz und Heilpflanze angebaut. Die Vermehrung erfolgt im Frühjahr durch Teilen und Umpflanzen des Wurzelstocks an eine schattige Stelle mit durchlässiger Erde. Bei 4–6 Jahre alten Pflanzen kann die Wurzel am Ende der Wachstumsperiode geerntet und frisch oder getrocknet verwendet werden.

Verwandte Arten

Die Art *A. galanga* ist, obwohl nahe mit dem Galgant verwandt, geschmacklich minderwertiger und besitzt weniger ätherisches Öl. Sie scheint eine Wirkung gegen Geschwüre zu haben. Zwei andere Arten, *Cao dou cou (A. katsumadai)* und *Yi phi ren (A. oxyphylla)*, werden in der traditionellen chinesischen Medizin in ähnlich vielfältiger Weise wie der Galgant angewendet.

Hauptsächliche Inhaltsstoffe

- Ätherisches Öl (etwa 1%) mit α-Pinen, Cineol, Linalool
- Sesquiterpenlactone (Diarylheptanoide, Galangin)

Hauptsächliche Wirkung

- Erwärmendes Verdauungstonikum
- Anregend
- Blähungstreibend
- Verhindert Erbrechen
- Antimykotisch

Forschungsergebnisse

- **Antibakterielle Wirkung:** Untersuchungen in China ergaben, daß Galgant-Abkochungen eine antibakterielle Wirkung gegen eine Reihe von Krankheitserregern haben, darunter Milzbrandbakterien.
- **Antimykotische Wirkung:** Nach einer 1988 veröffentlichten Untersuchung hat der Galgant eine deutliche Wirkung gegen *Candida albicans.*

Frühere & heutige Verwendung

- **Chinesische Medizin:** In der traditionellen chinesischen Kräutermedizin nutzt man den Galgant als Arznei, die das Körperinnere bei Unterleibsschmerzen, Erbrechen, Schluckauf und bei durch Kälte hervorgerufenem Durchfall erwärmt. Bei der Anwendung gegen Schluckauf wird es mit Glockenwinde (*Codonopsis pilosula,* S. 82) und *Fu ling* (*Poria cocos,* S. 253) gemischt.
- **Indische Tradition:** In Indien und Südwestasien gilt der Galgant als verdauungsförderndes, entzündungshemmendes, schleimlösendes Mittel und als Nerventonikum. Außerdem wird er zur Behandlung von Schluckauf, Dyspepsie, Magenschmerzen, Polyarthritis und Wechselfieber verwendet.
- **Westliche Anwendungen:** Der Galgant kam vor weit über tausend Jahren durch arabische Ärzte nach Europa. Ähnlich wie in der chinesischen und indischen Medizin wird er hauptsächlich bei Blähungen, Verdauungsstörungen, Erbrechen und Magenschmerzen verwendet. Mit einem Aufguß lassen sich schmerzhafte Mundgeschwüre und wundes Zahnfleisch bekämpfen. Der Galgant wird seit langem auch als Mittel gegen Seekrankheit empfohlen, was nicht überrascht, wenn man an die Beliebtheit des verwandten Ingwers (*Zingiber officinale,* S. 153) als Arznei gegen die Reisekrankheit denkt.
- **Candidamykosen:** Der Galgant kann zusammen mit anderen antimykotischen Pflanzen verwendet werden, um Candidamykosen des Darmes zu behandeln.
- **Dosierung:** Bei maßvoller Dosierung kann der Galgant ein wärmendes und sanft stimulierendes Mittel bei Verdauungsstörungen sein. In höherer Dosierung hat er oft eine Reizwirkung.

Verwendete Teile

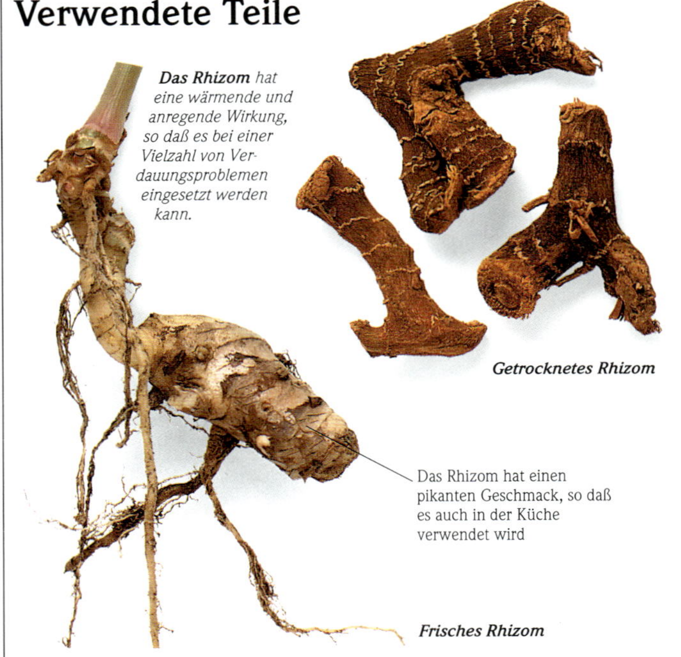

***Das Rhizom** hat eine wärmende und anregende Wirkung, so daß es bei einer Vielzahl von Verdauungsproblemen eingesetzt werden kann.*

Getrocknetes Rhizom

Das Rhizom hat einen pikanten Geschmack, so daß es auch in der Küche verwendet wird

Frisches Rhizom

Zubereitungen & ihre Anwendung

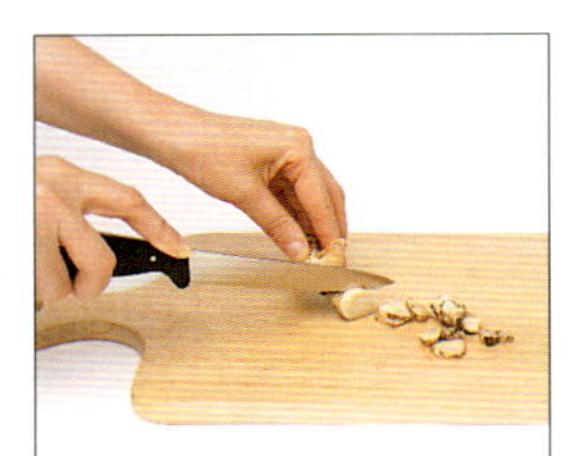

***Gehackte Wurzeln für eine Abkochung** (Herstellung S. 290). Bei Reisekrankheit maximal 1 Tasse in kleinen Schlucken trinken.*

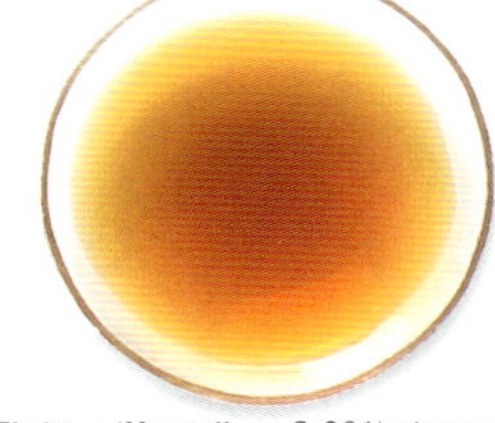

***Tinktur** (Herstellung S. 291) eignet sich für eine langfristige Verwendung. Zur Anregung der Verdauung 3mal täglich 20 Tropfen, in 100 ml heißem Wasser aufgelöst, trinken.*

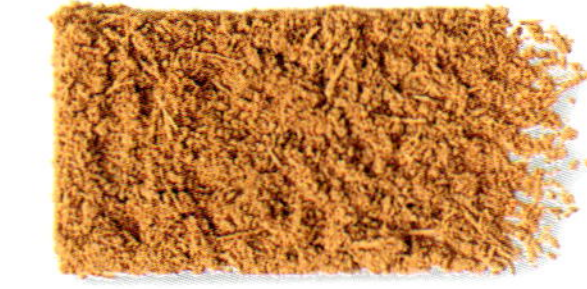

***Pulver.** Bei Übelkeit 2mal täglich eine 250-mg-Kapsel (Herstellung S. 291) einnehmen.*

Selbstbehandlung

- **Übelkeit & Reisekrankheit,** S. 306.

Ammi visnaga, syn. *Daucus visnaga* *(Umbelliferae/Apiaceae)*

ZAHNSTOCHERKRAUT, BISCHOFSKRAUT

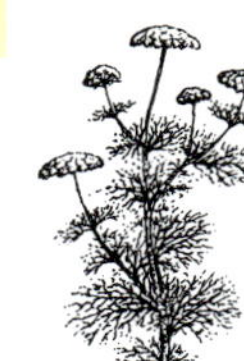

Zahnstocherkraut ist eine bis zu 1 m hohe, aufrechte, einjährige Pflanze mit stark zerteilten Blättern und kleinen weißen Blütendolden.

Das Zahnstocherkraut hat zwar einen aromatischen, bitteren Geruch und Geschmack, ist aber dennoch von größerem therapeutischen als kulinarischen Wert. Es gilt als wirksames Muskelrelaxans und wird seit vielen Jahrhunderten verwendet, um den qualvollen Schmerz bei Nierensteinen zu lindern, was von der wissenschaftlichen Forschung bestätigt wurde. Das Zahnstocherkraut enthält Khellin, aus dem besonders effektive pharmazeutische Medikamente gegen Asthma entwickelt wurden.

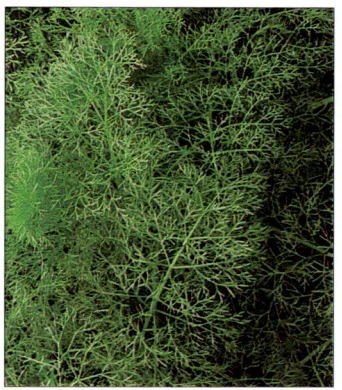

***Zahnstocherkraut** gehört in die Verwandtschaft unserer Möhre und hat auch ähnlich fein zerteilte Blätter.*

Verbreitung & Anbau

Das aus Nordafrika stammende Zahnstocherkraut kommt wildwachsend im Nahen Osten und im Mittelmeergebiet vor. Inzwischen wurde es auch in Australien und Südamerika eingebürgert; außerdem wird es häufig kultiviert. Vermehren läßt sich das Zahnstocherkraut aus Samen. Dazu pflückt man die winzigen Früchte, in denen sich die Samen befinden, im Spätsommer, bevor sie vollständig reif sind.

Verwandte Arten

Eine nahe verwandte Art ist die Große Knorpelmöhre (*A. majus*, S. 164). Diese Pflanze wird hauptsächlich als harntreibendes Mittel und gegen Schuppenflechte verwendet, wurde aber auch schon zur Asthmabehandlung eingesetzt.

Hauptsächliche Inhaltsstoffe

- Khellin (1%)
- Visnagin
- Khellol
- Ätherisches Öl (0,2%)
- Flavonoide
- Sterine

Hauptsächliche Wirkung

- Krampflösend
- Asthmamittel
- Entspannend

Forschungsergebnisse

■ **Krampflösende Wirkung:** Wie ein in Ägypten arbeitender Pharmakologe 1946 herausfand, hat das Zahnstocherkraut (vor allem seine Bestandteile Khellin und Visnagin) eine starke krampflösende Wirkung auf die kleinen Bronchialmuskeln, auf die Koronararterien, die das Herz mit Blut versorgen, und auf die Harnwege. Die Fähigkeit, die Bronchialmuskeln zu entkrampfen, hält bis zu 6 Stunden an, wobei es praktisch zu keinen Nebenwirkungen kommt.

■ **Khellin:** Intal®, ein in der konventionellen Medizin häufig verwendetes Asthma-Medikament, geht auf Khellin zurück.

Frühere & heutige Verwendung

■ **Nierensteine:** Das Zahnstocherkraut ist ein traditionelles ägyptisches Mittel gegen Nierensteine, das schon im Papyrus Ebers (um 1500 v. Chr.) erwähnt wurde. Durch Entspannung der Harnleitermuskeln lindert es den Schmerz und hilft, den Stein in die Blase abzuführen.

■ **Asthmamittel:** Nach den Untersuchungen über die krampflösenden Eigenschaften des Zahnstocherkrauts scheint es das Mittel der Wahl gegen Asthma zu sein und läßt sich sogar gefahrlos bei Kindern einsetzen. Zwar kann es nicht in jedem Fall akute Asthmaanfälle verhindern, wirkt aber einem erneuten Ausbruch entgegen.

■ **Weitere respiratorische Anwendungen:** Das Zahnstocherkraut ist ein wirksames Mittel gegen Atemwegserkrankungen wie Bronchitis, Keuchhusten und Emphyseme.

Verwendete Teile

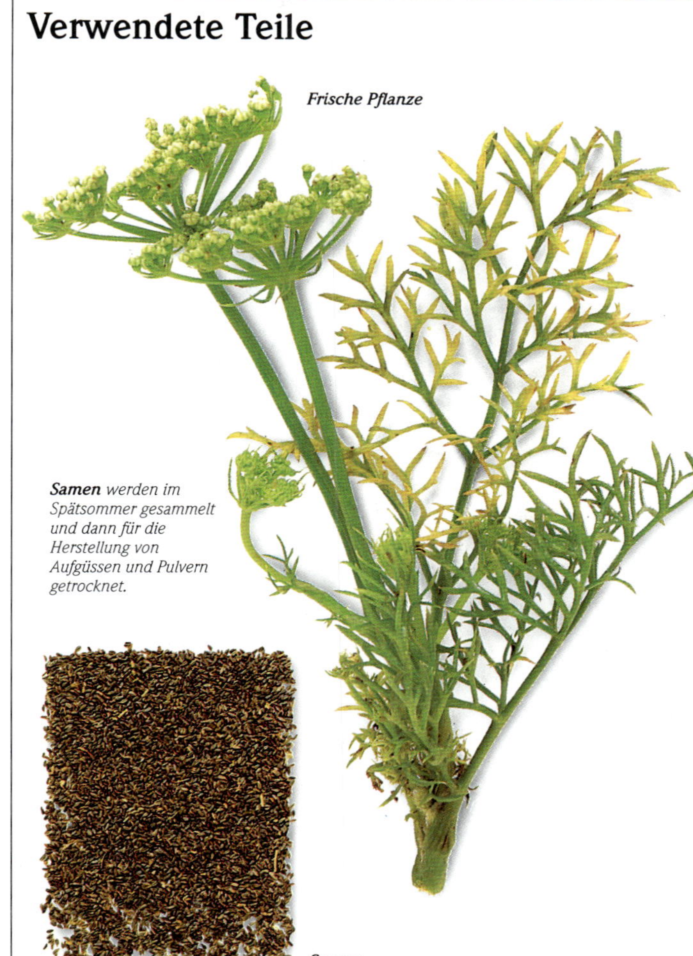

Frische Pflanze

***Samen** werden im Spätsommer gesammelt und dann für die Herstellung von Aufgüssen und Pulvern getrocknet.*

Samen

Zubereitungen & ihre Anwendung

Warnung: Nur unter ärztlicher Aufsicht anwenden. Eine längere Anwendung führt zu Übelkeit, Kopfschmerzen und Schlaflosigkeit. In einigen Ländern unterliegt die Pflanze gewissen Auflagen.

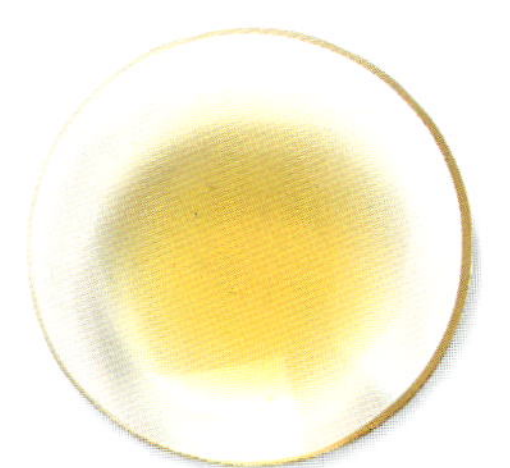

***Aufguß.** Lindert Asthma, Bronchitis und Nierensteinbeschwerden.*

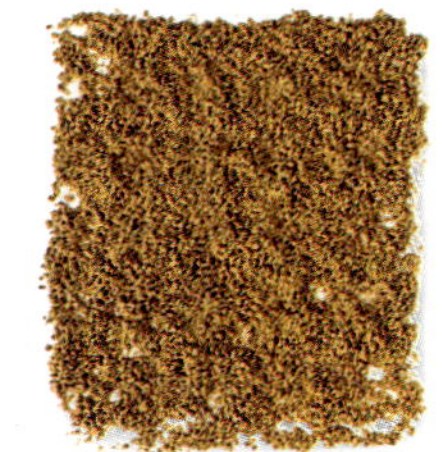

***Pulver** wird von Ärzten und Pflanzenheilkundlern bei Angina pectoris verschrieben.*

■ **Kreislauf:** Das Zahnstocherkraut kann durch Entspannung der Koronararterien die Blutversorgung des Herzmuskels verbessern und so Angina pectoris lindern.

■ **Zahnhygiene:** In Andalusien wurden die größeren Samen dieser Pflanze als Zahnstocher verwendet. Die hohe Wertschätzung, die man dieser Pflanze entgegenbrachte, kommt auch in der Redensart: »Oro, plata, visnaga o nada!« (Gold, Silber, Zahnstocherkraut oder nichts!) zum Ausdruck.

Angelica sinensis, syn. *A. polymorpha* *(Umbelliferae/Apiaceae)*

CHINESISCHE ANGELIKA, DANG GUI (CHINESISCH)

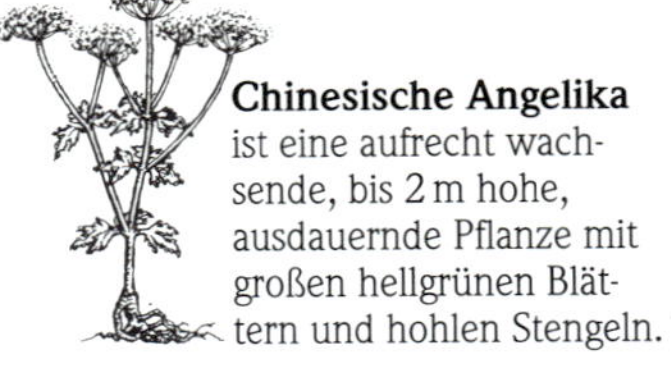

Chinesische Angelika ist eine aufrecht wachsende, bis 2 m hohe, ausdauernde Pflanze mit großen hellgrünen Blättern und hohlen Stengeln.

In China ist diese Pflanze ein wichtiges Tonikum gegen Frauenbeschwerden. Sie wird täglich von Millionen Frauen als Stärkungsmittel, zur Regulierung der Menstruation und als Bluttonikum verwendet; sie regt aber auch den Kreislauf an. Die Chinesische Angelika – seit 200 n. Chr. in China als Arznei angewendet – hat einen unverwechselbaren, süßlich stechenden Duft und wird in China oft zum Kochen genommen – übrigens die beste Art, sie als Bluttonikum anzuwenden.

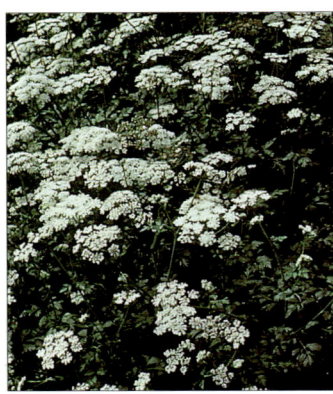

Chinesische Angelika *bringt im Sommer hübsche weiße Blütenstände hervor.*

Verbreitung & Anbau

Die Chinesische Angelika stammt ursprünglich aus China und Japan, wo sie heute auch kultiviert wird. Die besten Rhizome kommen aus der Provinz Gansu in China. Ausgesät wird sie im Frühjahr; die Rhizome erntet man im Herbst.

Verwandte Arten

Die in Amerika heimische *A. atropurpurea* hat ähnliche Eigenschaften, ist aber weniger aromatisch. Die Engelwurz (*A. archangelica,* S. 166) aus Europa ist ein wärmendes, tonisches Kraut für die Verdauung und den Kreislauf, hat aber eine nicht so starke tonische Wirkung.

Hauptsächliche Inhaltsstoffe

- Cumarine
- Ätherisches Öl (Butylphthalide, Ligustilid, Sesquiterpene, Carvacrol)
- Vitamin B_{12}
- β-Sitosterol

Hauptsächliche Wirkung

- Tonisch, Bluttonikum
- Krampflösend
- Beruhigend
- Fördert die Monatsblutung

Forschungsergebnisse

- **Gynäkologie:** In den 70er Jahren in China durchgeführte Untersuchungen haben gezeigt, daß die Pflanze die Gebärmutterkontraktionen unterstützt, wodurch sich die lindernde Wirkung bei Periodenschmerzen erklären läßt.
- **Gesamte Pflanze:** Wie Forschungen gezeigt haben, unterstützt die gesamte Pflanze, das Rhizom eingeschlossen, die Funktion der Leber. Das Rhizom besitzt außerdem eine antibiotische Wirkung.

Frühere & heutige Verwendung

- **Bluttonikum:** Als bekanntes Tonikum verwendet man die Pflanze in China bei »schlechtem Blut«, Anämie und bei Blutverlusten, die sich in Form von Blässe, Herzklopfen und verminderter Vitalität äußern.
- **Frauenbeschwerden:** Die Chinesische Angelika reguliert den Menstruationszyklus, lindert Schmerzen und Krämpfe und ist daher ein ideales Tonikum für Frauen, die während der Menstruation leicht anämisch werden. Da sie aber auch die Menstruation anregt, sollten andere tonische Kräuter, etwa die Brennessel (*Urtica dioica,* S. 145) verwendet werden, wenn die Monatsblutung sehr stark ist. Die Chinesische Angelika ist außerdem ein Gebärmuttertonikum und hilft gegen Unfruchtbarkeit.
- **Kreislauf:** Die Chinesische Angelika ist ein »wärmendes« Kraut, das den Blutfluß zum Unterleib und zu den Gliedmaßen verbessert. Außerdem stärkt es die Verdauung und erweist sich bei der Behandlung von Abszessen und Furunkeln als sehr nützlich.

Selbstbehandlung

- **Menstruationsbeschwerden,** S. 315.
- **Unfruchtbarkeit,** S. 316.

Verwendete Teile

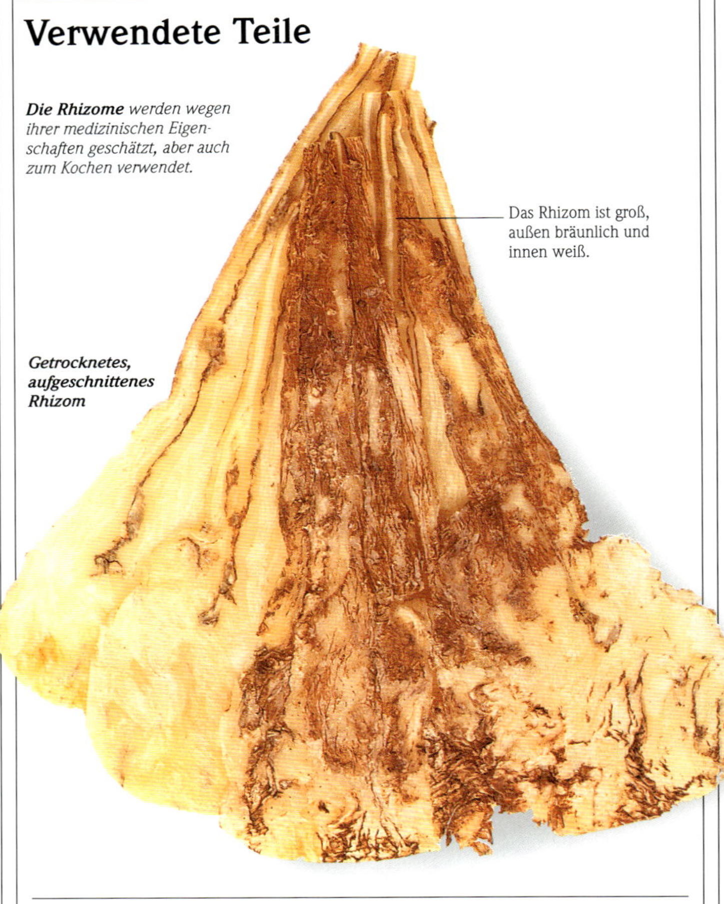

Die Rhizome *werden wegen ihrer medizinischen Eigenschaften geschätzt, aber auch zum Kochen verwendet.*

Das Rhizom ist groß, außen bräunlich und innen weiß.

Getrocknetes, aufgeschnittenes Rhizom

Zubereitungen & ihre Anwendung

Warnung: Nicht während der Schwangerschaft anwenden.

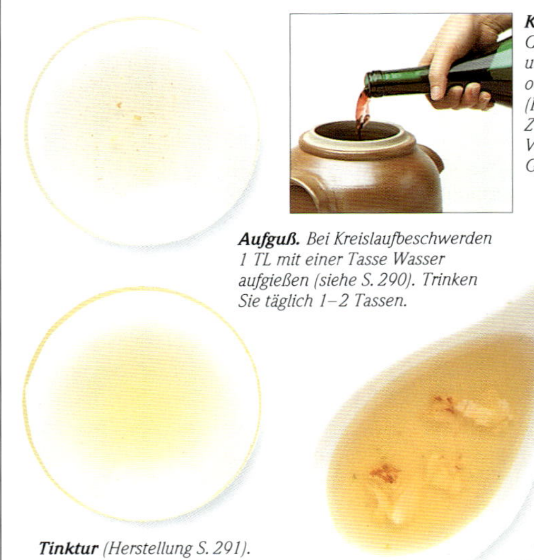

Kräuterwein *aus Chinesischer Angelika und anderen tonischen oder bitteren Kräutern (Herstellung S. 292). Zur Steigerung der Vitalität täglich ein Glas trinken.*

Aufguß. *Bei Kreislaufbeschwerden 1 TL mit einer Tasse Wasser aufgießen (siehe S. 290). Trinken Sie täglich 1–2 Tassen.*

Tinktur *(Herstellung S. 291). Bei Menstruationsschmerzen 4mal täglich ½ TL mit Wasser.*

Gehackte Rhizome *werden in China häufig in Suppen verwendet.*

Abkochung (Herstellung S. 290). Bei Anämie 2–3mal täglich 1 Tasse.

Tabletten verwendet man als allgemeines Tonikum bei Frauenbeschwerden.

Apium graveolens (*Umbelliferae/Apiacea*)

SELLERIE

Sellerie ist eine bis zu 50 cm hohe, zweijährige Pflanze mit einem stark gerieften, glänzenden Stengel, glänzenden Blättern und kleinen Blüten.

Obwohl der Sellerie eher als Gemüse und nicht so sehr als Arznei bekannt ist, werden die Samen doch schon lange bei rheumatischen und arthritischen Beschwerden oder bei Blasen- und Nierenleiden angewendet. Sellerie wirkt reinigend und harntreibend, wobei man die Samen besonders bei solchen arthritischen Problemen nutzt, die durch Ablagerungen verursacht wurden. Die Samen gelten aber auch als blähungstreibendes Mittel mit leicht beruhigender Wirkung. Die Stengel sind therapeutisch weniger wertvoll.

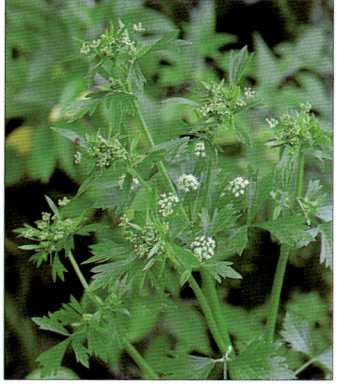

***Sellerie** ist nicht nur ein wertvolles Gemüse, sondern ist auch eine wichtige Heilpflanze.*

Verbreitung & Anbau

Der in Europa heimische Sellerie kommt wildwachsend hauptsächlich an Küsten und in Sümpfen vor. Er wird häufig als Gemüse angebaut, ist dann aber weniger aromatisch als die Wildform. Die Vermehrung erfolgt durch Aussaat im Frühjahr; geerntet wird vom Hochsommer bis zum Herbst.

Verwandte Arten

Der Knollensellerie (*A. graveolens* var. *rapaceum*) ist eine Varietät mit Sproßrüben. Seine therapeutische Anwendung entspricht dem Stangensellerie.

Hauptsächliche Inhaltsstoffe

- Ätherisches Öl (1,5–3%) mit Limonen (60–70%), Phtaliden und Selinen
- Cumarine
- Furanocumarine (Bergapten)
- Flavonoide (Apiin)

Hauptsächliche Wirkung

- Antirheumatisch
- Blähungstreibend
- Krampflösend
- Harntreibend
- Blutdrucksenkend
- Antiseptikum des Harntrakts

Forschungsergebnisse

■ **Ätherisches Öl:** Wie Forschungen während der 70er und 80er Jahre in Deutschland und China zeigen konnten, hat das ätherische Öl eine beruhigende Wirkung auf das Zentralnervensystem. Andere Bestandteile wirken krampflösend, beruhigend und können Krämpfe verhindern. Untersuchungen in China haben außerdem die Wirksamkeit bei der Behandlung von Bluthochdruck bestätigt.

Frühere & heutige Verwendung

■ **Alte Heilpflanze:** Aufzeichnungen belegen, daß der Sellerie schon vor mindestens 3 000 Jahren im Ägypten der Pharaonen kultiviert wurde und im 5. Jahrhundert v. Chr. auch in China bekannt war. Zumeist verwendete man ihn als Nahrung, zwischenzeitlich wurden aber sowohl die gesamte Pflanze als auch die Samen immer wieder therapeutisch angewendet.

■ **Reinigende Eigenschaften:** Heute werden die Samen für die Behandlung rheumatischer Beschwerden und Gicht verwendet, da sie die Nieren bei der Ausscheidung von Harnsalzen und anderen unerwünschten Abfallprodukten unterstützen. Außerdem verringern sie die Säure im Körper, und die Samen wirken Arthritis entgegen, weil sie den Körper entgiften und die Zirkulation des Blutes zu den Muskeln und Gelenken verbessern.

■ **Harntreibende Eigenschaften:** Selleriesamen haben eine milde harntreibende und starke antiseptische Wirkung. Außerdem sind sie eine wirksame Arznei bei Blasenentzündung, da sie Blase und Harnwege desinfizieren.

Verwendete Teile

***Die Stengel** werden als nahrhaftes Gemüse verwendet oder zu Saft verarbeitet.*

Die gefiederten, aromatischen Blätter haben einen gezähnten Rand.

***Die Samen,** die ein ätherisches Öl enthalten, sind der medizinisch wichtigste Teil.*

Stengel

Zubereitungen & ihre Anwendung

Warnung: Verwenden Sie Sellerie bei Schwangerschaft oder Nierenproblemen nicht als Arznei. Samen aus Gartenpflanzen sind für medizinische Zwecke nicht geeignet. Wenden Sie ätherisches Öl innerlich und äußerlich nur unter ärztlicher Aufsicht an.

***Rezeptur** Als reinigendes Getränk täglich 1 Tasse Möhren-Sellerie-Saft trinken.*

***Aufguß** aus Samen (Herstellung S. 290). Bei Gicht oder Arthritis täglich 1 Tasse trinken.*

***Tinktur** aus Samen (Herstellung S. 291). Bei Rheumatismus 3mal täglich 30 Tropfen.*

Pulver aus Samen. Bei Arthritis täglich 1 TL unter das Essen mischen.

■ **Nahrhafte Säfte:** Sellerie und Möhren ergeben ein nahrhaftes Getränk mit reinigender Wirkung bei vielen chronischen Krankheiten.

■ **Weitere Anwendungen:** Selleriesamen erweisen sich auch bei Atemwegsproblemen wie Asthma und Bronchitis als nützlich. Zusammen mit anderen Kräutern helfen sie, den Blutdruck zu senken.

Selbstbehandlung

■ **Arthritis,** S. 313.
■ **Gicht,** S. 313.

Arctium lappa *(Compositae/Asteraceae)*

GROSSE KLETTE, NIU BANG ZI (CHINESISCH)

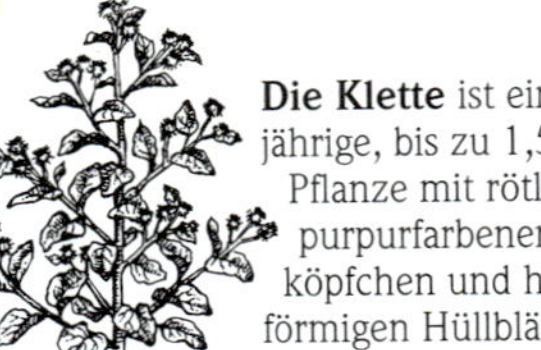

Die Klette ist eine zweijährige, bis zu 1,5 m hohe Pflanze mit rötlichen bis purpurfarbenen Blütenköpfchen und hakenförmigen Hüllblättern.

Die Klette gehört in der westlichen und chinesischen Kräutermedizin zu den besten Heilpflanzen für eine Entgiftung, so daß man sie bei einer »Überlastung« mit Toxinen, etwa bei Rachen- oder anderen Infektionen, bei Furunkeln und Ausschlägen sowie chronischen Hautproblemen verwendet. Besonders Wurzel und Samen helfen, den Körper von Abfallprodukten zu befreien, wobei man annimmt, daß die Wurzel eine besonders gute Hilfe bei der Ausschwemmung von Schwermetallen ist.

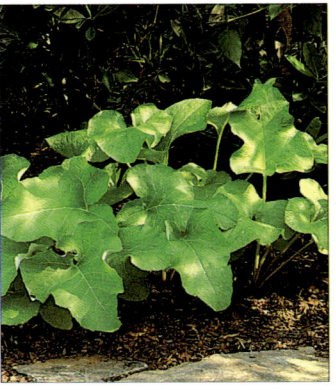

Die Klette *bringt im ersten Jahr nur eine Rosette aus großen Blättern hervor.*

Verbreitung & Anbau

Ursprünglich in Europa und Asien heimisch, kommt die Große Klette heute überall in den gemäßigten Zonen der Erde vor, die USA eingeschlossen. In Europa und China wird sie außerdem kultiviert, wobei die Vermehrung im Frühjahr aus Samen erfolgt. Diese werden im Sommer geerntet, die gesamte Pflanze im Hochsommer.

Verwandte Arten

A. minus und *A. tomentosum* sind verwandte Arten, die in ähnlicher Weise wie die Große Klette verwendet werden.

Hauptsächliche Inhaltsstoffe

- Glykosidische Bitterstoffe (Arctiopikrin)
- Flavonglykoside (Arctiin)
- Gerbstoffe
- Polyine
- Ätherisches Öl
- Inulin (45–70 %)
- Sesquiterpene

Hauptsächliche Wirkung

- Reinigend
- Schwach harntreibend
- Antibiotisch
- Antiseptisch

Forschungsergebnisse

- **Antibiotische Wirkung:** Studien in Deutschland (1967) und Japan (1986) ergaben, daß die Polyine, besonders solche aus einer frischen Wurzel, antibiotisch wirken.
- **Weitere Anwendungen:** Die Klette hat antibakterielle sowie antimykotische Eigenschaften und wirkt harntreibend und hypoglykämisch (senkt den Blutzuckerspiegel). Außerdem scheint sie eine Wirkung gegen Tumoren zu haben. Arctiin gilt als mildes Muskelrelaxans.

Frühere & heutige Verwendung

- **Geschichte:** Die Klette ist ein traditionelles Mittel gegen Gicht, Fieber und Nierensteine. Im 17. Jahrhundert schrieb Culpeper: »Die Samen sind sehr geeignet, den Stein zu zerstören und ihn mit dem Urin auszuscheiden.«
- **Reinigendes Kraut:** Die Klette wird sowohl in der westlichen als auch in der chinesischen Kräutermedizin zur Entgiftung verwendet. Die Samen dienen zur Ausscheidung von Toxinen bei Fieber oder Infektionen wie Mumps und Masern; die Wurzel hilft dem Körper, Abfallprodukte bei chronischen Hautleiden und Arthritis abzusondern.
- **Hautprobleme:** Die harntreibenden, antibiotischen und schwach bitteren Eigenschaften machen die Klette zu einer wertvollen Arznei bei Hautproblemen, besonders wenn diese toxisch bedingt sind, z. B. bei Akne, Furunkeln, Abszessen, lokalen Hautinfektionen, Ekzemen und Schuppenflechte.
- **Kombinierte Arzneien:** Die Klette wird selten allein angewendet, man mischt sie zumeist mit anderen Pflanzen, etwa Löwenzahn (*Taraxacum officinale,* S. 140), um den starken Reinigungseffekt auszubalancieren.

Selbstbehandlung

- **Akne & Furunkel,** S. 305.
- **Hautausschläge,** S. 303.

Verwendete Teile

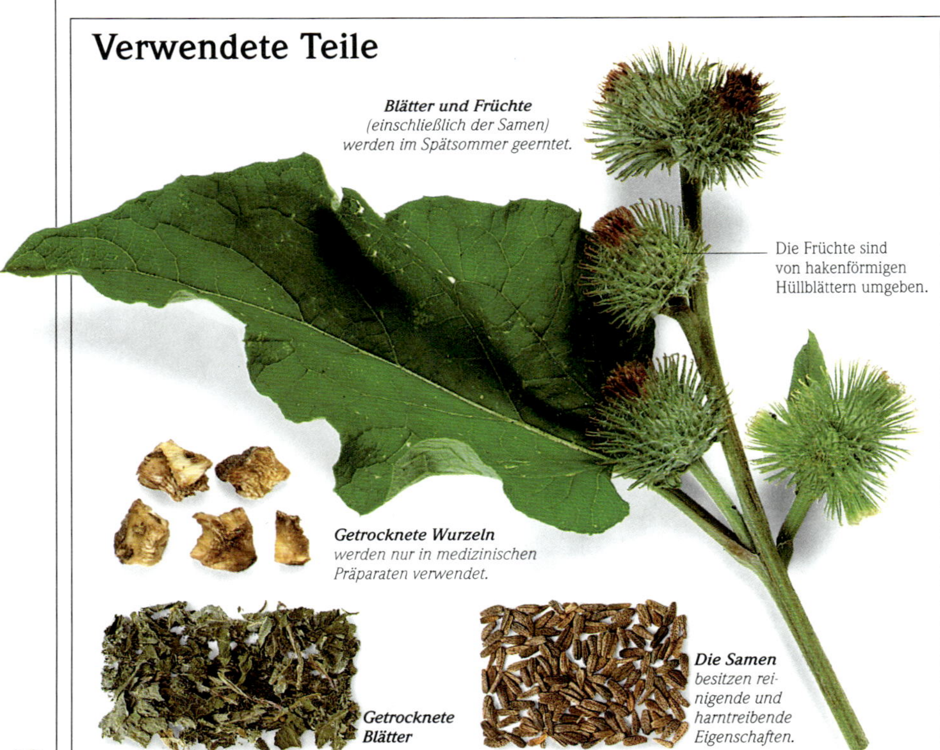

Blätter und Früchte *(einschließlich der Samen) werden im Spätsommer geerntet.*

Die Früchte sind von hakenförmigen Hüllblättern umgeben.

Getrocknete Wurzeln *werden nur in medizinischen Präparaten verwendet.*

Getrocknete Blätter

Die Samen *besitzen reinigende und harntreibende Eigenschaften.*

Zubereitungen & ihre Anwendung

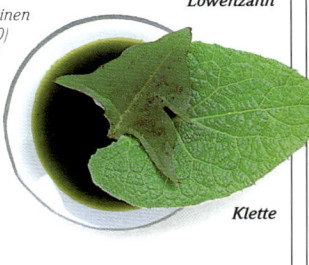

Löwenzahn

Klette

Rezeptur: *Gegen Pickel einen Aufguß (siehe S. 290) aus 2 TL Klettenwurzel und 5 TL Löwenzahnwurzel machen. 2mal täglich 1 Tasse trinken.*

Tinktur *aus Wurzeln (Herstellung S. 291). Bei Arthritis und Hautproblemen 4 Wochen lang 2–3mal täglich 20 Tropfen, in Wasser gelöst.*

Abkochung aus Wurzeln (Herstellung S. 290) ist bei Arthritis und Hautproblemen eine Alternative zur Tinktur. 4 Wochen 1mal täglich 35 ml trinken.

Aufguß aus Samen (Herstellung S. 290) kann als Waschlotion bei Akne und Furunkeln angewendet werden.

Umschlag aus Blättern (Herstellung S. 294) hilft bei Abszessen und Furunkeln.

Artemisia absinthium *(Compositae/Asteraceae)*

WERMUT, ABSINTH

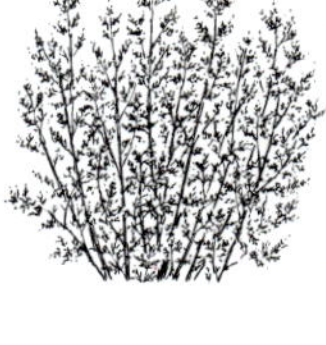

Wermut ist eine ausdauernde, bis zu 1 m hohe Pflanze mit graugrünen Stengeln und fiederteiligen, beidseitig behaarten Blättern.

Wermut ist eine der wirklich bitteren Pflanzen – *absinthium* bedeutet »unerfreulich« – mit einer deutlich wohltuenden Wirkung auf das Verdauungssystem, besonders auf den Magen und die Gallenblase. Die Arznei wird in kleinen Dosen getrunken, wobei der intensive bittere Geschmack einen wichtigen Teil seiner therapeutischen Wirkung ausmacht. In der Vergangenheit war die Pflanze einer der wichtigsten Produzenten des Aromastoffs für Vermouth-Getränke.

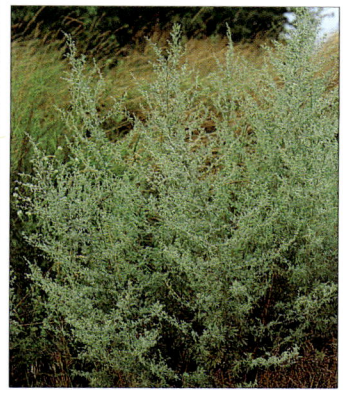

Wermut *ist stark aromatisch, so daß man ihn zur Geschmacksanreicherung alkoholischer Getränke nutzt.*

Verbreitung & Anbau

Der Wermut ist in Europa heimisch, wo er an Wegrändern und auf Ruderalflächen wächst. Heute kommt er auch in Zentralasien und im Osten der USA wildwachsend vor; außerdem wird er weltweit in gemäßigten Regionen kultiviert. Wermut wird im Frühjahr durch Samen oder im Herbst durch Teilung der Wurzeln vermehrt. Die Sproßteile werden im Spätsommer geerntet.

Verwandte Arten

Medizinisch angewendete *Artemisia*-Arten sind: *A. abrotanum* (S. 170); *A. annua* (S. 64); *A. capillaris* und *A. cina* (S. 170); *A. dracunculus* und *A. vulgaris* (S. 171).

Hauptsächliche Inhaltsstoffe

- Ätherisches Öl mit Sesquiterpenlactonen (Artabsin, Anabsinthin); Thujon; Azulen
- Flavonoide
- Phenolcarbonsäuren
- Lignane

Hauptsächliche Wirkung

- Aromatisches Bittermittel
- Regt Gallensekretbildung an
- Entzündungshemmend
- Wurmmittel
- Lindert Magenschmerzen
- Mildes Antidepressivum

Forschungsergebnisse

- **Bitteres Heilkraut:** Größtenteils in den 70er Jahren durchgeführte Untersuchungen bestätigten, daß verschiedene Bestandteile der Pflanze zu ihrer therapeutischen Wirkung beitragen. Viele sind sehr bitter, so daß sie die Bitterrezeptoren der Geschmacksknospen auf der Zunge aktivieren, die wiederum die Sekretion bestimmten Magen- und anderer Verdauungssäfte anregen.
- **Weitere Forschungen:** Die Azulene sind entzündungshemmend, die Sesquiterpenlactone wirken einer Tumorbildung entgegen und haben insektizide Eigenschaften. Das Thujon wirkt anregend aufs Gehirn und kann in kleinen Dosen sicher angewendet werden, während es in größeren toxisch ist.

Frühere & heutige Verwendung

- **Absinth:** Aus Wermut läßt sich Absinth herstellen, ein suchterregendes und toxisches Getränk, das besonders im 19. Jahrhundert in Frankreich sehr beliebt war. Der Absinth, der heute verboten ist, enthielt als Geschmacksstoff ätherische Öle des Wermut, die aufgrund des Thujongehaltes in größeren Mengen giftig sind.
- **Anregung der Verdauung:** Wermut ist äußerst nützlich für Menschen mit schlechter Verdauung. Er steigert die Magensäure- und Gallenproduktion und stärkt so die Verdauung und die Aufnahme von Nährstoffen. Daher ist er bei vielen Krankheiten hilfreich, z. B. Anämie. Eine regelmäßige Anwendung von Wermuttinktur lindert Blähungen, stärkt langsam die Verdauung und hilft dem Körper, nach einer längeren Krankheit, die volle Vitalität wiederzuerlangen.
- **Würmer:** Der Wermut ist ein traditionelles, aber nur eingeschränkt wirksames Wurmmittel.
- **Traditionelles Insektenvernichtungsmittel:** Wermut ist ein gutes Insektenvernichtungs- und Insektenschutzmittel.
- **Weitere Anwendungen:** Die entzündungshemmende Wirkung des Wermuts macht ihn zu einem guten Mittel gegen Infektionen; gelegentlich wird er auch als Antidepressivum angewendet.

Verwendete Teile

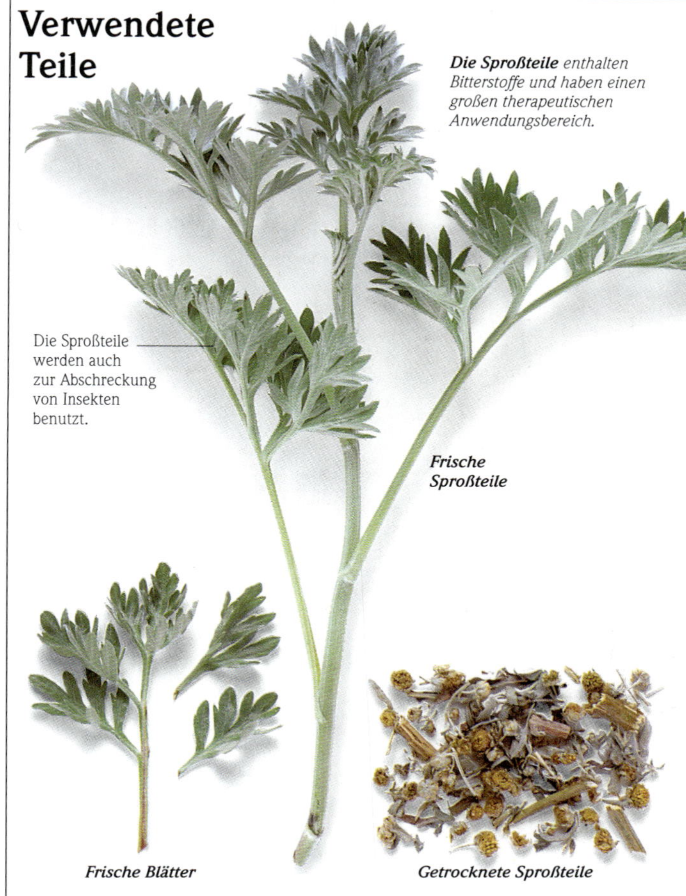

Die Sproßteile *enthalten Bitterstoffe und haben einen großen therapeutischen Anwendungsbereich.*

Die Sproßteile werden auch zur Abschreckung von Insekten benutzt.

Frische Sproßteile

Frische Blätter

Getrocknete Sproßteile

Zubereitungen & ihre Anwendung

Warnung: Nur unter ärztlicher Aufsicht, in kleinen Mengen, normalerweise nicht länger als 4–5 Wochen und nicht während der Schwangerschaft anwenden.

Aufguß *aus Wermut und anderen Kräutern als Verdauungsmittel anwenden.*

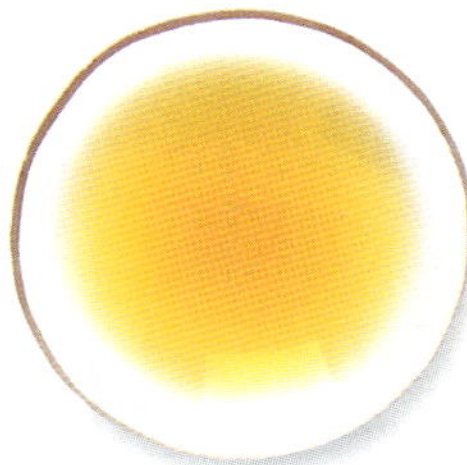

Tinktur *wendet man bei Ernährungsproblemen an, z. B. Anämie.*

Selbstbehandlung

- **Anämie,** S. 301.
- **Hohes Fieber,** S. 311.

Artemisia annua (*Compositae/Asteraceae*)

QING HAO, EINJÄHRIGER BEIFUSS

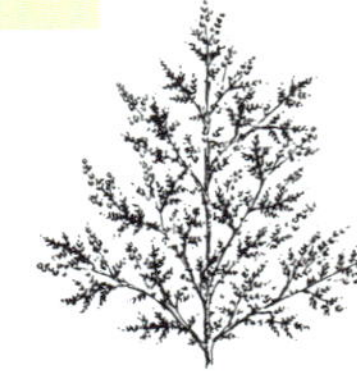

Qing hao ist eine bis zu 1 m hohe, ausdauernde Pflanze mit grünen Stengeln und beidseitig behaarten, doppelt gefiederten Blättern.

Bis vor kurzem galt *Qing hao* noch als ganz normale *Artemisia*-Art. Inzwischen weiß man, daß diese traditionelle chinesische Arznei einen entscheidenden Unterschied aufweist: ihre Wirkung bei der Behandlung von Malaria. Laut Forschung kann *Qing hao* Malaria verhindern und heilen, wobei die Behandlung relativ frei von Nebenwirkungen ist. Damit wurde die traditionelle Anwendung bestätigt, und *Qing-hao*-Extrakte werden jetzt in den Tropen als preiswertes und effektives Malariamittel verwendet.

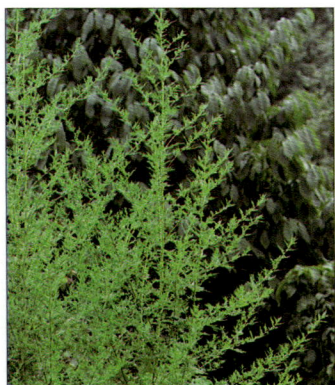

Qing hao *mit seinen hellgrünen, zumeist fiederspaltigen Blättern wird überall auf der Erde als wirksames Malariamittel verwendet.*

Verbreitung & Anbau

Qing hao wächst auf Wiesen und Ruderalflächen in Vietnam, Japan, China, Rußland und Korea, wird in Ostchina auch kultiviert. Die Vermehrung erfolgt im Frühjahr durch Samen oder im Herbst durch Teilung des Rhizoms. Geerntet wird im Sommer vor der Blüte.

Verwandte Arten

In China verwendet man anstelle von *A. annua* auch die verwandte *A. apiacea*; in Vietnam dient diese Art als allgemeines Tonikum. Zahlreiche andere *Artemisia*-Arten werden ebenfalls medizinisch verwendet: *A. abrotanum* (S. 170); *A. absinthium* (S. 63); *A. capillaris* und *A. cina* (S. 170); *A. dracunculus* und *A. vulgaris* (S. 171).

Hauptsächliche Inhaltsstoffe

- Ätherisches Öl (β-Bourbonene)
- Sesquiterpenlactone (Arteannuin)
- Vitamin A

Hauptsächliche Wirkung

- Bittermittel
- Fiebersenkend
- Malariamittel
- Antibiotisch

Forschungsergebnisse

■ **Chinesische Forschung:** *Qing hao* wurde in China ausgiebig untersucht, besonders in den 80er Jahren in Kanton. Wie die Studie ergab, hat die Pflanze einen antimykotischen bzw. antibiotischen Effekt gegen viele Hautpilze und Leptospirosis-Erreger (Weil-Krankheit). Außerdem wirkt die Pflanze direkt gegen den Malariaerreger *Plasmodium*, einen Einzeller, der von Stechmücken auf den Menschen übertragen wird.

■ **Arteannuin:** Die neuere Forschung konzentriert sich auf die isolierte Substanz Arteannuin, die sich als starkes Malariamittel erwiesen hat. Wie kürzlich durchgeführte klinische Studien in Thailand gezeigt haben, hat Arteannuin eine 90prozentige Effektivität und ist damit wirksamer als das Standardmedikament Chloroquin.

Frühere & heutige Verwendung

■ **Geschichte:** Die erste Erwähnung dieser Pflanze entstammt einem chinesischen Text aus dem Jahr 168 v. Chr. Traditionell galt *Qing hao* als Kraut, das half, »die Sommerhitze erträglicher zu machen«.

■ **Kühlende Eigenschaften:** *Qing hao* hat einen kühlen, bitteren Geschmack und wird daher bei Beschwerden eingesetzt, die durch Hitze verursacht wurden, etwa bei Fieber, Kopfschmerzen, Schwindel und Atembeklemmungen. Man verwendet die Pflanze aber auch zur Behandlung von chronischem und nächtlichem Fieber sowie morgendlichen Schüttelfrösten. Daneben gilt sie als traditionelles Mittel gegen Nasenbluten, wenn dieses durch Hitze verursacht wurde.

Verwendete Teile

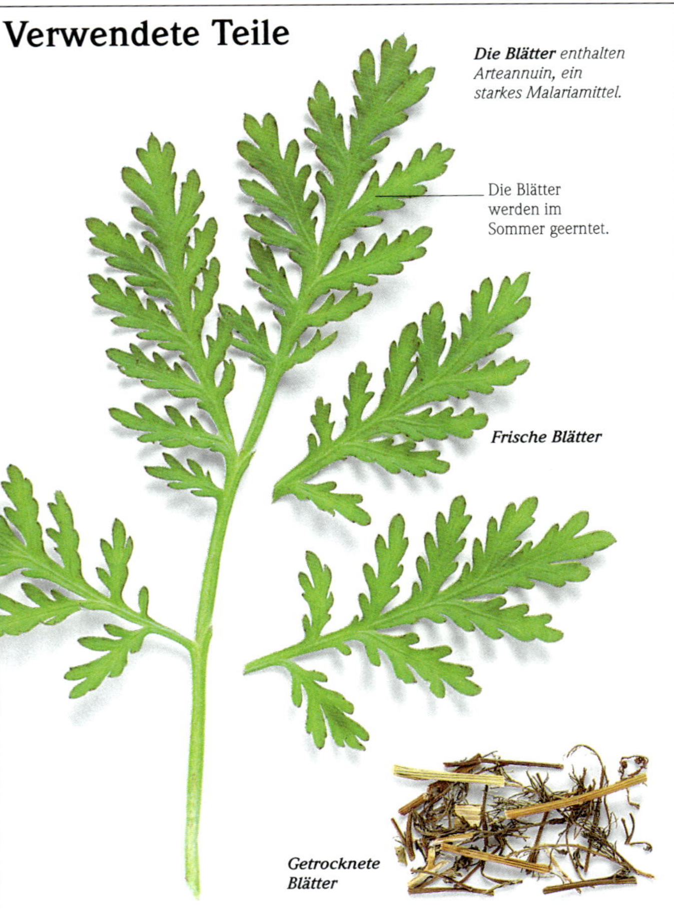

Die Blätter *enthalten Arteannuin, ein starkes Malariamittel.*

Die Blätter werden im Sommer geerntet.

Frische Blätter

Getrocknete Blätter

Zubereitungen & ihr Anwendung

Warnung: Nur unter ärztlicher Aufsicht und nicht während der Schwangerschaft verwenden.

Tinktur *wird zur Vermeidung einer Ansteckung mit Malaria verordnet, aber auch, um die Krankheit selbst zu behandeln.*

Aufguß *ist stark bitter. Pflanzenheilkundler verwenden ihn bei Kopfschmerzen und Fieber.*

Tabletten mit extrahiertem Arteannuin werden überall in den Tropen gegen Malaria eingesetzt.

Malariamittel: *Qing hao* gilt seit Jahrtausenden als Mittel gegen Malariafieberanfälle und -schüttelfröste. Heute wird es auch wieder in vielen Ländern als Malariamittel verwendet. Arteannuin reduziert die Risiken einer Malariaerkrankung, sorgt für eine schnellere Genesung und ist besonders wirkungsvoll bei der Bekämpfung resistenter Erregerstämme. Auch die ganze Pflanze kann verwendet werden, um Malaria zu behandeln oder vorbeugend die Gefahr einer Infektion zu verringern.

Astragalus membranaceus *(Leguminosae/Fabaceae)*

MONGOLISCHER TRAGANT, HUANG QI

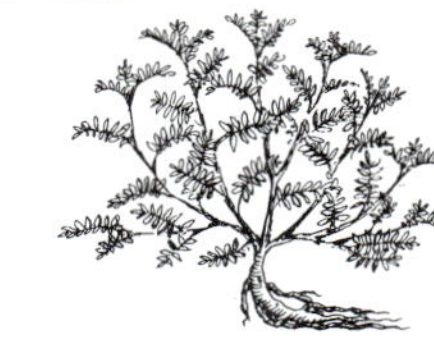

Tragant ist eine bis zu 40 cm hohe, ausdauernde Pflanze mit behaarten Stengeln und in 12–18 Fiedern unterteilten Blättern.

Obwohl der Tragant in China eines der beliebtesten tonischen Kräuter ist, kennt man ihn im Westen kaum. In China wird die *Huang qi* genannte Wurzel schon seit Jahrtausenden verwendet. Sie hat einen süßlichen Geschmack und gilt als ausgezeichnetes wärmendes Tonikum für junge, körperlich aktive Leute, da die Ausdauer gesteigert und die Widerstandsfähigkeit gegen Erkältung verbessert wird. Oft mischt man den Tragant auch mit anderen Kräutern zu einem Bluttonikum.

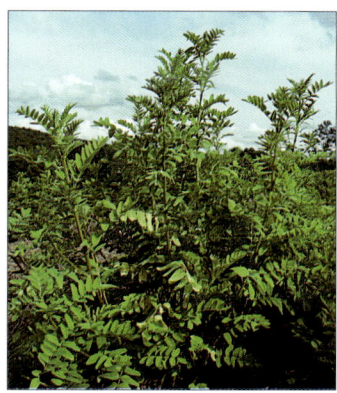

Tragant *ist ein typisches Mitglied aus der Familie der Hülsenfrüchtler und nahe mit dem Süßholz verwandt.*

Verbreitung & Anbau

Tragant ist in der Mongolei und in Nord- und Ostchina heimisch. Man zieht ihn im Frühjahr oder Herbst aus Samen; zum Wachsen benötigt er sandigen, gut durchlässigen Boden und viel Sonne. Bei vier Jahre alten Pflanzen können im Herbst die Wurzeln geerntet werden.

Hauptsächliche Inhaltsstoffe

- Asparagin
- Calycosin
- Formononetin
- Astragalin
- Kumatakenin
- Sterine

Hauptsächliche Wirkung

- Adaptogen
- Regt das Immunsystem an
- Harntreibend
- Gefäßerweiternd
- Antiviral

Forschungsergebnisse

Chinesische Forschung: Wie Untersuchungen in China gezeigt haben, wirkt der Tragant harntreibend und blutdrucksenkend; außerdem steigert er die Ausdauer.

Westliche Forschung: Neuere amerikanische Studien haben sich auf die Fähigkeit des Tragant konzentriert, die normale Funktion des Immunsystems bei Krebspatienten wiederherstellen zu können. Dabei stellte man fest, daß die einer Chemo- oder Strahlentherapie unterzogenen Krebspatienten sich schneller erholten und länger lebten, wenn sie Tragant zusammen mit anderen Kräuter verabreicht bekamen.

Frühere & heutige Verwendung

Tonisches & ausdauersteigerndes Mittel: Tragant ist ein klassisches Tonikum, das bei jungen Menschen dem Ginseng (*Panax ginseng,* S. 116) sogar überlegen sein kann. In China glaubt man, er würde das *Wei qi* (eine direkt unter der Haut zirkulierende Verteidigungsenergie) erwärmen und stärken und den Körpern äußeren, besonders kalten Einflüssen besser anpassen. Tragant stärkt auch das Immunsystem und verbessert die Ausdauer.

Kontrolle von Flüssigkeiten: Da der Tragant die Blutgefäße erweitert, wird er als schweißtreibendes Mittel verwendet. Er hilft aber auch, Flüssigkeitsausscheidung und das Durstgefühl zu verringern und regt die normalen Funktionen wieder an.

Anregung des Immunsystems: Tragant ist zwar keine Pflanze für akute Krankheiten, aber dennoch ein sehr nützliches Mittel bei Virusinfektionen und herkömmlichen Erkältungen.

Weitere Anwendungen: Tragant hat eine Wirkung auf Organe, die aus ihrer natürlichen Lage geraten sind, besonders auf die Gebärmutter. Außerdem unterstützt er die Monatsblutung. Oft verwendet man ihn auch, mit Chinesischer Angelika (*Angelica sinensis,* S. 60) gemischt, als Bluttonikum bei Anämie.

Verwendete Teile

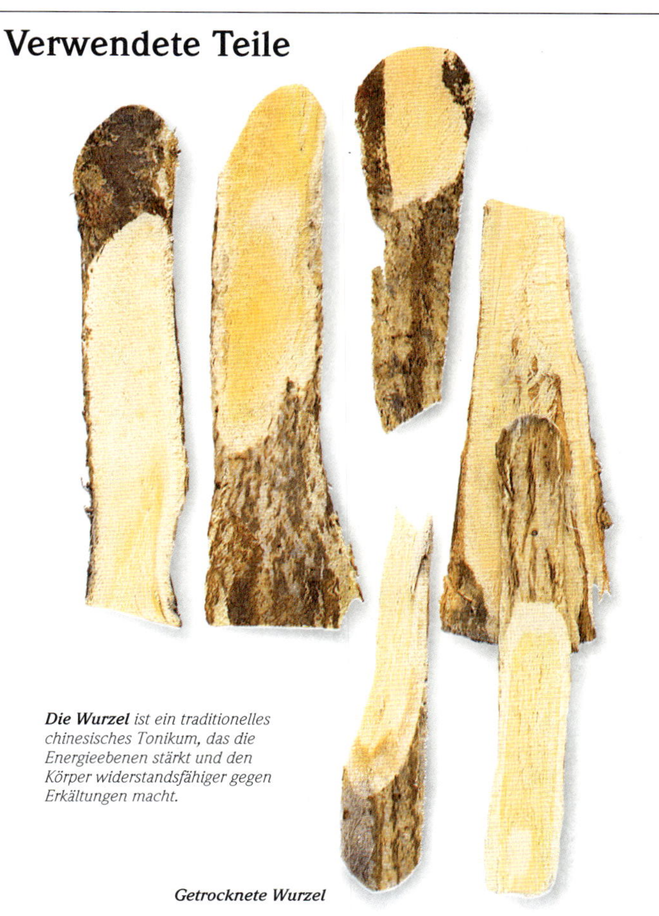

Die Wurzel *ist ein traditionelles chinesisches Tonikum, das die Energieebenen stärkt und den Körper widerstandsfähiger gegen Erkältungen macht.*

Getrocknete Wurzel

Zubereitungen & ihre Anwendung

Warnung: Nicht bei Hautkrankheiten anwenden.

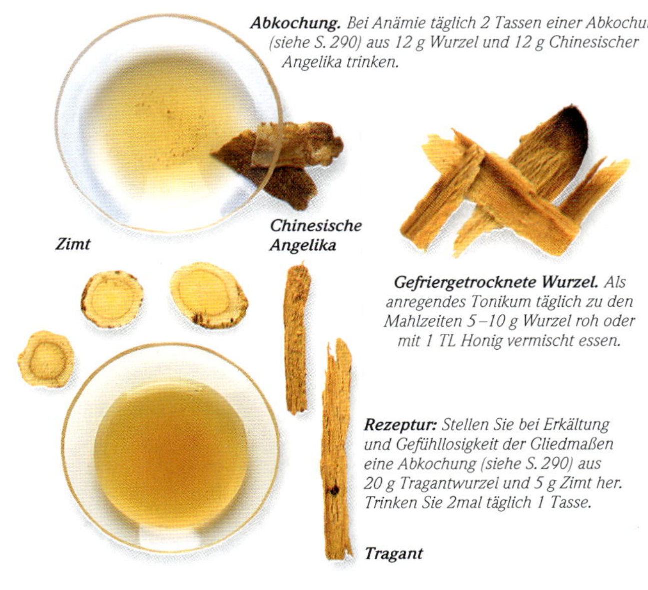

Abkochung. *Bei Anämie täglich 2 Tassen einer Abkochung (siehe S. 290) aus 12 g Wurzel und 12 g Chinesischer Angelika trinken.*

Zimt

Chinesische Angelika

Gefriergetrocknete Wurzel. *Als anregendes Tonikum täglich zu den Mahlzeiten 5–10 g Wurzel roh oder mit 1 TL Honig vermischt essen.*

Rezeptur: *Stellen Sie bei Erkältung und Gefühllosigkeit der Gliedmaßen eine Abkochung (siehe S. 290) aus 20 g Tragantwurzel und 5 g Zimt her. Trinken Sie 2mal täglich 1 Tasse.*

Tragant

Tinktur (Herstellung S. 291). Nehmen Sie bei Nachtschweiß 1–2mal täglich 1 TL mit Wasser.

Atropa belladonna *(Solanaceae)*

TOLLKIRSCHE

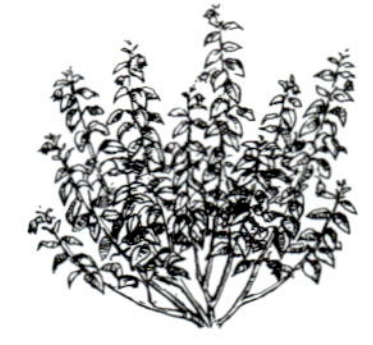

Die Tollkirsche ist eine bis 1,5 m hohe, ausdauernde Pflanze mit großen Blättern und schwarzen Beeren.

Auch wenn die Tollkirsche zumeist mit Gift und Tod in Verbindung gebracht wird – daher auch ihr volkstümlicher Name Tödlicher Nachtschatten –, so ist sie bei sachgemäßer Verwendung doch auch eine wichtige und nützliche Heilpflanze. In der konventionellen Medizin wird sie als Anästhetikum verwendet oder, um die Pupillen für Augenuntersuchungen zu weiten. In der Pflanzenheilkunde verordnet man die Tollkirsche hauptsächlich bei Darmkoliken oder Darmgeschwüren.

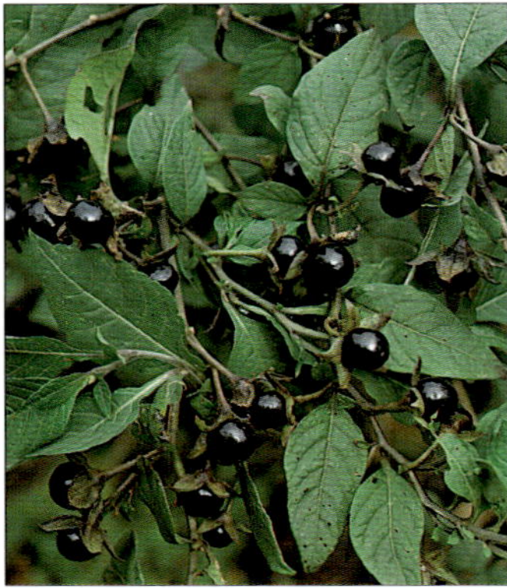

Die Tollkirsche *bringt im Herbst ihre unverwechselbaren, etwa kirschgroßen, glänzenden Beeren hervor.*

Verbreitung & Anbau

Die Tollkirsche stammt ursprünglich aus Europa, Westasien und Nordafrika, wird aber inzwischen weltweit kultiviert. Sie wächst in Wäldern und auf Ruderalflächen mit kalkhaltigen Böden. Die Blätter werden im Sommer geerntet, die Wurzel im Herbst, und zwar vom ersten Jahr an.

Verwandte Arten

Viele Nachtschattengewächse *(Solanaceae)* sind wichtige Heilpflanzen, etwa die Aubergine (*Solanum melongena,* S. 268), der Tabak (*Nicotiana tabacum,* S. 237) und das Bilsenkraut (*Hyoscyamus niger,* S. 219).

Hauptsächliche Inhaltsstoffe

- Tropanalkaloide (bis zu 0,6%), darunter Hyoscyamin und Atropin
- Flavonoide
- Cumarine
- Pyridinalkaloide (Nikotin)

Hauptsächliche Wirkung

- Beseitigt Spasmen glatter Muskeln
- Narkotikum
- Reduziert das Schwitzen
- Beruhigend

Forschungsergebnisse

- **Tropanalkaloide:** Ihre Wirkung ist gut untersucht. Sie hemmen das parasympathische Nervensystem, das die unwillkürlichen Körperaktivitäten kontrolliert, wodurch es zu einer Verminderung der Speichel-, Magen-, Darm- und Bronchialsekretion kommt. Abgeschwächt werden auch die Harnbildung und die Aktivität des Darms. Erhöht wird dagegen die Herzfrequenz; außerdem werden die Pupillen geweitet.

Frühere & heutige Verwendung

- **Volksglaube:** Früher glaubte man, die Tollkirsche würde den Hexen das Fliegen ermöglichen. Der Artname *belladonna* (schöne Frau) geht vermutlich auf die Verwendung durch italienische Frauen zurück, die damit ihre Pupillen weiteten, um attraktiver auszusehen.
- **Relaxans:** Die Tollkirsche wurde in der Vergangenheit immer auf die gleiche Weise verwendet: Man verordnete sie zur Entspannung überdehnter Organe – besonders Magen und Darm – oder, um Koliken und Schmerz zu lindern. Die Pflanze hilft durch Verminderung der Magensäureproduktion auch bei Darmgeschwüren und lindert Spasmen der Harnwege.
- **Parkinsonsche Krankheit:** Hier wird die Tollkirsche verwendet, um Zittern und Starre zu verringern sowie Sprache und Beweglichkeit zu verbessern.
- **Anästhetikum:** In der konventionellen Medizin machen die nicht zu starken, krampflösenden Eigenschaften die Tollkirsche zu einem guten Anästhetikum, besonders wenn Verdauungs- oder Bronchiensekretionen auf einem Minimum gehalten werden müssen.

Verwendete Teile

Die Blätter *werden im Frühsommer geerntet. Ihre Wirkung ist geringer als die der Wurzeln, so daß sie häufiger verwendet werden.*

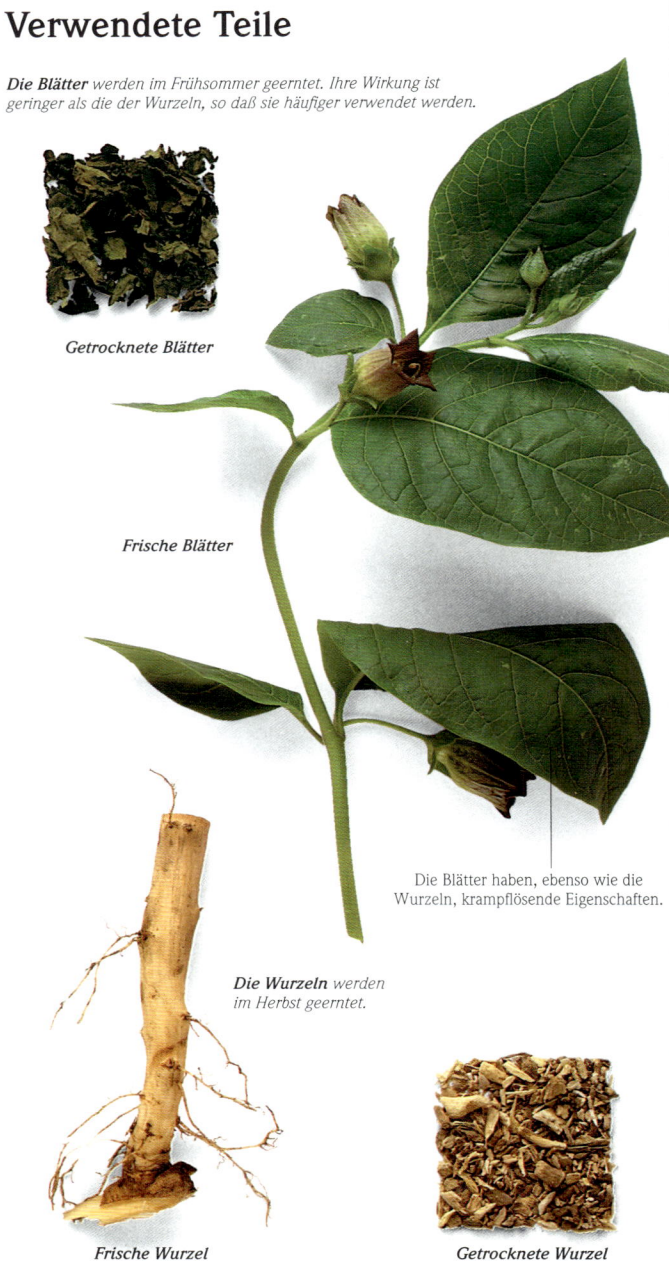

Getrocknete Blätter

Frische Blätter

Die Blätter haben, ebenso wie die Wurzeln, krampflösende Eigenschaften.

Die Wurzeln *werden im Herbst geerntet.*

Frische Wurzel

Getrocknete Wurzel

Zubereitungen & ihre Anwendung

Warnung: Nur unter ärztlicher Aufsicht anwenden. Eine falsche Dosierung kann tödlich sein.

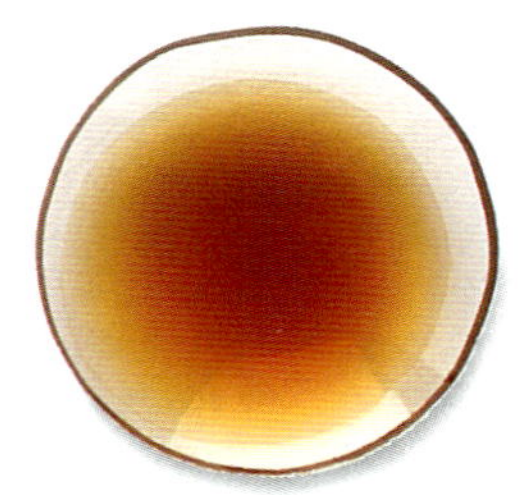

Tinktur *aus Blättern oder Wurzeln hat starke krampflösende Eigenschaften. Sie wird von Pflanzenheilkundlern bei Koliken und zur Behandlung der Parkinsonschen Krankheit verordnet.*

Barosma betulina, syn. *Agathosma betulina (Rutaceae)*

BUKKOSTRAUCH

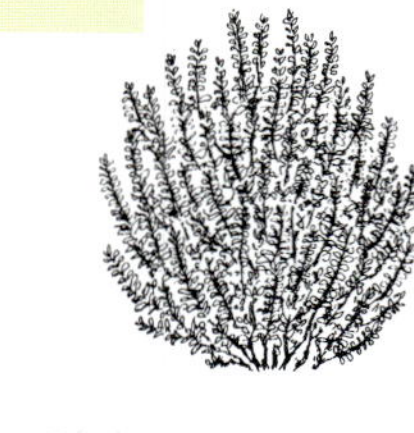

Der Bukkostrauch kann bis zu 2 m hoch werden. Die ungestielten, leicht lederartigen Blätter sind mit Öldrüsen besetzt.

Diese traditionelle südafrikanische Heilpflanze wird als anregendes oder harntreibendes Mittel und zur Linderung von Verdauungsbeschwerden verwendet. In der westlichen Kräutermedizin gilt sie als Antiseptikum des Harntrakts und harntreibend, so daß man sie besonders bei Blasenentzündung und anderen Infektionen der Harnwege einsetzt. Bukko besitzt einen starken, unverwechselbaren Duft und Geschmack, der an Schwarze Johannisbeeren erinnert, manchmal auch an eine Mischung von Rosmarin und Pfefferminze.

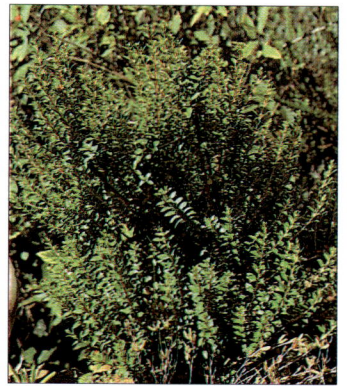

Der Bukkostrauch *wird gewerbsmäßig angebaut und dann zur Verstärkung des Johannisbeergeschmacks beim Cassis verwendet.*

Verbreitung & Anbau

Der Bukkostrauch stammt aus Südafrika, wo er häufig an Berghängen kultiviert wird. Aber auch in einigen Regionen Südamerikas baut man ihn inzwischen an. Die Vermehrung der Pflanzen, die gut durchlässigen Boden und viel Sonne benötigen, erfolgt im Spätsommer durch Stecklinge. Die Blätter werden geerntet, wenn die Pflanze blüht oder Früchte trägt.

Verwandte Arten

Die beiden nahe verwandten Arten *B. crenulata* und *B. serratifolia* werden auf ähnliche Weise verwendet, enthalten aber weniger ätherisches Öl und sind auch nicht so wirksam.

Hauptsächliche Inhaltsstoffe

- Ätherisches Öl (1,5 – 2,5%) mit Pulegon, Menthon, Diosphenol
- Schwefelbestandteile
- Flavonylglykoside (Diosmin, Rutin)
- Schleime

Hauptsächliche Wirkung

- Antiseptikum des Harntrakts
- Harntreibend
- Anregend
- Anregungsmittel für die Gebärmutter

Frühere & heutige Verwendungen

Traditionelle Verwendung: Der Bukkostrauch ist eine traditionelle Arznei des Khoikhoin-Stammes aus Südafrika und wird als stark aromatisches, allgemeines Anregungsmittel und harn- sowie blähungstreibende Arznei verwendet.

Frühe westliche Verwendung: Die Pflanze kam 1790 erstmals nach Großbritannien und wurde 1821 als wirksames Mittel gegen »Blasen-, Harnröhren-, Nierenentzündung und Blasenkatarrh« offiziell in die *British Pharmacopoeia* aufgenommen.

Heutige Behandlung von Harnwegsbeschwerden: Im Grunde wird der Bukkostrauch in der westlichen Kräutermedizin heute noch für dieselben Harnwegsbeschwerden verwendet wie im 19. Jahrhundert. So setzt man ihn oft bei Harnwegsinfektionen ein, besonders bei akuter Blasenentzündung, gegen die er sich als sehr wirksam erwiesen hat, sofern er mit Pflanzen wie Mais (*Zea mays,* S. 152) und Wacholder (*Juniperus communis,* S. 223) vermischt wird. Regelmäßig eingenommen, kann er die ständig wiederkehrenden Ausbrüche einer chronischen Blasen- oder Harnröhrenentzündung verhindern. Außerdem wird er bei Prostataentzündung und einer empfindlichen Blase verordnet, oft in Verbindung mit Kräutern wie Immergrüne Bärentraube (*Arctostaphylos uva-ursi,* S. 168) und Mais. Das Diosphenol hat eine harntreibende Wirkung und dürfte zum Teil auch für die antiseptische Wirkung auf die Harnwege verantwortlich sein.

Gynäkologische Anwendungen: Bukkoaufguß oder -tinktur eignet sich für die Behandlung von Blasen- und Harnröhrenentzündungen, besonders wenn zusätzlich eine Candida-Infektion, etwa im Vaginalbereich, besteht. Aufgüsse sind Tinkturen normalerweise vorzuziehen, besonders bei sehr plötzlich einsetzenden Infektionen. Aufgüsse werden auch als Scheidenspülung bei Leukorrhö (Weißfluß) und gelegentlich bei Candidamykose verwendet. Die Pflanze dient der Stärkung der Gebärmutter und enthält Pulegon, das in großen Mengen auch in der Poleiminze (*Mentha pulegium,* S. 233) vorkommt. Pulegon ist ein Abortivmittel und ein starkes Emmenagogum (fördert den Eintritt der Menstruation), so daß der Bukkostrauch nicht während Schwangerschaft genommen werden sollte.

Verwendete Teile

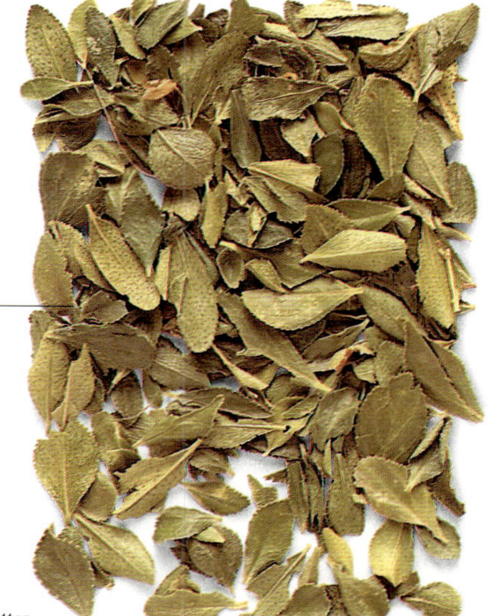

Die Blätter *werden im Sommer geerntet und in Arzneien zur Bekämpfung von Harnwegsinfektionen verwendet.*

Die Blätter enthalten ein ätherisches Öl mit antiseptischer Wirkung.

Getrocknete Blätter

Zubereitungen & ihre Anwendung

Warnung: Nicht während der Schwangerschaft oder des Stillens anwenden.

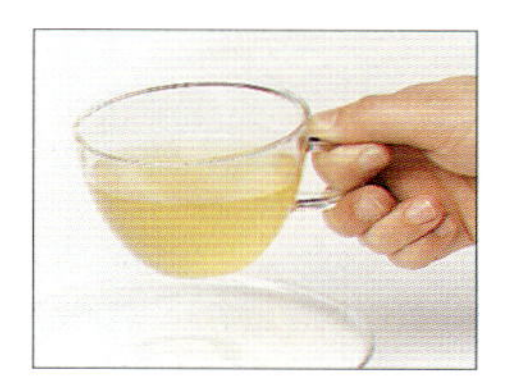

Aufguß *(Herstellung S. 290). Bei Prostataentzündung täglich 1 Tasse trinken.*

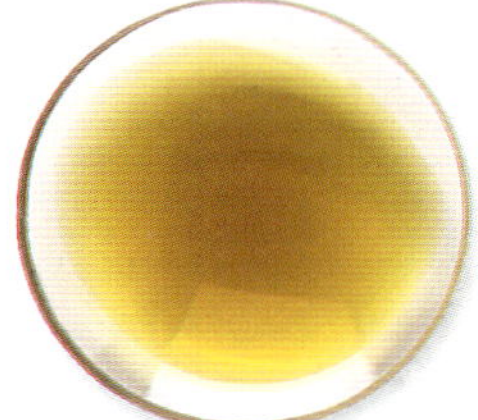

Tinktur *(Herstellung S. 291). Bei chronischen Harnwegsinfektionen 3mal täglich 40 Tropfen mit Wasser.*

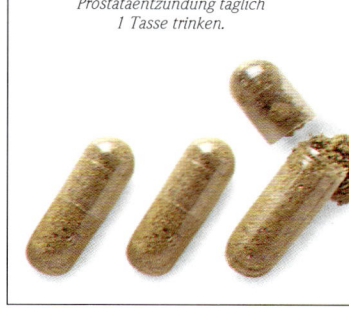

Kapseln *(Herstellung S. 291). Bei Blasenentzündung 2mal täglich eine 500-mg-Kapsel.*

Selbstbehandlung

- **Harnwegsinfektionen,** S. 314.

Bupleurum chinense, syn. *B. scorzoneraefolium* *(Umbelliferae/Apiaceae)*

CHINESISCHES HASENOHR, CHAI HU (CHINESISCH)

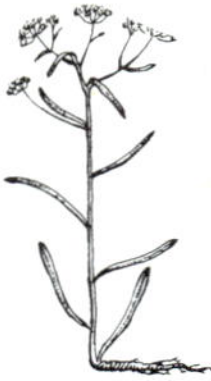

Hasenohr ist eine bis 1 m hohe, ausdauernde Pflanze mit sichelförmigen Blättern und Dolden aus kleinen, gelben Blüten.

Das Chinesische Hasenohr wurde erstmals in Texten aus dem 1. Jahrhundert v. Chr. erwähnt und ist eines der chinesischen »Harmoniekräuter«, die die verschiedenen Organe und Energien des Körpers ausbalancieren. Es wird als Tonikum verwendet, das die Verdauungsfunktionen stärkt, die Lebertätigkeit verbessert und Blut zur Körperoberfläche pumpt. Neuere Forschungen in Japan haben gezeigt, daß die Pflanze tatsächlich die Leber schützt und damit die traditionelle Verwendung bestätigt.

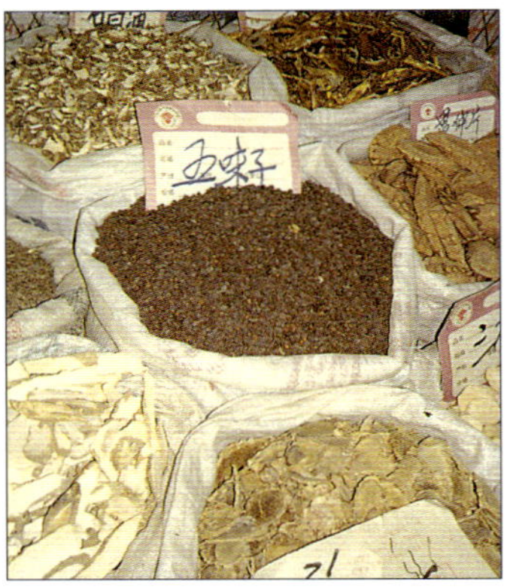

***Das Chinesische Hasenohr** ist in den meisten Kräuterläden Chinas leicht zu bekommen. Verwendet wird es zumeist als Lebertonikum.*

Verbreitung & Anbau

Die in China heimische Pflanze wird überall in den zentralen und östlichen Teilen dieses Landes kultiviert; man findet sie aber auch in anderen Regionen Asiens und in Europa. Die Vermehrung erfolgt durch Aussaat im Frühjahr oder durch Teilung der Wurzel im Herbst. Die Pflanze benötigt gut durchlässigen Boden und viel Sonne. Die Wurzel wird im Frühjahr und Herbst geerntet.

Hauptsächliche Inhaltsstoffe

- Bupleurumol
- Triterpensaponine – Saikoside (Saikosaponine)
- Flavonoide (Rutin)

Hauptsächliche Wirkung

- Schützt die Leber
- Entzündungshemmend
- Tonisch
- Antiviral

Forschungsergebnisse

■ **Saikoside:** Wie japanische Untersuchungen aus den 60er Jahren gezeigt haben, sind Saikoside hochwirksame Substanzen. Sie scheinen die Leber vor Vergiftung zu schützen und ihre Funktionen zu stärken – und das sogar bei Menschen mit geschädigtem Immunsystem. Außerdem konnten anschließende klinische Studien während der 80er Jahre demonstrieren, daß die Wurzel bei Behandlung von Hepatitis und anderen chronischen Leberbeschwerden wirksam ist.

■ **Entzündungshemmend:** Saikoside stimulieren die körpereigene Produktion von Corticoiden (Steroidhormonen der Nebennierenrinde) und besitzen dadurch einen entzündungshemmenden Effekt.

Frühere & heutige Verwendung

■ **Alte chinesische Arznei:** Das Chinesische Hasenohr wird in China seit über 2 000 Jahren als Lebertonikum verwendet, da es das *Qi* der Leber freisetzen und eine tonische Wirkung auf Milz und Magen haben soll. Man gebraucht es aber auch, um »Disharmonien« zwischen Leber und Milz zu behandeln, die sich in Beschwerden des Verdauungssystems niederschlagen, etwa als Unterleibsschmerzen, Blähungen, Übelkeit und Magenverstimmung.

■ **Leberbeschwerden:** Ähnlich wie die Mariendistel (*Carduus marianus,* S. 71) und Mitglieder der Gattung *Glycyrrhiza* wie Süßholz (*G. glabra,* S. 99) und *Gan cao* (*G. uralensis,* S. 215) ist das Chinesische Hasenohr ein ausgezeichnetes Mittel gegen eine schlecht arbeitende oder zumindest gefährdete Leber. Sein entzündungshemmendes Potential wirkt sich vermutlich ebenfalls positiv bei der Behandlung von Leberkrankheiten aus.

■ **Fieber:** In China verwendet man das Hasenohr auch zur Fiebersenkung, besonders wenn es mit einem bitteren Geschmack im Mund, mit Reizungen und entweder Erbrechen oder Unterleibsschmerzen bzw. Schwindelgefühl verbunden ist.

■ **Moderne japanische Arznei:** Die traditionelle Verwendung des Hasenohrs und die wissenschaftliche Forschung stimmen so gut überein, daß viele japanische Ärzte, die normalerweise konventionelle westliche Medikamente verschreiben, inzwischen bei Patienten mit Leberbeschwerden auch *Bupleurum*-Wurzelextrakte verwenden.

■ **Weitere Anwendungen:** Manchmal erweist sich das Chinesische Hasenohr auch als nützlich für die Behandlung von Hämorrhoiden und Bindegewebsschwäche im Beckenbereich, z. B. bei Uterusvorfall.

Verwendete Teile

***Die Wurzel** wird im Frühjahr und Herbst geerntet, weil sie dann die meisten Nährstoffe enthält. Aus ihr wird ein wertvolles Lebertonikum hergestellt.*

Aufgeschnittene getrocknete Wurzel

Zubereitungen & ihre Anwendung

Warnung: Nicht die verordnete Dosis überschreiten. Gelegentlich kann es zu Übelkeit oder Erbrechen kommen.

Chinesisches Hasenohr

Süßholz

***Abkochung** (Herstellung S. 290). 3mal täglich 1 Tasse trinken, um das Schwitzen anzuregen und um Fieber zu senken.*

***Rezeptur:** Um die Leberfunktionen zu verbessern, kocht man 15 g Chinesisches Hasenohr, 5 g Süßholz und 750 ml Wasser zusammen auf (siehe S. 290). In 3 Portionen innerhalb von 24 Stunden trinken.*

Calendula officinalis (Compositae/Asteraceae)

RINGELBLUME

Die Ringelblume ist eine bis 60 cm hohe, einjährige Pflanze mit leuchtend orangefarbenen Blütenköpfchen, die an Gänseblümchen erinnern.

Die Ringelblume ist eine der bekanntesten und vielseitigsten Heilpflanzen in der westlichen Kräutermedizin. Die Blütenblätter sind ein ausgezeichnetes Mittel bei angegriffener oder entzündeter Haut. Außerdem helfen ihre antiseptischen und heilenden Eigenschaften, die Ausbreitung von Infektionen zu verhindern und die Wundheilung zu beschleunigen. Die Ringelblume ist aber auch ein reinigendes und entgiftendes Kraut, so daß man Aufgüsse und Tinkturen bei chronischen Infektionen verwenden kann.

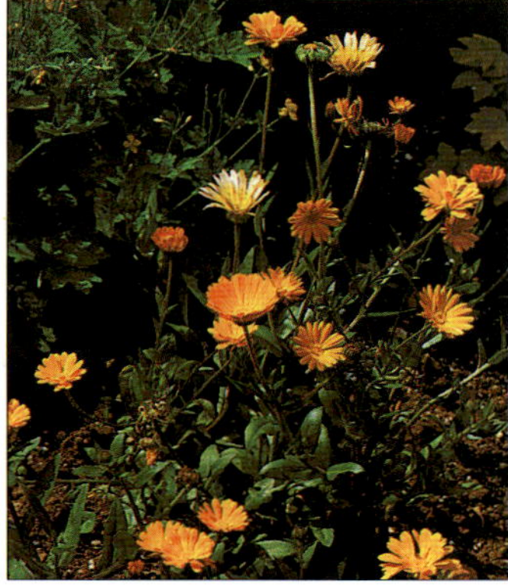

***Ringelblumenblüten** sollen den Geist beleben und aufmunternd wirken.*

Verbreitung & Anbau

Die in Südeuropa heimische Ringelblume wird überall in den gemäßigten Zonen der Erde kultiviert. Sie kann leicht aus Samen gezogen werden und wächst auf beinahe jedem Boden. Die Blüten werden im Frühsommer nach dem Öffnen gepflückt und im Schatten getrocknet.

Verwandte Arten

Die nur wildwachsend vorkommende Art *C. arvensis* scheint ähnliche therapeutische Eigenschaften zu haben.

Hauptsächliche Inhaltsstoffe

- Triterpene
- Harze
- Glykosidische Bitterstoffe
- Ätherisches Öl
- Sterin
- Flavonoide
- Schleim
- Carotinoide

Hauptsächliche Wirkung

- Entzündungshemmend
- Lindert Muskelkrämpfe
- Adstringierend
- Verhindert Blutungen
- Heilt Wunden
- Antiseptisch
- Entgiftend
- Schwach östrogene Wirkung

Frühere & heutige Verwendung

Therapeutische Eigenschaften: Die Ringelblume ist eine antiseptische Arznei, d. h., einige Inhaltsstoffe wirken antimykotisch (besonders die Harze), antibakteriell oder antiviral. Sie wirkt aber auch adstringierend auf die Kapillargefäße, wodurch sich ihre Wirksamkeit bei der Behandlung von Wunden, Krampfadern und verschiedenen Entzündungen erklären läßt.

Hautmittel: Die Ringelblume ist in allererster Linie ein wirksames Hautmittel für die Behandlung geringfügiger Hautbeschwerden. Man verwendet sie bei Schnittwunden, Abschürfungen und ähnlichen Verletzungen; bei geröteter oder entzündeter Haut, geringfügige Verbrennungen und Sonnenbrand eingeschlossen; bei Akne und vielerlei Ausschlägen; bei Pilzinfektionen wie Mikrosporie, Fußpilz und Candidamykosen. Außerdem ist sie bei Windelausschlag, Kopfschorf oder während des Stillens wund gewordenen Brustwarzen hilfreich.

Verdauungsbeschwerden: Innerlich angewendete Ringelblumenaufgüsse oder -tinkturen helfen bei Entzündungen des Verdauungssystems, etwa Magenschleimhautentzündung, Darmgeschwüren, Krumm- und Dickdarmentzündung.

Entgiftung: Die Ringelblume gilt seit langem als entgiftendes Kraut, mit dem die Toxizität, die oft mit Fieber, Infektionen und systemischen Hautkrankheiten wie Ekzemen und Akne verbunden ist, behandelt werden kann. Sie soll auch Leber und Gallenblase reinigen und bei anderen Beschwerden dieser Organe verwendet werden können.

Gynäkologische Anwendung: Die Ringelblume hat eine schwach östrogene Wirkung und wird verwendet, um Menstruationsschmerzen zu lindern und die Monatsblutung zu regulieren. Aufgüsse können als wirksame Scheidenspülung bei Candidamykose verwendet werden.

Verwendete Teile

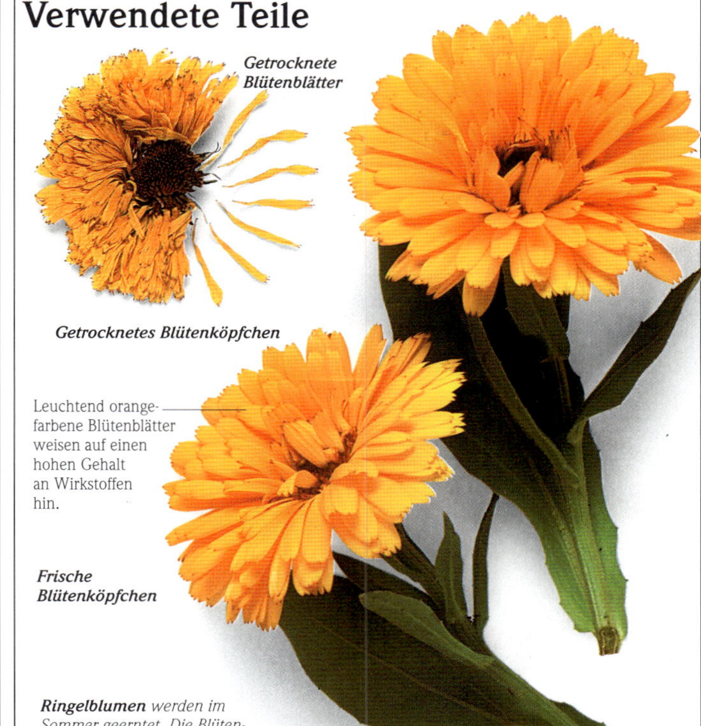

***Ringelblumen** werden im Sommer geerntet. Die Blütenköpfchen und Blütenblätter können in zahlreichen Arzneien verwendet werden.*

Zubereitungen & ihre Anwendung

***Aufguß** (Herstellung S. 290). Bei chronischen Pilzinfektionen, etwa Mikrosporie oder Candidabefall, 3mal täglich 1 Tasse trinken.*

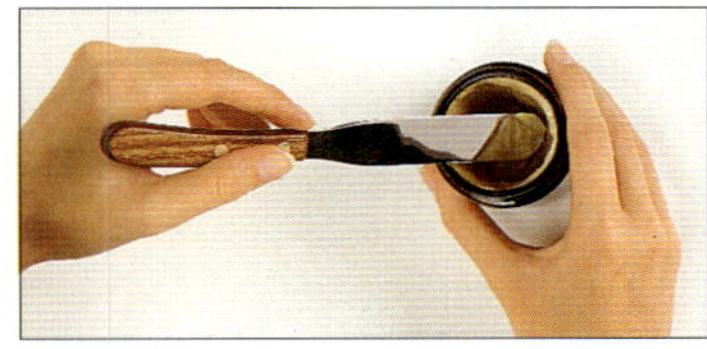

***Creme** ist einfach herzustellen (siehe S. 295). Bei Schnittwunden und Abschürfungen verwenden.*

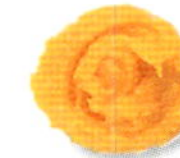

***Salbe** (Herstellung S. 294) bis zu 3mal täglich bei leichteren Verbrennungen auftragen.*

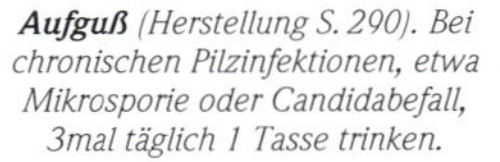

Aufgußöl (Herstellung S. 293). Entzündete, trockene Hautstellen 2–3mal täglich einreiben.

Tinktur (Herstellung S. 291). Bei Ekzemen 3mal täglich 30 Tropfen mit Wasser.

Selbstbehandlung

- **Akne & Furunkel,** S. 305.
- **Bisse & Stiche,** S. 303.
- **Empfindliche Brust & entzündete Brustwarzen,** S. 315.
- **Fußpilz,** S. 304.
- **Hautausschläge,** S. 303.
- **Infektionen des Verdauungstrakts,** S. 305.
- **Krampfadern,** S. 302.
- **Nesselausschlag,** S. 303.
- **Windelausschlag,** S. 318.
- **Wunden & Blutergüsse,** S. 304.

Capsicum frutescens (*Solanaceae*)

Cayennepfeffer, Chili

Cayennepfeffer ist ein bis zu 1 m hoher, ausdauernder Strauch mit leuchtendroten, spitzkegeligen Schoten, die mit weißen Samen gefüllt sind.

Ursprünglich in den tropischen Regionen Amerikas heimisch, kam der Cayennepfeffer im 16. Jahrhundert auch nach Europa. In der Küche wird er aufgrund seines feurig scharfen Geschmacks geschätzt, und so überrascht es auch nicht, daß er medizinisch ein stark wärmendes Anregungsmittel ist. Er wirkt auf den Blutkreislauf und die Verdauung und wird für eine Reihe weiterer Beschwerden verwendet, von Arthritis und Frostbeulen bis hin zu Koliken und Durchfall.

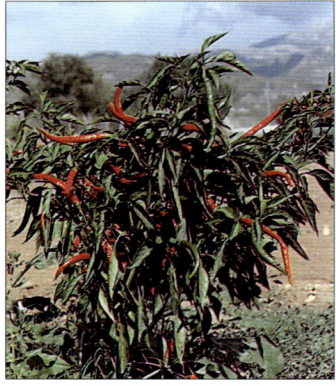

Cayennepfeffer *ist in seinem Heimatland Mexiko so beliebt, daß es ihn als Geschmacksrichtung beim Speiseeis gibt.*

Verbreitung & Anbau

Cayennepfeffer stammt aus Amerika, wird heute aber überall in den Tropen kultiviert, besonders in Afrika und Indien. Er wird im zeitigen Frühjahr aus Samen gezogen und benötigt feuchtheiße Bedingungen. Die reifen Früchte werden im Hochsommer geerntet und im Schatten getrocknet.

Verwandte Arten

Es gibt viele nahe verwandte Arten und Varietäten, die alle unterschiedlich scharf sind. Dazu gehören z. B. der Gemüsepaprika (eine der mildesten Varietäten) mit seinen großen, je nach Reifegrad grünen, gelben und roten Früchten, und der Spanische Pfeffer. Beide sind Varietäten von *C. annuum* und gelten als wichtige therapeutisch wirksame Nahrungsmittel.

Hauptsächliche Inhaltsstoffe

- Capsaicin (0,1–1,5%)
- Carotinoide
- Flavonoide
- Ätherisches Öl
- Steroidsaponine (Capsicidin nur in den Samen)

Hauptsächliche Wirkung

- Anregend
- Stärkend
- Blähungstreibend
- Lindert Muskelkrämpfe
- Antiseptisch
- Schweißtreibend
- Steigert den Blutstrom in die Haut
- Schmerzlindernd

Frühere & heutige Verwendung

- **Wirkstoffe:** Capsaicin ist für die Anregung des Blutkreislaufes und die Veränderung der Temperaturregulierung verantwortlich. Auf die Haut aufgetragen, desensibilisiert Capsaicin die Nervenenden, so daß es in der Vergangenheit als lokales Analgetikum verwendet wurde. Das in den Samen enthaltene Capsicidin hat vermutlich antibiotische Eigenschaften.
- **Erwärmendes Stimulans:** Die wärmenden Eigenschaften machen Cayennepfeffer zu einem wertvollen Mittel bei schwachem Kreislauf und ähnlichen Beschwerden. Vor allem verbessert er den Blutfluß zu Händen und Füßen und zu den zentralen Organen.
- **Äußere Anwendung:** Auf die Haut aufgetragen, ist Cayennepfeffer ein mildes schmerzstillendes Mittel. Außerdem gilt es als hautreizendes Mittel, das den Blutfluß zu der behandelten Stelle verstärkt, so daß es bei »kaltem« Rheumatismus und Arthritis hilft, Stoffwechselrückstände aus dem Gewebe zu entfernen und Nährstoffe zuzuführen. Cayennepfeffer wird bei noch geschlossenen Frostbeulen angewendet; in die Socken gestreutes Pulver ist ein traditionelles Mittel für jemanden, der ständig mit kalten Füßen zu kämpfen hat.

Innere Anwendung: Cayennepfeffer wird bei Blähungen und Koliken verwendet, aber auch, um die Sekretion der Verdauungssäfte anzuregen und so die Verdauung zu fördern. Er verhindert, daß sich Infektionen im Verdauungstrakt einnisten können oder bekämpft bereits vorhandene Infektionen; außerdem ist eine Prise Cayennepfeffer bei Angina ein ausgezeichnetes Mittel zum Gurgeln. Er wirkt auch positiv bei einigen Formen von Durchfall.

Verwendete Teile

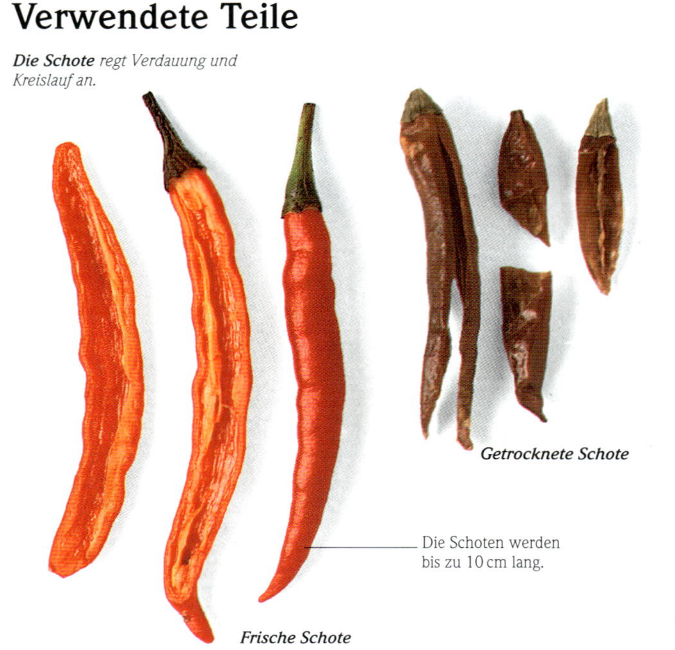

Getrocknete Schote
Die Schoten werden bis zu 10 cm lang.
Frische Schote

Die Schote *regt Verdauung und Kreislauf an.*

Zubereitungen & ihre Anwendung

Warnung: Nicht die verordnete Dosis überschreiten. Die Samen nicht allein verwenden. Nicht bei Darmgeschwür oder Magenübersäuerung, bei Schwangerschaft und Stillen nicht in medizinischen Dosen anwenden. Kontakt mit den Augen oder Schnittwunden meiden.

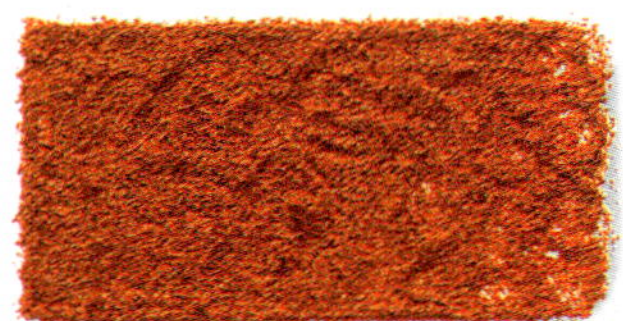

Pulver. *Bei Halsschmerzen eine Prise Pulver und 25 ml Zitronensaft mit heißem Wasser verdünnen, Honig hinzufügen und mit der Lösung gurgeln.*

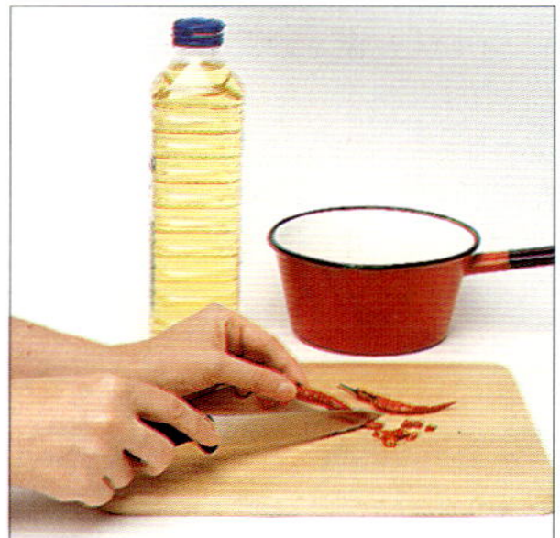

Aufgußöl. *100 g gehackte Schote und 500 ml Öl köcheln lassen (siehe S. 293) und zur sanften Massage rheumatischer Gelenke benutzen.*

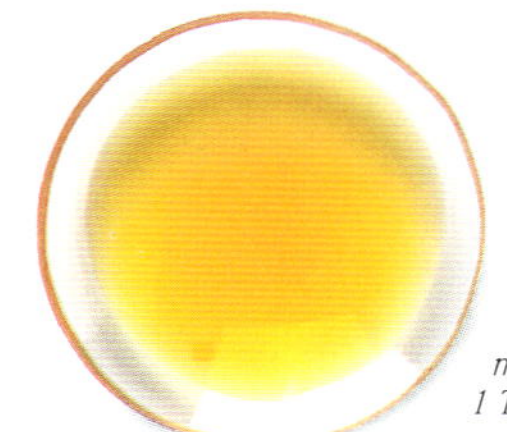

Tinktur *(Herstellung S. 291). Bei Arthritis 20 Tropfen mit 100 ml Weidenrindentinktur mischen. 2mal täglich 1 TL mit Wasser einnehmen.*

Tabletten eignen sich für eine langfristige Anwendung. Sie können bei Durchblutungsstörungen genommen werden.

Salbe (Herstellung S. 294). Auf Frostbeulen auftragen (aber nur, wenn die Haut nicht aufgeplatzt ist).

Selbstbehandlung

- **Hohes Fieber,** S. 311.
- **Schlechte Durchblutung,** S. 302.

Carduus marianus, syn. *Silybum marianum* (Compositae/Asteraceae)

MARIENDISTEL

Mariendistel ist eine bis zu 1,5 m hohe, ausdauernde, dornige Pflanze mit grünen, weiß geaderten Blättern und rotvioletten Blüten.

Die Mariendistel wird in Europa seit Hunderten, wenn nicht Tausenden von Jahren als Mittel gegen Depression und Leberbeschwerden angewendet. Neuere Forschungen haben das traditionelle Kräuterwissen bestätigt, das besagt, die Pflanze habe die bemerkenswerte Fähigkeit, die Leber vor Schädigung durch Alkohol oder Vergiftung anderer Art zu bewahren. Heute wird die Mariendistel in der westlichen Welt regelmäßig für die Behandlung zahlreicher Leberbeschwerden verwendet.

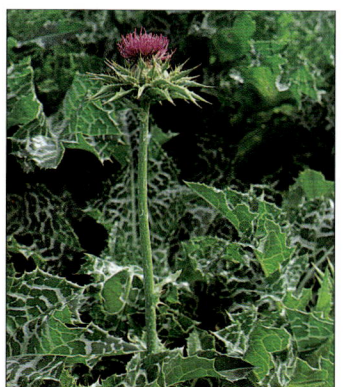

***Die Mariendistel** zeigt auf ihren Blättern deutliche weiße Markierungen, bei denen es sich nach der Überlieferung um Milch der Jungfrau Maria handeln soll.*

Verbreitung & Anbau

Ursprünglich im Mittelmeergebiet heimisch, ist die Mariendistel heute fast überall in Europa verbreitet. Sie kommt sowohl wildwachsend an Wegrändern und auf Ruderalflächen vor, man findet sie aber auch als Zierpflanze in Gärten. Die Mariendistel bevorzugt einen sonnigen Standort und breitet sich leicht von selbst aus. Die Blütenköpfchen werden im Frühsommer, wenn sie in voller Blüte stehen, gepflückt, die Samen sammelt man im Spätsommer.

Verwandte Arten

Es gibt weitere Kräuter mit einer nützlichen, wenn auch weniger effektiven Wirkung auf die Leber, etwa die Bitterdistel (*Cnicus benedictus,* S. 190). Auch Pflanzen wie die Artischocke (*Cynara scolymus,* S. 196) schützen die Leber gegen Gifte, allerdings nicht so wirksam wie die Mariendistel.

Hauptsächliche Inhaltsstoffe

- Flavonolignane (1–4%) (Silymarin)
- Bitterstoffe
- Polyine

Hauptsächliche Wirkung

- Schützt die Leber
- Regt die Gallensekretion an
- Erhöht den Milchfluß
- Antidepressiv

Forschungsergebnisse

■ **Silymarin:** In Deutschland gibt es seit den 70er Jahren intensive Untersuchungen über die in den Samen enthaltene Substanz Silymarin. Diese hat eine starke Schutzwirkung auf die Leber, unterstützt ihre Funktion und verhindert, daß ihr Verbindungen, die normalerweise hochtoxisch sind, Schaden zufügen. So wurde gezeigt, daß schwerwiegende Leberschäden, wie sie etwa Tetrachlorkohlenstoffe oder Knollenblätterpilze verursachen, vermieden werden können, wenn direkt vorher oder bis 48 Stunden danach Silymarin eingenommen wird. In Deutschland ist Silymarin erfolgreich bei Hepatitis und Leberzirrhose verwendet worden.

Frühere & heutige Verwendung

■ **Traditionelle Anwendung:** Gekochte und wie Artischocken gegessene Blütenköpfchen der Mariendistel waren ein wertvolles Frühjahrstonikum, wenn die Menschen in den Wintermonaten lange kein frisches Gemüse mehr gegessen hatten. Man verwendete sie auch, um den Milchfluß zu fördern, und sie galt als ausgezeichnetes Mittel bei »Melancholie« (Depression), ein Leiden, das traditionell mit der Leber in Verbindung gebracht wird. Gerard behauptet in seinem Kräuterbuch von 1597: »Meiner Meinung nach ist sie [die Mariendistel] das beste Mittel, das es gegen alle Arten melancholischer Krankheiten gibt.«

■ **Leberbeschwerden:** Heute ist die Mariendistel die wichtigste Arznei der westlichen Kräutermedizin zum Schutz der Leber, zur Aufrechterhaltung ihrer vielen Stoffwechselaktivitäten und zur Erneuerung ihrer Zellen. Sie wird auch bei der Behandlung von Hepatitis und Gelbsucht verwendet oder wenn die Leber – beispielsweise durch eine Infektion, zuviel Alkohol oder eine Chemotherapie – stark in Mitleidenschaft gezogen wurde. Im letztgenannten Fall kann die Mariendistel auch helfen, die Schädigungen der Leber durch die Chemotherapie in Grenzen zu halten und die Rekonvaleszenz zu beschleunigen.

Verwendete Teile

***Die Samen,** hauptsächlich für Arzneien verwendet, enthalten Silymarin, eine leberschützende Substanz.*

Frische Blütenköpfchen

***Blütenköpfchen** werden als Stärkungsmittel gegessen oder in Arzneien verwendet.*

Die dornigen, distelartigen Blätter sind graugrün.

Getrocknete Blütenköpfchen

Zubereitungen & ihre Anwendung

***Aufguß** aus Samen (Herstellung S. 290). Bei Leberinfektionen täglich ½ Tasse trinken.*

***Kapseln** aus Samen (Herstellung S. 291). Bei Kater eine 500-mg-Kapsel einnehmen.*

***Tinktur** aus Samen wird bei chronischen Leberbeschwerden verwendet.*

Tabletten werden für langfristige Behandlung von Leberbeschwerden verschrieben.

Cassia senna, syn. *Senna alexandrina* (*Leguminosae/Fabaceae*)

SENNA-KASSIE

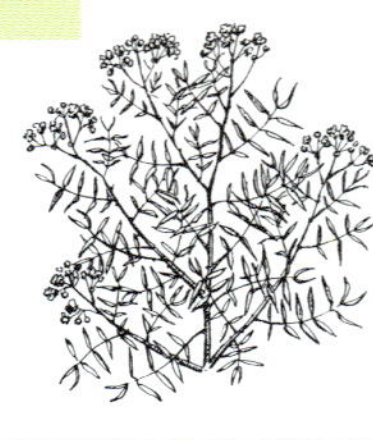

Senna-Kassie ist ein kleiner, bis 1 m hoher Strauch mit geraden, verholzten Zweigen und gelben Blüten.

Fast jeder wird schon einmal ein Präparat genommen haben, das Senna-Kassie enthielt. Diese Pflanze, bei der es sich um ein sehr wirksames Abführmittel und eine nützliche Arznei gegen gelegentliche Verstopfung handelt, gehört vermutlich zu den bekanntesten Kräuterarzneien, nicht zuletzt, weil sie häufig auch in der konventionellen Medizin verwendet wird. Die Senna-Kassie hat einen leicht bitteren, etwas ekelerregenden Geschmack, so daß sie zumeist mit anderen Kräutern gemischt wird.

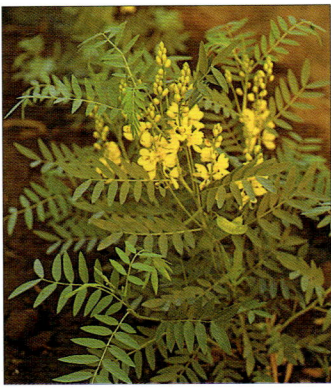

Senna-Kassie *hat an der Basis der Blattstiele zwei lanzettliche Nebenblätter.*

Verbreitung & Anbau

Die Senna-Kassie stammt ursprünglich aus dem tropischen Afrika, wird aber heute überall auf diesem Kontinent angebaut. Sie wird im Frühjahr aus Samen oder im Frühsommer durch Stecklinge vermehrt und benötigt viel Sonne. Die Blätter können vor oder während der Blüte geerntet werden; die Hülsen nach der Reife im Herbst.

Verwandte Arten

Es gibt über 400 *Cassia*-Arten. *C. angustifolia*, die hauptsächlich auf dem indischen Subkontinent angebaut wird, hat dieselben therapeutischen Eigenschaften wie *C. senna.* In der ayurvedischen Medizin nutzt man sie bei Hautproblemen, Gelbsucht, Bronchitis und Anämie, aber auch bei Verstopfung. *Jue ming zi (C. obtusifolia)* wird in der traditionellen chinesischen Medizin verwendet, um das »Feuer der Leber« abzuleiten, aber auch bei Verstopfung und Arteriosklerose.

Hauptsächliche Inhaltsstoffe

- Anthraglykoside (Sennoside)
- Naphthalinglykoside
- Schleim
- Flavonoide
- Ätherisches Öl

Hauptsächliche Wirkung

- Anregend
- Laxans
- Kathartikum

Forschungsergebnisse

- **Sennoside:** Durch umfassende Untersuchungen während der letzten 50 Jahre gelang es, die Wirkungsweise der Senna-Kassie zu verstehen: Die Sennoside reizen die Schleimhäute des Dickdarms, was die Muskeln veranlaßt, sich stark zusammenzuziehen, so daß etwa 10 Stunden nach Einnahme der Stuhlgang einsetzt. Die Sennoside binden außerdem die Flüssigkeit, die sonst über den Dickdarm abgegeben wird, so daß sich der Stuhl nicht verhärtet.

Frühere & heutige Verwendung

- **Frühe Erwähnungen:** Medizinisch wurde die Pflanze erstmals im 9. Jahrhundert von arabischen Ärzten verwendet.
- **Verstopfung:** Die Senna-Kassie wurde schon immer bei Verstopfung eingesetzt. Man kann sie z. B. anwenden, wenn unbedingt weicher Stuhl erforderlich ist, etwa bei einer Analfissur. Die Pflanze ist ein gutes Abführmittel, sollte aber nicht länger als 10 Tage genommen werden, da es sonst zur Erschlaffung der Dickdarmmuskulatur kommt.
- **Kathartikum:** Als Kathartikum (sehr starkes Abführmittel) kann die Senna-Kassie Bauchschmerzen und Koliken verursachen, so daß sie normalerweise zusammen mit aromatischen, blähungstreibenden Kräutern verabreicht wird, damit die Darmmuskulatur entspannt wird.

Selbstbehandlung

- **Verstopfung,** S. 307.

Verwendete Teile

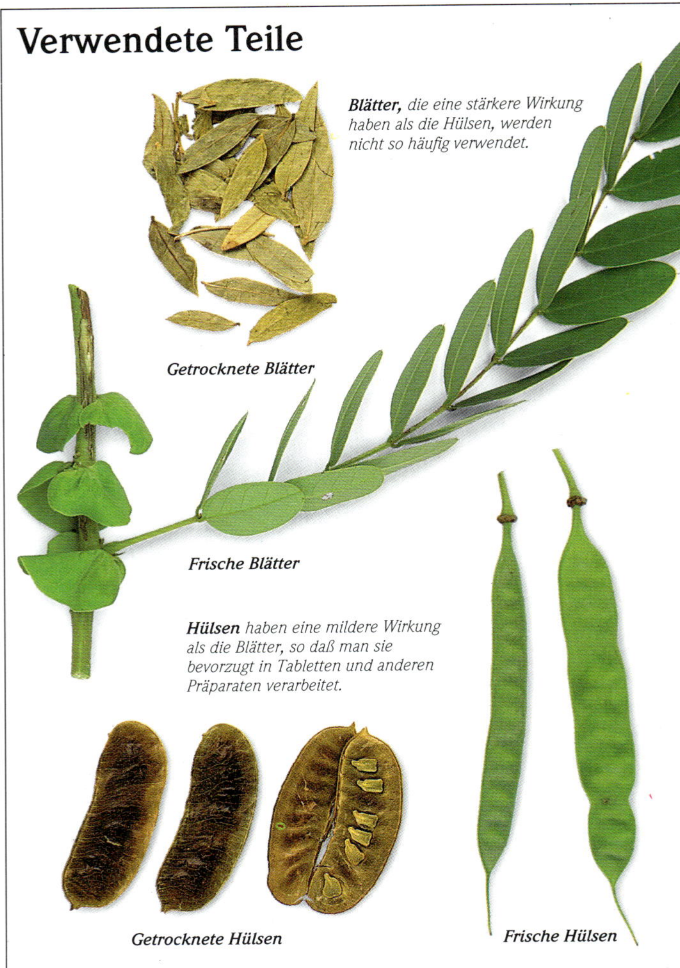

Blätter, *die eine stärkere Wirkung haben als die Hülsen, werden nicht so häufig verwendet.*

Hülsen *haben eine mildere Wirkung als die Blätter, so daß man sie bevorzugt in Tabletten und anderen Präparaten verarbeitet.*

Zubereitungen & ihre Anwendung

Warnung: Nicht für Kinder unter 12 Jahren geeignet. Nicht länger als 10 Tage hintereinander und nicht bei Dickdarmentzündung oder während der Schwangerschaft anwenden.

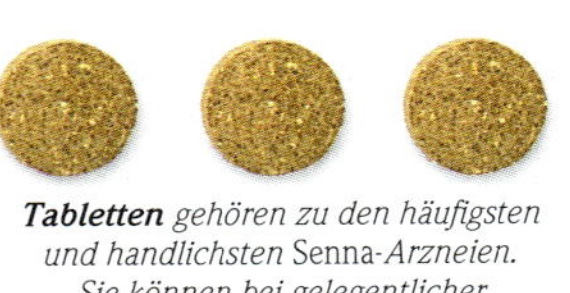

Tabletten *gehören zu den häufigsten und handlichsten Senna-Arzneien. Sie können bei gelegentlicher Verstopfung genommen werden.*

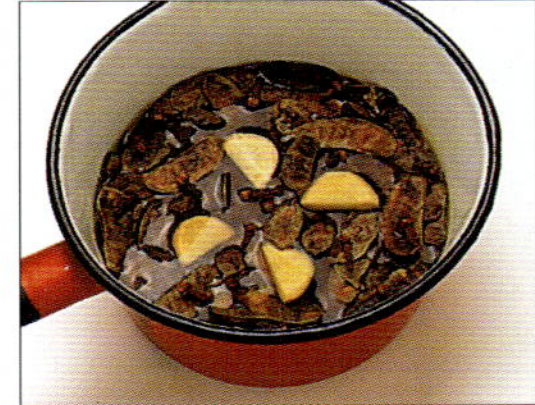

Abkochung. *Bei Verstopfung 3–6 Senna-Hülsen und 1 g frischen Ingwer 6–12 Stunden in 1 Tasse frisch gekochtem Wasser einweichen. Filtern und trinken.*

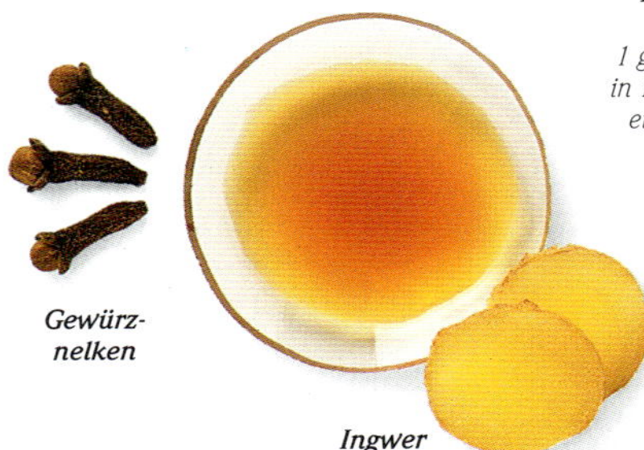

Aufguß. *Bei schwacher Verstopfung 1–2 Hülsen, 1 g frischen Ingwer und 1–2 Gewürznelken mit 1 Tasse frisch gekochtem Wasser aufgießen. Nach 15 Minuten abfiltern und trinken.*

Tinktur wird von Pflanzenheilkundlern bei akuter Verstopfung verschrieben.

Caulophyllum thalictroides (*Berberidaceae*)

FRAUENWURZEL, LÖWENBLATTWURZEL

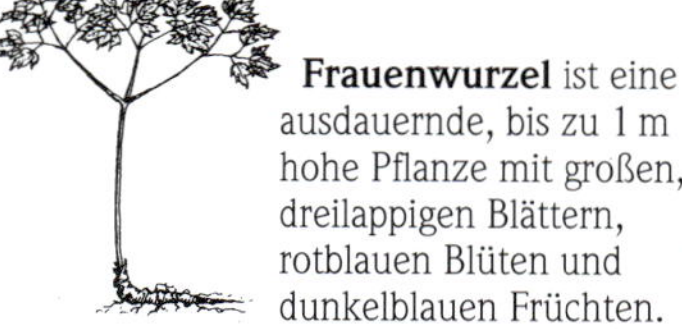

Frauenwurzel ist eine ausdauernde, bis zu 1 m hohe Pflanze mit großen, dreilappigen Blättern, rotblauen Blüten und dunkelblauen Früchten.

Die Frauenwurzel gehört zu den traditionellen Heilpflanzen nordamerikanischer Indianer und kommt hauptsächlich in den Wäldern im Osten der USA und Kanadas vor. Sie wurde von verschiedenen Stämmen regelmäßig in der Geburtshilfe verwendet und gilt auch heute noch als »Frauenpflanze«. In der westlichen Kräutermedizin wird sie ebenfalls hauptsächlich zur Behandlung verschiedener gynäkologischer Beschwerden verwendet, aber auch bei Arthritis und Rheumatismus.

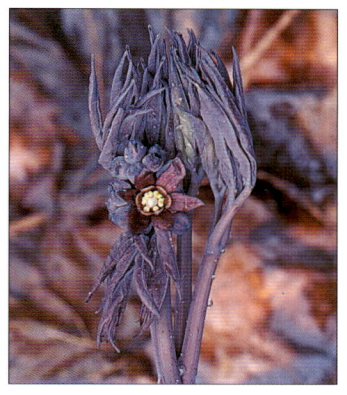

***Frauenwurzel** ist eine hübsche Pflanze. Sie besitzt rotblaue Stengel mit endständigen Blättern, zwischen denen eine einzelne Blüte sitzt.*

Verbreitung & Anbau

Die Frauenwurzel kommt wildwachsend im Osten Nordamerikas, von Manitoba bis nach Alabama, vor. Sie bevorzugt bewaldete Täler, Nordhänge und feuchte Böschungen und wird hauptsächlich an ihren natürlichen Standorten gesammelt, kann aber auch kultiviert werden. Dazu sät man die Samen nach der Reife aus oder teilt im Herbst die Wurzel. Wurzel und Rhizom werden im Herbst geerntet.

Verwandte Arten

C. robustum, eine verwandte Art aus Rußland, hat vermutlich ähnliche Eigenschaften, besitzt aber außerdem antimykotische Wirkstoffe.

Hauptsächliche Inhaltsstoffe

- Alkaloide (Methylcytisin)
- Steroidsaponine (Caulosaponin)
- Harz

Hauptsächliche Wirkung

- Krampflösend
- Harntreibend
- Fördert die Monatsblutung
- Stärkt die Gebärmutter
- Antirheumatisch
- Schweißtreibend
- Entzündungshemmend

Forschungsergebnisse

- **Steroidsaponine:** Die Frauenwurzel gehört zu den kaum erforschten Pflanzen, so daß weitere Untersuchungen dringend nötig wären. Ihr guter Ruf als Heilkraut in der Geburtshilfe und bei gynäkologischen Beschwerden könnte zum Teil auf die Steroidsaponine zurückzuführen sein, die nachweislich die Gebärmutter anregen.

Frühere & heutige Verwendung

- **Traditionelle Frauenpflanze:** Die Frauenwurzel war bei vielen nordamerikanischen Indianerstämmen eine beliebte Heilpflanze. Sie wurde in erster Linie von Frauen verwendet, um Wehen zu verstärken, Regelanomalien zu korrigieren oder starke Menstruationsblutungen und -schmerzen zu lindern.
- **Weitere traditionelle Anwendungen:** Die Wurzel wurde von den Frauen nordamerikanischer Indianerstämme auch als Verhütungsmittel genommen und von beiden Geschlechtern verwendet, um Beschwerden des Harntrakts zu behandeln.
- **Heutige Anwendungen:** Die europäischen Siedler Nordamerikas lernten die Frauenwurzel, die 1905 auch in die *Pharmacopoeia of the United States* aufgenommen wurde, von den Indianern kennen. Die heutigen therapeutischen Anwendungen unterscheiden sich nicht sehr vom traditionellen Gebrauch, denn die Frauenwurzel gilt immer noch als Pflanze für Frauenbeschwerden und wird vor allem zur Stärkung der Gebärmutter, zur Linderung von Gebärmutter- und Eierstockschmerzen und zur Erleichterung der Monatsblutung eingesetzt. Während der Schwangerschaft sollte sie allerdings nicht angewendet werden, wogegen sie sich bei den Wehen durchaus als hilfreich erweisen kann.
- **Entzündungshemmend:** Die Frauenwurzel kann bei Entzündungen, denen sie entgegenwirkt, eingesetzt werden. Sie wird manchmal auch zur Behandlung von arthritischen und rheumatischen Beschwerden verwendet.

Verwendete Teile

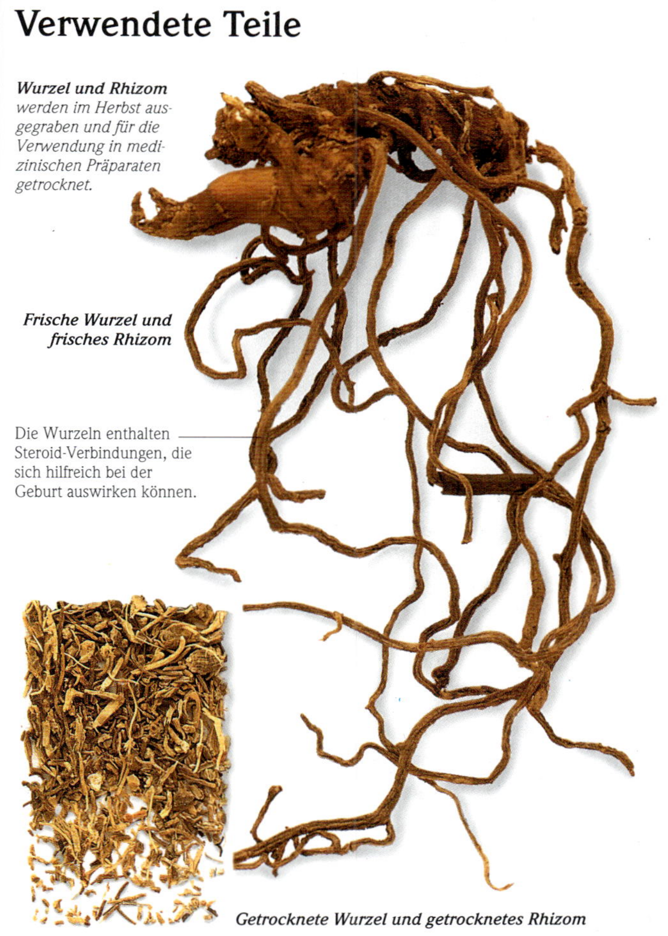

***Wurzel und Rhizom** werden im Herbst ausgegraben und für die Verwendung in medizinischen Präparaten getrocknet.*

Frische Wurzel und frisches Rhizom

Die Wurzeln enthalten Steroid-Verbindungen, die sich hilfreich bei der Geburt auswirken können.

Getrocknete Wurzel und getrocknetes Rhizom

Zubereitungen & ihre Anwendung

Warnung: Nur unter ärztlicher Aufsicht und nicht während der Schwangerschaft verwenden. Die Pflanze kann bei Kontakt Hautentzündungen hervorrufen.

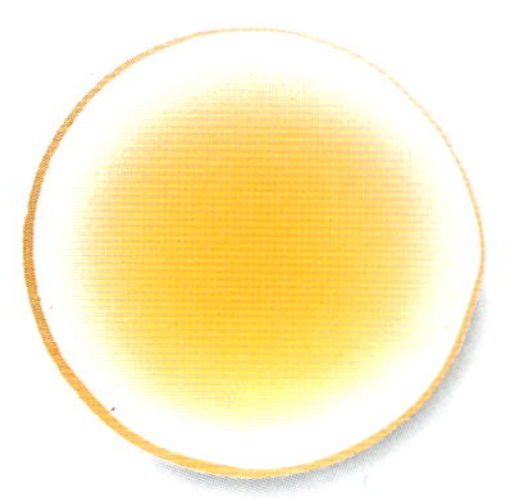

***Abkochung** verschreibt der Pflanzenheilkundler bei Menstruationsbeschwerden und Arthritis.*

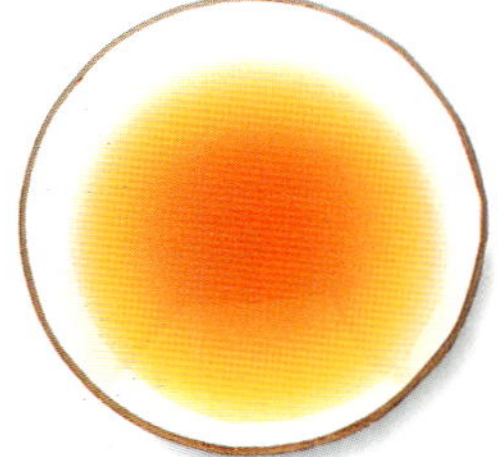

***Tinktur** wird gegen Schmerzen während der Wehen verabreicht und, um den Geburtsvorgang zu beschleunigen.*

Centella asiatica, syn. *Hydrocotyle asiatica* (*Umbelliferae/Apiaceae*)

GOTU KOLA (HINDI), ASIATISCHER WASSERNABEL

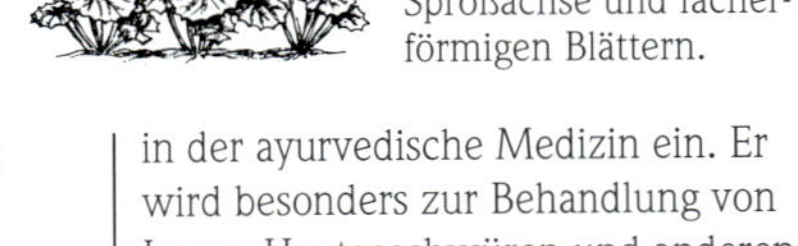

Gotu kola ist eine ausdauernde, bis 50 cm große, krautige Pflanze mit kriechender Sproßachse und fächerförmigen Blättern.

Dieses alte ayurvedische Mittel wird heute auch im Westen viel verwendet als nützliches Tonikum, zur Hautreinigung und bei Verdauungsbeschwerden. In Indien verwendet man es zur Behandlung einer Vielzahl von Krankheiten, darunter Lepra. Am meisten wird es aber wegen seiner belebenden und stärkenden Eigenschaften für Nerven und Gedächtnis geschätzt. *Gotu kola* hat einen bittersüßen, beißenden Geschmack und wird in Indien manchmal in Salaten oder als Gemüse verwendet.

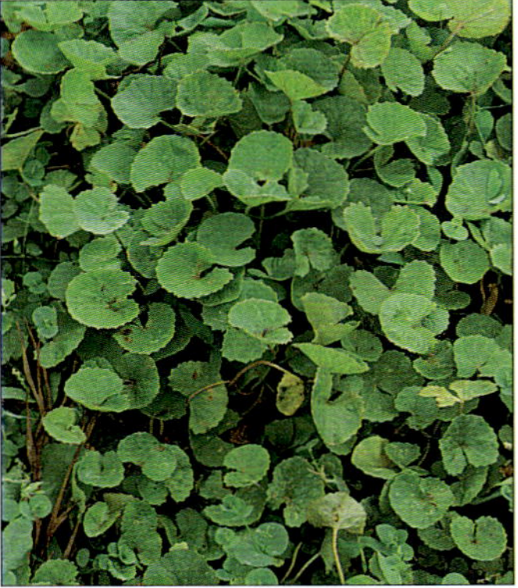

Gotu kola *wächst überall in Indien wild.*

Verbreitung & Anbau

Gotu kola stammt vermutlich ursprünglich aus Afrika (Madagaskar), ist inzwischen aber fast weltweit verbreitet. Er bevorzugt sumpfige Standorte und Uferbereiche, und obwohl er normalerweise wildwachsend gesammelt wird, kann man ihn im Frühjahr auch aus Samen kultivieren. Die Sproßteile können während des ganzen Jahres geerntet werden.

Verwandte Arten

Der Gewöhnliche Wassernabel *(Hydrocotyle vulgaris)* ist eine verwandte europäische Art, hat aber im Gegensatz zum Asiatischen Wassernabel keine bekannten therapeutischen Wirkungen.

Hauptsächliche Inhaltsstoffe

- Triterpensäuren (Asiatsäure, Madecass-Säure, Madasiatsäure)
- Alkaloide (Hydrocotylin)
- Triterpensaponin (Asiaticosid)

Hauptsächliche Wirkung

- Stärkend
- Antirheumatisch
- Mild harntreibend
- Beruhigend
- Peripherer Vasodilator

Forschungsergebnisse

- **Fertilität:** Wie erst kürzlich durchgeführte Untersuchungen vermuten lassen, können Asiaticosid und Madasiatsäure die Fruchtbarkeit herabsetzen. Dieses Ergebnis steht ganz im Gegensatz zur traditionellen Verwendung des Krautes in Indien, wo es verwendet wurde, um die Fertilität zu erhöhen.
- **Weitere Forschungsergebnisse:** Man weiß, daß der *Gotu kola* das Blut verdünnt und in hohen Dosierungen den Blutzuckerspiegel senken kann.

Frühere & heutige Verwendung

- **Lepra & Hautbeschwerden:** *Gotu kola* wird in Indien seit Tausenden von Jahren verwendet und nimmt immer noch einen zentralen Rang in der ayurvedische Medizin ein. Er wird besonders zur Behandlung von Lepra, Hautgeschwüren und anderen Hautbeschwerden verwendet.
- **Stärkungsmittel:** Das Kraut hat in Indien seit langem einen guten Ruf als »Verjüngungsmittel« und soll helfen, die Konzentrationsfähigkeit und das Gedächtnis zu stärken. Es wird auch zur Steigerung der Fruchtbarkeit und als Tonikum bei schlechter Verdauung und Rheumatismus verwendet.
- **Weitere Anwendungen aus Indien:** Frische Blätter gibt man Kindern gegen Ruhr; die Pflanze soll aber auch gegen Fieber, Unterleibsbeschwerden, Asthma und Bronchitis helfen. Ein Ölextrakt wird verwendet, um den Haarwuchs zu verbessern.

Westliche Anwendungen: Neben seiner Wertschätzung als Tonikum wird *Gotu kola* hauptsächlich zur Behandlung von Hautproblemen und Wunden verwendet. Außerdem glaubt man heute, die Pflanze habe einen entzündungshemmenden Effekt, so daß sie bei Rheumatismus, Polyarthritis und Venenentzündung verordnet wird.

Selbstbehandlung

- **Ekzeme,** S. 300.

Verwendete Teile

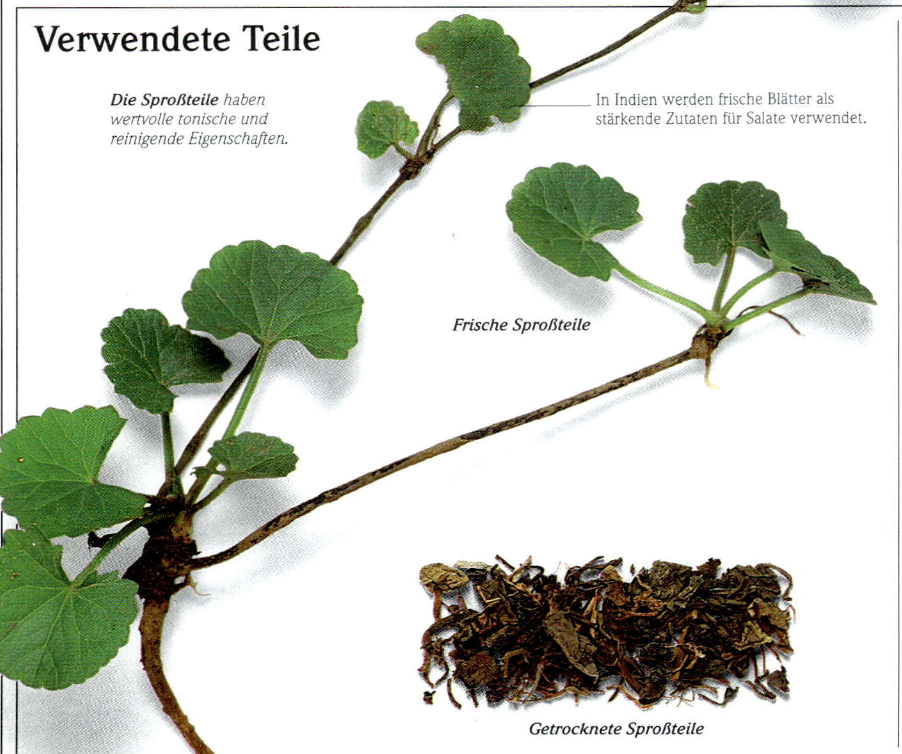

Die Sproßteile *haben wertvolle tonische und reinigende Eigenschaften.*

In Indien werden frische Blätter als stärkende Zutaten für Salate verwendet.

Frische Sproßteile

Getrocknete Sproßteile

Zubereitungen & ihre Anwendung

Warnung: Kann unter Umständen Empfindlichkeit gegenüber Sonnenlicht auslösen. Unterliegt in einigen Ländern bestimmten Auflagen.

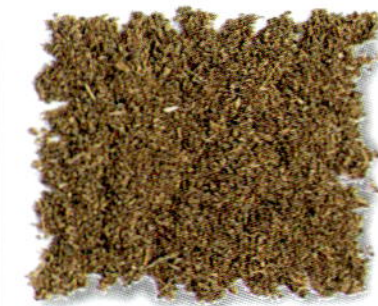

Pulver *ist eine wichtige ayurvedische Arznei. Täglich 1–2 g mit Wasser als allgemeines Tonikum verwenden.*

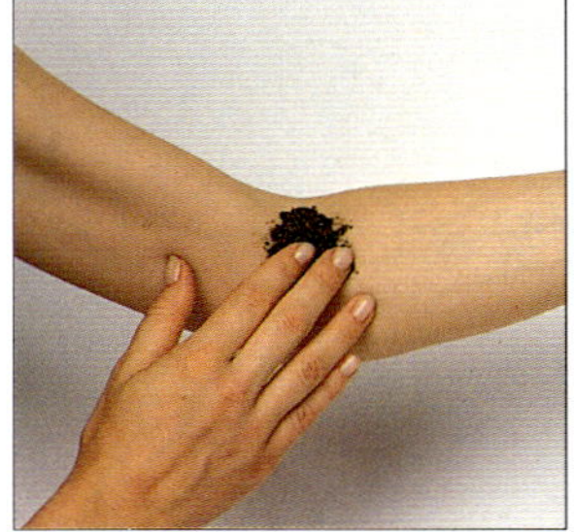

Paste *wird aus Pulver hergestellt: 2 TL mit 25 ml Wasser mischen und auf Ekzeme auftragen.*

Aufguß *(Herstellung S. 290). Bei Rheumatismus 2mal täglich 35 ml.*

Tinktur (Herstellung S. 291). Bei schwachem Gedächtnis und schlechter Konzentration 3mal täglich 30 Tropfen in Wasser.

Chamaelirium luteum, syn. *Helonias dioica* (*Liliaceae*)

Falsches Einkorn

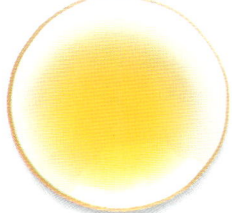

Das Falsche Einkorn ist eine ausdauernde, bis 1 m hohe, krautige Pflanze mit langen grünen Blättern und grünweißen Blüten.

Diese in Nordamerika heimische Pflanze, die in der amerikanischen und britischen Kräutermedizin eine wichtige Rolle spielt, wird besonders in der Frauenheilkunde verwendet. Sie ist ein gutes Mittel bei Menstruationsbeschwerden oder Eierstockzysten und kann auch während der Menopause recht nützlich sein. Außerdem verwendet man sie, um Verdauungsprobleme zu behandeln. Trotz ihres vielfältigen therapeutischen Nutzens ist die Pflanze bisher nur schlecht untersucht.

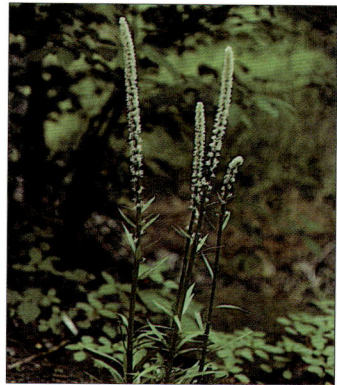

***Beim Falschen Einkorn** befinden sich die weiblichen und männlichen Blüten auf verschiedenen Pflanzen.*

Verbreitung & Anbau

Das in Nordamerika heimische Falsche Einkorn wächst auf tiefen, feuchten, gut durchlässigen Böden östlich des Mississippi. Es wird normalerweise wildwachsend gesammelt; man kann es aber auch im Herbst durch Aussaat vermehren. Die Pflanze blüht im Frühsommer; die Wurzel wird im Herbst geerntet.

Hauptsächliche Inhaltsstoffe

- Steroidsaponine (bis zu 9%)
- Glykoside (Chamaelirin, Diosgenin)

Hauptsächliche Wirkung

- Stärkt Gebärmutter und Eierstöcke
- Fördert die Monatsblutung
- Harntreibend

Forschungsergebnisse

- **Fehlende Untersuchungen:** Nach der Erfahrung westlicher Pflanzenheilkundler ist das Falsche Einkorn eine wertvolle Medizin bei Menstruations- und Gebärmutterbeschwerden. Da die Pflanze gebärmutterstimulierende Steroidsaponine enthält, kann man annehmen, daß sich ihre Wirkung bei gynäkologischen Problemen durchaus wissenschaftlich erhärten ließe. Wundern muß man sich, daß andere Steroidsaponine enthaltende Pflanzen wie der Ginseng (*Panax ginseng,* S. 116) so gut untersucht sind und das Falsche Einkorn nicht. Möglicherweise liegt es daran, daß der Ginseng hauptsächlich das männliche und nicht das weibliche Fortpflanzungssystem beeinflußt. Auf jeden Fall verdient diese Pflanze eine genauere Untersuchung.

Frühere & heutige Verwendung

- **Traditionelle Arznei:** Das Falsche Einkorn ist eine traditionelle Arznei aus Nordamerika. Bezüglich ihrer Anwendung gibt es einige Verwirrung, da eine Reihe anderer Pflanzen unter demselben Namen bekannt sind oder einen sehr ähnlichen Namen haben. Man nimmt an, daß die nordamerikanischen Ureinwohner die Pflanze hauptsächlich bei Frauenbeschwerden verwendeten, wenngleich die Bewohner des heutigen Arkansas damit auch Wunden und Geschwüre behandelt haben. Die Wurzel war zwischen 1916 und 1947 im *US National Formulary* aufgeführt, wo man sie als Tonikum für die Gebärmutter und als harntreibende Arznei charakterisierte.
- **Heutige gynäkologische Anwendung:** Heute gilt das Falsche Einkorn bei westlichen Pflanzenheilkundlern als wichtiges Mittel gegen Beschwerden der Gebärmutter und der Ovarien. Es scheint eine »normalisierende« Wirkung auf das weibliche Fortpflanzungssystem zu haben und fördert einen regelmäßigen Menstruationszyklus, so daß es Frauen mit Regelanomalien verschrieben wird. Die Pflanze sorgt außerdem dafür, daß die Eierstöcke ihre Hormone zum richtigen Zeitpunkt des jeweiligen Monats freisetzen. Es kann aber einige Monate dauern, bis das Kraut eine spürbare Wirkung auf den Zyklus ausübt. Außerdem wird das Falsche Einkorn zur Behandlung von Endometriose, Gebärmutterinfektionen, Eierstockzysten und mit der Menopause verbundenen Beschwerden verwendet.
- **Weitere Anwendungen:** Es eignet sich als Tonikum für den Verdauungs- und Urogenitaltrakt.

Selbstbehandlung

- **Herabgesetzte Östrogen- & Progesteronspiegel,** S. 316.

Verwendete Teile

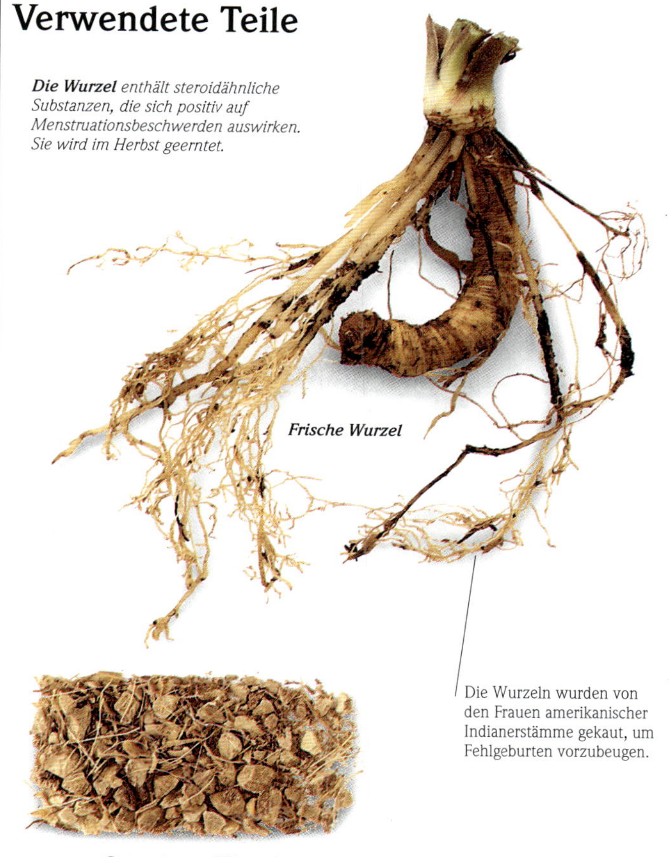

***Die Wurzel** enthält steroidähnliche Substanzen, die sich positiv auf Menstruationsbeschwerden auswirken. Sie wird im Herbst geerntet.*

Frische Wurzel

Getrocknete Wurzel

Die Wurzeln wurden von den Frauen amerikanischer Indianerstämme gekaut, um Fehlgeburten vorzubeugen.

Zubereitungen & ihre Anwendung

Warnung: Nur die verordnete Dosis, nicht während der Schwangerschaft anwenden.

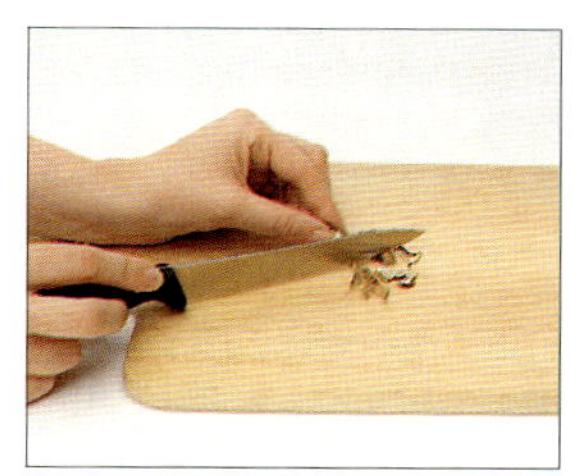

***Geschnittene Wurzeln für Abkochung** (Herstellung S. 290). Bei Menopause-Beschwerden 2mal täglich 100 ml.*

***Tinktur** (Herstellung S. 291) kann als langfristiges Mittel zur Stärkung der Gebärmutter verwendet werden. 3mal täglich 10 Tropfen.*

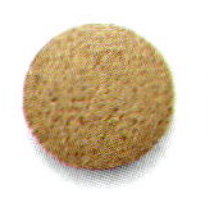
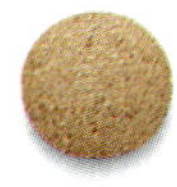
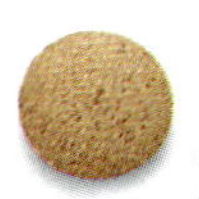

***Tabletten,** die oft noch andere Kräuter enthalten, werden bei Menopause-Beschwerden genommen.*

Chamomilla recutita, syn. *Matricaria recutita* (*Compositae/Asteraceae*)

ECHTE KAMILLE

Echte Kamille ist eine einjährige, bis zu 60 cm hohe, süßlich-aromatische Pflanze mit fein zerteilten Blättern und weißen Blütenköpfchen.

Der aromatische, an Äpfel erinnernde, leicht bittere Geschmack der Echten Kamille ist Teetrinkern vertraut. Ihre vielfältigen therapeutischen Anwendungen sind weniger gut bekannt. So ist sie ein ausgezeichnetes Mittel bei zahlreiche Verdauungsbeschwerden, nervösen Spannungen und Reizbarkeit. Äußerlich wird sie bei wunder Haut und Ekzemen angewendet. Die Römische Kamille (*Chamaemelum nobile*, S. 184) ist eine nahe Verwandte mit ähnlicher Wirkung.

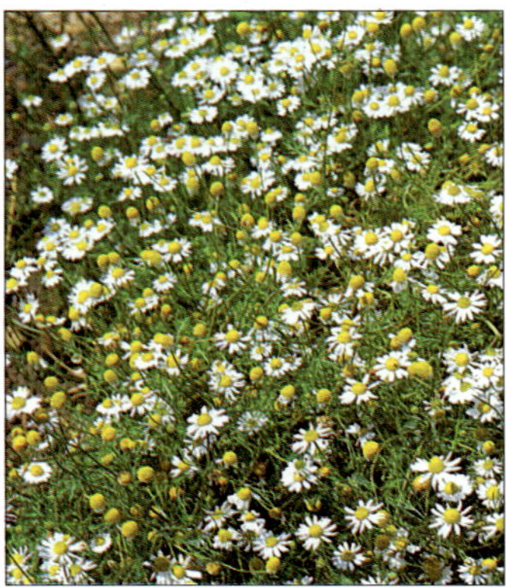

***Echte Kamille** ist eine nützliche Heilpflanze für den Hausgebrauch.*

Verbreitung & Anbau

Die Echte Kamille ist als wildwachsende oder kultivierte Pflanze fast überall in Europa und anderen gemäßigten Regionen verbreitet. Die Samen werden im Frühjahr oder Herbst gesät, die Blüten erntet man im Sommer, wenn die Pflanze in voller Blüte steht.

Hauptsächliche Inhaltsstoffe

- Ätherisches Öl (Proazulene, Farnesen, α-Bisabolol, Spiroether)
- Flavonoide (Apigenin, Luteolin, Rutin)
- Glykosidische Bitterstoffe (Anthemissäure)
- Cumarine und Gerbstoffe

Hauptsächliche Wirkung

- Entzündungshemmend
- Krampflösend
- Relaxans
- Blähungstreibend
- Mildes Bittermittel
- Anti-allergen

Forschungsergebnisse

- **Versuche in Deutschland:** Als 1987 eine aus der Echten Kamille hergestellte Creme auf ihre Fähigkeiten zur Wundheilung getestet wurde, erbrachte dies sehr positive Resultate. 1993 erwiesen sich die Echte Kamille und vier weitere Kräuter als sehr wirksam bei Koliken beim Säugling und Kleinkind.

Frühere & heutige Verwendung

- **Verdauungsprobleme:** Die Echte Kamille wird bekanntermaßen seit dem 1. Jahrhundert bei Verdauungsproblemen angewendet. Sie ist effektiv und dennoch mild, so daß sie auch für Kinder geeignet ist. Mit Kamille kann man Schmerzen, Verdauungsstörungen, Azidität, Gastritis, Blähungen und Koliken bekämpfen, sie kann aber auch bei Hiatushernie, Darmgeschwüren, Crohn-Krankheit und Reizdarm verwendet werden.
- **Krampflösendes Mittel:** Der in der Kamille enthaltene Spiroether ist ein stark krampflösendes Mittel, das verhärtete, schmerzende Muskeln lockert und Menstruationsbeschwerden lindert. Es wirkt aber auch entspannend und fördert den Schlaf, besonders bei Kindern.
- **Reizzustände:** Die Echte Kamille empfiehlt sich bei Heuschnupfen und Asthma. Äußerlich wird sie auf Wunden, juckende Haut und Ekzeme aufgetragen und hilft bei überanstrengten Augen.

Selbstbehandlung

- **Bisse & Stiche,** S. 303.
- **Ekzeme,** S. 300.
- **Katarrh & Heuschnupfen,** S. 312.
- **Koliken,** S. 318.
- **Leichtes Asthma,** S. 301.
- **Magenkrämpfe,** S. 305.
- **Magenverstimmung,** S. 307.
- **Schlaflosigkeit,** S. 309.
- **Schwangerschaftsübelkeit,** S. 317.
- **Überanstrengte & müde Augen,** S. 310.
- **Wunde Brustwarzen,** S. 315.

Verwendete Teile

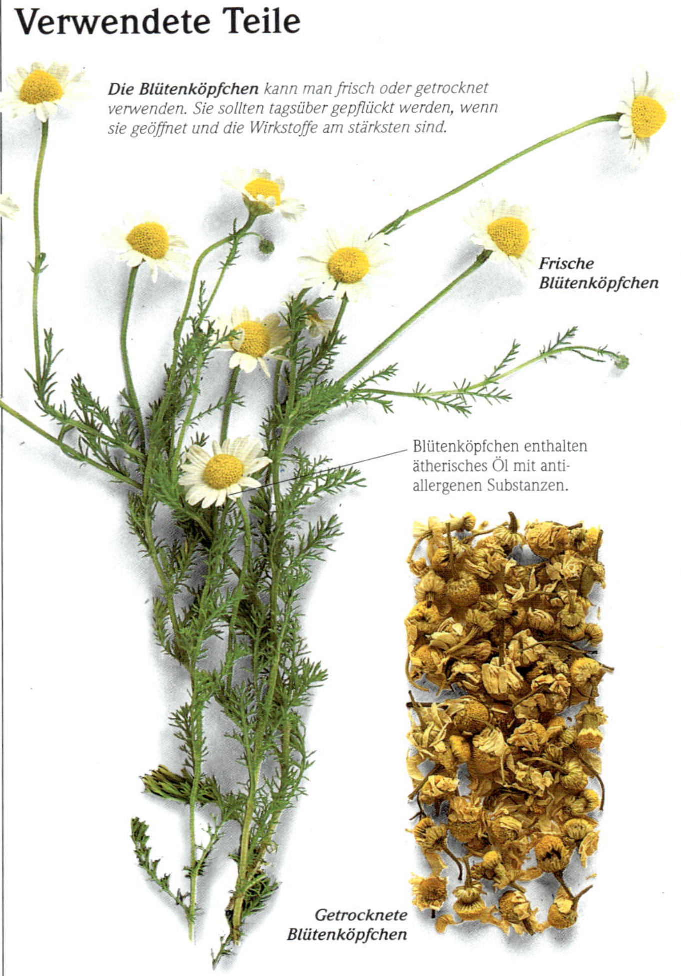

***Die Blütenköpfchen** kann man frisch oder getrocknet verwenden. Sie sollten tagsüber gepflückt werden, wenn sie geöffnet und die Wirkstoffe am stärksten sind.*

Frische Blütenköpfchen

Blütenköpfchen enthalten ätherisches Öl mit antiallergenen Substanzen.

Getrocknete Blütenköpfchen

Zubereitungen & ihre Anwendung

Warnung: Die frische Pflanze kann Dermatitis verursachen. Das ätherische Öl innerlich nur unter ärztlicher Aufsicht anwenden, während der Schwangerschaft weder innerlich noch äußerlich.

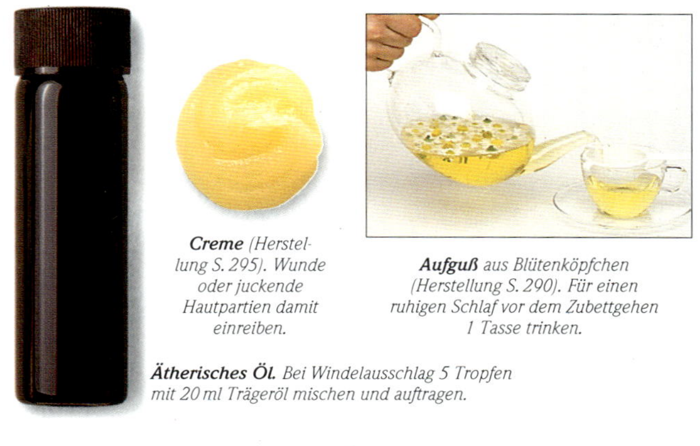

***Creme** (Herstellung S. 295). Wunde oder juckende Hautpartien damit einreiben.*

***Aufguß** aus Blütenköpfchen (Herstellung S. 290). Für einen ruhigen Schlaf vor dem Zubettgehen 1 Tasse trinken.*

***Ätherisches Öl.** Bei Windelausschlag 5 Tropfen mit 20 ml Trägeröl mischen und auftragen.*

Aufguß. Zur Beruhigung streitsüchtiger und übermüdeter Kinder 4 TL getrocknete Kamille mit 500 ml heißem Wasser aufgießen (siehe S. 290) und ins Badewasser geben.

Salbe (Herstellung S. 294). Anwendung bei wunder oder entzündeter Haut.

Tinktur (Herstellung S. 291). Bei Reizdarm 3mal täglich 1 TL mit 100 ml Wasser.

Chrysanthemum x *morifolium* (Compositae/Asteraceae)

JU HUA (CHINESISCH), GÄRTNER-CHRYSANTHEME

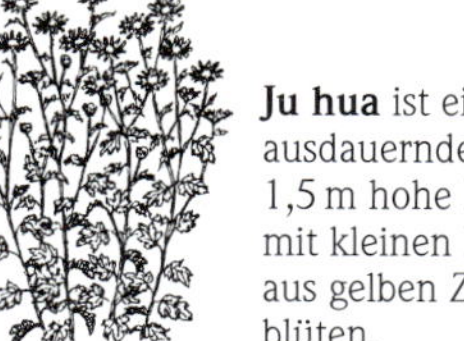

Ju hua ist eine ausdauernde, bis 1,5 m hohe Pflanze mit kleinen Köpfchen aus gelben Zungenblüten.

Ju hua, im Westen vor allem als Schnittblume geschätzt (syn. *Dendranthema* x *grandiflorum*), ist in China ein beliebtes Heilkraut, das zumeist in Form eines erfrischenden Kräutertees getrunken wird. Daneben verwendet man die Pflanze zur Verbesserung der Sehkraft und um übermüdete Augen zu behandeln, gegen Kopfschmerzen und um Infektionen entgegenzuwirken, etwa Erkältungen oder Grippe. Wie die Forschung weiter gezeigt hat, ist *Ju hua* eine wertvolle Arznei gegen Bluthochdruck.

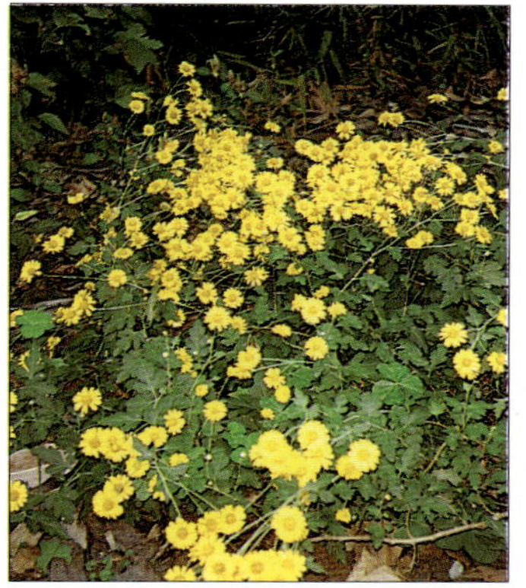

Ju-hua-*Blüten sind sehr farbenprächtig und werden in China seit dem 1. Jahrhundert therapeutisch genutzt.*

Verbreitung & Anbau

Ju hua stammt aus China. Heute hält man sie vorwiegend in Kultur und vermehrt sie im Frühjahr oder Frühsommer durch Stecklinge. Die Blütenköpfchen pflückt man im Herbst, wenn sie vollständig geöffnet sind. Sie werden dann normalerweise in der Sonne getrocknet, was eine lange Zeit in Anspruch nehmen kann.

Verwandte Arten

Ye hu hua (C. indicum) wird in der chinesischen Kräutermedizin ähnlich angewendet. Daneben gibt es viele andere, nahe verwandte Arten mit anerkanntem therapeutischen Wert, z. B. Rainfarn *(Tanacetum vulgare)* und Mutterkraut (*Tanacetum parthenium*, S. 139).

Hauptsächliche Inhaltsstoffe

- Alkaloide, einschließlich Stachydrin
- Ätherisches Öl
- Sesquiterpenlactone
- Flavonoide, einschließlich Apigenin
- Betaine und Choline
- Vitamin B_1

Hauptsächliche Wirkung

- Schweißtreibend
- Antiseptisch
- Blutdrucksenkend
- Kühlend
- Fiebersenkend

Forschungsergebnisse

- **Blutdruck:** Wie eine Reihe klinischer Untersuchungen in China und Japan während der 70er Jahre zeigte, ist *Ju hua* ein sehr wirksames Mittel zur Senkung des Blutdrucks und zur Linderung von Begleiterscheinungen wie Kopfschmerzen, Schwindel und Schlaflosigkeit. Bei diesen Untersuchungen hatte man *Ju hua* mit *Jin yin hua* (*Lonicera* spp., S. 228) gemischt.
- **Weitere Forschungen:** *Ju hua* hat sich auch hilfreich bei der Behandlung von Angina erwiesen. Außerdem zeigte es eine antibiotische Wirkung gegen zahlreiche Krankheitserreger.

Frühere & heutige Verwendung

- **Uralte Arznei:** *Ju hua* wird in China seit Jahrtausenden als Medizin und Getränk verwendet. Erstmals schriftlich erwähnt wurde es im 1. Jahrhundert im *Shen nong ben cao jing.*
- **Augenbeschwerden:** In China sind Aufgüsse der Blütenköpfchen ein sehr beliebtes Mittel gegen gerötete, übermüdete Augen, wie sie nach belastenden Tätigkeiten wie langem Lesen oder Arbeiten am Computer auftreten können. Die warmen Blütenköpfchen werden auf die geschlossenen Augen gelegt und erneuert, sobald sie sich abgekühlt haben. *Ju-hua*-Aufgüsse werden in China außerdem als Mittel zur Verbesserung der Sehfähigkeit verwendet.
- **Kühlend & antiseptisch:** *Ju-hua*-Aufgüsse verwendet man, um Fieber zu senken, Infektionen entgegenzuwirken und den Körper zu entgiften. Sie lindern leichtes Fieber und aus Verspannungen herrührende Kopfschmerzen, erfrischen einen ausgedörrten Gaumen oder Rachen und beseitigen schlechten Atem.
- **Hautbeschwerden:** Die frischen Blätter ergeben einen antiseptischen Umschlag zur Behandlung von Akne, Ausschlag, Furunkeln und Wunden.
- **Bluthochdruck:** Symptome wie Schwindelgefühl, Kopfschmerzen und Ohrensausen, die oft mit zu hohem Blutdruck verbunden sind, können ebenfalls mit *Ju hua* behandelt werden.
- **Krämpfe:** Gemischt mit anderen Kräutern, kann man *Ju hua* auch Kindern verabreichen, die unter Krämpfen leiden.

Selbstbehandlung

- **Gerötete & übermüdete Augen,** S. 310.

Verwendete Teile

***Die Blütenköpfchen** werden im Spätherbst gesammelt. In China behandelt man sie vor dem Trocknen mit Wasserdampf, um die Bitterkeit zu mildern.*

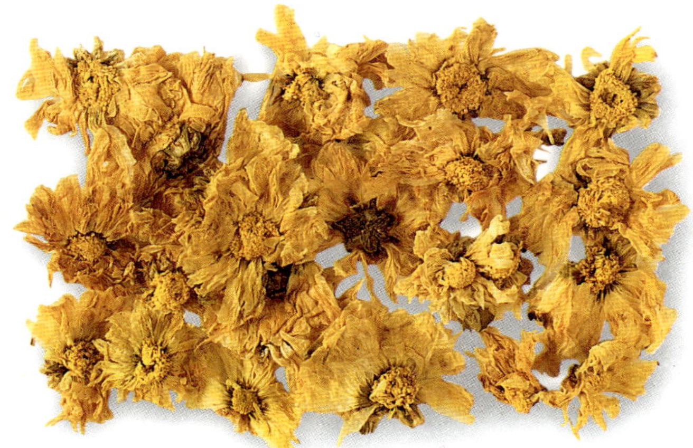

Getrocknete Blütenköpfchen

Zubereitungen & ihre Anwendung

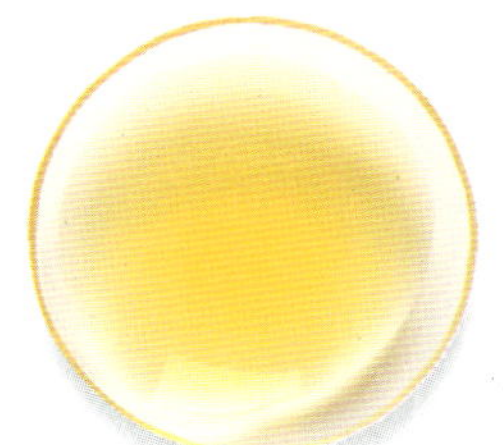

***Aufguß** aus Blütenköpfchen (S. 290). Bei durch Verspannungen entstandenen Kopfschmerzen stündlich 1 Tasse.*

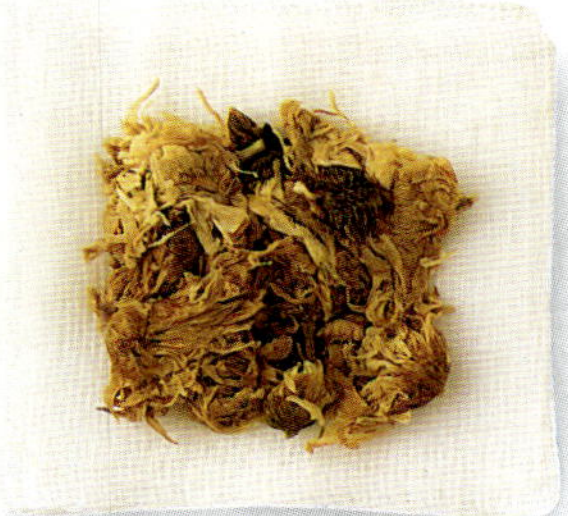

***Umschlag** (Herstellung S. 294). Bei Übermüdung der Augen die Blütenköpfchen 10 Minuten in heißem Wasser einweichen und auf die geschlossenen Augen legen.*

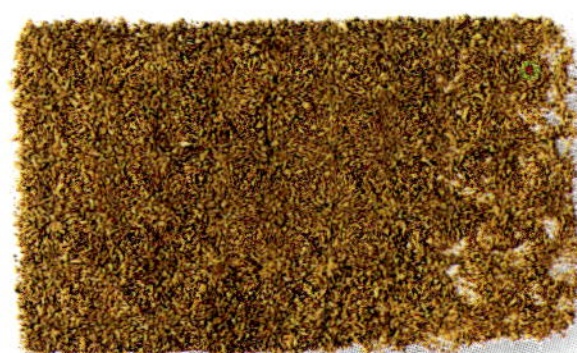

***Pulverisierte Blätter.** Gegen Akne 1 TL Pulver mit 2–3 TL Wasser mischen und damit Pickel behandeln.*

Umschlag aus frischen Blättern (Herstellung S. 294). Bei Furunkeln und Pickeln direkt auf die Haut auftragen.

Cimicifuga racemosa (*Ranunculaceae*)

SILBERKERZE, WANZENKRAUT

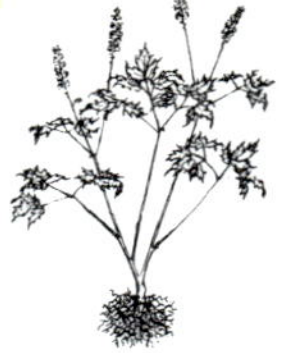
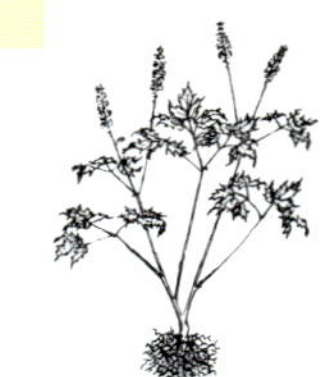

Die Silberkerze ist eine ausdauernde, bis zu 2,5 m hohe, krautige Pflanze mit cremefarbenen Blütentrauben.

Die Wurzel der Silberkerze ist eine Arznei der amerikanischen Indianer. Sie wurde hauptsächlich bei besonders schmerzhafter Periode oder Menopause-Beschwerden verwendet; bei den Penobscoten diente sie dagegen der Behandlung von Nierenproblemen. Man kann sie aber auch bei rheumatischen Beschwerden einsetzen, etwa Polyarthritis oder nervlich bedingten Problemen wie Ohrensausen. Die Wurzel hat einen bitteren, scharfen Geschmack und einen unangenehmen Geruch.

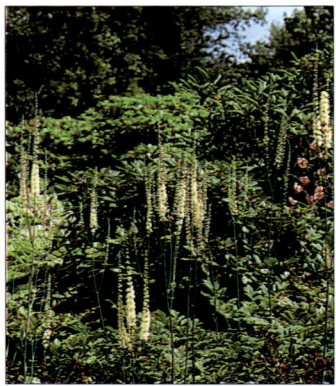

***Die Silberkerze** wurde von nordamerikanischen Indianern bei gynäkologischen Beschwerden sowie Rheumatismus und Kopfschmerzen verwendet.*

Verbreitung & Anbau

Die Silberkerze, die schattige Standorte in Wäldern und Gehölzen bevorzugt, ist in Kanada und dem Osten der USA heimisch, wo sie bis hinunter nach Florida vorkommt. Heute wird sie auch in Europa angebaut, man kann inzwischen sogar schon ausgewilderte Pflanzen finden. Die Vermehrung erfolgt durch Aussaat; die Wurzel wird im Herbst geerntet.

Verwandte Arten

In der traditionellen chinesischen Medizin werden noch weitere *Cimicifuga*-Arten verwendet, darunter *Sheng ma (C. dahurica)* und *C. foetida.* Ihre Wirkung wird als »die Hitze beseitigend« und entgiftend beschrieben, sie können aber auch verwendet werden, um Asthma, Kopfschmerzen und Masern zu behandeln.

Hauptsächliche Inhaltsstoffe

- Triterpenglykoside (Actaein, Cimicifugosid)
- Isoflavone (Formononetin)
- Isoferulasäure
- Salicylsäure
- Gerbstoffe
- Harz

Hauptsächliche Wirkung

- Fördert die Monatsblutung
- Antirheumatisch
- Fördert den Auswurf
- Beruhigend

Forschungsergebnisse

- **Klimakterium:** Die Forschung hat das traditionelle Wissen bestätigt, denn wie eine 1995 in Deutschland veröffentlichte Studie belegen konnte, hat die Silberkerze zusammen mit dem Johanniskraut (*Hypericum perforatum,* S. 104) eine 78%ige Wirkung bei der Behandlung von fliegender Hitze und anderen klimakterischen Beschwerden.
- **Östrogene Eigenschaften:** Die Silberkerze hat eine allgemein anerkannte östrogene Wirkung. Vermutlich senkt sie den Spiegel der Hypophysenhormone, wodurch wiederum die Produktion des Progesterons in den Ovarien verringert wird.

Frühere & heutige Verwendung

- **Gynäkologische Anwendungen:** Die Silberkerze wurde von den nordamerikanischen Indianern seit langem für zahlreiche Frauenbeschwerden verwendet. Heute setzt man sie bei Periodenschmerzen und Menstruationsbeschwerden ein, die mit einer zu hohen Progesteronausschüttung zusammenhängen, oder bei Menopause-Beschwerden wie fliegender Hitze, Entkräftung und Depressionen.
- **Entzündungshemmende Eigenschaften:** Die Silberkerze läßt sich wirkungsvoll bei Gelenkentzündungen anwenden, besonders wenn diese mit dem Klimakterium verbunden sind. Sie gilt aber auch als wirkungsvolle Arznei bei rheumatischen Beschwerden und Polyarthritis.
- **Beruhigende Eigenschaften:** Ihre beruhigende Wirkung macht sie zu einer wertvollen Arznei bei Bluthochdruck und Ohrensausen; sie kann aber auch bei Keuchhusten und Asthma eingesetzt werden.

Verwendete Teile

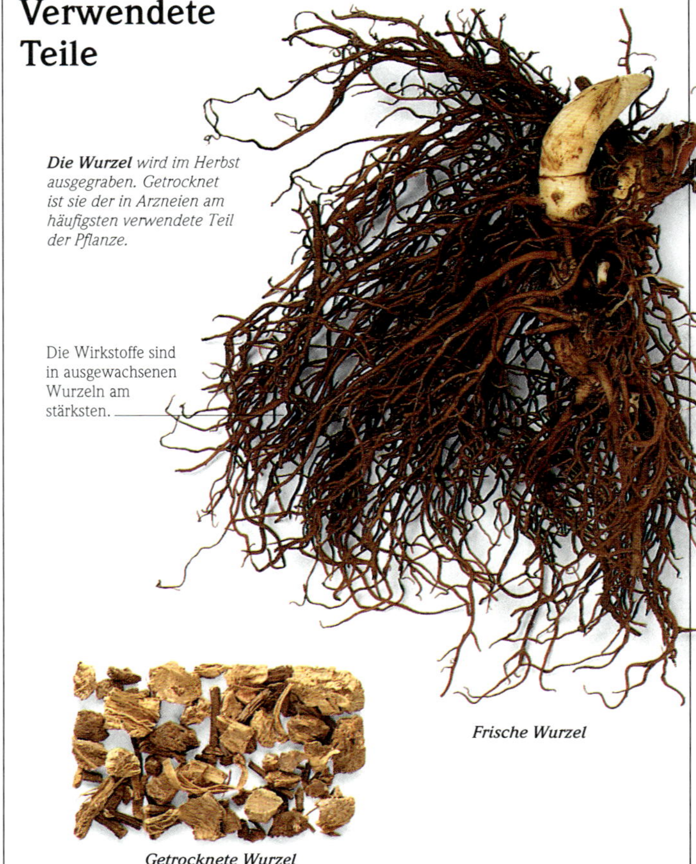

***Die Wurzel** wird im Herbst ausgegraben. Getrocknet ist sie der in Arzneien am häufigsten verwendete Teil der Pflanze.*

Die Wirkstoffe sind in ausgewachsenen Wurzeln am stärksten.

Frische Wurzel

Getrocknete Wurzel

Zubereitungen & ihre Anwendung

Warnung: Nicht während der Schwangerschaft oder Stillzeit verwenden. Der Gebrauch unterliegt in einigen Ländern bestimmten Auflagen.

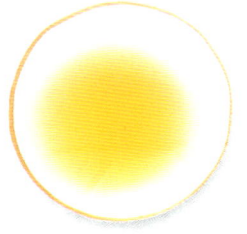

***Abkochung** (Herstellung S. 290). Bei Rheumatismus 2mal täglich ½ Tasse trinken.*

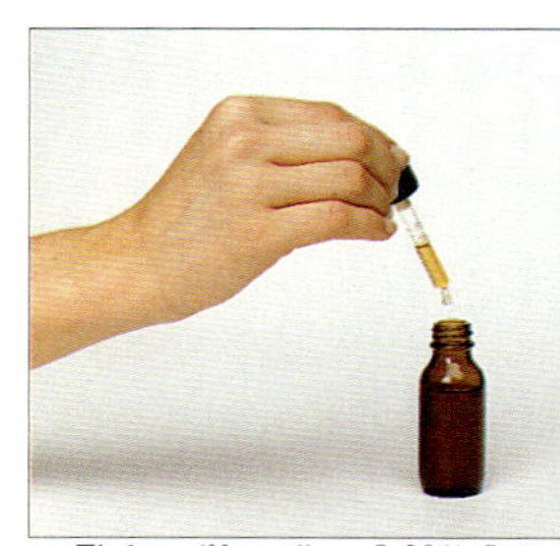

***Tinktur** (Herstellung S. 291). Bei Schmerzen während der Periode 3mal täglich 40 Tropfen in 100 ml Wasser.*

Tabletten werden aus pulverisierten Pflanzen hergestellt. Anwendung bei klimakterischen Beschwerden wie Stimmungsschwankungen und fliegender Hitze.

Selbstbehandlung

- **Arthritis,** S. 313.
- **Herabgesetzte Östrogen- & Progesteronspiegel,** S. 316.

Cinchona spp. *(Rubiaceae)*

CHINARINDENBAUM

Der Chinarindenbaum ist ein bis zu 25 m hoher Laubbaum mit rötlicher Rinde und bis zu 50 cm langen Blättern.

Der Chinarindenbaum ist als Quelle des Chinins, das jahrhundertelang das wirksamste und meistgenutzte Mittel gegen Malaria war, weithin bekannt. Er wurde 1633 in Peru von einem Jesuitenmissionar erstmals beschrieben und wird seither nicht nur als Mittel gegen Malaria verwendet, sondern allgemein bei Fieber und Verdauungsproblemen. Es gibt verschiedene *Cinchona*-Arten, die sich therapeutisch verwenden lassen, darunter *C. calisaya* var. *ledgeriana* und *C. officinalis*.

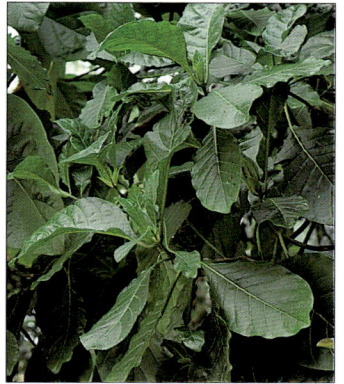

***Chinarinde** schmeckt bitter. Daher wird ihr Inhaltsstoff Chinin als Geschmacksstoff für Bittergetränke verwendet.*

Verbreitung & Anbau

Ursprünglich in den tropischen Gebirgsregionen Südamerikas, besonders in Peru, heimisch, wird der Chinarindenbaum heute auch in Indien, Java und Teilen von Afrika in großem Maßstab in Plantagen kultiviert. Die Vermehrung der Bäume erfolgt im späten Frühjahr durch Stecklinge; die Rinde von Stamm, Zweigen und Wurzeln wird von etwa 6–8 Jahre alten Bäumen abgeschält und in der Sonne getrocknet. Die jährliche Produktion beträgt etwa 8200 Tonnen.

Hauptsächliche Inhaltsstoffe

- Alkaloide (bis zu 15%), hauptsächlich Chinolinalkaloide (Chinin, Chinidin) und Indolalkaloide (Cinchonidin, Chinonin)
- Triterpenbitterglykoside (Chinovin)
- Gerbstoffe
- Chinasäure

Hauptsächliche Wirkung

- Bittermittel
- Fiebersenkend
- Malariamittel
- Stärkend
- Appetitanregend
- Krampflösend
- Adstringierend
- Antibakteriell

Forschungsergebnisse

- **Pharmakologie:** Der Chinarindenbaum ist sehr gut untersucht, und seine pharmakologischen Wirkungen sind weitgehend bekannt.
- **Chinin:** Der Chinarindenbaum hat nicht nur eine starke Wirkung gegen Malaria, sondern kann auch antibakteriell eingesetzt werden. Vergleichbar anderen Alkaloiden wirkt er außerdem krampflösend.
- **Bittermittel:** Der Chinarindenbaum enthält bittere Substanzen, etwa Alkaloide und Chinovin, die durch Anregung der Magensaftsekretion eine entspannende Wirkung auf den gesamten Verdauungsapparat ausüben.
- **Chinidin:** Ein Mittel zur Beruhigung des Herzens. Es verringert die Herzfrequenz und wirkt einem unregelmäßigem Herzschlag entgegen.

Frühere & heutige Verwendung

- **Traditionelle Anwendung:** Die Ureinwohner Perus verwenden den Chinarindenbaum seit vielen Jahrhunderten, und er ist immer noch ein weit verbreitetes Mittel gegen Fieber, Verdauungsprobleme und Infektionen.
- **Malariamittel:** Der Chinarindenbaum, genauer gesagt das Chinin, war bis zum 1. Weltkrieg das wichtigste Mittel gegen Malaria. Seit den 60er Jahren führt eine zunehmende Resistenz der Malariaerreger gegen das synthetische Medikament Chloroquin zur erneuten Verwendung des Chinins. Man kann es aber auch bei anderen akuten Fiebererkrankungen einsetzen.
- **Anregungsmittel für die Verdauung:** Als Bittertonikum regt Chinarinde den Appetit, aber auch die Sekretion von Speichel und Verdauungssäften an, so daß die Verdauung verbessert wird.
- **Mittel zum Gurgeln:** Der Chinarindenbaum ist ein gutes Mittel zum Gurgeln bei Angina.
- **Muskelkrämpfe:** Die Pflanze wird auch verwendet, um Krämpfe, besonders nächtliche, zu behandeln. Außerdem lindert sie Arthritis.
- **Indische Anwendungen:** In Indien wird der Chinarindenbaum bei verschiedenen Beschwerden, darunter Ischias, Ruhr und *Kapha*-Probleme, verwendet (*siehe* S. 35).

Verwendete Teile

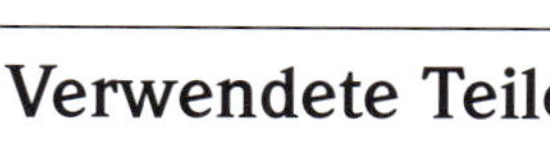

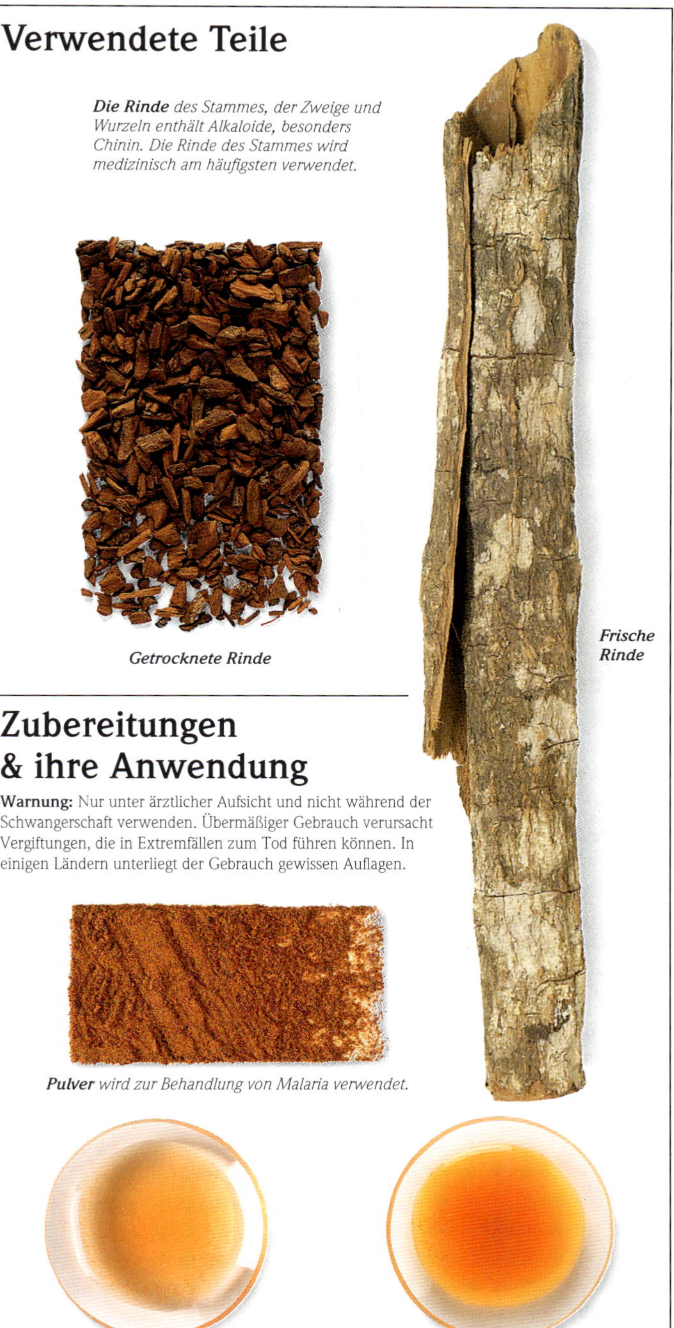

***Die Rinde** des Stammes, der Zweige und Wurzeln enthält Alkaloide, besonders Chinin. Die Rinde des Stammes wird medizinisch am häufigsten verwendet.*

Getrocknete Rinde

Frische Rinde

Zubereitungen & ihre Anwendung

Warnung: Nur unter ärztlicher Aufsicht und nicht während der Schwangerschaft verwenden. Übermäßiger Gebrauch verursacht Vergiftungen, die in Extremfällen zum Tod führen können. In einigen Ländern unterliegt der Gebrauch gewissen Auflagen.

***Pulver** wird zur Behandlung von Malaria verwendet.*

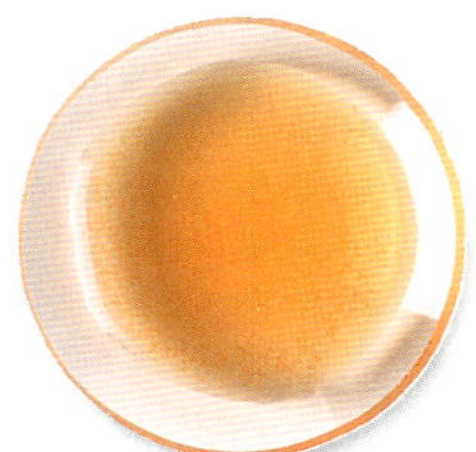

***Abkochung** ist ein bevorzugtes Mittel gegen Fieber, kann aber auch zum Gurgeln bei Halsschmerzen verwendet werden.*

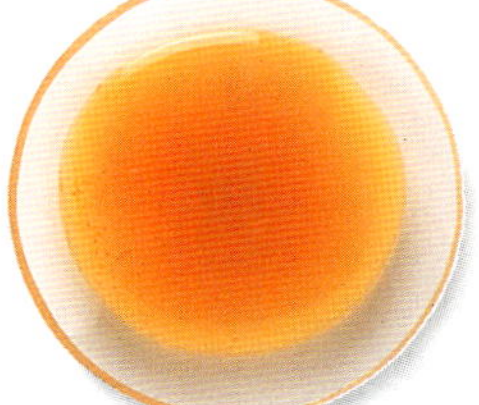

***Tinktur** ist sehr bitter im Geschmack, sie wird zur Verbesserung der Verdauung verschrieben.*

Cinnamomum verum, syn. *C. zeylanicum* *(Lauraceae)*

CEYLON-ZIMTBAUM, DALCINI (HINDI)

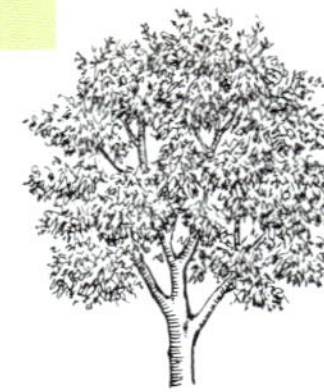

Der Ceylon-Zimtbaum ist ein 8–18 m hoher, immergrüner Baum mit rotbrauner Rinde und gelben Blüten.

Der Ceylon-Zimtbaum liefert nicht nur eines der wichtigsten Gewürze, sondern er ist auch eine alte Heilpflanze, die schon in den jüdischen Thorah-Texten erwähnt wird. In Indien wird der Zimtbaum ebenfalls schon lange therapeutisch genutzt; in Ägypten und Teilen Europas ist er seit etwa 500 v. Chr. in Gebrauch. Traditionell wurde die Pflanze bei Erkältungen, Grippe und Verdauungsproblemen verwendet, und sie wird auch heute noch für ähnliche Zwecke eingesetzt.

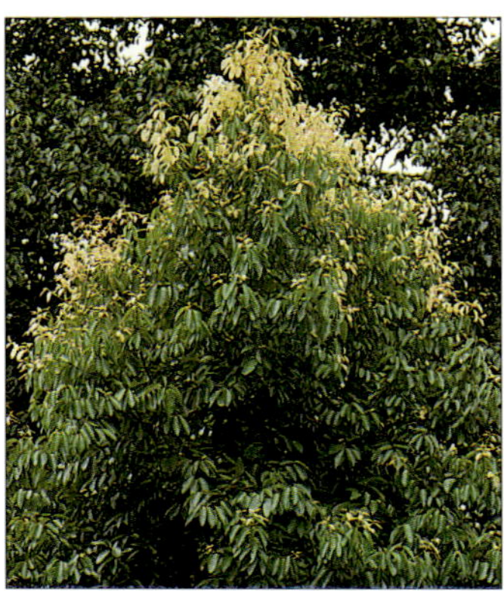

***Der Ceylon-Zimtbaum** wird heute als Gewürz- und Arzneipflanze kultiviert. Die traditionelle Pflanzenheilkunde beschränkt sich allerdings auf den Gebrauch wildwachsender Pflanzen.*

Verbreitung & Anbau

Der Ceylon-Zimtbaum stammt ursprünglich aus Sri Lanka und Indien, wo er in tropischen Wäldern bis in Höhen von 500 m vorkommt. Heute wird er massenhaft in allen tropischen Regionen der Erde kultiviert, besonders auf den Philippinen und den Antillen. Der Baum wird durch Stecklinge vermehrt. Jedes zweite Jahr schneidet man die Schößlinge der jungen Bäume während der Regenzeit bis kurz über dem Boden zurück, entfernt die Rinde und läßt sie 24 Stunden gären. Dann werden die äußeren Rindenschichten abgeschabt und verworfen, während die innere Rinde weiterverwendet wird.

Verwandte Arten

Die Zimtkassie *(Gui zhi* und *Rou gui – C. aromaticum)* ist eine sehr nahe Verwandte mit ähnlichen Wirkstoffen und therapeutischen Eigenschaften. Sie stammt aus China und Japan und wird in der chinesischen Kräutermedizin zumeist in ähnlicher Weise angewendet wie der Ceylon-Zimtbaum. Geschätzt wird sie als starkes *Yang*-Tonikum (*siehe* S. 38).

Hauptsächliche Inhaltsstoffe

- Ätherisches Öl, bis zu 4% (Zimtaldehyd 65–75%, Eugenol 4–10%)
- Gerbstoff (kondensiert)
- Cumarine
- Schleime

Hauptsächliche Wirkung

- Wärmendes Anregungsmittel
- Blähungstreibend
- Krampflösend
- Antiseptisch
- Antiviral

Forschungsergebnisse

- **Japanische Forschung:** In den 80er Jahren konnten japanische Forscher nachweisen, daß man Zimtaldehyd als Sedativum und Analgetikum verwenden kann. Außerdem senkt es vermutlich Blutdruck und Fieber.
- **Rindenextrakte:** Extrakte der Rinde haben eine antibakterielle und antimykotische Wirkung.

Frühere & heutige Verwendung

- **Therapeutische Eigenschaften:** Der therapeutische Wert des Ceylon-Zimtbaums beruht weitgehend auf seinem ätherischen Öl, das antivirale und stimulierende Eigenschaften besitzt.
- **Alte erwärmende Arznei:** Sowohl in Indien als auch in Europa wurde der Ceylon-Zimtbaum traditionell als »das Körperinnere erwärmende Kraut« verwendet, oft in Verbindung mit Ingwer (*Zingiber officinale*, S. 153). Die Pflanze regt die Blutzirkulation an, besonders zu den Fingern und Zehen, ist aber auch ein traditionelles Mittel bei Verdauungsproblemen, etwa Übelkeit, Erbrechen und Durchfall, oder bei Muskelschmerzen und anderen Anzeichen viraler Infektionen wie Erkältungen.
- **Rekonvaleszenz:** Der Ceylon-Zimtbaum unterstützt und stärkt die Verdauung. Er wird aber auch bei der Behandlung von Schwächezuständen und während der Rekonvaleszenz angewendet.
- **Gynäkologische Arznei:** Die Pflanze hat eine schwach menstruationsfördernde Wirkung, da sie die Gebärmutter stimuliert und so die Monatsblutung anregt. In Indien wird sie als Verhütungsmittel verwendet.

Verwendete Teile

__Die innere Rinde__ wird direkt in Arzneien oder zur Destillation des ätherischen Öls verwendet.

__Die Zweige__ der nahe verwandten Zimtkassie werden in der chinesischen Medizin häufig zur Erwärmung des Körperinneren verwendet.

Zubereitungen & ihre Anwendung

Warnung: Der Ceylon-Zimtbaum kann in größeren Mengen giftig sein. Verwenden Sie das ätherische Öl nur unter ärztlicher Aufsicht. Während der Schwangerschaft nicht innerlich anwenden.

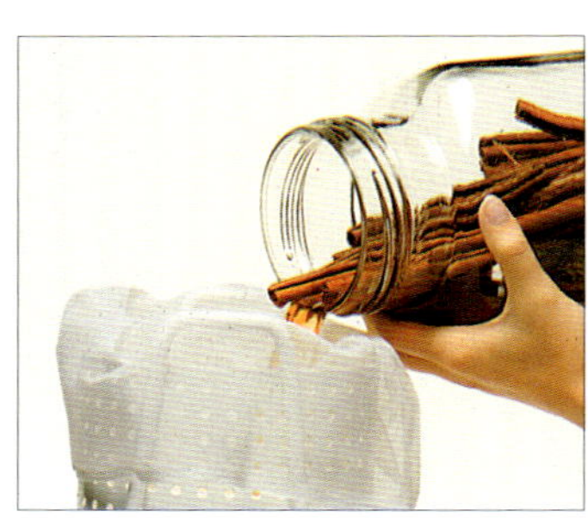

***Tinktur** wird durch Aufkochen der Rinde in Alkohol hergestellt (siehe S. 291). Bei Blähungen 4mal täglich 20 Tropfen mit Wasser.*

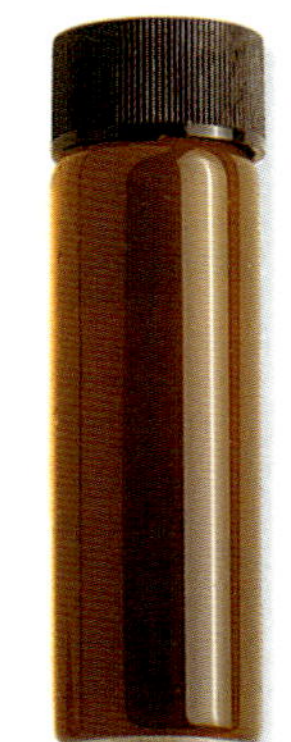

***Ätherisches Öl.** Bei einem Wespenstich so oft wie nötig auftragen.*

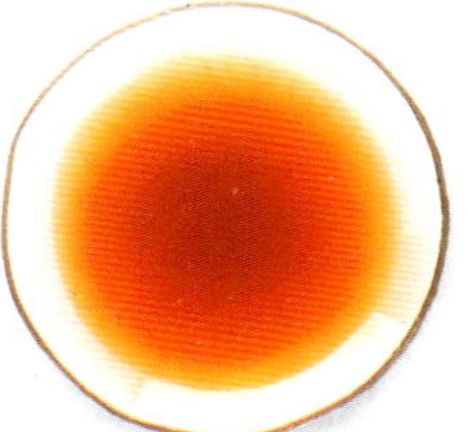

***Aufguß** (Herstellung S. 290). Bei Erkältung oder Grippe 2–3mal täglich ½ Tasse trinken.*

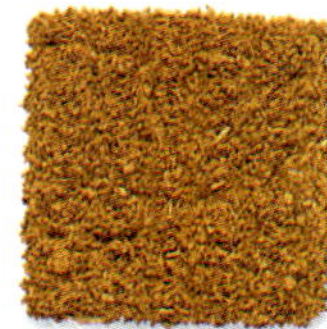

***Pulver** wird hauptsächlich in Indien verwendet. Bei schlechter Verdauung 2–3mal täglich ¼ TL mit Wasser.*

Selbstbehandlung

- **Erkältungen,** S. 311.

Citrus limon *(Rutaceae)*

ZITRONE

Der Zitronenbaum ist ein kleiner, etwa 7 m hoher, immergrüner Baum mit hellgrünen, am Rande gesägten Blättern.

Die Zitrone ist nicht nur ein bekanntes Nahrungsmittel, sondern auch eine der wichtigsten und vielseitigsten natürlichen Arzneien für den Hausgebrauch. Sie hat einen hohen Gehalt an Vitamin C, der hilft, die Widerstandskraft gegenüber Infektionen zu erhöhen, so daß sie sich besonders bei Erkältungen und Grippe als nützlich erweist. Sie kann aber auch vorbeugend gegen viele Beschwerden verwendet werden, etwa Mageninfektionen, Kreislaufprobleme und Arteriosklerose (Arterienverkalkung).

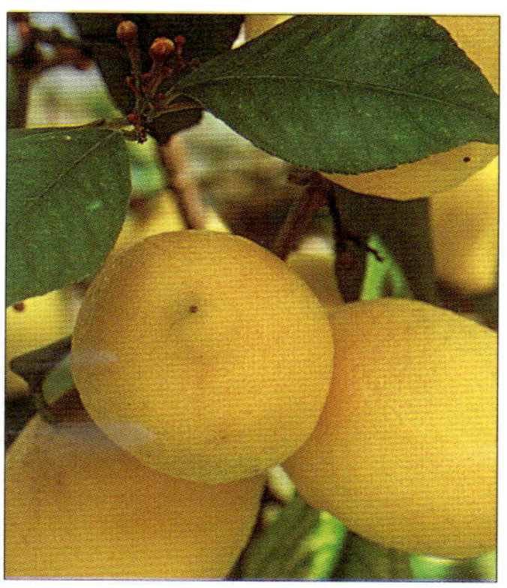

Zitronen galten schon lange vor der Entdeckung des Vitamin C als Mittel gegen Skorbut (Vitamin-C-Mangel).

Verbreitung & Anbau

Vermutlich ursprünglich aus Indien stammend, kam die Zitrone im 2. Jahrhundert auch nach Europa. Heute wird sie im Mittelmeerraum und in vielen subtropischen Regionen angepflanzt. Sie benötigt gut durchlässigen Boden und viel Sonne; die Vermehrung erfolgt im Frühjahr durch Samen. Die Früchte werden im Winter geerntet, wenn der Vitamin-C-Gehalt am höchsten ist.

Hauptsächliche Inhaltsstoffe

- Ätherisches Öl (ungefähr 2,5% der Schale), Limonen (bis zu 70%), α-Terpineol, α-Pinen, β-Pinen, Citral
- Cumarine
- Flavonoide
- Vitamine A, B_1, B_2, B_3 und C (40–50 mg pro 100 g Fruchtanteil)
- Schleim

Hauptsächliche Wirkung

- Antiseptisch
- Antirheumatisch
- Antibakteriell
- Antioxidans
- Fiebersenkend

Frühere & heutige Verwendung

- **Wertvolle Arznei:** Die spanische Volksmedizin kennt so viele therapeutische Anwendungen, daß ganze Bücher über die Zitrone geschrieben wurden.
- **Bekannte Eigenschaften:** Obwohl sehr sauer, hat die Zitrone, nachdem sie verdaut wurde, eine alkalische Wirkung, so daß sie bei Rheumabeschwerden, bei denen Säurebildung eine wesentliche Rolle spielt, lindernd wirkt. Das ätherische Öl hat eine antiseptische und antibakterielle Wirkung. Die Flavonoide stärken die Innenwände der Blutgefäße, besonders bei Venen und Kapillargefäßen, und helfen gegen Krampfadern und leichte Quetschungen.
- **Vorbeugende Maßnahmen:** Ihre antiseptische und reinigende Wirkung dient all jenen, die an Arteriosklerose oder Fieber und Infektionen leiden (besonders Magen-, Leber- und Darminfektionen). Ihre Fähigkeit, Blutgefäße zu stärken, beugt Kreislaufstörungen und Zahnfleischbluten vor; sie gilt auch als Tonikum bei vielen chronischen Krankheiten. Vor allem ist sie ein Nahrungsmittel, das für ein gutes Allgemeinbefinden sorgt.
- **Stärkung der Venen:** Die gesamte Frucht, besonders aber das Fruchtfleisch, kann zur Behandlung von Arteriosklerose, schwachen Kapillargefäßen und Krampfadern verwendet werden.
- **Saft:** Zitronensaft ist eine gutes Mittel gegen Erkältungen, Grippe und Brustinfektionen, man nutzt ihn auch als Tonikum für Leber und Bauchspeicheldrüse. Er verbessert den Appetit, verringert die Magensäure und hilft bei Geschwüren, Arthritis, Gicht und Rheumatismus sowie zum Gurgeln bei Halsschmerzen, Zahnfleischentzündung und Mundgeschwüren. Äußerlich wendet man ihn bei Akne, Fußpilz, Frostbeulen, Insektenstichen, Mikrosporie, Sonnenbrand und Warzen an.

Verwendete Teile

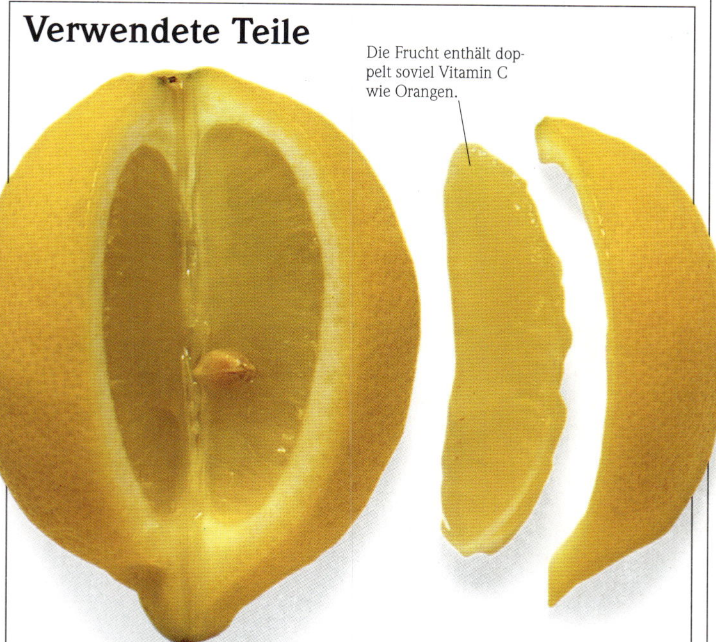

Die Frucht enthält doppelt soviel Vitamin C wie Orangen.

Frucht und Schale *stärken den Kreislauf und die Widerstandskraft gegen Infektionen.*

Fruchtfleisch und Schale *enthalten ätherisches Öl und den größten Teil der Flavonoide.*

Zubereitungen & ihre Anwendung

Warnung: Ätherisches Öl innerlich nur unter ärztlicher Aufsicht anwenden.

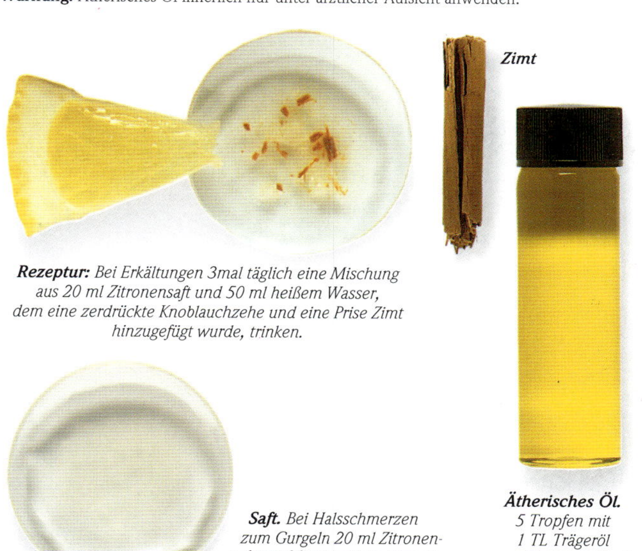

Zimt

Rezeptur: *Bei Erkältungen 3mal täglich eine Mischung aus 20 ml Zitronensaft und 50 ml heißem Wasser, dem eine zerdrückte Knoblauchzehe und eine Prise Zimt hinzugefügt wurde, trinken.*

Saft. *Bei Halsschmerzen zum Gurgeln 20 ml Zitronensaft mit 20 ml heißem Wasser verdünnen.*

Ätherisches Öl. *5 Tropfen mit 1 TL Trägeröl verdünnen und auf Mundgeschwüre tupfen.*

Selbstbehandlung

- **Akne & Furunkel,** S. 305.
- **Arthritis,** S. 313.
- **Bisse & Stiche,** S. 303.
- **Erkältungen & Grippe,** S. 311.
- **Frostbeulen,** S. 302.
- **Halsschmerzen,** S. 311.
- **Lippenherpes,** S. 304.
- **Schlechte Verdauung,** S. 306.

Codonopsis pilosula (*Campanulaceae*)

GLOCKENWINDE, DANG SHEN (CHINESISCH)

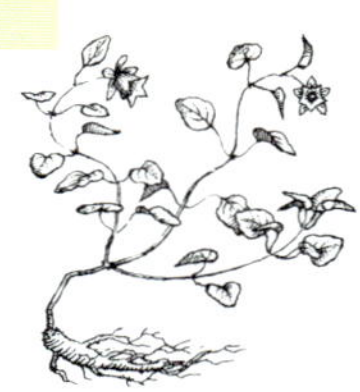

Glockenwinde, eine ausdauernde, bis 1,5 m große Kletterpflanze mit ovalen Blättern und herabhängenden grünen Blüten.

Die Glockenwinde spielt in der chinesischen Kräutermedizin eine zentrale Rolle als mildes Tonikum. Es wirkt allgemeinen Schwächezuständen entgegen und hilft dem Körper, sich Streßsituationen anzupassen. Man nimmt an, daß die Glockenwinde eine ähnliche, wenn auch mildere und weniger lang anhaltende Wirkung hat als der Ginseng. Daher verordnet man sie Patienten, denen der Ginseng zu stark ist. Bei der Herstellung chinesischer Arzneien wird die Glockenwinde auch als Ersatz für den Ginseng verwendet.

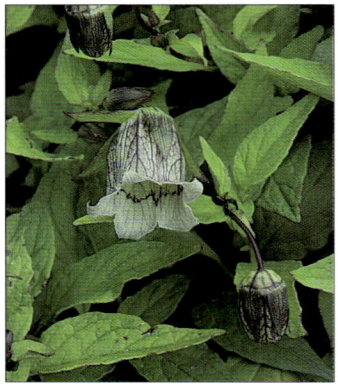

***Die Glockenwinde** bringt im Sommer einzelne glockenförmige Blüten mit einer purpurroten Zeichnung hervor.*

Verbreitung & Anbau

Die Glockenwinde stammt aus Nordostchina und wächst fast überall in diesem Gebiet. Ihr hauptsächliches Verbreitungsgebiet sind aber die Provinzen Shansi und Szechuan. Sie wird im Frühjahr oder Herbst durch Samen vermehrt; die Wurzel erntet man im Herbst, sobald die Sproßteile abgestorben sind.

Hauptsächliche Inhaltsstoffe

- Triterpensaponine
- Sterine
- Alkaloide
- Alkenylglykoside
- Polysaccharide
- Tangshenosid I

Hauptsächliche Wirkung

- Adaptogen
- Anregend
- Stärkend

Forschungsergebnisse

- **Blutmittel:** Wie Laborversuche gezeigt haben, verstärkt die Glockenwinde nicht nur die Bildung von Hämoglobin und roten Blutkörperchen, sondern senkt auch den Blutdruck.
- **Ausdauer:** Wie weitere Versuche ergaben, verringert die Glockenwinde die Anfälligkeit gegenüber Streß und sorgt für geistige Frische.

Frühere & heutige Verwendung

- **Kräutertonikum:** In der chinesischen Kräutermedizin gilt *Codonopsis* als Kraut, das sich günstig auf das *Qi* (Lebensenergie, *siehe* S. 22/23), aber auch auf Lungen und Milz auswirkt. Es verbessert die Vitalität und bringt den Stoffwechsel ins Gleichgewicht. Außerdem dient es als mildes Tonikum, das den gesamten Körper belebt.
- **Hauptsächliche Anwendung:** Die Glockenwinde wird bei müden Gliedern, allgemeiner Erschöpfung und Verdauungsbeschwerden, etwa Appetitverlust, Erbrechen und Durchfall verwendet. Sie soll das *Yin* (*siehe* S. 38/39) des Magens nähren, ohne ihn zu »naß« zu machen, und gleichzeitig die Milz harmonisieren, ohne sie zu »trocken« zu machen. Außerdem eignet sich die Pflanze für alle chronischen Krankheiten, bei denen ein schlechtes »Milz-*Qi*« eine entscheidende Rolle spielt.
- **»Falsches Feuer«:** Interessanterweise wird ein *Codonopsis*-Tonikum Patienten verordnet, die Symptome des »falschen Feuers« zeigen, also etwa verspannte Halsmuskulatur, Kopfschmerzen und schwankenden oder hohen Blutdruck, aber auch all jenen, denen die tonische Wirkung des Ginseng (*Panax ginseng*, S. 116) zu stark ist. Die Pflanze soll auch den Adrenalinspiegel mit Erfolg senken können und daher gegen Streß noch besser geeignet sein als der Ginseng.
- **Tonikum während des Stillens:** Die Pflanze wird in China regelmäßig von stillenden Müttern verwendet, um den Milchfluß zu steigern, aber auch als Tonikum für »kräftiges Blut«.
- **Atemwegsbeschwerden:** Die Glockenwinde ist in der Lage, überflüssigen Schleim aus den Lungen zu entfernen, und ist daher ein nützliches Arzneimittel bei Atemwegsbeschwerden, etwa Kurzatmigkeit und Asthma.

Verwendete Teile

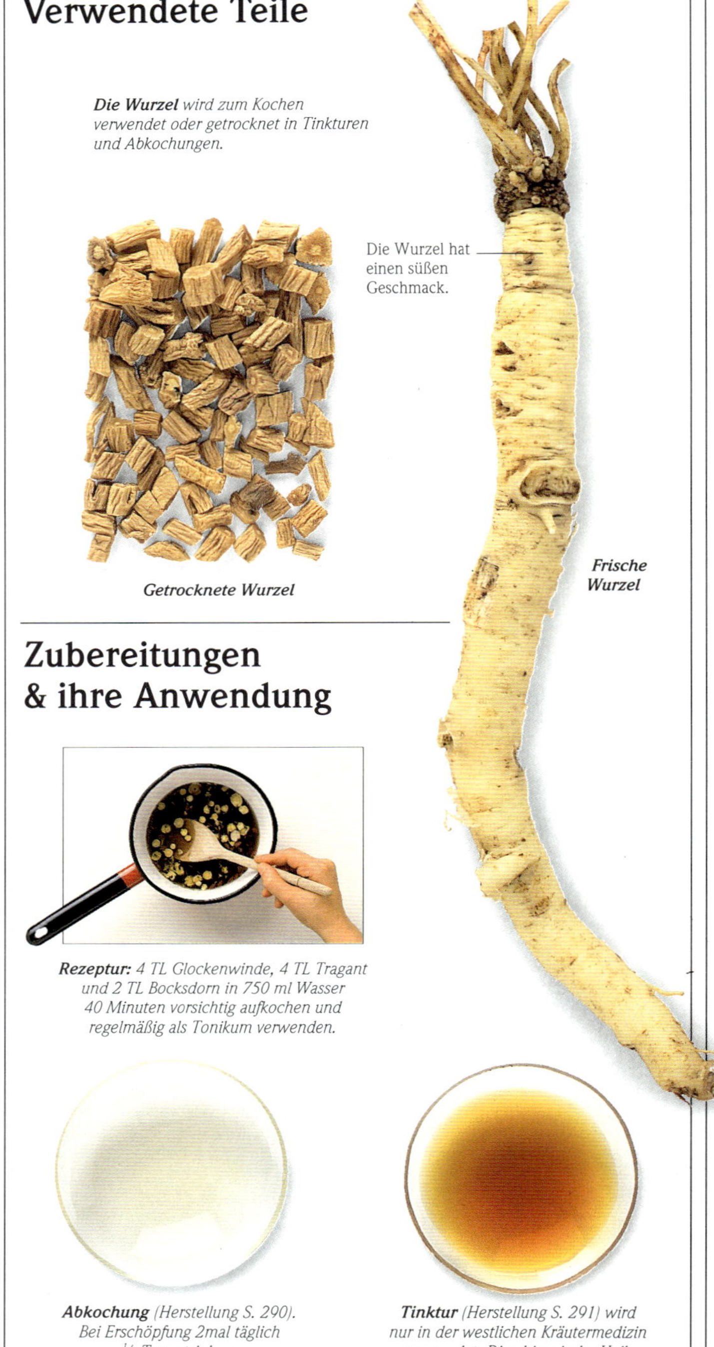

***Die Wurzel** wird zum Kochen verwendet oder getrocknet in Tinkturen und Abkochungen.*

Die Wurzel hat einen süßen Geschmack.

Getrocknete Wurzel

Frische Wurzel

Zubereitungen & ihre Anwendung

***Rezeptur:** 4 TL Glockenwinde, 4 TL Tragant und 2 TL Bocksdorn in 750 ml Wasser 40 Minuten vorsichtig aufkochen und regelmäßig als Tonikum verwenden.*

***Abkochung** (Herstellung S. 290). Bei Erschöpfung 2mal täglich ½ Tasse trinken.*

***Tinktur** (Herstellung S. 291) wird nur in der westlichen Kräutermedizin verwendet. Die chinesische Heilkunde kennt sie nicht. Als Tonikum 3mal täglich ½ TL mit Wasser.*

Selbstbehandlung

- **Appetitverlust & Erbrechen,** S. 306.
- **Nervöse Erschöpfung, Muskelverspannungen & Kopfschmerzen,** S. 308.
- **Streß oder Genesung,** S. 319.

Coleus forskohlii, syn. *Plectranthus barbatus* *(Labiatae/Lamiaceae)*

BUNTNESSEL, HARFENKRAUT

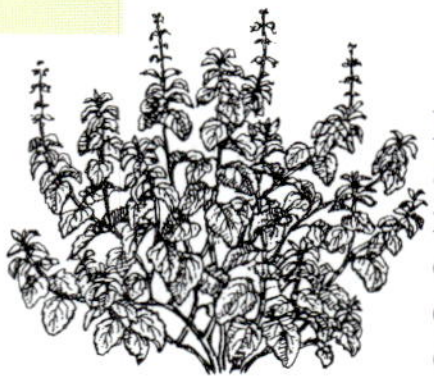

Buntnessel ist eine ausdauernde Pflanze mit knollenartig verdickten Wurzeln und einem aufrechten, bis 60 cm hohen Stengel.

Die in Indien heimische Pflanze wurde als traditionelle Arznei des Verdauungssystems vornehmlich in der indischen Volksmedizin und weniger in der ayurvedischen Heilkunde verwendet. Im Westen kam sie urplötzlich zu Ansehen, als man daraus in den 70er Jahren die Substanz Forskolin isolierte, die sich, wie ein indisch/deutsches Pharmaunternehmen belegen konnte, als sehr wirksames Mittel gegen verschiedene Krankheiten erwies, darunter Herzinsuffizienz, Grüner Star und Bronchialasthma.

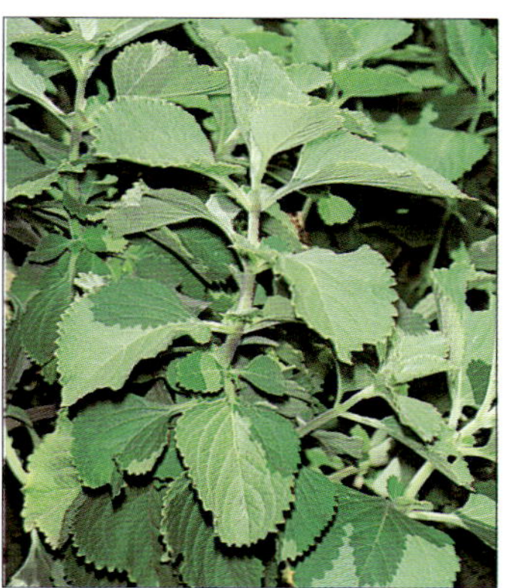

***Die Buntnessel** ist eine stark aromatische Pflanze. Ihre Blätter haben einen unverwechselbaren, kampferartigen Geruch.*

Verbreitung & Anbau

Die in Indien heimische Buntnessel wächst auf den trockenen Hängen indischer Steppengebiete und an den Ausläufern des Himalaja; man findet sie aber auch in subtropischen oder gemäßigt warmen Regionen, etwa Nepal, Sri Lanka, Myanmar (Birma) sowie in Teilen Ostafrikas. Im 19. Jahrhundert war die Buntnessel eine sehr beliebte Zierpflanze, heute baut man sie im großen Maßstab im indischen Bundesstaat Gujarat an und verarbeitet jährlich etwa 1000 Tonnen zum Einlegen. Die Pflanze wird durch Stecklinge oder Teilung der Wurzel im Frühjahr oder Sommer vermehrt. Sie benötigt gut durchlässigen Boden und Sonne oder Halbschatten. Sowohl die Wurzel als auch die Blätter werden im Herbst geerntet.

Verwandte Arten

Man hat insgesamt sechs *Coleus*-Arten untersucht, aber nur *C. forskohlii* enthält Forskolin. *C. amboinicus* wird traditionell in der ayurvedischen und Unani-Tibb-Kräutermedizin zur Behandlung von Entzündungen und bei Bronchitis und Asthma verordnet.

Hauptsächliche Inhaltsstoffe

- Ätherisches Öl
- Diterpene (Forskolin)

Hauptsächliche Wirkung

- Blutdrucksenkend
- Krampflösend
- Weitet die Bronchiolen (kleine luftleitende Hohlorgane der Lungen)
- Weitet die Adern
- Herztonikum

Forschungsergebnisse

- **Forskolin:** Der Wirkstoff Forskolin, der in den 70er Jahren isoliert wurde, besitzt wertvolle therapeutische Eigenschaften. Dazu gehören die Senkung des Blutdrucks, die Entspannung glatter Muskulatur, die Freisetzung von Hormonen aus der Schilddrüse, die Anregung der Verdauungssäfte und die Reduzierung des Augendrucks.
- **Gesamte Pflanze:** Die Forschung hat sich bisher ausschließlich auf die Wirkung des isolierten Forskolins beschränkt. Die Pflanze als Ganzes wurde nicht untersucht.

Frühere & heutige Verwendung

- **Traditionelle Anwendungen:** Die Buntnessel wird in Indien traditionellerweise bei zahlreichen Verdauungsproblemen angewendet, z. B. Blähungen und Unterleibsbeschwerden.
- **Kreislaufmittel:** Die Buntnessel ist ein wichtiges Herz- und Kreislauftonikum, das bei Stauungsinsuffizienz und Mangeldurchblutung der Koronararterien (Herzkranzgefäße) angewendet werden kann. Sie verbessert aber auch den Blutfluß zum Gehirn.
- **Atemwegsbeschwerden:** Ihre krampflösende Wirkung macht die Buntnessel zu einem wertvollen Mittel gegen Atemwegsbeschwerden, etwa Asthma oder Bronchitis.
- **Grüner Star:** Neuerdings verwendet man die Buntnessel auch zur Behandlung des Grünen Stars (erhöhter Augeninnendruck, der unbehandelt zu Verlust der Sehfähigkeit führen kann).
- **Mögliche weitere Anwendungen:** Legt man die therapeutische Wirkung des Forskolins zugrunde, könnte sich die Buntnessel in Verbindung mit anderen Kräutern wie Weißdorn (*Crataegus laevigata*, S. 86) durchaus auch bei zu hohem Blutdruck anwenden lassen.

Verwendete Teile

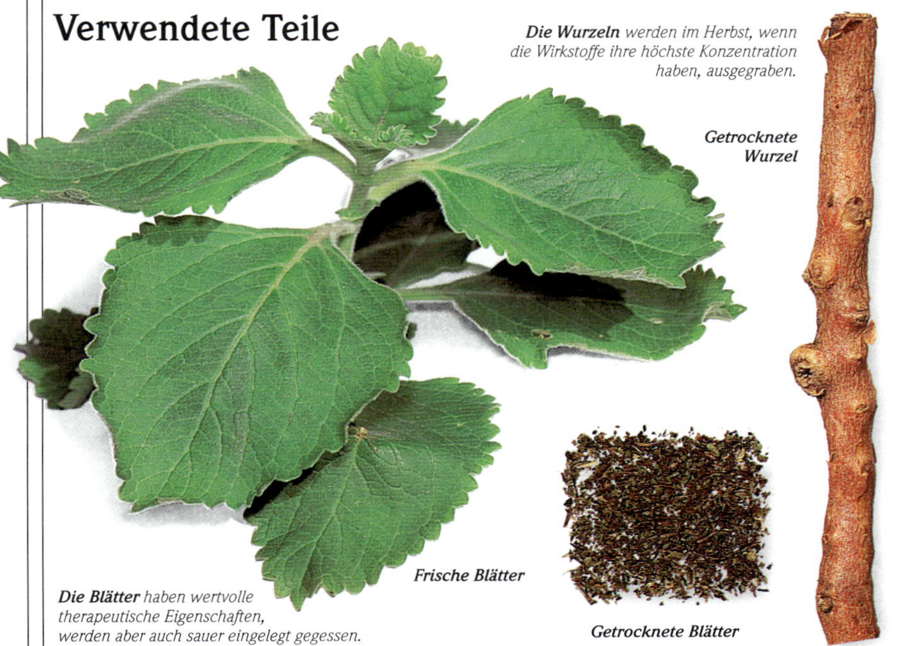

***Die Wurzeln** werden im Herbst, wenn die Wirkstoffe ihre höchste Konzentration haben, ausgegraben.*

***Die Blätter** haben wertvolle therapeutische Eigenschaften, werden aber auch sauer eingelegt gegessen.*

Zubereitungen & ihre Anwendung

Warnung: Als Mittel gegen Kreislaufbeschwerden und Grünen Star nur unter ärztlicher Aufsicht anwenden.

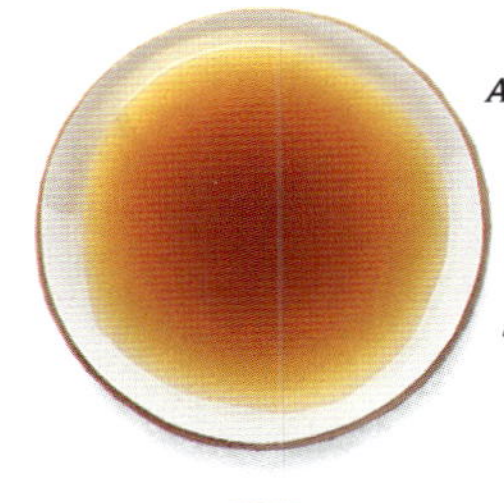

***Abkochung** der Wurzel. Bei Bronchialasthma eine Abkochung aus 15 g Wurzel und 500 ml Wasser zubereiten (siehe S. 290). Den Sud über 2 Tage verteilt in kleinen Mengen trinken.*

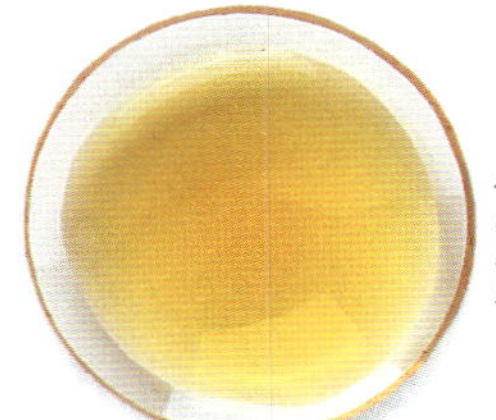

***Aufguß** aus Blättern (Herstellung S. 290). Bei Blähungen 2mal täglich 1 Tasse trinken.*

Commiphora molmol, syn. *C. myrrha* *(Burseraceae)*

MYRRHENSTRAUCH

Der Myrrhenstrauch ist ein bis 5 m hoher, sommergrüner, dorniger Baum mit gelbroten Blüten und spitz zulaufenden Früchten.

Myrrhe, eines der drei Geschenke, die dem Jesuskind von den drei Weisen aus dem Morgenland dargebracht wurden, nutzte man früher für Parfüms, als Weihrauch und zur Einbalsamierung. Myrrhe gehört aber auch zu den ältesten bekannten Arzneien und wurde schon im alten Ägypten ausgiebig verwendet. Sie hat einen trockenen, leicht bitteren Geschmack und gilt als ausgezeichnetes Mittel bei Beschwerden im Mund- und Rachenraum sowie bei Hautproblemen.

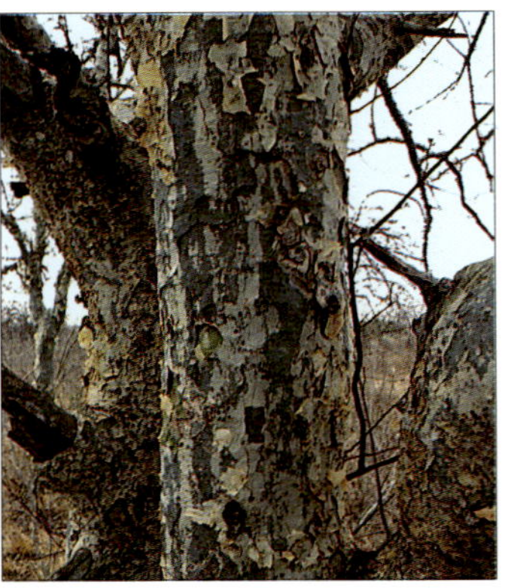

Der Myrrhenstrauch *enthält ein zähflüssiges gelbes Gummiharz mit einem unverwechselbar aromatischen Geruch. Verwendet wird es in Mundwässern.*

Verbreitung & Anbau

Eigentlich in Nordostafrika heimisch, findet man den Myrrhenstrauch heute auch in Somalia, Äthiopien, Saudi-Arabien, Indien, dem Iran und Thailand. Er wird in Hecken angepflanzt und bevorzugt gut durchlässigen Boden und Sonne. Die Vermehrung erfolgt durch Aussaat im Frühjahr oder durch Stecklinge am Ende der Wachstumsperiode. Das Harz wird durch Anschneiden der Zweige gewonnen und zum weiteren Gebrauch getrocknet.

Verwandte Arten

Weitere nahe verwandte *Commiphora*-Arten werden oft als Ersatz für Myrrhe verwendet, etwa *C. mukul,* das hormonell wirkende Phytosterine enthält. *C. momol* und *C. mukul* sind sich so ähnlich, daß diese Bestandteile vermutlich auch im Myrrhenstrauch vorhanden sind, was die Verwendung der Myrrhe als Arznei bei Menstruationsbeschwerden und als Aphrodisiakum in der traditionellen indischen Medizin erklären würde.

Hauptsächliche Inhaltsstoffe

- Rohgummi (30 – 60%), saure Polysaccharide
- Harz (25 – 40%)
- Ätherisches Öl (3 – 8%), darunter Eugenol und viele Furanosesquiterpene

Hauptsächliche Wirkung

- Anregend
- Antiseptisch
- Entzündungshemmend
- Adstringierend
- Schleimlösend
- Krampflösend
- Beruhigend

Frühere & heutige Verwendung

Therapeutische Eigenschaften: Die medizinische Wirkung der Myrrhe ist nicht gut untersucht, wenngleich die adstringierende und antiseptische Wirkung bestätigt werden konnte. Myrrhe ist nicht in Wasser löslich und wird deshalb normalerweise nicht als Aufguß, sondern als Pulver oder Tinktur verwendet. Da sie im Verdauungstrakt nur schlecht absorbiert wird, verwendet man sie im allgemeinen äußerlich oder zum Gurgeln.

Ayurvedische Medizin: In der ayurvedischen Medizin gilt Myrrhe als Tonikum, Aphrodisiakum und Mittel zur Blutreinigung; sie soll aber auch die geistigen Fähigkeiten verbessern. Außerdem wird Myrrhe überall in Indien und im Nahen Osten bei Beschwerden des Mund- und Rachenraums, des Zahnfleisches und des Verdauungstrakts verwendet, ebenso bei unregelmäßiger Menstruation und schmerzhafter Periode.

Mund und Zahnfleisch: Myrrhe ist eine der wirksamsten Kräuterarzneien zur Behandlung von schmerzhaften Halsentzündungen, Mundgeschwüren und Gingivitis (Zahnfleischinfektion). Zur Behandlung wird eine verdünnte Tinktur als Mundwasser oder zum Gurgeln verwendet, um Infektionen und Entzündung entgegenzuwirken und das betroffene Gewebe zu festigen.

Äußere Anwendungen: Äußerlich wird Myrrhe als Adstringens angewendet, wobei die antiseptische Wirkung sie zu einer wertvollen Arznei für die Behandlung von Akne und Furunkeln sowie entzündlichen Hautbeschwerden macht. Aufgrund ihrer austrocknenden und betäubenden Wirkung wird die Myrrhe in Deutschland auch bei Prothesendruckstellen verwendet.

Selbstbehandlung

- **Akne & Furunkel,** S. 305.
- **Halsschmerzen,** S. 311.
- **Mund- & Zungengeschwüre,** S. 306.
- **Mundgeschwüre & Zahnfleischbeschwerden,** S. 306.
- **Mundsoor,** S. 314.

Verwendete Teile

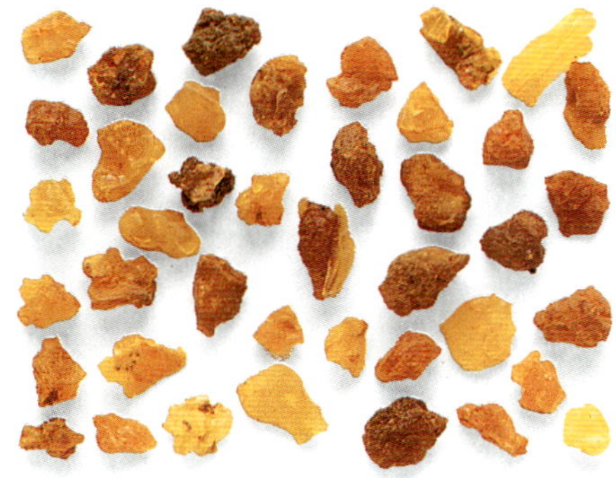

Getrocknetes Gummiharz

Gummiharz *tritt aus Ritzen oder Schnitten in der Rinde des Baumes aus und verhärtet sich an der Luft zu festen gelbroten Stücken.*

Zubereitungen & ihre Anwendung

Warnung: Nicht während der Schwangerschaft verwenden. Das ätherische Öl nicht innerlich anwenden.

Tinktur *(Herstellung S. 291). Auf Mundgeschwüre stündlich etwas Tinktur tupfen.*

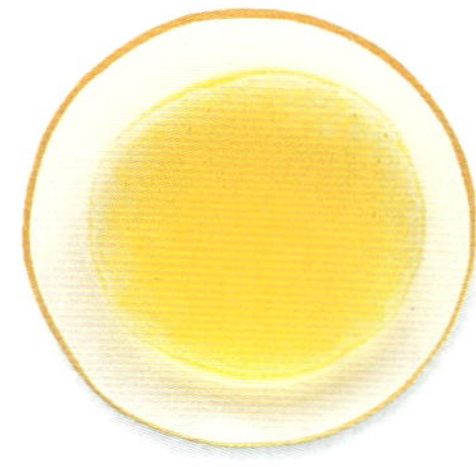

Ätherisches Öl. *Bei verstopften Nebenhöhlen 3 Tropfen mit 1 TL Trägeröl mischen und vorsichtig einmassieren (siehe S. 296).*

Mundwasser. *1 TL Tinktur (Herstellung S. 291) mit 100 ml Wasser verdünnen und bei Halsschmerzen verwenden.*

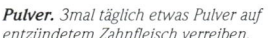

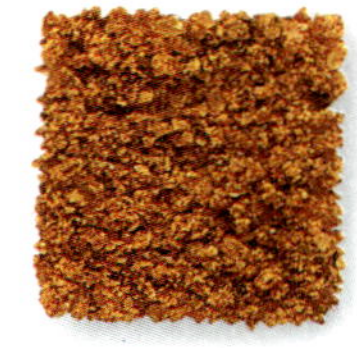

Pulver. *3mal täglich etwas Pulver auf entzündetem Zahnfleisch verreiben.*

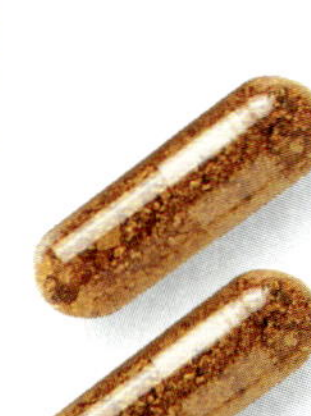

Kapseln *(Herstellung S. 291). Bei Bronchialkatarrh 2mal täglich eine 300-mg-Kapsel.*

Corydalis yanhusuo, syn. *C. solida* *(Papaveraceae)*

Gefingerter Lerchensporn, Yan hu suo

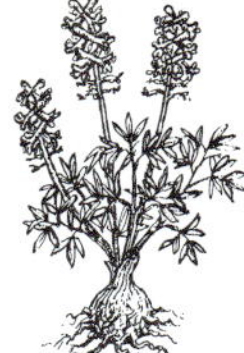

Lerchensporn ist eine kleine, bis zu 20 cm hohe, krautige Pflanze mit schmalen Blättern und rosa Blüten.

Der Lerchensporn ist eine wichtige chinesische Arznei, die mindestens seit dem 8. Jahrhundert dazu verwendet wird, »das Blut zu stärken« und fast jede Art von Schmerz zu lindern, besonders aber Menstruationskrämpfe sowie Brust- und Unterleibsschmerzen. Forschungen in China haben die Wirkung der traditionellen Anwendung bestätigt, außerdem konnte man nachweisen, daß die Pflanze starke Alkaloide enthält, die für die schmerzstillende Wirkung verantwortlich sind.

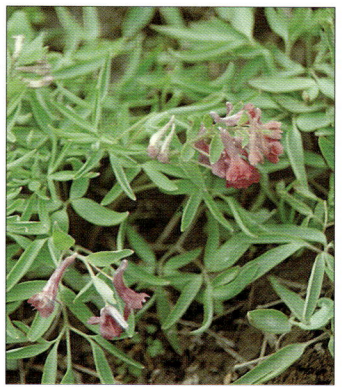

***Lerchensporn** wird in China häufig bei Periodenschmerzen verordnet.*

Verbreitung & Anbau

Ursprünglich in Sibirien, Nordchina und Japan heimisch, wird der Lerchensporn heute auch in Ost- und Nordchina angebaut. Die Vermehrung erfolgt im zeitigen Frühjahr oder im Herbst durch Samen, das Rhizom wird im späten Frühjahr oder Frühsommer geerntet, wenn die Sproßteile bereits verwelkt sind.

Verwandte Arten

Der Hohle Lerchensporn *(C. cava)*, eine verwandte europäische und nordamerikanische Art, wirkt lindernd bei unwillkürlichem Muskelzittern und Ataxie (Störung der Bewegungsabläufe). *C. gariana* stammt aus dem Himalaja und wird in Indien als entgiftendes und tonisches Kraut bei Hautbeschwerden und Infektionen des Harntrakts verwendet. Den ebenfalls nahe verwandten Erdrauch (*Fumaria officinalis,* S. 211) setzt man zur Behandlung von Hautbeschwerden ein.

Hauptsächliche Inhaltsstoffe

- Alkaloide (darunter Corydalin, Tetrahydropalmatin [THP], Protopin)
- Alkaloide vom Protoberberintyp

Hauptsächliche Wirkung

- Schmerzstillend
- Krampflösend
- Beruhigend

Forschungsergebnisse

- **Schmerzstillende Eigenschaften:** Wie chinesische Forschungsarbeiten in den 50er Jahren und später gezeigt haben, besitzt der Lerchensporn wertvolle schmerzstillende Eigenschaften. Pulverisierte Rhizome haben eine etwa 100fach geringere Wirkung als Morphium, ein Alkaloid des Schlafmohns (*Papaver somniferum*, S. 242). Morphium ist eine hochkonzentrierte Substanz und gilt als das stärkste Analgetikum in der Medizin. Und obwohl die Forschungen gezeigt haben, daß der Lerchensporn in seiner Wirkung viel schwächer als Morphium ist, handelt es sich dennoch um ein wertvolles Schmerzmittel.
- **Alkaloide:** Das wirkungsvollste schmerzstillende Alkaloid des Lerchensporns ist das Corydalin. Tetrahydropalmatin (THP), ein anderes Alkaloid, wirkt sowohl schmerzstillend als auch beruhigend, was – zumindest teilweise – auf eine Blockade der Dopamin-Rezeptoren des Zentralnervensystems zurückzuführen ist. Außerdem weiß man, daß diese Substanz die Sekretion des adrenocorticotropen Hormons (ACTH) anregt, das auf die Nebennierenrinde wirkt und damit eine Rolle bei der Streßkontrolle spielt.
- **Menstruationsschmerzen:** Wie klinische Studien in China belegt haben, ist der Lerchensporn ein sehr wirksames Mittel zur Linderung von Menstruationsschmerzen.

Frühere & heutige Verwendung

- **Schmerzlinderung:** Der Lerchensporn wird in erster Linie zur Schmerzbehandlung verwendet, wobei er in China bei Schmerzen nahezu aller Art verordnet wird. Allerdings gebraucht man ihn selten allein, sondern meist mit verschiedenen anderen Kräutern gemischt.
- **Periodenschmerz:** Der Lerchensporn wird sehr häufig bei Periodenschmerzen verwendet.
- **Unterleibsbeschwerden:** Vielerlei Unterleibsbeschwerden, gleichgültig, ob im unteren Bereich, z. B. Blinddarmentzündung, oder im oberen Bereich, z. B. ein Darmgeschwür, werden mit Lerchensporn behandelt.
- **Verletzungen:** In der chinesischen Medizintheorie wie auch in anderen Pflanzenheilkundetraditionen glaubt man, Schmerz würde durch einen Stau des normalen Blutflusses verursacht. Da der Lerchensporn »das Blut stärken« soll, hält man ihn für ein besonders wertvolles Mittel bei der Behandlung traumatischer Verletzungen.

Verwendete Teile

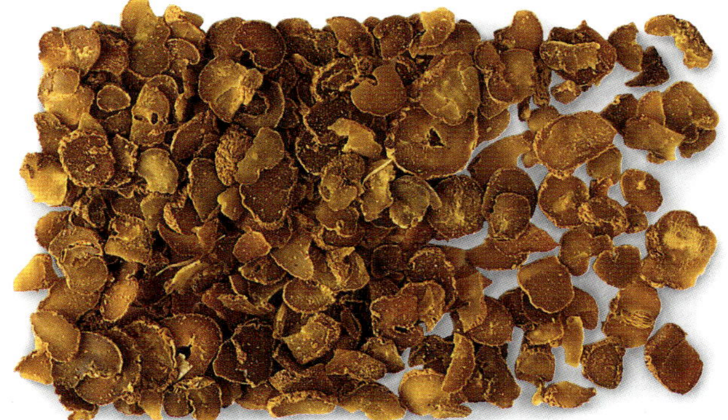

Getrocknetes Rhizom

***Das Rhizom** enthält starke Alkaloide, die, wie Forschungen gezeigt haben, Schmerzen lindern können. Es wird im Herbst ausgegraben und anschließend getrocknet und gehackt.*

Zubereitungen & ihre Anwendung

Warnung: Nicht während der Schwangerschaft anwenden.

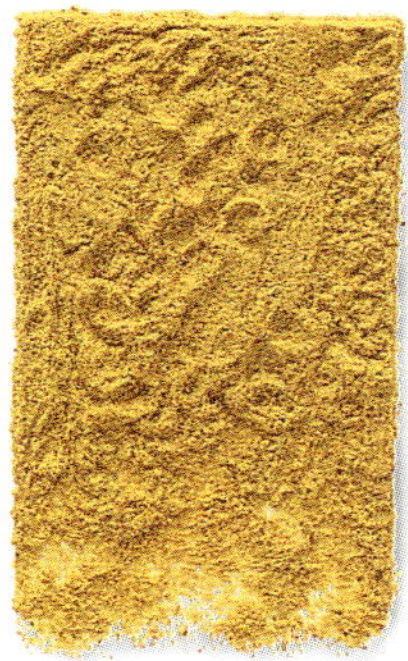

***Pulver.** Zur Schmerzlinderung 2mal täglich 2 g Pulver mit dem Essen einnehmen.*

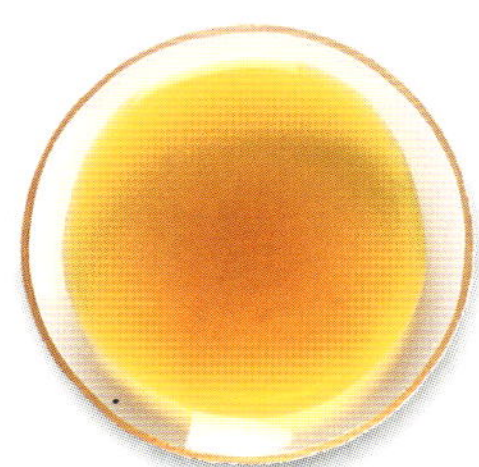

***Abkochung.** Eine Abkochung aus 10 g Lerchensporn, 3 g Zimt und 500 ml Wasser herstellen (siehe S. 290) und gegen Periodenschmerzen 2mal täglich 100 ml trinken.*

Tinktur (Herstellung S. 291). Nehmen Sie bei Unterleibsschmerzen 2mal täglich 1 TL mit Wasser.

Crataegus laevigata & *C. monogyna* (Rosaceae)

WEISSDORN

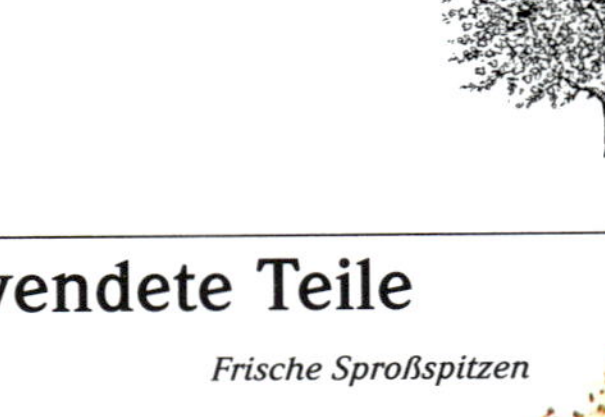

Weißdorn ist ein bis 8 m hoher, sommergrüner, dorniger Strauch mit kleinem Blättern, weißen Blüten und roten Früchten.

Der Weißdorn ist eine äußerst wertvolle Heilpflanze. Im Mittelalter galt er als Symbol der Hoffnung und wurde bei vielerlei Beschwerden angewendet. Heute verordnet man ihn hauptsächlich bei Herz- und Kreislaufbeschwerden, besonders bei Angina pectoris. Westliche Pflanzenheilkundler sehen in ihm buchstäblich eine »Nahrung für das Herz«, die den Blutfluß zum Herzen verstärkt und den normalen Schlagrhythmus wiederherstellt. Neuere Untersuchungen haben diese Wirkung bestätigt.

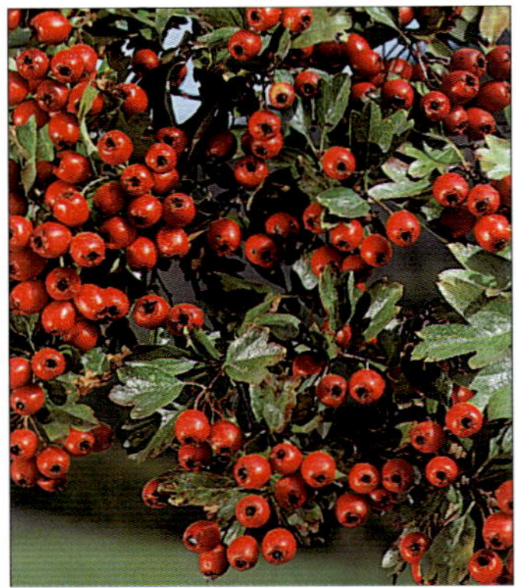

***Weißdorn** bringt im Herbst leuchtendrote Früchte hervor, die zur Behandlung von Kreislaufstörungen verwendet werden. Die Pflanze ist ziemlich gut untersucht.*

Verbreitung & Anbau

Weißdornsträucher kommen in Hecken, Gebüschen und lichten Wäldern in fast ganz Europa und in allen gemäßigten Regionen der nördlichen Hemisphäre vor. Die Samen brauchen 18 Monate bis zum Auskeimen, so daß die Vermehrung normalerweise durch Stecklinge erfolgt. Die Blüten werden im späten Frühjahr, die Früchte vom Spätsommer bis zum Frühherbst gesammelt.

Hauptsächliche Inhaltsstoffe

- Flavonoide (Rutin, Quercetin)
- Triterpensäuren
- Procyanidine
- Amine (Trimethylamin – nur in den Blüten)
- Phenolcarbonsäuren
- Cumarine
- Gerbstoffe

Hauptsächliche Wirkung

- Herztonikum
- Weitet die Adern
- Entspannend
- Antioxidans

Forschungsergebnisse

Flavonoide: Seine Flavonoide besitzen die Fähigkeit, Blutgefäße, insbesondere die Koronararterien, zu erweitern. Dadurch werden der Blutfluß zum Herzen verbessert und die Gefahr einer Angina pectoris verringert. Die Flavonoide sind aber auch starke Antioxidantien, die eine Zerstörung der Blutgefäße verhindern oder zumindest verlangsamen.

Herzkrankheiten: Wie eine Anzahl von Untersuchungen ergeben hat, ist der Weißdorn eine wertvolle Arznei für die Behandlung chronischer Herzinsuffizienz. Dabei hat besonders eine 1994 in Deutschland durchgeführte Studie bestätigt, daß Weißdorn die Herzschlagrate verbessert und den Blutdruck senkt.

Frühere & heutige Verwendung

Historische Anwendungen: Weißdorn wurde in Europa traditionell bei Nieren- und Blasensteinen und als harntreibendes Mittel verwendet. Die Kräuterbücher von Gerard, Culpeper und K'Eogh aus dem 16. bzw. 18. Jahrhundert nennen diese Anwendungen bereits; der heutige Gebrauch als Kreislauf- und Herzmittel geht dagegen auf einen irischen Arzt zurück, der Weißdorn Ende des 19. Jahrhunderts erfolgreich bei Patienten mit Herzbeschwerden einsetzte.

Herzmittel: Der Weißdorn wird heute für die Behandlung von Angina pectoris und Erkrankungen der Koronararterien oder bei leichter Stauungsinsuffizienz und unregelmäßigem Herzschlag verwendet. Seine Wirkung ist zuverlässig, es kann aber einige Monate dauern, bis Resultate erkennbar sind, da der Weißdorn – wie viele andere Kräuter auch – nur in Harmonie mit den körpereigenen physiologischen Prozessen wirkt.

Verwendete Teile

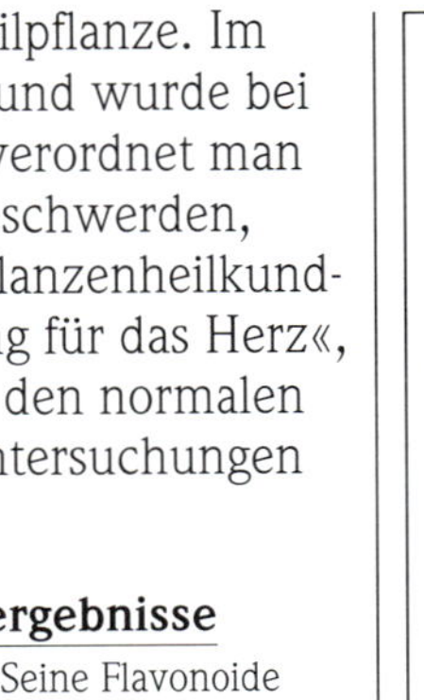

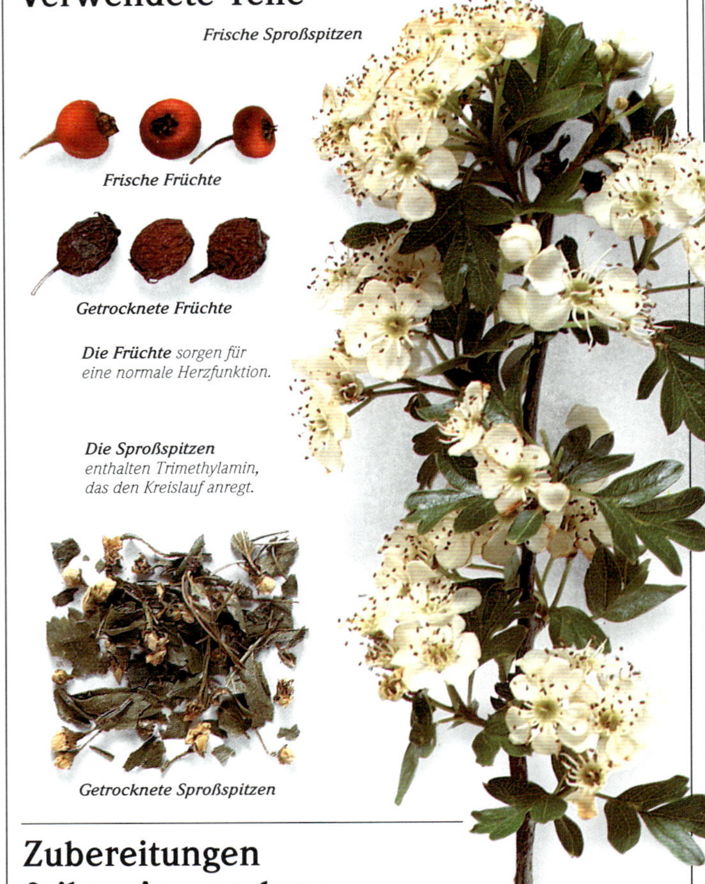

Frische Sproßspitzen

Frische Früchte

Getrocknete Früchte

***Die Früchte** sorgen für eine normale Herzfunktion.*

***Die Sproßspitzen** enthalten Trimethylamin, das den Kreislauf anregt.*

Getrocknete Sproßspitzen

Zubereitungen & ihre Anwendung

Warnung: Nur unter ärztlicher Aufsicht verwenden.

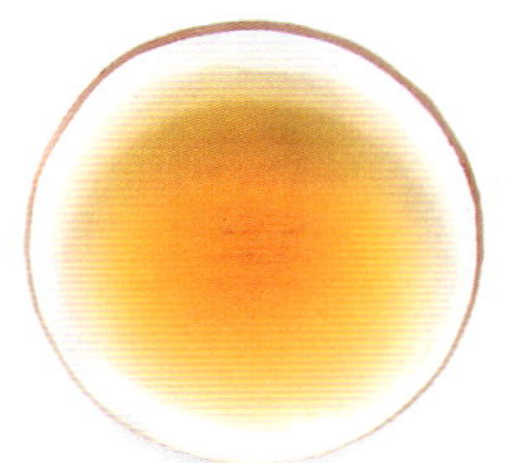

***Tinktur** aus den Sproßspitzen oder aus den Früchten wird am häufigsten in Arzneien verwendet.*

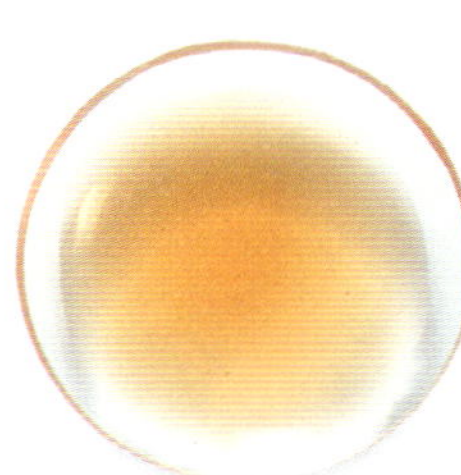

***Abkochung** aus Sproßspitzen ist ein wertvolles Mittel gegen Kreislaufstörungen.*

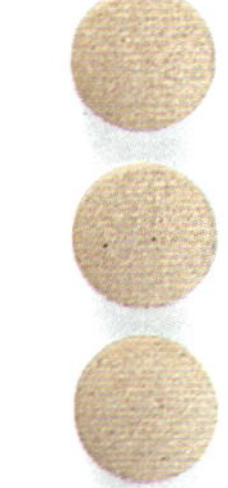

***Tabletten** enthalten die pulverisierten Sproßspitzen und eignen sich gut zur Langzeitanwendung.*

Aufguß, aus Sproßspitzen oder Blättern zubereitet, hilft, den Blutdruck auf seine normalen Werte einzustellen.

Blutdruck: Der Weißdorn ist nicht nur ein wertvolles Mittel gegen zu hohen Blutdruck, sondern er erhöht auch niedrigen Blutdruck. Pflanzenheilkundler, die Weißdorn verwendeten, haben herausgefunden, daß er den Blutdruck wieder auf den normalen Wert einstellt.

Nachlassendes Gedächtnis: Zusammen mit dem Ginkgo (*Ginkgo biloba*, S. 98) verbessert Weißdorn schlechte Gedächtnisleistungen. Möglich ist das durch eine erhöhte Blutzufuhr zum Kopf und einer damit verbundenen erhöhten Sauerstoffaufnahme des Gehirns.

Crateva nurvula (*Capparaceae*)

VARUNABAUM, BARUN (HINDI)

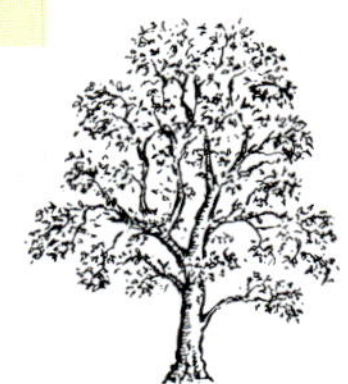

Der Varunabaum ist ein bis 15 m hoher Laubbaum aus der Familie der Kaperngewächse mit hellgelben Blüten.

Die Rinde des Varunabaums ist eine wichtige Arznei für die Behandlung von Nieren- und Blasenbeschwerden und hier speziell von Nieren- und Blasensteinen. In der ayurvedischen Medizin wird das Mittel bereits seit etwa 3000 Jahren gegen solche Beschwerden verwendet, und wie so häufig hat die moderne wissenschaftliche Forschung auch hier die traditionelle Nutzung bestätigt, denn es wurde nachgewiesen, daß die Bildung von Nierensteinen tatsächlich verhindert wird.

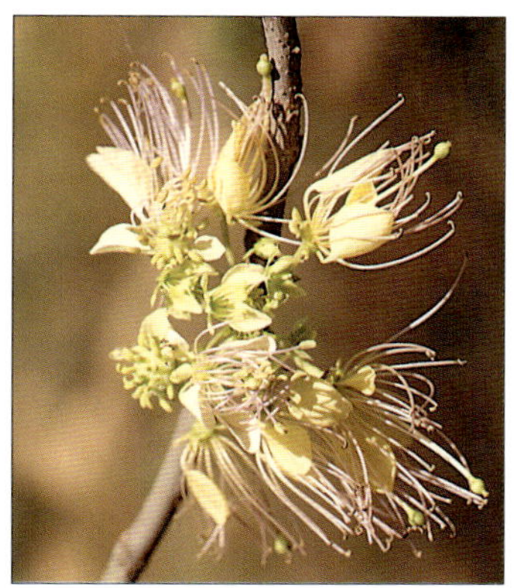

***Der Varunabaum** wird in Zentralindien und Bangladesch häufig in der Umgebung von Tempeln angepflanzt.*

Verbreitung & Anbau

Der Varunabaum ist überall in Indien zu finden, besonders häufig an Flußufern. Die Vermehrung erfolgt im Frühjahr aus Samen; die Blätter werden im Frühjahr gesammelt, die Rinde während des ganzen Jahres.

Hauptsächliche Inhaltsstoffe

- Saponine
- Flavonoide
- Pflanzensterine
- Glucosinolate

Hauptsächliche Wirkung

- Harntreibend
- Wirkt der Bildung von Blasen- und Nierensteinen entgegen

Forschungsergebnisse

■ **Blasen- & Nierensteine:** Nach klinischen Studien, die in den 80er Jahren in Indien durchgeführt wurden, soll der Varunabaum den Blasentonus erhöhen und der Bildung von Blasensteinen entgegenwirken, da er die Produktion von Oxalaten verringert – den Substanzen, die sich in Nieren und Blase als Steine ablagern könnten. Er scheint die Häufigkeit zu verringern, mit der steinbildende Substanzen über den Urin in den Nieren abgelagert werden.

■ **Harnwege:** Wie indische Forscher in den 80er und 90er Jahren feststellen konnten, ist der Varunabaum ein nützliches Mittel bei der Behandlung von Harnwegsinfektionen und Blasenbeschwerden, die von einer vergrößerten Prostata verursacht wurden. In klinischen Tests waren 85 Prozent der Patienten mit chronischen Harnwegsinfektionen nach einer vierwöchigen Behandlung frei von Beschwerden.

Frühere & heutige Verwendung

■ **Altes Mittel bei Harnwegsbeschwerden:** Schon Texte aus dem 8. Jahrhundert v. Chr. dokumentieren die Verwendung des Varunabaums in der ayurvedischen Medizin bei Nieren- und Blasenbeschwerden. Seit etwa 1100 wurde die Pflanze zur wichtigsten indischen Kräuterarznei gegen Nierensteine.

■ **Weitere traditionelle Anwendungen:** Der Varunabaum ist ein traditionelles Mittel der ayurvedischen Medizin (*siehe* S. 35), wenn sich *Vata* (Wind) und *Kapha* (Schleim) in einem schlechten Zustand befinden. Er wird aber auch zur Behandlung zahlreicher weiterer Beschwerden verwendet, etwa Asthma, Bronchitis und Hautkrankheiten. Die Rinde nutzt man bei Fieber, Magenschleimhautentzündung, Erbrechen und Schlangenbissen. Frische, kleingehackte und mit Essig übergossene Blätter helfen bei Gelenkentzündung.

■ **Nierensteine:** Heute wird der Varunabaum auch im Westen zunehmend zur Vorbeugung und Behandlung von Nierensteinen verwendet. So verordnet man ihn Patienten, die noch symptomfrei, aber anfällig für derartige Beschwerden sind, wie auch Patienten mit schon kleinen Steinen. Die Pflanze verbessert den Tonus der glatten Muskulatur und erleichtert die Beseitigung von Steinen über die Harnwege.

■ **Harnwegsbeschwerden:** In Kombination mit antiseptischen Kräutern oder solchen, die das Immunsystem anregen, ist der Varunabaum sehr nützlich bei Harnwegsinfektionen, Blasenentzündungen eingeschlossen. Wirksam ist er manchmal auch bei Blasenbeschwerden, die auf einen schlechten Muskeltonus zurückzuführen sind, etwa Inkontinenz, sowie bei Harnwegsbeschwerden, die mit einer Prostatavergrößerung verbunden sind.

Verwendete Teile

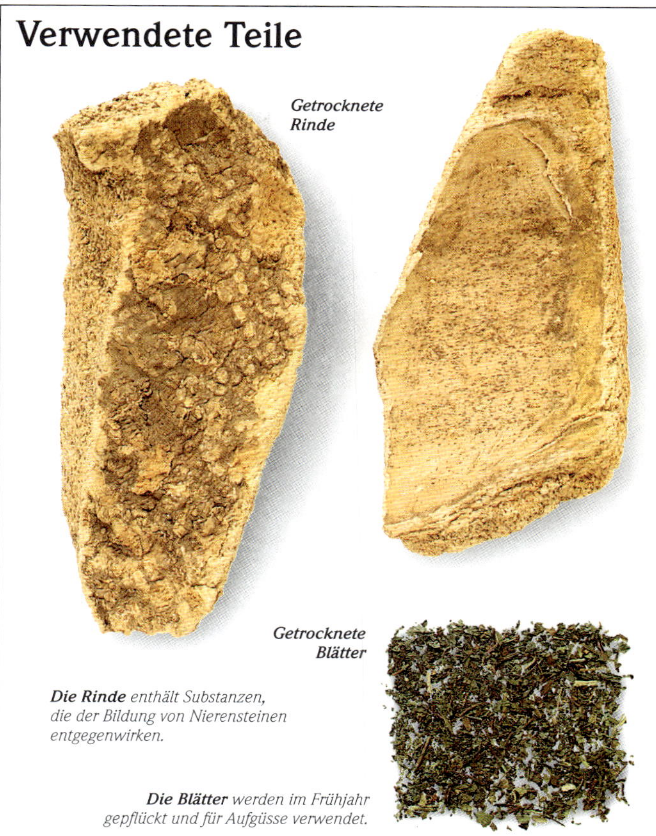

***Die Rinde** enthält Substanzen, die der Bildung von Nierensteinen entgegenwirken.*

***Die Blätter** werden im Frühjahr gepflückt und für Aufgüsse verwendet.*

Zubereitungen & ihre Anwendung

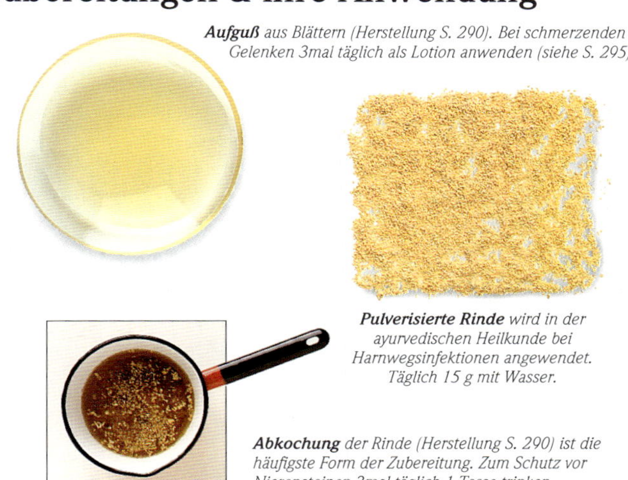

***Aufguß** aus Blättern (Herstellung S. 290). Bei schmerzenden Gelenken 3mal täglich als Lotion anwenden (siehe S. 295).*

***Pulverisierte Rinde** wird in der ayurvedischen Heilkunde bei Harnwegsinfektionen angewendet. Täglich 15 g mit Wasser.*

***Abkochung** der Rinde (Herstellung S. 290) ist die häufigste Form der Zubereitung. Zum Schutz vor Nierensteinen 3mal täglich 1 Tasse trinken.*

Curcuma longa, syn. *C. domestica* (*Zingiberaceae*)

GELBWURZEL, HALDI (HINDI), JIANG HUANG (CHINESISCH)

Die Gelbwurzel ist eine ausdauernde, bis 90 cm hohe Pflanze mit einem kurzen Stamm, lanzettlichen Blättern und knorrigem Rhizom.

Während die leuchtendgelbe Farbe und der pikante Geschmack der Gelbwurzel (Kurkuma) allen Liebhabern der indischen Küche vertraut sind, wissen die meisten Menschen wenig über ihren therapeutischen Wert. In den letzten beiden Jahrzehnten konnte die traditionelle Verwendung als Mittel bei Verdauungs- und Leberbeschwerden durch wissenschaftliche Untersuchungen bestätigt werden. Die Pflanze hemmt die Blutgerinnung, lindert Entzündungen und hilft, den Cholesterinspiegel zu senken.

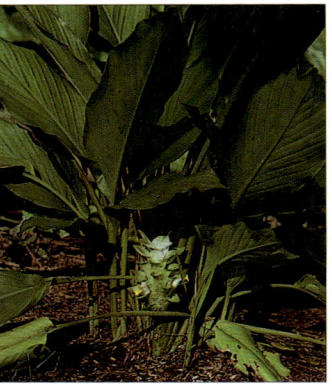

***Gelbwurzel** ist ein wertvolles Mittel gegen Arthritis und Hautbeschwerden.*

Verbreitung & Anbau

Die Gelbwurzel ist in Indien und Südasien heimisch, wird inzwischen aber überall in Südostasien angebaut. Sie benötigt gut durchlässigen Boden und feuchtes Klima. Die Vermehrung erfolgt durch Teilung der Wurzel; das Rhizom wird im Winter geerntet.

Hauptsächliche Inhaltsstoffe

- Ätherisches Öl (3 – 5%), darunter Turmeron
- Curcumin
- Bitterstoffe
- Harz

Hauptsächliche Wirkung

- Regt die Gallensekretion an
- Entzündungshemmend
- Lindert Magenschmerzen
- Antioxidans
- Antibakteriell

Forschungsergebnisse

- **Neues Interesse:** Trotz ihrer langen Nutzung in Indien und China war die Gelbwurzel bis vor wenigen Jahrzehnten kaum untersucht. Das änderte sich jedoch, als das Interesse an solchen Arzneien zunahm, die den Cholesterinspiegel senken oder schädliche freie Radikale neutralisieren (Antioxidantien). Inzwischen haben Untersuchungen, die in den frühen 70er Jahren hauptsächlich in Indien durchgeführt wurden, die überlieferten Wirkungen bestätigt, aber auch potentielle neue Anwendungen aufgezeigt.
- **Entzündungen:** Die Gelbwurzel ist ein ausgezeichnetes entzündungshemmendes Mittel. Wie Studien zwischen 1971 und 1991 gezeigt haben, ist ihre Wirkung sogar stärker als die von Hydrocortison (Cortisol).
- **Curcumin:** Wird die Pflanze auf die Haut aufgetragen und dann dem Sonnenlicht ausgesetzt, erweist sie sich als stark antibakteriell. Dafür ist das Curcumin verantwortlich, ein stärkeres Antioxidans als Vitamine E.
- **Cholesterin:** Wie klinische Tests gezeigt haben, die 1987 in China durchgeführt wurden, senkt die Gelbwurzel den Cholesterinspiegel.
- **Krebs:** Gelbwurzel könnte möglicherweise ein wichtiges vorbeugendes Mittel für Menschen mit erhöhtem Krebsrisiko sein. Allerdings sind in diesem Zusammenhang weitere Untersuchungen erforderlich.
- **Weitere Wirkungen:** Wie Forschungen gezeigt haben, hat die Gelbwurzel eine antikoagulierende Wirkung, hemmt also die Blutgerinnung. Sie steigert aber auch die Ausscheidung und den Fluß von Gallensekret und schützt Magen sowie Leber.

Frühere & heutige Verwendung

- **Traditionelle Anwendung:** Die Gelbwurzel verbessert die Leberfunktionen und gilt sowohl in der ayurvedischen als auch in der chinesischen Kräutermedizin als traditionelles Mittel gegen Gelbsucht. Da sie für eine gesteigerte Schleimbildung sorgt und so den Magen schützt, wird sie außerdem schon lange gegen Übelkeit und bei Beschwerden des Verdauungstrakts verwendet, etwa bei Magenschleimhautentzündung.
- **Arthritis & Allergien:** Zwar lindert Gelbwurzel keine Schmerzen, aber ihre entzündungshemmende Wirkung macht sie dennoch zu einem guten Mittel gegen Arthritis und andere entzündliche Beschwerden, etwa Asthma und Ekzeme.
- **Kreislaufstörungen:** Dank ihrer entzündungshemmenden, blutverdünnenden und cholesterinsenkenden Eigenschaften kann die Gelbwurzel das Risiko von Schlaganfällen und Herzinfarkten verringern.
- **Hautbeschwerden:** Die Gelbwurzel kann auch zur Behandlung verschiedener Hautbeschwerden eingesetzt werden, etwa Schuppenflechte und Fußpilz.

Selbstbehandlung

- **Fußpilz,** S. 304.
- **Übelkeit & Reisekrankheit,** S. 306.

Verwendete Teile

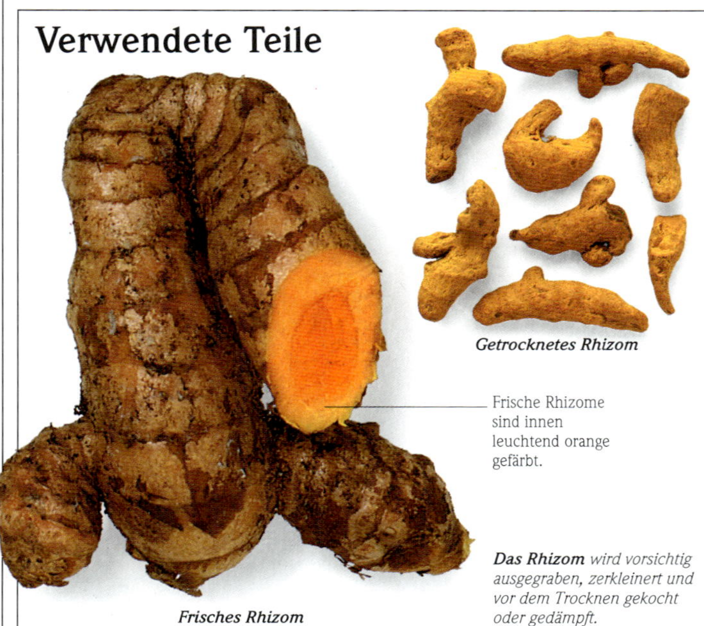

Getrocknetes Rhizom

Frische Rhizome sind innen leuchtend orange gefärbt.

***Das Rhizom** wird vorsichtig ausgegraben, zerkleinert und vor dem Trocknen gekocht oder gedämpft.*

Frisches Rhizom

Zubereitungen & ihre Anwendung

Warnung: Gelbwurzel verursacht gelegentlich Hautausschläge. Bei Einnahme von Gelbwurzelarzneien sich nicht zu sehr der Sonne aussetzen, da die Empfindlichkeit gegenüber der Sonnenstrahlung erhöht sein kann.

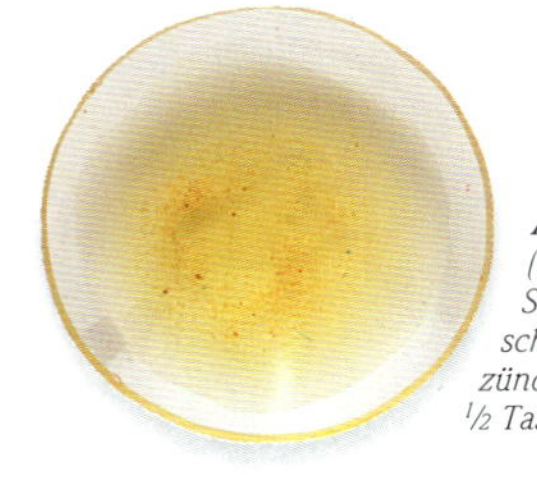

***Abkochung** (Herstellung S. 290). Bei Magenschleimhautentzündung 3mal täglich ½ Tasse trinken.*

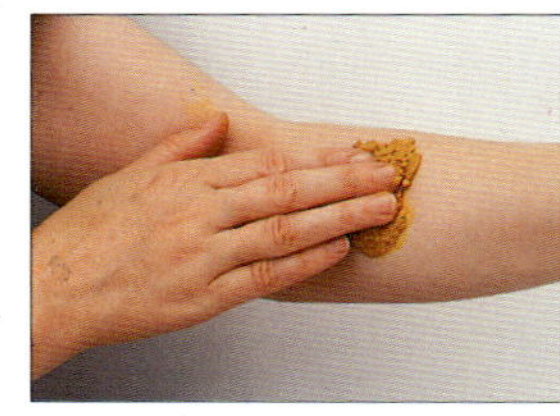

***Umschlag** mit einer aus Pulver hergestellten Paste. Bei Schuppenflechte 3mal täglich 1 TL, mit etwas Wasser angerührt, auftragen.*

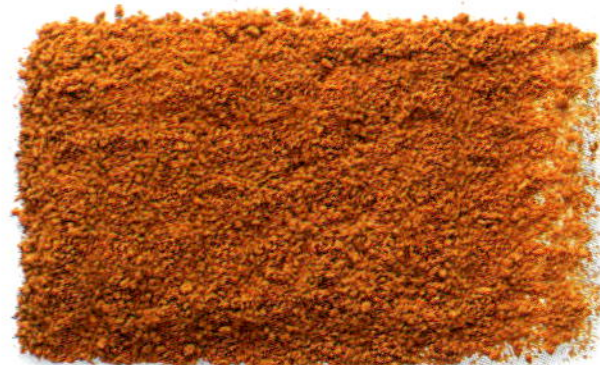

***Pulver** ist in der ayurvedischen Medizin die häufigste Form der Zubereitung. Bei Magenschleimhautentzündung 3mal täglich 1 TL mit Wasser nehmen.*

Tinktur (Herstellung S. 291). Verwenden Sie bei Ekzemen 3mal täglich 1 TL, jeweils mit 100 ml Wasser verdünnt.

Dioscorea villosa (*Dioscoreaceae*)

WILDE YAMSWURZEL

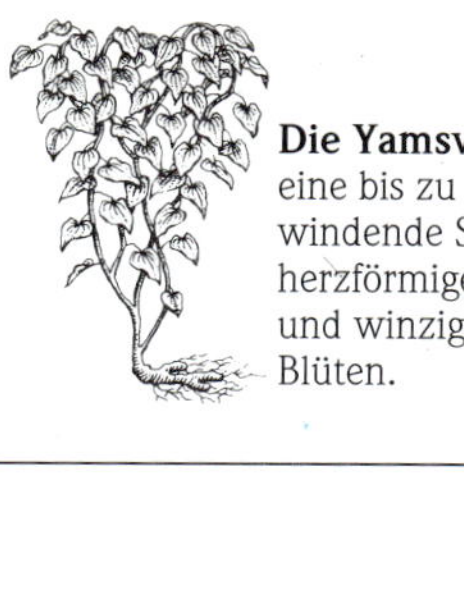

Die Yamswurzel ist eine bis zu 6 m lange, windende Staude mit herzförmigen Blättern und winzigen grünen Blüten.

Die Yamswurzel ist die pflanzliche Quelle einer steroidartigen Substanz, dem Diosgenin, das den Ausgangsstoff zur Herstellung der ersten Antibabypille bildete. Es gibt keine Hinweise darauf, daß die Pflanze schon früher als Verhütungsmittel verwendet wurde, auch wenn man es in Mittelamerika traditionell zur Linderung von Perioden-, Eierstock- und Wehenschmerz einsetzte. Außerdem eignet sich die Yamswurzel bei Verdauungsbeschwerden, Arthritis und Muskelkrämpfen.

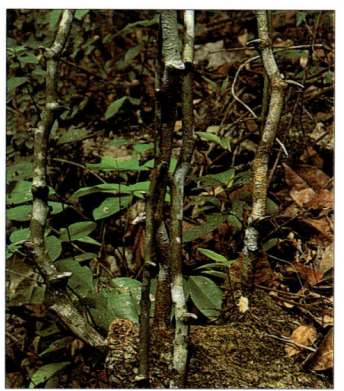

Die Yamswurzel *kann man wildwachsend in feuchten Wäldern Nordamerikas finden.*

Verbreitung & Anbau

Die Yamswurzel stammt ursprünglich aus dem atlantischen Nord- und Mittelamerika, kommt inzwischen aber in vielen tropischen, subtropischen und gemäßigten Zonen vor. Die Vermehrung erfolgt durch Samen im Frühjahr oder durch Teilung der Knollen bzw. Wurzeln im Frühjahr oder Herbst. Sie benötigt Sonne und fruchtbaren Boden; Wurzeln und Knollen werden im Herbst geerntet.

Verwandte Arten

Hormonelle Wirkungen sind von vielen Yamswurzel-Arten bekannt. *Shan yao* (*D. opposita*, S. 200) ist in der traditionellen chinesischen Medizin ein wichtiges Tonikum für Magen und Verdauung, wird aber auch bei Appetitverlust und Atemnot verwendet.

Hauptsächliche Inhaltsstoffe

- Steroidsaponine (hauptsächlich Dioscin)
- Phytosterole (β-Sitosterol)
- Alkaloide
- Gerbstoffe
- Stärke

Hauptsächliche Wirkung

- Krampflösend
- Entzündungshemmend
- Antirheumatisch
- Schweißtreibend
- Harntreibend

Forschungsergebnisse

■ **Synthese von Hormonen:** Diosgenin, ein Dioscin-Spaltprodukt, wurde 1936 von japanischen Wissenschaftlern identifiziert. Diese Entdeckung ebnete den Weg zur Synthese des Progesterons (einem der wichtigsten weiblichen Geschlechtshormone) und Nebennierenhormonen wie Cortison.

■ **Entzündungshemmende Wirkung:** Die Entdeckung, daß die Yamswurzel in großen Mengen entzündungshemmendes Dioscin enthält, bestätigt ihre traditionelle Verwendung bei der Behandlung rheumatischer Beschwerden.

Frühere & heutige Verwendung

■ **Traditionelle Anwendungen:** Sowohl die Mayas als auch die Azteken wendeten die Yamswurzel bereits therapeutisch an, möglicherweise zur Schmerzlinderung. In Nordamerika wurde die Pflanze von den europäischen Siedlern zur Behandlung von Koliken und Rheumatismus verwendet.

■ **Gynäkologische Beschwerden:** Die Yamswurzel ist in Mittel- und Nordamerika ein traditionelles Mittel gegen Perioden-, Eierstock- und Wehenschmerz.

■ **Arthritis & Rheumatismus:** Die Kombination von entzündungshemmender und krampflösender Wirkung macht die Pflanze zu einem äußerst nützlichen Mittel bei der Behandlung von Arthritis und Rheumatismus. Sie läßt die Entzündung zurückgehen, lindert den Schmerz und entspannt steif gewordene Muskeln im betroffenen Bereich.

■ **Muskelkrämpfe & Schmerzen:** Die Yamswurzel lindert Krämpfe, Muskelverspannungen und Koliken.

■ **Verdauungsbeschwerden:** Die Pflanze kann sehr effektiv bei der Behandlung von Verdauungsbeschwerden, Gallenblasenentzündung, Reizdarm und Divertikulitis sein.

Verwendete Teile

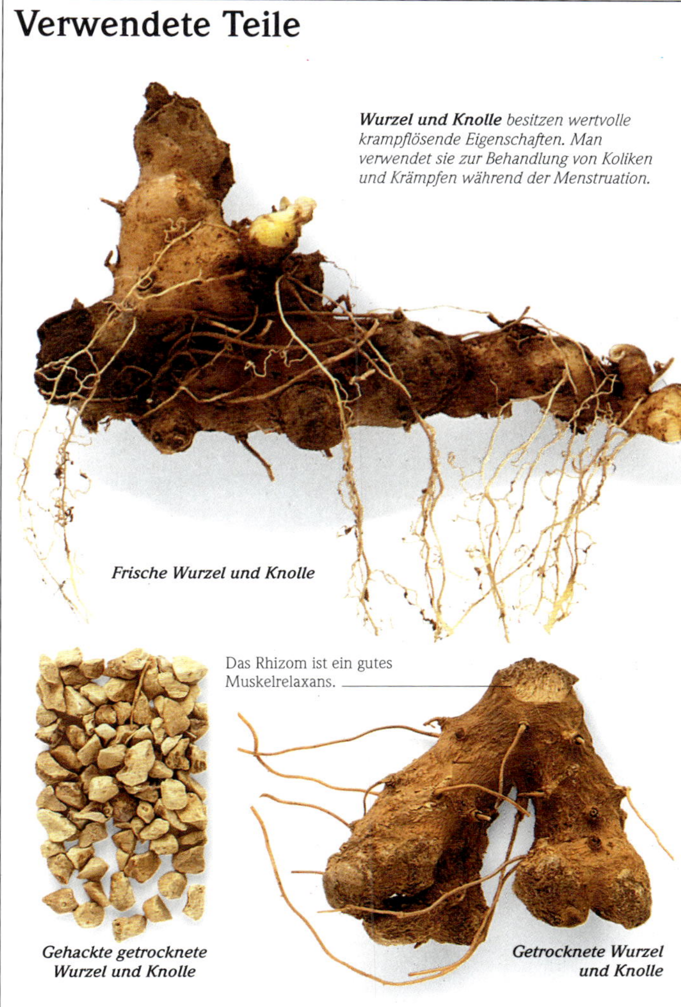

Wurzel und Knolle *besitzen wertvolle krampflösende Eigenschaften. Man verwendet sie zur Behandlung von Koliken und Krämpfen während der Menstruation.*

Frische Wurzel und Knolle

Das Rhizom ist ein gutes Muskelrelaxans.

Gehackte getrocknete Wurzel und Knolle

Getrocknete Wurzel und Knolle

Zubereitungen & ihre Anwendung

Warnung: Nicht während der Schwangerschaft verwenden.

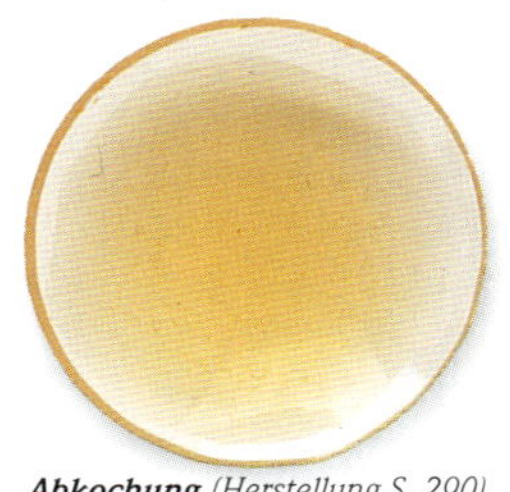

Abkochung *(Herstellung S. 290). Bei Reizdarm 2mal täglich ½ Tasse trinken.*

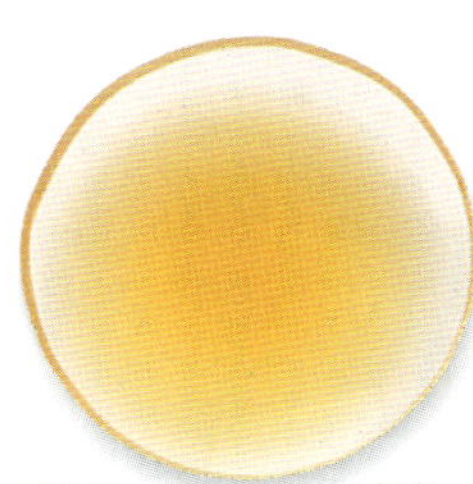

Tinktur *(Herstellung S. 291). Bei Arthritis 2mal täglich ½ TL mit Wasser.*

Selbstbehandlung

■ **Periodenschmerzen,** S. 315.

Echinacea angustifolia & *E. purpurea* (Compositae/Asteraceae)

SONNENHUT, IGELKOPF

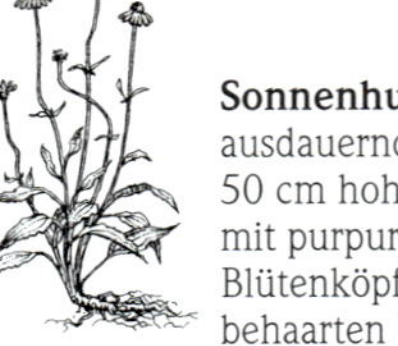

Sonnenhut ist eine ausdauernde, bis zu 50 cm hohe Pflanze mit purpurfarbenen Blütenköpfen und grob behaarten Blättern.

Der in Nordamerika heimische Sonnenhut gehört zu den wichtigsten medizinischen Heilpflanzen der Erde. Laut Untersuchungen stärkt er das Immunsystem und damit die Widerstandskräfte des Körpers gegenüber Bakterien- und Virusinfektionen. Er hat antibiotische Fähigkeiten und hilft, Allergien zu lindern. Außerdem wird er seit Jahrhunderten zur Behandlung von Hautinfektionen verwendet. Sowohl *E. angustifolia* als auch *E. purpurea* werden für therapeutische Zwecke angebaut.

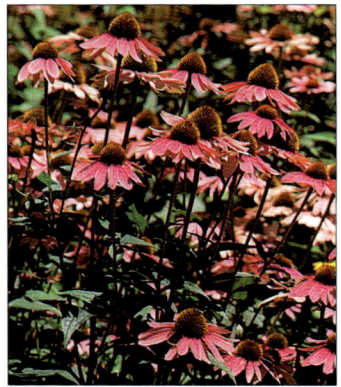

***Echinacea** leitet sich vom griechischen »echinos« für Igel ab und bezieht sich auf den hoch gewölbten Blütenboden.*

Verbreitung & Anbau

Ursprünglich in den zentralen Regionen der USA heimisch, wird der Sonnenhut, insbesondere *E. purpurea,* heute in Europa und den USA gewerbsmäßig angebaut. Die Vermehrung erfolgt durch Aussaat im Frühjahr oder Teilung der Wurzel im Winter; die Pflanzen gedeihen am besten in nährstoffreichem, sandigem Boden. Gesammelt werden die weit geöffneten Blüten; man erntet sie im Herbst, wobei die Pflanzen mindestens 4 Jahre alt sein sollten.

Verwandte Arten

E. pallida wird ebenfalls medizinisch verwendet.

Hauptsächliche Inhaltsstoffe

- Alkamide (Isobutylamide mit Doppel- und Dreifachbindungen)
- Kaffeesäure-Ester (hauptsächlich Echinacosid und Cynarin)
- Polysaccharide (Inulin)
- Ätherisches Öl (Humulen)
- Betain

Hauptsächliche Wirkung

- Stärkt das Immunsystem
- Entzündungshemmend
- Antibiotisch
- Entgiftend
- Schweißtreibend
- Wundheilend
- Anti-allergen

Forschungsergebnisse

- **Immunsystem:** Die Wirkung des Sonnenhutes ist noch nicht voll verstanden, aber man weiß, daß eine Reihe von Substanzen das Immunsystem stärken, so daß Bakterien- oder Virusinfektionen besser abgewehrt werden können. Die Polysaccharide haben eine Anti-Hyaluronidase-Wirkung, verhindern also, daß Viren eine Zelle befallen und umfunktionieren können, während die Alkamide antibakteriell und antimykotisch sind. Die Pflanze hat einen allgemein stärkenden Effekt auf das Immunsystem, so daß sie momentan auf ihre Möglichkeiten zur Behandlung von HIV untersucht wird.

Frühere & heutige Verwendung

- **Indianische Anwendungen:** Die Comanchen verwendeten Sonnenhut bei Zahnweh und Halsschmerzen, die Sioux gegen Tollwut, Schlangenbiß und zur Desinfektion.
- **Westliche Anwendungen:** Der Sonnenhut gilt in der westlichen Kräutermedizin als wichtigstes Mittel zur Stärkung des Immunsystems. Er wird bei Infektionen aller Art verwendet; besonders hilfreich ist er aber bei chronischen Infektionen, etwa Postviralem Ermüdungssyndrom. Gute Ergebnisse lassen sich auch bei der Behandlung von Frostbeulen, Erkältung, Grippe sowie Haut- und Atembeschwerden erzielen, außerdem ist er ein sehr wirksames Gurgelmittel bei Infektionen des Rachenraumes.
- **Allergien:** Der Sonnenhut ist auch eine nützliche Arznei zur Behandlung von Allergien, z. B. Asthma.

Verwendete Teile

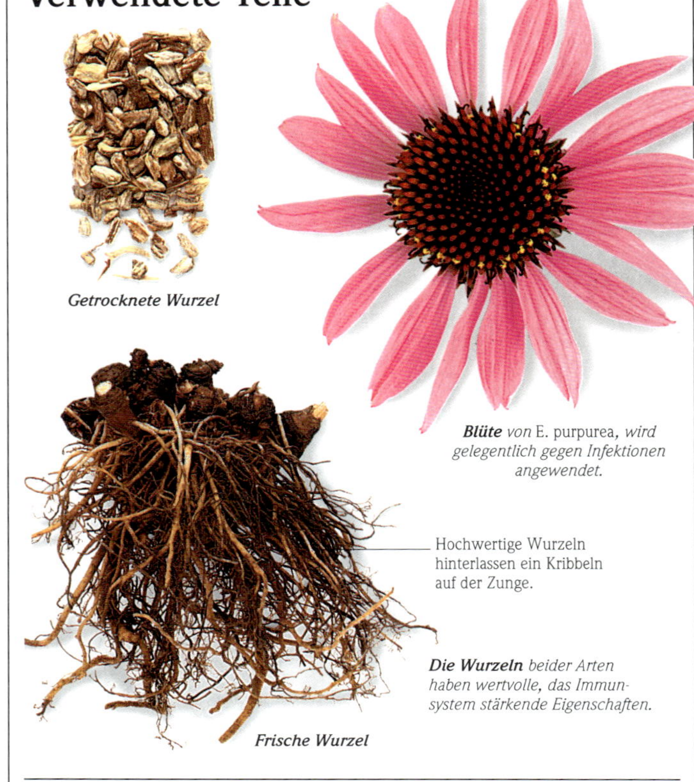

Getrocknete Wurzel

***Blüte** von* E. purpurea, *wird gelegentlich gegen Infektionen angewendet.*

Hochwertige Wurzeln hinterlassen ein Kribbeln auf der Zunge.

***Die Wurzeln** beider Arten haben wertvolle, das Immunsystem stärkende Eigenschaften.*

Frische Wurzel

Zubereitungen & ihre Anwendung

Warnung: Hohe Dosen können Übelkeit verursachen.

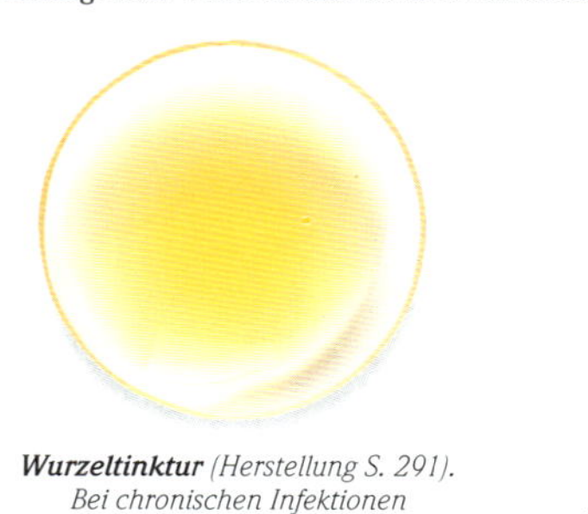

***Wurzeltinktur** (Herstellung S. 291). Bei chronischen Infektionen 3mal täglich ½ TL in Wasser.*

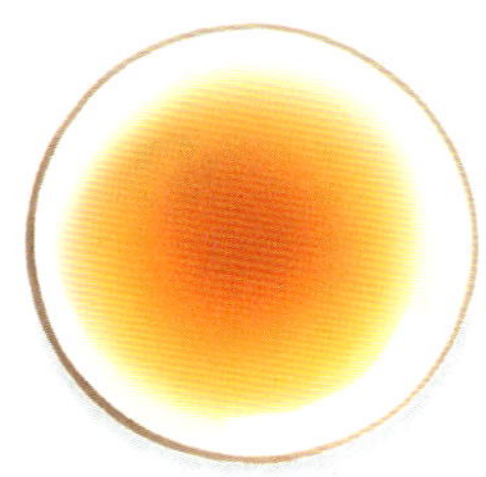

***Wurzelabkochung** (Herstellung S. 290). Bei Infektionen des Rachens 3mal täglich mit 50 ml gurgeln.*

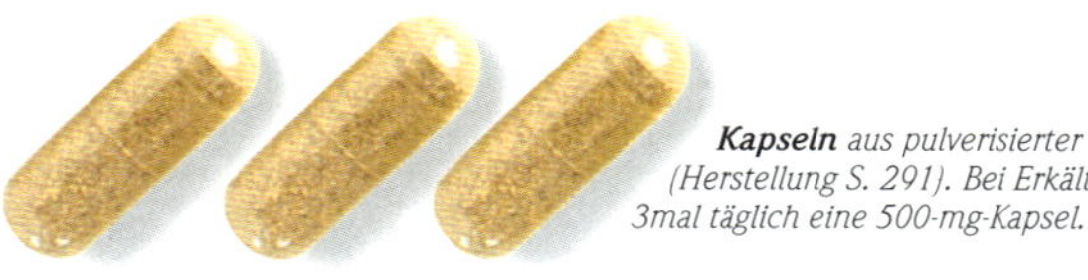

***Kapseln** aus pulverisierter Wurzel (Herstellung S. 291). Bei Erkältungen 3mal täglich eine 500-mg-Kapsel.*

Tabletten zur Immunstärkung bei Infektionen verwenden.

Selbstbehandlung

- **Akne & Furunkel,** S. 305.
- **Allergischer Schnupfen,** S. 300.
- **Bisse & Stiche,** S. 303.
- **Frostbeulen,** S. 302.
- **Grippe, Halsschmerzen & Mandelentzündung,** S. 311.
- **Harnwegs- & Pilzinfektionen,** S. 314.
- **Husten & Bronchitis,** S. 310.
- **Leichtes Asthma,** S. 301.
- **Lippenherpes,** S. 304.
- **Mundgeschwüre,** S. 306.
- **Ohrenschmerzen,** S. 312.

Elettaria cardamomum (*Zingiberaceae*)

MALABARKARDAMOME, ELACI (HINDI)

Die Malabarkardamome ist eine bis 5 m hohe Pflanze mit weißen, malvenfarben gezeichneten Blüten; die Blätter sind lanzettlich und sehr lang.

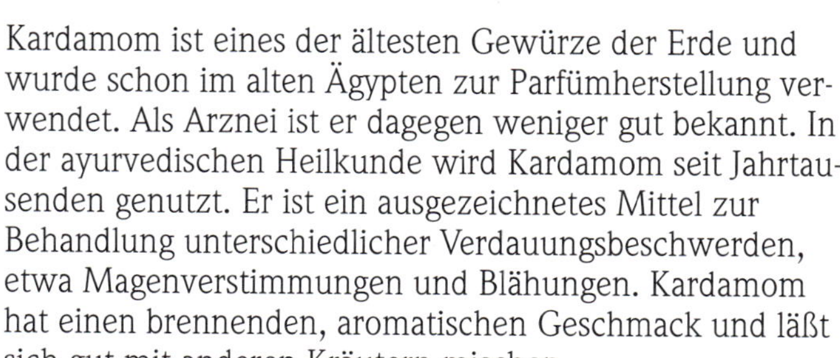

Kardamom ist eines der ältesten Gewürze der Erde und wurde schon im alten Ägypten zur Parfümherstellung verwendet. Als Arznei ist er dagegen weniger gut bekannt. In der ayurvedischen Heilkunde wird Kardamom seit Jahrtausenden genutzt. Er ist ein ausgezeichnetes Mittel zur Behandlung unterschiedlicher Verdauungsbeschwerden, etwa Magenverstimmungen und Blähungen. Kardamom hat einen brennenden, aromatischen Geschmack und läßt sich gut mit anderen Kräutern mischen.

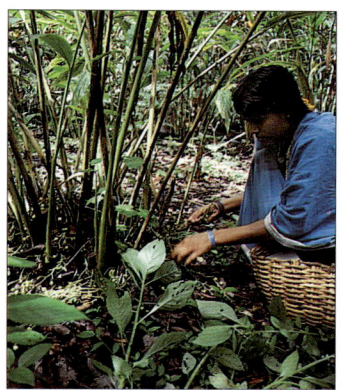

***Kardamomkapseln** werden von Hand geerntet. Jede von ihnen enthält bis zu 20 aromatische dunkelrote bis braune Samen.*

Verbreitung & Anbau

Die Malabarkardamome stammt aus Südindien und Sri Lanka, wo sie in Bergwäldern in 800–1500 m Höhe recht häufig zu finden ist. In Indien, Südasien, Indonesien und Guatemala wird sie aber auch regelmäßig angebaut. Die Pflanze wird im Herbst durch Samen oder im Frühjahr und Sommer durch Teilung der Wurzel vermehrt. Sie benötigt einen schattigen Standort sowie fruchtbaren und feuchten, aber gut durchlässigen Boden. Die Kapseln erntet man – kurz bevor sie von selbst aufplatzen – bei trockenem Wetter im Herbst und trocknet sie ungeöffnet in der Sonne.

Hauptsächliche Inhaltsstoffe

- Ätherisches Öl (Borneol, Kampfer, Pinen, Humulen, Caryophyllen, Carvon, Eukalyptol, α-Terpineol)

Hauptsächliche Wirkung

- Lindert Magenschmerzen
- Blähungstreibend
- Aromatisch
- Wärmendes Mittel zur Verdauungsanregung
- Krampflösend

Forschungsergebnisse

- **Ätherisches Öl:** Untersuchungen aus den 60er Jahren konnten zeigen, daß das ätherische Öl einen stark krampflösenden Effekt besitzt. Dadurch erklärt sich auch die Wirkung der Pflanze bei der Behandlung von Blähungen, Koliken und Bauchschmerzen.

Frühere & heutige Verwendung

- **Alte Heilpflanze:** Kardamom wird seit langem als Gewürz und Arznei geschätzt. So war er bereits im 4. Jahrhundert v. Chr. in Griechenland bekannt.
- **Verdauungsbeschwerden:** Kardamom wurde in der Vergangenheit zumeist zur Linderung von Verdauungsbeschwerden verwendet, besonders bei Magenverstimmung, Blähungen und Bauchschmerzen. Er hat einen angenehmen Geschmack, so daß man ihn häufig in Verdauungsarzneien verarbeitet, um den weniger aromatischen Geschmack anderer Kräuter zu überdecken.
- **Heutige Verwendung in Indien:** In Indien wird Kardamom gegen vielerlei Beschwerden verwendet, darunter Asthma, Bronchitis, Nierensteine, Anorexie, aber auch bei entkräftetem oder labilem *Vata* (*siehe* S. 35).
- **Chinesische Arznei:** In China wird Kardamom bei Harninkontinenz und als Tonikum verwendet.
- **Schlechter Atem:** Kardamom ist ein wirksames Mittel gegen schlechten Atem. Wird er zusammen mit Knoblauch verwendet, hilft er, dessen starken Geruch zu überdecken.
- **Aphrodisiakum:** Dafür gilt Kardamom schon seit Urzeiten.

Selbstbehandlung

- **Blähungen & Völlegefühl,** S. 306.

Verwendete Teile

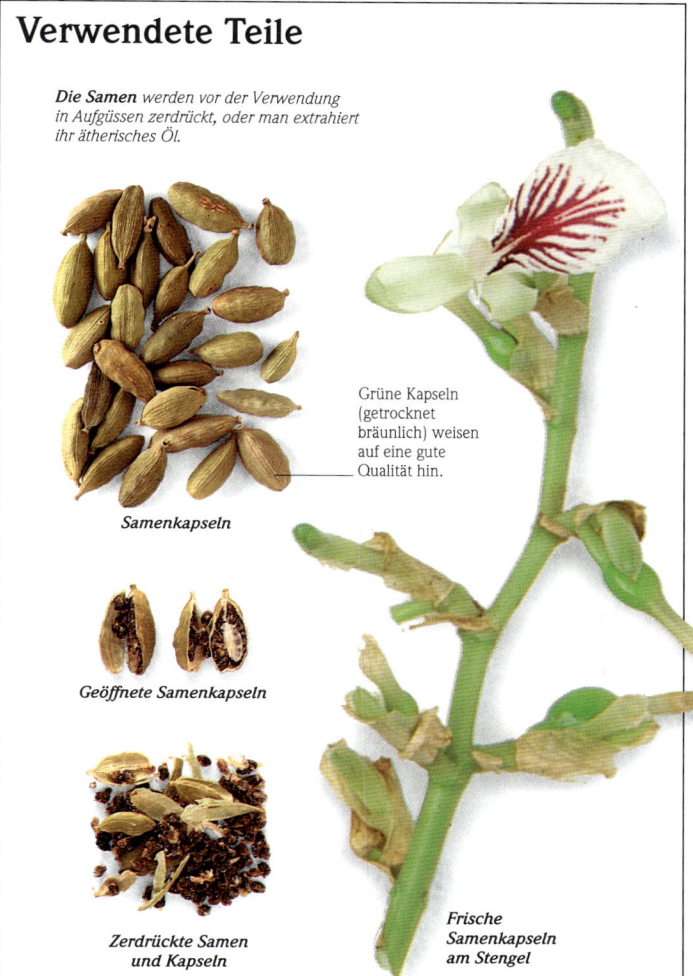

__Die Samen__ werden vor der Verwendung in Aufgüssen zerdrückt, oder man extrahiert ihr ätherisches Öl.

Grüne Kapseln (getrocknet bräunlich) weisen auf eine gute Qualität hin.

Samenkapseln

Geöffnete Samenkapseln

Zerdrückte Samen und Kapseln

Frische Samenkapseln am Stengel

Zubereitungen & ihre Anwendung

Warnung: Ätherisches Öl nicht innerlich anwenden.

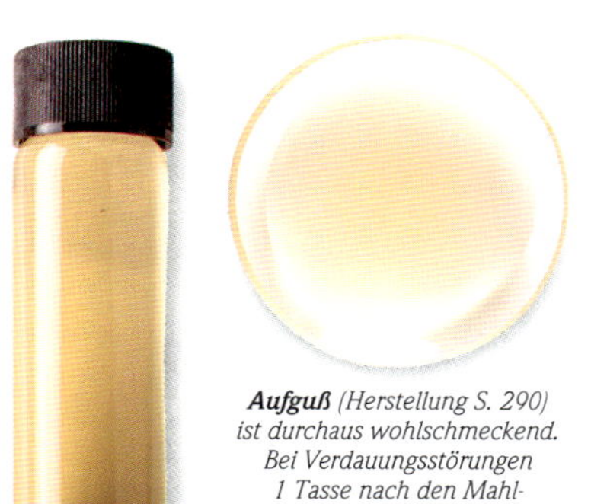

***Ätherisches Öl.** Bei Bauchschmerzen 10 Tropfen mit 4 TL Trägeröl mischen (siehe S. 296) Vorsichtig den Unterleib einreiben.*

***Aufguß** (Herstellung S. 290) ist durchaus wohlschmeckend. Bei Verdauungsstörungen 1 Tasse nach den Mahlzeiten trinken.*

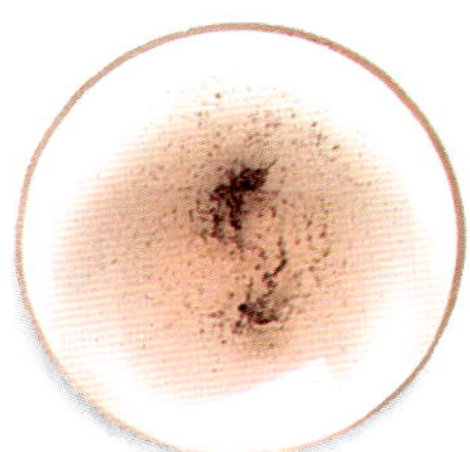

***Tinktur** (Herstellung S. 291) verbessert den Appetit. 5 Tropfen mit 15 Tropfen Enziantinktur mischen und das Mittel 3mal täglich einnehmen.*

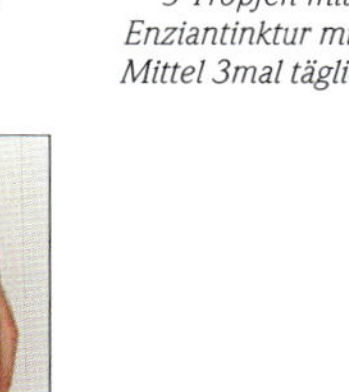

***Kardamomesamen** kurz vor dem Gebrauch in einem Mörser zermahlen.*

Eleutherococcus senticosus (*Araliaceae*)

TEUFELSBUSCH, SIBIRISCHER GINSENG

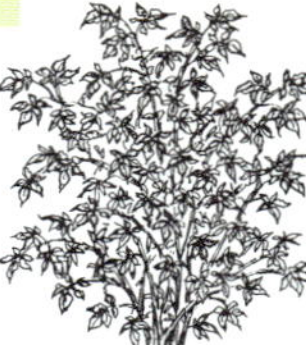

Teufelsbusch ist ein unempfindlicher, bis 3 m hoher Strauch mit 3 – 7 gezähnten Fiederblättchen an jedem Stengel.

Der Teufelsbusch ist ein stark tonisches Kraut mit einem breiten Anwendungsbereich. Im Gegensatz zu vielen anderen Heilpflanzen dient er allerdings eher der Gesunderhaltung als der Behandlung von Krankheiten. Wie die Forschung zeigen konnte, stärkt der Teufelsbusch die Widerstandskraft gegenüber Streß, so daß man ihn heute oft als Tonikum bei besonders starker Beanspruchung verwendet. In der Wirkung ähnelt er dem Ginseng (*Panax ginseng*, S. 116), ist aber anregender.

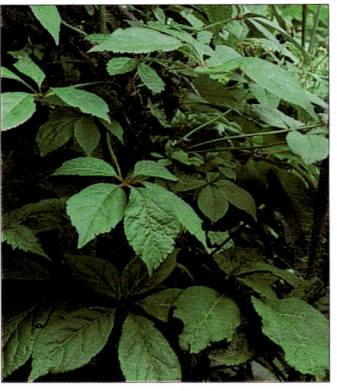

***Teufelsbusch** kann Menschen helfen, die sich toxischen Chemikalien oder Strahlung ausgesetzt sahen. So wurde er z. B. auch Opfern der Kernkraftwerkskatastrophe von Tschernobyl im Jahre 1986 verabreicht.*

Verbreitung & Anbau

Der Teufelsbusch ist in Ostrußland, China, Korea und Japan heimisch. Er kann aus Samen gezogen werden, allerdings ist es schwierig, diese zum Keimen zu bringen. Die Wurzel wird im Herbst geerntet und getrocknet.

Verwandte Arten

Wu jia pi (Acanthopanax gracilistylus) ist sehr nahe mit dem Teufelsbusch verwandt. Die Pflanze wird in der chinesischen Kräutermedizin verwendet, um »Wind und Feuchtigkeit« zu vertreiben.

Hauptsächliche Inhaltsstoffe

- Eleutheroside, 0,6 – 0,9%
- Phenylpropanol
- Lignane
- Cumarine
- Triterpensaponine
- Zucker
- Polysaccharide
- Glucane

Hauptsächliche Wirkung

- Adaptogen
- Tonisch
- Stimulans
- Schützt das Immunsystem

Forschungsergebnisse

- **Russische Untersuchungen:** In Rußland ist der Teufelsbusch seit den 50er Jahren mehrfach untersucht worden. Allerdings weiß man immer noch nicht genau, warum er die Ausdauer und Widerstandskraft gegenüber Streß stärkt.
- **Tonikum:** Der Teufelsbusch scheint einen allgemeinen tonischen Effekt auf den Körper und ganz besonders auf die Nebennieren zu haben. Er erhöht die Widerstandskraft gegenüber Hitze, Kälte, Infektionen oder anderen Streßbelastungen sowie Strahlung. Man hat ihn sogar Astronauten verabreicht, um die Wirkung in der Schwerelosigkeit zu überprüfen.
- **Ausdauer:** Bei Athleten hat sich die Ausdauer nach Einnahme von Mitteln aus dem Teufelsbusch um 9 Prozent verbessert.

Frühere & heutige Verwendung

- **Geistige Wendigkeit:** Man verwendet den Teufelsbusch häufig zur Verbesserung der geistigen Wendigkeit, etwa in Prüfungen oder um die Wirkung des physischen Stresses zu verringern, z. B. während der sportlichen Aktivität.
- **Arznei gegen Erschöpfung:** Der Teufelsbusch ist besonders bei großer Erschöpfung wirksam, die auf Überarbeitung und längeren Streß zurückzuführen ist. Die Pflanze stärkt aber auch die Widerstandskraft, so daß man sie gut bei chronischen Krankheiten einsetzen kann. Sie gilt aber auch als allgemeines Tonikum, das hilft, Infektion zu vermeiden und das Wohlbefinden zu steigern. Außerdem verwendet man sie bei Impotenz und während der Rekonvaleszenz.

Selbstbehandlung

- **Schlaflosigkeit,** S. 309.
- **Streß,** S. 308.

Verwendete Teile

***Die Wurzel** wird im Herbst geerntet, unzerteilt getrocknet und erst dann zerkleinert, wenn sie als Arznei verwendet werden soll.*

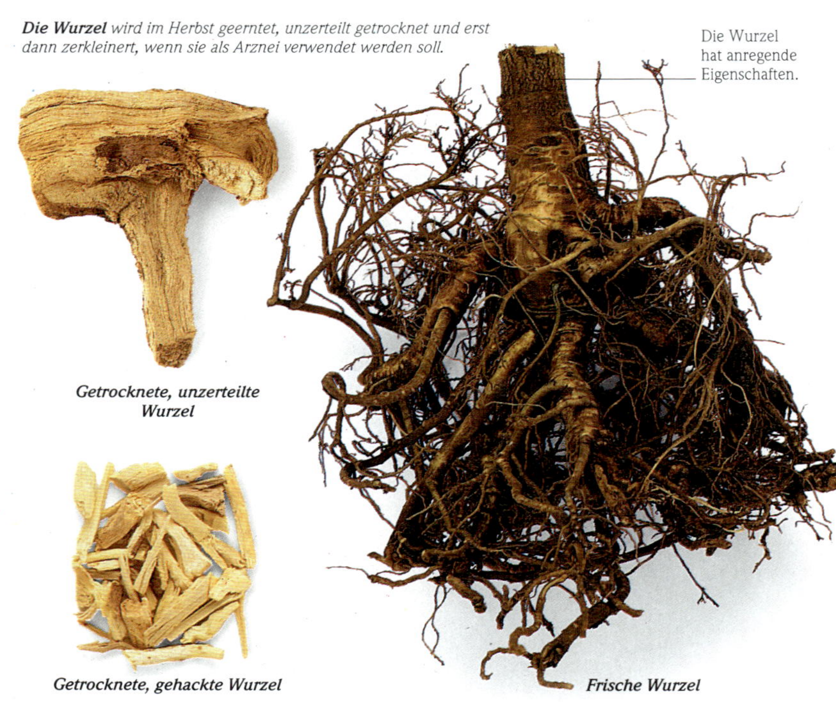

Getrocknete, unzerteilte Wurzel

Getrocknete, gehackte Wurzel

Frische Wurzel

Zubereitungen & ihre Anwendung

Warnung: Nicht länger als 6 Wochen ohne Unterbrechung nehmen. Bei Krankheiten nur nach ärztlicher Rücksprache verwenden. Verzichten Sie bei Einnahme des Teufelsbusches auf Koffein. Nebeneffekte sind selten und treten zumeist nur dann auf, wenn die übliche Dosierung überschritten wurde.

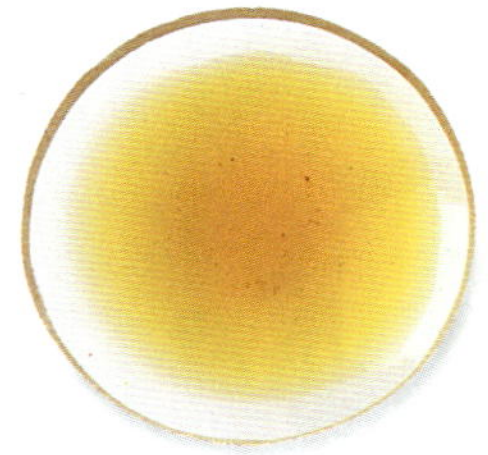

***Abkochung** (Herstellung S. 290). 2mal täglich 35 ml als allgemeines Tonikum.*

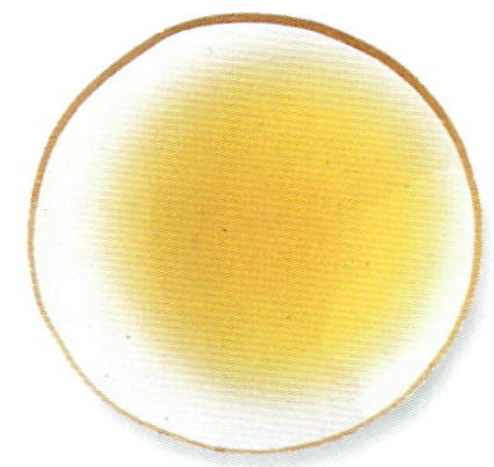

***Tinktur** (Herstellung S. 291). In Zeiten starker Beanspruchung 3mal täglich ½ TL mit Wasser.*

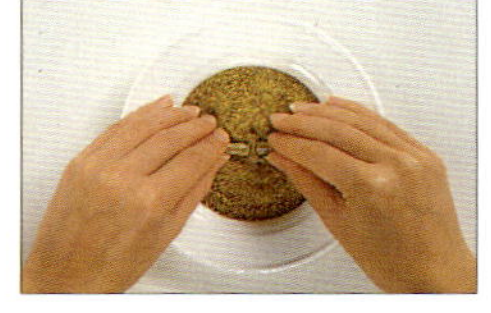

***Kapseln** werden aus Pulver hergestellt (siehe S. 291). Bei langfristigem Streß täglich 1 g in Kapselform einnehmen.*

Tabletten sind eine sehr bequeme Form der Anwendung. Man nimmt sie bei Prüfungen oder vergleichbaren Belastungen.

Ephedra sinica (Ephedraceae)

MEERTRÄUBEL, MA HUANG (CHINESISCH)

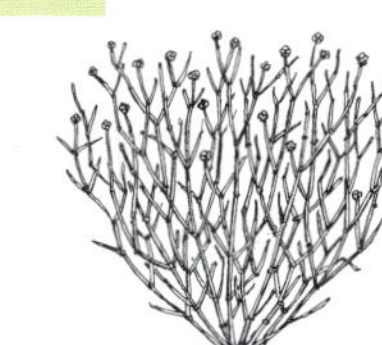

Meerträubel ist ein immergrüner, bis zu 50 cm hoher und stark verzweigter Strauch mit winzigen Blättern.

Meerträubel ist ein starkes, scharf schmeckendes Anregungsmittel, das in chinesischen und anderen Pflanzenheilkundetraditionen eine wichtige Rolle spielt. Nach der Legende verwendeten schon die Leibwächter des Dschingis Khan einen Meerträubeltee, um sich wach zu halten, andernfalls drohte ihnen die Enthauptung. Heute wird Meerträubel im Westen und in China bei verschiedenen Beschwerden, von Schüttelfrost über Fieber und Asthma bis hin zum Heuschnupfen, verwendet.

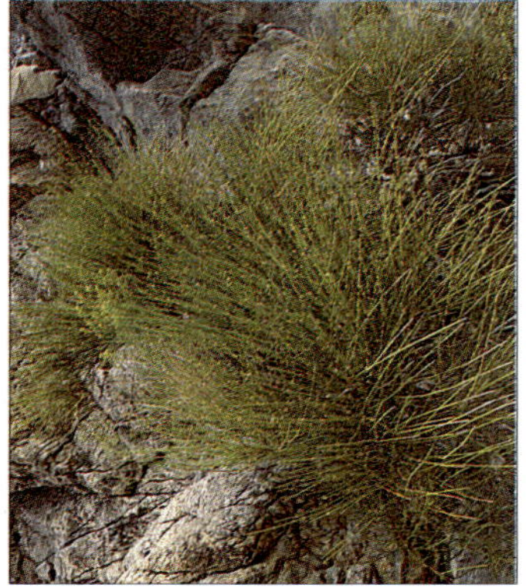

Meerträubel wurde vermutlich bereits vor 60 000 Jahren als Arznei verwendet, denn man fand Teile in einem jungsteinzeitlichen Grab im Nahen Osten.

Verbreitung & Anbau

In seiner Heimat Nordchina und der Inneren Mongolei wächst der Meerträubel bevorzugt in Wüstengebieten. Er wird im Herbst durch Samen oder im Frühjahr bzw. Herbst durch Wurzelteilung vermehrt und benötigt gut durchlässigen Boden. Die Stengel können das ganze Jahr gesammelt und getrocknet werden.

Verwandte Arten

Andere *Ephedra*-Arten mit ähnlichen medizinischen Eigenschaften kommen überall auf der nördlichen Hemisphäre vor. In Nordamerika verwendete man eine verwandte Art, um Fieber zu senken und Nierenschmerzen zu lindern, während man *Ephedra*-Arten in Indien gegen Asthma, Heuschnupfen und Rheumatismus einsetzt.

Hauptsächliche Inhaltsstoffe

- Protoalkaloide (Ephedrin, Pseudoephedrin)
- Gerbstoffe
- Saponine
- Flavone
- Ätherisches Öl

Hauptsächliche Wirkung

Westliche Kräutermedizin:

- Schweißtreibend
- Weitet die Bronchiolen
- Harntreibend
- Anregend
- Erhöht den Blutdruck

Chinesische Kräutermedizin:

- Wirkt Erkältungen entgegen
- Hilft bei Problemen, die durch »externe Kälte« verursacht wurden
- Unterstützt das Lungen-*Qi*

Forschungsergebnisse

Aktive Inhaltsstoffe: Die meisten der aktiven Substanzen imitieren die Wirkung des Adrenalins und steigern so die Wachsamkeit. Das Ephedrin, ursprünglich aus Meerträubel extrahiert, wird seit 1927 synthetisch hergestellt und zur Behandlung von Blutüberfüllung eines Organs und Asthma verwendet. Da es Blutandrang entgegenwirkt, nutzt man es auch heute noch in der konventionellen Medizin.

Ganze Pflanze: Die ganze Pflanze enthält zahlreiche aktive und auch reaktionsträge Substanzen, deren Kombination eine synergistische Wirkung zu haben scheint. Daher kann man die ganze Pflanze auch in einer viel niedrigeren Dosierung verwenden als die isolierten Bestandteile. Zu den typischen therapeutischen Wirkungen gehört die Erweiterung der Bronchiolen und die Verstärkung des Blutflusses in die Haut. Im Gegensatz zum Ephedrin gibt es beim Einsatz der ganzen Pflanze kaum Nebenwirkungen.

Frühere & heutige Verwendung

Historische Anwendungen: Zen-Mönche verwendeten den Meerträubel, um ihre Konzentration bei der Meditation zu erhöhen.

Chinesische Arznei: Wird bevorzugt bei Schüttelfrost, Fieber, Husten und Stenoseatmung verwendet. Zusammen mit der *Di-huang*-Wurzel (*Rehmannia glutinosa,* S. 123) nutzt man ihn bei mangelhaftem *Yin* der Niere (*siehe* S. 38/39).

Westliche Anwendung heute: Meerträubel wird von westlichen Pflanzenheilkundlern vor allem bei der Behandlung von Asthma, Heuschnupfen oder bei beginnenden Erkältungen bzw. akuter Grippe verwendet. Außerdem hilft er, den Blutdruck zu erhöhen, Fieber zu senken und Rheumatismus zu lindern.

Verwendete Teile

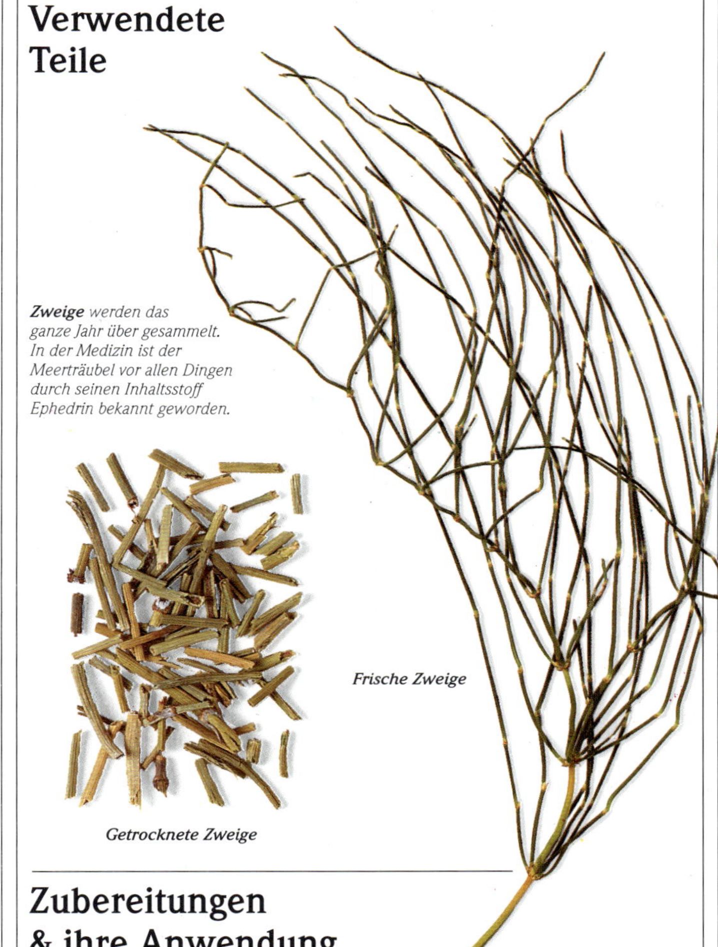

Zweige werden das ganze Jahr über gesammelt. In der Medizin ist der Meerträubel vor allen Dingen durch seinen Inhaltsstoff Ephedrin bekannt geworden.

Getrocknete Zweige

Frische Zweige

Zubereitungen & ihre Anwendung

Warnung: Nur unter ärztlicher Aufsicht verwenden und nicht bei Angina pectoris, Grünem Star, Bluthochdruck, vergrößerter Prostata oder hyperaktiver Schilddrüse. Gelegentlich kommt es zu Nebenwirkungen, z. B. Kopfschmerzen, Muskelzittern und Schlaflosigkeit. Die Pflanze unterliegt in einigen Ländern bestimmten Auflagen.

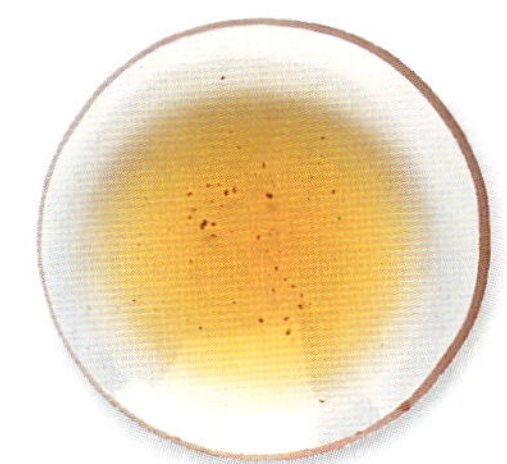

***Abkochung** (Herstellung S. 290) wird von Pflanzenheilkundlern gegen Asthma verordnet.*

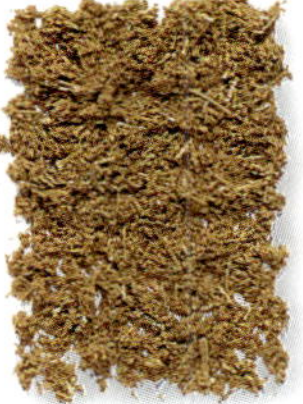

***Pulver** verwendet man in China bei Nierenproblemen.*

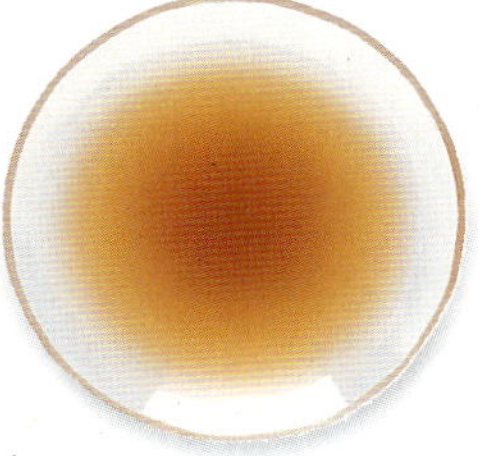

***Tinktur** (Herstellung S. 291) wird angewendet, um Schmerzen bei Rheumatismus zu lindern.*

Eucalyptus globulus (*Myrtaceae*)

Eukalyptus, Blaugummibaum

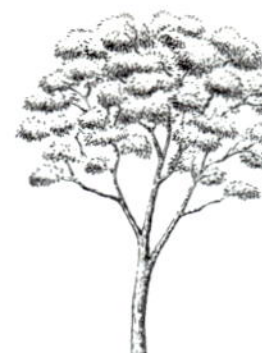

Eukalyptus ist ein immergrüner, bis 100 m hoher Baum mit einem blaugrauen Stamm und grünen Blättern.

Der Eukalyptus, den schon die australischen Ureinwohner regelmäßig nutzten, ist ein starkes Antiseptikum, das heute überall auf der Erde bei Husten, Erkältungen, Angina und anderen Infektionen angewendet wird. Er ist wärmend und anregend, und für viele Menschen weckt sein Geruch Erinnerungen an die Kindheit, als man mit Eukalyptus und anderen Ölen auf der Brust das Bett hüten mußte. Eukalyptus ist außerdem ein Bestandteil vieler frei verkäuflicher Erkältungsmittel.

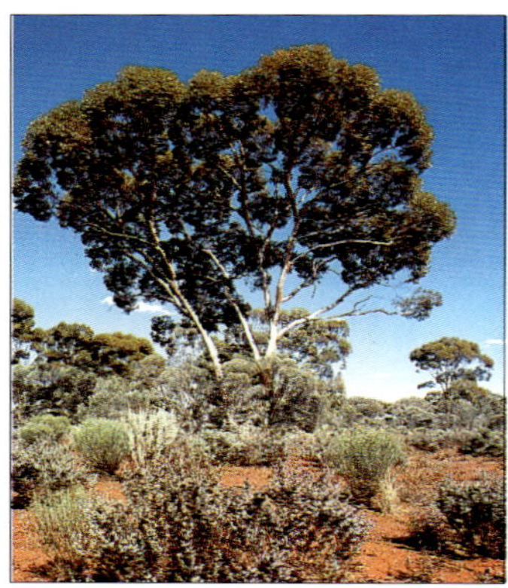

***Der Eukalyptus** kam im 19. Jahrhundert aus Australien in den Westen.*

Verbreitung & Anbau

Ursprünglich in Australien heimisch, wird der Eukalyptus heute in vielen tropischen, subtropischen und gemäßigten Zonen kultiviert. Der Anbau in Plantagen kann jedoch ökologische Probleme verursachen, denn die Bäume benötigen große Mengen Wasser. Allerdings kann man sich das auch zunutze machen, etwa um Sümpfe auszutrocknen und damit die Brutstätten von Malariamücken zu vernichten. Die Blätter werden bei Bedarf geerntet und entweder getrocknet oder zur Ölgewinnung verwendet.

Verwandte Arten

Viele andere *Eucalyptus*-Arten enthalten ebenfalls wertvolle ätherische Öle, etwa *E. smithii* (S. 205).

Hauptsächliche Inhaltsstoffe

- Ätherisches Öl (Cineol, bis 80%)
- Flavonoide
- Gerbstoffe
- Harz

Hauptsächliche Wirkung

- Antiseptisch
- Schleimlösend
- Regt lokalen Blutfluß an

Forschungsergebnisse

- **Ätherisches Öl:** Umfangreiche Untersuchungen, die in den letzten 50 Jahren durchgeführt wurden, haben gezeigt, daß es eine deutliche antiseptische Wirkung hat und außerdem die Bronchiolen (kleine luftleitende Hohlorgane der Lungen) weitet. Man erreicht eine bessere Wirkung, wenn man das ätherische Öl selbst anwendet und nicht den isolierten Hauptbestandteil Cineol.

Frühere & heutige Verwendung

- **Infektionen:** Eukalyptus ist ein traditionelles Mittel der Aborigines gegen Infektionen und Fieber. Heute wird es weltweit angewendet.
- **Antiseptikum:** Eukalyptus hat eine antiseptische Wirkung und ist somit sehr hilfreich bei Erkältungen, Grippe und Halsschmerzen.
- **Expektorantium:** Eukalyptus ist ein stark auswurfförderndes Mittel, das bei Brustinfektionen, etwa Bronchitis oder Lungenentzündung, angewendet werden kann.
- **Wärmendes Mittel:** Verdünntes ätherisches Öl, das zur Behandlung von Brust oder Nebenhöhlen auf die Haut aufgetragen wird, hat eine wärmende und leicht betäubende Wirkung und bekämpft dadurch Atemwegsinfektionen. Die gleiche Wirkung erreicht man mit einem Aufguß oder einer Tinktur zum Gurgeln.
- **Schmerzlinderung:** Äußerlich angewendetes verdünntes ätherisches Öl kann Linderung für schmerzende und steif gewordene rheumatische Gelenke bringen und wirkt Nervenschmerzen und einigen bakteriellen Hautinfektionen entgegen.

Selbstbehandlung

- **Husten & Bronchitis,** S. 310.
- **Katarrh, Nebenhöhlenbeschwerden & Ohrenschmerzen,** S. 312.

Verwendete Teile

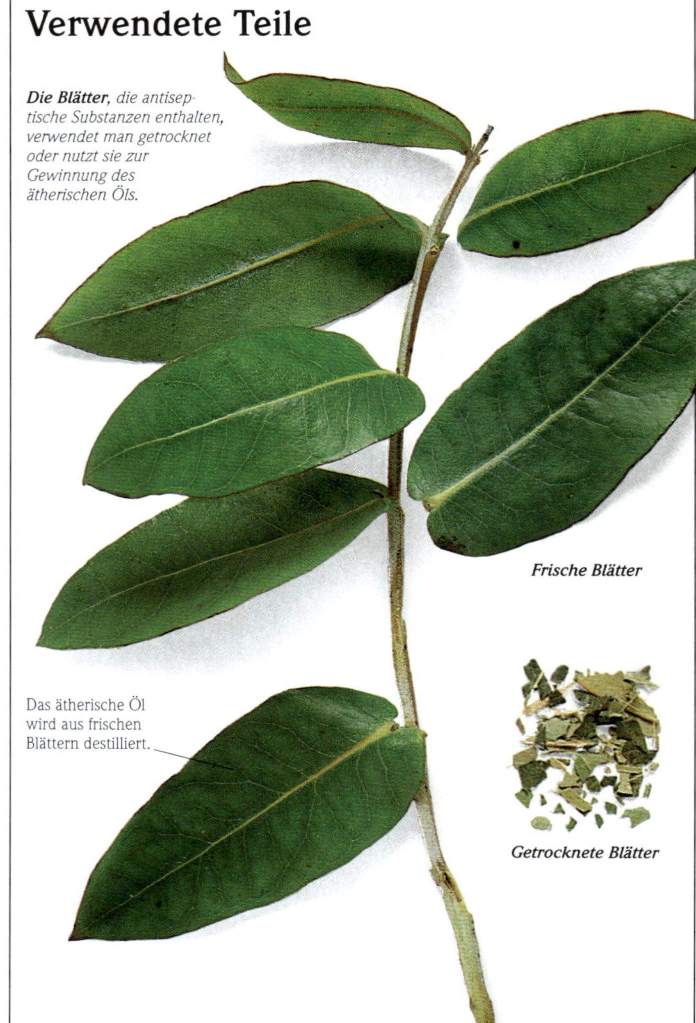

***Die Blätter**, die antiseptische Substanzen enthalten, verwendet man getrocknet oder nutzt sie zur Gewinnung des ätherischen Öls.*

Frische Blätter

Das ätherische Öl wird aus frischen Blättern destilliert.

Getrocknete Blätter

Zubereitungen & ihre Anwendung

Warnung: Das ätherische Öl darf innerlich nur unter ärztlicher Aufsicht angewendet werden.

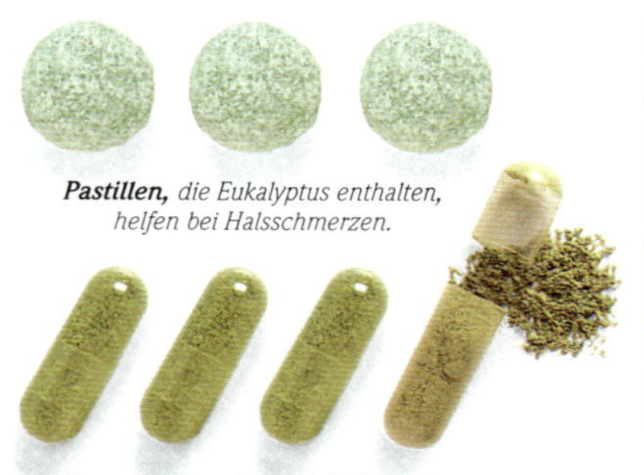

***Pastillen**, die Eukalyptus enthalten, helfen bei Halsschmerzen.*

***Kapseln** (Herstellung S. 291). Bei Bronchitis 3mal täglich eine 200-mg-Kapsel nehmen.*

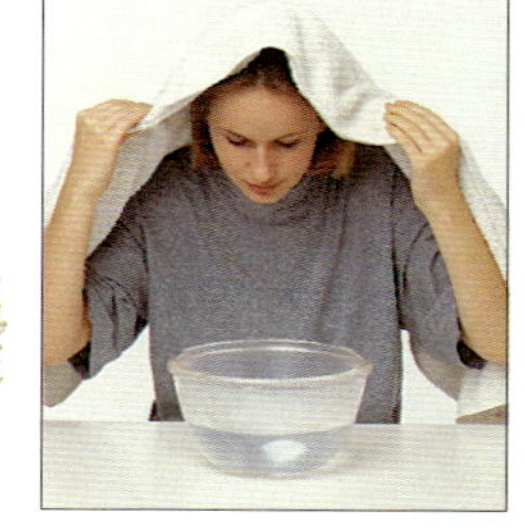

***Inhalation.** Bei Erkältung 10 Tropfen ätherisches Öl in kochendes Wasser geben (S. 296).*

Ätherisches Öl (Anwendung S. 296). Reiben Sie Brust oder Nebenhöhlen mit einer Mischung aus 5 Tropfen und 10 ml Trägeröl ein.

Aufguß (Herstellung S. 290). Bei Bronchitis 3mal täglich 1 Tasse trinken.

Tinktur (Herstellung S. 291). Nehmen Sie bei tiefsitzendem Husten 2mal täglich ½ TL Tinktur in 100 ml Wasser.

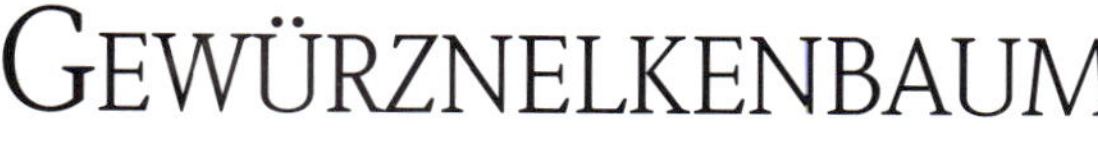

Eugenia caryophyllata, syn. *Syzygium aromaticum (Myrtaceae)*

GEWÜRZNELKENBAUM

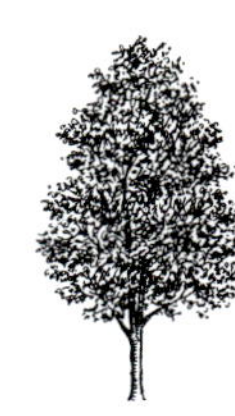

Der Gewürznelkenbaum ist ein bis 15 m hoher, pyramidenförmiger, stark aromatischer, immergrüner Baum.

Gewürznelken, die getrockneten Blütenknospen des Gewürznelkenbaums, sind in erster Linie als Gewürz bekannt, werden aber auch als Kräutermedizin angewendet, besonders in Indien und Südostasien. Ursprünglich auf den Molukken heimisch, gehörten Gewürznelken, die schon im Jahre 176 in Alexandria eingeführt wurden, zu den ersten Handelsgewürzen überhaupt. Das hochwertige ätherische Öl ist hauptsächlich in den Blütenknospen enthalten, aber auch in den Zweigen und Blättern.

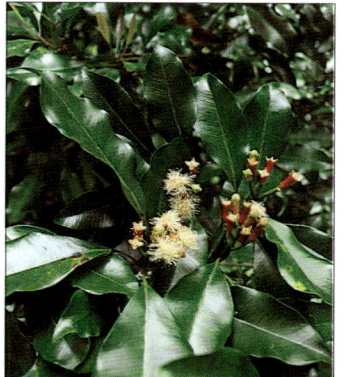

***Gewürznelken** sind eigentlich rosa, werden aber beim Trocknen in der Sonne braun.*

Verbreitung & Anbau

Der Gewürznelkenbaum, ursprünglich auf den Molukken (Indonesien) und den südlichen Philippinen heimisch, wird heute in großem Maßstab in Tansania und Madagaskar angebaut, in geringerem Ausmaß auch auf den Westindischen Inseln und in Brasilien. Die Vermehrung erfolgt durch Samen im Frühjahr oder durch noch nicht vollständig ausgereifte Steckhölzer im Sommer. Die ungeöffneten Blütenknospen werden zweimal pro Jahr gepflückt und in der Sonne getrocknet.

Hauptsächliche Inhaltsstoffe

- Ätherisches Öl mit Eugenol (bis zu 85%), Aceteugenol, Methylsalicylat, Pinen, Vanillin
- Fettes Öl
- Gerbstoffe

Hauptsächliche Wirkung

- Antiseptisch
- Blähungstreibend
- Anregend
- Schmerzstillend
- Verhindert Erbrechen
- Krampflösend
- Entfernt Parasiten

Forschungsergebnisse

■ **Ätherisches Öl:** 1994 in Argentinien durchgeführte Untersuchungen haben gezeigt, daß das ätherische Öl eine stark antibakterielle Wirkung hat. Eugenol (ein Phenol) ist seine mengenmäßig größte und wichtigste Komponente. Es wirkt betäubend und antiseptisch und kann daher z. B. bei Zahnweh und vielen anderen Beschwerden verwendet werden.

■ **Aceteugenol:** Diese Komponente des ätherischen Öls hat sich als stark krampflösend erwiesen.

Frühere & heutige Verwendung

■ **Altes Allheilmittel:** Gewürznelken werden in Südostasien seit Jahrtausenden als Heilmittel für nahezu alle Beschwerden verwendet.

■ **Antiseptikum:** Die antiseptischen Eigenschaften der Gewürznelken machen sie zu einem nützlichen Mittel bei bestimmten Viruserkrankungen. Im tropischen Asien nutzte man sie häufig zur Bekämpfung von Malaria, Cholera und Tuberkulose, aber auch gegen parasitische Krankheiten wie die Krätze.

■ **Antispasmodikum:** Gewürznelken können Verdauungsbeschwerden wie Blähungen, Koliken und Völlegefühl lindern. Ihre krampflösenden Eigenschaften machen sie aber auch zu einem guten Mittel bei Husten und Muskelkrämpfen.

■ **Anregungsmittel für Geist & Körper:** Gewürznelken regen sowohl den Verstand (das Gedächtnis wird verbessert) als auch den gesamten Körper an und wurden in Indien wie im Westen als Aphrodisiakum verwendet. Da die Pflanze die Gebärmutterkontraktionen während der Wehen verstärkt, nutzte man sie auch in der Geburtshilfe.

■ **Weitere Anwendungen:** Gewürznelken können zur Behandlung von Akne, Hautgeschwüren, Wunden und Gerstenkörnern verwendet werden. Sie eigenen sich aber auch zur Abschreckung von Stechmücken und Kleidermotten, so daß man auf den Molukken mit Gewürznelken gespickte Orangen zur Abwehr von Insekten verwendete.

■ **Westliche Pflanzenheilkunde:** Trotz der erstaunlichen Vielfalt therapeutischer Anwendungen ist die Gewürznelke im Westen bisher vernachlässigt worden. Regelmäßig verwendet man sie nur in Mundwasser und – wegen ihrer lokalen Betäubungswirkung – zur Linderung von Zahnschmerzen.

Verwendete Teile

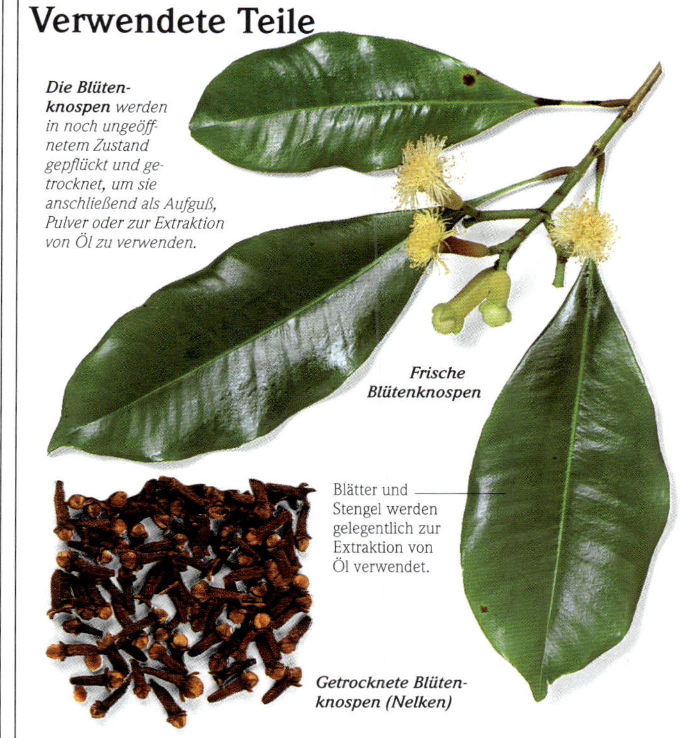

***Die Blütenknospen** werden in noch ungeöffnetem Zustand gepflückt und getrocknet, um sie anschließend als Aufguß, Pulver oder zur Extraktion von Öl zu verwenden.*

Frische Blütenknospen

Blätter und Stengel werden gelegentlich zur Extraktion von Öl verwendet.

Getrocknete Blütenknospen (Nelken)

Zubereitungen & ihre Anwendung

Warnung: Bei äußerer Anwendung kann es zu Dermatitis kommen. Innerlich nur unter ärztlicher Aufsicht anwenden.

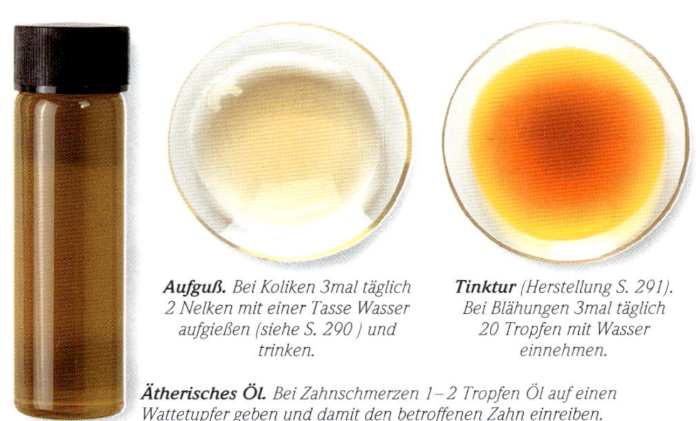

***Aufguß.** Bei Koliken 3mal täglich 2 Nelken mit einer Tasse Wasser aufgießen (siehe S. 290) und trinken.*

***Tinktur** (Herstellung S. 291). Bei Blähungen 3mal täglich 20 Tropfen mit Wasser einnehmen.*

***Ätherisches Öl.** Bei Zahnschmerzen 1–2 Tropfen Öl auf einen Wattetupfer geben und damit den betroffenen Zahn einreiben.*

Selbstbehandlung

■ **Akne & Furunkel,** S. 305.
■ **Fieber,** S. 311.
■ **Neuralgie,** S. 308.
■ **Pilzinfektionen der Haut,** S. 304.
■ **Zahnschmerzen,** S. 308.

Filipendula ulmaria *(Rosaceae)*

MÄDESÜSS

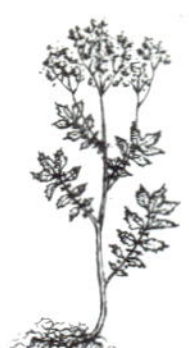

Mädesüß ist eine bis 1,5 m hohe, ausdauernde Pflanze mit gesägten Blättern und Rispen cremefarbener, duftender Blüten.

Im Mittelalter war das Mädesüß ein beliebtes »Streukraut«. So schrieb Gerard in seinem *Herball* (1597), daß »ihr Duft das Herz froh und vergnügt macht und die Sinne erfreut«. Die aus dem Mädesüß isolierte Salicylsäure wurde 1890 erstmals synthetisiert und zur Herstellung von Aspirin genutzt. Die Bezeichnung »Aspirin« wurde von dem alten Pflanzennamen *Spirea ulmaria* abgeleitet. Heute wird die Pflanze bei Magenbeschwerden und Entzündungskrankheiten wie Arthritis verwendet.

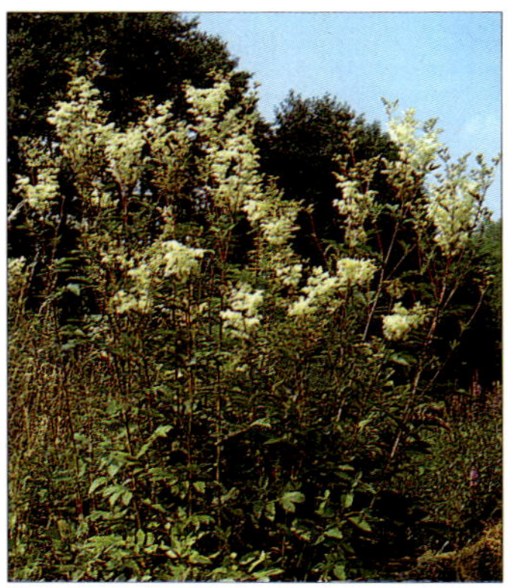

Mädesüß *verdankt seinen Namen dem Umstand, daß man es im Mittelalter zum Aromatisieren und Süßen von Met verwendete.*

Verbreitung & Anbau

Das Mädesüß ist in Europa heimisch, wo es an feuchten Standorten, etwa in Gräben und an Fluß- oder Bachufern, wächst. Es breitet sich leicht selbst aus, kann aber im Herbst oder Frühjahr auch durch Wurzelteilung vermehrt werden. Blätter und Sproßspitzen werden im Sommer gesammelt, wenn die Blüten geöffnet sind.

Hauptsächliche Inhaltsstoffe

- Flavonylglykoside (etwa 1%), hauptsächlich Quercetinglykoside
- Phenylglykoside (Salicylsäurederivate)
- Ätherisches Öl (Salicylaldehyd)
- Polyphenole (Gerbstoffe)

Hauptsächliche Wirkung

- Entzündungshemmend
- Antirheumatisch
- Adstringierend
- Harntreibend
- Lindert Magenschmerzen

Forschungsergebnisse

- **Salicylsäurederivate:** Diese Substanzen, die auch Hauptbestandteil von Medikamenten wie Aspirin sind, wirken entzündungshemmend und schmerzlindernd, z. B. bei Arthritis.
- **Schützende Kombination:** Im Gegensatz zu Aspirin, das in hoher Dosierung Magengeschwüre verursachen kann, schützt die Mischung aus Salicylsäurederivaten, Gerbstoffen und anderen Bestandteilen des Mädesüß die Schleimhäute des Verdauungstrakts, während die Salicylsäure entzündungshemmend wirkt. Mädesüß ist ein gutes Beispiel dafür, daß sich die Wirkung von Kräuterarzneien nicht einfach auf einzelne, isolierte Substanzen zurückführen läßt.

Frühere & heutige Verwendung

- **Frühe Anwendung in Europa:** Das Mädesüß war eine der drei heiligen Pflanzen der Druiden, wobei man allerdings nicht weiß, ob diese sie auch medizinisch anwendeten. Sicher ist, daß sie in der europäischen Volksmedizin schon lange genutzt wird. So schrieb Nicholas Culpeper, daß »sie all jenen, die von Koliken gepeinigt werden, schnell hilft, wenn sie in Wein gekocht und der Sud auf den Bauch gerieben wird«.
- **Verringerung des Säurespiegels:** Das Mädesüß hilft gegen Magenübersäuerung, denn es verringert die Magensäure. Ob die Pflanze aber auch den Säurespiegel des gesamten Körpers herabsetzen kann, steht noch nicht fest, wenn auch ihre Wirksamkeit bei schmerzhaften arthritischen und rheumatischen Beschwerden sich wahrscheinlich nicht völlig auf die entzündungshemmenden Eigenschaften zurückführen läßt. Doch scheint es so, als könne die Reduzierung der Magensäure zu einer Verringerung des Säurespiegels im gesamten Körper führen und so Gelenkbeschwerden lindern. Mädesüß wird gelegentlich auch bei Blasenentzündung verwendet.
- **Verdauungsmittel:** Mädesüß ist ein unbedenkliches Mittel bei Durchfall, das man sogar Kindern geben kann. Zusammen mit anderen Kräutern wird es auch bei Reizdarm verwendet. Es lindert Schmerzen im Verdauungstrakt.

Verwendete Teile

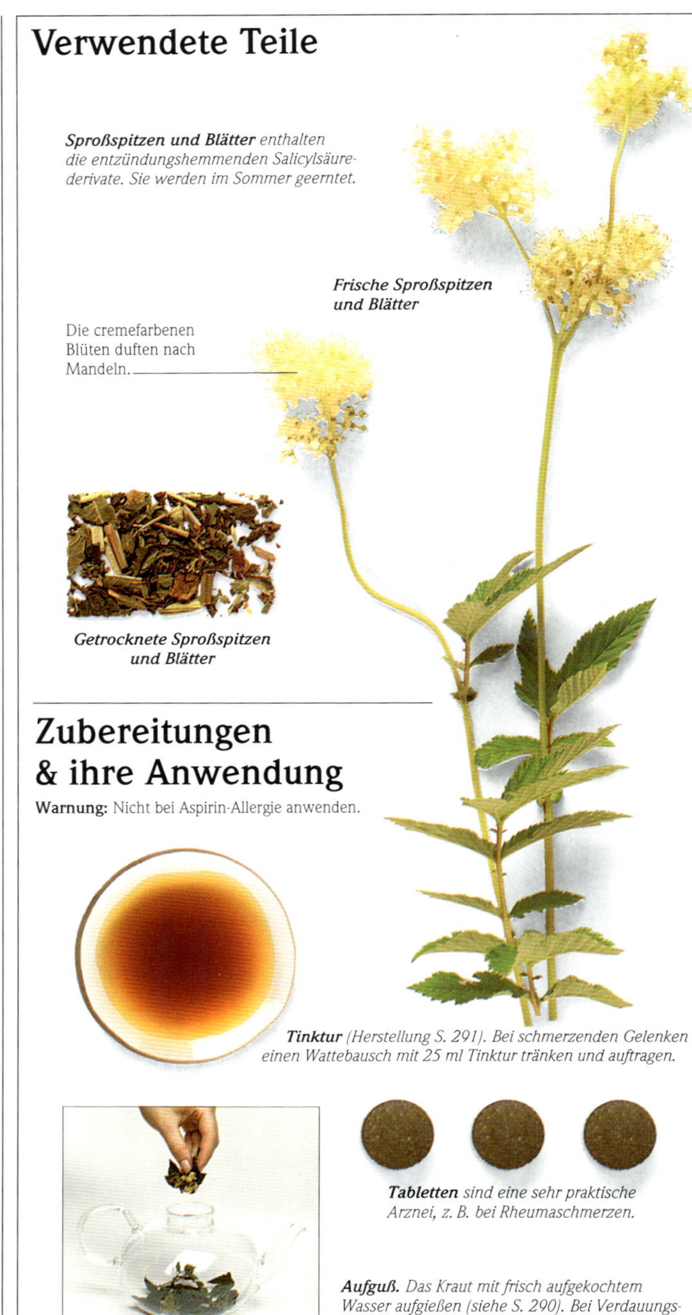

Sproßspitzen und Blätter *enthalten die entzündungshemmenden Salicylsäurederivate. Sie werden im Sommer geerntet.*

Frische Sproßspitzen und Blätter

Die cremefarbenen Blüten duften nach Mandeln.

Getrocknete Sproßspitzen und Blätter

Zubereitungen & ihre Anwendung

Warnung: Nicht bei Aspirin-Allergie anwenden.

Tinktur *(Herstellung S. 291). Bei schmerzenden Gelenken einen Wattebausch mit 25 ml Tinktur tränken und auftragen.*

Tabletten *sind eine sehr praktische Arznei, z. B. bei Rheumaschmerzen.*

Aufguß. *Das Kraut mit frisch aufgekochtem Wasser aufgießen (siehe S. 290). Bei Verdauungsbeschwerden alle 2 Stunden 100 ml trinken.*

Abkochung (Herstellung S. 290). Bei Durchfall 2–3mal täglich 1 Tasse trinken.

Pulver. Bei zuviel Magensäure 3mal täglich ½ TL mit ein wenig Wasser.

Selbstbehandlung

- **Arthritis, verbunden mit übersäuertem Magen oder Magengeschwür,** S. 313.
- **Magenübersäuerung mit Gastritis,** S. 307.
- **Sodbrennen,** S. 317.

Gentiana lutea (Gentianaceae)

Gelber Enzian

Gelber Enzian ist eine bis zu 1,2 m hohe, ausdauernde Pflanze mit sternförmigen gelben Blüten und ovalen Blättern.

Der Enzian ist ein starkes Bittermittel, das als wichtige Zutat in Aperitifs und Magenbittern, etwa Angosturabitter, verwendet wird. Der Aperitif, der eine halbe Stunde vor einer Mahlzeit getrunken wird, ist übrigens mehr als eine gesellschaftliche Gepflogenheit, denn die Bitterstoffe regen die Magensäfte an, so daß die Verdauungsorgane besser mit einer schweren Mahlzeit fertig werden. Medizinisch wird der Enzian zur Stärkung eines schwachen oder trägen Verdauungssystems verwendet.

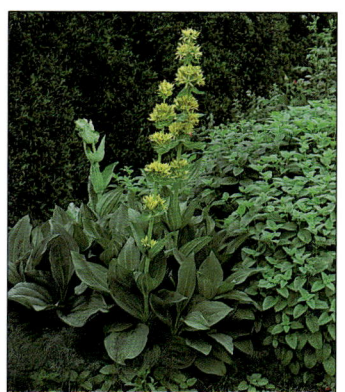

***Gelber Enzian** ist eine große, besonders attraktive und winterharte Zier- und Kulturpflanze, die schon mindestens seit dem 16. Jahrhundert in Gärten angepflanzt wird.*

Verbreitung & Anbau

Dieser größte Vertreter der vielgestaltigen Enzianfamilie ist in den Alpen und anderen Gebirgsregionen Mittel- und Südeuropas – von Spanien bis zum Balkan – heimisch und kommt dort in einer Höhe von 700 – 2400 m vor. Die Vermehrung kann durch Teilung des kräftigen Wurzelstocks oder durch Aussaat erfolgen. Der Gelbe Enzian benötigt lehmigen Boden und einen geschützten Standort. Die Wurzel wird im frühen Herbst geerntet und muß so schnell wie möglich getrocknet werden.

Verwandte Arten

Viele Enzian-Arten sind bitterschmeckende Pflanzen, und es gibt weitere Vertreter, die in der Kräutermedizin verwendet werden, z. B. Japanischer Enzian *(G. scabra)* und *Qin jiao* (*G. macrophylla*, S. 214).

Hauptsächliche Inhaltsstoffe

- Bitterstoffe (Gentiopikrin, Amarogentin)
- Gentianose
- Inulin
- Pektin
- Phenolcarbonsäuren

Hauptsächliche Wirkung

- Bittermittel
- Appetitanregend
- Verdauungsanregend
- Lindert Magenschmerzen

Forschungsergebnisse

- **Amarogentin:** Obwohl Amarogentin in viel geringerer Menge als Gentiopikrin vorhanden ist, stellt es dennoch den hauptsächlich für die Bitterkeit verantwortlichen Inhaltsstoff dar. Es ist 3000mal bitterer als Gentiopikrin, und man kann es noch in einer Verdünnung von 1:50 000 schmecken. Damit ist es möglicherweise die bitterste Substanz der Erde.

Frühere & heutige Verwendung

- **Ursprung des Namens:** Der wissenschaftliche Name geht auf den illyrischen König Gentius zurück, der die Qualitäten der Pflanze angeblich schon im 2. Jahrhundert v. Chr. entdeckte.
- **Wirkung der Bitterstoffe:** Die menschliche Zunge besitzt 4 Hauptgeschmacksrezeptoren: süß, sauer, salzig und bitter. Die bitteren Substanzen des Enzians stimulieren nachweislich die Bitterrezeptoren, so daß es zu einer erhöhten Speichel- und Magensaftsekretion kommt und dadurch zu einer Anregung des Appetits und der Verdauungstätigkeit.
- **Verdauung:** Da der Enzian die Verdauungstätigkeit anregt, werden auch viele Beschwerden gelindert, die mit einer schlechten Verdauung verbunden sind, etwa Blähungen, Magenverstimmung und mangelnder Appetit. Durch die verstärkte Verdauungssaftsekretion kommt es aber auch zu einer verbesserte Nährstoffaufnahme. Weiterhin hat die Pflanze eine stimulierende Wirkung auf Gallenblase und Leber, so daß deren Funktionen verbessert werden. Kurz gesagt, Enzian ist immer dann von Nutzen, wenn das Verdauungssystem gestärkt werden muß, so daß er oft auch als Verdauungstonikum im Alter verwendet wird.
- **Nährstoffaufnahme:** Durch die Verbesserung der Verdauungsfunktionen steigert der Enzian auch die Aufnahme verschiedener Nährstoffe über die Darmwand, darunter Eisen und Vitamin B_{12}. Aus diesem Grund ist er sehr nützlich bei Eisenmangelanämie (die normalerweise auf Blutverluste zurückzuführen ist), so daß er auch oft in Mitteln gegen zu starke Monatsblutungen verwendet wird.

Selbstbehandlung

- **Anämie,** S. 301.
- **Blähungen & Völlegefühl,** S. 306.
- **Fieber,** S. 311.
- **Verdauungsbeschwerden,** S. 319.

Verwendete Teile

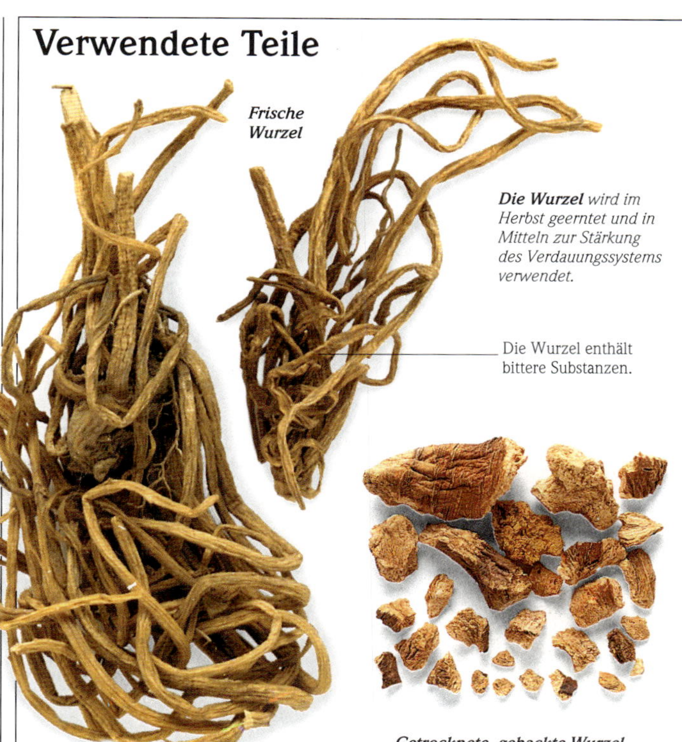

Frische Wurzel
Die Wurzel wird im Herbst geerntet und in Mitteln zur Stärkung des Verdauungssystems verwendet.
Die Wurzel enthält bittere Substanzen.

Getrocknete, gehackte Wurzel

Zubereitungen & ihre Anwendung

Warnung: Nicht für Patienten mit übersäuertem Magen oder Magengeschwür geeignet.

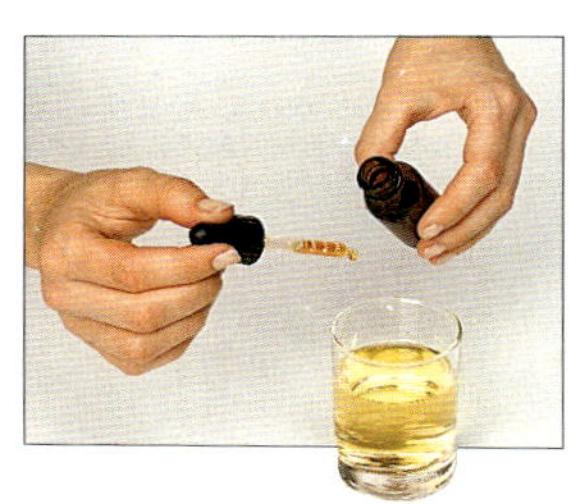

***Tinktur** (Herstellung S. 291). Bei Appetitlosigkeit vor den Mahlzeiten 2 – 5 Tropfen mit Wasser einnehmen.*

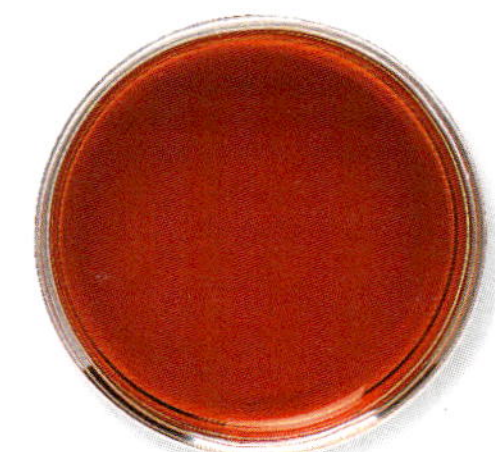

***Abkochung** (Herstellung S. 290). Bei Anämie und schlechter Verdauung 3 – 5mal täglich 25 ml trinken.*

Ginkgo biloba (Ginkgoaceae)

GINKGO, FÄCHERBLATTBAUM, BAI GUO (CHINESISCH)

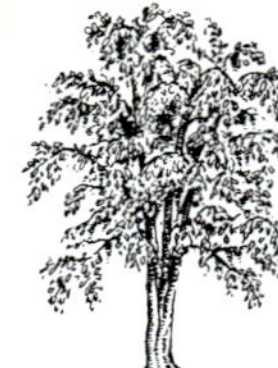

Ginkgo ist ein bis zu 30 m hoher sommergrüner Baum mit einem oder mehreren Hauptstämmen und ausladenden Ästen.

Der Ginkgo gehört zu einer sehr alten Gruppe von Bäumen, die bereits vor etwa 190 Millionen Jahren auf der Erde zu finden waren. In seiner chinesischen Heimat wird er schon lange als Arznei verwendet, aber seine therapeutische Wirkung hat man erst kürzlich untersucht. Die Blätter (oder ihre Extrakte) werden verwendet, um die Blutzirkulation zum Gehirn und damit unter anderem die Gedächtnisleistung zu verbessern. Außerdem ist der Ginkgo ein wertvolles Mittel gegen Asthma.

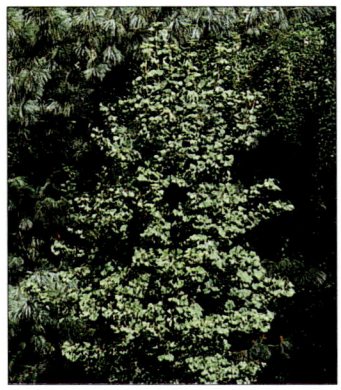

***Der Ginkgobaum** wird hauptsächlich wegen seiner Blätter angebaut, die ein ausgezeichnetes Mittel zur Behandlung eines schlechten Gedächtnisses und von Demenz sind.*

Verbreitung & Anbau

Ursprünglich in China und möglicherweise auch in Japan heimisch, wird der Ginkgo heute in China, Frankreich sowie Süd-Carolina in den USA in großen Plantagen angebaut. Er hat grüne bis gelbe, fächerförmige Blätter mit gegabelten Blattnerven und etwa 3 cm große, runde Früchte, die einen einzelnen Samen enthalten. Blätter und Früchte werden im Herbst geerntet.

Hauptsächliche Inhaltsstoffe

- Flavonoide
- Ginkgolide
- Bilobalid

Hauptsächliche Wirkung

- Kreislaufanregend & tonisch
- Anti-asthmatisch
- Krampflösend
- Anti-allergen
- Entzündungshemmend

Forschungsergebnisse

■ **Kreislauf:** Seit den 60er Jahren intensiv durchgeführte Untersuchungen haben gezeigt, daß der Ginkgo ein äußerst wertvolles Mittel gegen eine schlechte Durchblutung des Gehirns ist und somit bei Gedächtnis- und Konzentrationsschwäche sowie bestimmten psychischen Krankheiten hilfreich sein kann.

■ **Entzündungshemmende Wirkung:** Durch seine Fähigkeit, Entzündungen entgegenzuwirken, könnte sich der Ginkgo in Zukunft als sehr wertvoll bei der Behandlung von Auto-Immunproblemen, Multipler Sklerose oder bei der Organtransplantation erweisen.

■ **»Platelet Activating Factor«:** Wie man in Untersuchungen weiter festgestellt hat, kann der Ginkgo den sogenannten »Platelet Activating Factor« (PAF) hemmen, ein Phospholipid, das von den Blutzellen freigesetzt wird. PAF fördert die Blutgerinnung, so daß es durch die hemmende Wirkung der Pflanze nicht so leicht zu Blutgerinnseln kommt. Außerdem wird die Gefahr entzündlicher und allergischer Prozesse verringert.

Frühere & heutige Verwendung

■ **Chinesische Kräutermedizin:** Ginkgosamen werden verwendet, um Stenoseatmung und Phlegma zu verringern. Man gebraucht sie außerdem, um Scheidenausfluß, eine schwache Blase und Inkontinenz zu behandeln. Die Blätter werden traditionell gegen Asthma verwendet.

■ **Westliche Kräutermedizin:** Das westliche Interesse am Ginkgo hat sich auf seine bemerkenswerte Fähigkeit konzentriert, den Kreislauf, besonders eine schlechte Blutzufuhr zum Gehirn, zu verbessern, aber auch auf die anti-allergene und entzündungshemmende Wirkung, die ihn zu einem besonders guten Mittel gegen Asthma machen. In Frankreich und Deutschland ist der Ginkgo die meistverkaufte Kräutermedizin und wird täglich von Millionen von Menschen mittleren und höheren Alters genommen, um die Durchblutung des Gehirns und die Gedächtnisleistung zu verbessern und die Gefahr eines Schlaganfalls zu verringern. Außerdem ist der Ginkgo vermutlich eine der nützlichsten Pflanzen für die Behandlung von seniler Demenz.

Selbstbehandlung

■ **Bluthochdruck & Arteriosklerose,** S. 301.
■ **Gedächtnisschwund,** S. 319.

Verwendete Teile

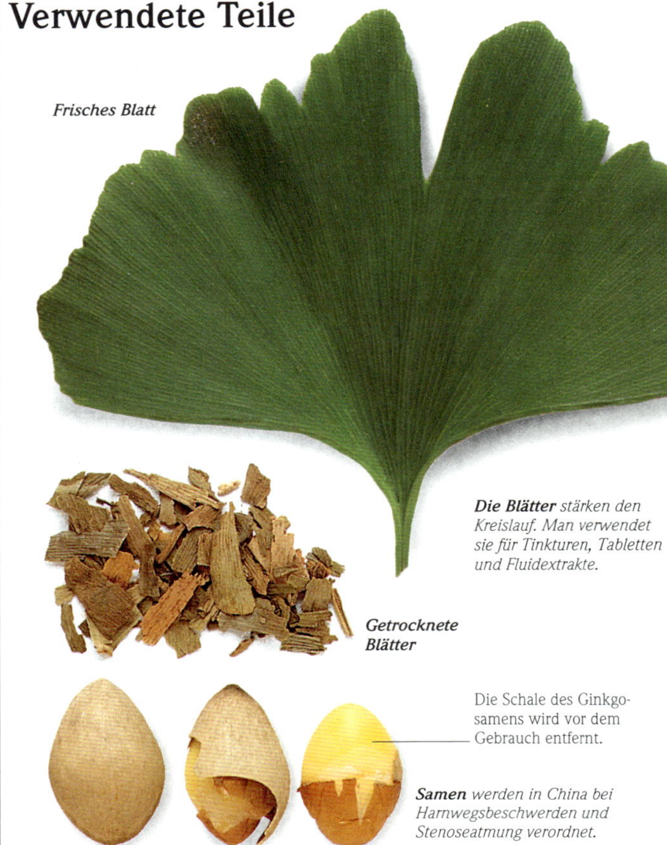

Frisches Blatt

***Die Blätter** stärken den Kreislauf. Man verwendet sie für Tinkturen, Tabletten und Fluidextrakte.*

Getrocknete Blätter

Die Schale des Ginkgosamens wird vor dem Gebrauch entfernt.

***Samen** werden in China bei Harnwegsbeschwerden und Stenoseatmung verordnet.*

Zubereitungen & ihre Anwendung

Warnung: Nicht überdosieren. Kann bei übermäßiger Anwendung toxische Reaktionen hervorrufen. In einigen Ländern unterliegt der Gebrauch gewissen Auflagen.

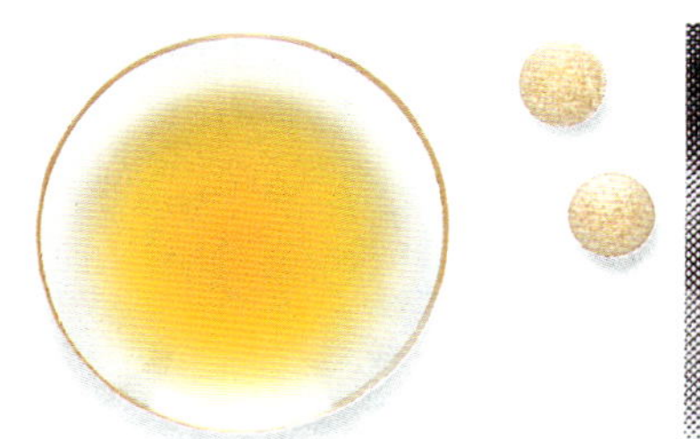

***Tinktur** aus Blättern (Herstellung S. 291). Bei schwachem Kreislauf 2 – 3mal täglich 1 TL mit Wasser.*

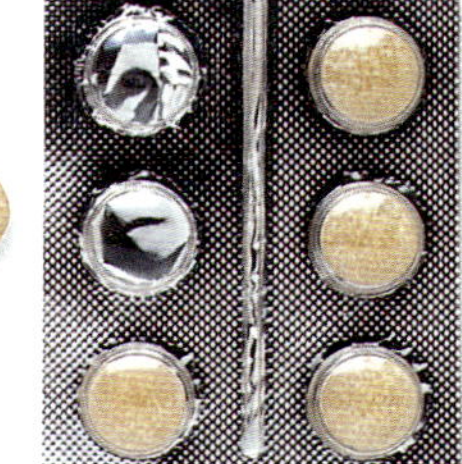

***Tabletten.** Bei schwachem Kreislauf und nachlassendem Gedächtnis einnehmen.*

Abkochung der Samen wird von Pflanzenheilkundlern zur Behandlung von Stenoseatmung eingesetzt.

Fluidextrakt ist ein Auszug aus frischen Blättern, der von Pflanzenheilkundlern gegen Asthma verordnet wird.

Glycyrrhiza glabra *(Leguminosae/Fabaceae)*

SÜSSHOLZ

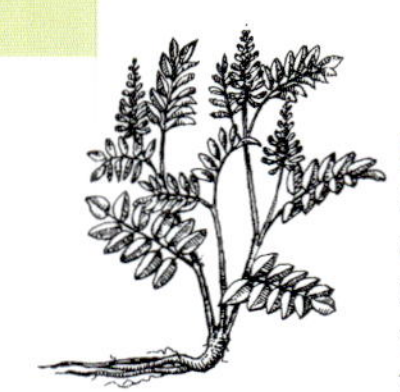

Süßholz ist eine holzige, bis zu 2 m hohe, ausdauernde Pflanze mit dunklen Blättern und creme- bis malvenfarbenen Blüten.

Mit seinem Inhaltsstoff Glycyrrhizin, der 150mal süßer ist als Rohrzucker, wird Süßholz natürlich hauptsächlich für Süßigkeiten genutzt. Daneben gehört die Pflanze aber zu den wertvollsten Kräuterarzneien, denn sie ist ein stark entzündungshemmendes Mittel, das bei Arthritis und Mundgeschwüren angewendet werden kann. In der europäischen Medizin ist das Süßholz eine der meistgenutzten Arzneien und wird schon seit einigen tausend Jahren angewendet.

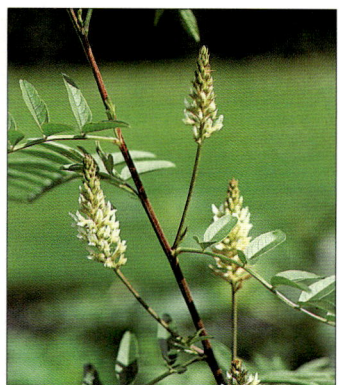

Süßholz, *wegen seiner Wurzeln auch gewerbsmäßig angebaut, bringt im Sommer erbsenähnliche cremefarbene Blüten hervor.*

Verbreitung & Anbau

Das Süßholz kommt wildwachsend in Südosteuropa und Südwestasien vor, wird aber heute auch in großem Maßstab angebaut. Die Vermehrung erfolgt durch Teilung der Wurzeln im Frühjahr. Bei 3–4 Jahre alten Pflanzen kann die Wurzel im Spätherbst geerntet werden.

Verwandte Arten

Verschiedene *Glycyrrhiza*-Arten werden medizinisch auf eine ähnliche Weise wie das Süßholz verwendet. Siehe *Gan cao* (*G. uralensis,* S. 215).

Hauptsächliche Inhaltsstoffe

- Triterpensaponine (Glycyrrhizin, bis zu 6%)
- Flavonoide (Isoflavonoide: Liquiritin, Isoliquiritigenin, Formononetin)
- Polysaccharide
- Sterine
- Cumarinderivate
- Asparagin

Hauptsächliche Wirkung

- Entzündungshemmend
- Schleimlösend
- Einhüllend
- Regt Nebennieren an
- Sanftes Abführmittel

Forschungsergebnisse

- **Nebenniere:** Wenn Süßholz im Verdauungstrakt zerfällt, hat es eine entzündungshemmende und antiarthritische Wirkung, ähnlich wie Hydrocortison und andere Corticosteroide. Es regt die Nebenniere zur Produktion von Hormonen an und verringert den Abbau von Steroiden in Leber und Nieren.
- **Glycyrrhizin:** Laut 1985 in Japan durchgeführten Untersuchungen hilft Süßholz bei chronischer Hepatitis und Leberzirrhose.
- **Schützende Schleimschicht:** Als ganze Pflanze angewendet, verringert das Süßholz die Sekretion von Magensäften, bildet auf den Magenschleimhäuten eine dicke Schutzschicht und ist dadurch ein wertvolles Mittel gegen Magengeschwüre.
- **Isoflavonoide:** Sie wirken bekanntermaßen östrogen.

Frühere & heutige Verwendung

- **Traditionelle Anwendungen:** Süßholz wird schon seit langem wegen seiner therapeutischen Fähigkeiten geschätzt. Im antiken Griechenland verwendete man es bei Asthma, Brustbeschwerden und Mundgeschwüren.
- **Entzündungshemmende Wirkung:** Das Süßholz kann durch seine einhüllenden und entzündungshemmenden Eigenschaften entzündliche Beschwerden des Verdauungssystems, Mundgeschwüre, Magenschleimhautentzündung, Magengeschwür und -übersäuerung lindern. Außerdem kann es bei vielen Brustbeschwerden, Arthritis, entzündeten Gelenken, bestimmten Hautproblemen und entzündeten Augen eingesetzt werden.
- **Nebenniere:** Süßholz regt die Nebenniere an, so daß es bei der Addison-Krankheit (Insuffizienz der Nebennierenrinde) angewendet wird.
- **Verstopfung:** Süßholz ist ein mildes Abführmittel.

Verwendete Teile

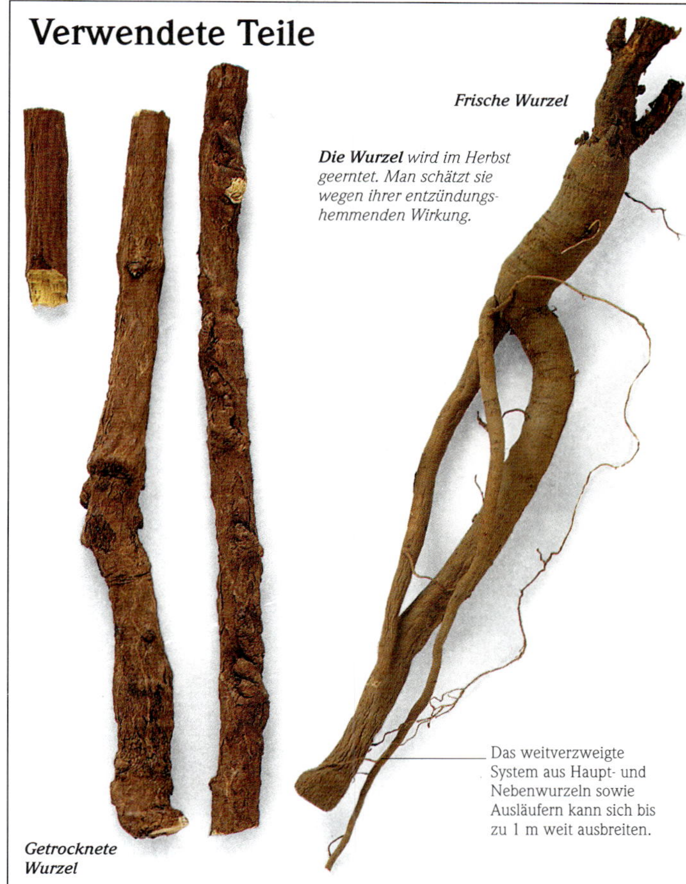

Frische Wurzel

Die Wurzel *wird im Herbst geerntet. Man schätzt sie wegen ihrer entzündungshemmenden Wirkung.*

Das weitverzweigte System aus Haupt- und Nebenwurzeln sowie Ausläufern kann sich bis zu 1 m weit ausbreiten.

Getrocknete Wurzel

Zubereitungen & ihre Anwendung

Warnung: Nicht bei Anämie, Bluthochdruck oder während der Schwangerschaft anwenden.

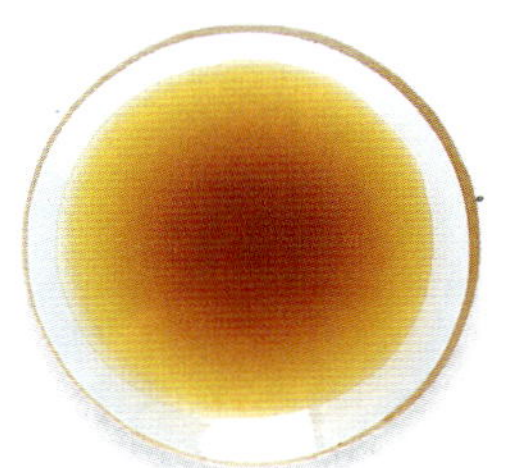

Tinktur *(Herstellung S. 291). Bei Gastritis 2mal täglich ½ TL in 100 ml Wasser trinken.*

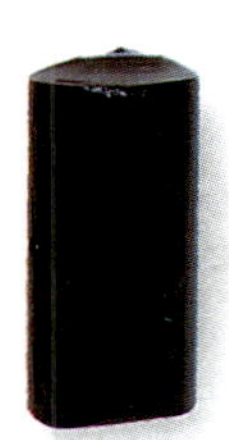

Eingedickter Extrakt *(Lakritze) wird bei Magenverstimmung gekaut.*

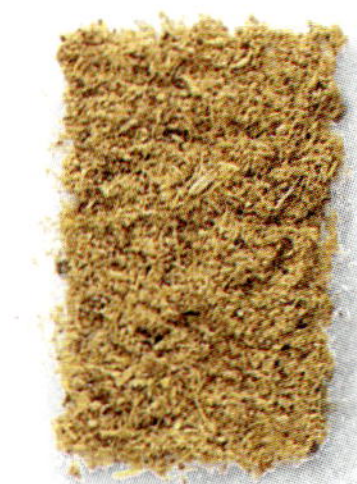

Pulver *wird vorsichtig auf Mundgeschwüre aufgetragen.*

Abkochung. Bei Verstopfung eine Abkochung (siehe S. 290) aus 1 Teil Süßholz und 3 Teilen Löwenzahnwurzel herstellen. 2mal täglich 1 Tasse trinken.

Fluidextrakt wird bei Magengeschwür verordnet.

Selbstbehandlung

- **Appetitverlust & Erbrechen,** S. 306.
- **Husten & Bronchitis,** S. 310.
- **Mundgeschwüre,** S. 306.
- **Mundsoor,** S. 314.
- **Verstopfung,** S. 307.

Hamamelis virginiana (Hamamelidaceae)

ZAUBERNUSS

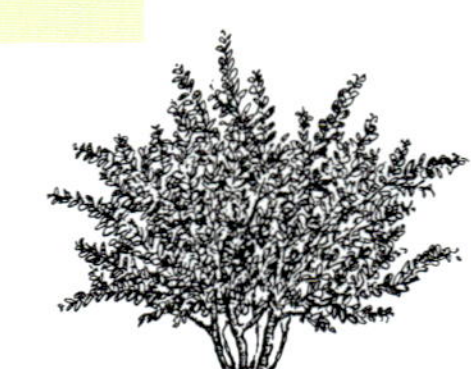

Zaubernuß ist ein bis zu 5 m hoher Laubbaum mit grob gezähnten, herzförmigen Blättern und gelben Blüten.

Die Zaubernuß gehörte zu den traditionellen Mitteln vieler nordamerikanischer Indianerstämme. So machten sie Umschläge mit einer Rindenabkochung, um Tumoren und Entzündungen – besonders an den Augen – zu behandeln, oder wendeten die Pflanze innerlich an bei starken Menstruationsblutungen und Hämorrhoiden. Die europäischen Siedler des 18. Jahrhunderts schätzten hauptsächlich ihre adstringierende Wirkung und sorgten dafür, daß sie auch nach Europa und in andere Kontinente gelangte.

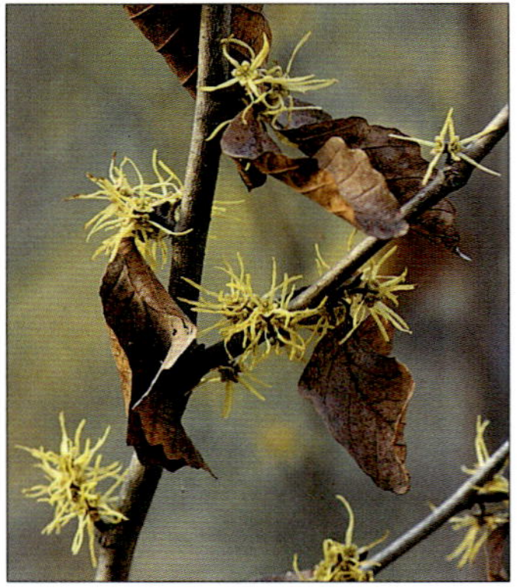

***Die Zaubernuß** bringt auffällige Blüten hervor, aus denen sich im Winter braune Kapseln entwickeln. Diese können die beiden Samen bei Reife bis zu 4 m weit herausschleudern. Die Zweige nutzte man bei der Goldsuche als Wünschelrute.*

Verbreitung & Anbau

Die Zaubernuß ist ein in Kanada und im Osten der USA heimischer Waldbaum, der heute auch in Europa häufig angepflanzt wird. Die Vermehrung erfolgt im Herbst durch Steckhölzer oder Samen. Die Blätter werden in Sommer gesammelt und getrocknet; die Rinde wird im Herbst geerntet und so schnell wie möglich im Schatten getrocknet.

Andere Arten

Die Europäische Haselnuß *(Corylus avellana)* ist der Zaubernuß ähnlich. Sie wird in der europäischen Kräutermedizin gelegentlich als Adstringens bei Durchfall verwendet. Ihr Öl ist sehr nahrhaft und kann gegen Fadenwürmer bei Kindern eingesetzt werden.

Hauptsächliche Inhaltsstoffe

- Gerbstoffe (3–10%)
- Flavonoide
- Bitterstoffe
- Ätherisches Öl (nur in den Blättern)

Hauptsächliche Wirkung

- Adstringierend
- Entzündungshemmend
- Stillt äußere und innere Blutungen

Frühere & heutige Verwendung

Anerkannte Eigenschaften: Die Zaubernuß enthält große Mengen an Gerbstoffen. Diese haben einen trocknenden, adstringierenden Effekt, verursacht durch ein Zusammenschließen von Proteinen in der Haut und an der Oberfläche von Abschürfungen. Dadurch wird eine Schutzschicht geschaffen, die Entzündungen entgegenwirkt und die Heilung verletzter Haut fördert. Die Zaubernuß scheint auch die Heilung dicht unter der Haut liegender, beschädigter Blutgefäße zu beschleunigen, was vermutlich auf die Flavonoide und Gerbstoffe zurückzuführen ist. Nach der Destillation behalten die Pflanzenteile ihre adstringierende Wirkung, so daß neben den Gerbstoffen vermutlich noch weitere adstringierende Substanzen vorhanden sind.

Hautprobleme: Zaubernuß eignet sich gut bei empfindlicher oder entzündeter Haut, z. B. Ekzemen. Man trägt sie besonders dort auf, wo die Haut noch nicht so stark aufgerissen ist, da der betroffene Bereich so gegen Infektionen geschützt wird.

Beschädigte Blutgefäße: Die Zaubernuß kann bei verletzten Gesichtsadern, Krampfadern oder Hämorrhoiden angewendet werden, ist aber auch ein wirksames Mittel bei Blutergüssen. Aufgrund ihrer adstringierenden Wirkung hilft sie, gedehnte Gefäße wieder zusammenzuziehen, so daß diese ihre normale Form zurückerhalten.

Weitere Anwendungen: Bei unter der Haut liegenden Zysten oder Tumoren kann eine Zaubernuß-Lotion auf die entsprechende Stelle aufgetragen werden. Eine Zaubernuß-Augenspülung ist hilfreich bei entzündeten Augen. Weniger häufig wird die Pflanze innerlich bei Durchfall, zur Festigung der Darmschleimhäute und bei Blutungen aller Art angewendet.

Verwendete Teile

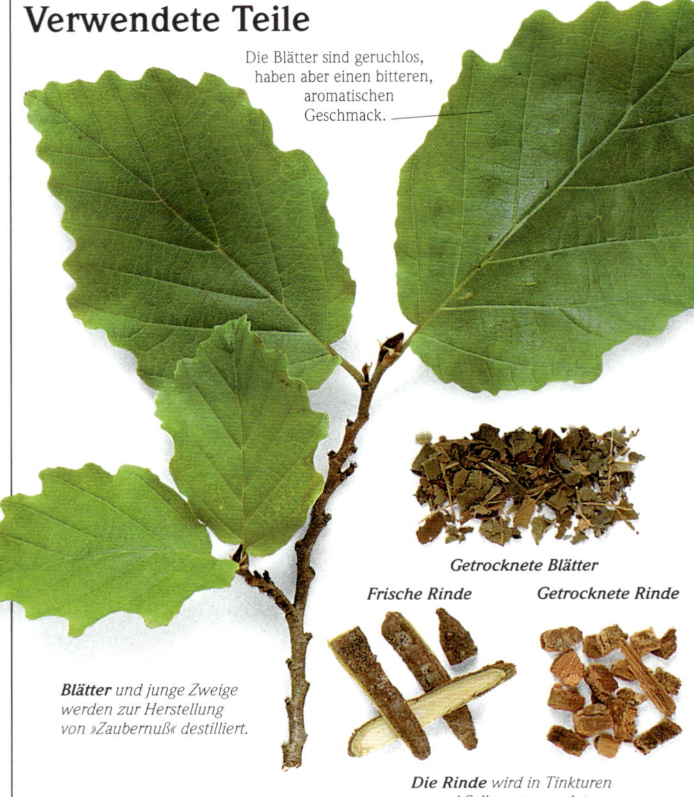

Die Blätter sind geruchlos, haben aber einen bitteren, aromatischen Geschmack.

Getrocknete Blätter

Frische Rinde

Getrocknete Rinde

***Blätter** und junge Zweige werden zur Herstellung von »Zaubernuß« destilliert.*

***Die Rinde** wird in Tinkturen und Salben verwendet.*

Zubereitungen & ihre Anwendung

Warnung: Nur unter ärztlicher Aufsicht anwenden.

***Tinktur** aus Rinde (Herstellung S. 291). 20 ml mit 100 ml kaltem Wasser verdünnen und auf Krampfadern auftragen.*

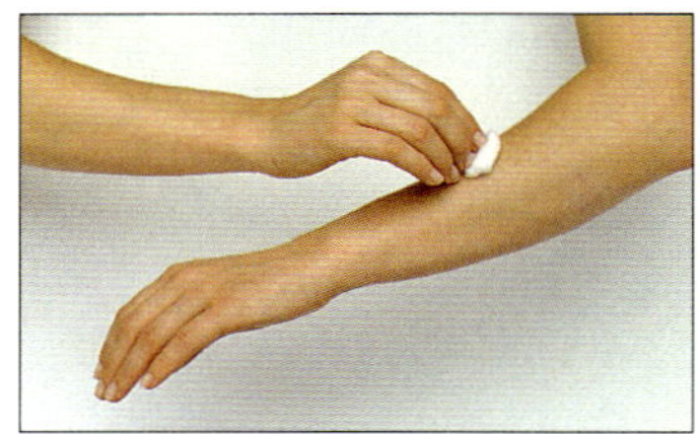

***Zaubernuß-Destillat** auf Insektenstiche, wunde Haut und verletzte Adern tupfen.*

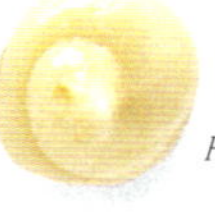

***Salbe** aus Rinde (Herstellung S. 294) wird 2mal täglich auf Hämorrhoiden aufgetragen.*

Aufguß aus Blättern (Herstellung S. 290). Als Lotion (siehe S. 295) zur Behandlung verletzter Blutgefäße und bei Zysten verwenden.

Selbstbehandlung

- **Blutergüsse,** S. 304.
- **Ekzeme,** S. 300.
- **Hämorrhoiden,** S. 302.
- **Hautausschlag,** S. 303.
- **Krampfadern,** S. 302.
- **Reinigung von Wunden,** S. 304.

Harpagophytum procumbens (*Pedaliaceae*)

TEUFELSKRALLE

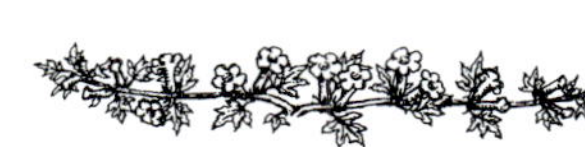

Die Teufelskralle ist eine ausdauernde, bis zu 1,5 m große Kletterpflanze. Sie hat fleischige, gelappte Blätter.

Ihren ungewöhnlichen Name verdankt diese afrikanische Pflanze der mit kräftigen Widerhaken versehenen Frucht. Die therapeutischen Eigenschaften wurden von verschiedenen südafrikanischen Stämmen entdeckt, die eine Abkochung der bis zu 20 cm langen und 6 cm dicken Knolle verwendeten, um Verdauungsprobleme und Arthritis zu behandeln. Die Teufelskralle ist heute auch häufig in westlichen Apotheken und Naturkostläden als Mittel gegen Arthritis und Rheumatismus verfügbar.

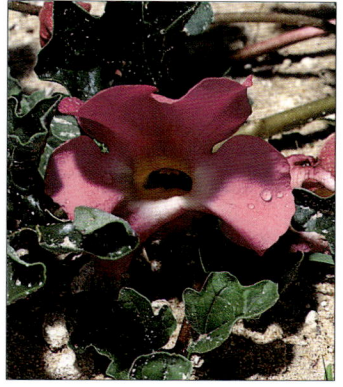

***Die Teufelskralle** aus Transvaal bringt im Frühjahr leuchtend purpurfarbene Blüten hervor. Die mit Widerhaken versehenen dornigen Früchte der Wildpflanze bleiben leicht im Fell von Tieren hängen.*

Verbreitung & Anbau

Die Teufelskralle stammt aus Süd- und Ostafrika. Besonders verbreitet ist sie im Gras- und Buschland Transvaals. Sie bevorzugt lehmigen oder sandigen Boden, wobei sie gern an Straßenrändern und auf Ruderalflächen wächst, also dort, wo die natürliche Vegetation entfernt wurde. Die Vermehrung erfolgt durch Samen im Frühjahr; die jungen Knollen werden im Herbst geerntet und in etwa 2 cm lange Stücke geschnitten. Zu beachten ist, daß die Knollen, in denen die aktiven Substanzen enthalten sind, nicht mit Wurzeln vermischt werden, da das die Wirkung herabsetzt.

Verwandte Arten

Zwei verwandte Arten, ebenfalls in Afrika heimisch, werden medizinisch auf sehr ähnliche Weise verwendet.

Hauptsächliche Inhaltsstoffe

- Iridoide Bitterstoffe (Harpagosid)
- Zucker (Stachyose)
- Phytosterine
- Flavonoide

Hauptsächliche Wirkung

- Entzündungshemmend
- Schmerzstillend
- Regt die Verdauung an

Forschungsergebnisse

- **Entzündungen:** Französische Untersuchungen (1992) haben gezeigt, daß die Teufelskralle eine entzündungshemmende Wirkung hat; über die Wirksamkeit in der Praxis gehen die Meinungen allerdings auseinander.
- **Schmerzmittel:** Da die Teufelskralle sich lindernd auf schmerzende Gelenke auswirken soll, kann sie möglicherweise als Analgetikum verwendet werden.
- **Bittermittel:** Die stark bittere Wirkung der Teufelskralle stärkt und stimuliert das Verdauungssystem. Da viele arthritische Beschwerden mit einer schlechten Verdauung und einer mangelhaften Aufnahme der Nahrung (Resorption der Nährstoffe) verbunden sind, trägt die anregende Wirkung der Pflanze auf Magen und Gallenblase zu ihrem allgemeinen therapeutischen Wert bei der Behandlung von Arthritis bei.

Frühere & heutige Verwendung

- **Traditionelle afrikanische Arznei:** Die Teufelskralle wird von verschiedenen Stämmen in Südafrika verwendet, etwa den Bantu. Traditionell nutzte man sie als Tonikum bei Verdauungsproblemen, Arthritis und Rheumatismus, zur Fiebersenkung und als Salbe für Wunden, Geschwüre und Furunkel.
- **Westliche Anwendung:** Die heutige westliche Anwendung stimmt weitgehend mit der traditionellen Nutzung überein. In der Regel erhält man die Teufelskralle frei verkäuflich in Form von Tabletten gegen Arthritis und Rheuma, Gelenk- und Muskelschmerzen, einschließlich Gicht, Rückenschmerzen, Bindegewebsentzündung und Polyarthritis.

Verwendete Teile

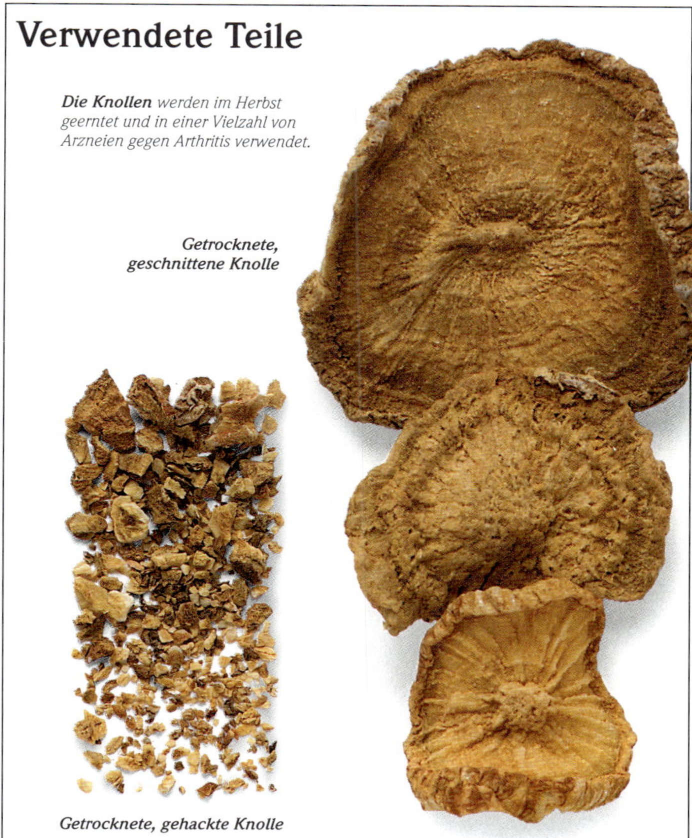

***Die Knollen** werden im Herbst geerntet und in einer Vielzahl von Arzneien gegen Arthritis verwendet.*

Getrocknete, geschnittene Knolle

Getrocknete, gehackte Knolle

Zubereitungen & ihre Anwendung

Warnung: Nicht bei Patienten, die an einem Magen- oder Zwölffingerdarmgeschwür leiden, und nicht während der Schwangerschaft anwenden.

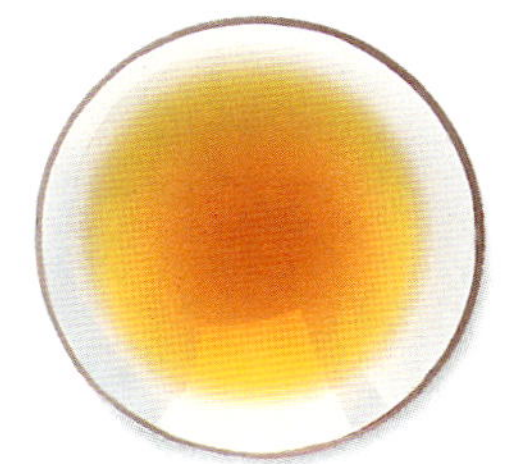

***Abkochung** (Herstellung S. 290). 1 TL Knolle mit 1 Tasse Wasser etwa 15 Minuten köcheln. Bei Rheumatismus 1–2 Tage in kleinen Dosen einnehmen.*

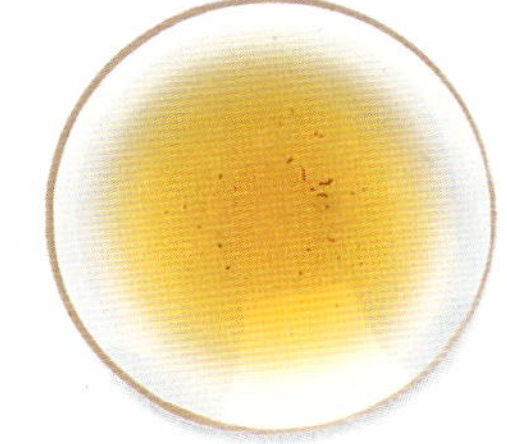

***Tinktur** (Herstellung S. 291). Bei mit Verdauungsstörungen verbundener Arthritis 2mal täglich 30 Tropfen mit Wasser nehmen.*

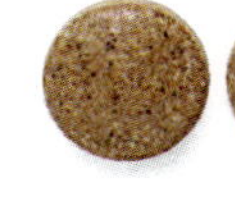
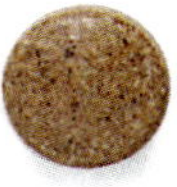
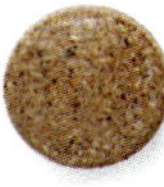

***Tabletten** kommen bei Arthritis und Rheumatismus zur Anwendung.*

Selbstbehandlung

- **Arthritis & entzündete Gelenke,** S. 313.
- **Rückenschmerzen als Folge von Gelenkentzündung,** S. 313.

Humulus lupulus (*Cannabaceae*)

HOPFEN

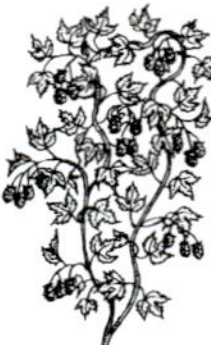

Hopfen ist eine bis zu 7 m hohe, ausdauernde Kletterpflanze. Die einzelnen Pflanzen sind entweder weiblich oder männlich.

Sein bitterer Geschmack, den Bierliebhaber gut kennen, ist in erster Linie für die verdauungsstärkende und -anregende Wirkung verantwortlich. Hopfen wirkt auch beruhigend, so daß er ein wertvolles Mittel bei Schlaflosigkeit und Erregungszuständen ist. Als man ihn im 16. Jahrhundert in England erstmals zum Bierbrauen verwendete, regte sich starker Widerstand. In einer Petition beim Parlament bezeichnete man ihn als »gottloses Unkraut«, das »die Menschen gefährdet«.

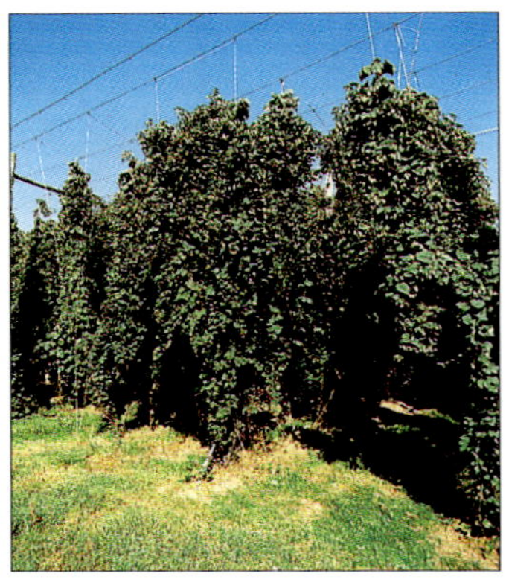

***Hopfen** wird mindestens seit dem 11. Jahrhundert zum Bierbrauen verwendet. Für die Triebe werden Kletterhilfen aufgestellt.*

Verbreitung & Anbau

Der in Europa und Asien heimische Hopfen wächst in Gebüschen und auf Ruderalflächen; überall im nördlichen Europa wird er gewerbsmäßig angebaut. Die Fruchtstände der weiblichen Pflanze (Hopfenzapfen) werden im Frühherbst gepflückt.

Verwandte Arten

Hopfen ist mit dem Hanf (*Cannabis sativa,* S. 180) verwandt.

Hauptsächliche Inhaltsstoffe

- Bitterstoffe (Lupulin, Humulon, Lupulon und Baldriansäure)
- Ätherisches Öl (1%), Humulen
- Flavonoide
- Gerbstoff
- Östrogen-Komponenten
- Asparagin

Hauptsächliche Wirkung

- Beruhigend, Schlafmittel
- Krampflösend
- Aromatisches Bittermittel

Forschungsergebnisse

- **Bitterstoffe:** Die Bitterstoffe regen das Verdauungssystem an und steigern die Magen- und Darmsaftsekretion. Einige Substanzen, wie die Baldriansäure, wirken beruhigend, obwohl man noch nicht völlig versteht, wie dies genau funktioniert. Lupulon und Humulon haben eine antiseptische Wirkung.
- **Weitere Forschungen:** Hopfen entspannt die glatte Muskulatur und hat vermutlich eine östrogene Wirkung. Einige isolierte Substanzen setzen scheinbar die Aktivität des Zentralnervensystems herab.

Frühere & heutige Verwendung

- **Historische Verwendung:** In alten Kräuterbüchern wird Hopfen nur gelegentlich erwähnt. Die ihm dort zugeschriebene Wirkung ähnelt der heutigen.
- **Beruhigungsmittel:** Hopfen wird hauptsächlich wegen seiner beruhigenden Wirkung verwendet. Ein Aroma verströmendes »Hopfenkissen« gilt als Einschlafhilfe, ebenso wie ein vor dem Schlafengehen getrunkener Tee. Hopfen hilft aber auch bei Reizbarkeit und nervöser Unruhe.
- **Anspannung:** Mit anderen Kräutern vermischt, kann der Hopfen bei Streß, Angstzuständen, seelischem Druck und Kopfschmerzen angewendet werden, jedoch nicht im Zusammenhang mit Depressionen. Dank seiner krampflösenden Wirkung ist er auch bei bestimmten Asthmaformen und Menstruationsschmerzen hilfreich.
- **Verdauungshilfe:** Hopfen unterstützt die Verdauung, da er z. B. die Magensaftsekretion steigert und entspannend bei Krämpfen und Koliken wirkt.

Selbstbehandlung

- **Schlaflosigkeit,** S. 309.

Verwendete Teile

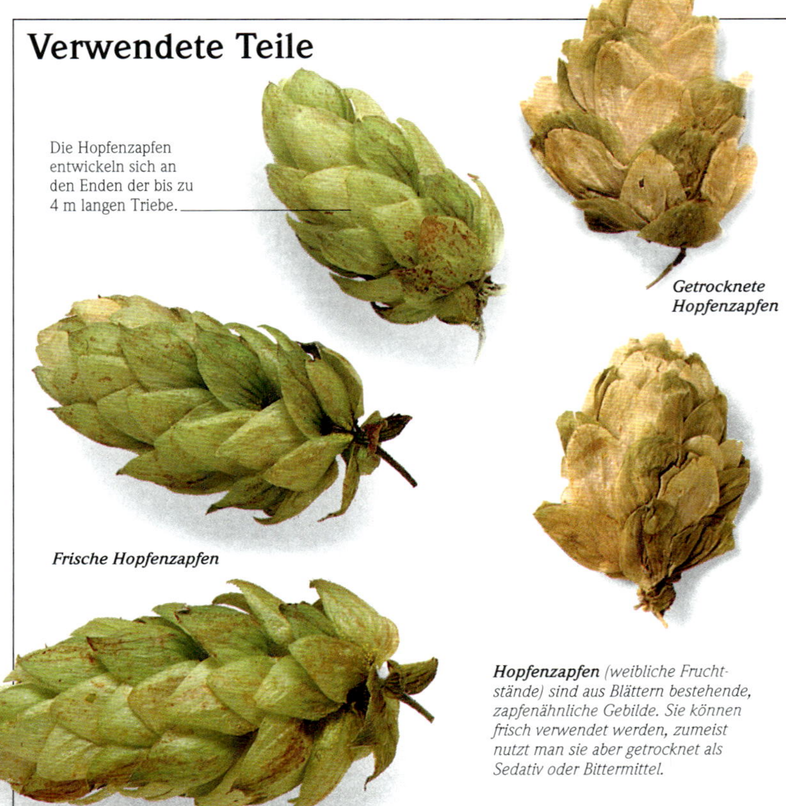

Die Hopfenzapfen entwickeln sich an den Enden der bis zu 4 m langen Triebe.

Getrocknete Hopfenzapfen

Frische Hopfenzapfen

***Hopfenzapfen** (weibliche Fruchtstände) sind aus Blättern bestehende, zapfenähnliche Gebilde. Sie können frisch verwendet werden, zumeist nutzt man sie aber getrocknet als Sedativ oder Bittermittel.*

Zubereitungen & ihre Anwendung

Warnung: Nicht bei Depressionen verwenden.

***Aufguß** (Herstellung S. 290). Bei Schlaflosigkeit abends 1 Tasse trinken.*

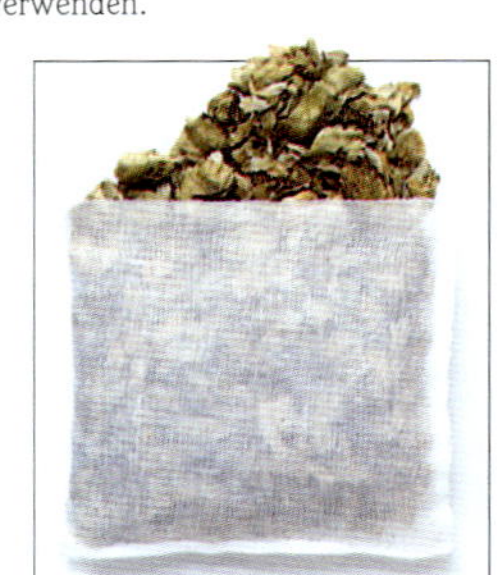

***Hopfenkissen.** 100 g getrockneten Hopfen, in Gaze gefüllt, bei Schlaflosigkeit ins Kopfkissen stecken.*

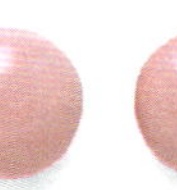
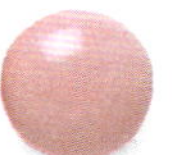
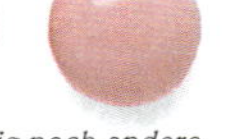

***Tabletten** enthalten häufig noch andere Kräuter. Bei Streß oder Schlaflosigkeit einnehmen.*

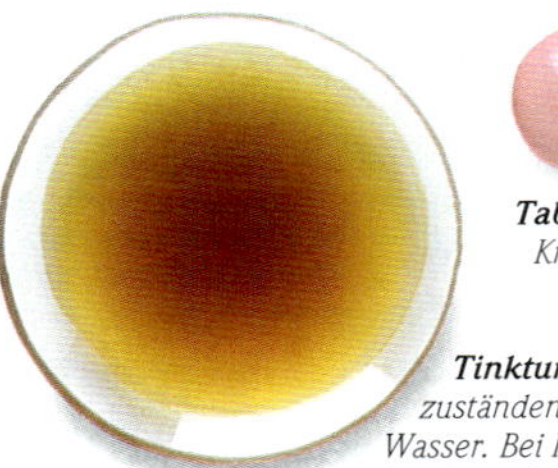

***Tinktur** (Herstellung S. 291). Bei starken Angstzuständen 3mal täglich 20 Tropfen auf ein Glas Wasser. Bei Kopfschmerzen, die auf Verdauungsbeschwerden zurückzuführen sind, bis zu 5mal täglich 10 Tropfen mit Wasser.*

Kapseln (Herstellung S. 291). Nehmen Sie zur Appetitanregung 3mal täglich vor den Mahlzeiten eine 500-mg-Kapsel.

Hydrastis canadensis *(Ranunculaceae)*

Kanadische Gelbwurzel

Die Gelbwurzel ist eine kleine, ausdauernde, krautige Pflanze mit einer dicken gelben Wurzel und einem aufrechten, bis zu 30 cm hohen Stengel.

Die Gelbwurzel ist eine nordamerikanische Pflanze, die während des 19. Jahrhunderts als Allheilmittel sehr geschätzt wurde. Gemischt mit Bärenfett, verwendeten die Cherokee und andere Indianerstämme sie als Salbe zur Abwehr von Insekten, aber auch als Lotion zur Behandlung von Wunden, Geschwüren und Augenentzündungen sowie innerlich bei Magen- und Leberbeschwerden. Heute nutzt man die Gelbwurzel als adstringierende, antibakterielle Arznei für die Schleimhäute.

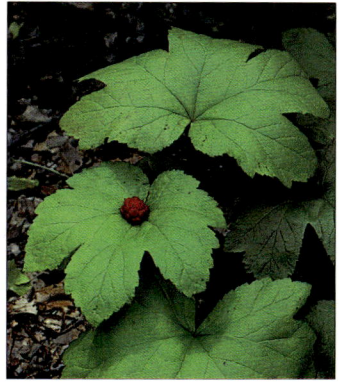

***Die Gelbwurzel** ist eine ungewöhnlich aussehende Pflanze mit einer einzelnen roten, ungenießbaren Frucht.*

Verbreitung & Anbau

Die Gelbwurzel kommt wildwachsend auf dicht mit altem Laub bedeckten Böden in feuchten Gebirgswäldern Nordamerikas vor. Infolge übermäßiger Sammeltätigkeit ist sie inzwischen in ihrem natürlichen Lebensraum selten geworden. Man muß sie heute anbauen, wobei die Bedingungen denen ihres ursprünglichen Lebensraums ähneln müssen. Die Vermehrung erfolgt durch Teilung der Wurzel; die Rhizome dreijähriger Pflanzen werden im Herbst geerntet und im Freien auf einem Tuch getrocknet.

Hauptsächliche Inhaltsstoffe

- Isochinolinalkaloide (Hydrastin, Berberin, Canadin)
- Ätherisches Öl
- Harz

Hauptsächliche Wirkung

- Tonisch
- Sanft abführend
- Entzündungshemmend
- Antibakteriell
- Bittermittel
- Gebärmutterstimulans
- Stillt innere Blutungen
- Adstringierend

Forschungsergebnisse

- **Alkaloide:** Für eine derart bedeutende Heilpflanze ist die Gelbwurzel bisher nur schlecht erforscht. Immerhin weiß man, daß die medizinische Wirkung im wesentlichen auf die Isochinolinalkaloide zurückzuführen ist.
- **Hydrastin:** Untersuchungen in den späten 60er Jahren in Kanada zeigten, daß Hydrastin die Blutgefäße zusammenzieht und das vegetative Nervensystem stärkt.
- **Berberin:** Ein Bittermittel, antiseptisch gegenüber Bakterien und Amöben. Daneben wirkt es beruhigend auf das Zentralnervensystem.
- **Canadin:** Wie Untersuchungen gezeigt haben, stimuliert dieses Alkaloid die Muskeln der Gebärmutter.

Frühere & heutige Verwendung

- **Schleimhäute:** Nach Ansicht der meisten Experten ist die Gelbwurzel ein wirksames Mittel gegen Beschwerden, bei denen Schleimhäute beteiligt sind, besonders die von Augen, Ohren, Nase, Rachen, Magen, Darm und Vagina.
- **Abwehr von Infektionen:** Ein verdünnter Aufguß kann als Augenspülung oder Mundspülung bei entzündetem Zahnfleisch verwendet werden. Besonders wirkungsvoll ist er als Scheidenspülung bei Candida-Befall oder Vagina-Infektionen. Der Aufguß wird auch bei Schuppenflechte geschätzt.
- **Verdauungsbeschwerden:** Innerlich angewendet, regt die Gelbwurzel die Verdauungssaftsekretionen an, wirkt adstringierend auf die Darmschleimhäute und bekämpft Entzündungen. Allerdings sollte man die Pflanze nicht über zu lange Zeiträume nehmen, da sie die Aufnahme von bestimmten Nährstoffen, besonders von B-Vitaminen, verringert.
- **Gynäkologische Anwendungen:** Gelbwurzel hemmt zu starke Monatsblutungen. Sie wird von Pflanzenheilkundlern und Hebammen verwendet, um Nachgeburtsblutungen zu stillen. Die Pflanze stimuliert die Muskeln der Gebärmutter, so daß man sie nicht während der Schwangerschaft nehmen sollte.

Verwendete Teile

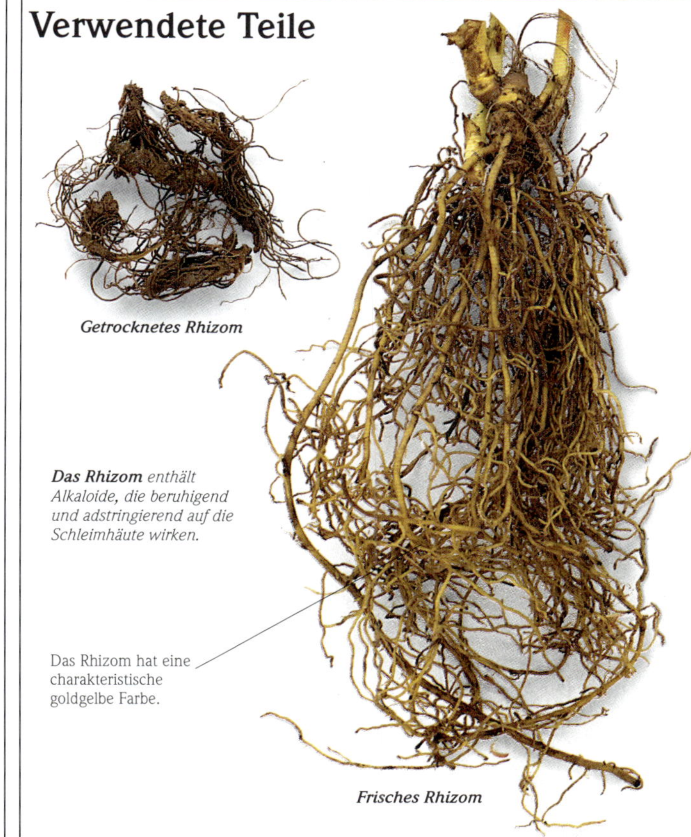

Getrocknetes Rhizom

***Das Rhizom** enthält Alkaloide, die beruhigend und adstringierend auf die Schleimhäute wirken.*

Das Rhizom hat eine charakteristische goldgelbe Farbe.

Frisches Rhizom

Zubereitungen & ihre Anwendung

Warnung: Im Übermaß verwendet, ist Gelbwurzel toxisch. Nicht bei Bluthochdruck und nicht während der Schwangerschaft oder Stillzeit anwenden.

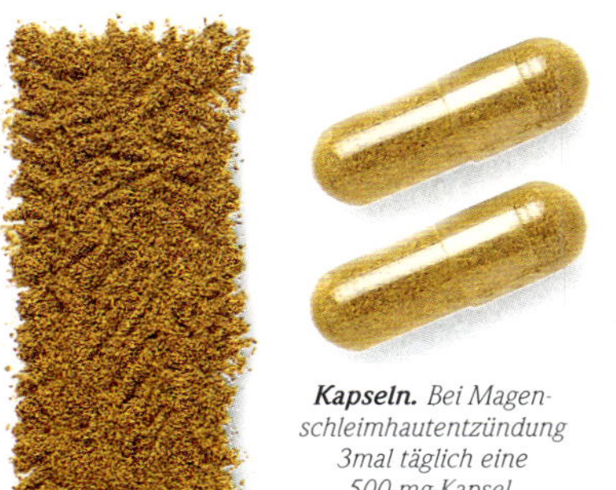

***Kapseln.** Bei Magenschleimhautentzündung 3mal täglich eine 500-mg-Kapsel.*

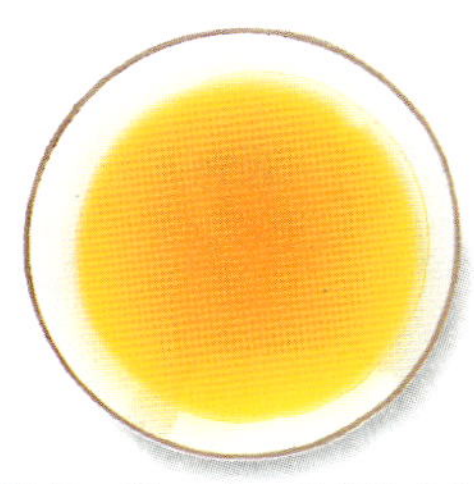

***Tinktur** (Herstellung S. 291). Bei Katarrh 3mal täglich 20 Tropfen mit Wasser einnehmen.*

***Pulver** wird zur Herstellung von Kapseln benötigt (siehe S. 291).*

Abkochung (Herstellung S. 290). Bei Halsschmerzen 3–4mal täglich mit 50 ml der Abkochung gurgeln.

Aufguß aus Pulver (Herstellung S. 290). Scheidenspülung bei Candida mit 150 ml.

Hypericum perforatum *(Guttiferae)*

TÜPFEL-JOHANNISKRAUT

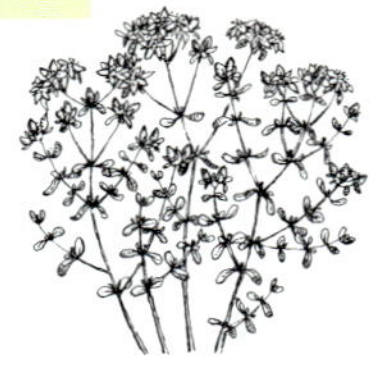

Johanniskraut ist eine bis zu 80 cm hohe, aufrecht wachsende, ausdauernde Pflanze mit hellgelben Blüten (in einer Trugdolde).

Das Johanniskraut blüht zur Zeit der Sommersonnenwende und galt bereits im mittelalterlichen Europa als magische Pflanze zur Abwendung von Unheil. Medizinisch nutzte man es bei emotionalen und nervösen Beschwerden. Im 19. Jahrhundert kam das Kraut aus der Mode, aber kürzlich durchgeführte Forschungen haben das Interesse neu erweckt, da die Pflanze sich tatsächlich als wertvolles Mittel bei der Behandlung von Nervenbeschwerden erwiesen hat.

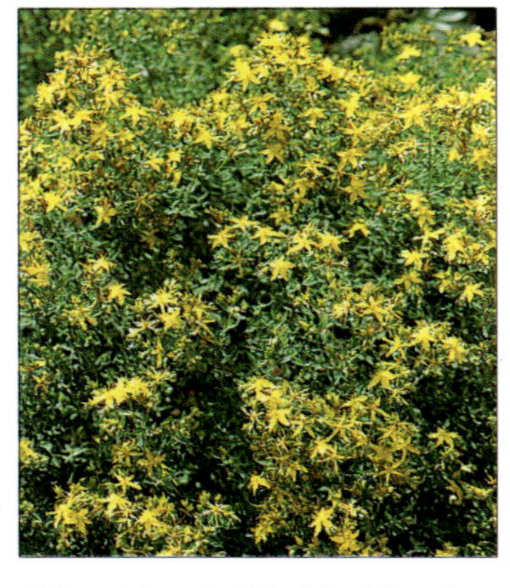
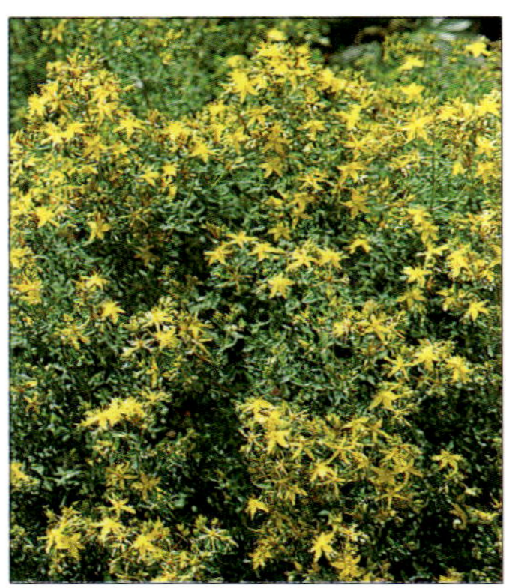

Johanniskraut *galt im Mittelalter als Volksmedizin gegen Wahnsinn.*

Verbreitung & Anbau

Ursprünglich in Europa beheimatet, kommt das Johanniskraut inzwischen in den meisten Regionen der Erde wildwachsend auf Wiesen, an Ufern und Wegrändern vor. Es benötigt einen sonnigen Standort mit gut durchlässigem, kalkhaltigem Boden; die Vermehrung erfolgt im Frühjahr durch Samen oder im Herbst durch Teilung des Wurzelstocks. Die Sproßspitzen werden im Sommer geerntet.

Verwandte Arten

Es gibt eine Reihe weiterer *Hypericum*-Arten, die ebenfalls Hypericin enthalten, allerdings in geringeren Mengen als das Johanniskraut.

Hauptsächliche Inhaltsstoffe

- Ätherisches Öl (Caryophyllen)
- Hypericin, Pseudohypericin
- Flavonoide

Hauptsächliche Wirkung

- Antidepressiv
- Krampflösend
- Regt die Gallensekretion an
- Adstringierend
- Beruhigend
- Schmerzlindernd
- Antiviral

Forschungsergebnisse

- **Depressionen:** Wie eine kürzlich in Österreich durchgeführte Studie zeigte, verbesserte die Einnahme eines Johanniskrautextrakts bei 67 Prozent der Patienten leichte bis mittelschwere Depressionen. Dadurch wurden entsprechende frühere Untersuchungen bestätigt.
- **Hypericin:** Die rote Farbe des Johanniskrautöls geht auf Hypericin zurück. Diese Substanz hat eine antidepressive und stark antivirale Wirkung, so daß man inzwischen untersucht, ob sie sich auch gegen AIDS einsetzen läßt.
- **Gesamte Pflanze:** Wie Untersuchungen gezeigt haben, ist das Kraut als Ganzes gegen viele Virusinfektionen wirksam.

Frühere & heutige Verwendung

- **Nervenbeschwerden:** Johanniskraut ist eine der wertvollsten europäischen Heilpflanzen bei Nervenbeschwerden. Pflanzenheilkundler setzen es schon lange als Tonikum gegen Angstzustände, Anspannung, Schlaflosigkeit und Depression ein, besonders wenn diese Beschwerden während der Menopause auftreten.
- **Menopause:** Johanniskraut ist besonders hilfreich bei Beschwerden der Menopause, da es die Symptome hormoneller Veränderungen lindert und neue Vitalität verleiht.
- **Tonische Eigenschaften:** Johanniskraut ist ein wertvolles Tonikum für Leber und Gallenblase.
- **Aufgußöl:** Das rote Öl ist ein ausgezeichnetes Antiseptikum: äußerlich bei Wunden und Verbrennungen und zur Linderung von Krämpfen und Nervenschmerzen; innerlich bei Magenschleimhautentzündung und Magengeschwür. Die antivirale und entzündungshemmende Wirkung ist bei innerer und äußerer Anwendung gleich gut.

Verwendete Teile

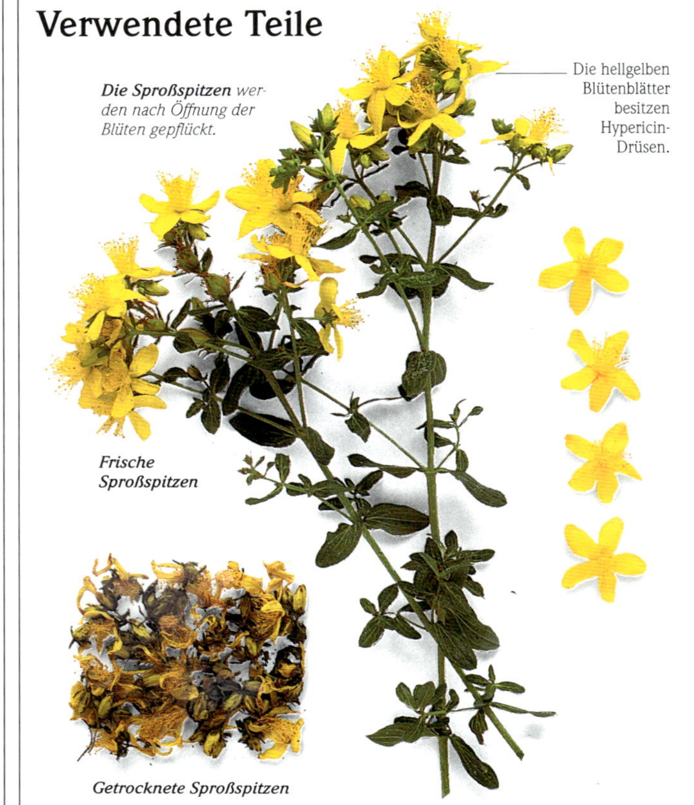

Die Sproßspitzen werden nach Öffnung der Blüten gepflückt.
Die hellgelben Blütenblätter besitzen Hypericin-Drüsen.
Frische Sproßspitzen
Getrocknete Sproßspitzen

Zubereitungen & ihre Anwendung

Warnung: Kann Überempfindlichkeit gegen Sonnenlicht verursachen.

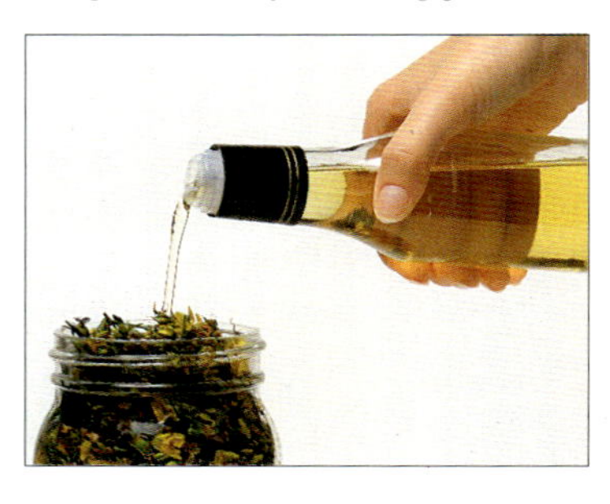
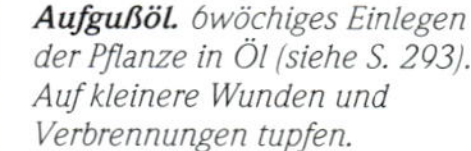

Aufgußöl. *6wöchiges Einlegen der Pflanze in Öl (siehe S. 293). Auf kleinere Wunden und Verbrennungen tupfen.*

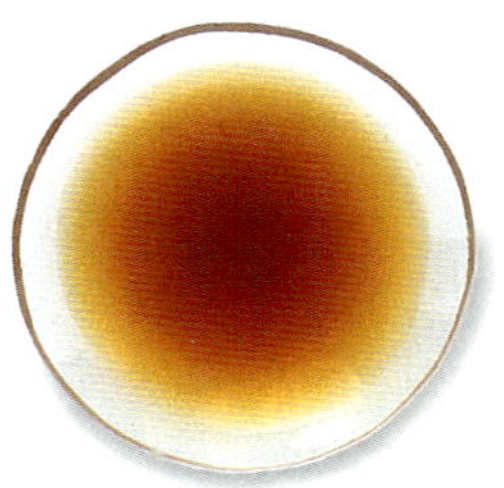

Creme *(Herstellung S. 295). Bei Krämpfen, Neuralgie die betroffene Partie einreiben.*

Tinktur *(Herstellung S. 291). Bei Depressionen 3mal täglich ½ TL mit Wasser einnehmen.*

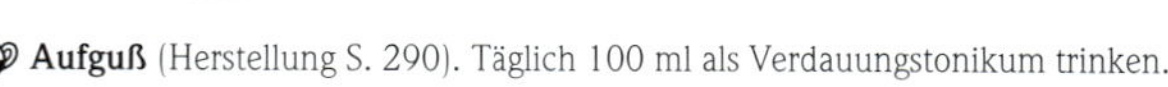

Aufguß (Herstellung S. 290). Täglich 100 ml als Verdauungstonikum trinken.

Selbstbehandlung

- **Angst, Depression & Anspannung,** S. 308.
- **Bisse & Stiche,** S. 303.
- **Depression & Vitalitätsverlust während der Menopause,** S. 316.
- **Lippenherpes, Windpocken & Gürtelrose,** S. 304.
- **Neuralgie,** S. 308.
- **Rückenschmerzen,** S. 313.
- **Schmerzende Muskeln,** S. 312.
- **Steife & schmerzende Gelenke,** S. 313.

Inula helenium (*Compositae/Asteraceae*)

ECHTER ALANT

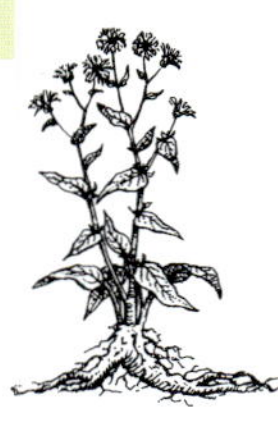

Alant ist eine bis zu 3 m hohe, ausdauernde Pflanze mit goldgelben, gänseblümchenartigen Blüten und großen, zugespitzten Blättern.

Der Artname des Alant, den schon die Römer als Arznei und Nahrungsmittel schätzten, geht auf die Zeustochter Helena zurück, die der Legende nach eine Alant-Pflanze in der Hand hielt, als sie von Paris nach Troja entführt wurde. Die Wurzel gilt seit langem als milde, wärmende und tonische Arznei, die bei chronischer Bronchitis und anderen Beschwerden der Atemwege angewendet wird. Die Arznei hat schleimlösende und harntreibende Wirkung, sie regt das Immun- und das Verdauungssystem an.

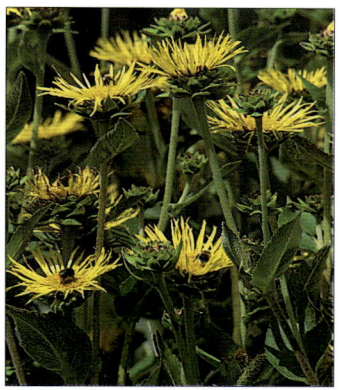

*»**Alant** erhält die Lebensgeister« – eine mittelalterliche Redensart, die sich auf die tonischen Eigenschaften dieser Heilpflanze bezog.*

Verbreitung & Anbau

Ursprünglich in Südosteuropa und Westasien heimisch, kommt der Alant heute in vielen gemäßigten Regionen vor und wird vielfach kultiviert. Die Pflanze bevorzugt feuchten, aber gut durchlässigen Boden; die Vermehrung erfolgt durch Samen im Frühjahr oder durch Wurzelteilung. Die Wurzel wird im Herbst geerntet, geschnitten und bei hoher Temperatur getrocknet.

Verwandte Arten

Xuan fu hua (*I. japonica*, S. 221) kommt in China und Japan vor. Weitere verwandte Arten mit medizinischer Anwendung sind Sonnenblume (*Helianthus annuus*), Großes Flohkraut (*Pulicaria dysenterica*) und Sonnenhut (*Echinacea* spp., S. 90).

Hauptsächliche Inhaltsstoffe

- Inulin (bis zu 44%)
- Ätherisches Öl (bis zu 4%) mit Helenin und Sesquiterpenlactonen (einschließlich Alantolacton)
- Triterpensaponine
- Sterine
- Polyacetylene

Hauptsächliche Wirkung

- Schleimlösend
- Lindert Husten
- Schweißtreibend
- Mildes Bittermittel
- Wurmmittel
- Antiseptisch

Forschungsergebnisse

- **Inulin:** Bereits 1804 wurde es aus dem Alant isoliert und erhielt seinen Namen nach dieser Pflanze. Die Substanz hat einen expektorierenden Effekt und wirkt dadurch beruhigend auf die Schleimhäute der Bronchien.
- **Alantolacton:** Vermutlich hat es entzündungshemmende Eigenschaften. Es verringert die Schleimsekretion und stärkt das Immunsystem.
- **Gesamte Pflanze:** Sie hat eine anregende, schleimlösende Wirkung, so daß sie den Auswurf von Schleim aus der Lunge stimuliert. Dafür wie für die antiseptischen Eigenschaften ist das ätherische Öl verantwortlich.

Frühere & heutige Verwendung

- **Atemwegsinfektionen:** Alant wird schon lange als Atemwegstonikum geschätzt. Sein wärmender Effekt auf die Lungen, kombiniert mit seiner Fähigkeit, Schleim durch sanftes Husten aus dem Brustraum zu entfernen, macht ihn zu einer risikolosen Arznei für jung und alt. Alant kann für nahezu alle Beschwerden der Atemwege verwendet werden und erweist sich als besonders nützlich, wenn der Patient geschwächt ist.
- **Chronische Atemwegsbeschwerden:** Alant eignet sich auch sehr gut zur Behandlung von chronischer Bronchitis oder Bronchialasthma, da er eine lindernde Wirkung auf die Schleimhäute der Bronchien und schleimlösende Eigenschaften besitzt. Außerdem ist er ein mildes Bittermittel, das durch eine verbesserte Verdauung und gesteigerte Nährstoffaufnahme die allgemeine Genesung unterstützt.
- **Verdauungsbeschwerden:** Alant ist ein traditionelles, tonisches Kraut für die Verdauung. Er regt den Appetit an und lindert Verdauungsstörungen, gilt aber auch als Wurmmittel.
- **Infektionen:** In der Vergangenheit wurde der Alant auch zur Behandlung von Tuberkulose verwendet. Er läßt sich gut mit anderen antiseptischen Kräutern mischen und kann dann z. B. bei Grippe oder Mandelentzündung verabreicht werden. Die stärkende Wirkung unterstützt den Widerstand gegen Infektionen.

Verwendete Teile

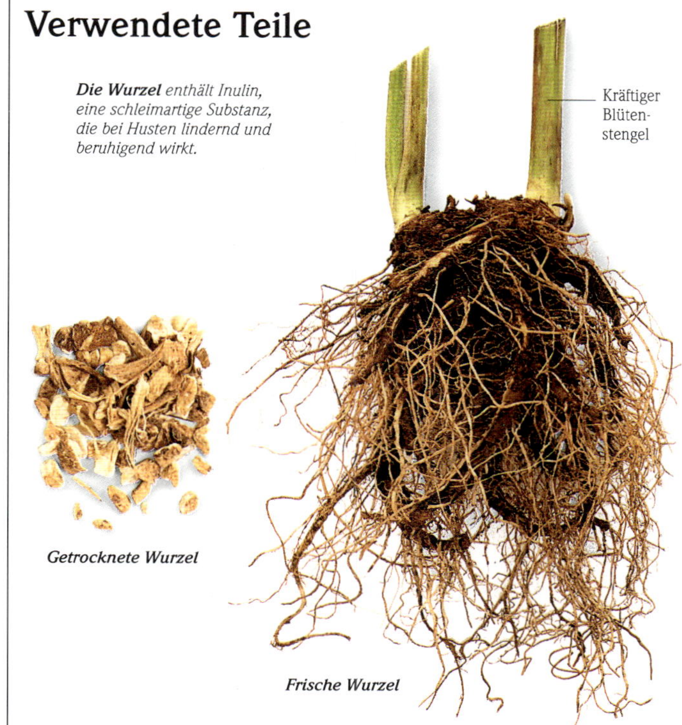

***Die Wurzel** enthält Inulin, eine schleimartige Substanz, die bei Husten lindernd und beruhigend wirkt.*
Kräftiger Blütenstengel

Zubereitungen & ihre Anwendung

Warnung: Kann Hautreaktionen verursachen. Nicht während der Schwangerschaft und des Stillens verwenden.

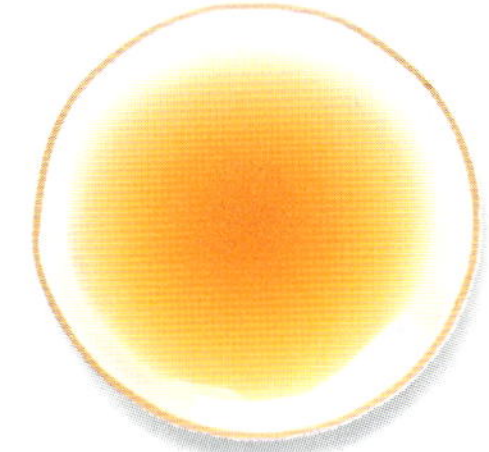

***Abkochung** (Herstellung S. 290). Bei Reizhusten 2–3mal täglich ½ Tasse trinken.*

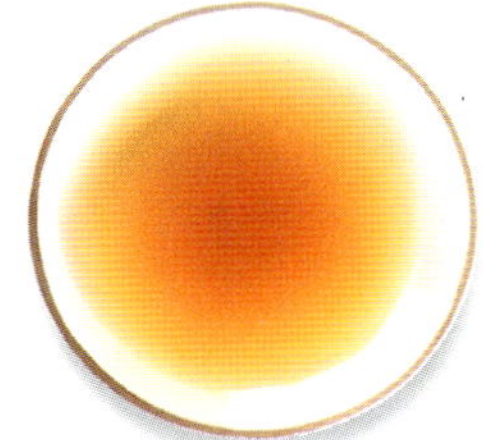

***Tinktur** (Herstellung S. 291). Bei Bronchitis 50 ml mit 50 ml Thymian-Tinktur mischen. 3mal täglich 1 TL.*

Sirup. Stellen Sie gegen Husten einen Aufguß her (siehe S. 290), kochen Sie ihn vorsichtig auf die Hälfte ein, und fügen Sie dann Zucker oder Honig hinzu (Herstellung S. 292). Nehmen Sie alle 2 Stunden 1–2 TL.

Selbstbehandlung

- **Husten & Bronchitis,** S. 310.

Jateorhiza palmata, syn. *J. calumba* *(Menispermaceae)*

KOLOMBOWURZEL, KALUMBAWURZEL

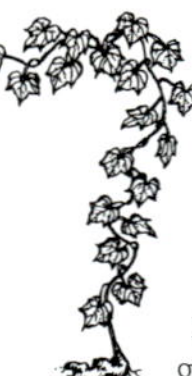

Kolombowurzel ist eine ausdauernde, bis zu 15 m lange Kletterpflanze mit großen, palmenartigen Blättern und grünweißen Blüten.

Die Kolombowurzel wird in Ostafrika traditionell als sehr starkes Bittermittel und als Verdauungstonikum verwendet, aber auch zur Behandlung zahlreicher Magen-Darm-Infektionen, einschließlich der Ruhr. Sie regt den Appetit und die Verdauungsaktivität an, wodurch sie zu einer wertvollen Kräuterarznei gegen Anorexie wird. Die Kolombowurzel hat eine weiche, schleimige Konsistenz und einen stark bitteren Geschmack. Als Gegenmittel bei Vergiftungen wurde sie im 17. Jahrhundert von den Portugiesen eingeführt.

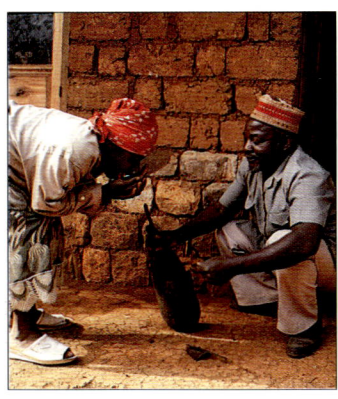

***Kolombowurzel**-Abkochungen sind in Ostafrika ein traditionelles Mittel gegen Magenverstimmungen und Verdauungsbeschwerden.*

Verbreitung & Anbau

Die Kolombowurzel, eine Kletterpflanze, ist in den Regenwäldern Ostafrikas heimisch, speziell in Mosambik und auf Madagaskar. Sie wächst zu einer beachtlichen Größe heran und gelangt dabei oft bis in die Baumkronen. Heute kultiviert man sie auch in anderen tropischen Regionen und in Europa. Die Kolombowurzel wird aus Samen gezogen und im Frühjahr an einer Kletterhilfe ausgepflanzt. Die Wurzel erntet man im zeitigen Frühjahr bei trockener Witterung.

Hauptsächliche Inhaltsstoffe

- Protoberberinalkaloide (Palmatin, Columbamin, Jatrorrhizin)
- Bitterstoffe (Columbin, Palmarin)
- Ätherisches Öl (bis zu 1% – hauptsächlich Thymol)
- Schleim

Hauptsächliche Wirkung

- Bittermittel
- Lindert Magenschmerzen
- Tonisch
- Fiebersenkend
- Wurmmittel

Forschungsergebnisse

- **Protoberberinalkaloide:** Wie 1986 in Singapur durchgeführte Untersuchungen gezeigt haben, senken Palmatin und Jatrorrhizin (dieser Name stammt von der alten Pflanzenbezeichnung *Jatrorrhiza palmata*) den Blutdruck. Palmatin wirkt außerdem stimulierend auf die Gebärmutter, während Jatrorrhizin einen beruhigenden und antimykotischen Effekt hat. Die Protoberberinalkaloide ähneln in ihrer Wirkung denen der Berberitze (*Berberis vulgaris,* S. 175) und der Kanadischen Gelbwurzel (*Hydrastis canadensis,* S. 103).

Frühere & heutige Verwendung

- **Bittermittel:** Die bitteren Eigenschaften verdankt die Kolombowurzel ihren Bitterstoffen und auch den Protoberberinalkaloiden. Diese stimulieren bestimmte Geschmacksrezeptoren auf der Zunge, die Sekretion von Verdauungssäften wird angeregt. Als eine der bittersten Pflanzen hat die Kolombowurzel Gemeinsamkeiten mit dem Gelben Enzian (*Gentiana lutea,* S. 97), wenngleich dessen Bitterkeit auf andere Substanzen zurückgeht. Im Gegensatz zu vielen anderen bitteren Kräutern enthält die Kolombowurzel nur wenig ätherisches Öl und keine (adstringierenden) Gerbstoffe, sie gilt als »reines« Bittermittel.
- **Verdauungsbeschwerden:** Durch Ansäuerung des Magens (verringert die Anfälligkeit gegen Krankheitserreger) wirkt die Kolombowurzel Infektionen des Verdauungstrakts entgegen. Sie regt die Sekretion von Verdauungssäften an, so daß die Aufspaltung und die Absorption der Nahrung verbessert wird. Sie lindert Magenverstimmungen, die auf eine unzureichende Sekretion von Verdauungssäften, besonders von Magensäure, zurückgehen.
- **Appetitlosigkeit:** Als reines Bittermittel ist die Kolombowurzel eine gute Arznei bei schlechter oder träger Verdauungstätigkeit oder bei Appetitlosigkeit. Oft wird sie speziell bei Appetitverlust und Anorexie verwendet.
- **Chronische Beschwerden:** Wie viele andere bittere Kräuter eignet sie sich zur Behandlung chronischer Krankheiten. Regelmäßig vor den Mahlzeiten eingenommen (am besten als Tinktur), stärkt sie die Verdauung und verbessert die Aufnahme von Nährstoffen. Besonders hilfreich ist sie bei chronischem Ermüdungssyndrom, das oft mit einer zu geringen Säureproduktion im Magen verbunden ist.
- **Weitere Anwendungen:** Die Kolombowurzel wird in Ostafrika traditionell zur Behandlung von Ruhr und als Wurmmittel verwendet. Obwohl die Pflanze während der Schwangerschaft normalerweise nicht angewendet werden sollte, wurde sie doch schon in kleinen Dosen bei Schwangerschaftsübelkeit eingesetzt.

Verwendete Teile

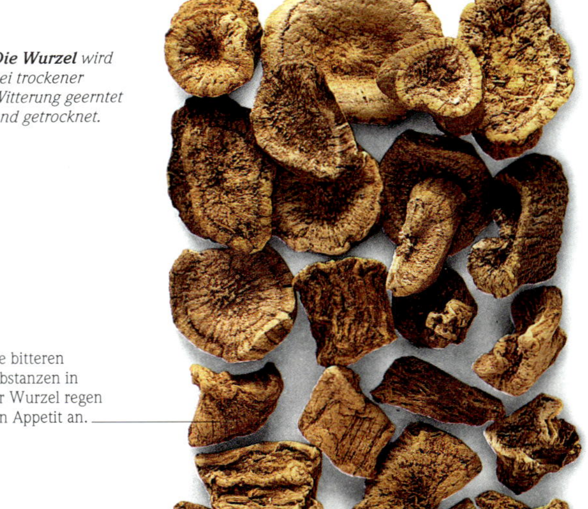

***Die Wurzel** wird bei trockener Witterung geerntet und getrocknet.*

Die bitteren Substanzen in der Wurzel regen den Appetit an.

Getrocknete Wurzelstücke

Zubereitungen & ihre Anwendung

Warnung: Nicht während der Schwangerschaft anwenden.

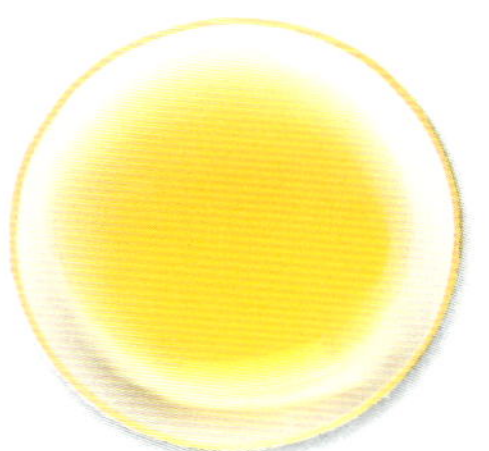

***Abkochung** wird am besten mit anderen Kräutern zubereitet. Bei Magenverstimmung 2mal täglich ½ Tasse einer Abkochung (siehe S. 290) aus Kolombowurzel, Kalmus und 750 ml Wasser trinken.*

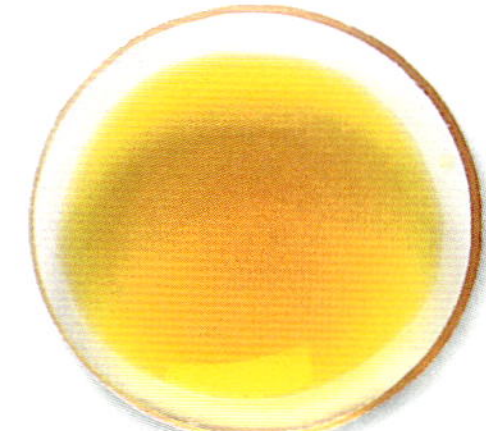

***Tinktur** (Herstellung S. 291) wirkt stark verdauungsfördernd und tonisch. Bei schlechter Verdauung 2–3mal täglich vor den Mahlzeiten 20 Tropfen mit Wasser einnehmen.*

Lavandula angustifolia, syn. *L. officinalis* *(Labiatae/Lamiaceae)*

LAVENDEL

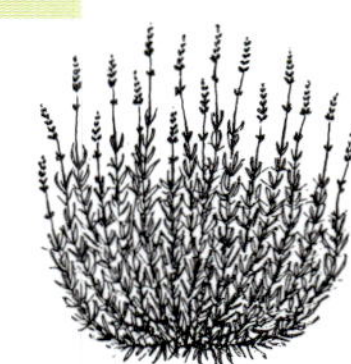

Lavendel ist ein bis zu 1 m hoher Strauch mit spitz zulaufenden Hochblättern und blauvioletten Blüten, emporragend als Scheinähren.

Der Echte Lavendel ist eine wichtige Heilpflanze, auch wenn er wegen seines wohlriechenden Duftes besser bekannt ist als für seine therapeutischen Eigenschaften. Vor allem im späten Mittelalter war er als Arznei sehr beliebt. Er gehört zu den Heilpflanzen, die schon 1620 mit den ersten Siedlern in die Neue Welt kamen. Wie der Pflanzenheilkundler John Parkinson 1640 schrieb, ist sie »besonders gut für allerlei Beschwerden und Schmerzen des Kopfes und Hirns zu verwenden«.

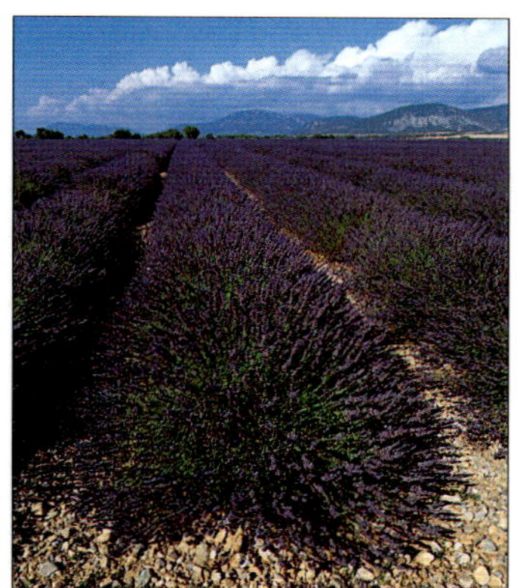

***Lavendel** wird vielerorts für die kosmetische und medizinische Verwendung angebaut.*

Verbreitung & Anbau

Ursprünglich in Frankreich und im westlichen Mittelmeerraum heimisch, wird der Lavendel wegen seines ätherischen Öls heute weltweit angebaut und bis hinauf nach Norwegen als Gartenpflanze kultiviert. Die Vermehrung erfolgt durch Samen oder Stecklinge; als Standort benötigt man einen sonnigen Platz. Die Blüten werden im Hochsommer am Morgen gepflückt und getrocknet oder zur Destillation des ätherischen Öls genutzt.

Verwandte Arten

Großer Speik *(L. latifolia)* ergibt mehr Öl als *L. angustifolia*, aber von schlechterer Qualität. Schopflavendel *(L. stoechas)* wird in Spanien und Portugal als antiseptische Waschlotion für Wunden, Geschwüre und Ausschlag verwendet. Sein Öl ist ebenfalls von nicht so guter Qualität.

Hauptsächliche Inhaltsstoffe

- Ätherisches Öl (bis zu 3%) mit mehr als 40 Bestandteilen, darunter Linalylacetat (30–60%), Cineol (10%), Linalool, Cumarin, Nerol, Borneol
- Flavonoide
- Gerbstoffe

Hauptsächliche Wirkung

- Beruhigend
- Lindert Muskelkrämpfe
- Antidepressiv
- Antiseptisch & antibakteriell
- Regt den Blutfluß an

Forschungsergebnisse

- **Lavendelöl:** Untersuchungen des ätherischen Öls werden schon seit vielen Jahrzehnten durchgeführt. Es gilt als kaum toxisch und hat eine signifikante antiseptische und antibakterielle Wirkung. Das Öl wird zur Schmerzlinderung und bei nervöser Erregung verwendet.
- **Lavendelblüten:** Sie haben eine antiseptische Wirkung, beruhigen die Nerven, verringern Muskelverspannungen und lindern Blähungen. Äußerlich angewendet, dienen sie als Insektizid und Rubefazienz (reizt die Haut und regt damit den lokalen Blutfluß an).

Frühere & heutige Verwendung

- **Nervensystem:** Lavendel ist für seine lindernde und beruhigende Wirkung bekannt. Er wird gern mit anderen sedativen Kräutern gemischt – bei Schlaflosigkeit, Reizbarkeit, Kopfschmerzen und Migräne. Außerdem wendet man ihn bei Depressionen an.
- **Verdauung:** Wie viele Kräuter mit einem hohen Gehalt an ätherischem Öl lindert Lavendel Magenverstimmungen, Koliken und Blähungen.
- **Asthma:** Seine entspannende Wirkung hilft bei bestimmten asthmatischen Erkrankungen, besonders wenn sie mit übermäßiger Nervosität verbunden sind.
- **Ätherisches Öl:** Dieses unschätzbare Hausmittel ist stark antiseptisch, hilft bei Verbrennungen, Wundheilung und Ausschlägen. Werden Insektenstiche damit eingerieben, wirkt es gegen Schmerz und Entzündungen; außerdem kann man es zur Bekämpfung von Krätze und Kopfläusen verwenden. Einige Tropfen, auf die Schläfen gerieben, lindern Kopfschmerzen. 5 Tropfen im abendlichen Bad wirken Muskelverspannungen entgegen, stärken die Nerven und förderen den Schlaf.

Verwendete Teile

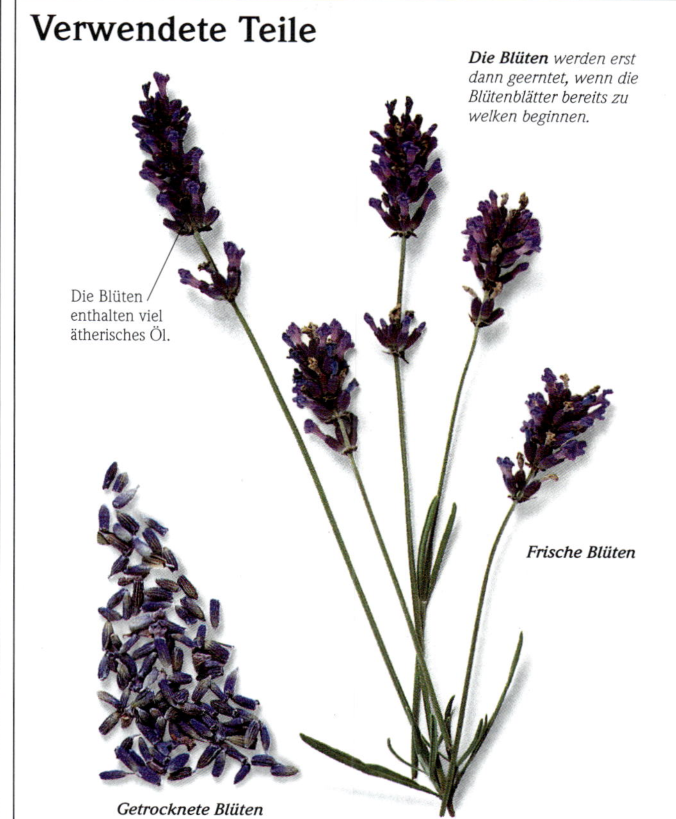

***Die Blüten** werden erst dann geerntet, wenn die Blütenblätter bereits zu welken beginnen.*

Die Blüten enthalten viel ätherisches Öl.

Frische Blüten

Getrocknete Blüten

Zubereitungen & ihre Anwendung

Warnung: Wenden Sie das ätherische Öl nur unter ärztlicher Aufsicht an.

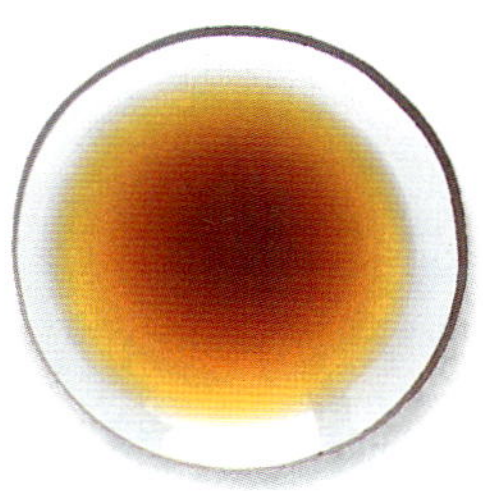

***Tinktur** (Herstellung S. 291). Bei Schlaflosigkeit abends ½ – 1 TL mit Wasser.*

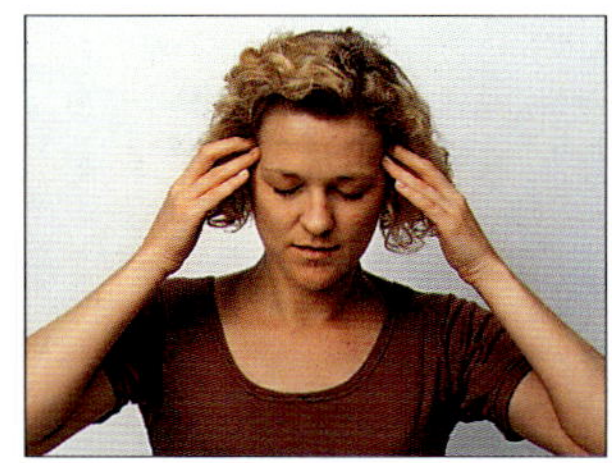

***Massageöl** Bei Kopfschmerzen 20 Tropfen mit 20 ml Trägeröl mischen (siehe S. 296).*

Ätherisches Öl wird unverdünnt auf Insektenstiche aufgetragen.

Aufguß (Herstellung S. 290) dient als linderndes Mittel bei Verdauungsbeschwerden. Trinken Sie 2mal täglich ½ Tasse.

Selbstbehandlung

- **Bisse & Stiche,** S. 303.
- **Kopfschmerzen,** S. 309.
- **Neuralgie,** S. 308.
- **Ohrenschmerzen,** S. 312.
- **Rückenschmerzen,** S. 313.
- **Schlaflosigkeit,** S. 309.
- **Schmerzende Gelenke,** S. 313.
- **Verbrennungen & Sonnenbrand,** S. 303.

Lobelia inflata (Campanulaceae/Lobeliaceae)

AUFGEBLASENE LOBELIE, INDIANERTABAK

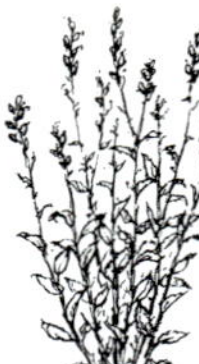

Aufgeblasene Lobelie ist eine bis zu 50 cm hohe, einjährige Pflanze mit lanzettlichen Blättern und blaßblauen, rosa überlaufenen Blüten.

Die Aufgeblasene Lobelie ist eine starke, krampflösende Heilpflanze und wird bei Atem- und Muskelbeschwerden angewendet. Neben anderen Lobelien-Arten war sie ein traditionelles Mittel amerikanischer Indianer für vielerlei Beschwerden. So nutzte man sie als Brech- und Wurmmittel, zur Behandlung von Geschlechtskrankheiten und als Expektorantium. Die Lobelie wurde aber auch als Tabakersatz geraucht, da sie ebenfalls magische Eigenschaften besitzen soll.

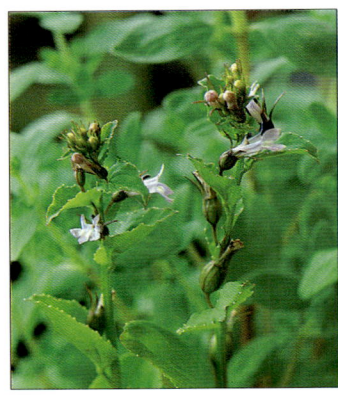

***Lobelienblüten** besitzen angeblich magische Fähigkeiten, so daß man sie in Zeremonien zur Abwehr böser Geister verwendete.*

Verbreitung & Anbau

Die Aufgeblasene Lobelie ist in weiten Teilen Nordamerikas heimisch, besonders häufig kommt sie im Osten der USA vor. Sie wächst an Wegrändern und auf Ruderalflächen und bevorzugt sauren Boden. Die Sproßteile werden im Frühherbst, wenn die Samenkapseln besonders zahlreich vorhanden sind, geerntet und getrocknet.

Verwandte Arten

Mindestens 4 weitere Lobelien-Arten wurden von den Indianern verwendet, etwa die Blaue Kardinalsblume *(L. siphilitica)*, die sowohl bei den Indianern als auch bei den europäischen Siedlern als Mittel gegen die Syphilis galt. Die Chinesische Lobelie *(Ban bian lian, L. chinensis)* wird in China hauptsächlich als harntreibendes Mittel und zur Behandlung von Schlangenbissen verwendet.

Hauptsächliche Inhaltsstoffe

- Piperidinalkaloide (Lobelin und viele andere)
- Carbonsäuren

Hauptsächliche Wirkung

- Atemstimulans
- Krampflösend
- Schleimlösend
- Brechmittel
- Schweißtreibend

Frühere & heutige Verwendung

■ **Indianisches Mittel:** Die Aufgeblasenen Lobelie wurde bereits von den nordamerikanischen Indianern für eine ganze Reihe von Beschwerden verwendet. Zu besonderen Ehren kam die Pflanze, als der amerikanische Pflanzenheilkundler Samuel Thomson (1769–1843) sie hauptsächlich als Brechmittel einsetzte und sein therapeutisches System darauf aufbaute (*siehe* S. 48).

■ **Therapeutische Eigenschaften:** Die ganze Pflanze wirkt stark krampflösend. Der Inhaltsstoff Lobelin stimuliert das Atemzentrum im Stammhirn und führt zu einer stärkeren, tieferen Atmung.

■ **Atemwegsbeschwerden:** Als stark krampflösendes und atemstimulierendes Mittel kann die Lobelie gut bei Allgemeinbeschwerden, etwa Asthma – besonders Bronchialasthma – und chronischer Bronchitis eingesetzt werden. Sie entspannt die Muskeln der Bronchiolen (kleine luftleitende Hohlorgane der Lungen) und weitet sie dadurch, stimuliert die Atmung und fördert den Schleimauswurf durch Husten. In der angloamerikanischen Kräutertradition wird die Lobelie stets zusammen mit Cayennepfeffer (*Capsicum frutescens,* S. 70) verwendet, der durch seine wärmende und anregende Wirkung dafür sorgt, daß Blut in die Körperregion gepumpt wird, die durch die Lobelienbehandlung entspannt wurde.

■ **Äußere Anwendung:** Da einige der Inhaltsstoffe, z. B. das Lobelin, im Körper schnell abgebaut werden, ist die Lobelie zumeist wirksamer, wenn sie äußerlich als Aufguß oder verdünnte Tinktur angewendet wird. Die krampflösende Wirkung entspannt die Muskeln, besonders die glatte Muskulatur, wodurch die Pflanze zu einem wertvollen Mittel bei Verstauchung und Rückenbeschwerden wird, bei denen Muskelverspannungen eine Rolle spielen. In Verbindung mit Cayennepfeffer kann die Lobelie zum Einreiben von Brust und Nebenhöhlen verwendet werden.

■ **Rauchen:** Die Piperidinalkaloide, besonders das Lobelin, haben ähnliche biochemische Wirkungen wie das Nikotin des Tabaks (*Nicotiana tabacum,* S. 237). Pflanzenheilkundler wenden die Aufgeblasene Lobelie deshalb bei Patienten an, die das Rauchen aufgeben wollen.

Verwendete Teile

***Die Sproßteile** haben wertvolle krampflösende Eigenschaften, so daß sie bei Atemwegsbeschwerden eingesetzt werden.*

Frische Sproßteile

Getrocknete Sproßteile

Zubereitungen & ihre Anwendung

Warnung: Nur unter ärztlicher Aufsicht anwenden. Frische Pflanzen dürfen nicht verzehrt werden. Eine übermäßige Aufnahme kann tödlich sein, ist aber in der Regel nicht möglich, da es vorher zum Erbrechen kommt. In einigen Ländern unterliegt der Gebrauch gewissen Auflagen.

***Aufguß** wird bei Bronchitis verschrieben.*

***Tabletten** enthalten neben Lobelien noch andere Kräuter und werden zur Behandlung von Bronchialasthma verwendet.*

***Tinktur** nutzt man zur Linderung von Asthma.*

Lycium chinense (Solanaceae)

BOCKSDORN

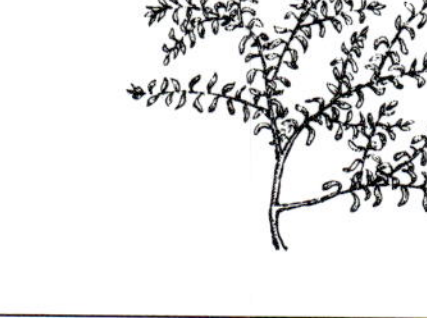

Bocksdorn ist ein bis zu 4 m hoher, sommergrüner Strauch mit hellgrünen Blättern und scharlachroten Früchten.

Der Bocksdorn gehört zu den wichtigsten tonischen Kräutern Chinas und wurde schon im *Klassiker der Wurzeln und Heilkräuter des gestaltenden Landmanns (Shen nong ben cao jing)* im 1. Jahrhundert erwähnt. Er soll das Leben verlängern, wobei ein chinesischer Pflanzenheilkundler, der angeblich 252 Jahre alt geworden ist, sein langes Leben tonischen Kräutern, u. a. dem Bocksdorn, verdankt haben soll. Heute wendet man die Früchte und die Wurzel für eine Fülle von Behandlungen an.

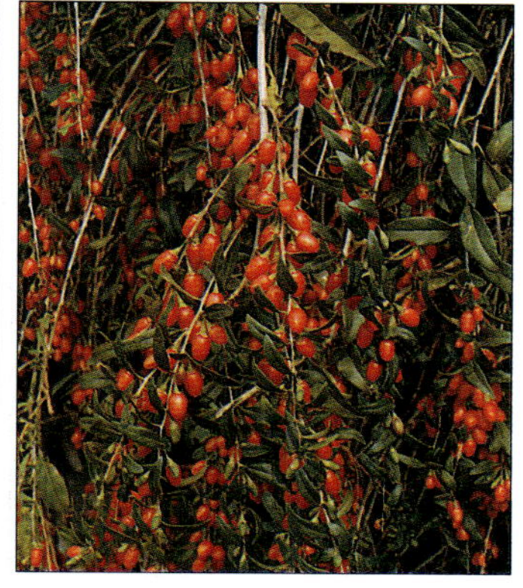

***Bocksdorn** bringt Früchte hervor, die als Bluttonikum verwendet werden können. In China ißt man sie roh oder nutzt sie in der Küche.*

Verbreitung & Anbau

Der Bocksdorn kommt fast überall in China und Tibet wildwachsend vor. Er wird in Zentral- und Nordchina auch angebaut, wobei man ihn im Herbst aus Samen zieht. Die Wurzel kann zu jeder Jahreszeit geerntet werden, zumeist geschieht dies allerdings im Frühjahr. Die Früchte werden im Spätsommer oder im Frühherbst gepflückt.

Hauptsächliche Inhaltsstoffe

- Betain
- β-Sitosterol

Nur in den Früchten:

- Zeaxanthin (Physalein)
- Carotine
- Vitamine B_1, B_{12} und C

Nur in der Wurzel:

- Cinnamein
- Linolsäure

Hauptsächliche Wirkung

Früchte:

- Tonisch
- Schützen die Leber

Wurzel:

- Fiebersenkend
- Blutdrucksenkend

Forschungsergebnisse

- **Früchte:** Die Beeren schützen die Leber vor einer Zerstörung durch Giftstoffe.
- **Wurzel:** Von der Wurzel weiß man, daß sie den Parasympathikus, der die unwillkürlichen Körperfunktionen kontrolliert, anregt. Sie entspannt aber auch die Arterienmuskeln, so daß der Blutdruck gesenkt wird. In chinesischen Untersuchungen wurde ihre fiebersenkende Wirkung nachgewiesen, und in einer klinischen Studie führte sie sogar bei Malariafieber zum Erfolg.

Frühere & heutige Verwendung

- **Bluttonikum:** In China werden Bocksdornfrüchte als Bluttonikum verwendet. Sie verbessern den Kreislauf und die Nährstoffaufnahme durch die Zellen und können u. a. bei Schwindelanfällen, Ohrensausen, Sehschwäche und Erschöpfungszuständen eingesetzt werden.
- **Leber- & Augentonikum:** Die Früchte dienen als Leber- oder Nierentonikum. In der chinesischen Medizin ist die Leber mit den Augen verbunden, so daß Bocksdornfrüchte auch als ausgezeichnete Arznei bei schwindendem Augenlicht gelten.
- **Kühlende Eigenschaften:** Die Wurzel wird in China verwendet, um »das Blut zu kühlen«, Fieber zu senken sowie Schwitzen, Reizbarkeit und Durst zu verringern. Die kühlenden Eigenschaften helfen auch bei Nasenbluten, wenn Blut gespuckt wird oder bei Husten und Stenoseatmung, sofern diese Probleme auf »Überhitzung« zurückzuführen sind.
- **Blutdruck:** Aufgrund neuer Forschungsergebnisse wird die Wurzel jetzt in China auch zur Senkung des Blutdrucks verwendet.

Verwendete Teile

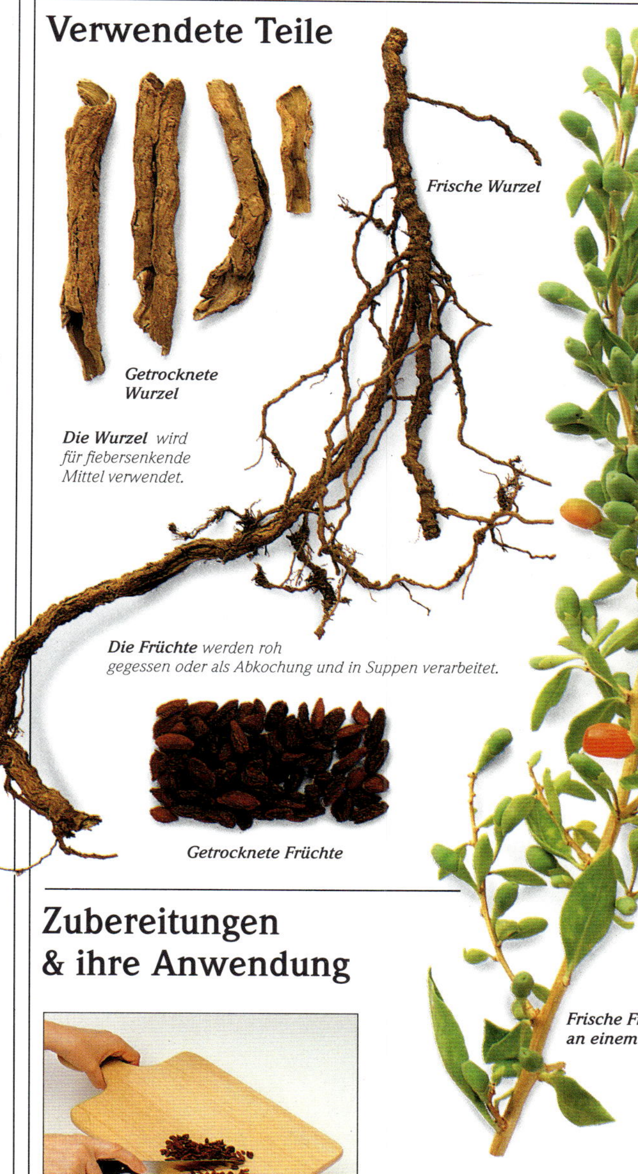

Getrocknete Wurzel

Frische Wurzel

***Die Wurzel** wird für fiebersenkende Mittel verwendet.*

***Die Früchte** werden roh gegessen oder als Abkochung und in Suppen verarbeitet.*

Getrocknete Früchte

Frische Früchte an einem Zweig

Zubereitungen & ihre Anwendung

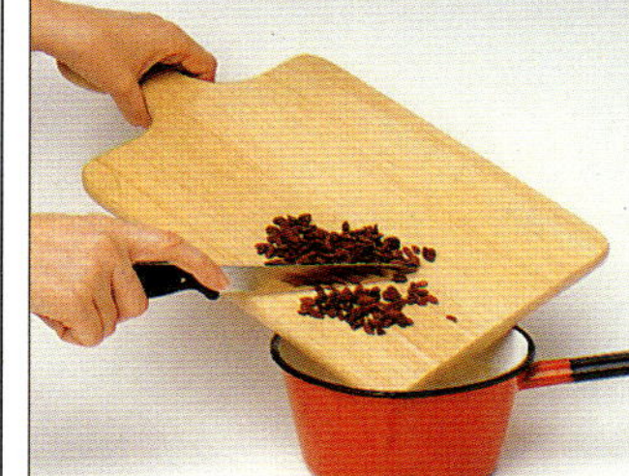

***Abkochung** aus getrockneten und kleingeschnittenen Früchten (siehe S. 290). Bei Sehbeschwerden täglich 100 ml davon trinken.*

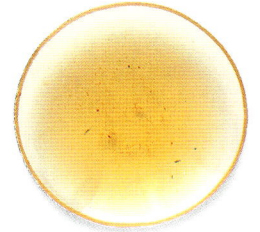

***Abkochung** aus der Wurzel (Herstellung S. 290). Bei Fieber täglich 100 ml trinken.*

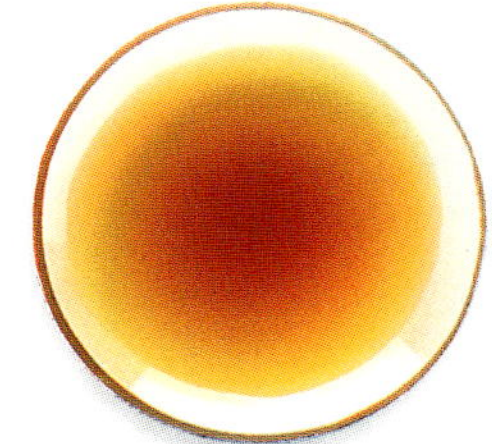

***Tinktur** aus der Wurzel (Herstellung S. 291). Bei Husten und Stenoseatmung 3mal täglich 3 ml, mit Wasser verdünnt.*

Melaleuca alternifolia (Myrtaceae)

TEEBAUM

Der Teebaum ist ein bis zu 7 m hoher, immergrüner Baum mit mehreren Schichten papierartiger Rinde und weißen Blütenständen.

Der Teebaum, genauer gesagt sein ätherisches Öl, ist eines der wichtigsten natürlichen Antiseptika. Es eignet sich bei Stichen, Verbrennungen, Wunden und Hautinfektionen aller Art, so daß diese Pflanze in jede Hausapotheke gehört. Der Teebaum ist in Australien heimisch und war ein traditionelles Mittel der Aborigines. Heute wird die Pflanze, deren therapeutische Eigenschaften erstmals in den 20er Jahren untersucht wurden, in Europa, den Vereinigten Staaten und Australien verwendet.

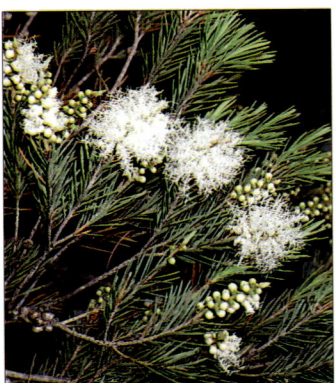

Teebaum *liefert eine der wirksamsten, natürlichen antiseptischen Arzneien.*

Verbreitung & Anbau

Der Teebaum stammt aus Australien, wo er auf feuchten Böden in Neusüdwales und Queensland wächst. Er wird heute aber auch vielfach kultiviert, besonders in Neusüdwales, wobei die Vermehrung im Sommer durch Stecklinge erfolgt. Die Blätter und kleinen Zweige können während des ganzen Jahres gepflückt und zur Gewinnung des ätherischen Öls destilliert werden.

Verwandte Arten

Andere *Melaleuca*-Arten liefern ebenfalls wertvolles ätherisches Öl, etwa der Kajeputbaum (*M. leucadendra*, S. 232), der Niaulibaum (*M. viridiflora*) und *M. linariifolia*, eine Art, deren ätherisches Öl dem des Teebaums sehr ähnlich ist.

Hauptsächliche Inhaltsstoffe

- Ätherisches Öl (die Prozentangaben sind variabel), Terpinen-4-ol 40%, γ-Terpineol 24%, α-Terpineol 10%, Cineol 5%

Hauptsächliche Wirkung

- Antiseptisch
- Antibakteriell
- Antimykotisch
- Antiviral
- Stärkt das Immunsystem

Forschungsergebnisse

- **Antiseptische Eigenschaften:** Teebaumöl wurde erstmals 1923 in Australien untersucht. Seit den 60er Jahren wurde weitergeforscht, so daß an den antiseptischen Eigenschaften kein Zweifel mehr besteht. Laut klinischen Tests kann das Öl bei vielen Infektionen angewendet werden, besonders bei Hautbeschwerden wie Akne, Warzen und Pilzinfektionen, etwa Candidamykosen der Vagina.
- **Aktive Substanzen:** Eine der wichtigsten Substanzen des Teebaumöls ist das Terpinen-4-ol – es ist stark antiseptisch und wird dennoch gut von der Haut vertragen. Allerdings ist im Öl auch Cineol enthalten, das die Haut reizen kann. Der Cineolgehalt variiert – schlechtes Öl hat mehr als 10%, in einigen Fällen bis zu 65%.

Frühere & heutige Verwendung

- **Traditionelle Arznei:** Teebaum ist ein traditionelles Mittel der Aborigines. Die Blätter wurden bei Husten, Erkältungen und Hautinfektionen zerdrückt und inhaliert oder als Aufguß zubereitet.
- **Hautbeschwerden:** Teebaum kann bei Hautinfektionen verwendet werden wie Fußpilz, Flechte, Hühneraugen, Warzen, Akne und Furunkeln, infizierten Brandwunden, Schnittwunden, Insektenbissen und -stichen.
- **Chronische Infektionen:** Teebaum, innerlich angewendet, hilft bei der Behandlung von chronischen und einigen akuten Infektionen, besonders bei Blasenentzündung, Drüsenfieber und chronischem Ermüdungssyndrom.
- **Orale Infektionen:** Teebaum eignet sich als Mundspülung bei Infektionen des Mundraumes, z. B. des Zahnfleisches, sowie zum Gurgeln bei Halsschmerzen.
- **Infektionen der Vagina:** Der Teebaum wirkt ausgezeichnet bei Vagina-Infektionen, etwa Candidamykosen.

Verwendete Teile

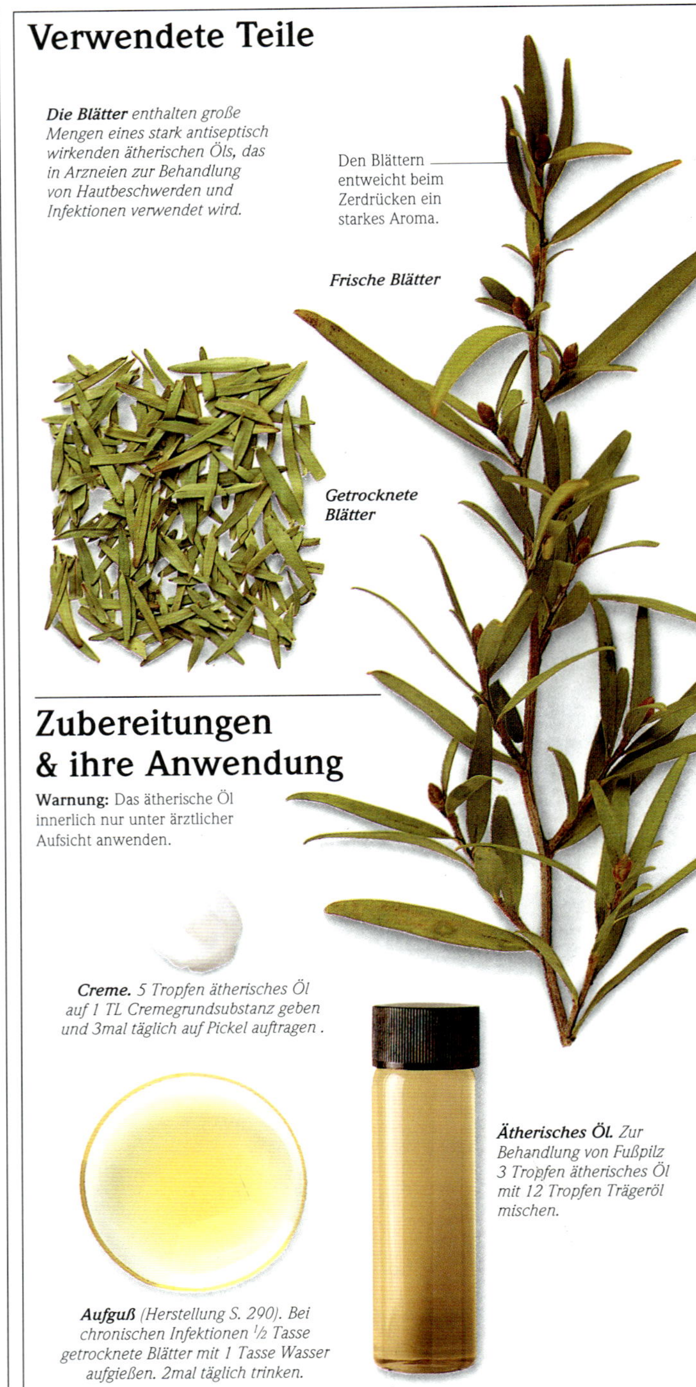

Zubereitungen & ihre Anwendung

Warnung: Das ätherische Öl innerlich nur unter ärztlicher Aufsicht anwenden.

Creme. *5 Tropfen ätherisches Öl auf 1 TL Cremegrundsubstanz geben und 3mal täglich auf Pickel auftragen .*

Ätherisches Öl. *Zur Behandlung von Fußpilz 3 Tropfen ätherisches Öl mit 12 Tropfen Trägeröl mischen.*

Aufguß *(Herstellung S. 290). Bei chronischen Infektionen ½ Tasse getrocknete Blätter mit 1 Tasse Wasser aufgießen. 2mal täglich trinken.*

Pessare (Herstellung S. 296). Bei Infektionen der Vagina 3mal täglich.

Selbstbehandlung

- **Akne & Furunkel,** S. 305.
- **Fußpilz,** S. 304.
- **Scheidensoor,** S. 314.

Melissa officinalis (*Labiatae/Lamiaceae*)

ZITRONENMELISSE

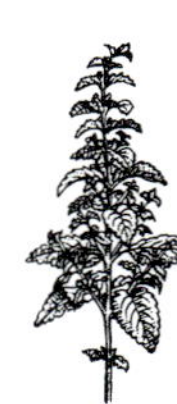

Zitronenmelisse ist eine bis zu 1,5 m hohe, ausdauernde Pflanze mit winzigen weißen Blüten und deutlich geaderten, grob gekerbten Blättern.

»Melisse ist das Beste für das Gehirn, denn sie stärkt das Gedächtnis und treibt die Melancholie mit Macht aus.« So faßte John Evelyn (1620–1706) die lange Tradition der Zitronenmelisse als das den Geist anregende und das Herz stärkende Tonikum treffend zusammen. Noch heute schätzt man das süß schmeckende Kraut wegen seiner beruhigenden Eigenschaften; außerdem ist es nach neueren Untersuchungen ein ausgezeichnetes Mittel zur Behandlung von Lippenherpes.

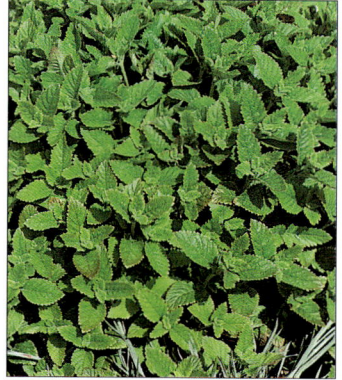

Melissa, *der wissenschaftliche Gattungsname der Zitronenmelisse, geht auf das griechische Wort für »Biene« zurück und bezieht sich auf die starke Anziehungskraft der Pflanze auf diese Insekten.*

Verbreitung & Anbau

Ursprünglich in Südeuropa, Westasien und Nordafrika heimisch, kommt die Zitronenmelisse heute überall auf der Erde vor. Die Vermehrung erfolgt im Frühjahr durch Samen oder Stecklinge. Die Sproßteile werden von Frühsommer an gepflückt. Dies geschieht am besten direkt vor der Blüte, weil die Konzentration des ätherischen Öls dann am höchsten ist.

Hauptsächliche Inhaltsstoffe

- Ätherisches Öl bis zu 0,2% (Citrale, Caryophyllen, Linalool und Citronellal)
- Flavonoide
- Triterpene
- Polyphenole
- Gerbstoffe

Hauptsächliche Wirkung

- Entspannend
- Krampflösend
- Schweißtreibend
- Blähungstreibend
- Antiviral
- Nerventonikum

Forschungsergebnisse

- **Ätherisches Öl:** Wie Untersuchungen in Deutschland gezeigt haben, beruhigt das ätherische Öl, und hier vor allem die Citrale und Citronellal, das Zentralnervensystem. Außerdem ist das Öl stark krampflösend.
- **Polyphenole:** Sie haben eine antivirale Wirkung, vor allem gegen das Herpes-simplex-Virus. Wie eine Studie gezeigt hat, wurde die durchschnittliche Heilungszeit von Lippenherpes auf etwa 5 Tage halbiert und die Zeit bis zu einem erneuten Ausbruch verdoppelt.
- **Schilddrüse:** Zitronenmelisse hemmt die Funktion der Schilddrüse.

Frühere & heutige Verwendung

- **Traditionelle Anwendungen:** Zitronenmelisse wurde schon seit Urzeiten zur Belebung des Geistes genutzt. Regelmäßige Anwendung soll Langlebigkeit bewirken. Die Pflanze eignet sich zur Wundheilung, zur Beruhigung des Herzens und bei Zahnschmerzen.
- **Modernes Entspannungstonikum:** Zitronenmelisse ist ein entspannendes Tonikum bei Angst, leichten Depressionen, Unruhe und Reizbarkeit. Es lindert Nervosität, Panikanfälle und beruhigt rasenden Herzschlag, ist also ein wertvolles Mittel gegen nervöses Herzklopfen. Sie hilft bei Verdauungsbeschwerden, die durch Überängstlichkeit hervorgerufen werden, etwa Magenverstimmung, -übersäuerung, Übelkeit, Blähungen und kolikartige Schmerzen.
- **Lippenherpes:** Zitronenmelisse lindert Herpes und verringert die Gefahr eines neuen Ausbruchs.
- **Hormonales Kraut:** Seit man weiß, daß die Zintronenmelisse die Schilddrüsenaktivität hemmt, verwendet man sie bei Menschen mit hyperaktiven Schilddrüsen.

Verwendete Teile

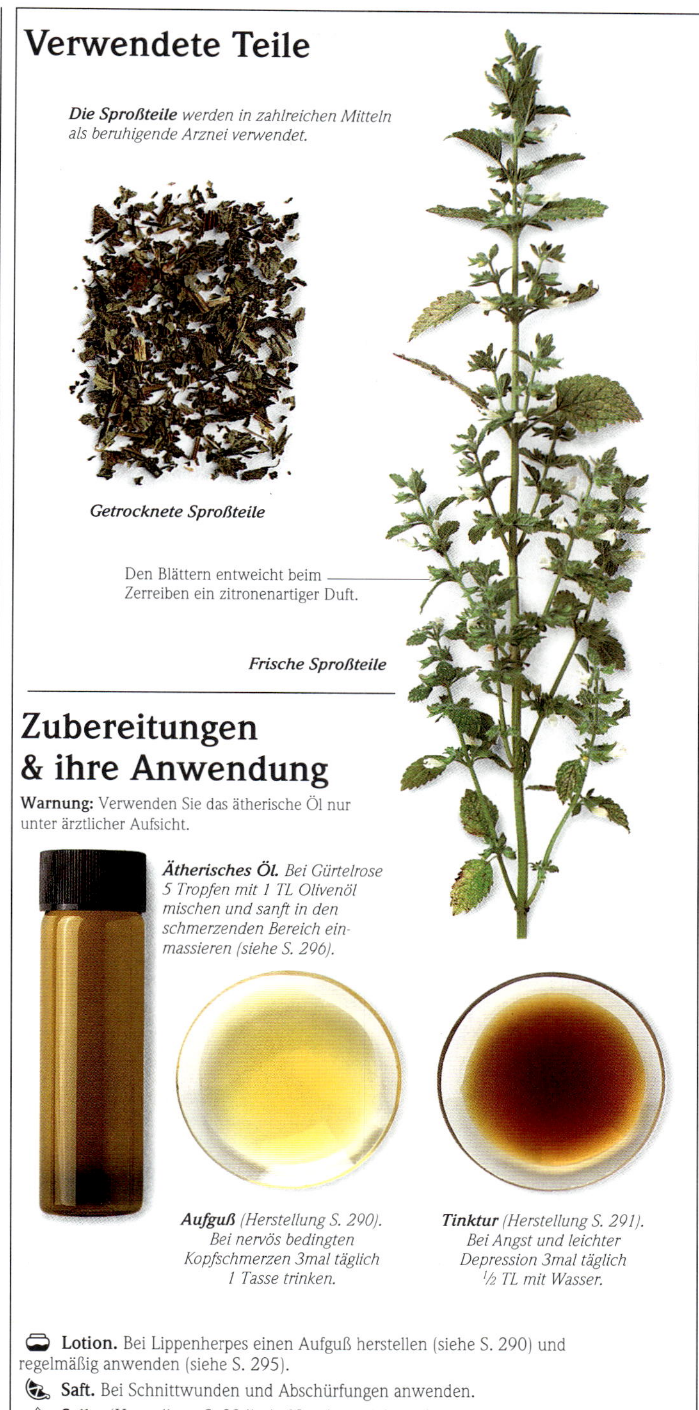

***Die Sproßteile** werden in zahlreichen Mitteln als beruhigende Arznei verwendet.*

Getrocknete Sproßteile

Den Blättern entweicht beim Zerreiben ein zitronenartiger Duft.

Frische Sproßteile

Zubereitungen & ihre Anwendung

Warnung: Verwenden Sie das ätherische Öl nur unter ärztlicher Aufsicht.

***Ätherisches Öl.** Bei Gürtelrose 5 Tropfen mit 1 TL Olivenöl mischen und sanft in den schmerzenden Bereich einmassieren (siehe S. 296).*

***Aufguß** (Herstellung S. 290). Bei nervös bedingten Kopfschmerzen 3mal täglich 1 Tasse trinken.*

***Tinktur** (Herstellung S. 291). Bei Angst und leichter Depression 3mal täglich ½ TL mit Wasser.*

Lotion. Bei Lippenherpes einen Aufguß herstellen (siehe S. 290) und regelmäßig anwenden (siehe S. 295).

Saft. Bei Schnittwunden und Abschürfungen anwenden.

Salbe (Herstellung S. 294). Auf Insektenstiche auftragen.

- **Weitere Anwendungen:** Erste-Hilfe-Mittel bei Schnittwunden, Insektenstichen und Fieber.

Selbstbehandlung

- **Angst, Depression & Anspannung,** S. 308.
- **Grippe mit Schmerzen,** S. 311.
- **Lippenherpes, Windpocken & Gürtelrose,** S. 304.
- **Magenkrämpfe,** S. 305.
- **Übelkeit infolge emotionaler Probleme,** S. 306.

Mentha x *piperita* *(Labiatae/Lamiaceae)*

ECHTE PFEFFERMINZE

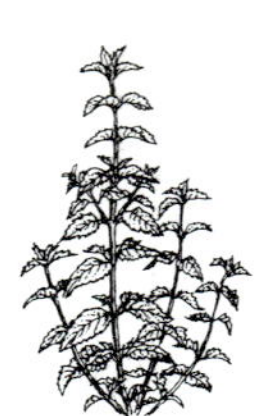

Pfefferminze ist eine bis zu 80 cm hohe, stark aromatische, einjährige Pflanze mit vierkantigem Stengel und gezähnten Blättern.

Die genaue Herkunft der Pfefferminze ist nicht geklärt, aber angewendet wird sie wohl schon sehr lange, denn man fand getrocknete Blätter in ägyptischen Pyramiden, die sich auf etwa 1000 v. Chr. zurückdatieren ließen. Auch Griechen und Römer schätzten die Pflanze, während sie in Westeuropa erst im 18. Jahrhundert populär wurde. Hauptsächlich nutzt man sie heute zur Linderung von Blähungen und Koliken, auch wenn es noch viele andere Anwendungsbereiche gibt.

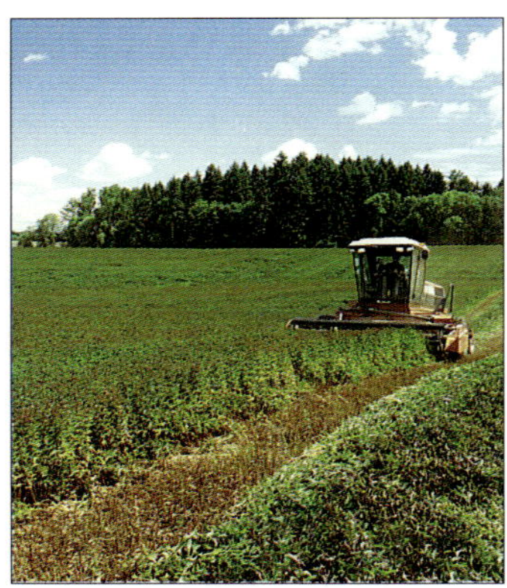

Pfefferminze *wird in vielen Teilen der Erde wegen ihres Öl angebaut.*

Verbreitung & Anbau

Die Pfefferminze wird überall in Europa, Asien und Nordamerika gewerbsmäßig und in Gärten angebaut. Man sät sie im Frühjahr aus und erntet die Pflanze an einem trockenen, sonnigen Tag kurz vor der Blüte.

Verwandte Arten

Die Pfefferminze ist eine Hybride aus der Bachminze *(M. aquatica)* und der Ährenminze *(M. spicata)*, die beide ähnliche, wenn auch schwächere therapeutische Eigenschaften haben.

Hauptsächliche Inhaltsstoffe

- Ätherisches Öl (bis zu 1,5%) mit Menthol (35–55%) und Menthon (10–40%)
- Flavonoide (Luteolin)
- Phenolcarbonsäuren
- Triterpene

Hauptsächliche Wirkung

- Blähungstreibend
- Lindert Muskelkrämpfe
- Schweißtreibend
- Regt die Gallensekretion an
- Antiseptisch

Forschungsergebnisse

- **Ätherisches Öl:** Untersuchungen zufolge ist das ätherische Öl stark antibakteriell. Das Menthol wirkt antiseptisch, antimykotisch, kühlend und betäubend auf die Haut, obwohl es auch reizende Eigenschaften hat.
- **Gesamte Pflanze:** Das gesamte Kraut hat eine krampflösende Wirkung auf das Verdauungssystem. Klinische Tests, in Dänemark und Großbritannien aus den 90er Jahren haben die Effektivität der Pflanze bei Reizdarm bestätigt.

Frühere & heutige Verwendung

- **Verdauungsbeschwerden:** Pfefferminze steigert den Fluß von Verdauungssäften und Gallensekret und entspannt die Darmmuskeln. Außerdem lindert sie Übelkeit, Kolik, Bauchschmerzen und Blähungen und entlastet den gereizten Darm. Durch Beruhigung von Schleimhäuten und Darmmuskeln hilft sie bei Durchfall und Reizdarm (oft die Ursache einer Verstopfung).
- **Schmerzmittel:** Auf die Haut aufgetragen, lindert sie Schmerzen und verringert die Empfindlichkeit. Sie hilft bei Kopfschmerzen und Migräne, die mit Verdauungsbeschwerden verbunden sind.
- **Infektionen:** Verdünntes Öl wird zum Inhalieren und Einreiben der Brust bei Atemwegsinfektionen verwendet, das gesamte Kraut bei Infektionen des Verdauungstraktes.

Selbstbehandlung

- **Blähungen & Völlegefühl,** S. 306.
- **Ekzeme,** S. 300.
- **Mit Verdauungsbeschwerden verbundene Kopfschmerzen,** S. 309.
- **Neuralgie,** S. 308
- **Übelkeit mit Kopfschmerzen,** S. 306.

Verwendete Teile

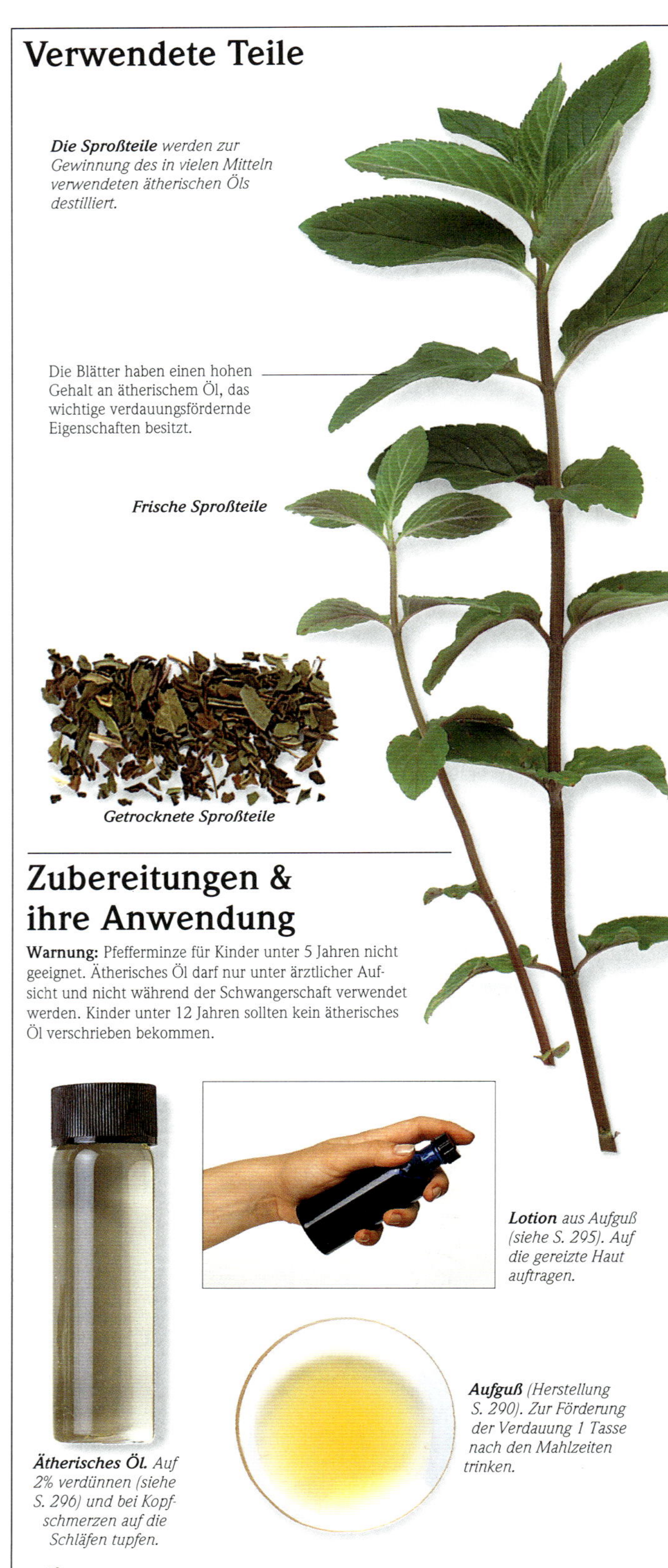

Die Sproßteile *werden zur Gewinnung des in vielen Mitteln verwendeten ätherischen Öls destilliert.*

Die Blätter haben einen hohen Gehalt an ätherischem Öl, das wichtige verdauungsfördernde Eigenschaften besitzt.

Frische Sproßteile

Getrocknete Sproßteile

Zubereitungen & ihre Anwendung

Warnung: Pfefferminze für Kinder unter 5 Jahren nicht geeignet. Ätherisches Öl darf nur unter ärztlicher Aufsicht und nicht während der Schwangerschaft verwendet werden. Kinder unter 12 Jahren sollten kein ätherisches Öl verschrieben bekommen.

Lotion *aus Aufguß (siehe S. 295). Auf die gereizte Haut auftragen.*

Ätherisches Öl. *Auf 2% verdünnen (siehe S. 296) und bei Kopfschmerzen auf die Schläfen tupfen.*

Aufguß *(Herstellung S. 290). Zur Förderung der Verdauung 1 Tasse nach den Mahlzeiten trinken.*

Tinktur, gemischt mit anderen Kräutern, wird hauptsächlich bei Verdauungsbeschwerden verschrieben.

Kapseln werden bei Reizdarm verschrieben.

Myristica fragrans (Myristicaceae)

MUSKATBAUM, ROU DOU KOU (CHINESISCH)

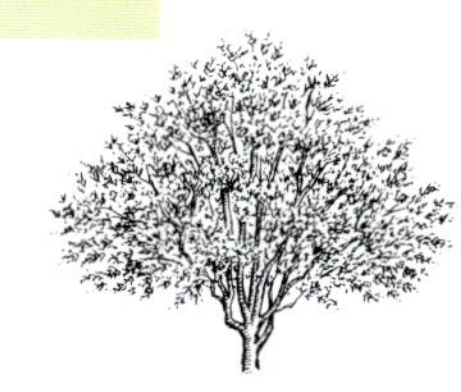

Der Muskatbaum ist ein immergrüner, bis zu 12 m hoher Baum mit aromatischen Blättern und gelben Blütentrauben.

Vom Muskatbaum werden Kern (Nuß) und Samenmantel (Macis) verwendet, die medizinisch sehr ähnliche Eigenschaften haben. Wegen ihrer Giftigkeit bei zu hoher Dosierung nutzt man beide im Westen nur selten, sie sind aber wichtige Arzneien, mit denen die Verdauung angeregt und Infektionen des Verdauungstraktes behandelt werden können. Die Nüsse galten lange auch als Aphrodisiakum und wurden zur Behandlung von Ekzemen und Rheumatismus eingesetzt.

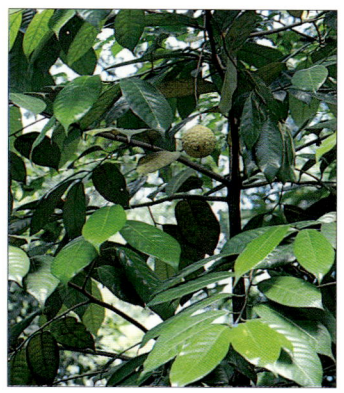

***Der Muskatbaum** wird in den Tropen gewerbsmäßig angebaut.*

Verbreitung & Anbau

Ursprünglich stammt der Muskatbaum von den Molukken, er wird heute auch in anderen Regionen kultiviert. Die Vermehrung erfolgt durch Aussaat; die ersten Früchte können nach etwa 8 Jahren geerntet werden, der Baum trägt dann über 60 Jahre. Nach dem Pflücken der reifen Früchte trennt man Kern und Samenmantel und trocknet sie.

Hauptsächliche Inhaltsstoffe

Muskatnuß:

- Ätherisches Öl (bis zu 15%) mit α-Pinen, β-Pinen, α-Terpinen, β-Terpinen, Myristicin, Elemicin, Safrol
- Fettes Öl (»Muskatnußbutter«) mit Myristinsäure

Macis:

- Ätherisches Öl (ähnlich wie Muskatnuß, aber mit höherer Konzentration an Myristicin)

Hauptsächliche Wirkung

Muskatnuß:

- Blähungstreibend
- Lindert Muskelkrämpfe
- Verhindert Erbrechen
- Anregend

Macis:

- Anregend
- Blähungstreibend

Frühere & heutige Verwendung

- **Verdauungsprobleme:** Das ätherische Muskatnußöl hat eine betäubende und anregende Wirkung auf Magen und Darm, so daß der Appetit angeregt, Übelkeit, Erbrechen und Durchfall abgeschwächt werden. Es lindert weitere Verdauungsbeschwerden, besonders Gastroenteritis (Magen-Darm-Katarrh).
- **Chinesische Medizin:** In China wird die Muskatnuß vor allem bei Durchfall verwendet, da sie den Darm festigt und wärmt und durch »Kälte« verursachte Unterleibsschmerzen und Überdehnungen lindert.
- **Aphrodisiakum:** In Indien gilt die Muskatnuß als Aphrodisiakum, sie soll die sexuelle Leistungsfähigkeit steigern.
- **Äußere Anwendung:** Salben auf der Grundlage des fetten Öls werden bei rheumatischen Beschwerden verwendet, sie rufen einen Gegenreiz hervor und regen so den Blutfluß im betroffenen Bereich an. In Indien wird die Muskatnuß zu einer Paste verarbeitet und direkt bei Ekzemen und Ringelflechte angewendet.
- **Sicherheit:** Muskatnuß und Macis sind ungefährlich, solange sie in geringen Mengen als Arznei oder Gewürz angewendet werden. In zu hoher Dosierung wirken sie stark anregend, halluzinogen und toxisch. Schon der Verzehr von 2 ganzen Muskatnüssen hat nachweislich Todesfälle verursacht. Für die Giftigkeit und die halluzinogene Wirkung verantwortlich ist in erster Linie das Myristicin. Isoliertes Safrol ist in hoher Dosierung karzinogen.

Verwendete Teile

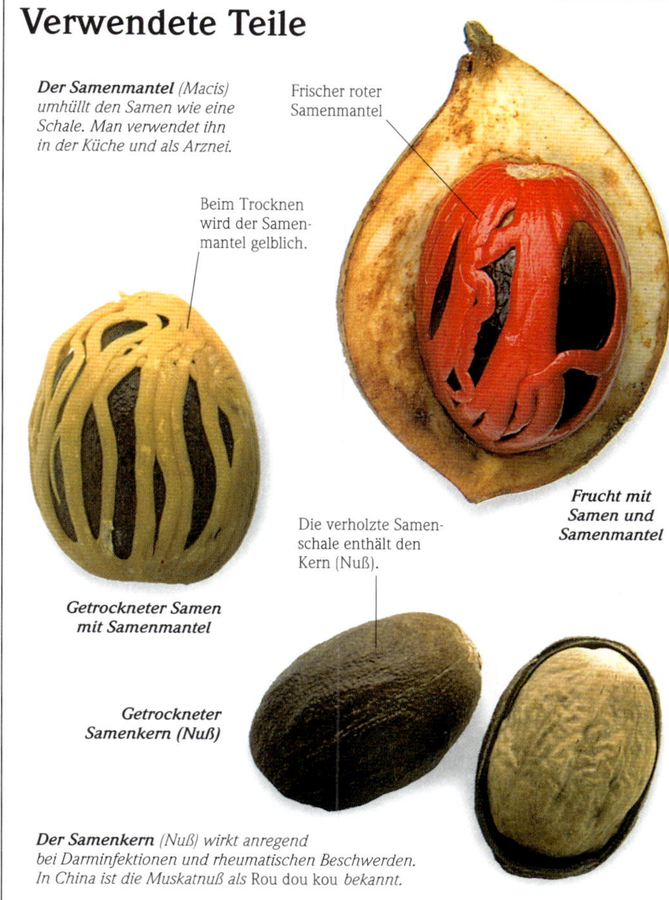

Frischer roter Samenmantel
Beim Trocknen wird der Samenmantel gelblich.
Die verholzte Samenschale enthält den Kern (Nuß).

***Der Samenmantel** (Macis) umhüllt den Samen wie eine Schale. Man verwendet ihn in der Küche und als Arznei.*

Getrockneter Samen mit Samenmantel

Frucht mit Samen und Samenmantel

Getrockneter Samenkern (Nuß)

***Der Samenkern** (Nuß) wirkt anregend bei Darminfektionen und rheumatischen Beschwerden. In China ist die Muskatnuß als* Rou dou kou *bekannt.*

Zubereitungen & ihre Anwendung

Warnung: Das ätherische Öl nur unter ärztlicher Aufsicht nehmen. Täglich nicht mehr als 3 g von Nuß oder Macis verwenden. Nicht während der Schwangerschaft anwenden.

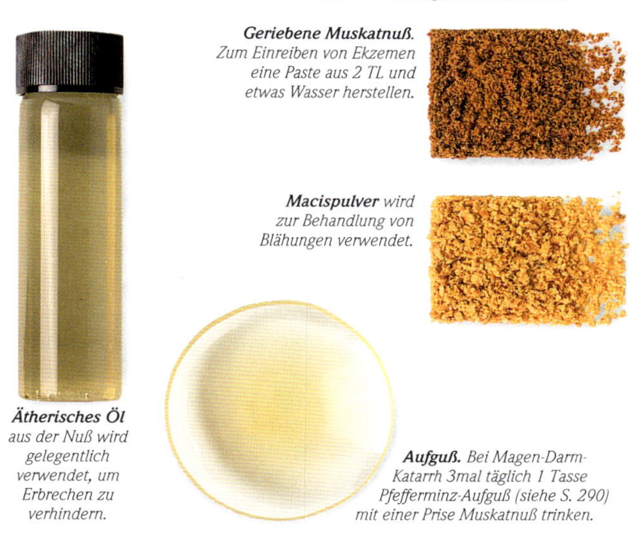

***Geriebene Muskatnuß.** Zum Einreiben von Ekzemen eine Paste aus 2 TL und etwas Wasser herstellen.*

***Macispulver** wird zur Behandlung von Blähungen verwendet.*

***Ätherisches Öl** aus der Nuß wird gelegentlich verwendet, um Erbrechen zu verhindern.*

***Aufguß.** Bei Magen-Darm-Katarrh 3mal täglich 1 Tasse Pfefferminz-Aufguß (siehe S. 290) mit einer Prise Muskatnuß trinken.*

Salbe wird aus dem fettem Öl (Muskatnußbutter) hergestellt. Sie kann bei rheumatischen Beschwerden mehrmals täglich angewendet werden.

Ocimum tenuiflorum, syn. *O. sanctum* *(Labiatae/Lamiaceae)*

HEILIGES BASILIENKRAUT, TULSI (HINDI)

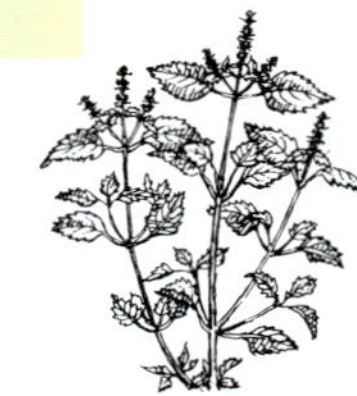

Das Heilige Basilienkraut ist eine etwa 70 cm hohe, einjährige Pflanze mit kleinen purpurroten oder weißen Blüten.

Dieses Kraut, das wie das in der Küche verwendete Basilikum *(O. basilicum)* aus Indien stammt, ist die geheiligte Pflanze der Göttin *Lakshmi,* der Frau des Gottes *Vishnu,* der für die Erhaltung der Welt verantwortlich ist. *Tulsi* bedeutet »unvergleichlich«, und das Kraut hat wirklich besondere therapeutische Eigenschaften, vor allem die Senkung des Blutzuckers. Daneben wird es in der indischen Kräutermedizin bei Fieber, Bronchitis, Asthma, Streß und Mundgeschwüren angewendet.

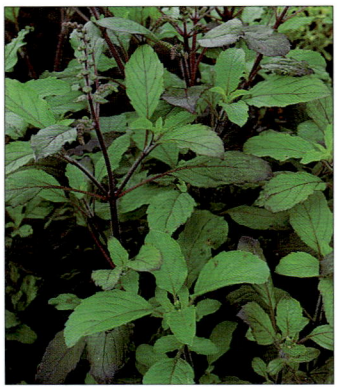

***Basilienkraut** wird in Indien häufig rund um Tempel und Höfe angepflanzt.*

Verbreitung & Anbau

Das Kraut stammt aus Indien und anderen tropischen Regionen Asiens. Heute kultiviert man es wegen seiner therapeutischen Eigenschaften sehr viel in Mittel- und Südamerika. Die Pflanze wird durch Samen vermehrt und oft in Töpfen gezogen. Die Sproßteile werden vor Öffnung der Blüten im Frühsommer gepflückt.

Verwandte Arten

Das bekannte Küchenkraut Basilikum (*O. basilicum,* S. 238) ist eine nahe Verwandte.

Hauptsächliche Inhaltsstoffe

- Ätherisches Öl (1%) mit Eugenol (70–80%), Methylchavicol, Methyleugenol, Caryophyllen
- Flavonoide (Apigenin, Luteolin)
- Triterpene (Ursolsäure)

Hauptsächliche Wirkung

- Senkt den Blutzuckerspiegel
- Krampflösend
- Schmerzstillend
- Blutdrucksenkend
- Fiebersenkend
- Adaptogen
- Entzündungshemmend

Forschungsergebnisse

- **Diabetes:** Die den Blutzuckerspiegel senkende Wirkung des Krauts ist seit einigen Jahrzehnten Gegenstand von Untersuchungen. Diese sind inzwischen so weit fortgeschritten, daß man es jetzt als nützliche Arznei für einige Formen von Diabetes verwenden kann.
- **Indische Forschungen:** Untersuchungen in Indien zufolge kann die Pflanze den Blutdruck senken und hat entzündungshemmende, schmerzstillende und fiebersenkende Eigenschaften. Außerdem scheint das Kraut die Produktion von Spermien zu unterdrücken.

Frühere & heutige Verwendung

- **Traditionelle Anwendungen:** Das Heilige Basilienkraut gilt schon lange als Tonikum zur Verbesserung der Vitalität.
- **Ayurvedische Arznei:** In der ayurvedischen Heilkunde wird die Pflanze hauptsächlich bei Fieber eingesetzt. Eine klassische indische Rezeptur ist eine Mischung aus Basilienkraut, Pfeffer (*Piper nigrum,* S. 248), Ingwer (*Zingiber officinale,* S. 153) und Honig, mit der man Infektionen und hohes Fieber bekämpft.
- **Herz & Streß:** Basilienkraut scheint sich günstig auf das Herz auszuwirken, indem es Blutdruck und Cholesterinspiegel senkt und das Herz vor Überanstrengung schützt. Außerdem soll die Pflanze Streß verringern; sie gilt als adaptogen, hilft dem Körper also, sich neuen Herausforderungen und Strapazen anzupassen.
- **Diabetes:** Die Fähigkeit zur Stabilisierung des Blutzuckerspiegels macht die Pflanze zu einer nützlichen Arznei bei Diabetes.
- **Atemwegsbeschwerden:** Das Basilienkraut hilft bei Atemwegsinfektionen, besonders bei der Behandlung von Erkältungen, Husten, Bronchitis und Brustfellentzündung, aber auch bei Asthma.
- **Weitere Anwendungen:** Gepreßter Saft wird bei Insektenstichen, Flechte und Hautkrankheiten angewendet oder als Ohrentropfen bei Ohrinfektionen. Als Saft oder Pulver heilt das Kraut Mundgeschwüre.

Verwendete Teile

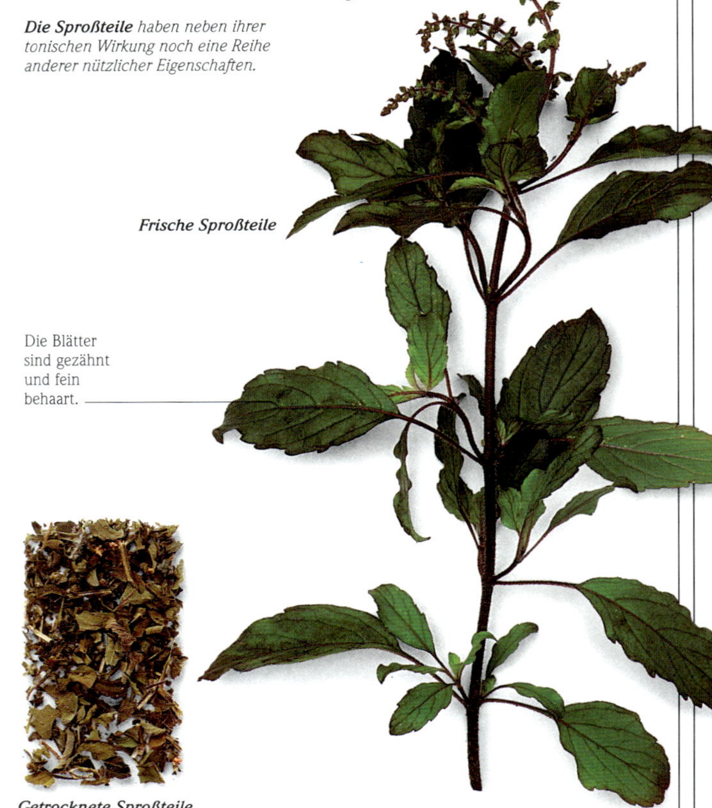

Die Blätter sind gezähnt und fein behaart.

***Die Sproßteile** haben neben ihrer tonischen Wirkung noch eine Reihe anderer nützlicher Eigenschaften.*

Getrocknete Sproßteile

Zubereitungen & ihre Anwendung

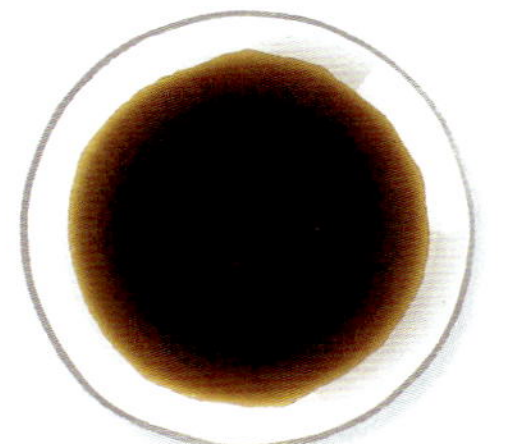

***Saft.** Bei Hautinfektionen 2mal täglich 10 ml auf die betroffene Stelle auftragen.*

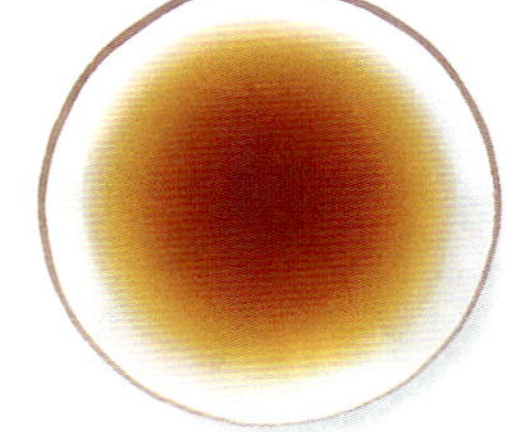

***Abkochung.** (Herstellung S. 290). Wird gegen Fieber und als Tonikum verwendet. Täglich 1 Tasse als allgemeines Tonikum trinken.*

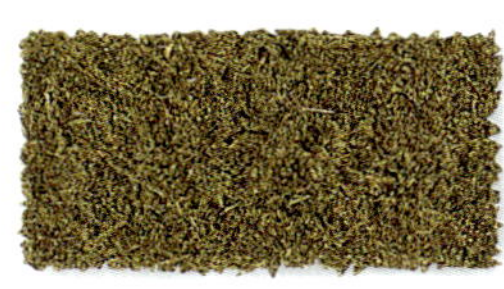

***Pulver.** Bei Mundgeschwüren das Pulver mehrmals täglich auf die entzündete Stelle reiben.*

Selbstbehandlung

- **Bisse & Stiche,** S. 303.

Paeonia lactiflora, syn. *P. albiflora* *(Paeoniaceae)*

Chinesische Pfingstrose, Bai shao yao

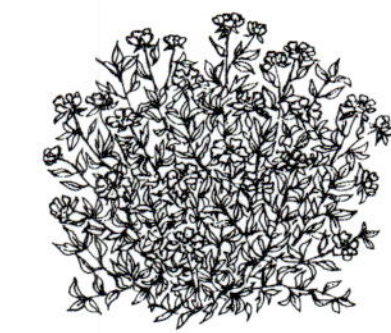

Die Chinesische Pfingstrose ist eine aufrecht wachsende, bis zu 2 m hohe, ausdauernde Pflanze mit großen weißen Blüten.

Die therapeutische Anwendung der Pfingstrose reicht in China mindestens 1500 Jahre zurück. Bekannt ist sie vor allen Dingen als eines der Kräuter für die Zubereitung der »Vierkräutersuppe«, eines Tonikums für Frauen, das aber auch zur Behandlung von gynäkologischen Beschwerden oder Krämpfen, Schmerzen und Schwindelgefühl eingesetzt werden kann. Außerdem sollen Frauen, die das Kraut regelmäßig verwenden, so strahlend schön werden wie die Pfingstrose.

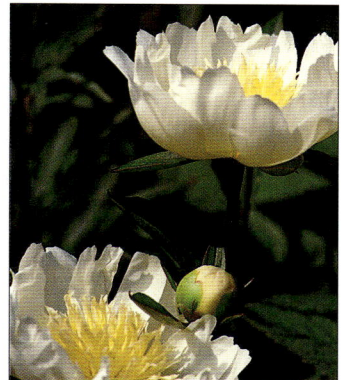

Die Chinesische Pfingstrose *wird in China wegen ihrer hübschen, duftenden Blüten und wegen der tonischen Eigenschaften ihrer Wurzel kultiviert.*

Verbreitung & Anbau

Die Chinesische Pfingstrose wird überall in Nordostchina und der Inneren Mongolei kultiviert. Ihre Vermehrung erfolgt durch Samen im Frühjahr oder durch Wurzelteilung im Winter. Geerntet werden die Wurzeln 4 oder 5 Jahre alter Pflanzen im Frühjahr oder Herbst.

Verwandte Arten

Die Strauchpäonie *(P. suffruticosa)* und *Chi shao yao,* die rote Form der Chinesischen Pfingstrose, die in China ebenfalls therapeutisch angewendet werden, haben ähnliche Eigenschaften wie die Chinesische Pfingstrose. Die in Europa heimische Garten-Pfingstrose (*P. officinalis,* S. 241) ist ebenfalls nahe verwandt.

Hauptsächliche Inhaltsstoffe

- Monoterpenesterglykoside (Paeoniflorin, Albiflorin)
- Benzoesäure
- Gallotannin

Hauptsächliche Wirkung

- Krampflösend
- Tonisch
- Adstringierend
- Schmerzstillend

Forschungsergebnisse

- **Paeoniflorin:** Seine stark krampflösende Eigenschaft kann das Darmgewebe oder die Gebärmuttermuskeln entspannen. Chinesischen Untersuchungen während der 80er Jahre zufolge kann es Oxytocin, ein für Uteruskontraktionen verantwortliches Hormon, hemmen. Man hält Paeoniflorin für ein mildes Hyportensivum, das den Blutdruck senkt und den Blutfluß zum Herzen durch die Koronararterien steigert. Schließlich hat die Substanz entzündungshemmende und fiebersenkende Eigenschaften.
- **Lippenherpes:** Pentagalloylglucose hat möglicherweise eine antivirale Wirkung gegen Herpes simplex, den Lippenherpes-Erreger.

Frühere & heutige Verwendung

- **Vierkräutersuppe:** Die Chinesische Pfingstrose gilt in erster Linie als Heilpflanze für Frauen. Sie gehört zusammen mit der *Di-huang*-Wurzel (*Rehmannia glutinosa,* S. 123), dem Sichuan-Liebstöckel *(Ligusticum wallichii)* und der Chinesischen Angelika (*Angelica sinensis,* S. 60) in die »Vierkräutersuppe«, dem begehrtesten Frauentonikum in China.
- **Gynäkologisches Mittel:** Die Chinesische Pfingstrose hilft bei Menstruationsstörungen, z. B. besonders starken Blutungen oder Zwischenblutungen, aber auch bei Periodenschmerzen und Krämpfen. Außerdem gilt sie als Blut- und *Yin*-Tonikum (*siehe* S. 38/39) und kann bei »Blutarmut«, fliegender Hitze und Nachtschweiß verwendet werden, wenn diese durch ein schlechtes *Yin* verursacht wurden.
- **Krampflösende Arznei:** Die Chinesische Pfingstrose wird bei Beschwerden des Magen-Darm-Trakts, insbesondere bei der Ruhr, aber auch bei Muskelkrämpfen und gefühllos gewordenen Händen und Füßen angewendet. Außerdem bei verschwommener Sicht, Kopfschmerzen, Ohrensausen und Schwindel.

Verwendete Teile

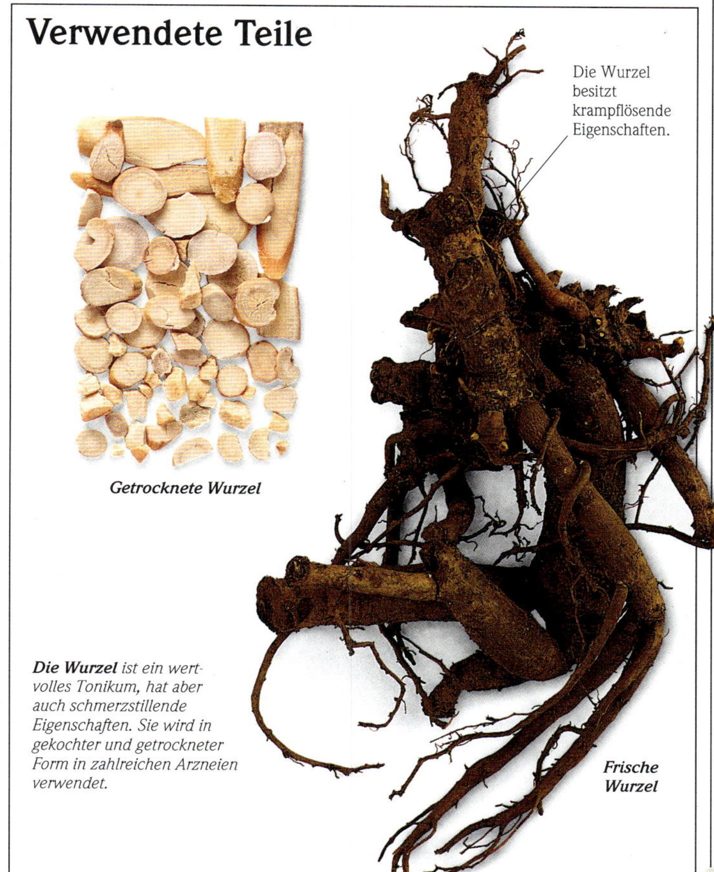

Getrocknete Wurzel

Die Wurzel *ist ein wertvolles Tonikum, hat aber auch schmerzstillende Eigenschaften. Sie wird in gekochter und getrockneter Form in zahlreichen Arzneien verwendet.*

Frische Wurzel

Zubereitungen & ihre Anwendung

Warnung: Nicht während der Schwangerschaft verwenden.

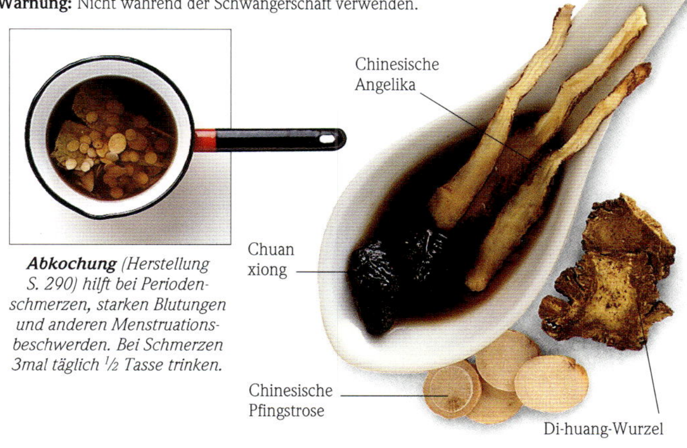

Vierkräutersuppe *(Herstellung S. 315). Täglich 1 Tasse als allgemeines Tonikum trinken.*

Abkochung *(Herstellung S. 290) hilft bei Periodenschmerzen, starken Blutungen und anderen Menstruationsbeschwerden. Bei Schmerzen 3mal täglich ½ Tasse trinken.*

Selbstbehandlung

- **Fliegende Hitze & Nachtschweiß,** S. 316.
- **Periodenschmerzen,** S. 315.
- **Starke Periodenblutung,** S. 315.

Panax ginseng *(Araliaceae)*

GINSENG, REN SHEN (CHINESISCH)

Ginseng ist eine ausdauernde, bis 1 m hohe Pflanze mit ovalen, gezähnten Blättern und einer Dolde aus kleinen grüngelben Blüten.

Der Ginseng ist die berühmteste chinesische Pflanze. Sie wird wegen ihres bemerkenswerten therapeutischen Nutzens schon seit etwa 7000 Jahren hoch geschätzt, und es wurden sogar Kriege um Ginseng-Wälder geführt. Ein arabischer Arzt brachte den Ginseng im 9. Jahrhundert nach Europa. Die Fähigkeit der Pflanze, die Ausdauer und Widerstandskraft zu verbessern, wurde in der westlichen medizinischen Anwendung allerdings erst im 18. Jahrhundert allgemein bekannt.

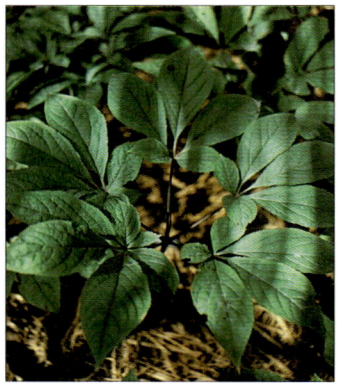

Ginseng *wurde schon immer als Alterstonikum geschätzt.*

Verbreitung & Anbau

Ginseng ist in Nordostchina, Ostrußland und Nordkorea heimisch, wo er heute aber immer seltener wird. Die Kultivierung erfordert viel Erfahrung. Er wird im Frühjahr durch Aussaat vermehrt und benötigt nährstoffreichen, gut durchlässigen Boden. Die Pflanze braucht bis zur Reife mindestens 4 Jahre. Dann wird die Wurzel, normalerweise im Herbst, geerntet, gewaschen, gedämpft und getrocknet.

Verwandte Arten

San qi (*P. notoginseng*, S. 241), *P. pseudoginseng* und Amerikanischer Ginseng (*P. quinquefolius*, S. 241) haben ebenfalls großen therapeutischen Wert.

Hauptsächliche Inhaltsstoffe

- Triterpensaponine (0,7 – 3%), darunter Ginsenoside, davon mindestens 25 identifiziert
- Acetylenbestandteile
- Sesquiterpene

Hauptsächliche Wirkung

- Adaptogen
- Tonisch

Forschungsergebnisse

- **Adaptogen:** Ginseng ist während der letzten 20 – 30 Jahre in China, Japan, Korea, Rußland und vielen anderen Ländern im Detail erforscht worden. Seine bemerkenswerten adaptogenen Eigenschaften konnten bestätigt werden. So zeigten Studien, daß Ginseng die Fähigkeit des Körpers, sich an Hunger, extreme Temperaturen oder geistigen und emotionalen Streß zu gewöhnen, deutlich unterstützt. Zudem wirkt er beruhigend, wenn der Körper Schlaf fordert. Die für diesen Effekt verantwortlichen Ginsenoside ähneln in ihrer Struktur den körpereigenen Streßhormonen.
- **Weitere Forschungsergebnisse:** Ginseng stärkt das Immunsystem, erhöht die Widerstandskraft gegen Infektionen und verbessert die Leberfunktion.

Frühere & heutige Verwendung

- **Therapeutische Wirkung:** Die adaptogene Wirkung des Ginsengs kann unterschiedlich sein. Er hat eine stimulierende Wirkung auf junge Leute mit starkem *Qi* (Lebenskraft, *siehe* S. 38/39), während er tonisch, stärkend oder sogar beruhigend auf Menschen wirkt, die durch Krankheit oder Alter geschwächt sind.
- **Chinesische Arznei:** In China wird Ginseng hauptsächlich als anregende, tonische Pflanze für Sportler, physisch gestreßte Menschen sowie als Aphrodisiakum für Männer verwendet, außerdem als Tonikum für das Alter. In Nord- und Zentralchina wird er traditionell schon von der Lebensmitte an eingenommen, um die langen, schweren Winter zu überstehen.
- **Tonikum im Westen:** Im Westen wird er weniger als Arznei, sondern als Tonikum, das die Lebensfreude steigert, geschätzt. Nützlich ist er bei Streß, etwa vor und während einer Prüfung. Im Westen wird er häufig falsch angewendet. Auf keinen Fall sollte er länger als 6 Wochen ohne Pause genommen werden.

Verwendete Teile

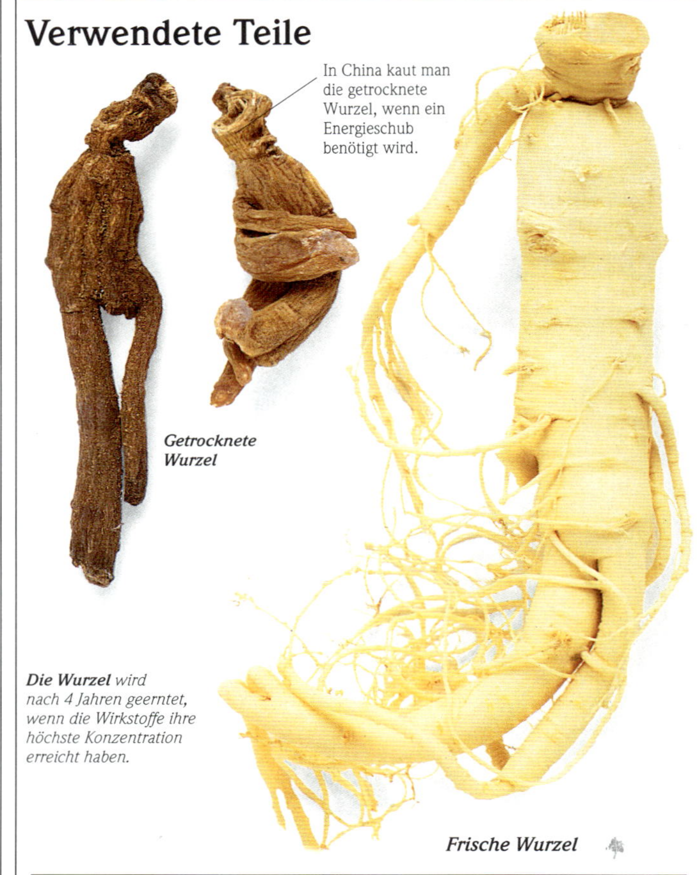

In China kaut man die getrocknete Wurzel, wenn ein Energieschub benötigt wird.

Getrocknete Wurzel

Die Wurzel *wird nach 4 Jahren geerntet, wenn die Wirkstoffe ihre höchste Konzentration erreicht haben.*

Frische Wurzel

Zubereitungen & ihre Anwendung

Warnung: Die verordnete Dosis einhalten (sonst Schlaflosigkeit und Bluthochdruck). Nicht länger als 6 Wochen, nicht während der Schwangerschaft, nicht mit Koffein anwenden.

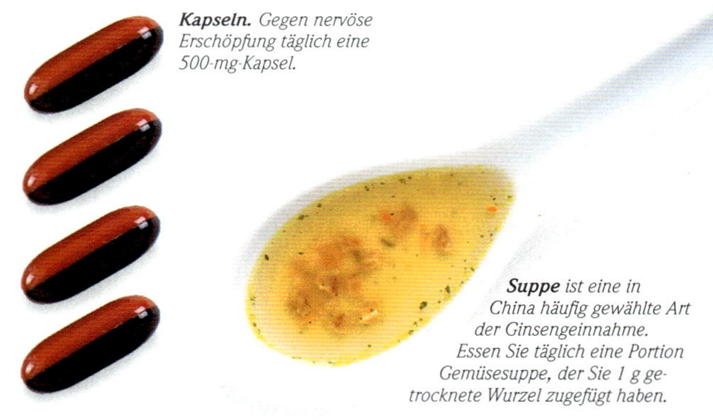

Kapseln. *Gegen nervöse Erschöpfung täglich eine 500-mg-Kapsel.*

Suppe *ist eine in China häufig gewählte Art der Ginsengeinnahme. Essen Sie täglich eine Portion Gemüsesuppe, der Sie 1 g getrocknete Wurzel zugefügt haben.*

Tabletten sind eine bequeme Art, Ginseng einzunehmen. Man verwendet sie bei kurzfristigem Streß, z. B. bei einem Umzug.

Selbstbehandlung

- **Erhaltung der Vitalität,** S. 319.
- **Impotenz & vorzeitiger Samenerguß,** S. 316.
- **Kurzfristiger Streß,** S. 308.
- **Schlechter Schlaf & nervöse Erschöpfung,** S. 309.

Passiflora incarnata *(Passifloraceae)*

Passionsblume

Die Passionsblume verdankt ihren Namen der ungewöhnlichen Form ihrer Blüten: Die 5 Staubgefäße stehen angeblich für die 5 Wunden Christi bei der Kreuzigung, die 3 Narben für die 3 Nägel, die weiße Farbe für Reinheit und Unschuld und die blaue Farbe für den Himmel. Die Pflanze hat eine beruhigende Wirkung und wird seit langem in der traditionellen mittel- und nordamerikanischen Pflanzenheilkunde als Arznei verwendet, in Mexiko z. B. gegen Schlaflosigkeit, Epilepsie und Hysterie.

Die Passionsblume ist eine bis zu 9 m große Kletterpflanze mit 3- bis 5teilig gelappten Blättern, prachtvollen Blüten und eiförmigen Früchten.

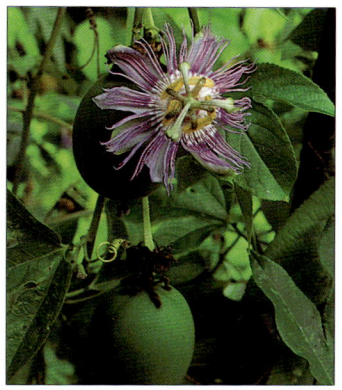

Die Passionsblume *wurde von der Algonkin-Bevölkerung Nordamerikas als Tranquilizer auf Pflanzenbasis verwendet.*

Verbreitung & Anbau

Die im Süden der USA (Virginia, Texas und Tennessee) sowie in Mittel- und Südamerika heimische Passionsblume kultiviert man mittlerweile in Nordamerika und Europa – besonders Italien. Sie wird im Frühjahr durch Aussaat vermehrt und benötigt viel Sonne. Die Sproßteile sammelt man, wenn die Pflanze blüht oder fruchtet.

Verwandte Arten

Es gibt etwa 400 *Passiflora*-Arten, von denen einige beliebte Gartenpflanzen sind. Eine Reihe von ihnen besitzen ähnlich beruhigende Eigenschaften wie die Passionsblume. In der Riesengranadilla *(P. quadrangularis)* wurde Serotonin gefunden, das zu den wichtigsten chemischen Botenstoffen des menschlichen Gehirns gehört.

Hauptsächliche Inhaltsstoffe

- Flavonoide (Apigenin)
- Maltol
- Cyanglykoside (Gynocardin)
- Indolalkaloide (Harman)

Hauptsächliche Wirkung

- Beruhigend
- Krampflösend
- Tranquilizer

Forschungsergebnisse

- **Tranquilizer:** Ihre beruhigenden Eigenschaften sind ziemlich gut erforscht, ohne daß man die genaue Wirkungsweise auf das zentrale Nervensystem jedoch völlig verstanden hätte. Die Sproßteile wirken beruhigend und schlaffördernd, wobei die verantwortlichen Wirkstoffe bisher noch nicht identifiziert werden konnten.
- **Indolalkaloide:** Diese Inhaltsstoffe konnten noch nicht endgültig nachgewiesen werden.

Frühere & heutige Verwendung

- **Schlaflosigkeit:** Die Passionsblume wird bei Schlafstörungen angewendet, auch bei vorübergehender Schlaflosigkeit.
- **Mildes Beruhigungsmittel:** Anerkannt gutes Mittel bei Nervosität, Spannungen, Reizbarkeit und Schlaflosigkeit. Sie wirkt durch ihre beruhigenden Eigenschaften lindernd und entspannend und damit nervöser Überaktivität und Panik entgegen. Diese Qualitäten machen die Pflanze zu einem milden, nicht suchterzeugenden Tranquilizer auf Kräuterbasis, der ähnlich dem Baldrian (*Valeriana officinalis*, S. 146) wirkt. Gelegentlich wird die Pflanze bei Krämpfen verschrieben.
- **Schmerzmittel:** Die Passionsblume hat wertvolle schmerzstillende Eigenschaften und wird bei Zahn-, Menstruations- und Kopfschmerzen angewendet.
- **Tranquilizer:** Die beruhigende Wirkung und die Fähigkeit, Nervosität abzubauen, machen die Passionsblume zu einer wertvollen Arznei, die bei so unterschiedlichen Beschwerden wie Asthma, Herzklopfen, Bluthochdruck und Muskelkrämpfen angewendet werden kann. In jedem dieser Fälle sind die krampflösenden und beruhigenden Eigenschaften der Schlüssel zur jeweiligen Wirkung, da die für die Störung verantwortliche Überaktivität reduziert wird.

Verwendete Teile

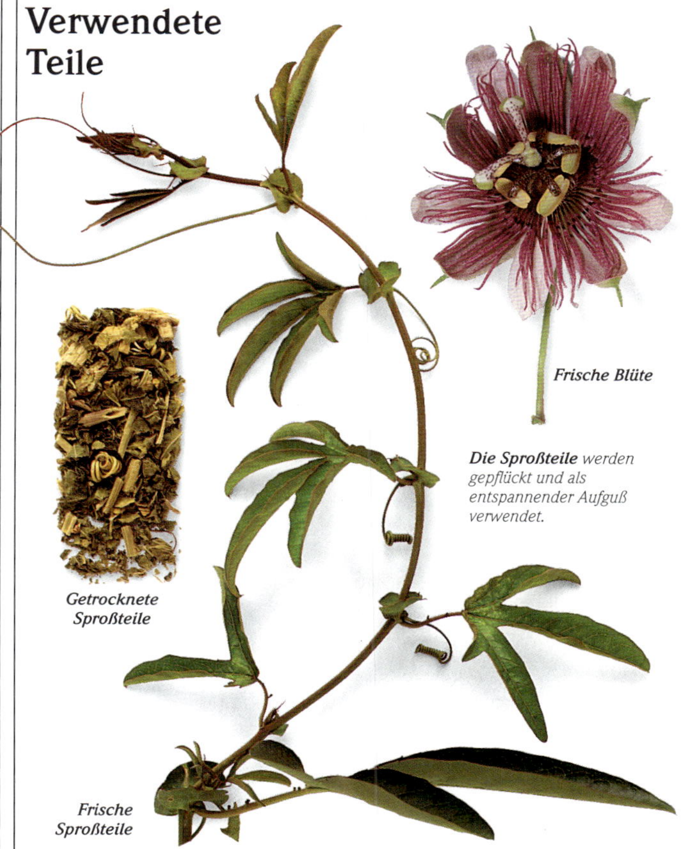

Frische Blüte

Die Sproßteile *werden gepflückt und als entspannender Aufguß verwendet.*

Getrocknete Sproßteile

Frische Sproßteile

Zubereitungen & ihre Anwendung

Warnung: Kann Schläfrigkeit verursachen. Während der Schwangerschaft nicht hoch dosieren.

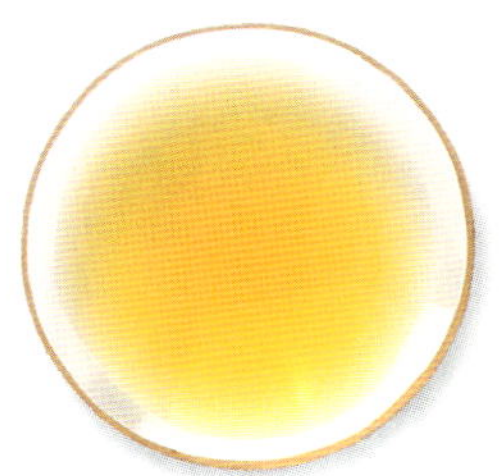

Tinktur *(Herstellung S. 291) ist ein nützliches Sedativum bei überreizten Nerven. Täglich 1 TL mit Wasser.*

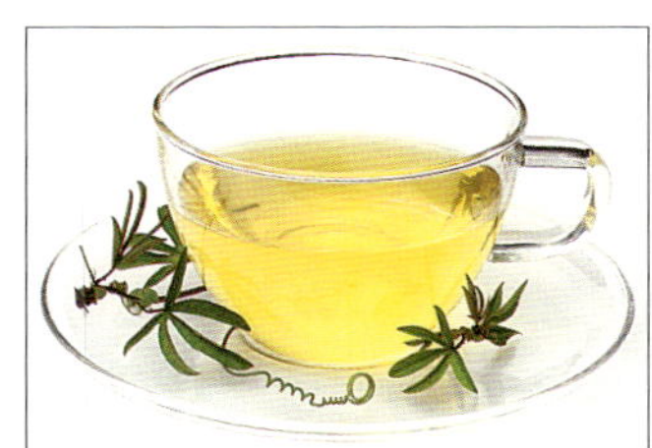

Aufguß *(Herstellung S. 290). Bei gelegentlicher Schlaflosigkeit abends bis zu 2 Tassen trinken.*

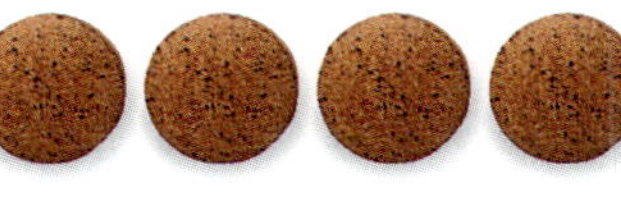

Tabletten *gegen Schlaflosigkeit und Streß sind normalerweise frei verkäuflich.*

Selbstbehandlung

- **Schlaflosigkeit,** S. 309.
- **Schlaflosigkeit als Folge von Rückenschmerzen,** S. 313.

Persea americana (*Lauraceae*)

AVOCADOBAUM

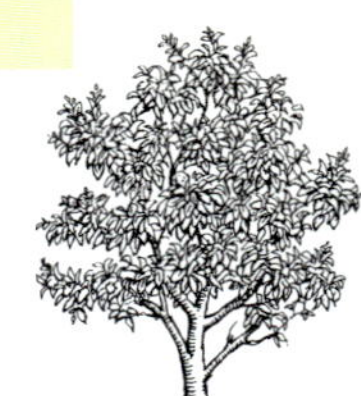

Der Avocadobaum ist ein immergrüner, bis 20 m hoher Baum mit dunkelgrünen, lederartigen Blättern und weißen Blüten.

Vom Avocadobaum haben viele Teile eine Verwendung in der Kräutermedizin gefunden. Blätter und Rinde gelten als wirksame Mittel gegen Verdauungsbeschwerden und Husten, und auch die Früchte sind nicht nur äußerst nahrhaft, sondern besitzen außerdem ein breites Spektrum medizinischer Wirkungen. So nutzen die Indianer Guatemalas Fruchtpulpe als Haarwuchsmittel, die Schale als Wurmmittel und die Samen bei Durchfall. Im westlichen Afrika wird ein Fruchtbrei als Babynahrung verwendet.

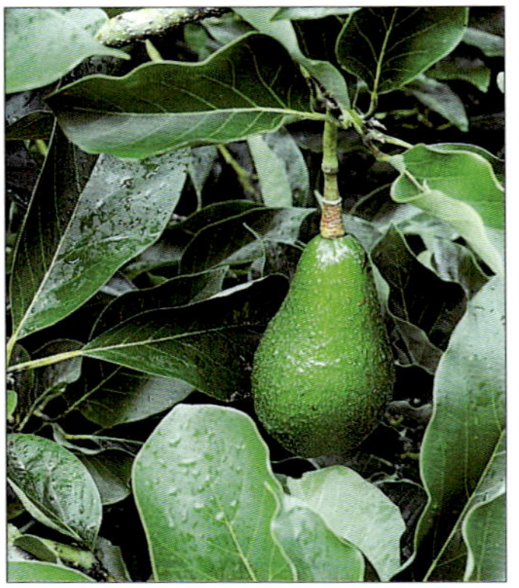

***Avocado** ist sehr nahrhaft und eignet sich ausgezeichnet als Babynahrung.*

Verbreitung & Anbau

Die in Mittelamerika heimische Pflanze wird heute wegen ihrer Früchte in vielen tropischen und subtropischen Regionen angebaut. Die Vermehrung erfolgt durch Aussaat. Die Blätter werden bei Bedarf gesammelt, die Früchte pflückt man, wenn sie schon ausgewachsen, aber noch unreif sind.

Verwandte Arten

Andere *Persea*-Arten haben ähnliche Früchte und werden auch in ähnlicher Weise verwendet.

Hauptsächliche Inhaltsstoffe

Blätter & Rinde:
- Ätherisches Öl (Methylchavicol, Pinen)
- Flavonoide
- Gerbstoffe

Fruchtpulpe:
- Ungesättigte Fettsäuren
- Protein (etwa 25%)
- Sesquiterpene
- Vitamine A, B_1 und B_2

Hauptsächliche Wirkung

Blätter & Rinde:
- Adstringierend
- Blähungstreibend
- Hustenlindernd
- Fördern die Periodenblutung

Fruchtpulpe:
- Lindernd
- Blähungstreibend

Schale:
- Wurmmittel

Forschungsergebnisse

- **Cholesterin:** Wie Untersuchungen gezeigt haben, senkt Avocado den Cholesterinspiegel.
- **Gifte:** Bei Vieh, das Avocadoblätter, -früchte oder -rinde gefressen hat, beobachtete man eine geringere toxische Wirkung nach Schlangenbissen oder Aufnahme anderer Gifte.

Frühere & heutige Verwendung

- **Blätter & Rinde:** Avocadoblätter und die Rinde junger Stämme stimulieren die Menstruation und können sogar einen Schwangerschaftsabbruch herbeiführen. Die adstringierend und blähungstreibend wirkenden Blätter werden nicht nur bei Durchfall, Blähungen und Völlegefühl genommen, sondern wirken auch lindernd bei Husten und Leberstauungen sowie reinigend bei hohem Harnsäuregehalt, der Gicht verursachen kann.
- **Früchte:** Die Schale der Frucht wird als Wurmmittel verwendet. Die Pulpe von zerdrückten Früchten ist nahrhaft, man sagt ihr aphrodisische Eigenschaften nach. Äußerlich angewendet, kühlt sie die Haut und beruhigt sie. Außerdem gebraucht man sie bei eiternden Wunden und – auf die Kopfhaut aufgetragen – als Haarwuchsmittel.
- **Öl:** Das aus Avocadosamen gepreßte Öl nährt und strafft die Haut. Es macht grobe, trockene oder schuppige Haut geschmeidig und verbessert den Haarwuchs, wenn es in die Kopfhaut einmassiert wird.

Verwendete Teile

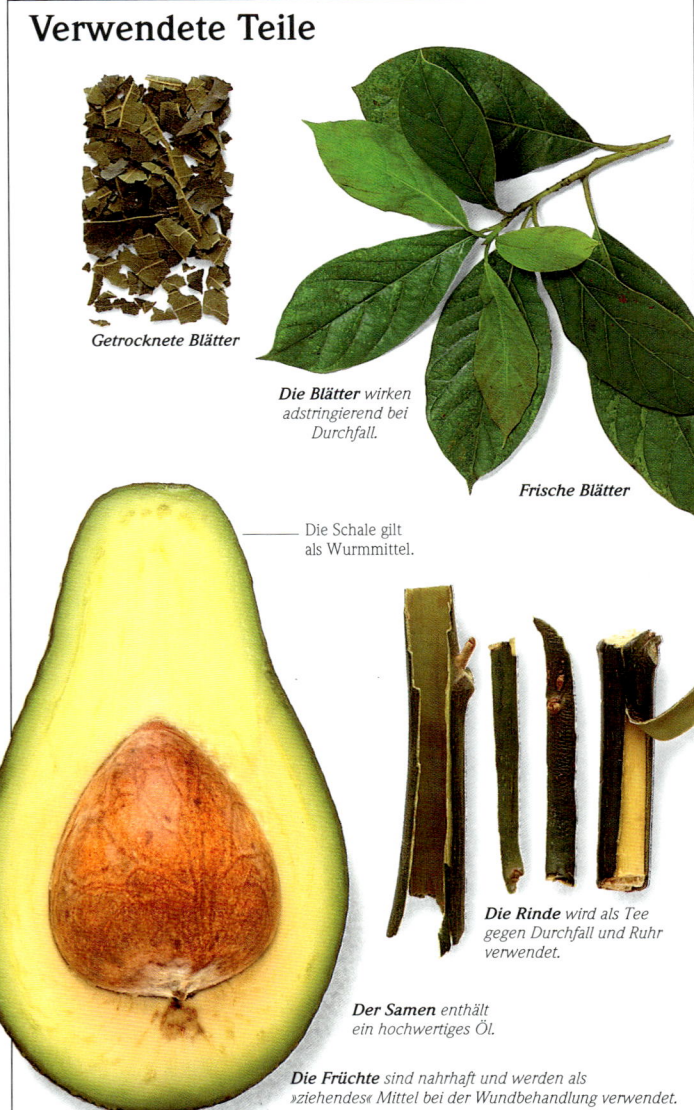

Getrocknete Blätter

***Die Blätter** wirken adstringierend bei Durchfall.*

Frische Blätter

Die Schale gilt als Wurmmittel.

***Die Rinde** wird als Tee gegen Durchfall und Ruhr verwendet.*

***Der Samen** enthält ein hochwertiges Öl.*

***Die Früchte** sind nahrhaft und werden als »ziehendes« Mittel bei der Wundbehandlung verwendet.*

Zubereitungen & ihre Anwendung

Warnung: Blätter und Rinde nicht während der Schwangerschaft anwenden.

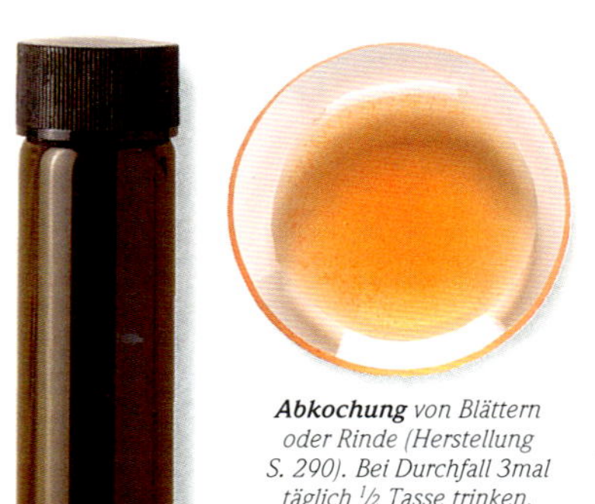

***Abkochung** von Blättern oder Rinde (Herstellung S. 290). Bei Durchfall 3mal täglich ½ Tasse trinken.*

***Fruchtpulpe.** Zur Wundheilung 3mal täglich ein wenig zerdrückte Pulpe auf die betroffene Stelle auftragen.*

***Öl** aus den Samen. Reiben Sie Hautunreinheiten täglich mit ein wenig Öl ein.*

Piper methysticum (*Piperaceae*)

RAUSCHPFEFFER, KAWAPFEFFER

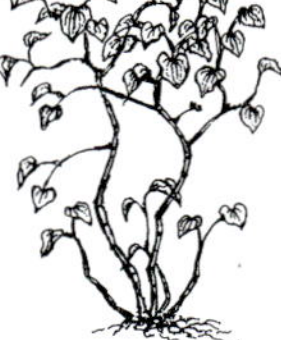

Der Rauschpfeffer ist eine immergrüne, bis 3 m große Kletterpflanze mit fleischigen Stengeln und herzförmigen Blättern.

Auf den Pazifischen Inseln kommt dem Rauschpfeffer eine große rituelle und kulturelle Bedeutung zu. Er wird bei Zeremonien benutzt und dient der Kommunikation mit den Göttern, denn die eigentlich beruhigende und stimulierende Wirkung des Rauschpfeffers führt in Überdosierung zu Rauschzuständen und Euphorie. Außerdem besitzt er eine lange Tradition als Aphrodisiakum. Die Pflanze hat einen scharfen, aromatischen und bitteren Geschmack und verursacht eine leichte Taubheit im Mund.

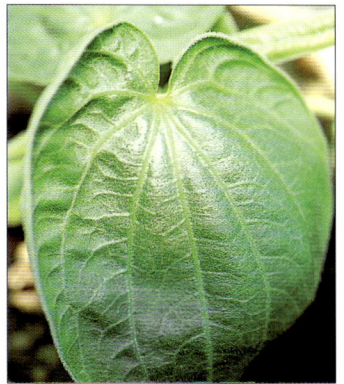

***Rauschpfeffer** hat bis zu 25 cm große, spitz zulaufende Blätter. Die Wurzeln werden als schmerzstillende Arznei verwendet.*

Verbreitung & Anbau

Der aus Polynesien stammende Rauschpfeffer wächst überall auf den Pazifischen Inseln, Hawaii eingeschlossen. Er wird in Teilen der USA und in Australien gewerbsmäßig angebaut und im Spätwinter oder zeitigen Frühjahr durch Ausläufer vermehrt. Normalerweise wird er an Rahmen oder Gestellen gezogen und benötigt gut durchlässigen, steinigen Boden sowie einen schattigen Standort. Die Wurzel kann während des ganzen Jahres geerntet werden.

Verwandte Arten

Die nahe verwandte, in Mexiko vorkommende Art *P. sanctum* ähnelt dem Rauschpfeffer in vielerlei Hinsicht. Sie enthält ebenfalls Kawa-Lactone und wird traditionell als Stimulans genommen. Weitere verwandte Arten sind Matiko, Betel-, Kubeben- und Schwarzer Pfeffer (*P. angustifolium, P. betle, P. cubeba* und *P. nigrum*, S. 247/248).

Hauptsächliche Inhaltsstoffe

- Harz mit Kavalactonen, darunter Kavain
- Piperidinalkaloid (Methysticin)

Hauptsächliche Wirkung

- Stimulierend
- Tonisch
- Mildert Ängste
- Antiseptisch (Harnwege)
- Schmerzlindernd
- Schlaffördernd

Forschungsergebnisse

- **Lactone:** Die Kavalactone, besonders das Kavain, wirken beruhigend auf das Zentralnervensystem und sind krampflösend. Außerdem besitzen sie eine betäubende Wirkung auf die Schleimhäute der Harnwege und der Blase.
- **Angstzustände:** Die Ergebnisse einer 1990 veröffentlichten klinischen Studie in Deutschland zeigen, daß Kavain bei der Bekämpfung von Ängsten ebenso wirksam ist wie Benzodiazepine.

Frühere & heutige Verwendung

- **Traditionelles Aphrodisiakum:** Auf den Südseeinseln wird Rauschpfeffer als beruhigendes und anregendes Rauschmittel geschätzt. In großen Mengen genommen, ruft er euphorische Zustände hervor. Wahrscheinlich gilt er deswegen schon lange als Aphrodisiakum.
- **Narkotikum:** Wie Erfahrungen auf den Pazifischen Inseln und bei den Aborigines Australiens zeigten, hat eine Überdosierung des Rauschpfeffers oft eine narkotische Wirkung, die bis zur völligen Regungslosigkeit führen kann.
- **Antiseptikum:** Rauschpfeffer wirkt antiseptisch und wurde in der Vergangenheit besonders zur Behandlung von Geschlechtskrankheiten, vor allem Gonorrhoe, verwendet. Und obwohl heute zumeist nicht mehr dafür eingesetzt, ist er immer noch ein wertvolles Antiseptikum für die Harnwege, das bei Harnwegsinfektionen und Blasenentzündung verwendet werden kann.
- **Schmerzlinderung:** Durch seine tonische, kräftigende und leicht schmerzstillende Wirkung ist Rauschpfeffer eine wirksame Arznei gegen chronische Schmerzen. Er senkt die Empfindlichkeit und wirkt entspannend auf Muskeln, die sich durch den Schmerz verkrampft haben.
- **Arthritische Beschwerden:** Durch seine schmerzstillenden und harntreibenden Eigenschaften ist Rauschpfeffer für die Behandlung von rheumatischen und arthritischen Beschwerden, etwa Gicht, geeignet. Er lindert die Schmerzen und erleichtert die Beseitigung von Abfallprodukten aus dem betroffenen Gelenk.
- **Entspannendes Mittel:** Rauschpfeffer ist ein sicheres und bewährtes Mittel gegen Ängste, ohne jedoch Schläfrigkeit zu verursachen oder etwa die Fähigkeit zur Bedienung von Maschinen zu beeinträchtigen. Die Pflanze kann über lange Zeiträume gegen chronischen Streß genommen werden, wobei die Kombination aus Angstabbau und Muskelentspannung sie zu einem bevorzugten Mittel bei Muskelverspannungen und emotionalem Streß macht.
- **Äußere Anwendung:** Aus Rauschpfeffer läßt sich ein gutes schmerzstillendes Mundwasser gegen Zahnschmerzen und Mundgeschwüre herstellen.

Verwendete Teile

***Die Wurzel** lindert Schmerzen und wirkt Harnwegsinfektionen entgegen.*

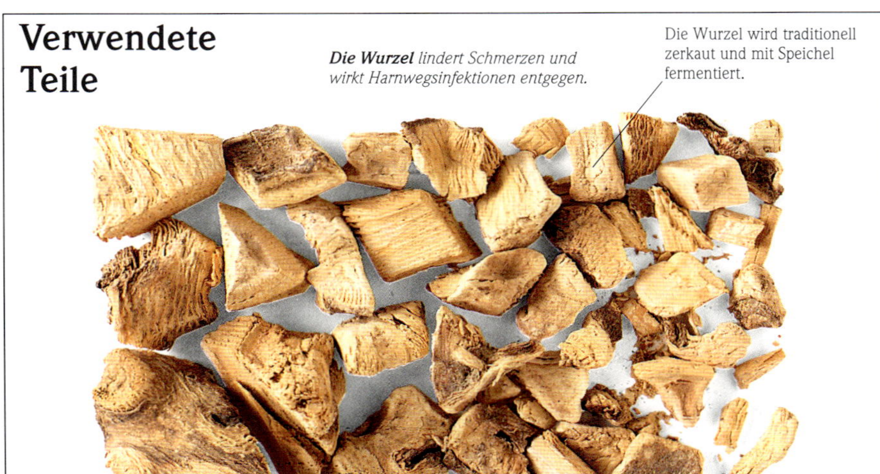

Die Wurzel wird traditionell zerkaut und mit Speichel fermentiert.

Getrocknete Wurzel

Zubereitungen & ihre Anwendung

Warnung: Die empfohlene Dosis nicht überschreiten. Nicht länger als 4 Wochen und nicht während der Schwangerschaft anwenden.

***Aufguß** (Herstellung S. 290) Zur Linderung von Harnwegsinfektionen 2mal täglich ½ Tasse trinken.*

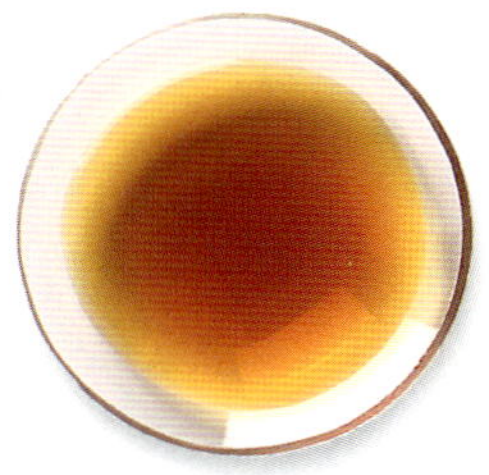

***Tinktur** (Herstellung S. 291) wirkt lindernd und entspannend. Bei Streß 3mal täglich 30 Tropfen mit Wasser.*

Plantago spp. *(Plantaginaceae)*

WEGERICH, ISPAGHULA (HINDI)

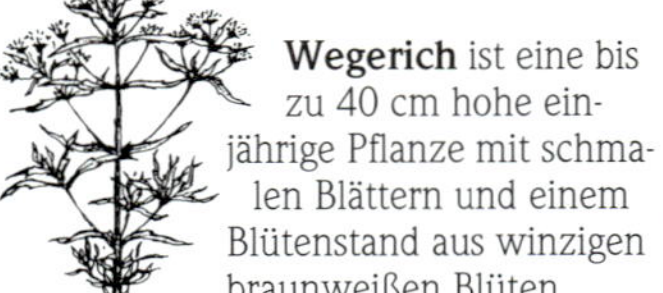

Wegerich ist eine bis zu 40 cm hohe einjährige Pflanze mit schmalen Blättern und einem Blütenstand aus winzigen braunweißen Blüten.

Die von vielen Wegerich-Arten *(P. ovata, P. afra [P. psyllium]* und *P. arenaria [P. indica])* gebildeten »Flohsamen« gelten in Europa, Nordafrika und Asien seit Jahrtausenden als unbedenkliches und wirksames Abführmittel. Der Name »Flohsamen« leitet sich vom Aussehen der kleinen braunen Samen ab, die an Flöhe erinnern. Die mild schmeckenden Samen enthalten bis zu 30 Prozent Schleim, sie quellen in Flüssigkeit auf und haben im Mund eine gelatinöse Konsistenz.

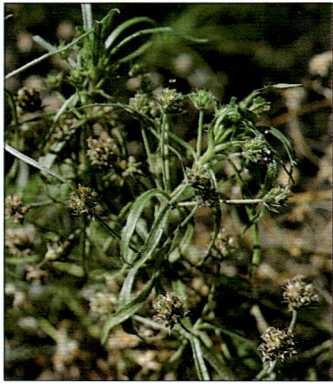

***Wegerich** wird wegen seiner Samen angebaut, die als Arznei gegen Verdauungsbeschwerden Verwendung finden.*

Verbreitung & Anbau

Die drei Flohsamen produzierenden Arten wachsen in unterschiedlichen Regionen überall in Südeuropa, Nordafrika und Asien, dort besonders in Indien. Sie werden häufig angebaut und benötigen nach ihrer Aussaat im Frühjahr viel Sonne. Die reifen Samen werden im Spätsommer und Frühherbst geerntet. Ihre Vermehrung erfolgt durch Aussaat oder Teilung.

Verwandte Arten

Der Breitwegerich (*P. major*, S. 249) – ein adstringierendes, harntreibendes und schleimlösendes Kraut – wird gegen Durchfall und Reizdarm verschrieben. Darüber hinaus wird er zur Behandlung von Hämorrhoiden (innerlich und äußerlich) eingesetzt. *Che qian zi (P. asiatica)* wird in China als harntreibendes Mittel, gegen Durchfall und zur Behandlung von Bronchialkatarrh verwendet. Die pulverisierte Schale wird hochschwangeren Frauen verabreicht, deren Kind in die normale Geburtslage gebracht werden muß (z. B. bei einer Beckenendlage).

Hauptsächliche Inhaltsstoffe

- Schleim
- Fette Öle (2,5%), hauptsächlich Linol-, Öl- und Palmitinsäure
- Stärke

Hauptsächliche Wirkung

- Einhüllend
- Stark abführend
- Lindert Durchfall

Forschungsergebnisse

- **Darmregulation:** Klinische Studien, die in den 80er Jahren in den USA, Deutschland und Skandinavien durchgeführt wurden, haben gezeigt, daß Flohsamen nicht nur als Abführmittel, sondern auch bei Durchfall wirken. Außerdem helfen sie, wie viele andere Pflanzen auch, die normalen Körperfunktionen wiederherzustellen.

Frühere & heutige Verwendung

- **Abführmittel:** Flohsamen werden wegen ihrer abführenden Wirkung sowohl in der konventionellen Medizin als auch in der Pflanzenheilkunde bei Verstopfung angewendet, besonders wenn diese durch zu hohe oder zu geringe Darmspannung hervorgerufen wird. Sowohl die Schalen als auch die Samen selbst enthalten viel Schleim und quellen in Wasser auf. Ihre Wirkung beruht darauf, daß sie den Stuhl im Dickdarm wäßrig halten und so dessen Passage erleichtern.
- **Weitere Verdauungsbeschwerden:** Unerwarteterweise ist der Flohsamen auch ein nützliches Mittel gegen Durchfall. Er hilft aber auch bei Verdauungsbeschwerden wie Reizdarm, schwerwiegender Dickdarmentzündung und Crohn-Krankheit. In Indien wird Flohsamen häufig gegen Ruhr verwendet.
- **Hämorrhoiden:** Da Flohsamen den Stuhl weich halten, helfen sie auch bei Hämorrhoiden, da die Reizung der vergrößerten Vene verringert wird.
- **Entgiftung:** Der beim Einweichen der Flohsamen entstehende gelatinöse Schleim hat die Fähigkeit, im Dickdarm Toxine zu absorbieren. Daher nutzt man die Samen zur Entgiftung des Körpers (die Toxine werden mit den Schalen und Samen im Kot ausgeschieden).
- **Verdauungsbeschwerden:** Die dank der schleimreichen Schalen und Samen lindernde und scützende Wirkung hat einen positiven Effekt auf den gesamten Magen-Darm-Trakt. Daher wird Flohsamen auch zur Behandlung von Magen- und Zwölffingerdarmgeschwüren oder bei Übersäuerung genommen.
- **Harnwegsinfektionen:** Die Wirkung der Schleimstoffe erstreckt sich auch auf den Harntrakt. In Indien wird ein Aufguß der Samen gegen Harnleiterentzündungen verwendet – übrigens die einzige Nutzung der Pflanze als Aufguß.
- **Äußere Anwendung:** Werden pulverisierte Flohsamen in einem Ringelblumen-Aufguß (*Calendula officinalis*, S. 69) eingeweicht, können sie als Umschlag auf infizierte Furunkel, Abszesse und Nagelgeschwüre (mit Eiter gefüllte Verdickungen an den Fingernägeln) gelegt werden.

Selbstbehandlung

- **Chronischer Durchfall & Reizdarmsyndrom,** S. 307.
- **Schlecht gängiger Stuhl & schmerzhafte Hämorrhoiden,** S. 302.
- **Verstopfung,** S. 317.

Verwendete Teile

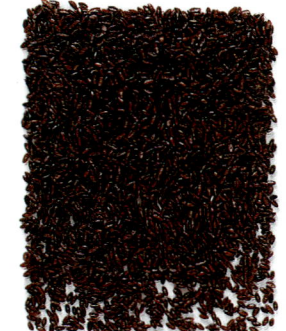

***Die Samen** sollten vor Gebrauch in Wasser eingeweicht werden.*

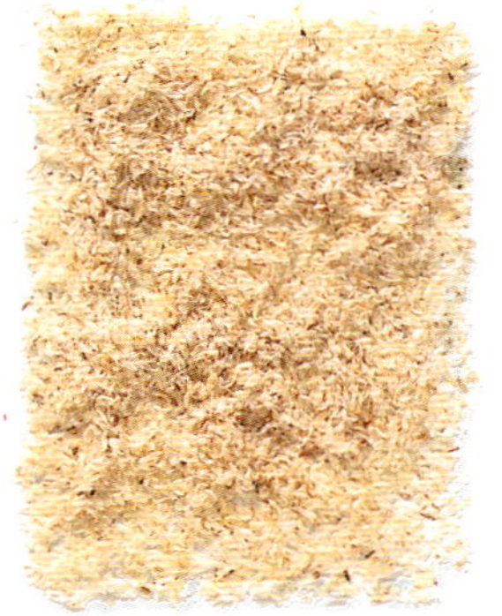

***Die Schalen,** gewöhnlich pulverisiert, dienen für verschiedene Arzneien.*

Zubereitungen & ihre Anwendung

Warnung: Überschreiten Sie nicht die angegebene Dosierung. Immer mit viel Wasser einnehmen.

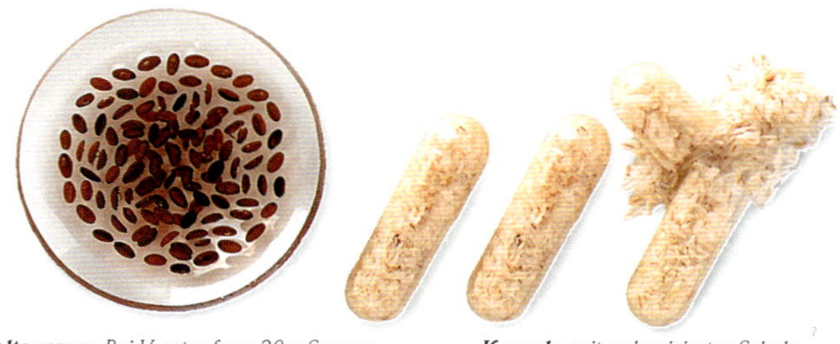

***Kaltauszug.** Bei Verstopfung 20 g Samen 10 Stunden in 200 ml Wasser einweichen und die ganze Dosis spätabends essen.*

***Kapseln** mit pulverisierter Schale (S. 291). Bei Hämorrhoiden 3mal täglich eine 200-mg-Kapsel.*

Umschlag. Aus 5 g der pulverisierten Schalen und einer ausreichenden Menge Ringelblumen-Aufguß eine dicke Paste herstellen (siehe S. 294). 3mal täglich auf Furunkel auftragen.

Polygonum multiflorum (Polygonaceae)

HE SHOU WU (CHINESISCH), VIELBLÜTIGER KNÖTERICH

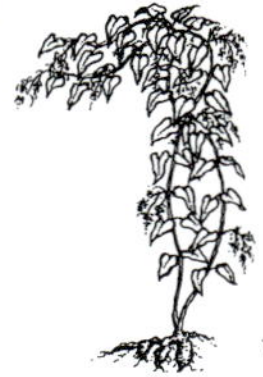

He shou wu ist eine ausdauernde, bis 10 m hohe Kletterpflanze mit roten Stämmen, hellgrünen Blättern und weißen oder rosa Blüten.

He shou wu, ein tonisches Kraut mit einem bittersüßen Geschmack, soll besonders viel *Qi* in seiner Wurzel enthalten, so daß es dem Körper Vitalität verleiht. Außerdem gilt es als Verjüngungsmittel, das Altern verhindern und Langlebigkeit fördern soll. *He shou wu* taucht in vielen volksheilkundlichen Überlieferungen auf, nach denen großen, alten Wurzeln besonders starke Kräfte zugeschrieben werden. Die Stengel dieser Pflanze heißen in der chinesischen Heilkunde *Shou wou teng.*

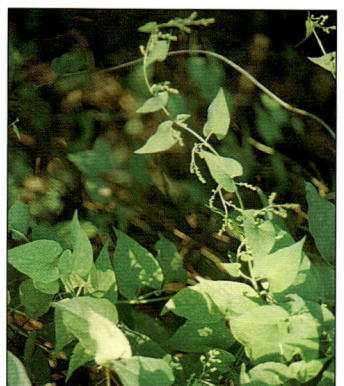

He shou wu *ist ein sehr altes tonisches Heilkraut aus China, mit dem der Cholesterinspiegel gesenkt werden kann.*

Verbreitung & Anbau

He shou wu ist in Zentral- und Südchina heimisch und wird überall in dieser Region kultiviert. Die Vermehrung erfolgt durch Aussaat oder Wurzelteilung im Frühjahr bzw. durch Stecklinge im Sommer. Die Pflanze benötigt gut gedüngten Boden (Torf, Sand und Komposterde) und einen Winter- und Unwetterschutz. Jungpflanzen können von Blattläusen befallen werden. Die Wurzeln von 3–4jährigen Pflanzen werden im Herbst ausgegraben und getrocknet. Ältere, größere Wurzeln werden wegen ihres therapeutischen Wertes höher gehandelt, sind aber nur selten erhältlich.

Verwandte Arten

In der europäischen Kräuterheilkunde werden Wiesenknöterich (*P. bistorta*, S. 251), eines der stärksten adstringierenden Kräuter, und Vogelknöterich (*P. aviculare*, S. 251) verwendet, die aber nicht dieselben tonischen Eigenschaften besitzen wie *P. multiflorum.* In der chinesischen Kräuterheilkunde verwendet man *P. cuspidatum (Reynoutria japonica)* bei Amenorrhoe (Aussetzen der Menstruation).

Hauptsächliche Inhaltsstoffe

- Chrysophansäure
- Anthrachinone (Emodin, Rhein)
- Lecithin

Hauptsächliche Wirkung

- Leicht beruhigend
- Nährt das Blut
- Tonisch

Forschungsergebnisse

- **Cholesterin:** In chinesischen Tierversuchen konnte nachgewiesen werden, daß *He shou wu* den Cholesterinspiegel senkt. In einer anderen klinischen Studie zeigten über 80 Prozent der Patienten mit einem überhöhten Cholesterinspiegel eine Besserung, nachdem sie mit Wurzelabkochungen behandelt worden waren.
- **Blutzucker:** Chinesischen Untersuchungen zufolge erhöht *He shou wu* den Blutzuckerspiegel.
- **Infektionen:** In China hat man herausgefunden, daß *He shou wu* gegen Tuberkulosebakterien wirksam ist und daß die Pflanze möglicherweise bei der Behandlung von Malaria eingesetzt werden kann.

Frühere & heutige Verwendung

- **Chinesisches Tonikum:** Obwohl *He shou wu* nicht zu den ganz alten tonischen Heilpflanzen Chinas gehört (sie wird erstmals 713 erwähnt), ist sie dennoch ein sehr wichtigstes und häufig verwendetes Kraut. Im Osten wird sie wegen ihrer verjüngenden und tonischen Eigenschaften regelmäßig von Millionen Menschen genommen. Außerdem soll sie sowohl die männliche als auch weibliche Fruchtbarkeit erhöhen. *He shou wu* als Tonikum wird auch in einer Mischung mit Ginseng (*Panax ginseng*, S. 116) und Chinesischer Angelika (*Angelica sinensis*, S. 60) angewendet.
- **Leber & Niere:** Die wichtigste Anwendung von *He shou wu* ist die als Leber- und Nierentonikum. Durch die Stärkung dieser beiden Organe wird das Blut besser gereinigt, und dadurch kann *Qi* besser durch den ganzen Körper zirkulieren.
- **Nerven- & Bluttonikum:** Zur Behandlung von Symptomen wie Schwindel, Schwäche, Taubheit und verschwommener Sicht, die auf eine Nervenschwäche und »Blutmangel« hindeuten, wird in der chinesischen Kräutermedizin ebenfalls *He shou wu* verwendet.
- **Vorzeitiges Altern:** *He shou wu* verschreibt man in China bei Anzeichen vorzeitigen Alterns, z. B. früh ergrautem Haar. Diese Verwendung beruht darauf, daß das Kraut die Ausgeglichenheit der Körperfunktionen unterstützt.
- **Malaria:** *He shou wu* wird auch bei chronischer Malaria verschrieben, wobei die Arznei oft mit Ginseng (*Panax ginseng*, S. 116), Chinesischer Angelika (*Angelica sinensis*, S. 60) und grüner Mandarinenschale *(Citrus reticulata)* gemischt wird.

Verwendete Teile

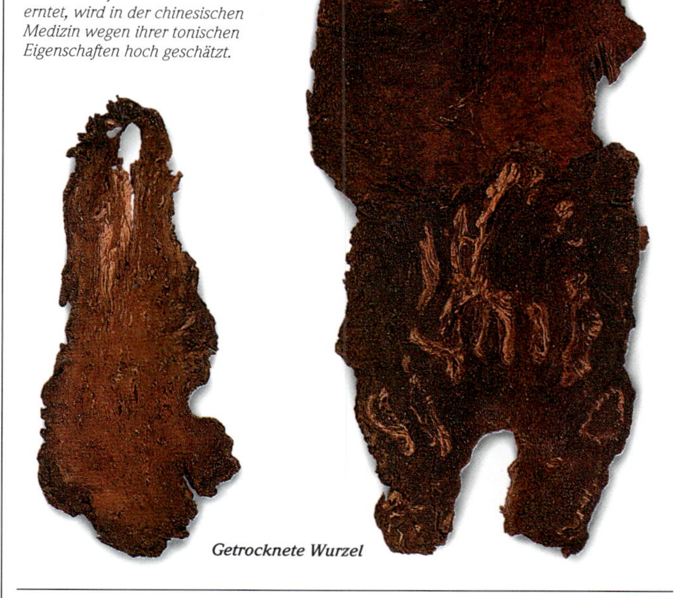

Die Wurzel, *die man im Herbst erntet, wird in der chinesischen Medizin wegen ihrer tonischen Eigenschaften hoch geschätzt.*

Getrocknete Wurzel

Zubereitungen & ihre Anwendung

Warnung: Verwenden Sie nur vorbehandelte Wurzeln aus chinesischen Kräuterläden.

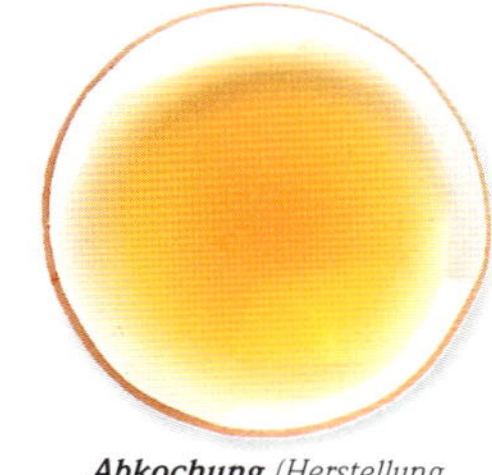

Abkochung *(Herstellung S. 290). Als generelles Tonikum über 2 Tage verteilt trinken.*

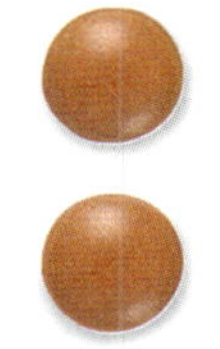

Tabletten, *die in China als* Shou wu pian *bekannt sind, werden wegen ihrer angeblich verjüngenden Eigenschaften genommen.*

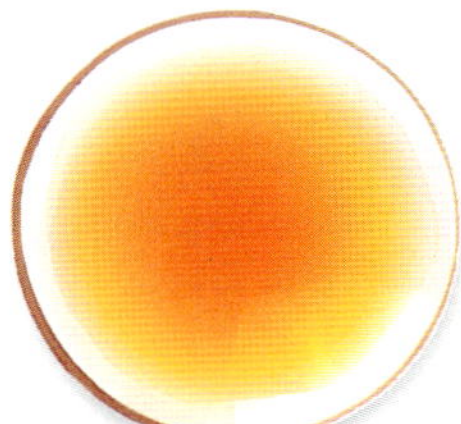

Tinktur *(Herstellung S. 291). 2mal täglich 1 TL mit Wasser, um den Cholesterinspiegel zu senken.*

Pulver kann wegen der tonischen Wirkung dem Essen hinzugefügt werden (täglich 5 g).

Prunella vulgaris *(Labiatae/Lamiaceae)*

GEMEINE BRAUNELLE, XIA KU CAO (CHINESISCH)

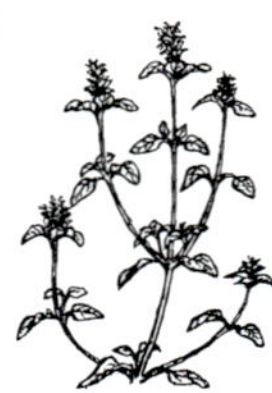

Die Gemeine Braunelle ist ein bis 50 cm hoher Bodendecker mit spitzen, ovalen Blättern und veilchenblauen oder rosa Blüten.

Die Gemeine Braunelle ist eine europäische Pflanze mit einer langen Geschichte als Wundheilkraut und allgemeinem Tonikum. Ihre Blüten, *Xia ku cao,* werden auch in der chinesischen Kräutermedizin – bei Fieber und »Leberschwäche« – genutzt, wobei die Anwendung in China aber seltsamerweise überhaupt nichts mit der in Europa gemein hat. In der heutigen europäischen Pflanzenheilkunde findet die schlecht untersuchte Braunelle heute kaum noch Verwendung.

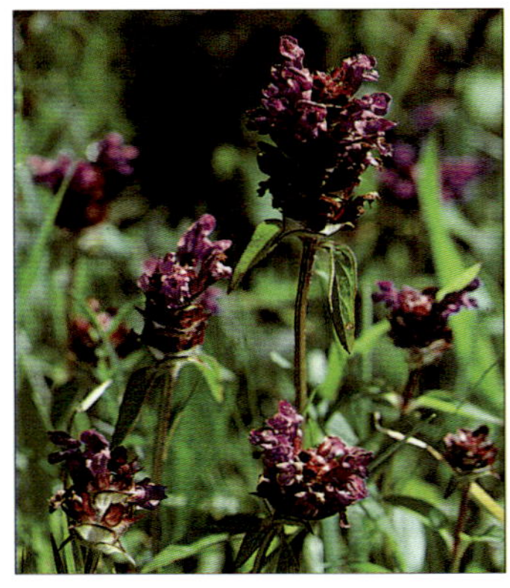

***Die Gemeine Braunelle** hat schlundförmige Blüten, so daß man sie, der Signaturenlehre folgend (siehe S. 16), zur Behandlung von Rachenbeschwerden verwendete.*

Verbreitung & Anbau

Die Gemeine Braunelle stammt ursprünglich aus Europa und Asien, ist heute aber weltweit in den gemäßigten Breiten zu finden. Sie kommt zumeist an sonnigen Standorten vor, z. B. auf Wiesen und an Straßenrändern, wo sie sich normalerweise selbst aussät oder durch Wurzelausläufer verbreitet. Da sie leicht keimt, kann sie im Frühjahr aber auch durch Aussaat oder Wurzelteilung vermehrt werden. Die Sproßteile werden während der Blüte im Hochsommer gepflückt.

Verwandte Arten

Die nahe verwandte Art *P. grandiflora* soll ähnliche Eigenschaften haben.

Hauptsächliche Inhaltsstoffe

- Pentacyclische Triterpene (auf Ursol-, Betulin- und Oleanolsäuren basierend)
- Gerbstoffe
- Kaffeesäure
- Vitamine B_1, C, K

Hauptsächliche Wirkung

- Wundheilend
- Adstringierend
- Stillt innere Blutungen
- Leicht blutdrucksenkend

Forschungsergebnisse

- **Blutdruck:** Studien in China haben gezeigt, daß die Gemeine Braunelle die Blutgefäße leicht erweitert, so daß der Blutdruck gesenkt wird.
- **Infektionen:** Chinesische Untersuchungen konnten eine antibiotische Wirkung der Gemeinen Braunelle gegen eine Vielzahl pathogener Erreger wie *Shigella*-Arten und *Escherichia coli*, die Darmentzündungen und Harnwegsinfektionen hervorrufen können, nachweisen.

Frühere & heutige Verwendung

- **Traditionelle Verwendung:** Die Gemeine Braunelle wurde jahrhundertelang als Wundkraut verwendet, da sie Blutungen stillt und die Heilung beschleunigt. John Gerard schreibt: »Es gibt auf der Erde kein besseres Wundkraut als die Gemeine Braunelle« (1597). Und auch der irische Pflanzenheilkundler K'Eogh versichert seinen Lesern, die Pflanze »heilt alle inneren und äußeren Wunden, entfernt Stauungen in Leber und Galle und ist daher gut gegen Gelbsucht« (1735).
- **Moderne europäische Arznei:** Obwohl sie heute bei weitem nicht mehr so häufig genutzt wird wie früher, dient die Gemeine Braunelle noch immer als Wundkraut. Seltener verwendet man sie, um innere Blutungen zu stillen oder zum Gurgeln bei Halsschmerzen. Äußerlich wird die Pflanze bei Weißfluß (vaginaler Ausfluß) und Hämorrhoiden genutzt. Einige Pflanzenheilkundler schreiben ihr auch tonische Eigenschaften zu.
- **Chinesische Anwendungen:** In China wird die Gemeine Braunelle allein oder zusammen mit *Ju hua* (*Chrysanthemum* x *morifolium*, S. 77) bei Fieber, Kopfschmerzen, Schwindel und Zittern, aber auch zur Linderung und Beruhigung entzündeter und wunder Augen gebraucht. Außerdem wirkt sie kühlend bei »Leberfeuer«, das auf eine Leberschwäche zurückzuführen ist, und bei infizierten und vergrößerten Drüsen, besonders den Lymphknoten des Halses. Aufgrund neuer Forschungen verwendet man sie jetzt auch manchmal gegen Bluthochdruck.

Verwendete Teile

*Die **Sproßteile** haben adstringierende Eigenschaften, die der Wundheilung dienen.*

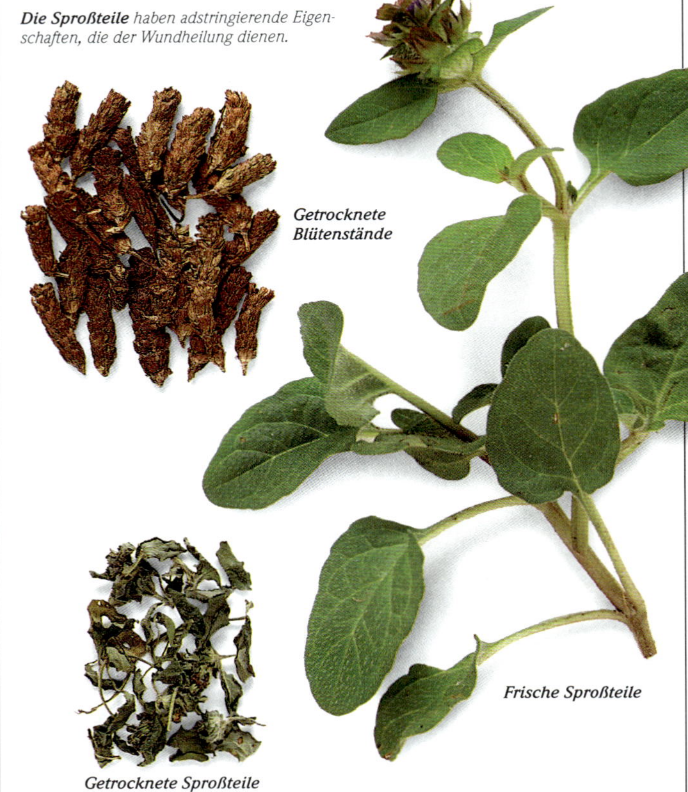

Zubereitungen & ihre Anwendung

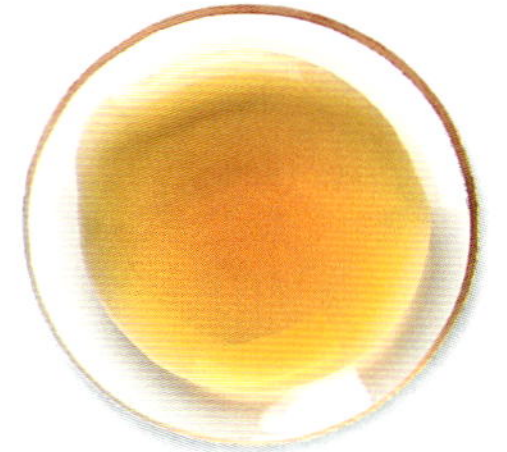

***Aufguß** (Herstellung S. 290). Bei Halsschmerzen 3mal täglich gurgeln.*

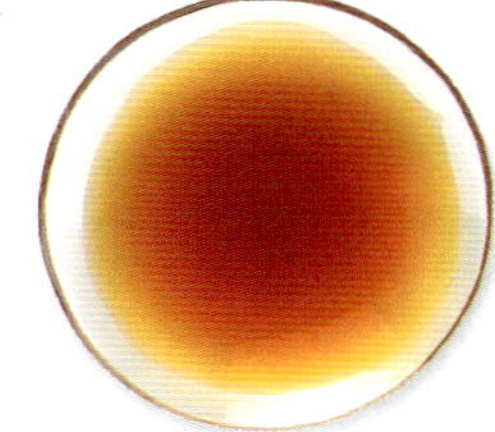

***Tinktur** (Herstellung S. 291). Bei Zahnfleischbluten eine Mundspülung aus 1 TL Tinktur und 20 ml Wasser herstellen.*

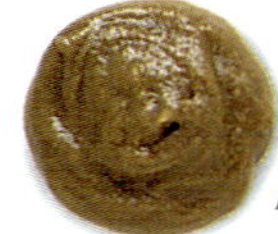

***Salbe** (Herstellung S. 294). Auf Schnitte, Abschürfungen, Hämorrhoiden und Krampfadern auftragen.*

Umschlag (Herstellung S. 294). Bei Verstauchungen und kleinen Wunden.

Rehmannia glutinosa (Gesneriaceae)

LIBOSCH, DI HUANG (CHINESISCH)

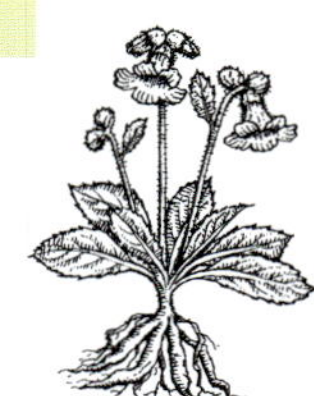

Libosch ist eine 30–60 cm hohe, ausdauernde Pflanze mit großen, klebrigen Blättern und purpurroten Blüten.

Der Libosch, der in China als wichtiges Tonikum gilt und bei vielen traditionellen Kräuterrezepturen eine große Rolle spielt, hat eine lange Geschichte; er wird bereits bei Ge Hong, einem chinesischen Arzt und Alchemisten aus dem 4. Jahrhundert, erwähnt. Die Pflanze soll für ein langes Leben sorgen, hat aber auch eine deutlich tonische Wirkung auf Leber und Nieren. Dies wurde durch Untersuchungen bestätigt, in denen sich zeigte, daß der Libosch die Leber schützt und gegen Hepatitis hilft.

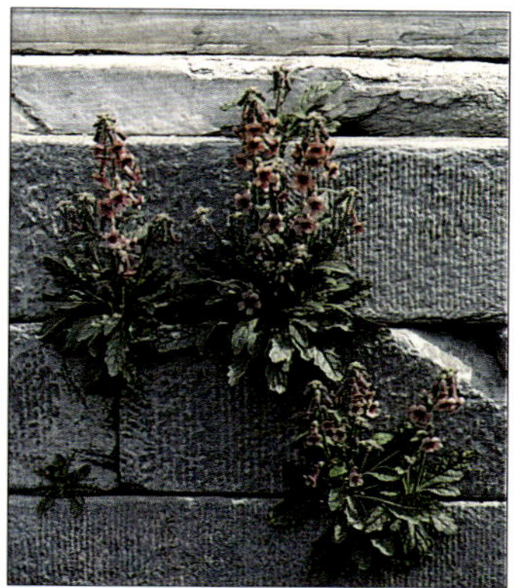

Libosch *wird wegen seines Erscheinungsbildes auch »Chinesischer Fingerhut« genannt. Er wurde nach dem deutschen Arzt Joseph Rehmann benannt.*

Verbreitung & Anbau

Libosch findet man an sonnigen Berghängen in Nord- und Nordostchina, besonders in der Provinz Henan. Er kann auch kultiviert werden, wozu man ihn im Herbst oder Frühjahr durch Aussaat vermehrt. Die Wurzel wird nach der Blüte im Herbst geerntet.

Verwandte Arten

R. lutea wird in der chinesischen Pflanzenheilkunde als ein harntreibendes Mittel verwendet.

Hauptsächliche Inhaltsstoffe

- Phytosterine (β-Sitosterol, Stigmasterin)
- Zucker (Mannitol)
- Rehmannin

Hauptsächliche Wirkung

- Tonisch
- Nierentonikum
- Blutdrucksenkend
- Schützt die Leber

Forschungsergebnisse

- **Lebermittel:** Chinesischen Forschungen zufolge besitzt Libosch eine wichtige Schutzfunktion für die Leber, so daß er Vergiftungen und Leberschädigungen entgegenwirkt. Außerdem konnte man in klinischen Studien seine Wirksamkeit bei Hepatitis nachweisen.
- **Weitere Forschung:** Wie man zeigen konnte, senkt der Libosch den Blutdruck und den Cholesterinspiegel. Außerdem kann seine fiebersenkende Wirkung sich positiv bei Polyarthritis auswirken.

Frühere & heutige Verwendung

- **Rohe & zubereitete Wurzel:** In der chinesischen Kräutermedizin nennt man die Wurzel *(Di huang) Sheng di huang*, wenn sie roh gegessen wird, und *Shu di huang*, wenn sie in Wein gekocht wurde. Die rohe Wurzel ist das häufiger verwendete Mittel. Beide stärken das *Yin* (*siehe* S. 38), haben aber verschiedene therapeutische Indikationen.
- ***Sheng di huang:*** Die rohe Wurzel »kühlt das Blut ab« und wird als fiebersenkendes Mittel bei akuten und chronischen Krankheiten verwendet. Die kühlenden Eigenschaften spiegeln sich auch in seiner Nutzung als Mittel gegen Durst und Zungenröte wider. *Sheng di huang* dient außerdem der Behandlung von Patienten mit beeinträchtigter Leberfunktion, Hepatitis und anderen Leberbeschwerden.
- ***Shu di huang:*** Diese Form der Zubereitung wird besonders bei Blutverlust und »Blutmangel« gewählt, z. B. bei unregelmäßigen und sehr starken Menstruationsblutungen. *Shu di huang* ist wärmend und soll auch ein wichtiges Nierentonikum sein.
- **Blutdruck:** Der Libosch wird bei Bluthochdruck verwendet. Interessanterweise scheint *Sheng di huang* den Blutdruck zu erhöhen, während *Shu di huang* eine entgegengesetzte Wirkung hat.
- **Langlebigkeit:** Libosch ist ein traditionelles und wertvolles Tonikum für das Alter. Angeblich kann er Senilität verhindern.
- **Chinesische Rezepturen:** Die Pflanze wird in vielen berühmten Kräuterrezepturen verwendet, vor allem »Die Tablette der acht Zutaten«, die nach Aussage zeitgenössischer chinesischer Pflanzenheilkundler »wärmt und das *Yang* der Lenden stärkt«.

Verwendete Teile

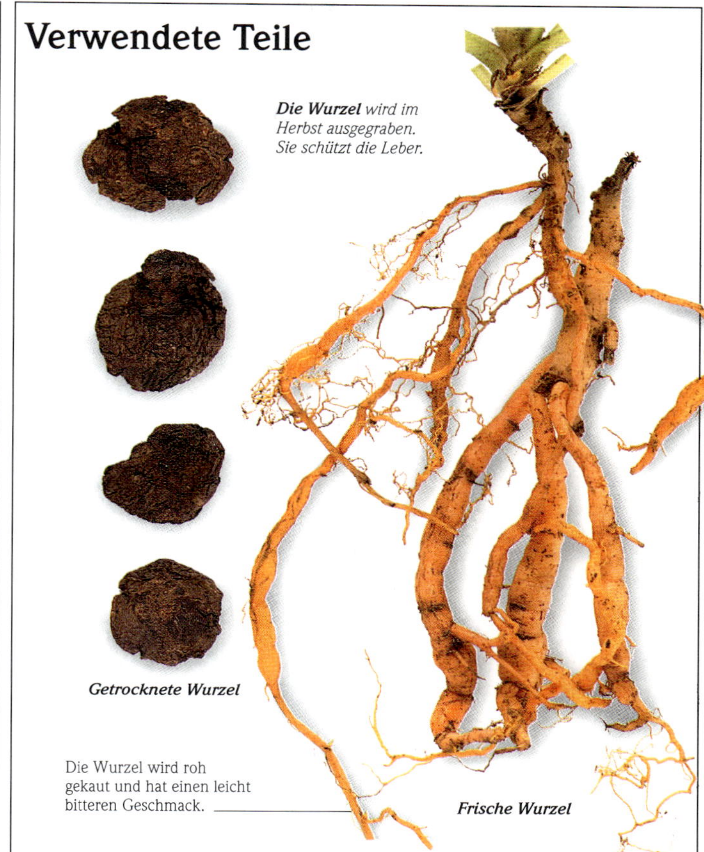

Die Wurzel *wird im Herbst ausgegraben. Sie schützt die Leber.*

Getrocknete Wurzel

Die Wurzel wird roh gekaut und hat einen leicht bitteren Geschmack.

Frische Wurzel

Zubereitungen & ihre Anwendung

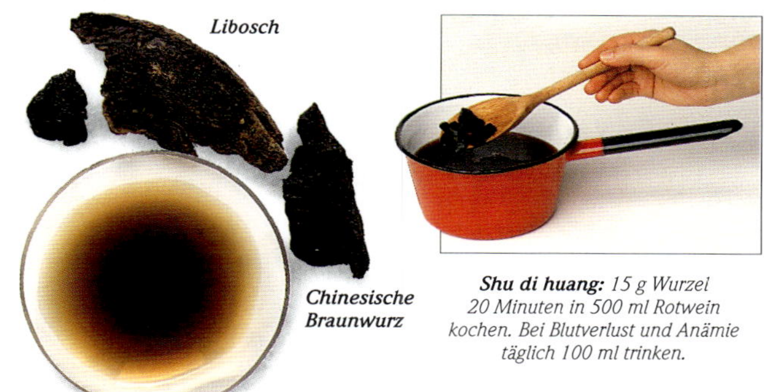

Libosch

Chinesische Braunwurz

Shu di huang: *15 g Wurzel 20 Minuten in 500 ml Rotwein kochen. Bei Blutverlust und Anämie täglich 100 ml trinken.*

Rezeptur: *Stellen Sie eine Abkochung aus 15 g Libosch und 10 g Chinesischer Braunwurz her (siehe S. 290). Trinken Sie bei Fieber 2–3mal täglich 1 Tasse.*

Selbstbehandlung

- **Schwache Leber- & Stoffwechselfunktion,** S. 319.
- **Starke Periodenblutungen,** S. 315.

Rheum palmatum *(Polygonaceae)*

MEDIZINALRHABARBER, DA HUANG (CHINESISCH)

Medizinalrhabarber ist eine ausdauernde, bis 3 m hohe Pflanze mit fleischigem Rhizom, palmenartigen Blättern und kleinen Blüten.

Die reinigende Wirkung des Medizinalrhabarbers weiß man in der Kräuterheilkunde schon sehr lange zu schätzen. Er wirkt so sanft, daß er sogar bei Kindern gefahrlos angewendet werden kann. In China wird er seit über 2000 Jahren als äußerst wirksame Arznei bei vielerlei Verdauungsbeschwerden genutzt. Paradoxerweise ist er in hoher Dosierung abführend, in geringen Mengen dagegen stopfend. Das Rhizom hat einen unangenehm beißenden Geschmack.

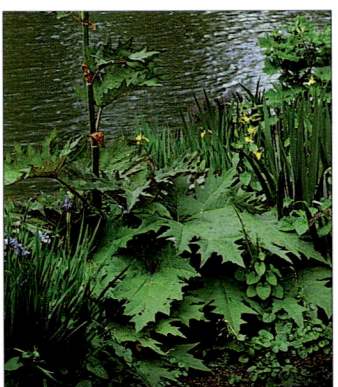

***Medizinalrhabarber** wächst vorzugsweise nahe am Wasser. Im Sommer bringt er eine Fülle roter Blüten hervor.*

Verbreitung & Anbau

Der Medizinalrhabarber, heute auch im Westen angebaut, stammt aus China und Tibet, von dort kommt die beste Qualität. Er wird gesammelt oder kultiviert, die Vermehrung erfolgt im Frühjahr oder Herbst durch Aussaat, im Frühjahr auch durch Wurzelteilung. Die Pflanze benötigt einen sonnigen Standort und gut durchlässigen Boden. Die Rhizome von 6–10jährigen Pflanzen werden im Herbst geerntet, nachdem Stengel und Blätter gelb geworden sind.

Verwandte Arten

R. p. var. *tanguticum* und *R. officinale* werden in ähnlicher Weise verwendet wie *R. palmatum.* Diese drei Arten sollen allen anderen Rhabarberarten überlegen sein, auch dem bekannten Garten-Rhabarber *R. rhaponticum.*

Hauptsächliche Inhaltsstoffe

- Anthrachinone (etwa 3–5%), Rhein, Aloe-Emodin, Emodin
- Flavonoide (Catechin)
- Phenolcarbonsäuren
- Gerbstoffe (5–10%)
- Calciumoxalat

Hauptsächliche Wirkung

- Abführend
- Stopfend
- Adstringierend
- Lindert Magenschmerzen
- Antibakteriell

Forschungsergebnisse

■ **Anthrachinone & Gerbstoffe:** Der medizinische Wert des Medizinalrhabarbers ist zum großen Teil auf die reizenden und abführenden Eigenschaften der Anthrachinone zurückzuführen. In hoher Dosierung ist das Rhizom stark abführend, wobei der hohe Gerbstoffgehalt den abführenden Effekt allerdings ausbalanciert. In kleinen Mengen eingenommen, herrscht die stopfende Wirkung der Gerbstoffe vor.

■ **Antibakterielle Eigenschaften:** Abkochungen der Wurzel sind gegen *Staphylococcus aureus* aktiv, einen Krankheitserreger, der Mundgeschwüre und akneähnliche Entzündungen des Haarfollikels im Bartbereich verursacht.

Frühere & heutige Verwendung

■ **Geschichte:** Medizinalrhabarber wurde bereits im 1. Jahrhundert in den chinesischen *Materia Medica* erwähnt und wird seit 1732 auch im Westen kultiviert. Heute gehört er immer noch zu den wenigen Pflanzen, die in der konventionellen Medizin *und* in der Pflanzenheilkunde verwendet werden.

■ **Verstopfung:** Gemeinsam mit blähungstreibenden Kräutern wird Medizinalrhabarber in hoher Dosierung als Abführmittel genommen, um den Dickdarm zu reinigen, ohne übermäßige Bauchschmerzen zu verursachen. Besonders bei Muskelschwäche des Dickdarms ist eine solche Behandlung sehr hilfreich.

■ **Durchfall:** In geringer Dosierung kann die Wurzel durch ihre adstringierenden Eigenschaften bei Reizungen der Darmschleimhaut helfen und so Durchfall lindern.

■ **Weitere Anwendungen:** Die Pflanze kann auf Verbrennungen, Furunkel und Karfunkel aufgetragen werden. Sie ist aber auch ein leicht tonisches Mittel zur Anregung des Appetits und wird als Mundspülung bei Mundgeschwüren verwendet.

Verwendete Teile

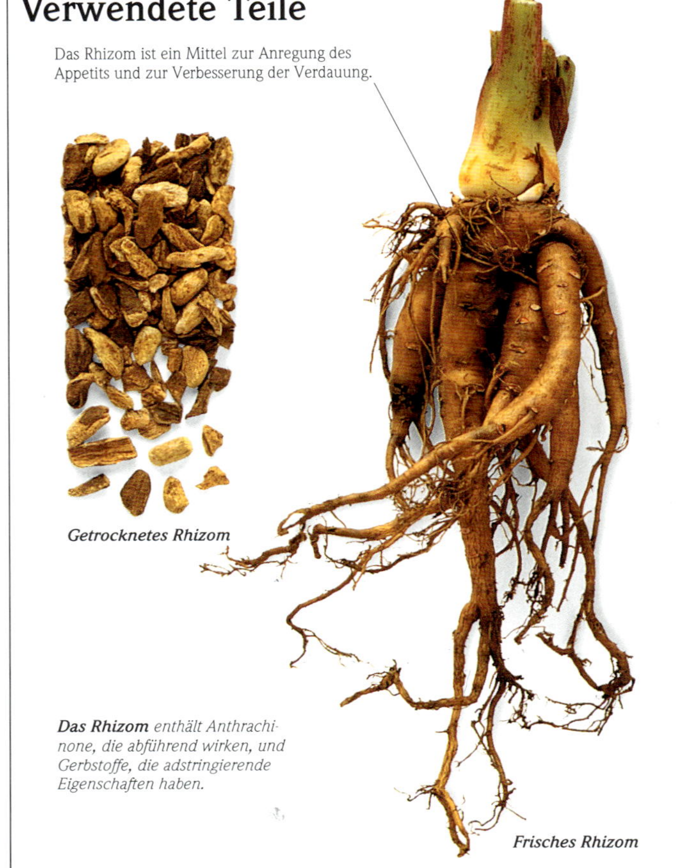

Das Rhizom ist ein Mittel zur Anregung des Appetits und zur Verbesserung der Verdauung.

Getrocknetes Rhizom

***Das Rhizom** enthält Anthrachinone, die abführend wirken, und Gerbstoffe, die adstringierende Eigenschaften haben.*

Frisches Rhizom

Zubereitungen & ihre Anwendung

Warnung: Sollte nicht während der Schwangerschaft, der Stillzeit, der Menstruation und nicht bei Veranlagung zu Gicht oder Nierensteinen angewendet werden.

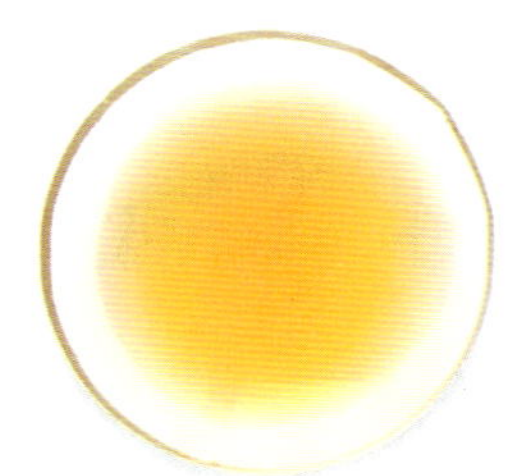

Abkochung *(Herstellung S. 290). Bei gelegentlicher Verstopfung allabendlich 100 ml trinken.*

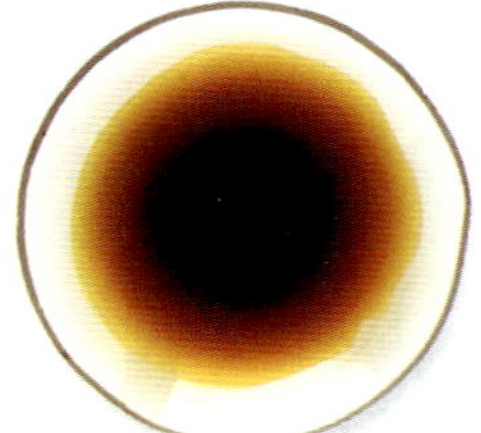

Tinktur *(Herstellung S. 291). 20 Tropfen 2mal täglich mit Wasser stimulieren den Appetit.*

Tabletten sind eine der angenehmsten Arten der Einnahme, etwa bei gelegentlicher Verstopfung.

Selbstbehandlung

■ **Verstopfung,** S. 307.

Rosmarinus officinalis (Labiatae/Lamiaceae)

Rosmarin

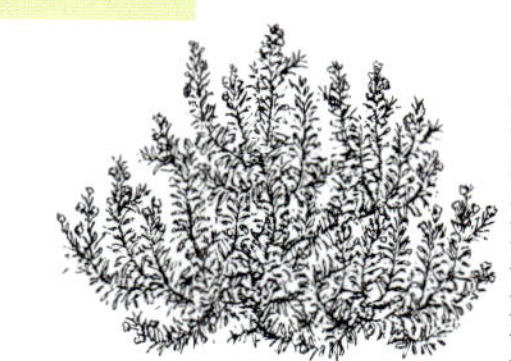

Rosmarin ist ein stark aromatischer, immergrüner, bis 2 m hoher Strauch mit nadelförmigen dunkelgrünen Blättern.

Rosmarin ist eine bekannte und sehr geschätzte Heilpflanze aus dem Süden Europas. Man verwendet sie schon seit dem Altertum zur Verbesserung des Gedächtnisses, und noch heute verbrennen griechische Studenten vor einer Prüfung Rosmarin in ihrem Zimmer. Er galt als Symbol der Treue zwischen Liebenden. Außerdem hat die Pflanze eine lange Geschichte als tonisches Kraut, dessen aromatischer Geschmack auch dazu beitragen soll, Lebensfreude zu wecken.

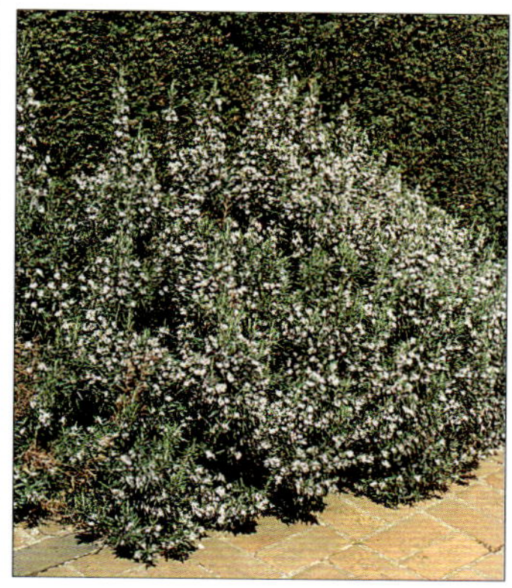

***Rosmarin** galt wegen seiner gedächtnisfördernden Wirkung als Konzentrationshilfe und aufhellendes Stimulans.*

Verbreitung & Anbau

Im Mittelmeerraum heimisch, wächst Rosmarin in den meisten Regionen Südeuropas wild und wird außerdem weltweit angebaut. Er wird im Frühjahr mit Samen oder Stecklingen vermehrt, benötigt ein warmes, gemäßigt trockenes Klima und einen geschützten Standort. Die Zweige werden im Sommer nach der Blüte gesammelt und im Schatten getrocknet.

Hauptsächliche Inhaltsstoffe

- Ätherisches Öl (1–2%) mit Borneol, Camphen, Kampfer, Cineol
- Flavonoide (Apigenin, Diosmin)
- Gerbstoffe (Rosmarinsäure)
- Diterpene (Pikrosalvin)
- Carnosol

Hauptsächliche Wirkung

- Tonisch und anregend
- Adstringierend
- Nervinum
- Entzündungshemmend
- Blähungstreibend

Forschungsergebnisse

- **Carnosol:** Untersuchungen zufolge besitzt Carnosol stimulierende und leicht analgetische Wirkung.
- **Ätherisches Öl:** Der Anteil an ätherischem Öl ist bei einzelnen Pflanzen unterschiedlich. Es wirkt schmerzstillend und anregend, besonders auf der Haut.
- **Weitere Forschungen:** Die entzündungshemmende Wirkung ist hauptsächlich der Rosmarinsäure und den Flavonoiden zu verdanken. Letztere stärken auch die Kapillargefäße. Als ganze Pflanze angewendet, besitzt Rosmarin bittere und adstringierende Eigenschaften.

Frühere & heutige Verwendung

- **Kreislaufstimulans:** Rosmarin nimmt eine zentrale Stellung in der europäischen Pflanzenheilkunde ein. Seine wärmende Wirkung stimuliert den Blutfluß zum Kopf, wodurch Konzentration und Gedächtnis gestärkt werden. Es lindert Kopfschmerzen und Migräne und verbessert durch eine bessere Blutversorgung der Kopfhaut den Haarwuchs.
- **Nervöse Beschwerden:** Rosmarin wurde in der Vergangenheit bei Epilepsie und Schwindel verwendet.
- **Schlechte Blutzirkulation:** Durch die blutdrucksteigernde Wirkung hilft Rosmarin gegen Ohnmachtsanfälle und Schwäche, die mit einer schlechten Blutzirkulation zusammenhängen.
- **Stärkung:** Rosmarin hilft bei der Erholung von längeren Streßphasen und chronischen Krankheiten. Da man annimmt, daß er die Adrenalinausschüttung stimuliert, wird er bei Schwächezuständen verwendet, besonders wenn diese von schlechter Blutzirkulation und Verdauungsstörungen begleitet sind.
- **Stimmungsfördernd:** Da Rosmarin den Geist belebt, kann er bei leichter und mittelschwerer Depression eingesetzt werden. Häufig wird er verschrieben, wenn der Patient durch Streß nicht recht aufleben will.
- **Weitere Anwendungen:** Als Lotion oder verdünntes ätherisches Öl lockert Rosmarin schmerzende rheumatische Muskeln. Für ein belebendes Bad wird dem Wasser ein Rosmarin-Aufguß oder etwas ätherisches Öl zugefügt.

Verwendete Teile

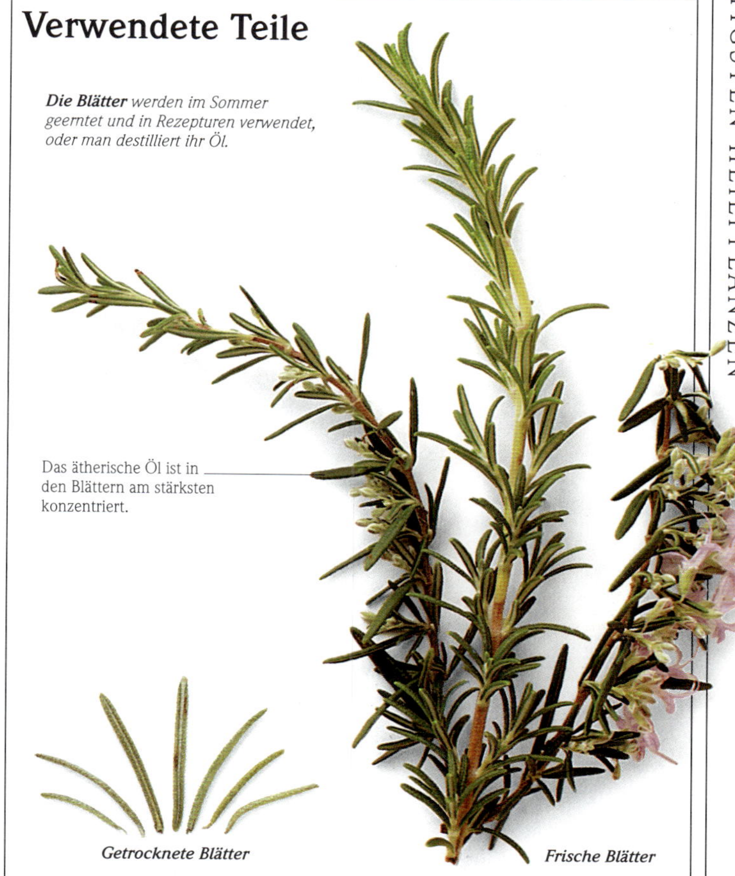

***Die Blätter** werden im Sommer geerntet und in Rezepturen verwendet, oder man destilliert ihr Öl.*

Das ätherische Öl ist in den Blättern am stärksten konzentriert.

Getrocknete Blätter

Frische Blätter

Zubereitungen & ihre Anwendung

Warnung: Verwenden Sie das ätherische Öl innerlich nur unter ärztlicher Aufsicht.

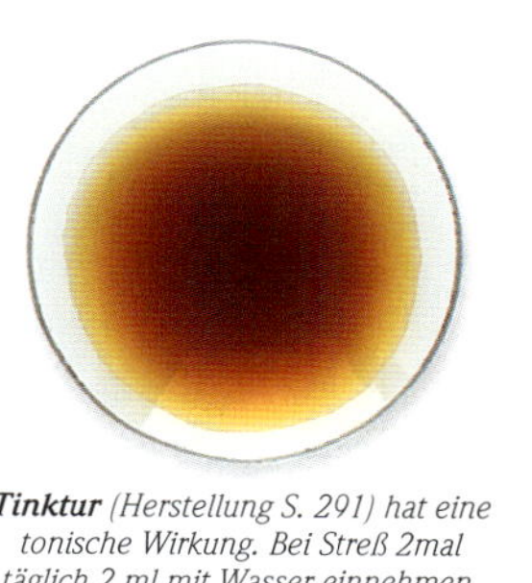

***Tinktur** (Herstellung S. 291) hat eine tonische Wirkung. Bei Streß 2mal täglich 2 ml mit Wasser einnehmen.*

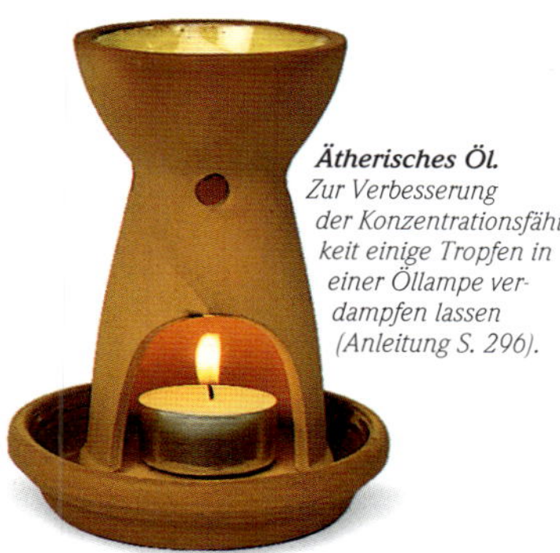

***Ätherisches Öl.** Zur Verbesserung der Konzentrationsfähigkeit einige Tropfen in einer Öllampe verdampfen lassen (Anleitung S. 296).*

Aufguß (Herstellung S. 290). Nehmen Sie zur Linderung von Kopfschmerzen alle 3 Stunden 50 ml. Wird der Aufguß in die Kopfhaut gerieben, verbessert er den Haarwuchs.

Selbstbehandlung

- **Ermüdete & schmerzende Muskeln,** S. 312.
- **Halsschmerzen,** S. 311.
- **Migräne,** S. 309.
- **Prämenstruelle Spannung,** S. 315.

Rumex crispus *(Polygonaceae)*

KRAUSER AMPFER

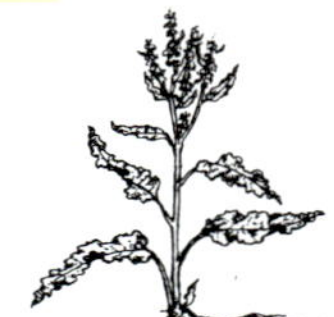

Der Krause Ampfer ist eine ausdauernde, 30–150 cm hohe Pflanze mit bis zu 25 cm langen, lanzettlichen Blättern.

Der Krause Ampfer hat wie andere Ampfer-Arten reinigende Eigenschaften, vor allem bei Hautproblemen. Als Abführmittel ist er nicht so bekannt wie der Medizinalrhabarber (*Rheum palmatum*, S. 124), man kann ihn aber wegen seiner weniger intensiven Wirkung auf den Darm gut bei leichter Verstopfung nehmen. Die Wurzel mit ihrem leicht bitteren Geschmack ist heute der einzige medizinisch angewendete Teil, während früher auch die Blätter als Frühjahrstonikum gegessen wurden.

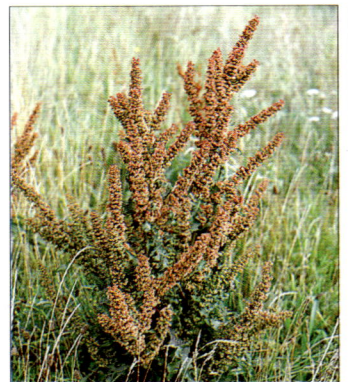

***Der Krause Ampfer** trägt im Herbst Rispen mit kleinen, holzigen roten Früchten.*

Verbreitung & Anbau

Der Krause Ampfer stammt ursprünglich aus Europa und Afrika, kommt aber heute in vielen Regionen der Erde wildwachsend vor. Er gedeiht auf Brachland, an Wegrändern und in Gräben. Die Wurzel wird im Herbst ausgegraben, gehackt und getrocknet.

Verwandte Arten

Viele Ampfer-Arten haben eine ähnliche Wirkung wie *R. crispus*, z. B. *R. obtusifolius*. Andere Arten werden in vergleichbarer Weise angewendet, etwa der kleine Sauerampfer (*R. acetosella*, S. 262). Die Mitglieder der Gattung *Rumex* werden wegen ihrer reinigenden Wirkung schon sehr lange genutzt. So beschrieb Nicholas Culpeper (1616–1654) den Alpenampfer *(R. alpinus)* als Mittel, das »Galle und Schleim sehr sanft und sicher abführt«.

Hauptsächliche Inhaltsstoffe

- Anthrachinone (bis zu 4%), Nepodin, Emodin, Chrysophanol
- Gerbstoffe
- Oxalate
- Ätherisches Öl

Hauptsächliche Wirkung

- Sanft abführend
- Stimuliert den Gallenfluß
- Reinigend

Forschungsergebnisse

- **Anthrachinone:** Der Krause Ampfer ist zwar nicht gut untersucht, aber man weiß, daß seine abführenden, reinigenden Eigenschaften hauptsächlich durch die Anthrachinone verursacht werden. Diese haben eine abführende – in hohen Dosierungen auch eine entschlackende – Wirkung auf den Dickdarm. Damit ähnelt er dem Medizinalrhabarber, der aber nicht so sanft ist.
- **Oxalate:** Seine Blätter wurden früher als traditionelles Frühjahrstonikum genutzt. Untersuchungen haben allerdings gezeigt, daß die enthaltenen Oxalate in hoher Dosierung Nierensteine und Gicht verursachen können (der Gehalt an Oxalaten in der Wurzel ist dagegen unbedenklich).

Frühere & heutige Verwendung

- **Abführende Wirkung:** Die sanft abführende Wirkung macht den Krausen Ampfer zu einem wichtigen Mittel bei leichter Verstopfung, wobei die Wirkung durch einen hohen Ballaststoffgehalt in der Nahrung noch verstärkt wird. Durch die Stimulation des Dickdarms wird der Kot schneller ausgeschieden, so daß sich auch die Aufnahme von Toxinen verringert.
- **Gallenstimulans:** Die Pflanze soll den Gallenfluß stimulieren, was zu ihrer entgiftenden Wirkung beiträgt (Abfallprodukte werden über die Gallengänge ausgeschieden).
- **Reinigende Wirkung:** Mit anderen reinigenden und entgiftenden Pflanzen wie Große Klette (*Arctium lappa*, S. 62) und Löwenzahn (*Taraxacum officinale*, S. 140) wird der Krause Ampfer bei Krankheiten verwendet, die einen hohen Toxingehalt im Körper verursachen. Dazu gehören Akne, Furunkel, Ekzeme und Schuppenflechte, aber auch eine schlechte Verdauung, Verstopfung, Pilzinfektionen sowie arthritische und rheumatische Beschwerden, besonders Osteoarthritis.

Verwendete Teile

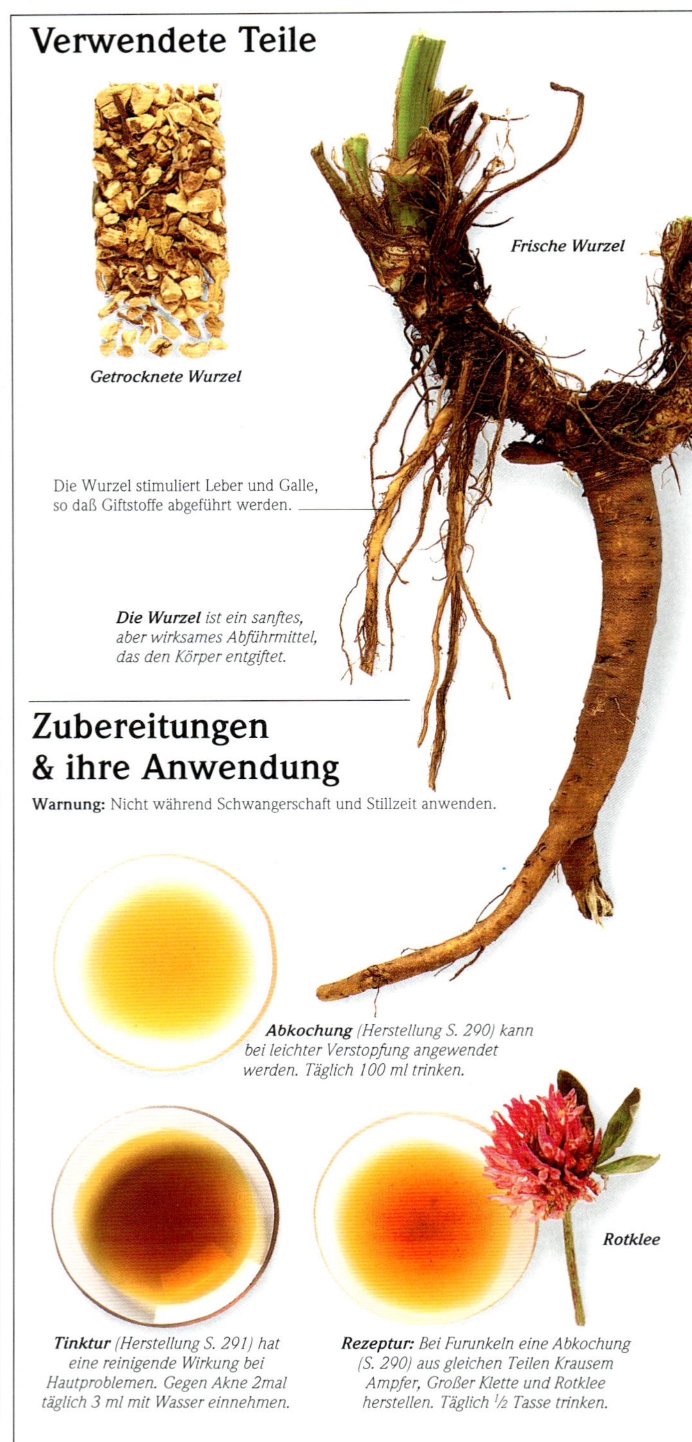

Frische Wurzel

Getrocknete Wurzel

Die Wurzel stimuliert Leber und Galle, so daß Giftstoffe abgeführt werden.

***Die Wurzel** ist ein sanftes, aber wirksames Abführmittel, das den Körper entgiftet.*

Zubereitungen & ihre Anwendung

Warnung: Nicht während Schwangerschaft und Stillzeit anwenden.

***Abkochung** (Herstellung S. 290) kann bei leichter Verstopfung angewendet werden. Täglich 100 ml trinken.*

***Tinktur** (Herstellung S. 291) hat eine reinigende Wirkung bei Hautproblemen. Gegen Akne 2mal täglich 3 ml mit Wasser einnehmen.*

Rotklee

***Rezeptur:** Bei Furunkeln eine Abkochung (S. 290) aus gleichen Teilen Krausem Ampfer, Großer Klette und Rotklee herstellen. Täglich ½ Tasse trinken.*

Selbstbehandlung

- **Nesselausschlag,** S. 303.
- **Verstopfung,** S. 307.

Sabal serrulata, syn. *Serenoa repens* (*Palmae/Arecaceae*)

SÄGEPALME

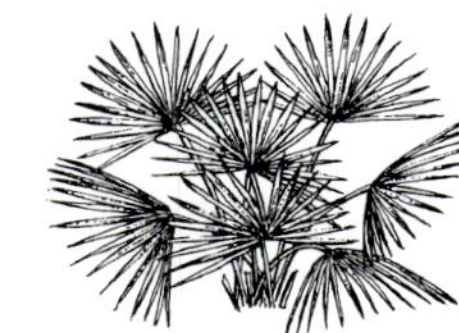

Die Sägepalme ist ein kleiner, bis 6 m hoher Baum mit gelbgrünen Wedeln und elfenbeinfarbenen Blüten.

Die Früchte der Sägepalme wurden schon von den nordamerikanischen Indianern verwendet. Als die europäischen Siedler sahen, daß Tiere die Früchte fraßen und »rund und fett« wurden, sollen sie diese angeblich selbst probiert und dabei die medizinischen Eigenschaften entdeckt haben. So nutzte man bereits im 19. Jahrhundert die Fruchtpulpe als Tonikum, während man die Pflanze heute hauptsächlich zur Behandlung von Hinfälligkeit sowie Harnwegs- und Prostatabeschwerden verwendet.

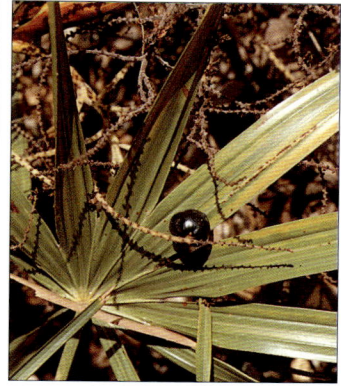

Die Sägepalme bringt dunkel purpurfarbene bis schwarze Früchte hervor, die in der Mitte der Wedel sitzen.

Verbreitung & Anbau

Die Sägepalme ist in Nordamerika heimisch, wobei sie bevorzugt in den Sanddünen entlang der Küste von Süd-Carolina bis nach Texas wächst. Die Vermehrung erfolgt durch Aussaat im Frühjahr. Die Pflanze benötigt gut durchlässigen Boden und viel Sonne. Die reifen Früchte werden im Herbst geerntet und getrocknet. Häufig entfernt man zuvor die Samen.

Verwandte Arten

Die Mayas aus Mittelamerika verwendeten die Wurzeln oder Blätter von *S. japa*, einer anderen kleinen Palme, als Mittel gegen Ruhr und Unterleibsschmerzen. Die zerdrückten Wurzeln von *S. minor* wurden von den Houma, die ebenfalls in Mittelamerika lebten, als Augenlotion verwendet.

Hauptsächliche Inhaltsstoffe

- Ätherisches Öl (1–2 %)
- Fettes Öl
- Steroidsaponine
- Polysaccharide
- Gerbstoffe

Hauptsächliche Wirkung

- Tonisch
- Harntreibend
- Beruhigend
- Anabolikum
- Östrogene Wirkung

Forschungsergebnisse

- **Forschungsbedarf:** Obwohl die Sägepalme sich zur Behandlung einer vergrößerten Prostata eignet und eine anabole Wirkung hat *(siehe unten)*, wurde sie von der Forschung bisher vernachlässigt. Durch möglicherweise enthaltene Steroid-Bestandteile und die vermutete östrogene Wirkung könnte die Pflanze signifikante hormonelle Effekte haben. Dies sollte unbedingt genau untersucht werden.

Frühere & heutige Verwendung

- **Anabole Wirkung:** Die Sägepalme ist ein Tonikum und eines der wenigen westlichen Mittel, die als Anabolikum gelten, also das Körpergewebe stärken, aufbauend wirken und eine Gewichtszunahme zur Folge haben. Fruchtpulpe oder Tinktur wird bei Verfallserscheinungen, allgemeiner Schwäche und schlechter Genesung verwendet.
- **Hormonelle Störungen:** Obwohl sie im allgemeinen als Heilpflanze für Männer gilt, könnte die Sägepalme aufgrund der vermuteten östrogenen Wirkung wahrscheinlich auch für Frauen nützlich sein. Männern verordnet man sie bei Impotenz, zurückgegangenem oder fehlendem Geschlechtstrieb und Hodenatrophie; bei Frauen wurde sie eingesetzt, um die Brust zu vergrößern.
- **Harnwegsarznei:** Die Sägepalme ist scherzhaft als »pflanzlicher Katheter« bezeichnet worden, weil sie den Blasenhals stärken und eine vergrößerte Prostata verkleinern kann. Vor allem wird sie als harntreibendes Mittel zur Verbesserung des Urinflusses verwendet und als Antiseptikum der Harnwege bei Blasenentzündung. Bei Prostatainfektionen kann sie gut zusammen mit Ackerschachtelhalm (*Equisetum arvense*, S. 202) und Hortensie (*Hydrangea arborescens*, S. 219) eingesetzt werden.

Verwendete Teile

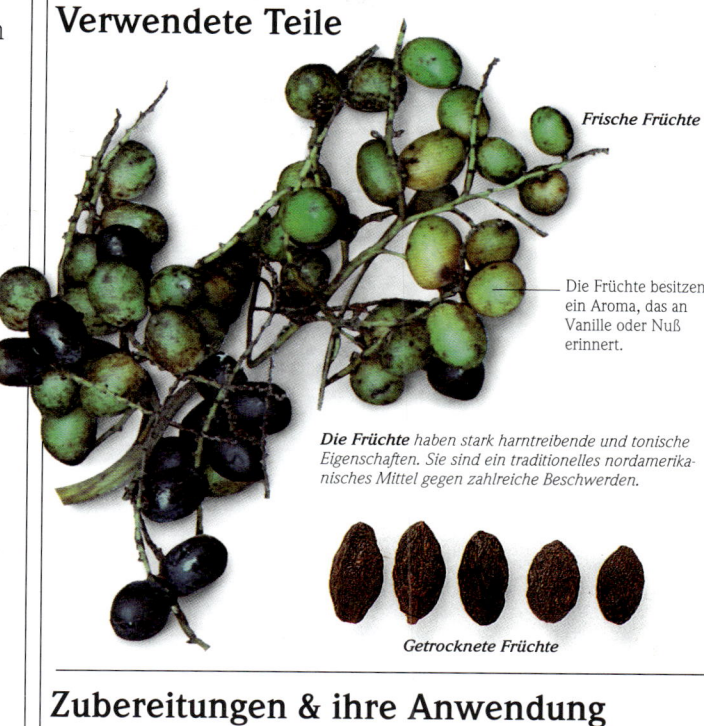

Frische Früchte

Die Früchte besitzen ein Aroma, das an Vanille oder Nuß erinnert.

Die Früchte *haben stark harntreibende und tonische Eigenschaften. Sie sind ein traditionelles nordamerikanisches Mittel gegen zahlreiche Beschwerden.*

Getrocknete Früchte

Zubereitungen & ihre Anwendung

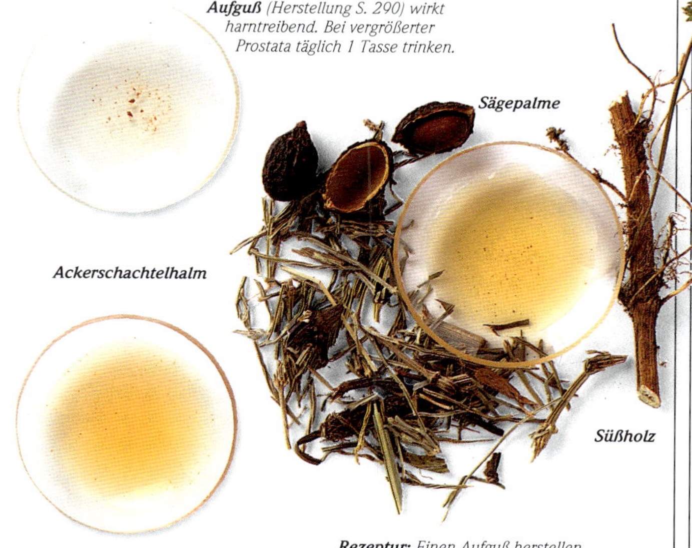

Aufguß *(Herstellung S. 290) wirkt harntreibend. Bei vergrößerter Prostata täglich 1 Tasse trinken.*

Tinktur *(Herstellung S. 291). Bei Entkräftung als Langzeit-Tonikum verwenden. Täglich 1 TL mit Wasser.*

Rezeptur: *Einen Aufguß herstellen (S. 290) aus 2 TL Sägepalme, 2 TL Schachtelhalm, 1 TL Süßholz und 200 ml Wasser. 2mal täglich 100 ml als Tonikum trinken.*

Selbstbehandlung

- **Impotenz & vorzeitiger Samenerguß,** S. 316.

Salix alba (Salicaceae)

SILBERWEIDE

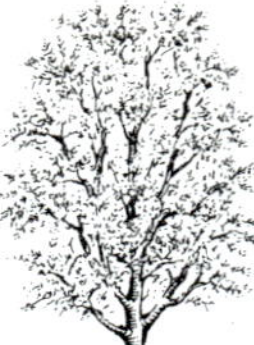

Die Silberweide ist ein bis 25 m hoher Laubbaum mit spitz zulaufenden Blättern und Blütenkätzchen im Frühjahr.

Die Silberweide ist vor allem als Quelle der Salicylsäure (Vorläufer des Aspirins) berühmt. Sie wird, ebenso wie andere nahe verwandte Arten, seit Jahrtausenden in Europa, Afrika, Asien und Nordamerika verwendet, um Gelenkschmerzen zu lindern und Fieber zu senken. Bereits bei Dioskorides, dem griechischen Arzt des 1. Jahrhunderts, heißt es, man solle »Weidenblätter nehmen, mit ein wenig Pfeffer zerstampfen und mit Wein trinken«, um Rückenschmerzen zu lindern.

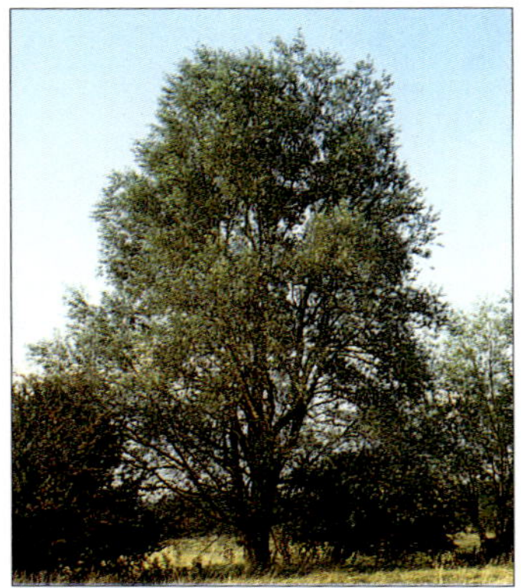

***Die Silberweidenrinde** hat entzündungshemmende Eigenschaften. Sie gilt als Vorläufer des Aspirins.*

Verbreitung & Anbau

Die Silberweide, die bevorzugt an feuchten Standorten wie Flußufern wächst, ist in weiten Teilen Europas sowie in Nordafrika und Asien heimisch. Vermehrt wird sie im Sommer durch noch unverholzte Stecklinge oder im Winter durch ältere Triebe. Die Bäume werden häufig gekappt; die Rinde schält man im Frühjahr von den Zweigen etwa 2–5 Jahre alter Bäumen ab.

Verwandte Arten

Viele *Salix*-Arten, zum Beispiel die Bruchweide *(S. fragilis)*, werden in gleicher Weise wie die Silberweide verwendet. *S. acmophylla* wird auf dem indischen Subkontinent als Mittel gegen Fieber genutzt. In der nordamerikanischen Pflanzenheilkunde wird die Schwarze Weide *(S. nigra)* als Anaphrodisiakum – Mittel zur Herabsetzung des Geschlechtstriebes – verwendet.

Hauptsächliche Inhaltsstoffe

- Phenolglykoside (bis zu 11%) – Salicylsäure
- Flavonoide
- Gerbstoffe (bis zu 20%)

Hauptsächliche Wirkung

- Entzündungshemmend
- Analgetisch
- Fiebersenkend
- Antirheumatisch
- Adstringierend

Forschungsergebnisse

- **Salicylsäure & Aspirin:** Die Silberweide ist insgesamt nur unvollständig untersucht, auch wenn ihr wichtigster Wirkstoff, die Salicylsäure, schon 1838 isoliert wurde. Als Vorläufer des Aspirins, eines Medikaments, das 1899 auf den Markt kam, besitzt sie viele der analgetischen und entzündungshemmenden Eigenschaften des Aspirins – sie verringert die Prostaglandinproduktion, lindert Schmerzen und senkt Fieber. Dabei verdünnt sie nicht das Blut und reizt nicht die Magenschleimhaut – eine häufige Nebenwirkung des Aspirins.

Frühere & heutige Verwendung

- **Frühere Verwendung:** Silberweide wirkt adstringierend und wurde früher verwendet, um innere Blutungen zu stillen. In seinem Kräuterbuch (1652) berichtete Nicholas Culpeper, man müsse die Asche der Rinde »mit Essig mischen, [um] Warzen, Körner und überflüssiges Fleisch zu entfernen«.
- **Gelenke:** Silberweide ist ein ausgezeichnetes Mittel gegen arthritische und rheumatische Schmerzen des Rückens und der Gelenke, z. B. Knie und Hüften. In Verbindung mit anderen Kräutern und Änderung der Ernährungsgewohnheiten lindert sie Entzündungen und Schwellungen und verbessert die Beweglichkeit schmerzhafter oder knarrender Gelenke. Konventionelle Arzneien auf Aspirinbasis sind zwar stärker, können aber unerwünschte Nebenwirkungen haben.
- **Fieber & Schmerzen:** Sie wird bei hohem Fieber verordnet und kann Kopfschmerz lindern.
- **Menopause:** Durch ihre schweißhemmende Wirkung kann sie bei fliegender Hitze und nächtlichen Schweißausbrüchen helfen.

Verwendete Teile

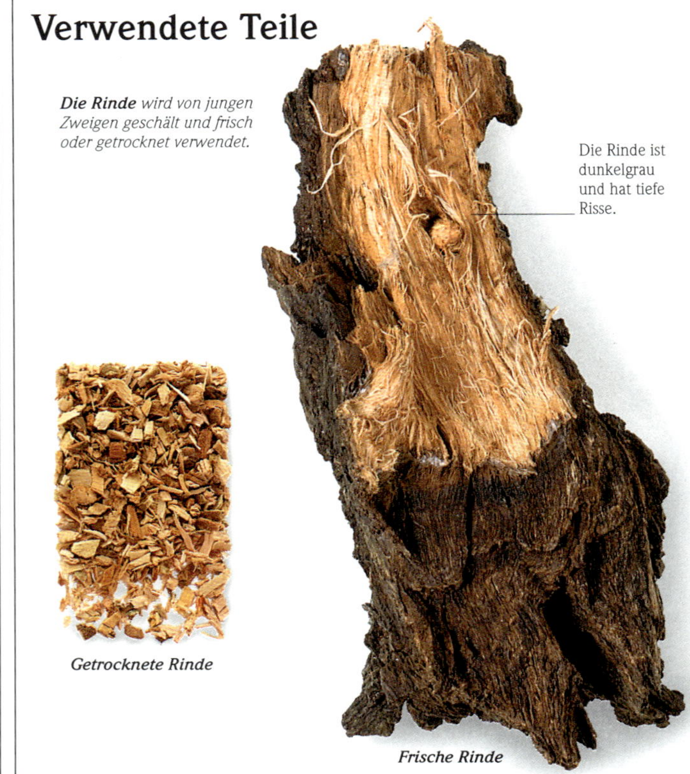
***Die Rinde** wird von jungen Zweigen geschält und frisch oder getrocknet verwendet.*
Die Rinde ist dunkelgrau und hat tiefe Risse.
Getrocknete Rinde
Frische Rinde

Zubereitungen & ihre Anwendung

Warnung: Darf nicht bei Aspirinallergie genommen werden.

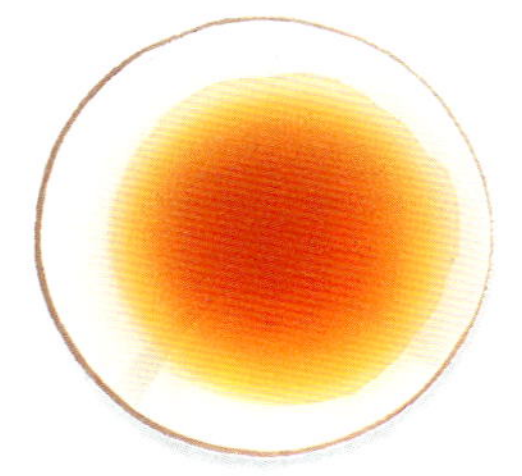

***Tinktur** (Herstellung S. 291). Bei Rheumatismus 3mal täglich 2,5 ml mit Wasser einnehmen.*

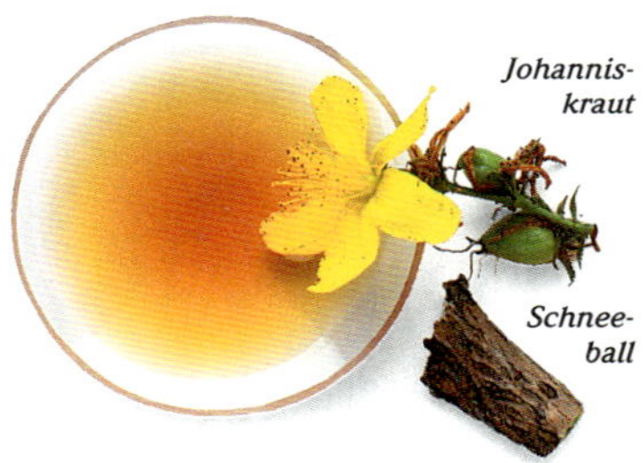
Johanniskraut
Schneeball

***Rezeptur:** Stellen Sie eine Abkochung (siehe S. 290) aus je 10 g Silberweide, Johanniskraut und Schneeball her. Trinken Sie bei Muskelschmerzen 2mal täglich 1 Tasse.*

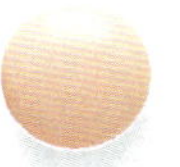

***Tabletten** gegen Arthritis enthalten normalerweise auch andere Kräuter.*

Abkochung (Herstellung S. 290). Trinken Sie bei schmerzenden Gelenken und schmerzhaftem Muskelrheuma 3mal täglich ½ Tasse.

Selbstbehandlung

- **Arthritis & entzündete Gelenke,** S. 313.
- **Fliegende Hitze & Nachtschweiß,** S. 316.
- **Rückenschmerzen als Folge von Gelenkentzündung,** S. 313.

Salvia miltiorrhiza (*Labiatae/Lamiaceae*)

DAN SHEN, ROTWURZEL-SALBEI

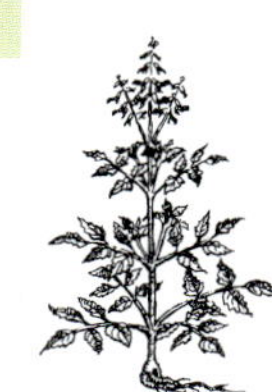

Dan shen ist eine ausdauernde, bis 80 cm hohe Pflanze mit gezähnten, ovalen Blättern und purpurfarbenen Blütenständen.

Neuere Forschungsergebnisse haben den traditionellen Gebrauch von *Dan shen* bei Herz- und Kreislaufbeschwerden bestätigt. Der »Klassiker der Wurzeln und Heilkräuter des gestaltenden Landmanns« *(Shen nong ben cao jing)*, das älteste chinesische Kräuterbuch, erwähnt *Dan shen* bereits als Kraut, das »das Blut belebt«, und auch heute noch wird er als Kreislaufmittel verwendet. Er eignet sich aber auch bei Menstruationsschmerzen und Beschwerden, die durch Blutstauungen entstehen.

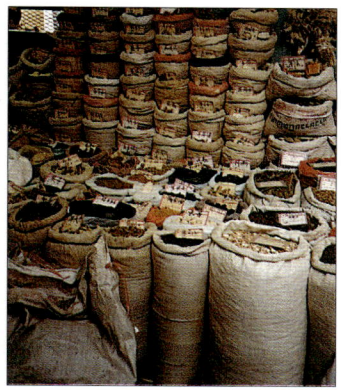

Dan shen *ist ein wichtiges Kreislaufstimulans. Es wird in ganz China auf Kräutermärkten als Heilkraut verkauft.*

Verbreitung & Anbau

Dan shen – so heißen die Wurzeln dieser Pflanze – kommt wildwachsend in China vor, wird aber heute im Nordosten Chinas und der Inneren Mongolei angebaut. Die krautige, winterharte Pflanze benötigt feuchten, sandigen Boden und wird im Frühjahr durch Wurzelteilung vermehrt. Die Wurzel wird vom Spätherbst bis zum Frühjahr geerntet.

Verwandte Arten

Der Gartensalbei (*S. officinalis*, S. 130) ist eine nahe verwandte Art, wird aber bei ganz anderen Beschwerden verwendet. In Mexiko nutzt man *S. divinorum* als Rauschmittel.

Hauptsächliche Inhaltsstoffe

- Tanshinone
- Tanshinol
- Salviol
- Vitamin E
- Ätherisches Öl

Hauptsächliche Wirkung

- Kreislauftonikum
- Erweitert die Blutgefäße
- Beruhigend
- Antibakteriell

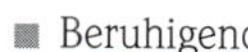

Forschungsergebnisse

- **Tanshinone:** Umfangreiche Forschungen in China haben gezeigt, daß die in *Dan shen* enthaltenen Tanshinone eine spürbare Wirkung auf den Koronarkreislauf haben, die Symptome von Angina pectoris vermindern und die Herzfunktion verbessern.
- **Herzinfarkt:** In China wurde das ganze Kraut (statt der isolierten Bestandteile) verwendet, um Herzinfarkt-Patienten zu behandeln, denn es scheint die Herzfunktion in dieser kritischen Zeit zu unterstützen. Allerdings haben klinische Studien auch gezeigt, daß die vorbeugende Wirkung von *Dan shen* größer ist als die Anwendung nach einem Herzinfarkt.
- **Weitere Untersuchungen:** *Dan shen* ist bekannt dafür, daß es die Vermehrung von Tuberkuloseerregern hemmt.

Frühere & heutige Verwendung

- **Kreislauftonikum:** Seit Jahrtausenden wird *Dan shen* in China als Kreislaufstimulans geschätzt. Wie der Weißdorn (*Crataegus oxyacantha*, S. 86) ist es ein sicheres und wirksames Mittel zur Behandlung zahlreicher Kreislaufprobleme. Es unterstützt den Koronarkreislauf, erweitert die Arterien und verbessert den Blutfluß zum Herzen, was es so wertvoll bei der Behandlung von Herzinfarkten macht. *Dan shen* erweitert zwar die Blutgefäße und verbessert den Blutkreislauf im gesamten Körper, ist aber wider Erwarten kein geeignetes Mittel, um den Blutdruck zu senken.
- **Blutstauungen:** Traditionell wird *Dan shen* verwendet, um Beschwerden des Unterleibs zu behandeln, die durch Blutstauungen verursacht wurden, etwa ein Ausbleiben der Menstruation oder Periodenschmerzen.
- **Sedativum:** Die sedative Wirkung macht *Dan shen* zu einem geeigneten Beruhigungmittel der Nerven. Es ist bei Angina pectoris sehr wertvoll, die in der Regel von Todesangst begleitet wird und die Lage verschlimmern kann. Herzklopfen, Schlaflosigkeit und Reizbarkeit werden durch die beruhigenden Eigenschaften von *Dan shen* positiv beeinflußt.
- **Kühlende Wirkung:** *Dan shen* wirkt lindernd und beseitigt »überschüssige Wärme«, besonders aus dem Herzen und der Leber. Außerdem kann es bei Entzündungen der Haut wie Abszesse, Furunkel und Wunden sowie bei Quetschungen verwendet werden.

Selbstbehandlung

- **Herzklopfen,** S. 302.

Verwendete Teile

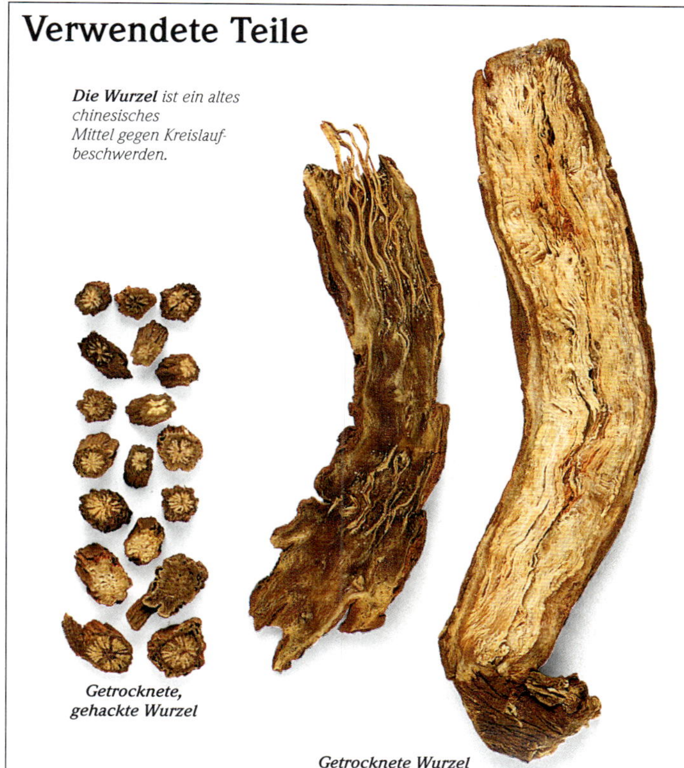

Die Wurzel *ist ein altes chinesisches Mittel gegen Kreislaufbeschwerden.*

Getrocknete, gehackte Wurzel

Getrocknete Wurzel

Zubereitungen & ihre Anwendung

Warnung: Bei ernsten Kreislauf- oder Herzbeschwerden nur unter ärztlicher Aufsicht verwenden. Die Tinktur kann Verdauungs- und Hautreaktionen hervorrufen. Nicht während der Schwangerschaft einnehmen.

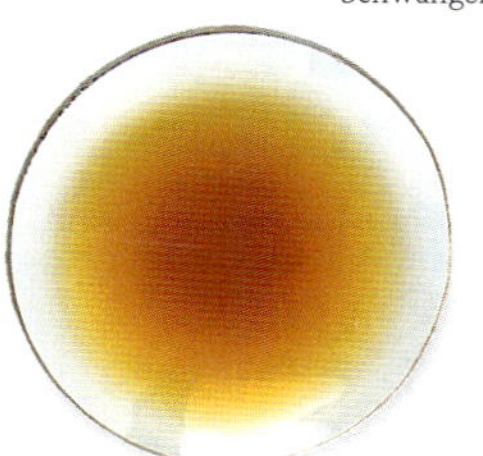

Tinktur *wird von Pflanzenheilkundlern bei Angina pectoris und anderen Kreislaufproblemen verwendet.*

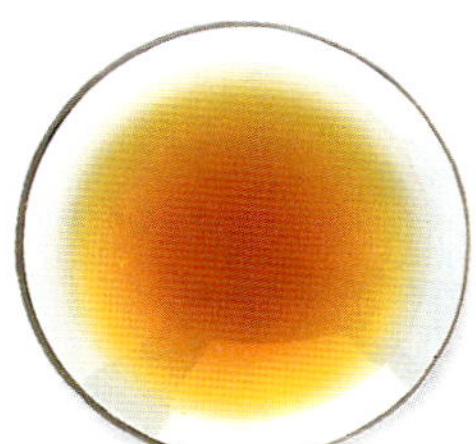

Abkochung *(Herstellung S. 290). Bei schmerzhafter Menstruation bis zu 3mal täglich ½ Tasse trinken.*

Salvia officinalis *(Labiatiae/Lamiaceae)*

GARTENSALBEI

Gartensalbei ist eine immergrüne, bis 80 cm hohe Pflanze mit vierkantigen Stengeln und behaarten graugrünen oder purpurroten Blättern.

Der wissenschaftliche Name des Gartensalbei enthält bereits einen ersten Hinweis auf seine medizinische Verwendung, denn *Salvia* kommt vom lateinischen *salvus* für »gesund«. Und ein mittelalterliches Sprichtwort fragt: »Warum sollte der Mensch sterben, wenn Salbei in seinem Garten wächst?« Heute wird Salbei als Mittel gegen Halsschmerzen, Verdauungsstörungen und unregelmäßige Periode verwendet sowie als sanft anregendes Tonikum. Er hat einen leicht warmen, deutlich bitteren und beißenden Geschmack.

Verwendete Teile

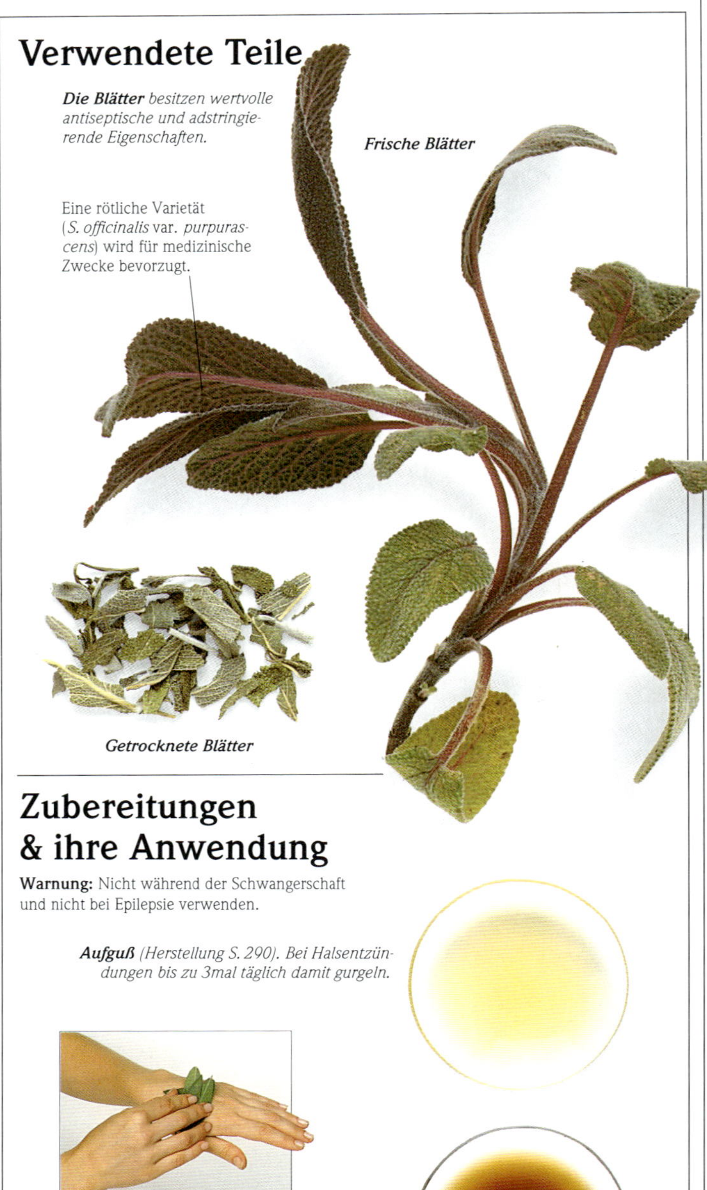

Die Blätter *besitzen wertvolle antiseptische und adstringierende Eigenschaften.*

Frische Blätter

Eine rötliche Varietät (*S. officinalis* var. *purpurascens*) wird für medizinische Zwecke bevorzugt.

Getrocknete Blätter

Zubereitungen & ihre Anwendung

Warnung: Nicht während der Schwangerschaft und nicht bei Epilepsie verwenden.

Aufguß *(Herstellung S. 290). Bei Halsentzündungen bis zu 3mal täglich damit gurgeln.*

Frische Salbeiblätter *sind ein gutes Erste-Hilfe-Mittel für Stiche und Bisse.*

Tinktur *(Herstellung S. 291). Als Verdauungstonikum 2mal täglich 2 ml mit Wasser einnemen.*

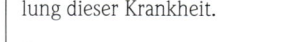

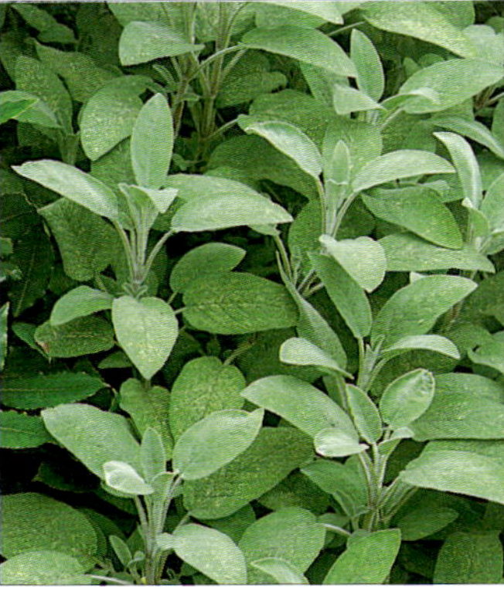

Salbei *ist weithin als Würz- und Küchenkraut bekannt, hat aber auch therapeutische Bedeutung.*

Verbreitung & Anbau

Der im Mittelmeerraum beheimatete Salbei wird inzwischen auf der ganzen Erde an sonnigen Standorten kultiviert. Man sät ihn im Frühjahr und ersetzt die Pflanzen nach 3–4 Jahren. Die Blätter werden im Sommer geerntet.

Verwandte Arten

Es gibt etwa 500 *Salvia*-Arten. Der Spanische Salbei *(S. lavandulifolia)*, die bekannteste Verwandte des Küchensalbei, enthält kein Thujon. Zwei weitere wichtige Arten sind *Dan shen* (*S. miltiorrhiza*, S. 129) und der Muskatellersalbei (*S. sclarea*, S. 263).

Hauptsächliche Inhaltsstoffe

- Ätherisches Öl (Thujon – etwa 50%)
- Diterpen-Bitterstoffe
- Flavonoide
- Phenolcarbonsäuren
- Gerbstoffe

Hauptsächliche Wirkung

- Adstringierend
- Antiseptisch
- Aromatisch
- Blähungstreibend
- Östrogene Wirkung
- Schweißhemmend
- Tonisch

Forschungsergebnisse

- **Thujon:** Wissenschaftliche Untersuchungen haben gezeigt, daß das im ätherischen Öl enthaltene Thujon eine starke antiseptische und blähungsteibende Wirkung besitzt. Daneben hat es auch östrogene Effekte, die zum Teil für die hormonelle Wirkung des Gartensalbei verantwortlich sind, insbesondere für die Verringerung des Milchflusses. Im Übermaß ist Thujon toxisch.
- **Weitere Forschungen:** Die Rosmarinsäure, eine phenolische Substanz, wirkt stark entzündungshemmend, während das gesamte ätherische Öl Muskelkrämpfe lindert und antiseptisch wirkt.

Frühere & heutige Verwendung

- **Antiseptisch & adstringierend:** Durch die Kombination von antiseptischen, entspannenden und adstringierenden Effekten eignet sich Gartensalbei für fast alle Formen einer Halsentzündung und wird daher zum Gurgeln verwendet. Auch für kleine Geschwüre im Mundbereich und wundes Zahnfleisch kann man Salbei nutzen. Die adstringierende Wirkung macht ihn zu einer guten Arznei bei leichtem Durchfall.
- **Tonikum:** Gartensalbei ist ein Verdauungstonikum und anregendes Mittel. In der chinesischer Medizin gilt er als *Yin*-Tonikum (*siehe* S. 38/39), hat aber auch einen guten Ruf als Nerventonikum, das sowohl beruhigen als auch stimulieren kann.
- **Hormonelle Wirkung:** Da Salbei den Blutfluß verstärkt, ist er wertvolles Mittel gegen unregelmäßige oder ausbleibende Menstruation. Obwohl man die hormonelle Wirkung nicht völlig versteht, ist der schweißhemmende Effekt unbestritten. Und dieser macht den Salbei, zusammen mit seinen tonischen und östrogenen Eigenschaften, zu einer hilfreichen Arznei während der Menopause.
- **Asthmamittel:** Salbei wurde traditionell zur Bekämpfung von Asthma angewendet, und man findet die getrockneten Blätter noch heute in Tabakmischungen zur Behandlung dieser Krankheit.

Selbstbehandlung

- **Bisse & Stiche,** S. 303.
- **Durchfall,** S. 307.
- **Fliegende Hitze & Nachtschweiß,** S. 316.
- **Halsschmerzen,** S. 311.
- **Mundgeschwüre,** S. 306.

Sambucus nigra (*Caprifoliaceae*)

Schwarzer Holunder

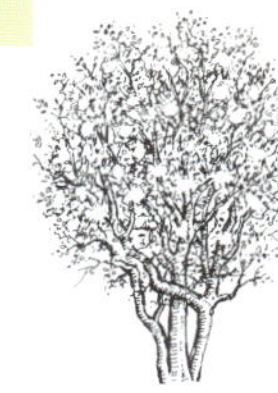

Schwarzen Holunder ist ein bis 10 m hoher Laubbaum mit ovalen Blättern, weißen Blüten und blauschwarzen Beeren.

An den Schwarzen Holunder knüpfen sich mehr Überlieferungen als an jede andere europäische Pflanze, von der Alraune (*Mandragora officinarum*, S. 230) einmal abgesehen. Das Abhacken von Holunderzweigen galt in England als gefährlich, da die Bäume angeblich von einem Holundergeist bewohnt waren. Daher mußte man zur Besänftigung der »Holundermutter« zuvor beschwichtigende Verse aufsagen. Schwarzer Holunder ist ein wertvolles Mittel gegen Grippe und Erkältungen.

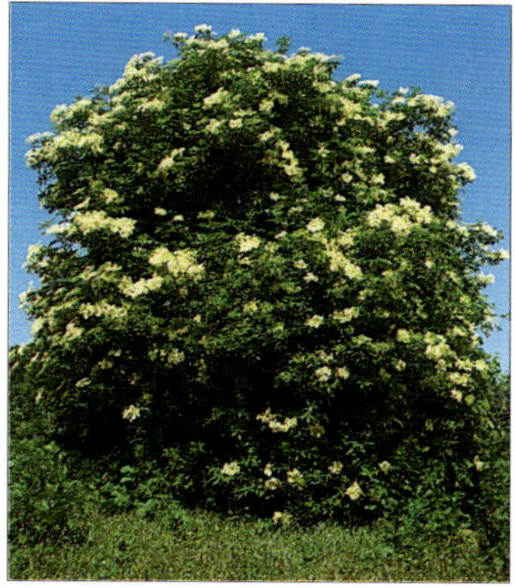

***Schwarzer Holunder** ist als »Hausapotheke der Natur« bekannt.*

Verbreitung & Anbau

Der in Europa heimische Schwarze Holunder wächst in Wäldern, Hecken und auf Brachland. Heute kommt er fast überall in den gemäßigten Breiten vor und wird auch kultiviert. Die Vermehrung erfolgt im Frühjahr durch Steckhölzer. Die Blüten werden im späten Frühjahr geerntet, die Beeren im Frühherbst.

Hauptsächliche Inhaltsstoffe

Blüten:

- Flavonoide (bis zu 3%) – Rutin
- Phenolcarbonsäuren
- Triterpene
- Sterine
- Ätherisches Öl (bis zu 0,2%)
- Schleim
- Gerbstoffe

Blätter:

- Cyanglykoside

Beeren:

- Flavonoide
- Anthocyane
- Vitamine A und C

Hauptsächliche Wirkung

- Schweißtreibend
- Harntreibend
- Entzündungshemmend

Forschungsergebnisse

- **Fehlende Untersuchungen:** Holunder ist insgesamt nicht sehr gut untersucht. Immerhin wurden aber die entzündungshemmenden Eigenschaften der Blüten bestätigt, und seine schweißtreibende Wirkung ist ebenfalls gut belegt.

Frühere & heutige Verwendung

- **Husten & Erkältungen:** Die Blüten sind ein ideales Mittel gegen Husten, Erkältungen und Grippe. Der Aufguß ist entspannend und leicht schweißtreibend und damit fiebersenkend.
- **Katarrh & Allergien:** Die Blüten festigen die Schleimhäute der Nase und Kehle, die dadurch widerstandsfähiger gegen Infektionen werden. Sie werden bei chronischem Katharr, Ohreninfektionen, Allergien und Candidamykose verschrieben. Bei mehrmonatiger vorbeugender Einnahme von Holunderblütenaufgüssen in Mischungen mit anderen Kräutern fallen Heuschnupfenanfälle oft weniger schwer aus.
- **Arthritis:** Durch die schweiß- und harntreibende Wirkung der Holunderblüten werden Abfallprodukte aus dem Körper entfernt, wodurch sich die Wirkung bei arthritischen Beschwerden erklärt.
- **Beeren:** Holunderbeeren sind reich an Vitamin C. Daher verwendet man sie bei Rheumatismus und Rotlauf (einer Hautinfektion). Sie sind sanft abführend und helfen bei Durchfall.

Selbstbehandlung

- **Allergischer Schnupfen, Heuschnupfen,** S. 300.
- **Candidamykose,** S. 314.
- **Grippe,** S. 311.
- **Ohrenschmerzen aufgrund von chronischem Katarrh,** S. 312.

Verwendete Teile

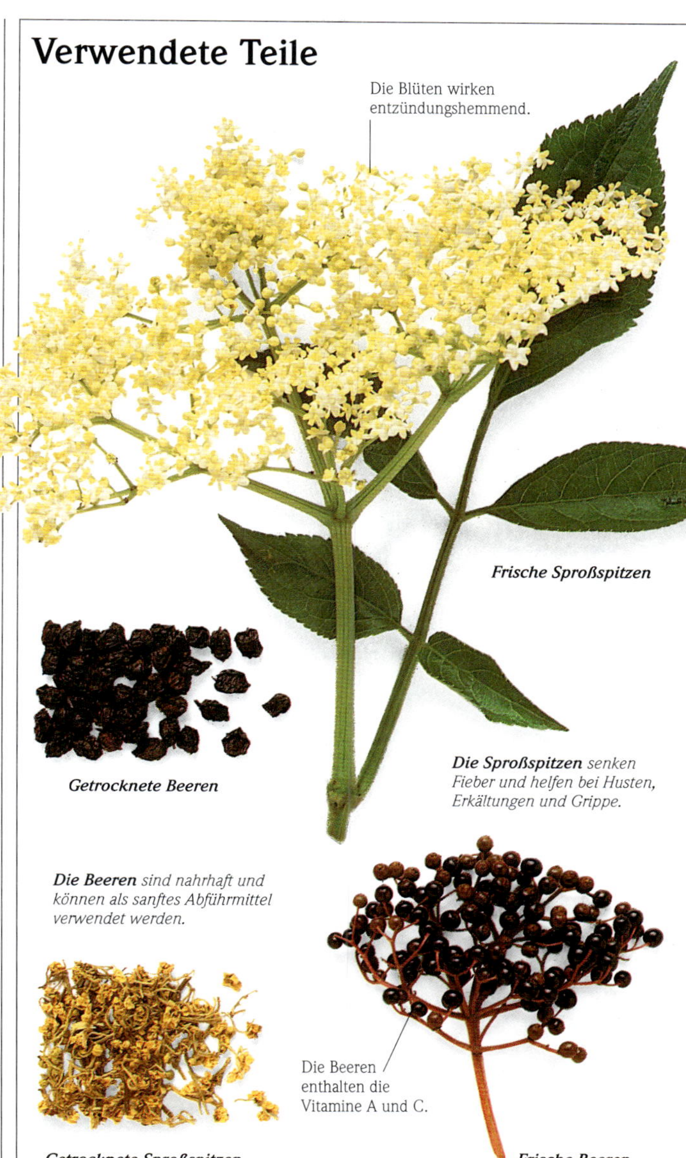
Die Blüten wirken entzündungshemmend.
Frische Sproßspitzen
Getrocknete Beeren
Die Sproßspitzen senken Fieber und helfen bei Husten, Erkältungen und Grippe.
Die Beeren sind nahrhaft und können als sanftes Abführmittel verwendet werden.
Die Beeren enthalten die Vitamine A und C.
Getrocknete Sproßspitzen
Frische Beeren

Zubereitungen & ihre Anwendung

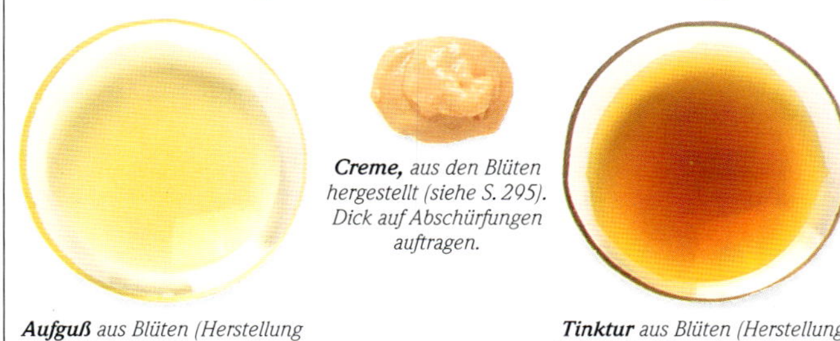

***Aufguß** aus Blüten (Herstellung S. 290). Bei Erkältungen 3mal täglich 1 Tasse trinken.*

***Creme,** aus den Blüten hergestellt (siehe S. 295). Dick auf Abschürfungen auftragen.*

***Tinktur** aus Blüten (Herstellung S. 291). Bei Heuschnupfen täglich 3–4mal 1 TL mit Wasser.*

Abkochung der Beeren (Herstellung S. 290). Nehmen Sie bei rheumatischen Beschwerden 3mal täglich 100 ml.

Schisandra chinensis (*Schisandraceae*)

SCHISANDRA, WU WEI ZI (CHINESISCH)

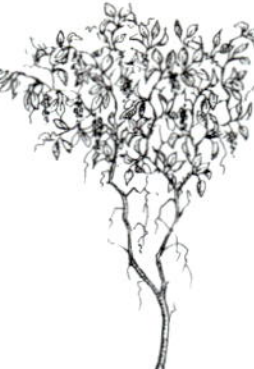

Schisandra ist eine bis zu 8 m große, aromatische, verholzte, dornige Kletterpflanze mit rosa Blüten und roten Früchten.

Schisandra – schon in der späten Han-Dynastie erwähnt – ist eines der besten tonischen Kräuter Chinas. Es hilft bei großer Streßbelastung und steigert die Vitalität. Die Beeren stärken Nieren und Sexualorgane, schützen die Leber, wirken als Nerventonikum und reinigen das Blut. Der Name *Wu wei zi* bedeutet »Kraut der 5 Geschmacksrichtungen«, da man angeblich in diesem Kraut die 5 elementaren Energien schmeckt (*siehe* S. 38). Die Pflanze hat einen sauren, salzigen und leicht warmen Geschmack.

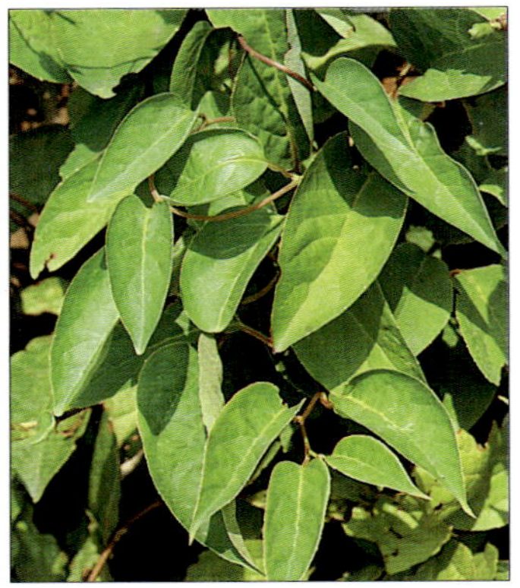

Schisandra *gehört zu den wichtigsten tonischen Kräutern Chinas. Man verwendet sie häufig als sexuelles Stärkungsmittel. Frauen schätzen sie besonders, weil sie den Teint verschönert.*

Verbreitung & Anbau

Die Schisandra wird im Nordosten Chinas, besonders in den Provinzen Jilin, Lianoning, Heilongjiang und Hebei angebaut. Man vermehrt sie im Frühjahr durch Aussaat; die reifen Früchte werden im Herbst geerntet.

Verwandte Arten

Obwohl von geringerem therapeutischem Wert, werden in der chinesischen Medizin auch die Früchte des verwandten *Nan wu wei zi* (*S. sphenanthera*) zur Behandlung von akutem Husten häufig verwendet. Diese Verwandte wächst in südlichen und westlichen Landesteilen, wird aber kaum exportiert.

Hauptsächliche Inhaltsstoffe

- Lignane (Schizandrin, Deoxyschizandrin, Gomisin)
- Phytosterine (β-Sitosterol, Stigmasterol)
- Ätherisches Öl
- Vitamin C
- Vitamin E

Hauptsächliche Wirkung

- Tonisch
- Adaptogen
- Schützt die Leber

Forschungsergebnisse

- **Leber:** Die Erforschung der Schisandrawirkstoffe hat sich bisher weitgehend auf die Lignane konzentriert, die eine ausgeprägte, die Leber schützende Wirkung haben. Man konnte insgesamt bis zu 30 verschiedene Lignane identifizieren, die alle zu dieser Wirkung beitragen. Bekannt ist diese Schutzfunktion seit 1972, und eine klinische Studie konnte eine Erfolgsquote von 76 Prozent bei Hepatitis nachweisen, ohne daß Nebenwirkungen festgestellt wurden.
- **Nervensystem:** Schisandra übt eine stimulierende Wirkung auf das Nervensystem aus, stärkt die Reflexe und fördert das klare Denken. Die Früchte sollen bei Depressionen helfen, die Reizbarkeit herabsetzen und die Vergeßlichkeit verringern.
- **Gebärmutter:** Schisandra stimuliert die Gebärmutter durch Verstärkung der rhythmischen Kontraktionen.
- **Adaptogene Wirkung:** Wie der Ginseng (*Panax ginseng*, S. 116) hat die Schisandra adaptogene Eigenschaften und hilft dem Körper, sich bei vermehrtem Streß anzupassen.

Frühere & heutige Verwendung

- **Tonisch:** Schisandra ist eines der besten tonischen Kräuter und wirkt auf viele verschiedene Organe stärkend und tonisch.
- **Sexualstimulans:** Am bekanntesten ist die Schisandra vermutlich als sexuelles Tonikum für Männer und Frauen. Sie soll die Sekretion sexueller Flüssigkeiten fördern und die Ausdauerfähigkeit des Mannes verbessern.
- **Leber:** Schisandra schützt nachweislich die Leber und wird in der Behandlung von Hepatitis und schlechter Lebertätigkeit verwendet.
- **Sedativum:** Obwohl Schisandra stimulierende Eigenschaften besitzt, verwendet man sie in der chinesischen Medizin, um »den Geist zu beschwichtigen und das Herz zu beruhigen«. Sie wird bei Schlaflosigkeit und von Alpträumen gestörtem Schlaf verordnet und ist ein gutes Beispiel dafür, wie adaptogene Kräuter oft in scheinbar widersprüchlicher Weise die normale Körperfunktionen wiederherstellen.
- **Mentale & emotionale Arznei:** In China verschreibt man die Früchte traditionell bei mentalen Problemen, etwa Neurosen. Außerdem verwendet man sie, um Konzentration und Koordination zu verbessern; sie sind ein traditionelles Mittel gegen Vergeßlichkeit und Reizbarkeit. Die Wirksamkeit der Schisandra bei diesen Beschwerden ist jetzt von der Forschung bestätigt worden.
- **Atemwegsinfektionen:** Schisandra wird bei Atemwegsinfektionen wie chronischem Husten, Kurzatmigkeit und Stenoseatmung verwendet.
- **Gleichgewicht der Körperflüssigkeiten:** Schisandra wird oft genutzt, um die Nierenfunktion zu stärken und dem Körper zu helfen, das Gleichgewicht der Flüssigkeiten aufrecht zu erhalten. Daher eignet sie sich für die Behandlung von Nachtschweiß, Durst und zu häufiger Blasenentleerung.
- **Ausschläge:** Neuerdings nutzen chinesische Pflanzenheilkundler Schisandra, um Nesselsucht und andere Hautprobleme, etwa Ekzeme, zu behandeln. Normalerweise verabreicht man sie in diesen Fällen als Medizinalwein.
- **Zusätzliche Verwendungen:** Schisandra wird für zahlreiche andere physische Störungen verwendet, etwa bei Durchfall und Ruhr, bei schlechter Sehfähigkeit und schwachem Gehör.

Verwendete Teile

***Die Früchte** helfen dem Körper, mit Streß fertig zu werden.*

In China kaut man die Früchte bis zu 100 Tagen hintereinander als Tonikum.

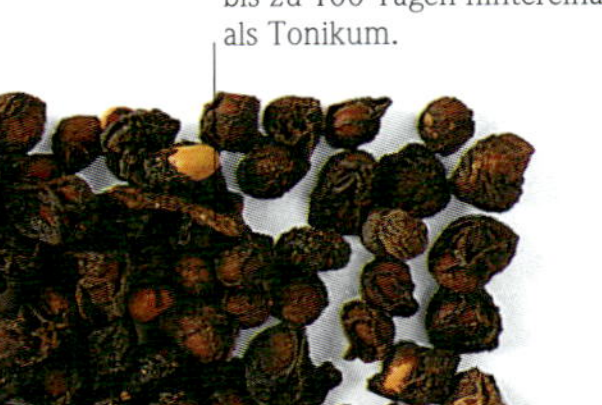

Getrocknete Früchte

Zubereitungen & ihre Anwendung

Warnung: Hohe Dosierungen können Sodbrennen verursachen.

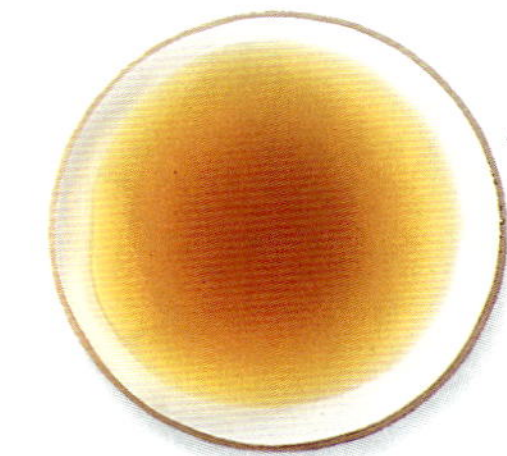

Abkochung (*Herstellung S. 291*). *Bei Husten und Kurzatmigkeit eine Abkochung aus 5 g zerdrückten Früchten und 100 ml Wasser herstellen. Trinken Sie diese in 3 Dosen, verteilt über 24 Stunden.*

Selbstbehandlung

- **Schwache Libido,** S. 316.

Scutellaria baicalensis, syn. *S. macrantha* *(Labiatae/Lamiaceae)*

BAIKAL-HELMKRAUT, HUANG QUIN (CHINESISCH)

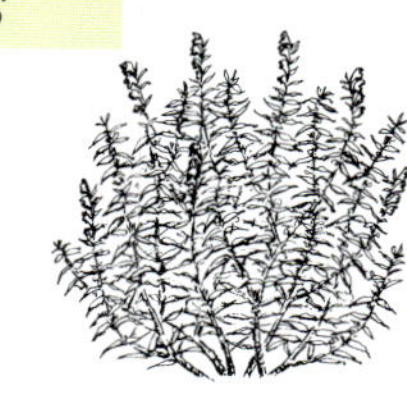

Baikal-Helmkraut ist eine 30–120 cm hohe, ausdauernde Pflanze mit lanzettförmigen Blättern und rotblauen Blüten.

Im Jahre 1973 wurden in einem Grab aus dem 2. vorchristlichen Jahrhundert im Nordwesten Chinas 92 hölzerne Tafeln mit Rezepturen für Abkochungen, Tinkturen, Tabletten und Salben entdeckt. Unter den aufgeführten Kräutern war auch das Baikal-Helmkraut. Zumindest seit dieser Zeit hat das Kraut einen festen Platz in der chinesischen Kräutermedizin und gilt als eines der wichtigsten Mittel gegen »heiße und feuchte« Bedingungen wie Ruhr und Durchfall.

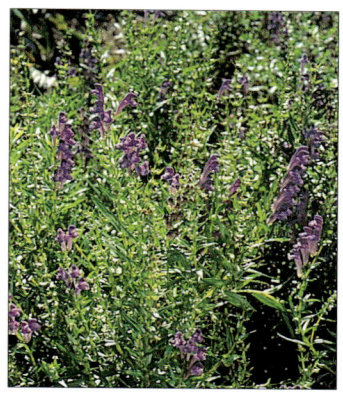

Baikal-Helmkraut *ist eine wichtige chinesische Heilpflanze. Sie wird auch als Zierpflanze kultiviert.*

Verbreitung & Anbau

Das Kraut kommt in China, Japan, Korea, der Mongolei und Rußland vor. Es wächst auf sonnigen Grashängen und Ruderalflächen in 100–2000 m Höhe. Vermehrt wird es im Herbst oder Frühjahr durch Aussaat; die Wurzel 3–4 Jahre alter Pflanzen erntet man im Herbst oder Frühjahr.

Verwandte Arten

Das Virginia-Helmkraut (*S. lateriflora*, S. 134) ist ein naher Verwandter und wird bei Streß verwendet.

Hauptsächliche Inhaltsstoffe

- Flavonoide (etwa 12%) – Baicalin, Wogonisid
- Sterine
- Benzoesäure

Hauptsächliche Wirkung

- Beruhigend
- Anti-allergen
- Antibiotisch
- Entzündungshemmend

Forschungsergebnisse

■ **Flavonoide:** Wie intensive Forschungen in China ergaben, besitzt das Baikal-Helmkraut entzündungshemmende und anti-allergene Eigenschaften, die weitgehend auf die Flavonoide zurückzuführen sind. Gemeinsam mit anderen flavonoidhaltigen Kräutern wie Weißdorn (*Crataegus laevigata*, S. 86) sollte sich das Baikal-Helmkraut auch bei Venenbeschwerden und empfindlichen Kapillargefäßen einsetzen lassen.

■ **Bestätigung traditioneller Anwendungen:** Klinische Studien bestätigen die traditionelle Verwendung des Baikal-Helmkrauts bei hohem Fieber und Infektionen wie Ruhr.

■ **Diabetes:** Das Kraut kann auch bei Beschwerden, die auf Diabetes zurückzuführen sind, nützlich sein, z. B. bei Grauem Star.

Frühere & heutige Verwendung

■ **Kaltes & bitteres Kraut:** In der traditionellen chinesischen Medizin gilt das Baikal-Helmkraut als »kalt« und »bitter« (*siehe* S. 39). Daher verwendet man es bei Hitze- und Durstbeschwerden, etwa hohem Fieber, Husten mit dickem gelbem Schleim sowie bei Durchfall verursachenden Infektionen des Magen-Darm-Trakts, etwa Ruhr. Außerdem wird es bei schmerzhaften Harnwegsbeschwerden verschrieben.

■ **Entzündungshemmend:** Obwohl die entzündungshemmenden Eigenschaften besonders wertvoll bei Infektionen des Verdauungstrakts sind, kann man das Baikal-Helmkraut nach neueren Forschungsergebnissen auch bei allergischen Erkrankungen wie Asthma, Heuschnupfen, Ekzemen und Nesselausschlag verwenden.

■ **Blutkreislauf:** Baikal-Helmkraut ist ein wertvolles Mittel für den Kreislauf. Gemeinsam mit anderen Pflanzen verwendet man es, um Bluthochdruck, Arteriosklerose, Krampfadern und leichte Blutergüsse zu behandeln.

■ **Weitere Anwendungen:** Bei Wunden, Schwellungen und Furunkeln wird das Kraut auf die Haut aufgetragen. Außerdem wird es bei mit Diabetes zusammenhängenden Kreislaufproblemen angewendet.

Verwendete Teile

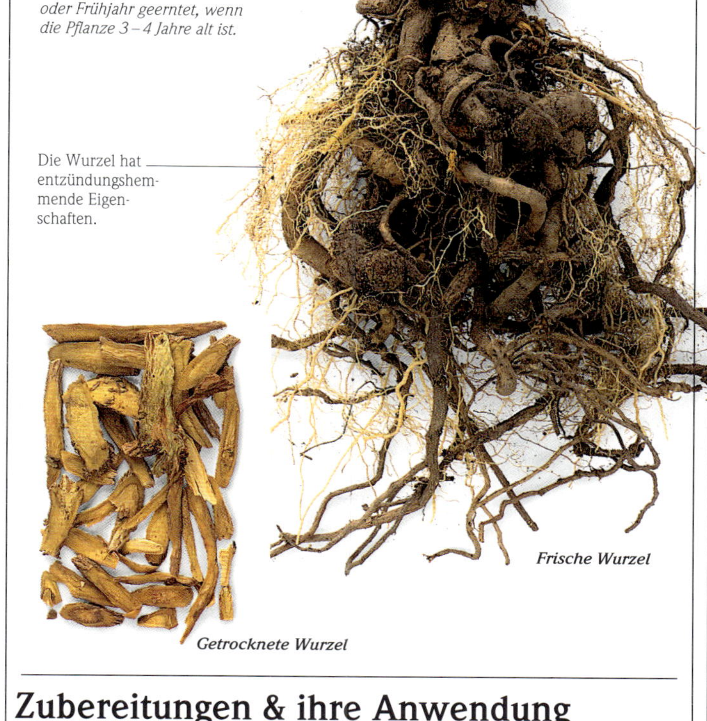

Zubereitungen & ihre Anwendung

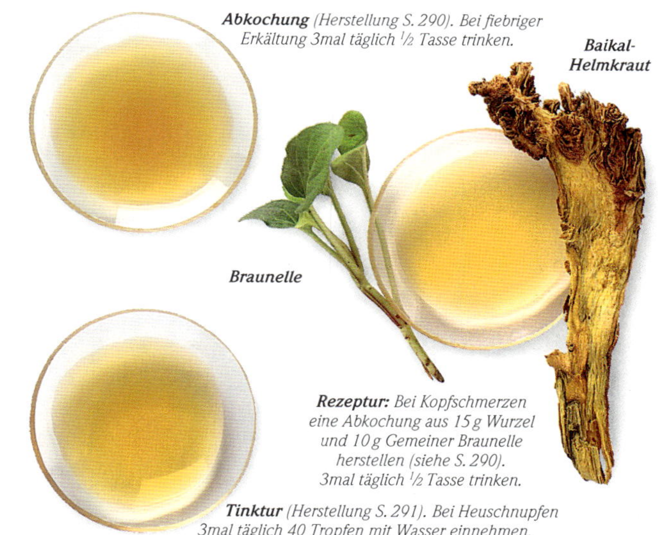
Abkochung (Herstellung S. 290). Bei fiebriger Erkältung 3mal täglich ½ Tasse trinken.
Baikal-Helmkraut
Braunelle
Rezeptur: Bei Kopfschmerzen eine Abkochung aus 15 g Wurzel und 10 g Gemeiner Braunelle herstellen (siehe S. 290). 3mal täglich ½ Tasse trinken.
Tinktur (Herstellung S. 291). Bei Heuschnupfen 3mal täglich 40 Tropfen mit Wasser einnehmen.

Selbstbehandlung

- **Allergischer Schnupfen, Heuschnupfen,** S. 300.
- **Stenoseatmung,** S. 301.

Scutellaria lateriflora (*Labiatae/Lamiaceae*)

Virginia-Helmkraut

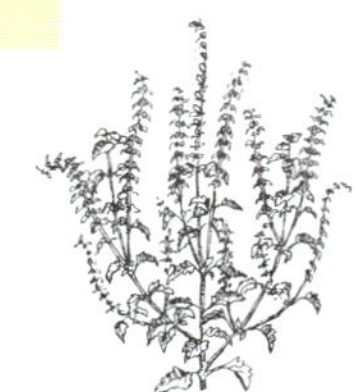

Virginia-Helmkraut ist eine bis 60 cm hohe, ausdauernde Pflanze mit aufrechtem, vielfach verzweigtem Stengel.

Diese in Nordamerika heimische Pflanze wurde traditionell bei Menstruationsproblemen angewendet. Außerdem spielte sie eine Rolle in Reinigungszeremonien, die vollzogen wurden, wenn ein Menstruationstabu gebrochen worden war. Im 19. Jahrhundert nutzte man das Virginia-Helmkraut in Amerika auch zur Behandlung von Tollwut. Heute wird die Pflanze, die einen bitteren, leicht beißenden Geschmack hat, hauptsächlich als Tonikum und Mittel zur Beruhigung der Nerven nach Phasen größerer Streßbelastung verwendet.

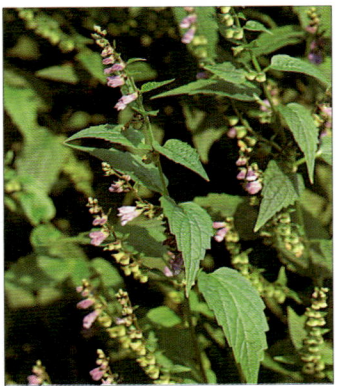

***Virginia-Helmkraut** ist leicht zu erkennen an den paarweise angeordneten rosa bis blauen Blüten und den unverwechselbaren Samenkapseln, die getrocknet werden.*

Verbreitung & Anbau

Das aus Nordamerika stammende Virginia-Helmkraut kommt in den USA und Kanada immer noch häufig vor. Es wächst an feuchten Standorten, z. B. Ufern, und benötigt viel Sonne. Die Vermehrung erfolgt im Frühjahr durch Aussaat oder Wurzelteilung; die Sproßteile 3–4 Jahre alter Pflanzen erntet man zur Blütezeit und trocknet sie für Aufgüsse, Tinkturen oder Tabletten.

Verwandte Arten

Die Gattung *Scutellaria* umfaßt etwa 100 Arten. Früher wurden *S. galericulata* und *S. minor* in ähnlicher Weise wie *S. lateriflora* genutzt; heute wird diesen Pflanzen eher ein geringer therapeutischer Wert beigemessen. Das Baikal-Helmkraut (*S. baicalensis*, S. 133) ist eine weitere, nahe verwandte Art.

Hauptsächliche Inhaltsstoffe

- Flavonoide (Scutellarin)
- Bittere Iridoide (Catalpol)
- Ätherisches Öl
- Gerbstoffe

Hauptsächliche Wirkung

- Beruhigend
- Nerventonikum
- Krampflösend
- Mildes Bittermittel

Forschungsergebnisse

- ***Scutellaria*-Arten:** Obwohl das Kraut seit langem in der Pflanzenheilkunde Verwendung findet, ist es nur wenig erforscht. Möglicherweise enthält es ähnliche Bestandteile wie andere *Scutellaria*-Arten, etwa das gut untersuchte Baikal-Helmkraut (*S. baicalensis*, S. 133), das stark entzündungshemmend wirkt.

Frühere & heutige Verwendung

- **Indianisches Heilmittel:** Die Cherokee nutzten das Virginia-Helmkraut, um die Menstruation zu stimulieren, Brustschmerzen zu lindern und den Ausstoß der Nachgeburt zu fördern.
- **Nutzung im 19. Jahrhundert:** Die Physiomedikalisten (Anhänger einer anglo-amerikanischen Richtung der Pflanzenheilkunde im 19. Jahrhundert) entdeckten die Verwendung des Virginia-Helmkrauts als nervenstärkendes Mittel. Sie erkannten, daß es eine »tiefergreifende« Wirkung auf das Nervensystem hat als jedes andere Kraut, und verwendeten es gegen Hysterie, Epilepsie, Krämpfe, Tollwut und sogar Schizophrenie.
- **Heutige Nutzung:** Heute wird Virginia-Helmkraut wegen seiner stärkenden Eigenschaften hauptsächlich als Nerventonikum eingesetzt. Es unterstützt und versorgt das Nervensystem, beruhigt und verringert Streßbelastung und Ängste. Seine krampflösenden Eigenschaften machen es zu einem nützlichen Mittel bei streßbedingten Muskelverspannungen. Oft wird es allein oder zusammen mit anderen beruhigenden Kräutern bei Schlaflosigkeit verschrieben, oder man verwendet es bei Menstruationsschmerzen. Es wäre dringend notwendig, das Virginia-Helmkraut genauer zu untersuchen, um zusätzliche Verwendungen herauszufinden.

Verwendete Teile

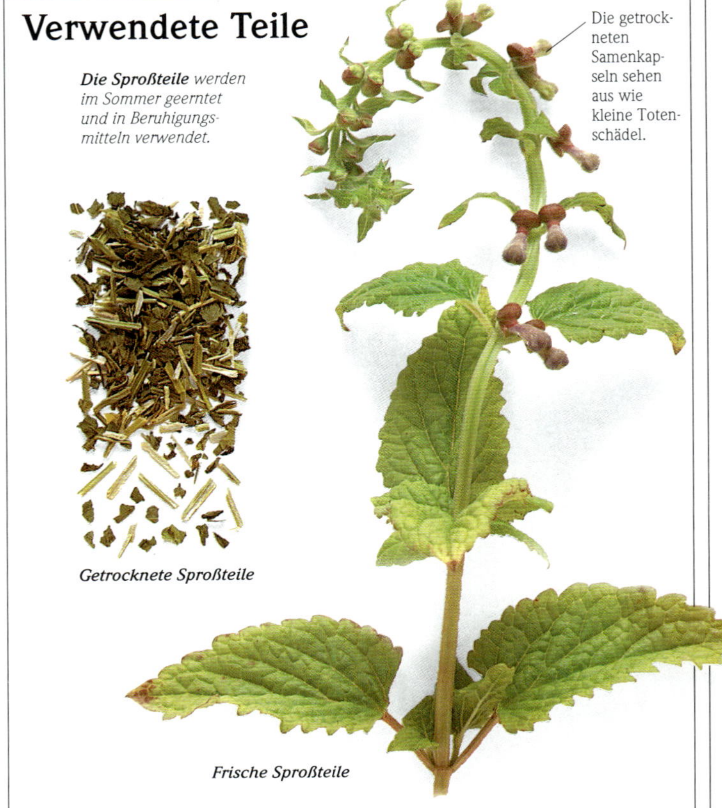

***Die Sproßteile** werden im Sommer geerntet und in Beruhigungsmitteln verwendet.*

Die getrockneten Samenkapseln sehen aus wie kleine Totenschädel.

Getrocknete Sproßteile

Frische Sproßteile

Zubereitungen & ihre Anwendung

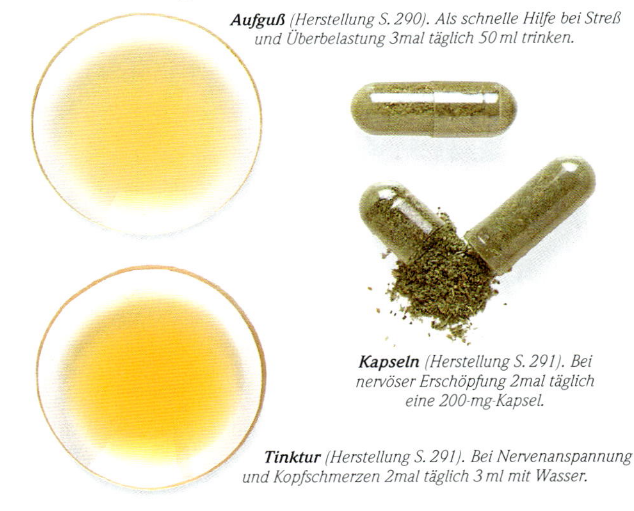

***Aufguß** (Herstellung S. 290). Als schnelle Hilfe bei Streß und Überbelastung 3mal täglich 50 ml trinken.*

***Kapseln** (Herstellung S. 291). Bei nervöser Erschöpfung 2mal täglich eine 200-mg-Kapsel.*

***Tinktur** (Herstellung S. 291). Bei Nervenanspannung und Kopfschmerzen 2mal täglich 3 ml mit Wasser.*

Tabletten gegen Schlaflosigkeit enthalten oft auch andere beruhigende Kräuter.

Selbstbehandlung

- **Angst, Depression & Anspannung,** S. 308.
- **Migräne,** S. 309.
- **Panikattacken & Kopfschmerzen,** S. 308.

Swertia chirata, syn. *Ophelia chirata (Gentianaceae)*

CHIRETTAKRAUT, CHIRAYATA (HINDI)

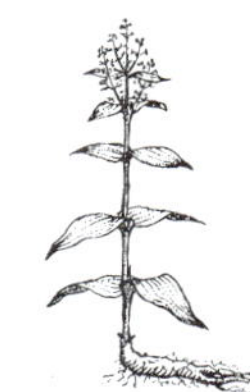

Chirettakraut ist ein bis 1 m hohes, einjähriges Kraut mit glatten Blättern und grünen, rötlich überlaufenen Blüten.

Das aus Indien stammende Kraut gilt in der ayurvedischen Heilkunde traditionell als sehr bitteres Tonikum und wird verwendet, um mit *Pitta* (Feuer) zusammenhängende Beschwerden zu behandeln. In Indien ist es am besten als Bestandteil der *Mahasudarshana churna* bekannt, einem Mittel, das mehr als 50 Kräuter enthält und bei Fieber – einschließlich Malaria –, Leberbeschwerden, Gallensteinen, Magenverstimmung und Übelkeit angewendet wird. Forschungen haben die Schutzwirkung für die Leber bestätigt.

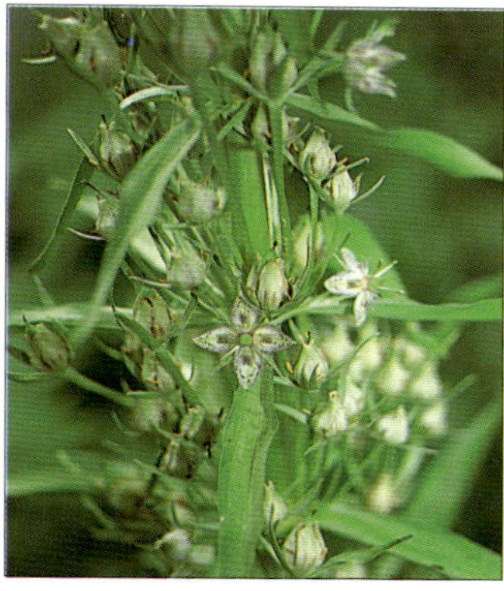

Chirettakraut *wächst wild auf Wiesen und Weiden an den tiefer gelegenen Hängen des Himalaja.*

Verbreitung & Anbau

Chirettakraut ist in Nordindien und Nepal heimisch und kommt in den Höhenlagen dieser Region wildwachsend vor, kann aber auch durch Aussaat im Frühjahr oder Herbst vermehrt und kultiviert werden. Die Pflanze benötigt gut durchlässigen Boden und viel Sonne. Die Sproßteile werden zur Blütezeit geerntet.

Verwandte Arten

Eine andere, wegen ihrer bitteren Eigenschaften geschätzte *Swertia*-Art ist die in Japan häufig verwendete *S. japonica.* Die Mitglieder der Familie *Gentianaceae* sind häufig sehr bitter und werden bei Verdauungsproblemen verwendet. *Siehe* Gelber Enzian (*Gentiana lutea*, S. 97) und Tausendgüldenkraut (*Erythraea centaurea*, S. 204).

Hauptsächliche Inhaltsstoffe

- Xanthone
- Iridoide (einschließlich Amarogentin)
- Alkaloide
- Flavone

Hauptsächliche Wirkung

- Bitter
- Tonisch
- Appetitanregend
- Lindert Magenschmerzen
- Fiebersenkend
- Malariamittel

Forschungsergebnisse

- **Bittere Inhaltsstoffe:** Ähnlich wie andere Mitglieder der Familie *Gentianaceae* enthält auch das Chirettakraut bemerkenswerte Mengen an extremen Bitterstoffen, darunter Iridoide, besonders Amarogentin, aber auch Alkaloide.
- **Schutz der Leber:** Amarogentin hat Schutzwirkung auf die Leber.
- **Weitere Forschungen:** Untersuchungen in Indien haben gezeigt, daß die Xanthone bei Malaria wirksam sind und vor Tuberkulose schützen können.

Frühere & heutige Verwendung

- **Therapeutische Eigenschaften:** Chirettakraut ist ein stark bitteres Kraut, das die entsprechenden Geschmacksrezeptoren auf der Zunge stimuliert und dadurch den gesamten Verdauungstrakt anregt.
- **Verdauungsfördernd:** Chirettakraut ist ein ausgezeichnetes Mittel bei Magenbeschwerden, besonders wenn sie mit Übelkeit, Magenverstimmung und Völlegefühl verbunden sind. Ein Aufguß, in kleinen Dosen genommen, regt den Appetit und die gesamte Verdauung an, kann aber auch als Wurmmittel verwendet werden.
- **Fieber:** Wie die meisten Bittersubstanzen wirkt auch das Chirettakraut fiebersenkend, kühlt den Körper und verstärkt den Blutfluß zur Leber. Außerdem ist es ein gutes Mittel bei Malaria.
- **Schluckauf:** In Indien wird Chirettakraut bei Schluckauf verwendet als ein mit Honig versetzter Aufguß (in kleinen, regelmäßigen Dosen).
- **Weitere Anwendungen:** Seit kurzem wird Chirettakraut in Mischungen mit anderen Kräutern bei Allergien verwendet. Durch seine stark tonischen Eigenschaften kann es sich bei Schwäche und in der Rekonvaleszenz als nützlich erweisen.

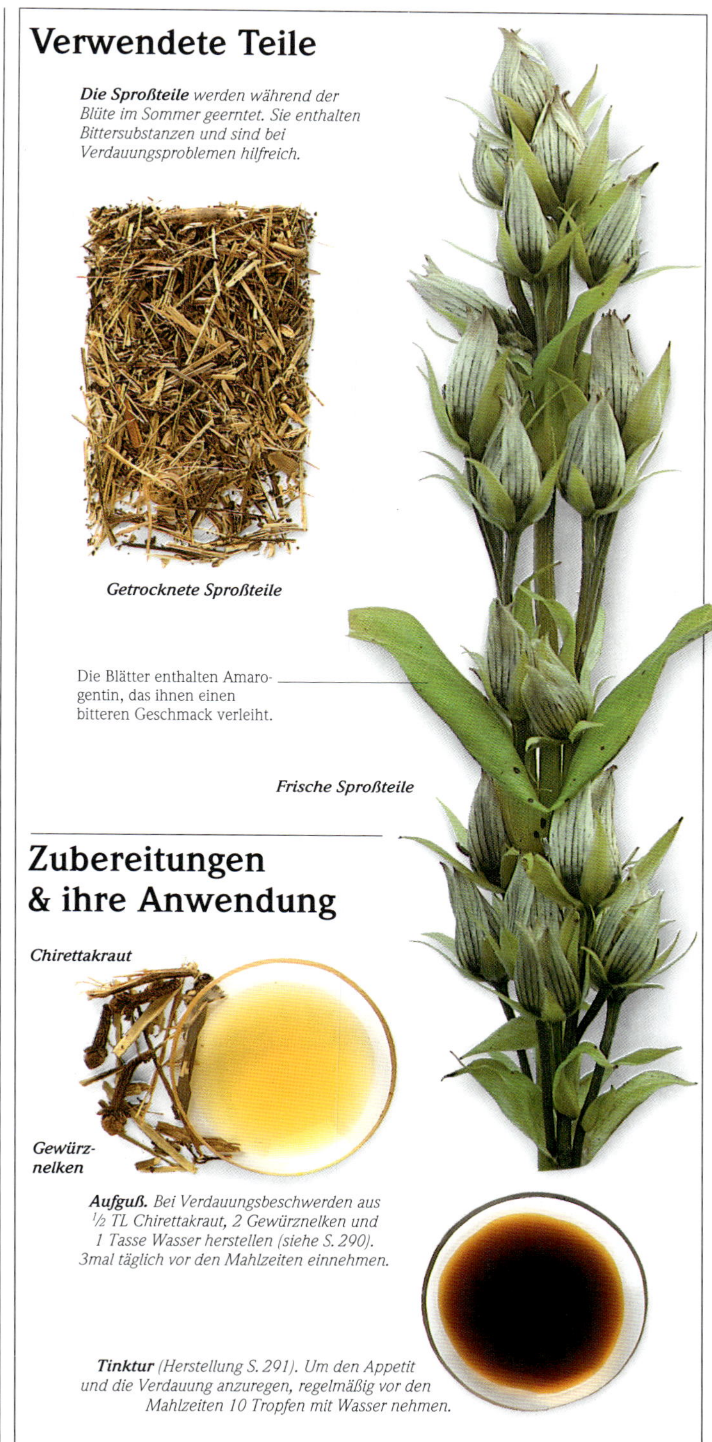

Verwendete Teile

Die Sproßteile *werden während der Blüte im Sommer geerntet. Sie enthalten Bittersubstanzen und sind bei Verdauungsproblemen hilfreich.*

Getrocknete Sproßteile

Die Blätter enthalten Amarogentin, das ihnen einen bitteren Geschmack verleiht.

Frische Sproßteile

Zubereitungen & ihre Anwendung

Chirettakraut

Gewürznelken

Aufguß. *Bei Verdauungsbeschwerden aus ½ TL Chirettakraut, 2 Gewürznelken und 1 Tasse Wasser herstellen (siehe S. 290). 3mal täglich vor den Mahlzeiten einnehmen.*

Tinktur *(Herstellung S. 291). Um den Appetit und die Verdauung anzuregen, regelmäßig vor den Mahlzeiten 10 Tropfen mit Wasser nehmen.*

Selbstbehandlung

- **Anämie,** S. 301.
- **Schlechte Verdauung,** S. 306.

Symphytum officinale *(Boraginaceae)*

Gemeiner Beinwell

Beinwell ist eine bis 1 m hohe, ausdauernde Pflanze mit dicken Blättern und glockenförmigen weißen, rosa oder malvenfarbenen Blüten.

Der Name Beinwell sagt bereits etwas über seine traditionelle Verwendung beim Heilen von Knochenbrüchen aus – ähnlich wie sein wissenschaftliche Name *Symphytum,* der sich aus dem Griechischen ableitet und soviel wie »zusammenwachsen« bedeutet. Beinwell wird auch als Wundkraut verwendet. So schrieb K'Eogh in seinem *Irish Herbal* (1735), daß es »alle inneren Wunden und Brüche heilt«. Noch heute wird Beinwell besonders wegen seiner heilenden Eigenschaften geschätzt.

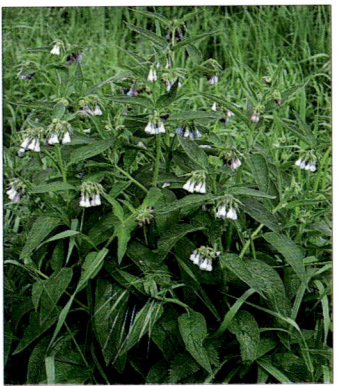

***Beinwell** war dem griechischen Arzt Dioskorides bereits im 1. Jahrhundert bekannt, denn er erwähnt ihn in seinen* Materia Medica.

Verbreitung & Anbau

Der in Europa heimische Beinwell wächst in allen gemäßigten Zonen der Erde, u. a. auch in Westasien, Nordamerika und Australien. Er gedeiht an feuchten bis sumpfigen Standorten und kann im Frühjahr aus Samen gezogen oder im Herbst durch Wurzelteilung vermehrt werden. Die Blätter und Sproßspitzen werden im Sommer geerntet, die Wurzel im Herbst.

Hauptsächliche Inhaltsstoffe

- Allantoin (bis zu 4,7%)
- Schleim (etwa 29%)
- Triterpenoide
- Phenolcarbonsäuren (Rosmarinsäure)
- Asparagin
- Pyrrolizidinalkaloide (0,02 – 0,07%)
- Gerbstoffe

Hauptsächliche Wirkung

- Einhüllend
- Adstringierend
- Entzündungshemmend
- Heilt Wunden und Knochen

Verwendete Teile

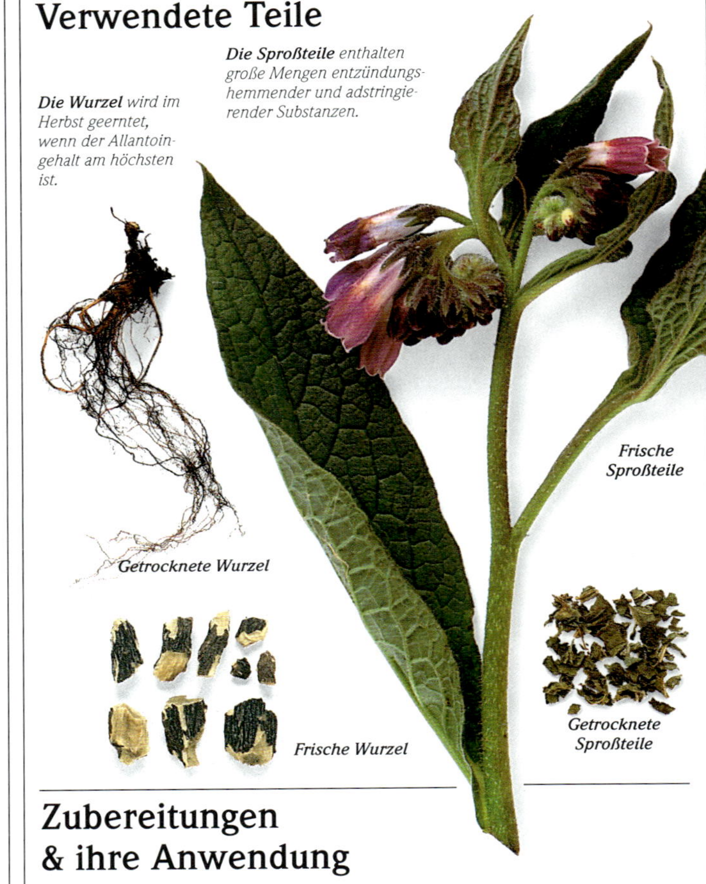

Zubereitungen & ihre Anwendung

Warnung: Nicht bei verunreinigten Wunden anwenden, da die rasche Heilung Schmutz oder Eiter einschließen kann. Innerlich nur unter ärztlicher Aufsicht anwenden.

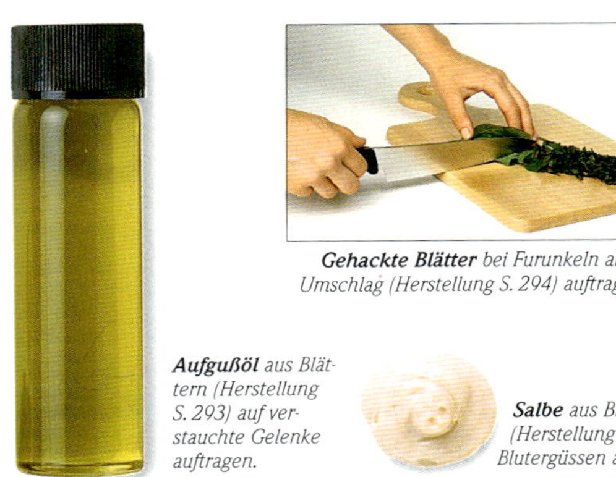

***Gehackte Blätter** bei Furunkeln als Umschlag (Herstellung S. 294) auftragen.*

***Aufgußöl** aus Blättern (Herstellung S. 293) auf verstauchte Gelenke auftragen.*

***Salbe** aus Blättern (Herstellung S. 294) bei Blutergüssen auftragen.*

Tinktur aus Wurzeln (Herstellung S. 291) bei Akne unverdünnt auftragen.

Forschungsergebnisse

- **Allantoin:** Beinwell enthält Allantoin, das die Zellbildung anregt und so verletztes Gewebe regeneriert.
- **Rosmarinsäure:** Die deutlich entzündungshemmende Wirkung verdankt Beinwell der Rosmarinsäure und anderen Phenolcarbonsäuren.
- **Pyrrolizidinalkaloide:** In Untersuchungen erwiesen sich isolierte Pyrrolizidinalkaloide als stark toxisch für die Leber. Da sie oft nur in winzigen Mengen vorhanden sind, ist noch unklar, ob sie auch in Arzneien aus der ganzen Pflanze ihre leberschädigende Wirkung entfalten. Die höchsten Konzentrationen werden in der Wurzel gefunden, während getrocknete Sproßteile häufig sogar frei davon sind. Daher sollte die Wurzel bis zur endgültigen Klärung nicht innerlich angewendet werden. (Die oberirdischen Pflanzenteile gelten als ungefährlich.) Die Zweifel über die Sicherheit des Beinwells als Arznei können erst durch weitere Forschungen ausgeräumt werden.

Frühere & heutige Verwendung

- **Frühere Verwendung:** Beinwell wurde früher zur Behandlung von Magengeschwüren, Reizdarm und einer Reihe von Atemwegserkrankungen wie Bronchitis und Rippenfellentzündung verwendet.
- **Verletzungen:** Die Fähigkeit des Beinwells, die Heilung von Blutergüssen, Verstauchungen und Knochenbrüchen zu beschleunigen, ist seit Jahrtausenden bekannt. Die Pflanze sorgt dafür, daß die Verbindung zwischen Bändern und Knochen fester wird, so daß eine Kompresse, die sofort auf einen verstauchten Knöchel aufgebracht wird, die Folgen der Verletzung deutlich verringern kann. Die Kombination von Gerbstoffen und Schleim wirkt lindernd bei Blutergüssen und Abschürfungen.
- **Hautprobleme:** Öl oder Salbe aus Beinwell verwendet man bei Hautbeschwerden wie Akne, Furunkel und Schuppenflechte. Hilfreich ist die Pflanze auch bei der Behandlung von Narben.

Selbstbehandlung

- **Akne & Furunkel,** S. 305.
- **Entzündete Hautausschläge,** S. 303.
- **Haut-Pilzinfektionen,** S. 304.
- **Knochenbrüche,** S. 312.
- **Schmerzende Gelenke,** S. 313.
- **Wundheilung,** S. 304.

Syzygium cumini (*Myrtaceae*)

JAMBOLANAPFLAUME

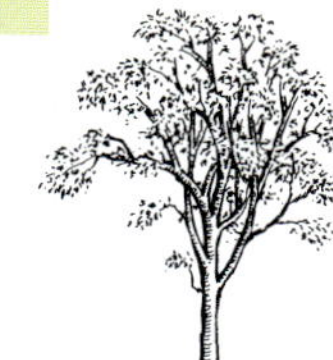

Die Jambolanapflaume ist ein bis 10 m hoher, immergrüner Baum mit lanzettlichen Blättern und gelbgrünen Blüten.

In Teilen Südasiens und Australiens heimisch, ist die Jambolanapflaume ein typisches Beispiel für eine Pflanze, die nicht nur als Nahrungsmittel, sondern auch als Heilkraut verwendet wird. Die reife Frucht besitzt den Geruch und Geschmack reifer Aprikosen und wird als Eingemachtes verzehrt. Samen und Früchte haben blähungstreibende und adstringierende Eigenschaften. Die Samen senken den Blutzuckerspiegel und können bei der Behandlung von Diabetes mellitus eingesetzt werden.

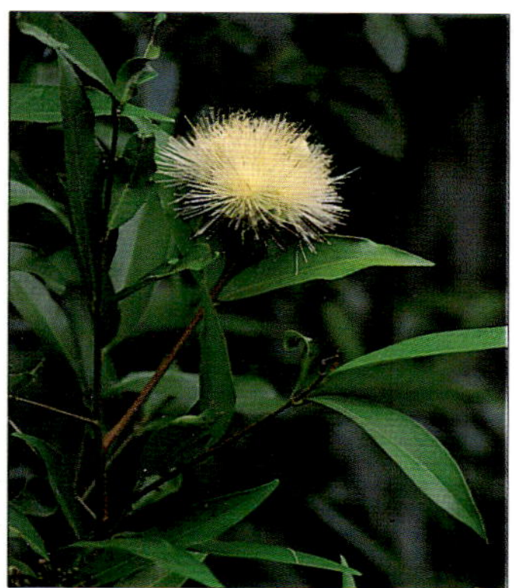

Jambolanapflaume *senkt den Blutzuckerspiegel und ist eine wertvolle Arznei bei Diabetes mellitus.*

Verbreitung & Anbau

Die Jambolanapflaume, in Südasien und Australien beheimatet, findet man heute überall in den Tropen Indiens, Indonesiens und Afrikas, wo sie wegen ihrer Früchte angebaut wird. Die Vermehrung erfolgt im Sommer durch Aussaat oder Stecklinge aus noch nicht ausgereiftem Holz. Die Pflanze benötigt durchlässigen Boden und viel Sonne; die reifen Früchte werden im Herbst geerntet. Sie werden in den Herkunftsländern meist roh gegessen oder unreif zu Essig verarbeitet. Vor allem die Samen sind ein bedeutendes Heilmittel.

Verwandte Arten

Viele mit der Jambolanapflaume verwandte Arten werden ebenfalls wegen ihrer therapeutischen Eigenschaften geschätzt. So nimmt man Gewürznelken (*Eugenia caryophyllata*, S. 95) bei Verdauungsproblemen, etwa Blähungen, Völlegefühl und bei Infektionen wie Malaria. *E. chequeri* aus Chile und *E. gerrodi* aus Südafrika werden bei Husten und Bronchialbeschwerden verwendet. In Brasilien nutzt man die Blätter von *E. uniflora* zur Abwehr von Stechmücken und anderen Insekten.

Hauptsächliche Inhaltsstoffe

- Phenole
- Gerbstoffe
- Alkaloid
- Triterpenoide
- Ätherisches Öl

Hauptsächliche Wirkung

- Senkt den Blutzuckerspiegel
- Adstringierend
- Blähungstreibend
- Harntreibend

Forschungsergebnisse

■ **Blutzuckerspiegel:** Wie bei anderen Pflanzen konnte die Forschung für die Jambolanapflaume eine deutlich hypoglykämische Wirkung nachweisen, die zur Senkung des Blutzuckerspiegels führt. Daher ist sie gerade bei der Behandlung von Diabetes mellitus besonders wertvoll. Außerdem ist die Pflanze bekannt dafür, den Glucosespiegel im Urin zu senken.

Frühere & heutige Verwendung

■ **Diabetesbehandlung:** Es gibt neben der Jambolanapflaume weitere Pflanzen, die den Blutzuckerspiegel senken, etwa die Heidelbeere (*Vaccinium myrtillus*, S. 278). Sie werden von Pflanzenheilkundlern verordnet, um durch Diabetes mellitus verursachte Beschwerden zu lindern. Bei Diabetes hören die Inselzellen der Bauchspeicheldrüse auf, Insulin – ermöglicht den Körperzellen die Aufnahme von Glucose aus dem Blut – in ausreichender Menge zu produzieren. Diese Krankheit wird überall auf der Erde immer häufiger diagnostiziert. In einem frühen oder mittleren Stadium läßt sie sich recht gut mit Heilkräutern behandeln, vorausgesetzt, der Patient hält gleichzeitig eine strenge Diät ein.

Verwendete Teile

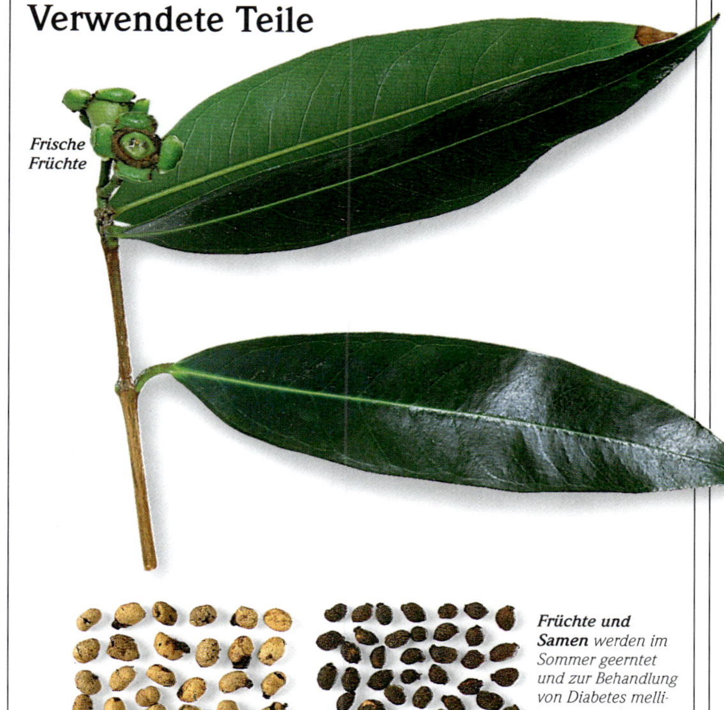

Getrocknete Früchte — *Getrocknete Samen*

Früchte und Samen *werden im Sommer geerntet und zur Behandlung von Diabetes mellitus verwendet.*

Zubereitungen & ihre Anwendung

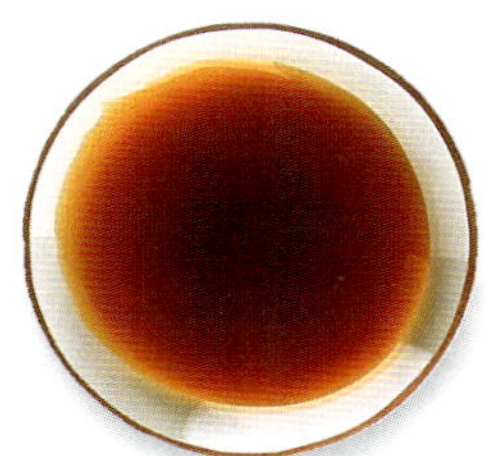

Abkochung *von Samen. Bei Durchfall ½ TL und 1 Tasse Wasser 5 Minuten köcheln lassen (S. 290). 3mal täglich trinken.*

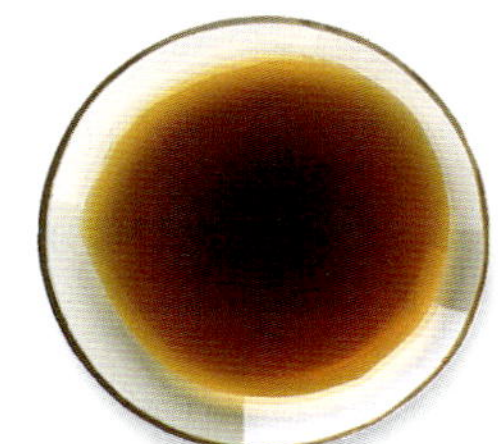

Tinktur *aus Samen (Herstellung S. 291). Bei Koliken 3mal täglich 40 Tropfen mit Wasser einnehmen.*

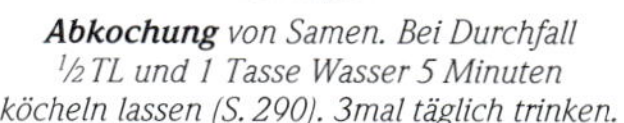

Pulver. Bei Blähungen 3mal täglich 1 g, mit Wasser vermischt, einnehmen.

■ **Indische Diabetesarznei:** In Indien werden die pulverisierten Samen der Jambolanapflaume – gelegentlich auch die Tinktur – bei Diabetes und dem damit verbundenen häufigen Wasserlassen verordnet.

■ **Durchfall & Ruhr:** Die Jambolanapflaume wirkt stark adstringierend und kann daher bei Durchfall und Ruhr eingesetzt werden. In der ayurvedischen Medizin wird dafür ein Pulver aus zermahlenen Samen der Jambolanapflaume und Mango verwendet.

■ **Verdauungsstörungen:** Die blähungstreibenden Eigenschaften der Jambolanapflaume machen sie zu einem guten Mittel bei der Behandlung von Verdauungsstörungen. Außerdem wird die Pflanze zur Linderung von Magenschmerzen, Bauchschmerzen und Blähungen eingesetzt.

■ **Epilepsie:** In einigen Teilen Südostasiens werden die Wurzeln der Jambolanapflaume gelegentlich auch zur Behandlung von Epilepsie verwendet.

Tabebuia spp. *(Bignoniaceae)*

Ipê-Baum, Lapacho (spanisch)

Der Ipê-Baum ist ein 30 m hoher Baum mit rosa Blüten, der sein Laub nur in Regionen mit kälteren Wintern verliert.

Die Rinde des Ipê-Baums wird wegen ihrer bemerkenswerten Heilkraft in der traditionellen südamerikanischen Kräutermedizin schon seit Jahrhunderten geschätzt. Heute setzt man sie bei Entzündungen oder Infektionen ein, darunter auch bei durch Viren verursachten Krankheiten wie postviralem Erschöpfungssyndrom und AIDS. Auch bei anderen Erkrankungen findet der Ipê-Baum Verwendung. So hat er einen guten Ruf in der Krebstherapie, insbesondere bei der Leukämiebehandlung.

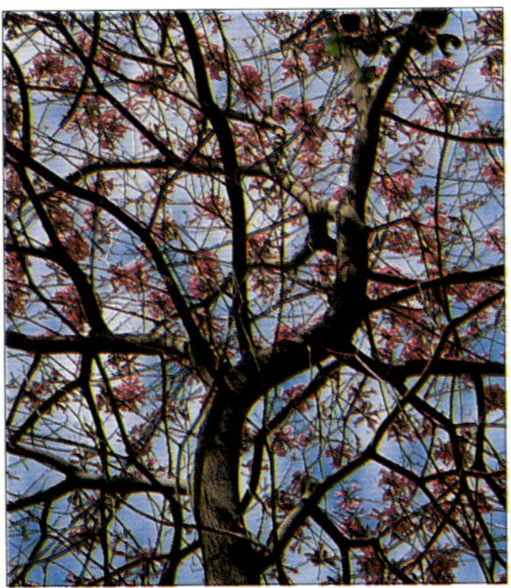

***Der Ipê-Baum** wird auch wegen seines haltbaren Holzes geschätzt. Die Rinde besitzt wichtige therapeutische Eigenschaften.*

Verbreitung & Anbau

Der südamerikanische Ipê-Baum kommt vor allem in Gebirgsregionen vor. So findet man ihn hoch in den Anden Perus und Argentiniens, ebenso auch in Niederungen in Paraguay und Brasilien, woher er ursprünglich stammen soll. Der Baum wird nicht kultiviert, sondern man sammelt die innere Rinde ganzjährig von wildwachsenden Bäumen.

Verwandte Arten

Man verwendet in der Kräutermedizin mehrere *Tabebuia*-Arten, von denen *T. impetiginosa* als die therapeutisch wirksamste gilt. Ihr Kernholz enthält das wertvolle Lapachol, dem man tumorhemmende Eigenschaften bescheinigt. Als krebsheilendes Mittel gilt neben *T. impetiginosa* auch *T. incana. T. insignis* var. *monophylla* und *T. neochrysantha* wurden bei Magengeschwüren eingesetzt.

Hauptsächliche Inhaltsstoffe

- Chinone (Lapachol)
- Bioflavonoide
- Lapachenole
- Carnosol
- Indole
- Ubichinon
- Alkaloide (Tecomanin)
- Steroidsaponine

Hauptsächliche Wirkung

- Antibakteriell
- Antimykotisch
- Immunstimulans
- Entzündungshemmend
- Reinigend
- Tonisch
- Krebsmittel

Forschungsergebnisse

Krebsmittel: Die tumorhemmenden Eigenschaften der Rinde des Ipê-Baums sind umstritten, obwohl seit den 60er Jahren in Brasilien durchgeführte Forschungen darauf hindeuten, daß ein therapeutischer Nutzen bei der Behandlung von Krebs und Leukämie vorhanden ist. Viele der Inhaltsstoffe verhindern das Wachstum von Tumoren, wobei das Lapachol besonders wirksam ist, weil es in die Sauerstoffaufnahme der Krebszellen eingreift.

Weitere Forschungen: Der Ipê-Baum besitzt stark entzündungshemmende Eigenschaften, wirkt Diabetes entgegen (hauptsächlich durch den Wirkstoff Tecomin) und senkt den Blutdruck.

Frühere & heutige Verwendung

Frühes Allheilmittel: Die Inkas, die brasilianischen Callawaya und andere südamerikanische Stämme schätzten den Ipê-Baum als Allheilmittel. Sie verwendeten ihn unter anderem bei der Behandlung von Wunden, Fieber, Ruhr, Darmentzündung, bestimmten Krebsleiden und Schlangenbissen.

Infektionen: Angesichts der großen Anzahl von Wirkstoffen ist es nicht verwunderlich, daß diese nützliche Pflanze nicht nur in Südamerika, sondern von Pflanzenheilkundlern auf der ganzen Welt angewendet wird. Sie ist ein wichtiges, natürliches Heilmittel mit antibakteriellen und antiviralen Eigenschaften, das insbesondere bei Infektionen der Nase, des Mund- und Rachenraums und bei chronischen Beschwerden wie dem postviralen Erschöpfungssyndrom genutzt wird. Aufgrund ihrer antimykotischen Wirkstoffe kann sie auch zur Behandlung von Pilzinfektionen wie Flechte, Mundsoor und Candidamykosen verwendet werden.

Entzündungshemmende Wirkung: Der Ipê-Baum wird außerdem bei Entzündungen verschrieben, besonders wenn der Magen-Darm-Trakt betroffen ist. Daneben behandelt man mit dieser Pflanze Blasen-, Prostata- oder Gebärmutterhalsentzündungen.

Krebsmittel: Der Ipê-Baum soll eine Wirkung bei der Behandlung von Krebsleiden haben, darunter auch Leukämie. Angesichts der Erfahrungen in der traditionellen Anwendung der Pflanze bei Krebsleiden und aufgrund der klinischen Studien in Brasilien müßte man den Ipê-Baum unbedingt genauer untersuchen.

Verwendete Teile

Getrocknete innere Rinde

Die Rinde besitzt wichtige antibiotische Eigenschaften.

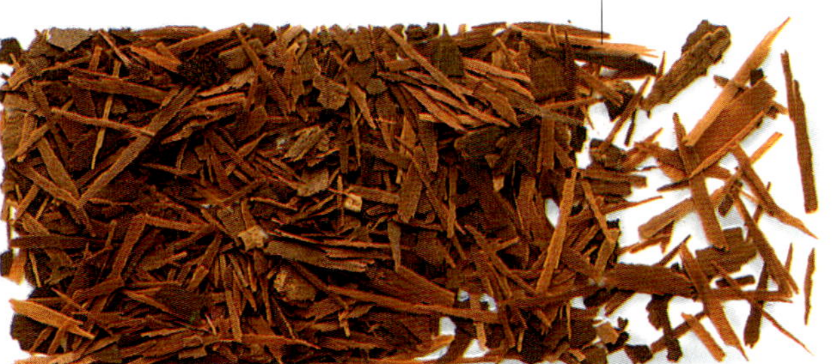

***Die innere Rinde** wird als Immunstimulans geschätzt, aber auch bei Entzündungen angewendet.*

Zubereitungen & ihre Anwendung

***Salbe** (Herstellung S. 294) wird dick auf Wunden aufgetragen.*

***Abkochung** (Herstellung S. 290) ist ein traditionelles südamerikanisches Mittel. Bei Candidamykose 3mal täglich 1 Tasse trinken.*

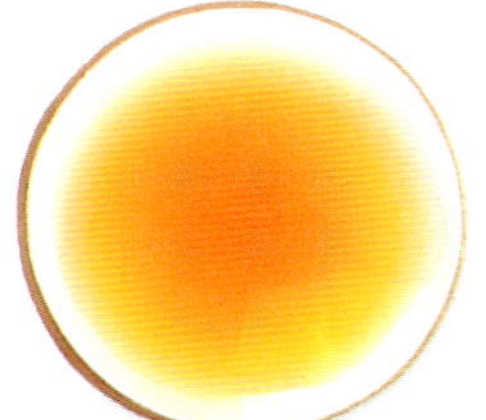

***Tinktur** (Herstellung S. 291). Für Langzeitgebrauch geeignet. Bei postviralem Erschöpfungssyndrom 3mal täglich 2 ml mit Wasser.*

Tanacetum parthenium, syn. *Chrysamthemum parthenium*
(Compositae/Asteraceae)

MUTTERKRAUT

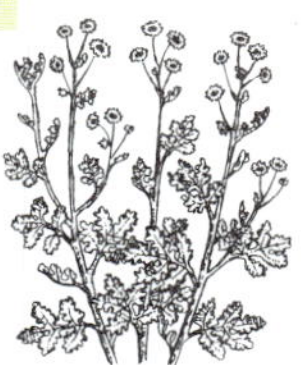

Mutterkraut ist eine bis 60 cm hohe, ausdauernde, krautige Pflanze mit vielen kleinen Blütenköpfchen.

Die hauptsächliche Verwendung dieser Pflanze liegt in der Frauenheilkunde, so drückt es der Name bereits aus. Schon Nicholas Culpeper preist sie in *The English Physitian* (1653) als »allgemeines Stärkungsmittel [für die] Gebärmutter... Sie reinigt die Gebärmutter, stößt die Nachgeburt aus und tut der Frau viel Gutes, wie sie es sich von einem Kraut nur wünschen kann«. Heute wird das Mutterkraut hauptsächlich bei Migräne verwendet, galt aber lange als Mittel bei Arthritis und Rheumatismus.

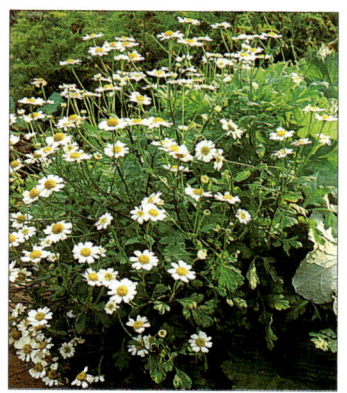

Mutterkraut *bringt den ganzen Sommer über gänseblümchenartige Blüten hervor.*

Verbreitung & Anbau

Ursprünglich in Südosteuropa heimisch, findet man das Mutterkraut heute überall in Europa, Australien und Nordamerika. Es kann durch Aussaat oder Stecklinge vermehrt werden und bevorzugt durchlässigen Boden und viel Sonne. Die Blätter werden nach Bedarf gepflückt, die Sproßteile erntet man während der Blüte im Sommer.

Verwandte Arten

Das Mutterkraut ist nahe mit dem Rainfarn (*Tanacetum vulgare*, S. 272) sowie Wucherblume und Kamille verwandt.

Hauptsächliche Inhaltsstoffe

- Ätherisches Öl (α-Pinen)
- Sesquiterpenlactone (Parthenolid)
- Sesquiterpene (Kampfer)

Hauptsächliche Wirkung

- Schmerzlindernd
- Fiebersenkend
- Antirheumatisch
- Fördert den Menstruationsfluß
- Bittermittel

Forschungsergebnisse

- **Migräne:** Als die Frau eines walisischen Arztes durch eine Mutterkrautbehandlung von ihrem 50jährigen Migräneleiden geheilt wurde, begann eine detaillierte wissenschaftliche Untersuchung über die Wirkungen dieser Pflanze. Klinische Studien während der 80er Jahre in Großbritannien belegten Mutterkraut als gutes Mittel bei Migräne. Allerdings versteht man immer noch nicht genau, wie das Kraut wirkt. Vermutlich hemmt das enthaltene Parthenolid die Freigabe des Hormons Serotonin, dem man eine Auslöserfunktion bei Migräneanfällen zuschreibt.
- **Polyarthritis:** Die Wirksamkeit des Mutterkrauts in der Behandlung von Polyarthritis wird momentan untersucht.

Frühere & heutige Verwendung

- **Fieber:** Mutterkraut kann die Temperatur senken und den Körper kühlen.
- **Gynäkologische Anwendungen:** Seit römischer Zeit verwendet man Mutterkraut, um die Menstruation auszulösen. Außerdem wird es in der Geburtshilfe genutzt, um die Ausstoßung der Plazenta anzuregen.
- **Migräne & Kopfschmerzen:** In kleinen Mengen wird das Mutterkraut heute vorbeugend gegen Migräne eingesetzt, wobei es regelmäßig und bei den ersten Anzeichen eines Anfalls genommen werden muß. Auch bei Migräne, die mit der Menstruation zusammenhängt, und bei Kopfschmerzen ist es hilfreich.
- **Arthritis:** Bei arthritischen und rheumatischen Schmerzen können Mischungen von Mutterkraut mit anderen Kräutern wirksam sein.

Selbstbehandlung

- **Migränevorbeugung,** S. 309.

Verwendete Teile

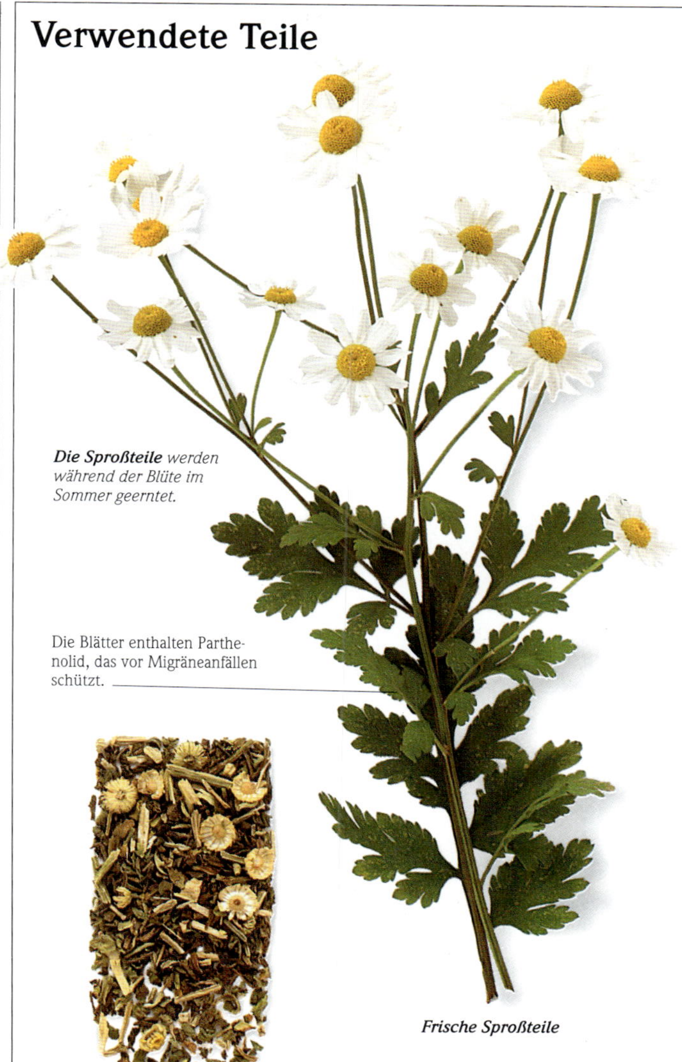

Die Sproßteile *werden während der Blüte im Sommer geerntet.*

Die Blätter enthalten Parthenolid, das vor Migräneanfällen schützt.

Frische Sproßteile

Getrocknete Sproßteile

Zubereitungen & ihre Anwendung

Warnung: Der Verzehr frischer Blätter kann zu Geschwürbildung im Mundraum führen. Nicht zusammen mit blutverdünnenden Arzneien und nicht während der Schwangerschaft anwenden.

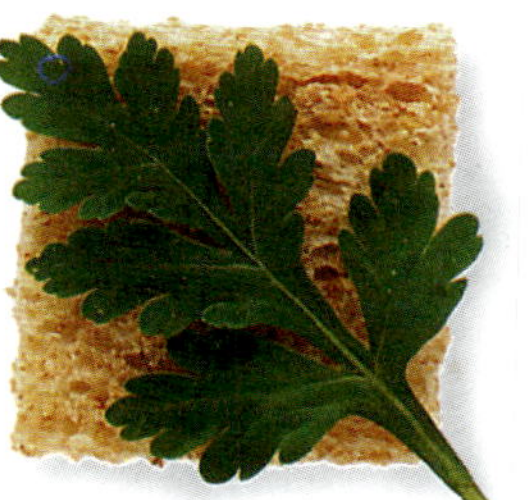

Frische Blätter. *Zur Migränevorbeugung täglich 2–3 Blätter auf Brot essen.*

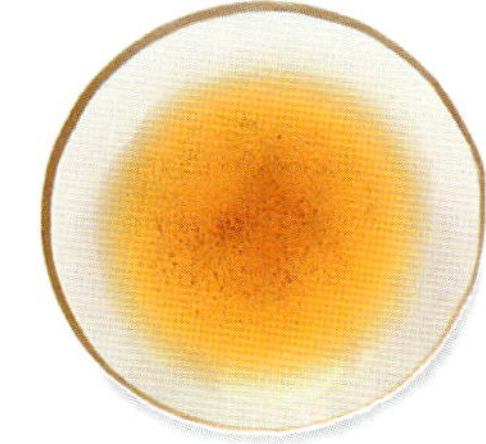

Tinktur *(Herstellung S. 291). Zur Langzeit-Vorbeugung gegen Migräne bis zu 3mal täglich 5 Tropfen mit Wasser.*

Kapseln (Herstellung S. 291). Zur Linderung symptomatischer Kopfschmerzen täglich eine 100-mg-Kapsel einnehmen.

Tabletten enthalten oft weitere Kräuter. Bei Kopfschmerzen einnehmen.

Taraxacum officinale (*Compositae/Asteraceae*)

LÖWENZAHN

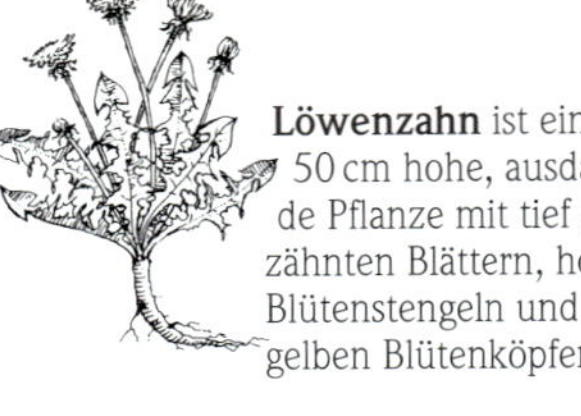

Löwenzahn ist eine bis 50 cm hohe, ausdauernde Pflanze mit tief gezähnten Blättern, hohlen Blütenstengeln und goldgelben Blütenköpfen.

Obwohl er fast ausschließlich als Unkraut bekannt ist, besitzt der Löwenzahn dennoch erstaunliche therapeutische Fähigkeiten. In der westlichen Volksmedizin sind die Blätter, die in Salaten gegessen werden können, seit langem als ein harntreibendes Mittel bekannt. Aber auch in den Schriften arabischer Ärzte aus dem 11. Jahrhundert wird der Löwenzahn empfohlen. Die Wurzel, die man therapeutisch noch nicht so lange verwendet, ist dagegen nützlich für die Leber.

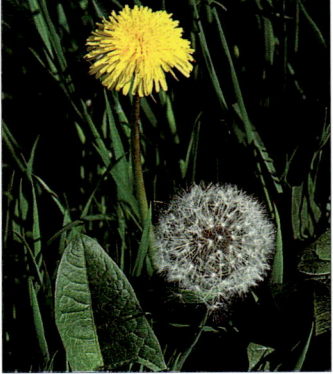

***Löwenzahn** verdankt seinen Namen den tief gezähnten Blättern. Im Volksmund heißt er Puste- oder Kuhblume.*

Verbreitung & Anbau

Löwenzahn wächst in den meisten Teilen der Welt wild, wird aber in Deutschland und Frankreich auch angebaut. Die Vermehrung erfolgt durch Aussaat im Frühjahr. Die jungen Blätter werden im Frühjahr für tonisierende Salate und später im Jahr als Arznei verwendet; die Wurzel 2jähriger Pflanzen erntet man im Herbst.

Verwandte Arten

Pu gong ying (T. mongolicum) wird in der chinesischen Kräuterheilkunde verwendet, um »Hitze zu beseitigen« und Toxizität entgegenzuwirken, besonders in der Leber.

Hauptsächliche Inhaltsstoffe

- Sesquiterpenlactone
- Triterpene
- Vitamine A, B, C und D

Ausschließlich in den Blättern:

- Cumarine
- Carotinoide
- Mineralstoffe (besonders Kalium)

Ausschließlich in der Wurzel:

- Taraxin
- Phenolcarbonsäuren
- Mineralstoffe (Kalium, Calcium)

Hauptsächliche Wirkung

- Harntreibend
- Entgiftend
- Bittermittel

Forschungsergebnisse

- **Blätter:** Ein Artikel, der 1974 in der Zeitschrift *Planta Medica* erschien, bestätigte die harntreibende Wirkung, obwohl man die genaue Wirkungsweise nicht versteht. Im Gegensatz zu vielen konventionellen Diuretika, deren Einnahme zur Ausschwemmung von Kalium führt, enthalten Löwenzahnblätter so hohe Mengen dieses Minerals, daß es sogar noch zusätzlich aufgenommen wird.
- **Wurzel:** Nach Untersuchungen in Deutschland hat die Wurzel eine deutlich reinigende Wirkung auf die Leber und regt die Gallenproduktion an. Außerdem ist sie ein mildes Bitter- und Abführmittel.

Frühere & heutige Verwendung

- **Harntreibendes Mittel:** Löwenzahnblätter wirken harntreibend, können aber auch das Flüssigkeitsvolumen im Körper verringern und dadurch den Blutdruck senken.
- **Entgiftende Arznei:** Die Löwenzahnwurzel ist eine der wirksamsten Arzneien zur Entgiftung. Obwohl sie vornehmlich Abfallprodukte aus Leber und Gallenblase entfernt, stimuliert sie auch die Nieren zur Ausscheidung von Giften über den Urin. Die Wurzel ist ein bemerkenswert ausgewogenes Mittel, das für eine regelmäßige Ausscheidung von Toxinen sorgt, die sich aufgrund einer Infektion oder durch Umweltgifte im Körper angesammelt haben. Großen therapeutischen Nutzen hat die Pflanze auch bei Verstopfung, Hautproblemen wie Akne, Ekzemen und Schuppenflechte sowie arthritischen Leiden wie Osteoarthritis und Gicht.
- **Beschwerden der Gallenblase:** Wurzel und Blätter des Löwenzahns haben eine erkennbare Wirkung auf die Gallenblase und können die Bildung von Gallensteinen verhindern. Die Blätter helfen bei der Auflösung von Gallensteinen.

Verwendete Teile

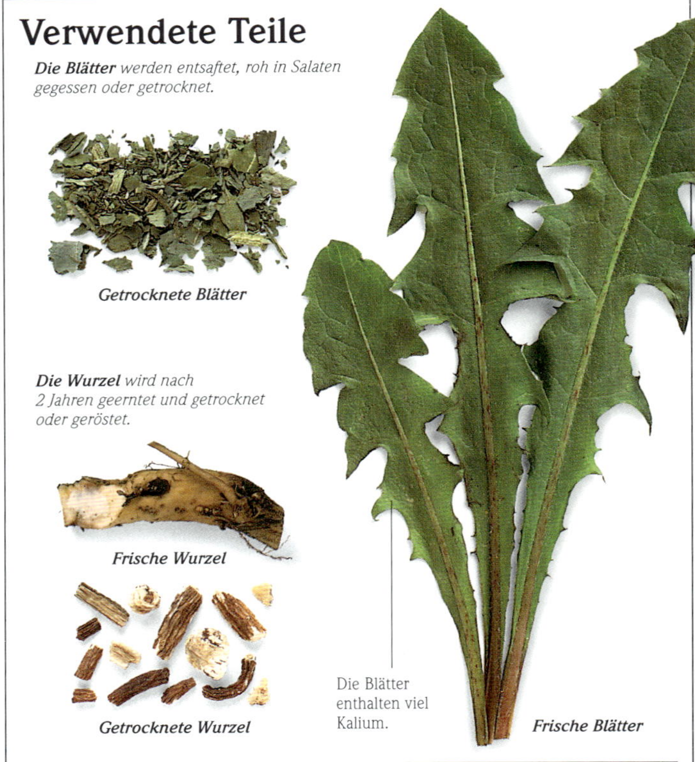

***Die Blätter** werden entsaftet, roh in Salaten gegessen oder getrocknet.*

Getrocknete Blätter

***Die Wurzel** wird nach 2 Jahren geerntet und getrocknet oder geröstet.*

Frische Wurzel

Getrocknete Wurzel

Die Blätter enthalten viel Kalium.

Frische Blätter

Zubereitungen & ihre Anwendung

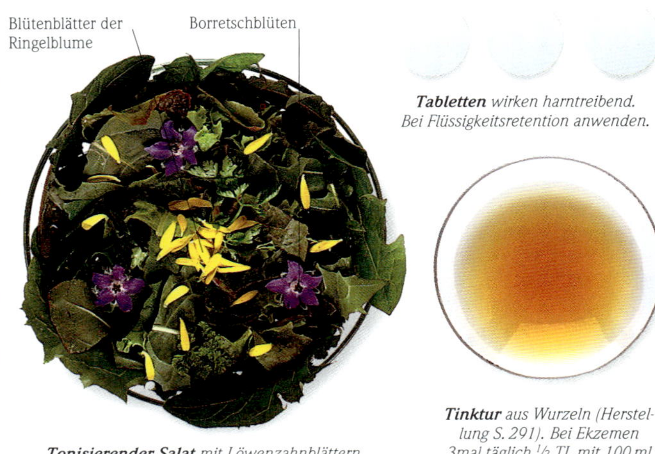

Blütenblätter der Ringelblume

Borretschblüten

***Tabletten** wirken harntreibend. Bei Flüssigkeitsretention anwenden.*

***Tonisierender Salat** mit Löwenzahnblättern. Wirkt reinigend, regelmäßig essen.*

***Tinktur** aus Wurzeln (Herstellung S. 291). Bei Ekzemen 3mal täglich ½ TL mit 100 ml Wasser einnehmen.*

Abkochung aus Wurzeln (Herstellung S. 290). Bei Akne 3mal täglich ½ Tasse.

Aufguß aus Blättern (Herstellung S. 290). Bei geschwollenen Knöcheln täglich 500 ml.

Saft aus Blättern. Bei Flüssigkeitsretention 3mal täglich 20 ml.

Selbstbehandlung

- **Akne & Furunkel,** S. 305.
- **Entgiftung bei Kater,** S. 309.
- **Flüssigkeitsretention,** S. 315.
- **Nesselausschlag,** S. 303.
- **Verstopfung,** S. 307.

Terminalia arjuna (Combretaceae)

MYROBALANENBAUM

Myrobalanenbaum ist ein bis 30 m hoher, immergrüner Baum mit hellgelben Blüten und zapfenartigen Blättern.

Die Rinde des Myrobalanenbaums wird in der indischen Kräuterheilkunde seit mindestens 3000 Jahren verwendet und gilt schon lange als gutes Herzmittel. Als erster soll Vagbhata, ein indischer Arzt aus dem 7. Jahrhundert, diese Pflanze bei Herzkrankheiten verschrieben haben. Der Myrobalanenbaum ist übrigens eines der Beispiele, bei denen sich die traditionelle Verwendung als Herztonikum und cholesterinsenkendes Mittel durch moderne pharmakologische Forschung bestätigen ließ.

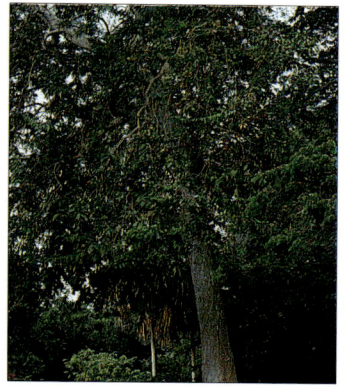

Myrobalanenbaum *ist ein hübscher, immergrüner Baum. Seine Rinde wird bei Herz-Kreislauf-Krankheiten verschrieben.*

Verbreitung & Anbau

Der Myrobalanenbaum kommt fast überall auf dem indischen Subkontinent vor, von Sri Lanka bis hin zu den Gebirgsausläufern des Himalaja, wo er an feuchten bis sumpfigen Standorten, etwa an Flußufern, gedeiht. Er wird aus Samen gezogen; die Rinde schneidet man im späten Winter.

Verwandte Arten

Auch andere *Terminalia*-Arten werden medizinisch verwendet, etwa *T. bellirica* (S. 273) und *T. chebula* (S. 273). Beide sind nahe Verwandte des Myrobalanenbaums und gehören zu den am häufigsten verwendeten Heilkräutern Indiens.

Hauptsächliche Inhaltsstoffe

- Gerbstoffe
- Triterpensaponine
- Flavonoide
- Sterine

Hauptsächliche Wirkung

- Herztonikum
- Blutdrucksenkend
- Senkt den Cholesterinspiegel

Forschungsergebnisse

■ **Herztonikum:** Der Myrobalanenbaum wird in Indien seit den 30er Jahren untersucht – mit widersprüchlichen Ergebnissen. Während einige Studien darauf hindeuten, daß Herzschlag und Blutdruck erhöht werden, behaupten andere das Gegenteil. Wie es scheint, ist der Myrobalanenbaum am besten geeignet bei schlechter Blutversorgung zum Herzen, etwa bei Koronarinsuffizienz und Angina pectoris. Außerdem hilft er, einen regelmäßigen Herzschlag aufrecht zu erhalten.

■ **Cholesterin:** Indischen Forschungsergebnissen zufolge senkt der Myrobalanenbaum die Blutcholesterinwerte.

Frühere & heutige Verwendung

■ **Traditionelles Herzmittel:** In der indischen Kräuterheilkunde wird der Myrobalanenbaum schon lange als Herzmittel verwendet, vor allem bei Herzinsuffizienz und Ödemen (Ansammlung von Körperflüssigkeit in den Knöcheln und Beinen, weil das Herz nicht ausreichend »pumpt«).

■ **Weitere Anwendungen:** Der Saft aus den Blättern war in der indischen Volksmedizin ein traditionellen Mittel bei Ohrenschmerzen. Außerdem gilt die Pflanze als Aphrodisiakum.

■ **Ayurvedische Heilkunde:** Ayurvedische Ärzte verwenden den Myrobalanenbaum zur Wiederherstellung des Gleichgewichts der drei Körpersäfte *Kapha*, *Pitta* und *Vata* (*siehe* S. 35), wenn einer im Übermaß vorhanden ist. Abkochungen der Rinde nutzt man bei Durchfall und Ruhr, die pulverisierte Rinde bei Asthma. Außerdem wird der Myrobalanenbaum bei Beschwerden der Gallengänge verschrieben sowie bei Vergiftungen und Skorpionstichen.

■ **Modernes Herzmittel:** Der Myrobalanenbaum hilft bei Angina pectoris und mangelnder Koronarzirkulation sowie Problemen mit der Herzschlagrate und dem Schlagrhythmus. Durch Senkung des Blutdrucks und des Blutcholesterinwerts, aber auch durch die Unterstützung der normalen Herzfunktion stärkt der Myrobalanenbaum den Kreislauf und reduziert so das Risiko einer ernsten Herzkrankheit.

Verwendete Teile

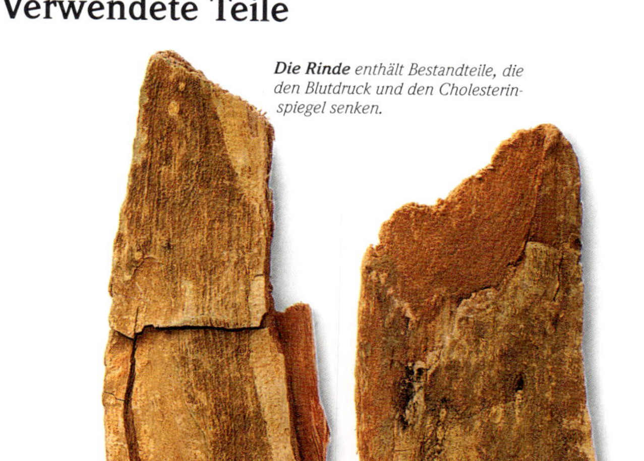

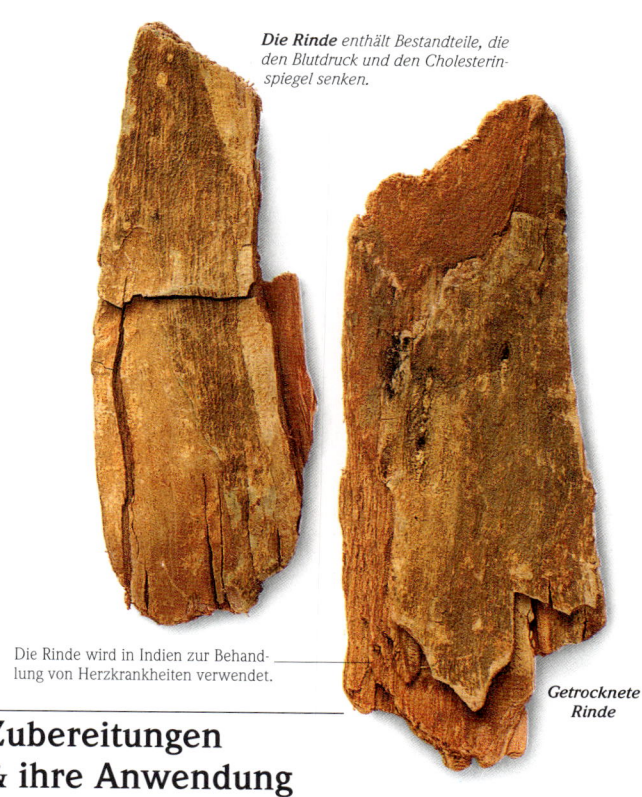

Die Rinde *enthält Bestandteile, die den Blutdruck und den Cholesterinspiegel senken.*

Die Rinde wird in Indien zur Behandlung von Herzkrankheiten verwendet.

Getrocknete Rinde

Zubereitungen & ihre Anwendung

Warnung: Nur unter ärztlicher Aufsicht anwenden.

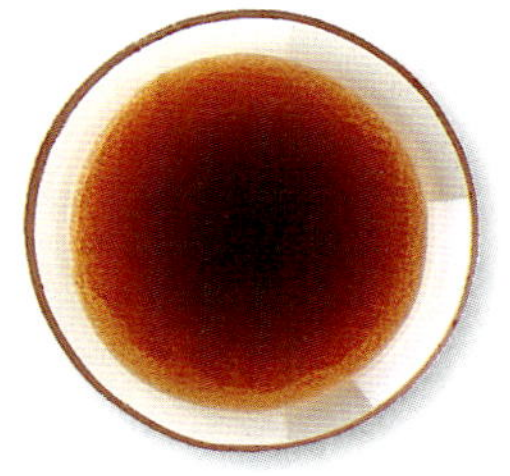

Abkochung *verwenden Pflanzenheilkundler bei mangelnder Blutversorgung des Herzens.*

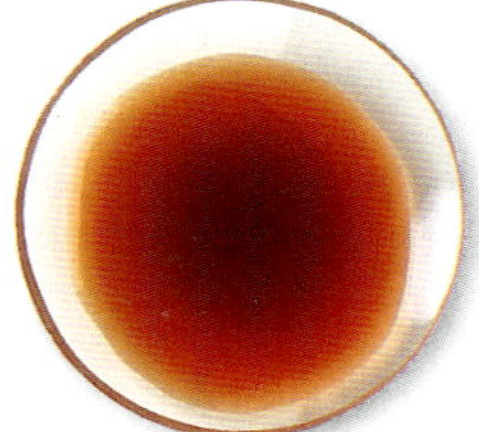

Tinktur *ist ein wertvolles Herztonikum. Sie wird bei Angina pectoris verschrieben.*

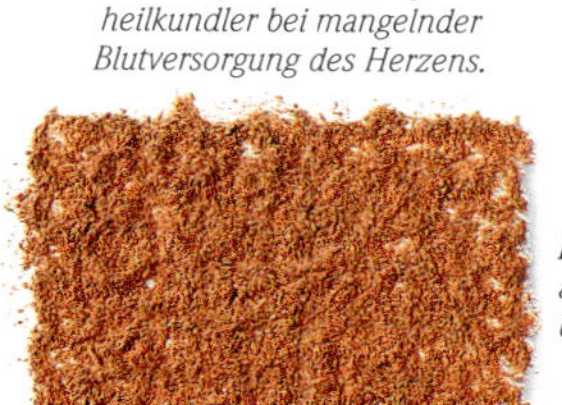

Pulver *ist eine traditionelle ayurvedische Arznei und wird bei Asthma verordnet.*

Thymus vulgaris (*Labiatae/Lamiaceae*)

GARTENTHYMIAN

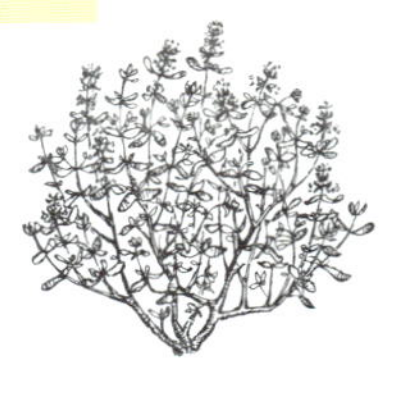

Thymian ist ein bis 40 cm hoher, aromatischer Kleinstrauch mit verholzten Stämmchen, kleinen Blättern und rosa Blüten.

Bereits der Pflanzenheilkundler Nicholas Culpeper (1616–1654) lobte den Thymian als »bemerkenswertes Stärkungsmittel der Lungen« und behauptete weiter, »es gibt kein besseres Mittel für die Kinderkrankheit, die normalerweise Keuchhusten genannt wird«. Thymian ist ein ausgezeichnetes Antiseptikum und Tonikum und wird heute immer noch bei Atemwegserkrankungen, aber auch zur Behandlung einer Reihe weiterer Beschwerden sowie äußerlich bei Hautproblemen verwendet.

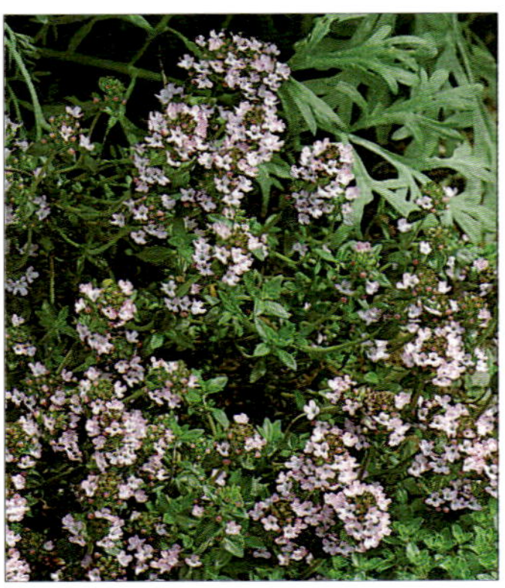

***Thymian** ist eine Bienenfutterpflanze, die dem Honig einen charakteristischen Geschmack gibt.*

Verbreitung & Anbau

Der heute weltweit angebaute Gartenthymian stammt aus Südeuropa und ist eine kultivierte Verwandte des Feldthymians (*T. serpyllum*, S. 274). Er wird im Frühjahr durch Aussaat oder Wurzelteilung vermehrt und bevorzugt leichte, kalkhaltige Böden. Die Sproßteile werden vom Hoch- bis zum Spätsommer geerntet.

Verwandte Arten

Der Gehalt an ätherischem Öl ist bei jeder der vielen *Thymus*-Arten verschieden. Feldthymian (*T. serpyllum*, S. 274) wird meist ebenso verwendet wie Gartenthymian.

Hauptsächliche Inhaltsstoffe

- Ätherisches Öl mit variablen Inhaltsstoffen (Thymol, Methylchavicol, Cineol, Borneol)
- Flavonoide (Apigenin, Luteolin)
- Gerbstoffe

Hauptsächliche Wirkung

- Antiseptisch
- Tonisch
- Lindert Muskelkrämpfe
- Schleimlösend
- Wurmmittel

Forschungsergebnisse

- **Ätherisches Öl:** Das ätherische Öl des Thymians ist stark antiseptisch; besonders der Wirkstoff Thymol gilt als höchst wirksames Antimykotikum. Das Öl ist schleimlösend und ein Wurmmittel.
- **Muskelkrämpfe:** Thymol, Methylchavicol und Flavonoide lindern Muskelkrämpfe.
- **»Jungbrunnen«:** Untersuchungen in den 90er Jahren in Schottland schreiben Thymian und seinem ätherischen Öl deutlich tonische Effekte zu, die die normalen Körperfunktionen unterstützen und damit dem Altern entgegenwirken.

Frühere & heutige Verwendung

- **Infektionen:** Seine antiseptischen und stärkenden Eigenschaften machen Thymian zu einem nützlichen Tonikum für das Immunsystem bei chronischen Infektionen, besonders wenn die Erreger Pilze sind, und zu einem wirksamen Mittel bei Atemwegsinfektionen wie Bronchitis, Keuchhusten oder Rippenfellentzündung. Der angenehm schmeckende Aufguß kann bei geringfügigen Entzündungen des Rachen- und Brustraums genommen werden; die frischen Blätter kaut man bei Halsschmerzen.
- **Asthma & Heuschnupfen:** Zusammen mit anderen Kräutern wird Thymian bei Asthma verwendet, besonders bei Kindern. Seine belebenden Qualitäten wirken dem oft stark beruhigenden Effekt vieler anderer Asthma-Kräuter entgegen. Außerdem hilft Thymian bei Heuschnupfen.
- **Wurmmittel:** Thymian wird oft als Wurmmittel bei Kindern verwendet.
- **Äußere Anwendung:** Thymian hilft bei Bissen und Stichen und, auf die entsprechenden Hautpartien aufgetragen, auch bei Ischias und rheumatischen Schmerzen. Weiterhin bei Flechte, Fußpilz, Mundsoor und anderen Pilzinfektionen, aber auch bei Krätze und Läusen. Im Badewasser wirkt ein Aufguß stimulierend.

Verwendete Teile

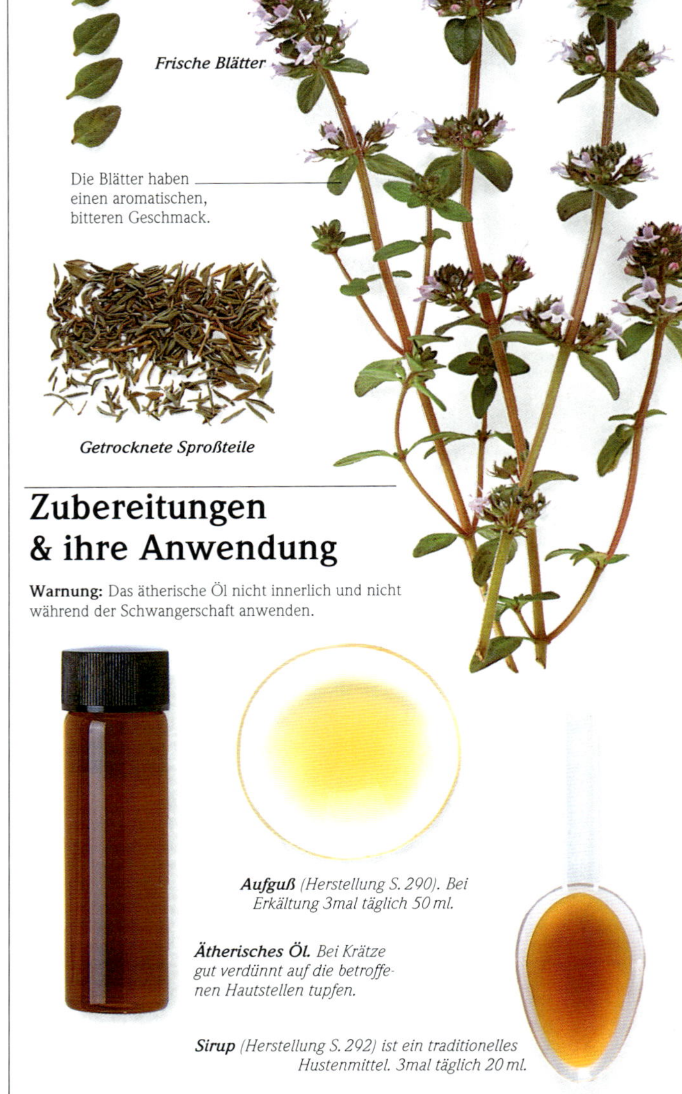

***Die Sproßteile**, die im Sommer geerntet werden, enthalten ein antiseptisches ätherisches Öl.*

Frische Sproßteile

Frische Blätter

Die Blätter haben einen aromatischen, bitteren Geschmack.

Getrocknete Sproßteile

Zubereitungen & ihre Anwendung

Warnung: Das ätherische Öl nicht innerlich und nicht während der Schwangerschaft anwenden.

***Aufguß** (Herstellung S. 290). Bei Erkältung 3mal täglich 50 ml.*

***Ätherisches Öl.** Bei Krätze gut verdünnt auf die betroffenen Hautstellen tupfen.*

***Sirup** (Herstellung S. 292) ist ein traditionelles Hustenmittel. 3mal täglich 20 ml.*

Tinktur (Herstellung S. 291). Bei Mundsoor 2–3mal täglich 2 ml auftragen.

Selbstbehandlung

- **Allergischer Schnupfen,** S. 300.
- **Bisse & Stiche,** S. 303.
- **Erhaltung der Vitalität,** S. 319.
- **Erkältungen & Grippe,** S. 311, 318.
- **Ermüdete & schmerzende Muskeln,** S. 312.
- **Husten & Bronchitis,** S. 310.
- **Leichtes Asthma,** S. 301.
- **Ohrenschmerzen,** S. 312.
- **Pilzinfektionen,** S. 312.
- **Rückenschmerzen,** S. 313.

Turnera diffusa, syn. *T. diffusa* var. *aphrodisiaca* (*Turneraceae*)

DAMIANA

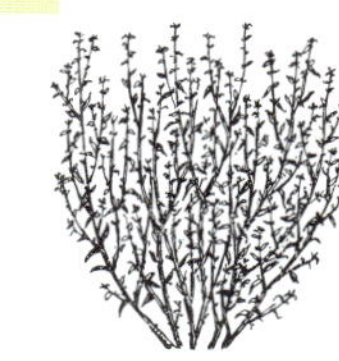

Damiana ist ein bis 2 m hoher, aromatischer Strauch mit glatten hellgrünen Blättern und kleinen gelben Einzelblüten.

Damiana ist ein traditionelles Aphrodisiakum der Mayas aus Mittelamerika. Auch heute gilt die Pflanze noch immer als wertvolles aphrodisisches und tonisierendes Mittel und durch ihre anregende und tonische Wirkung auch als Arznei gegen leichte Depressionen. Damiana hat einen stark aromatischen, aber leicht bitteren Geschmack, so daß man die Blätter verwendet, um Liköre zu würzen. In Mexiko werden die getrockneten Blätter auch als Ersatz für schwarzen Tee genutzt.

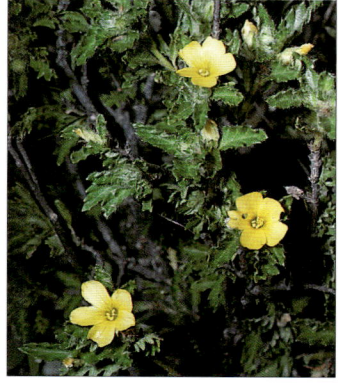

Damiana *ist ein ausgezeichnetes tonisches Mittel bei körperlicher Schwäche und nervöser Erschöpfung.*

Verbreitung & Anbau

Damiana ist am Golf von Mexiko, in Südkalifornien, auf den nördlichen Karibikinseln und in Namibia heimisch und wird dort auch kultiviert. Sie wird im Frühjahr aus Samen gezogen und bevorzugt feuchtheißes Klima. Die Blätter erntet man im Sommer während der Blüte.

Verwandte Arten

T. opifera wird in Brasilien, *T. ulmifolia* in Mittelamerika als Tonikum verwendet.

Hauptsächliche Inhaltsstoffe

- Arbutin (bis 7%)
- Ätherisches Öl (bis 0,9%), δ-Cadinen (10%), Thymol (4%)
- Cyanogene Glykoside (Tetraphyllin)
- Harz
- Gummi

Hauptsächliche Wirkung

- Tonisch
- Anregend
- Sanft abführend und harntreibend
- Antidepressivum
- Testosterogen
- Angeblich aphrodisisch

Forschungsergebnisse

Mangelhafte Ergebnisse: Bisher gibt es keine gründliche Untersuchung dieser Pflanze und keine schlüssigen Ergebnisse. So steht in *Potter's New Cyclopaedia of Botanical Drugs and Preparations* (1988): »Die aphrodisische Wirkung konnte noch nicht experimentell nachgewiesen werden, was allerdings auch sehr schwierig ist.«

Frühere & heutige Verwendung

Tonikum: Damiana wirkt belebend und stärkend auf das Nervensystem und galt schon immer als Aphrodisiakum. Seine tonische Wirkung ist teilweise auf das Thymol zurückzuführen, das antiseptische und tonische Eigenschaften besitzt.

Antidepressivum: Damiana ist ein Thymoleptikum (wirkt belebend und anregend auf Körper und Geist), das bei leichten bis mittelschweren Depressionen und nervöser Erschöpfung verordnet wird. Ihre anregenden und stärkenden Eigenschaften sind besonders wertvoll, wenn Nervosität und Depression gleichzeitig auftreten, wie es nach Langzeit-Streß häufig geschieht.

Sexuelles Stärkungsmittel: Wegen ihrer testosterogenen Wirkstoffe galt Damiana stets als sexuelles Stärkungsmittel für Männer, das bei vorzeitigem Samenerguß und Impotenz eingesetzt wurde. Vermutlich ist es für Männer und ebenso für Frauen nützlich, denn es soll die Fortpflanzungsorgane beider Geschlechter stärken.

Gynäkologische Beschwerden: Damiana wird häufig bei schmerzhafter und verzögerter Periode sowie bei menstruationsbedingten Kopfschmerzen verordnet.

Verwendete Teile

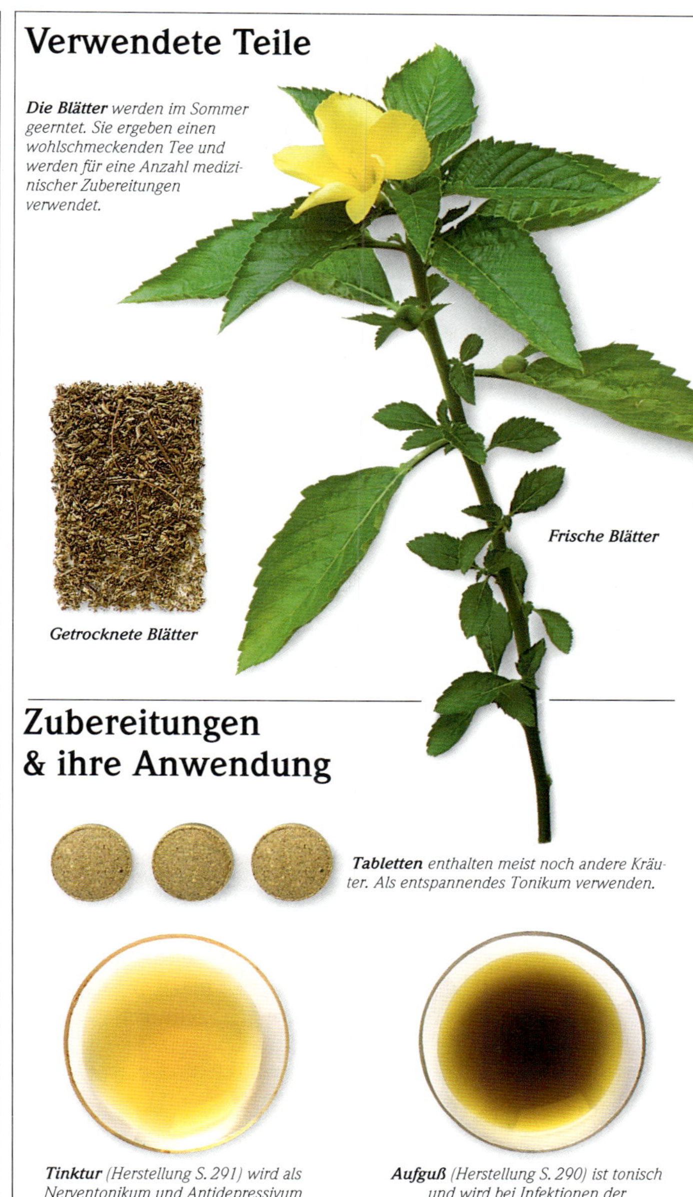

Die Blätter *werden im Sommer geerntet. Sie ergeben einen wohlschmeckenden Tee und werden für eine Anzahl medizinischer Zubereitungen verwendet.*

Frische Blätter

Getrocknete Blätter

Zubereitungen & ihre Anwendung

Tabletten *enthalten meist noch andere Kräuter. Als entspannendes Tonikum verwenden.*

Tinktur *(Herstellung S. 291) wird als Nerventonikum und Antidepressivum eingesetzt. Bei leichten Depressionen 4mal täglich 30 Tropfen mit Wasser.*

Aufguß *(Herstellung S. 290) ist tonisch und wird bei Infektionen der Harnwege verwendet. Täglich eine Tasse als allgemeines Tonikum trinken.*

Antiseptikum für die Harnwege: Aufgrund seiner harntreibenden und antiseptischen Wirkung auf die Harnwege ist Damiana ein wertvolles Mittel zur Behandlung von Harnwegsinfektionen, etwa Blasen- und Harnröhrenentzündung. Diese Wirkung wird zumindest zum Teil vom Arbutin verursacht, das in den Harnleitern in antiseptisches Hydrochinon umgewandelt wird. Dieser Bestandteil kommt auch in einer Anzahl anderer Pflanzen vor, besonders in der Bärentraube (*Arctostaphylos uva-ursi*, S. 168).

Abführmittel: Damiana ist ein sanftes Abführmittel und besonders nützlich zur Behandlung von Verstopfung, die auf einen mangelhaften Muskeltonus des Darms zurückzuführen ist.

Selbstbehandlung

- **Angst, Depression & Anspannung,** S. 308.

Ulmus rubra *(Ulmaceae)*

ROTULME

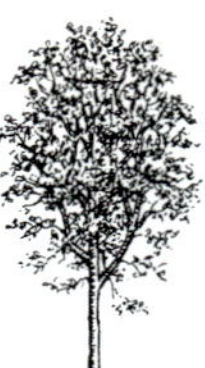

Die Rotulme ist ein bis zu 18 m hoher Baum mit braunem Stamm und rauher grauweißer Rinde an den Ästen.

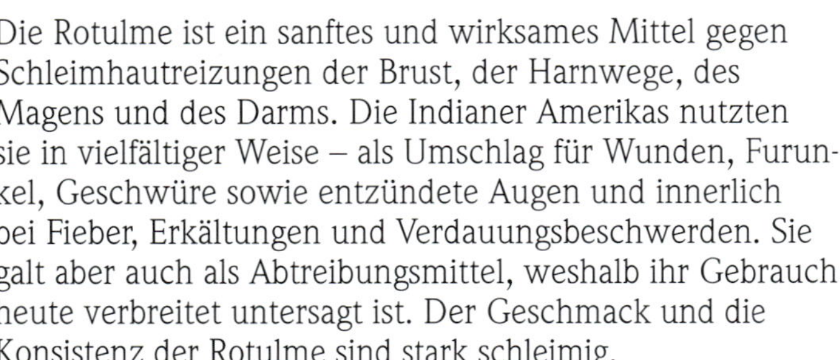

Die Rotulme ist ein sanftes und wirksames Mittel gegen Schleimhautreizungen der Brust, der Harnwege, des Magens und des Darms. Die Indianer Amerikas nutzten sie in vielfältiger Weise – als Umschlag für Wunden, Furunkel, Geschwüre sowie entzündete Augen und innerlich bei Fieber, Erkältungen und Verdauungsbeschwerden. Sie galt aber auch als Abtreibungsmittel, weshalb ihr Gebrauch heute verbreitet untersagt ist. Der Geschmack und die Konsistenz der Rotulme sind stark schleimig.

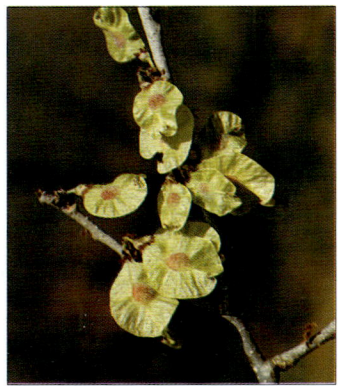

***Die Rotulme** hat im Sommer rotbraune Früchte, von denen jede einen einzelnen Samen enthält.*

Verbreitung & Anbau

Die Rotulme stammt aus den Vereinigten Staaten und Kanada und kommt vor allem in den Appalachen vor. Der Baum wächst bevorzugt in höheren Lagen und auf trockenem Untergrund. Die innere Rinde des Stammes und der Äste wird im Frühjahr gesammelt.

Verwandte Arten

Die Weißulme *(U. americana)* wird auf ähnliche Weise verwendet wie die Rotulme; die Mohikaner nahmen sie z. B. bei Husten. In Europa nutzte man die getrocknete Rinde der Ulme (*Ulmus* spp.), die bereits von Dioskorides erwähnt wird, als Demulzentia – reizlinderndes Arzneimittel.

Hauptsächliche Inhaltsstoffe

- Schleim
- Stärke
- Gerbstoffe

Hauptsächliche Wirkung

- Einhüllend
- Lindernd
- Nährend
- Abführend

Forschungsergebnisse

- **Schleim:** Obwohl die Rotulme noch schlecht untersucht ist, versteht man ihre Wirkung als schleimhaltige Heilpflanze recht gut. Wenn das Kraut in direkten Kontakt mit entzündetem Gewebe wie Haut oder Darmschleimhäuten kommt, beruhigt und bedeckt es das entzündete Gewebe, schützt es vor Verletzung und entzieht ihm Toxine und Reizstoffe.
- **Reflexwirkung:** Bei innerer Anwendung soll die Rotbuche eine Wirkung auf die Nervenenden in Magen und Darm haben. Dieser Reflex führt zu einer vermehrten Schleimabsonderung in den Harnwegen.

Frühere & heutige Verwendung

- **Nahrhaft:** Wird sie regelmäßig eingenommen, ist die Rotulme nahrhaft und lindernd. Sie gilt als ausgezeichnete Nahrung für die Genesung und bei anfälliger Gesundheit, besonders wenn die Verdauung schlecht oder übermäßig empfindlich ist.
- **Verdauungsstörungen:** Die Rotulme hat eine lindernde Wirkung, so daß sie unmittelbare Besserung bei Übersäuerung, Durchfall und Magenschleimhautentzündung bringen kann. Sie hilft bei Koliken, Darmentzündungen, Verstopfung, Hämorrhoiden, Diverticulitis und Reizdarm sowie bei Verdauungsbeschwerden von Kindern.
- **Harnwegsbeschwerden:** Rotulme hilft bei Beschwerden der Harnwege, z. B. chronischer Blasenentzündung.
- **Atemwegsbeschwerden:** Rotulme wurde für alle Arten von Atemwegsbeschwerden verwendet, von Husten und Bronchitis bis zu Rippenfellentzündung und Tuberkulose.
- **Äußere Anwendung:** Rotulme schützt die Haut und macht sie weich und zart. Als Umschlag wirkt sie »ziehend« bei Furunkel und Splittern. Mit Ringelblumentinktur zu einer Paste vermischt und als Umschlag aufgelegt, heilt sie Wunden.

Verwendete Teile

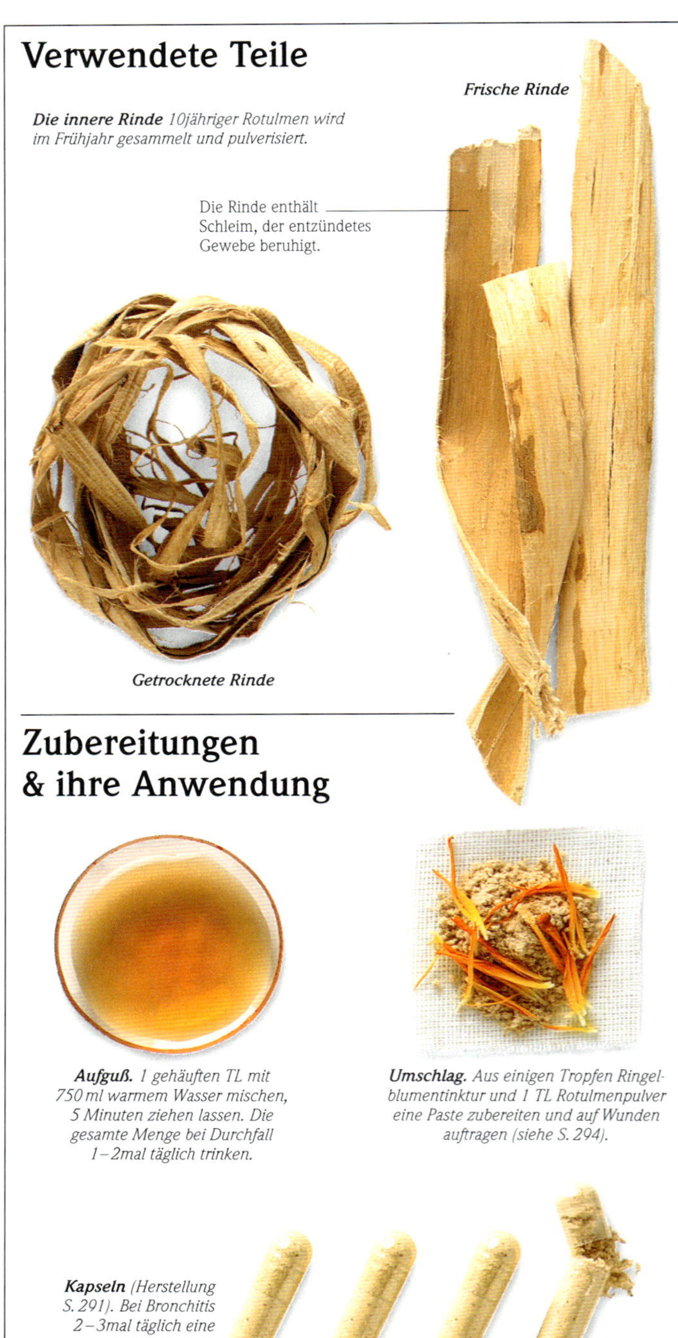

Frische Rinde
Die Rinde enthält Schleim, der entzündetes Gewebe beruhigt.

***Die innere Rinde** 10jähriger Rotulmen wird im Frühjahr gesammelt und pulverisiert.*

Zubereitungen & ihre Anwendung

***Aufguß.** 1 gehäuften TL mit 750 ml warmem Wasser mischen, 5 Minuten ziehen lassen. Die gesamte Menge bei Durchfall 1–2mal täglich trinken.*

***Umschlag.** Aus einigen Tropfen Ringelblumentinktur und 1 TL Rotulmenpulver eine Paste zubereiten und auf Wunden auftragen (siehe S. 294).*

***Kapseln** (Herstellung S. 291). Bei Bronchitis 2–3mal täglich eine 200-mg-Kapsel.*

Pulver Bei übersäuertem Magen 2–3mal täglich 1 TL mit Wasser.

Tabletten verwendet man bei Durchfall.

Selbstbehandlung

- **Akne & Furunkel,** S. 305.
- **Hämorrhoiden,** S. 302.
- **Übersäuerung & Verdauungsstörungen,** S. 307.
- **Verstopfung bei Kindern,** S. 318.

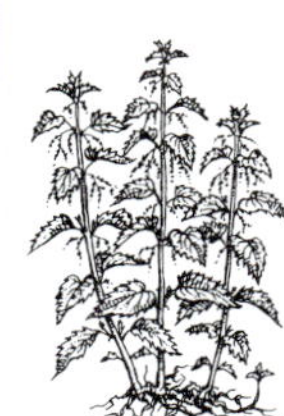

Die Brennessel wird bis 1,5 m hoch, ist ausdauernd, hat lanzettförmige Blätter und grüne Blüten mit gelben Staubgefäßen.

Urtica dioica (Urticaceae)

GROSSE BRENNESSEL

Die Brennessel ist, auch wenn sie wegen ihrer Brennhaare gefürchtet wird, ein wertvolles Heilkraut. Bereits im 1. Jahrhundert kannte der griechische Arzt Dioskorides eine Reihe von Anwendungen: frische, gehackte Blätter als Pflaster für septische Wunden, den Saft gegen Nasenbluten und die mit Myrrhe gemischten, gekochten Blätter zur Anregung der Menstruation. Heute wird die Brennessel bei Heuschnupfen, Arthritis und Anämie verwendet und, etwas überraschend, sogar bei Nesselausschlag.

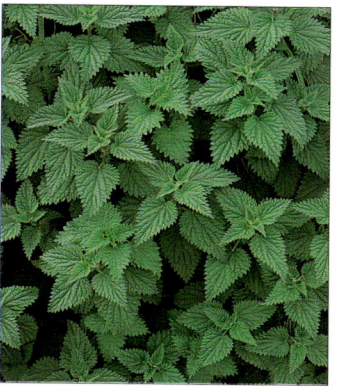

***Brennessel** kann als Gemüse zubereitet werden, das wie Spinat schmeckt.*

Verbreitung & Anbau

Die Brennessel kommt in den gemäßigten Regionen überall auf der nördlichen Hemisphäre vor, aber auch in Südafrika, den Anden und Australien. Junge Keime verwendet man im Frühjahr als tonisches Gemüse. Die Sproßteile und Blätter werden im Sommer geerntet, wenn die Pflanze blüht, die Wurzel im Herbst.

Verwandte Arten

Die Kleine Brennessel *(U. urens)*, die auch in der Homöopathie Verwendung findet, wird ähnlich genutzt. Die Pillenbrennessel *(U. pilulifera)* nutzten die Römern zur »Urtikation« (Schlagen mit Brennesseln zur Anregung der Blutzirkulation), um sich warm zu halten.

Hauptsächliche Inhaltsstoffe

Sproßteile:

- Flavonoide (Quercetin)
- Amine (Histamin, Cholin, Acetylcholin, Serotin)
- Glucokinine
- Mineralstoffe (Calcium, Kalium, Kieselsäure, Eisen)

Wurzel:

- Phytosterine (Stigmasterin)
- Phenole

Hauptsächliche Wirkung

- Harntreibend
- Tonisch
- Adstringierend
- Schützt vor Blutungen
- Anti-allergen
- Milchbildend (Blätter)
- Bildet Prostatavergrößerungen zurück (Wurzel)

Forschungsergebnisse

■ **Wurzel:** In amerikanischen, deutschen und japanischen Untersuchungen konnte eine positive Wirkung der Brennessel in den Anfangsstadien einer gutartigen Prostatavergrößerung nachgewiesen werden.

Frühere & heutige Verwendung

■ **Reinigend:** In erster Linie wirkt die Brennessel reinigend und entgiftend. Sie ist harntreibend, möglicherweise aufgrund der Flavonoide und des hohen Kaliumgehalts, und erhöht die Harnmenge, so daß mehr Abfallprodukte ausgeschwemmt werden. Sie hilft außerdem bei vielen Hautbeschwerden, z. B. Ekzemen bei Kindern, und bei arthritischen Beschwerden, besonders wenn diese von schlechter Nierentätigkeit und Flüssigkeitsretention begleitet werden.

■ **Adstringierend:** Brennessel vermindert oder stillt Blutungen von Wunden und Nasenbluten. Sie wirkt auch bei starker Menstruationsblutung.

■ **Allergien:** Brennessel wirkt antiallergen und hilft bei Heuschnupfen, Asthma, juckenden Hautbeschwerden und Insektenstichen. Der Saft kann genutzt werden, um »Verbrennungen« durch die Brennhaare der Brennessel selbst zu behandeln.

■ **Weitere Anwendungen:** Die Blätter helfen bei Anämie und wirken milchbildend. Die Wurzel wird neuerdings bei Prostatavergrößerung eingesetzt.

Verwendete Teile

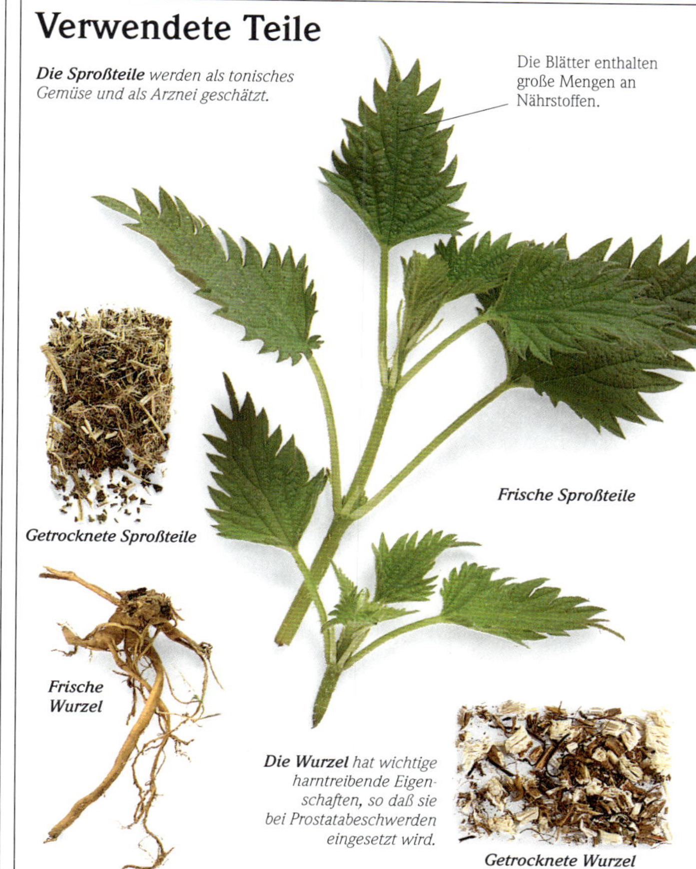

***Die Sproßteile** werden als tonisches Gemüse und als Arznei geschätzt.*

Die Blätter enthalten große Mengen an Nährstoffen.

Frische Sproßteile

Getrocknete Sproßteile

Frische Wurzel

***Die Wurzel** hat wichtige harntreibende Eigenschaften, so daß sie bei Prostatabeschwerden eingesetzt wird.*

Getrocknete Wurzel

Zubereitungen & ihre Anwendung

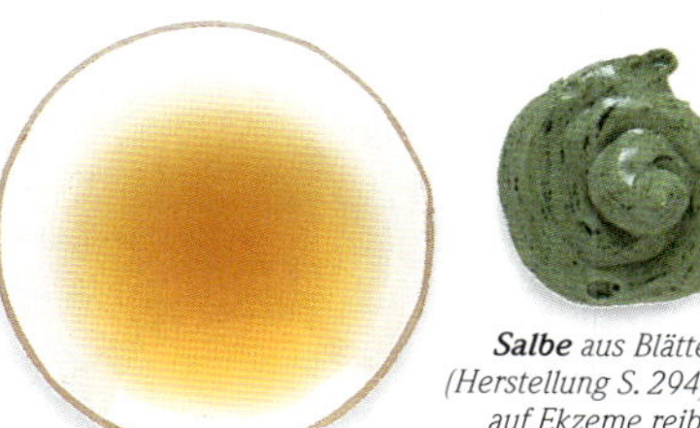

***Abkochung** der Wurzel (Herstellung S. 290). Bei vergrößerter Prostata täglich 1 Tasse trinken.*

***Salbe** aus Blättern (Herstellung S. 294). Dick auf Ekzeme reiben.*

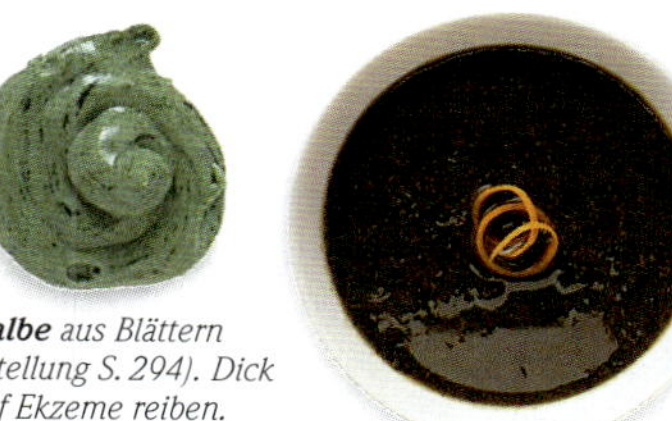

***Suppe,** zubereitet aus Brennesselblättern, Möhren und Zwiebeln, ist reich an Eisen. Regelmäßig essen.*

Kapseln aus Wurzeln (Herstellung S. 291). Bei starker Periodenblutung 3mal täglich eine 100-mg-Kapsel.

Aufguß aus Blättern (Herstellung S. 290). Täglich 200 ml als Tonikum trinken.

Tinktur aus Wurzeln (Herstellung S. 291) hilft bei Allergien und Hautbeschwerden. Bei Heuschnupfen 2mal täglich 1 TL mit 100 ml Wasser.

Selbstbehandlung

- **Allergischer Schnupfen einschließlich Heuschnupfen,** S. 300.
- **Anämie durch starke Periodenblutung,** S. 301.
- **Bisse & Stiche,** S. 303.
- **Leichtes Asthma,** S. 301.
- **Nasenbluten,** S. 310.
- **Nesselausschlag,** S. 303.
- **Windelausschlag,** S. 318.

Valeriana officinalis (*Valerianaceae*)

Echter Baldrian

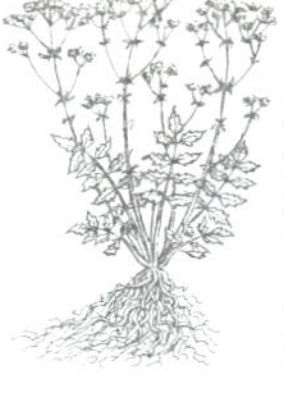

Baldrian ist eine aufrechte, bis 1,2 m hohe, ausdauernde Pflanze mit nadelartigen Blättern und rosa Blüten.

Baldrian wird bereits seit römischer Zeit als Beruhigungs- und Entspannungsmittel verwendet. Er war schon Dioskorides im 1. Jahrhundert bekannt, der es *Phu* nannte, wobei der Name sich auf den unangenehmen Geruch bezieht. Seit einigen Jahrzehnten erfreut sich der Echte Baldrian zunehmender Beliebtheit, da er gegen Streß hilft. Er ist ein sicheres, nicht süchtigmachendes Entspannungsmittel, das Anspannung und Nervosität lindert und ruhigen Schlaf fördert.

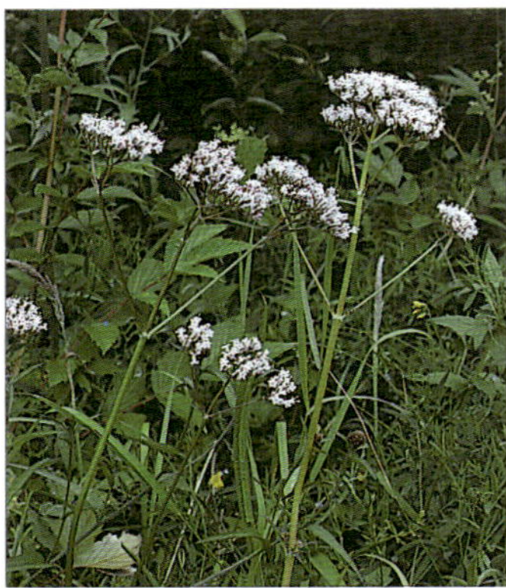
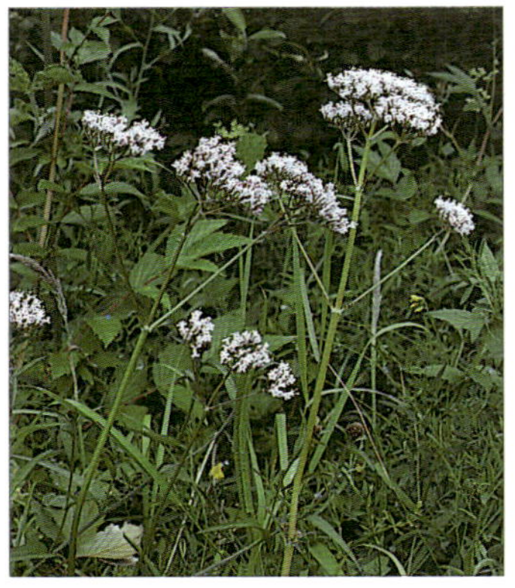

***Baldrian** baut Streß ab. Sein wissenschaftlicher Name geht angeblich auf das lateinische Wort valere zurück – »gesund sein«.*

Verbreitung & Anbau

In seiner europäischen und nordasiatischen Heimat wächst Baldrian wild an feuchten Standorten; in Zentral- und Osteuropa wird er angebaut. Die Pflanze wird im Frühjahr durch Aussaat vermehrt; Wurzeln und Rhizome zwei Jahre alter Pflanzen werden im Herbst geerntet.

Verwandte Arten

In Südafrika behandelt man Hysterie und Epilepsie mit *V. capensis*; *V. hardwickii* aus China und Indonesien ist krampflösend; die Menominee-Indianer Nordamerikas verwendeten *V. uliginosa* zur Behandlung von Krämpfen und Beschwerden während der Menopause; *V. wallichii* wird im Himalaja ähnlich angewendet wie der Echte Baldrian.

Hauptsächliche Inhaltsstoffe

- Ätherisches Öl (bis zu 1,4%) mit Bornylacetat, β-Caryophyllen
- Iridoide (Valepotriate) – Valtrat, Isovaltrat
- Alkaloide

Hauptsächliche Wirkung

- Beruhigend
- Entspannend
- Lindert Muskelkrämpfe
- Angstlindernd
- Blutdrucksenkend

Forschungsergebnisse

- **Therapeutische Eigenschaften:** Umfangreiche Forschungen in Deutschland und der Schweiz haben gezeigt, daß Baldrian das Einschlafen erleichtert, die Schlafqualität fördert und den Blutdruck senkt.
- **Wirkstoffe:** Die Valepotriate wirken beruhigend und erleichtern das Einschlafen. Weitere, bisher noch nicht identifizierte Bestandteile sind an der Wirkung des Baldrians ebenso beteiligt.
- **Nervensystem:** Baldrian lindert Nervosität dadurch, daß er die Wirksamkeit eines hemmenden Neurotransmitters verlängert.

Frühere & heutige Verwendung

- **Historische Anwendungen:** Im Mittelalter schrieb man dem »Allheilmittel« viele Tugenden zu, besonders die Heilung von Epilepsie. So veröffentlichte Fabius Calumna 1592 eine ausführliche kräutermedizinische Arbeit, in der er behauptete, seine Epilepsie mit Baldrian geheilt zu haben.
- **Streßbedingte Störungen:** Baldrian verringert mentale Überaktivität und leichte Erregbarkeit und hilft Menschen, denen das »Abschalten« schwerfällt. Außerdem hilft er bei fast allen durch Streß hervorgerufenen Störungen und hat einen eher allgemein beruhigenden Effekt, wirkt also nicht speziell auf den Verstand.
- **Beklemmung & Schlaflosigkeit:** Viele nervöse Symptome, etwa Zittern, Panikattacken, Herzklopfen und Schwitzen, können durch Baldrian gebessert werden. Er ist ein gutes Mittel bei Schlaflosigkeit, verursacht durch Angstzustände oder Überreizung.
- **Wirksames Relaxans:** Baldrian löst verspannte Muskeln, wirkt also bei Schulter- und Halsverspannungen, Asthma, Koliken, Reizdarm, Periodenschmerz und Muskelkrämpfen.
- **Bluthochdruck:** Zusammen mit anderen Kräutern verwendet man Baldrian bei durch Streß und Nervosität verursachtem Bluthochdruck.

Verwendete Teile

***Wurzel und Rhizom** werden im Herbst geerntet, wenn die Konzentration der Wirkstoffe am höchsten ist.*

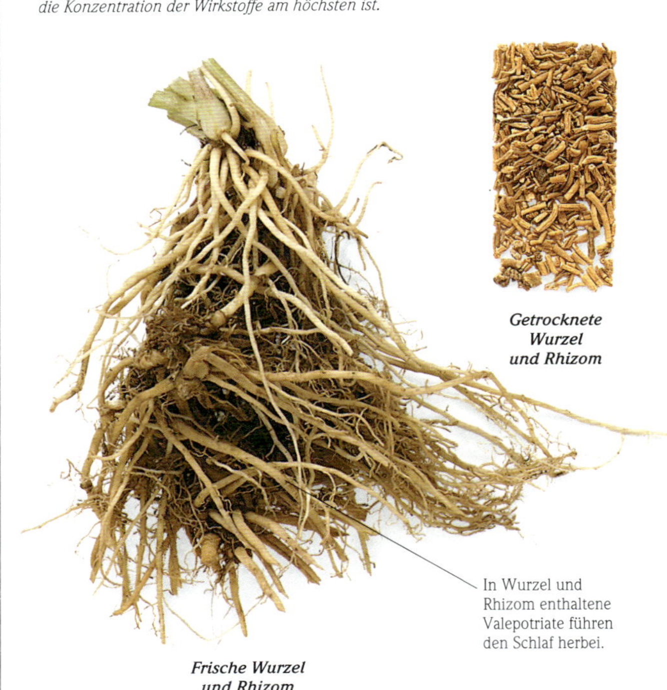

Getrocknete Wurzel und Rhizom

In Wurzel und Rhizom enthaltene Valepotriate führen den Schlaf herbei.

Frische Wurzel und Rhizom

Zubereitungen & ihre Anwendung

Warnung: Kann Schläfrigkeit verursachen. Darf nicht zusammen mit anderen Schlafmitteln genommen werden.

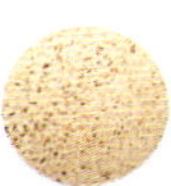

***Tabletten,** in denen oft auch andere Kräuter enthalten sind, werden bei Streß und Nervosität genommen.*

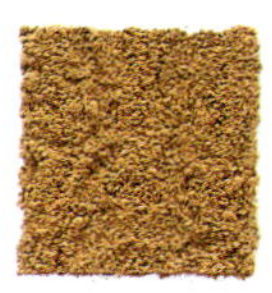

***Pulver** wird in Form von Kapseln (Herstellung S. 291) verabreicht. Bei Schlaflosigkeit abends 1–2 500-mg-Kapseln.*

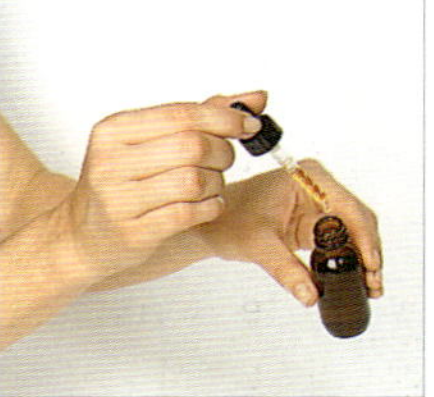

***Tinktur** (Herstellung S. 291). Bei Angstzuständen bis zu 5mal täglich 20 Tropfen in heißem Wasser einnehmen.*

Abkochung (Herstellung S. 290). Abends 25–100 ml als Beruhigungsmittel.

Selbstbehandlung

- **Chron. Beklemmung,** S. 308.
- **Nervöse Erschöpfung,** S. 309.
- **Prämenstruelle Spannung,** S. 315.
- **Schlaflosigkeit,** S. 309.
- **Schlaflosigkeit als Folge von Rückenschmerzen,** S. 313.

Verbena officinalis (*Verbenaceae*)

ECHTES EISENKRAUT, MA BIAN CAO (CHINESISCH)

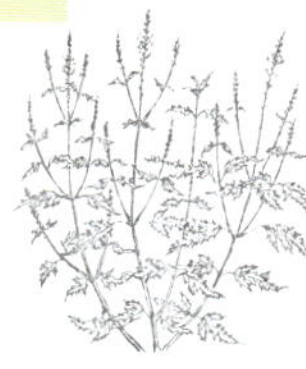

Eisenkraut ist eine schlanke, bis 1 m hohe, ausdauernde Pflanze mit steifen, dünnen Stengeln und aus lila Blüten zusammengesetzten Ähren.

Dem Eisenkraut schrieb man magische Kräfte zu, angelsächsische und gallische Druiden nutzten es in ihren Zeremonien. Gleichzeitig handelt es sich um eine traditionelle Heilpflanze, die sowohl in China als auch in Europa zur Anwendung kam. Dioskorides bezeichnete das Eisenkraut als »heilige Pflanze«, es galt viele Jahrhunderte als Allheilmittel. Es besitzt tonische und aufbauende Eigenschaften und wird bei Streß und Angstzuständen oder zur Stärkung der Verdauung verwendet.

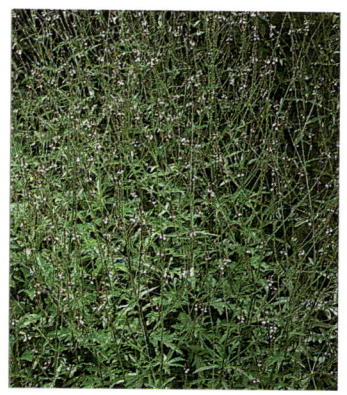

***Eisenkraut** wurde im Mittelalter als Glücksbringer getragen.*

Verbreitung & Anbau

Eisenkraut kommt fast überall in Europa und Nordafrika, aber auch in China und Japan wildwachsend vor. Es wird im Frühjahr oder Herbst durch Aussaat vermehrt und bevorzugt durchlässigen Boden und viel Sonne. Die Sproßteile werden während der Blüte im Sommer geerntet.

Verwandte Arten

In der Karibik wird *V. domingensis* als Bittertonikum für die Verdauung und zur Behandlung von Wunden und Kopfschmerzen verwendet.

Hauptsächliche Inhaltsstoffe

- Bittere Iridoide (Verbenalin)
- Ätherisches Öl
- Alkaloide
- Schleim
- Gerbstoffe

Hauptsächliche Wirkung

- Nervinum
- Tonisch
- Sanftes Beruhigungsmittel
- Stimuliert Gallensekretion
- Sanftes Bittermittel

Frühere & heutige Verwendung

- **Nachgewiesene Eigenschaften:** Obwohl wenig erforscht, sind einige Eigenschaften des Eisenkrauts gut bekannt. Es beeinflußt das parasympathische Nervensystem und hat eine anregende Wirkung auf die Gebärmutter. Es ist bitter und stimuliert die Verdauung, führt aber in hohen Dosen zu Erbrechen, wofür das enthaltene Verbenalin, ein sanftes Abführmittel, verantwortlich sein könnte.
- **Verdauungstonikum:** Durch seine tonische Wirkung auf die Verdauung verbessert Eisenkraut die Nährstoffaufnahme.
- **Nervensystem:** Eisenkraut wird als Stärkungsmittel für die Nerven hoch geschätzt und ist bei nervlicher Anspannung besonders hilfreich. Man sagt ihm eine milde antidepressive Wirkung nach und nimmt es vornehmlich bei Beklemmung und nervöser Erschöpfung als Folge langer Streßphasen.
- **Rekonvaleszenz:** Durch seine hilfreiche Wirkung auf Verdauung und Nerven ist es ein ideales Tonikum nach einer chronischen Krankheit.
- **Kopfschmerzen & Migräne:** Eisenkraut lindert Kopfschmerzen und wird in der chinesischen Kräuterheilkunde bei menstruationsbedingter Migräne verwendet.
- **Weitere Anwendungen:** Das vielseitige Eisenkraut kann bei Gelbsucht, Gallensteinen, Asthma, Schlaflosigkeit, prämenstruellem Syndrom und Fieber (besonders zu Beginn einer Grippe) verschrieben werden. Es unterstützt die Wehen und steigert den Milchfluß.

Selbstbehandlung

- **Nervöse Erschöpfung,** S. 309.
- **Prämenstruelle Spannung,** S. 315.

Verwendete Teile

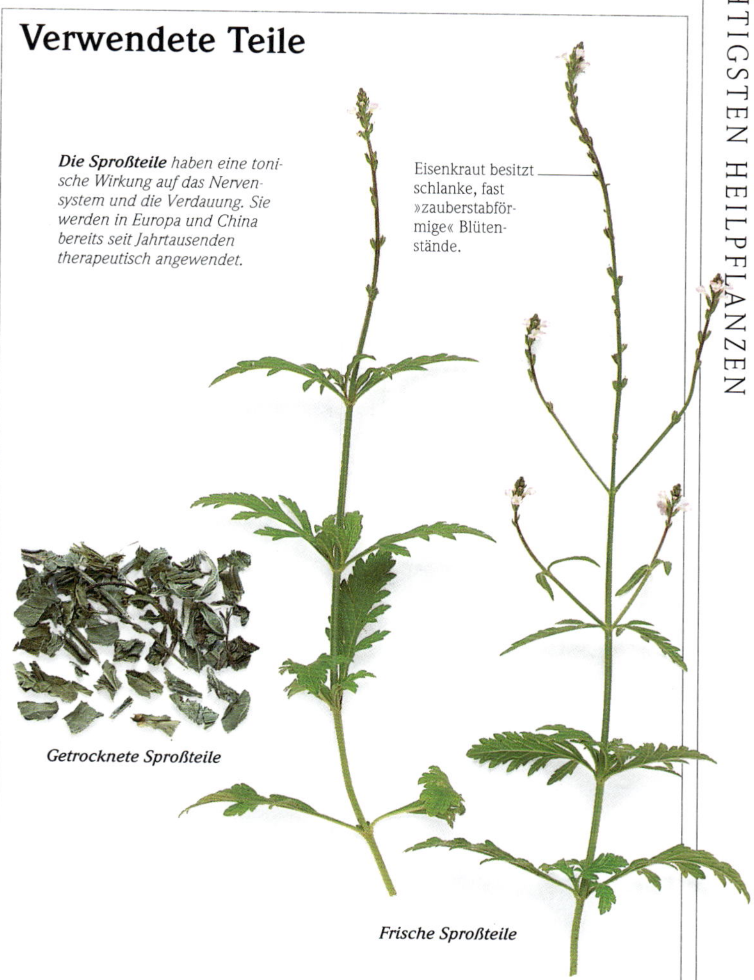

***Die Sproßteile** haben eine tonische Wirkung auf das Nervensystem und die Verdauung. Sie werden in Europa und China bereits seit Jahrtausenden therapeutisch angewendet.*

Eisenkraut besitzt schlanke, fast »zauberstabförmige« Blütenstände.

Getrocknete Sproßteile

Frische Sproßteile

Zubereitungen & ihre Anwendung

Warnung: Nicht die Dosierung überschreiten. Eisenkraut kann Erbrechen auslösen, wenn es im Übermaß genommen wird. Nicht während der Schwangerschaft anwenden.

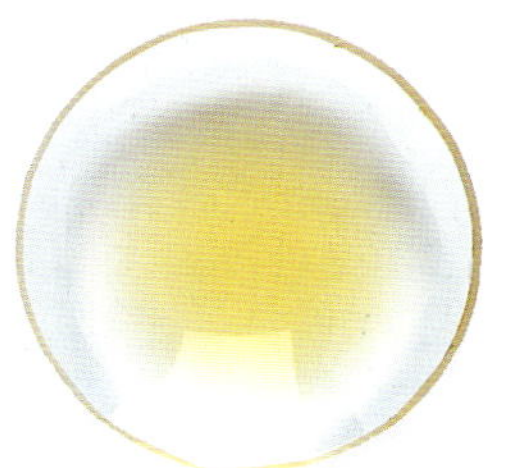

***Tinktur** (Herstellung S. 291) ist ein entspannendes, beruhigendes Tonikum. Bei Streß und Beklemmung 3mal täglich ½ TL, in einem Glas Wasser aufgelöst.*

***Aufguß** (Herstellung S. 290) regt die Verdauung an und verbessert die Nährstoffaufnahme. Regelmäßig, besonders aber nach schweren Mahlzeiten, eine Tasse trinken.*

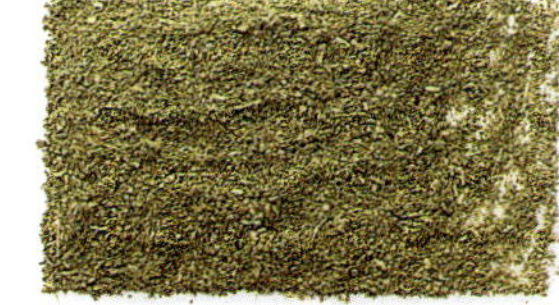

***Pulver** kann als Zahnpasta benutzt werden. Regelmäßig auf die Zähne gerieben, reinigt und schützt es.*

Viburnum opulus (*Caprifoliaceae*)

Gemeiner Schneeball

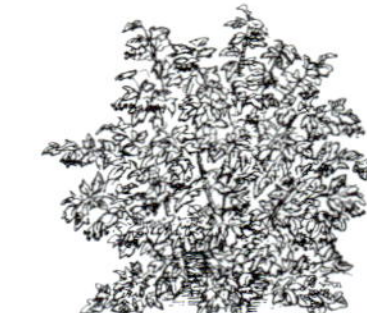

Der Gemeine Schneeball ist ein bis 4 m hoher, sommergrüner Strauch mit gelappten Blättern und weißen Blüten.

Der sowohl in Nordamerika als auch in Europa heimische Schneeball wurde erst 1960 im *US National Formulary* als ein Sedativ gegen nervöse Störungen und als krampflösendes Mittel in der Behandlung von Asthma anerkannt. Die hauptsächliche medizinische Verwendung der Pflanze liegt aber in der Linderung von Krämpfen und anderen, durch starke Muskelverspannungen hervorgerufenen Beschwerden wie Koliken oder eine mit Schmerzen verbundene Menstruation.

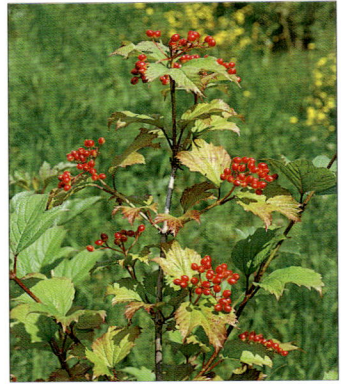

***Der Gemeine Schneeball** trägt im Herbst auffallende, ovale leuchtendrote Früchte.*

Verbreitung & Anbau

Den Schneeball findet man in Wäldern, Hecken und Gebüschen in Europa und im Osten Nordamerikas. Er wird im Herbst durch Aussaat vermehrt; die Rinde der Zweige wird während der Blüte im Frühjahr und Sommer gesammelt.

Verwandte Arten

Oft wird *V. prunifolium* (S. 279) anstelle des Gemeinen Schneeballs verwendet. Allerdings soll diese Art eine spezifischere Wirkung auf die Gebärmutter haben.

Hauptsächliche Inhaltsstoffe

- Hydrochinon (Arbutin)
- Cumarine (Scopoletin)
- Gerbstoffe (3%)
- Harz

Hauptsächliche Wirkung

- Krampflösend
- Beruhigend
- Adstringierend
- Nervinum

Forschungsergebnisse

- **Aktive Bestandteile:** Bis zum heutigen Tag kaum erforscht, besteht einige Verwirrung darüber, welche Wirkstoffe der Schneball und die nahe verwandte Art *V. prunifolium* enthalten.

Frühere & heutige Verwendung

- **Indianisches Mittel:** Die Meskwaki nahmen Schneeball gegen Krämpfe und Schmerzen im ganzen Körper, während die Penobscoten ihn zur Behandlung von geschwollenen Drüsen und Mumps verwendeten.
- **Muskelverspannungen:** Der Schneelball hilft bei verkrampften Muskeln – glatte Muskulatur des Darms, der Luftwege und der Gebärmutter sowie gestreifte Muskulatur, die an den Knochen befestigt ist, z. B. in den Extremitäten und im Rücken. Man kann ihn innerlich anwenden oder äußerlich auf verkrampfte Muskeln auftragen. Die Pflanze hilft auch bei Beschwerden, die durch Muskelverspannungen verursacht wurden, etwa Atemprobleme bei Asthma oder Menstruationsschmerzen durch übermäßige Uteruskontraktionen. Bei nächtlichen Krämpfen und Rückenschmerzen wird der Schneeball oft mit der Aufgeblasenen Lobelie (*Lobelia inflata,* S. 108) gemischt. Er hilft bei Verstopfung, Koliken und Reizdarm sowie bei physischen Symptomen nervöser Spannungen.
- **Arthritis:** Wenn bei Arthritis Gelenkschwäche und Schmerzen die Muskeln so stark verkrampfen, daß sie fast steif sind, kann Schneeball zu deutlicher Besserung führen. Sobald die Muskeln sich entspannen, verbessert sich der Blutfluß im betroffenen Bereich, so daß Abfallprodukte wie Milchsäure entfernt werden und die normalen Funktionen wiederkehren.
- **Weitere Anwendungen:** Häufig wird Schneeball auch bei Bluthochdruck und anderen Kreislaufbeschwerden verwendet.

Verwendete Teile

***Die Rinde** wird während des Frühjahrs und Sommers abgeschält. Dabei muß unbedingt genug Rinde stehen gelassen werden, um das Überleben der Pflanze zu sichern.*

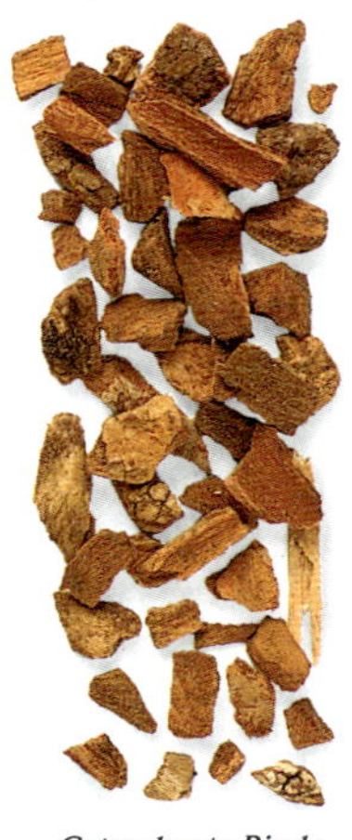

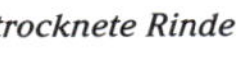

Getrocknete Rinde

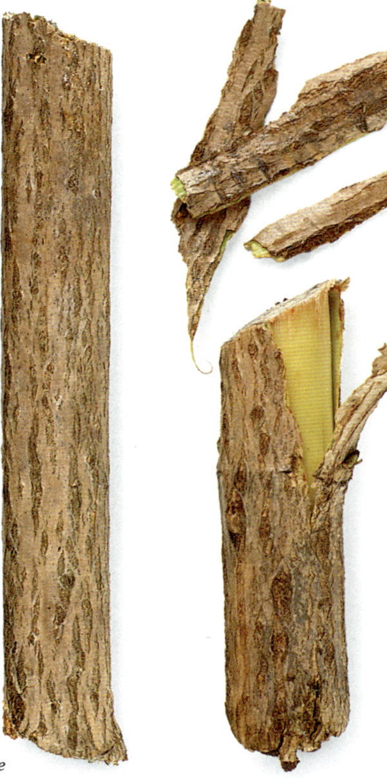

Frische Rinde

Zubereitungen & ihre Anwendung

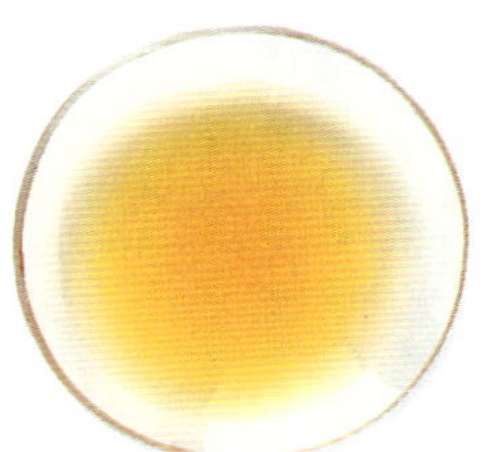

***Abkochung** (Herstellung S. 290). Bei Periodenschmerzen alle 3 Stunden ½ Tasse trinken.*

***Tinktur** (Herstellung S. 291) wird zur Langzeit-Behandlung von Muskelverspannungen verwendet. Bei Reizdarm 2mal täglich ½ TL mit heißem Wasser einnehmen.*

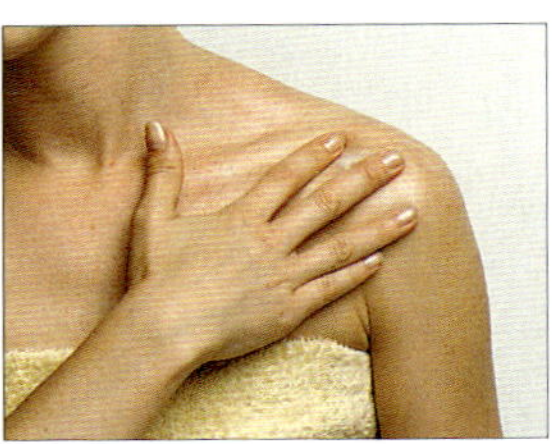

***Lotion** (Herstellung S. 295) lindert Muskelschmerzen. Den verspannten Hals und die Schultern damit einreiben.*

Selbstbehandlung

- **Atemschwierigkeiten,** S. 301.
- **Krämpfe & Muskelverspannungen,** S. 312.
- **Magenkrämpfe,** S. 305.
- **Periodenschmerzen,** S. 315.
- **Rückenschmerzen,** S. 313.
- **Schlechte Durchblutung der Hände und Füße,** S. 302.
- **Spastische Verstopfung,** S. 307.

Vitex agnus-castus (*Verbenaceae*)

MÖNCHSPFEFFER, KEUSCHLAMM

Mönchspfeffer ist ein bis 7 m hoher, aromatischer Laubbaum mit palmenförmigen Blättern und fliederfarbenen Blüten.

Der Mönchspfeffer wird bereits in Homers *Ilias* aus dem 6. Jahrhundert v. Chr. als Symbol der Keuschheit und Mittel zur Abwehr des Bösen erwähnt. Wie an seinen Namen »Mönchspfeffer« und »Keuschlamm« zu erkennen ist, glaubte man, die Pflanze könne die sexuelle Begierde abschwächen, so daß sie von Mönchen gekaut wurde. Die Forschung konnte eine hormonelle Wirkung bestätigen, so daß der Mönchspfeffer heute zur Behandlung von Menstruationsbeschwerden und Unfruchtbarkeit verwendet wird.

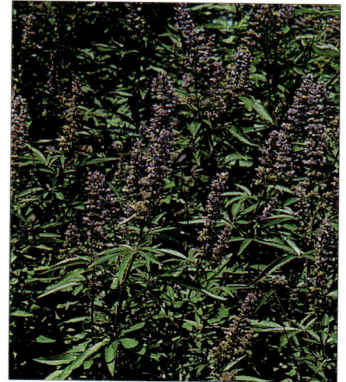

***Mönchspfeffer** bringt im Sommer kleine, duftende fliederfarbene Blüten hervor, die in einer rispenförmigen Trugdolde angeordnet sind.*

Verbreitung & Anbau

Der im Mittelmeerraum und in Westasien heimische Mönchspfeffer wird in subtropischen Ländern kultiviert. Dort kann er inzwischen verwildert vorkommen. Die Pflanze wird im Frühjahr oder Herbst aus Samen gezogen; die reifen Früchte werden im Herbst gesammelt.

Verwandte Arten

Als Mitglied der Familie *Verbenaceae* ist Mönchspfeffer ein entfernter Verwandter des Eisenkrautes (*Verbena officinalis*, S. 147) und des Zitronenstrauches (*Lippia triphylla*, S. 227).

Hauptsächliche Inhaltsstoffe

- Ätherisches Öl (Cineol)
- Alkaloide (Viticin)
- Flavonoide (Casticin)
- Iridoide (Aucubin, Agnusid)

Hauptsächliche Wirkung

- Reguliert die Hormone
- Progesterogen
- Verbessert den Milchfluß

Forschungsergebnisse

■ **Hormonelle Eigenschaften:** Die seit 30 Jahren in Großbritannien und Deutschland durchgeführten Untersuchungen des Mönchspfeffers haben ergeben, daß die Früchte eine deutlich hormonelle Wirkung haben. Die aktiven Bestandteile konnten allerdings nicht isoliert werden.

■ **Männliche Geschlechtshormone:** Die Früchte des Mönchspfeffers sollen anti-androgene Eigenschaften haben, also die Wirkung der männlichen Geschlechtshormone (Androgene) hemmen.

■ **Weibliche Geschlechtshormone:** Eine 1988 in Deutschland durchgeführte Studie deutet auf eine Progesteronwirkung der Früchte hin. Dadurch wird die Hirnanhangdrüse, die den Menstruationszyklus steuert, beeinflußt. Anderen Untersuchungen zufolge hilft Mönchspfeffer bei Prämenstruellem Syndrom (PMS) und erhöht die Fruchtbarkeit.

Frühere & heutige Verwendung

■ **Hormonregulation:** Mönchspfeffer gehört zu den wichtigsten Kräutern für die weibliche Hormonregulation. Durch eine erhöhte Progesteronbildung kann er die Progesteron- und Östrogenproduktion der Eierstöcke im Menstruationszyklus ausbalancieren.

■ **Menstruationsbeschwerden:** Von westlichen Pflanzenheilkundlern wird Mönchspfeffer bei Menstruationsproblemen wie PMS und vielen der damit verknüpften Beschwerden verordnet, aber auch bei unregelmäßiger oder ausbleibender Periode. Bei PMS muß die Pflanze mehrere Monate eingenommen werden, bevor ein oft deutlicher Effekt eintritt. Außerdem lassen sich Blähungen, Brustschwellung, Reizbarkeit und Depression spürbar lindern.

■ **Unregelmäßige Periode:** Die Pflanze wirkt regulierend, so daß ein langer Zyklus verkürzt und ein kurzer Zyklus verlängert wird.

■ **Andere menstruelle Symptome:** Auch andere, mit der Menstruation verbundene Beschwerden wie Migräne oder Akne können mit Mönchspfeffer behandelt werden.

■ **Unfruchtbarkeit:** Der Mönchspfeffer kann manchen Frauen helfen, bei denen ein niedriger Progesteronspiegel zu Unfruchtbarkeit führt.

■ **Stillprobleme:** Die Früchte werden zur Steigerung des Milchflusses genommen.

Verwendete Teile

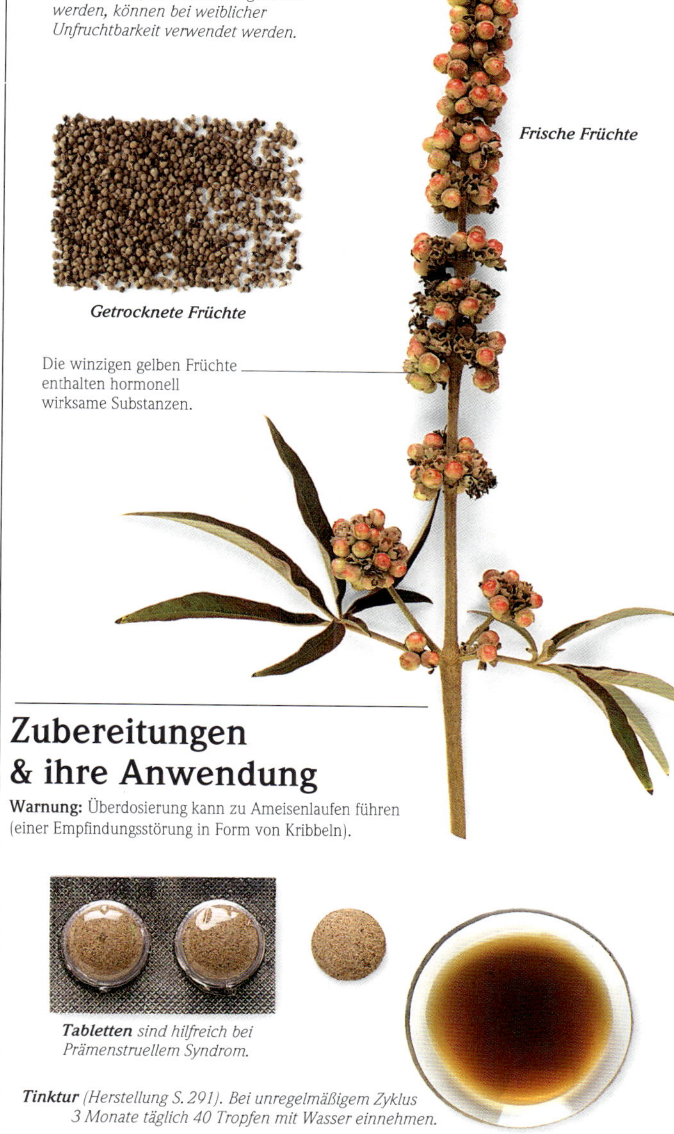

Zubereitungen & ihre Anwendung

Warnung: Überdosierung kann zu Ameisenlaufen führen (einer Empfindungsstörung in Form von Kribbeln).

***Tabletten** sind hilfreich bei Prämenstruellem Syndrom.*

***Tinktur** (Herstellung S. 291). Bei unregelmäßigem Zyklus 3 Monate täglich 40 Tropfen mit Wasser einnehmen.*

Selbstbehandlung

- **Herabgesetzter Östrogen- & Progesteronspiegel,** S. 316
- **Unfruchtbarkeit,** S. 316.
- **Unregelmäßiger Zyklus,** S. 315.

Withania somnifera (*Solanaceae*)

WITHANIA, JANGIDA, ASHWAGANDHA (HINDI)

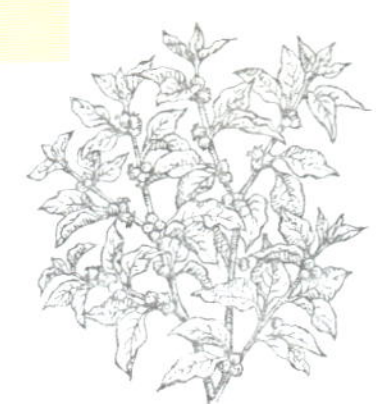

Withania ist ein bis zu 1,5 m hoher, kräftiger Strauch mit ovalen Blättern und grünlichen oder grellgelben Blüten.

Die Withania, auch »Indischer Ginseng« genannt, wird in der ayurvedischen Heilkunde auf gleiche Weise verwendet wie der Ginseng in der chinesischen Medizin, nämlich zur Verbesserung der Vitalität und zur Rekonvaleszenz nach chronischer Krankheit. Der Hindi-Name – »Pferdegeruch« – bezieht sich neben dem Geruch auf die Stärke eines Pferdes und deutet damit auf die Verwendung als Tonikum, Stärkungsmittel und Aphrodisiakum hin. Die traditionelle Verwendung konnte von der Forschung bestätigt werden.

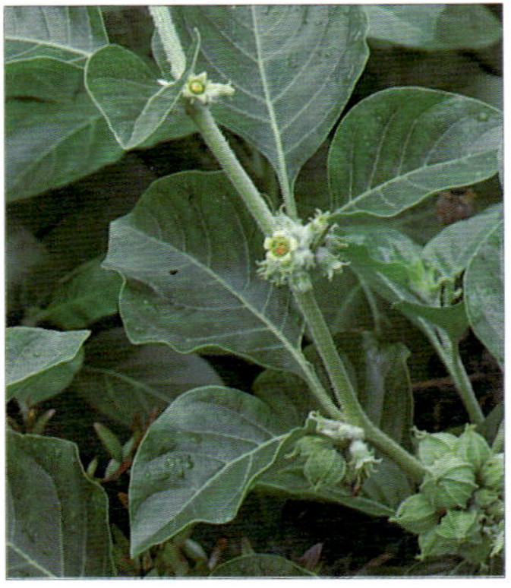

Withania *besitzt wirksame, erforschte medizinische Eigenschaften.*

Verbreitung & Anbau

Withania findet man in Indien, im Mittelmeerraum und im Nahen Osten. Sie läßt sich im Frühjahr durch Aussaat oder Stecklinge vermehren; Blätter werden im Frühjahr, Früchte und Wurzeln im Herbst geerntet.

Hauptsächliche Inhaltsstoffe

- Alkaloide
- Steroidlactone (Withanolide)
- Eisen

Hauptsächliche Wirkung

- Adaptogen
- Tonisch
- Beruhigend

Forschungsergebnisse

- **Indische Forschung:** Withania wurde in Indien gut untersucht.
- **Alkaloide:** Laut 1965 durchgeführten Studien wirken die Alkaloide beruhigend und senken den Blutdruck sowie die Herzschlagrate.
- **Withanolide:** Untersuchungen aus dem Jahre 1970 zufolge wirken die den körpereigenen Steroidhormonen ähnlichen Withanolide entzündungshemmend und können das Wachstum von Krebszellen hemmen. Die Pflanze kann daher bei chronischen Entzündungen wie Lupus und Polyarthritis oder zur Krebsvorbeugung eingesetzt werden.
- **Weitere Untersuchungen:** 1980 durchgeführte Studien lassen den Schluß zu, daß die Pflanze den Hämoglobinspiegel erhöht, das Ergrauen der Haare verlangsamt und die sexuelle Leistungsfähigkeit steigert. Sie hilft bei der Erholung von chronischen Krankheiten.

Frühere & heutige Verwendung

- **Ayurvedisches Tonikum:** In der ayurvedischen Heilkunde schätzt man Withania wegen ihrer tonischen und stärkenden Eigenschaften, besonders ihre Fähigkeit, die Vitalität nach Überlastung oder nervöser Erschöpfung wiederherzustellen. Außerdem sollen *Vata* und *Kapha* verringert werden (*siehe* S. 35). Robert Svoboda schreibt in *Ayurveda, Life, Health and Longevity* (Arkana, 1992), daß Withania »den Verstand läutert, die Nerven beruhigt und stärkt und den tiefen, erholsamen Schlaf fördert«.
- **Stärkungsmittel:** Bereits Dioskorides preist die Withania als gutes Tonikum. Heute wird sie hauptsächlich im Westen verwendet, zumeist als Stärkungsmittel im Alter oder bei chronischer Krankheit.
- **Langzeit-Streß:** Da die Pflanze Überaktivität herabsetzt und Ruhe und Entspannung fördert, ist sie besonders bei der Behandlung von Schwächezuständen nach lange anhaltendem Streß von Nutzen.
- **Anämie:** Der hohe Eisengehalt macht die Withania zu einem guten Mittel bei Anämie.

Selbstbehandlung

- **Langzeit-Streß & Genesung,** S. 308, 319.
- **Männliche Fruchtbarkeit,** S. 316.

Verwendete Teile

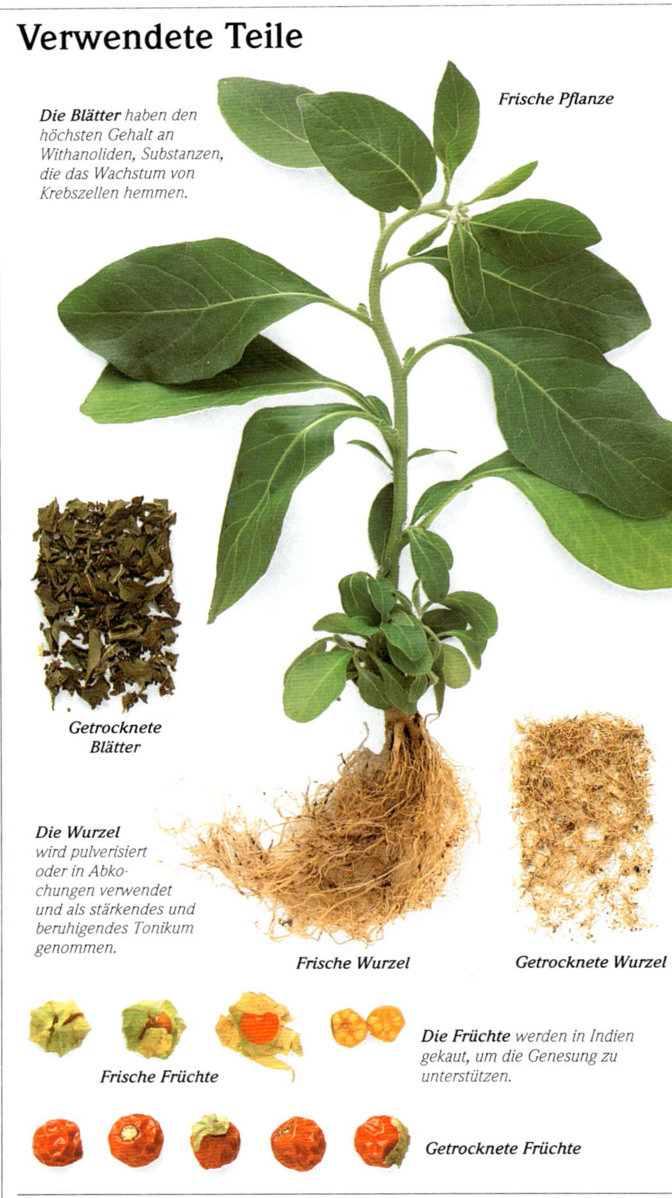

Frische Pflanze

Die Blätter *haben den höchsten Gehalt an Withanoliden, Substanzen, die das Wachstum von Krebszellen hemmen.*

Getrocknete Blätter

Die Wurzel *wird pulverisiert oder in Abkochungen verwendet und als stärkendes und beruhigendes Tonikum genommen.*

Frische Wurzel

Getrocknete Wurzel

Frische Früchte

Die Früchte *werden in Indien gekaut, um die Genesung zu unterstützen.*

Getrocknete Früchte

Zubereitungen & ihre Anwendung

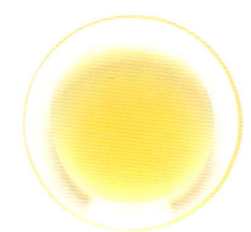

Abkochung *aus 5 g Wurzel (Herstellung S. 290) und 100 ml Wasser bei Streß über 2 Tage verteilt trinken.*

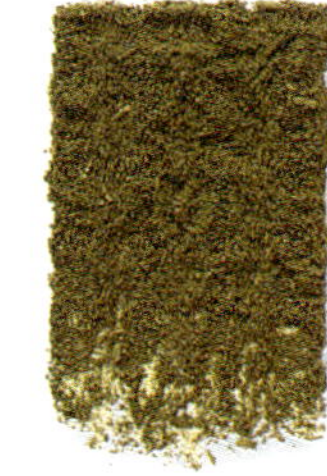

Pulver *aus Blättern. Bei Anämie einmal täglich ½ TL mit wenig Wasser einnehmen.*

Kapseln mit pulverisierter Wurzel (Herstellung S. 291). Nehmen Sie bei nervöser Erschöpfung täglich 1–2 g mit Wasser.

Zanthoxylum fraxineum, syn. *Z. americanum* (*Rutaceae*)

Zahnwehholz

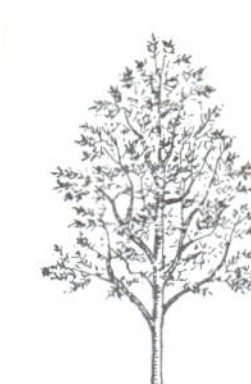

Das Zahnwehholz ist ein bis 3 m hoher sommergrüner Strauch mit grauen, stachligen Zweigen und fiederteiligen Blättern.

Das in Nordamerika heimische Zahnwehholz ist ein wärmendes und anregendes Kraut für den Kreislauf. Es wurde von den nordamerikanischen Indianern hoch geschätzt, die sowohl die Rinde als auch die Früchte bei Rheumatismus und Zahnschmerzen kauten. Heute wird das Zahnwehholz hauptsächlich bei arthritischen und rheumatischen Beschwerden angewendet, kann aber auch bei Verdauungsproblemen oder offenen Beinen hilfreich sein.

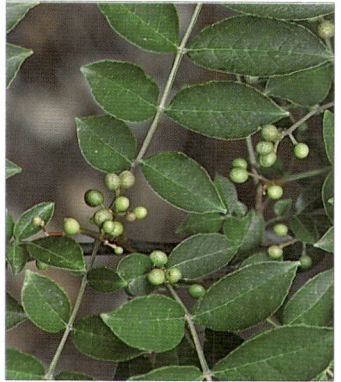

***Das Zahnwehholz** wirkt antirheumatisch und verbessert die Durchblutung.*

Verbreitung & Anbau

Das Zahnwehholz kommt im südlichen Kanada sowie im Norden, Mittleren Westen und im Westen der USA vor, wo es schattige, feuchte Standorte, etwa Waldgebiete, bevorzugt. Es kann im Herbst durch Aussaat vermehrt werden; die Rinde sammelt man im Frühjahr, die Früchte im Sommer.

Verwandte Arten

Z. clavaherculis kommt hauptsächlich im Süden der USA vor, wo es in gleicher Weise wie das Zahnwehholz angewendet wird. *Chuan jiao (Z. simulans)* wird in der chinesischen Kräuterheilkunde für »kalte«, Unterleibsschmerzen verursachende Krankheiten verordnet, *Z. capense* nimmt man in Südafrika bei Koliken. *Z. zanthoxyloides* ist ein traditionelles westafrikanisches Kraut gegen rheumatische Beschwerden.

Hauptsächliche Inhaltsstoffe

- Alkaloide (Chelerythrin)
- Herclavin
- Lignane (Asarinin)
- Neoherculin
- Gerbstoffe und Harze
- Ätherisches Öl

Hauptsächliche Wirkung

- Kreislaufstimulierend
- Schweißtreibend
- Antirheumatisch
- Blähungstreibend

Frühere & heutige Verwendung

- **Nordamerikanische Heilpflanze:** Zahnwehholz ist ein altes Mittel der nordamerikanischen Indianer gegen Zahnweh und Rheumatismus. Im 19. Jahrhundert wurde es in den USA als Kreislaufstimulans und gegen Arthritis verwendet. Die Rinde war in *The Pharmacopoeia of the United States* von 1820 bis 1926 aufgelistet.
- **Arthritische Beschwerden:** Westliche Pflanzenheilkundler halten das Zahnwehholz für eines der besten Mittel gegen rheumatische und arthritische Beschwerden. Es regt den Blutfluß zu den schmerzenden und steifen Gelenken an und fördert so die Versorgung mit Sauerstoff und Nährstoffen sowie den Abtransport von Abfallprodukten.
- **Kreislauf:** Zahnwehholz verbessert die Blutzufuhr bei Schaufensterkrankheit und dem Raynaud-Syndrom, die beide durch Verengung der Arterien in den Extremitäten verursacht werden mit der Folge, daß die Arm- oder Beinmuskulatur nicht ausreichend mit Blut versorgt werden kann.
- **Weitere Anwendungen:** Blähungen und Durchfall werden ebenfalls mit dieser Pflanze behandelt; außerdem stärkt Zahnwehholz die Verdauung und hilft bei chronischen Entzündungen des Unterleibs. Äußerlich wendet man es bei offenen Beinen an.

Selbstbehandlung

- **Rückenschmerzen,** S. 313.
- **Schlechte Durchblutung,** S. 302.

Verwendete Teile

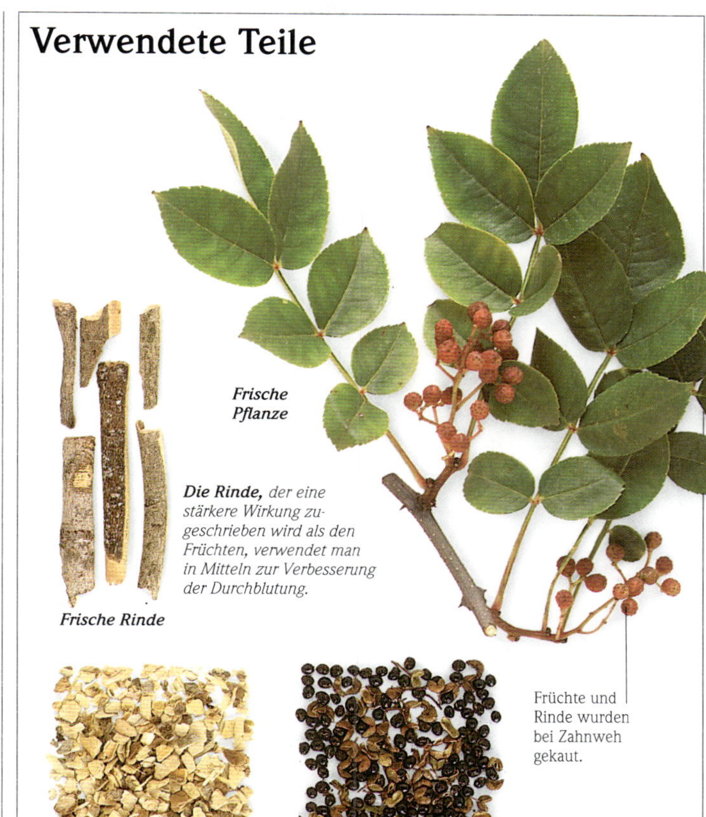

Frische Pflanze

***Die Rinde,** der eine stärkere Wirkung zugeschrieben wird als den Früchten, verwendet man in Mitteln zur Verbesserung der Durchblutung.*

Frische Rinde

Früchte und Rinde wurden bei Zahnweh gekaut.

Getrocknete, gehackte Rinde

Getrocknete Früchte

***Die Früchte** werden bei schwachem Kreislauf angewendet.*

Zubereitungen & ihre Anwendung

Warnung: Nicht während der Schwangerschaft und nicht bei entzündlichen Beschwerden des Magens anwenden.

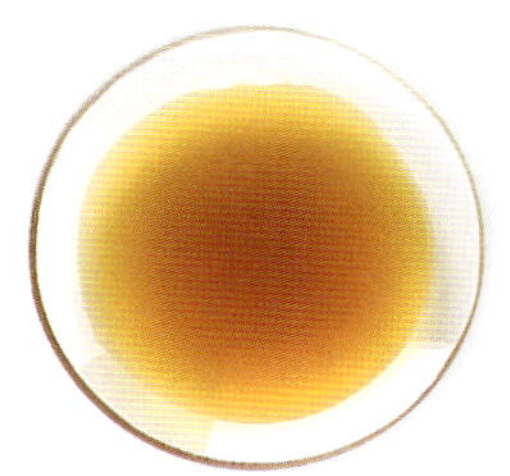

***Tinktur** aus Rinde (Herstellung S. 291). Bei Arthritis 3mal täglich 20 Tropfen mit Wasser.*

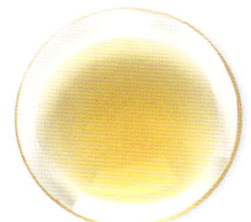

***Abkochung.** Bei schwachem Kreislauf 2mal täglich 1 Tasse aus 3 TL Früchten, 3 TL Ingwer und 750 ml Wasser trinken (S. 290).*

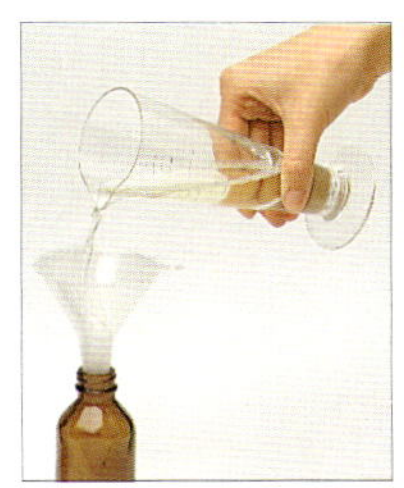

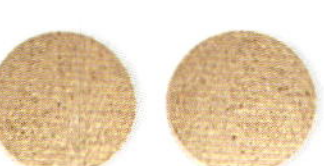
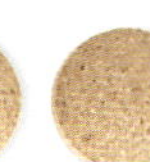
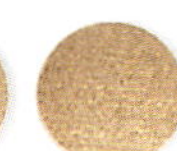

***Tabletten,** die oft auch andere Heilpflanzen enthalten, helfen bei Arthritis und Rheumatismus.*

***Lotion.** Bei schlechter Durchblutung der Beine eine Rindenabkochung (S. 291) auftragen.*

Zea mays *(Gramineae)*

MAIS, YU MI SHU (CHINESISCH)

Der Mais ist eine bis zu 3 m hohe, einjährige Graspflanze mit federartigen männlichen Blütenständen. Aus den weiblichen Blütenständen entstehen die Maiskolben.

Mais ist nicht nur seit mindestens 4000 Jahren das Hauptnahrungsmittel der Mittel- und Südamerikaner, sondern auch ein Heilmittel bei vielerlei Beschwerden. Die Azteken verwendeten eine Maismehlabkochung zur Behandlung von Ruhr, »Hitze im Herzen« und um den Milchfluß zu steigern. Der therapeutisch am häufigsten verwendete Teil sind von jeher die Maisgriffel (die aus dem Maiskolben herausragenden Fäden), die sich besonders gut für Harnwegsbeschwerden eignen.

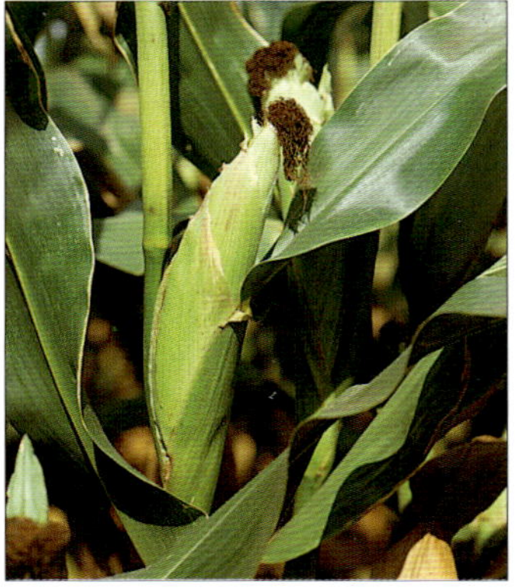

Mais *gilt als wertvolle Pflanze. Zea heißt »Lebenszweck«,* mays *»unsere Mutter«.*

Verbreitung & Anbau

Mais, vermutlich aus Peru stammend und schon lange in den Anden und Mittelamerika angebaut, wird heute weltweit als Nahrungsmittel und Futterpflanze kultiviert. Man vermehrt ihn im Frühjahr durch Aussaat; die Griffel werden im Herbst mit den reifen Kolben geerntet, von diesen getrennt und getrocknet.

Verwandte Arten

Der Maisbeulenbrand *(Ustilago maydis)* ein parasitischer Pilz, der auf Mais wächst, wird von den Zuni in Neu Mexiko verwendet, um die Geburt zu beschleunigen und Gebärmutterblutungen zu stillen.

Hauptsächliche Inhaltsstoffe

- Flavonoide
- Alkaloide
- Allantoin
- Saponine
- Ätherisches Öl (etwa 0,2%)
- Schleim
- Vitamine C und K
- Kalium

Hauptsächliche Wirkung

- Einhüllend für die Harnwege
- Harntreibend
- Mildes Stimulans der Gallensekretion
- Sanft blutdrucksenkend

Forschungsergebnisse

- **Gallenproduktion:** Maisgriffel sollen die Produktion von Gallenflüssigkeit anregen und für einen verbesserten Fluß von der Leber durch die Gallengänge sorgen.
- **Kreislaufmittel:** Laut Forschungen in China senken Maisgriffel den Blutdruck und beschleunigen die Blutgerinnung.

Frühere & heutige Verwendung

- **Traditionelles Heilkraut:** Die Mayas, Inkas und nordamerikanische Indianerstämme behandelten Quetschungen, Schwellungen, Wunden, Furunkel u. ä. mit einem Breiumschlag aus Maismehl. Vogel schreibt in seiner *American Indian Medicine* (1970), daß »die Chickasaw-Indianer die juckende, aufgekratzte Haut verheilender Wunden durch Verbrennen alter Maiskolben behandelten, in deren Rauch die betroffenen Bereiche gehalten wurden«.
- **Arznei für die Harnwege:** Maisgriffel sind harntreibend und ein nützliches Mittel für nahezu alle Beschwerden der Harnwege, was zum Teil vermutlich auf den hohen Kaliumgehalt zurückzuführen ist. Sie beruhigen und entspannen die Schleimhäute der Blase und Harnwege, wirken Entzündungen entgegen und verbessern den Urinfluß und die Urinausscheidung. Hilfreich sind sie auch bei häufigem Harndrang, bei Entzündungen von Harnblase oder Harnröhre und bei Problemen mit dem Wasserlassen, z. B. bei Prostatabeschwerden.
- **Nierensteine:** Maisgriffel sollen der Bildung von Nierensteinen entgegenwirken und Symptome bei bereits vorhandenen Nierensteinen lindern.

Verwendete Teile

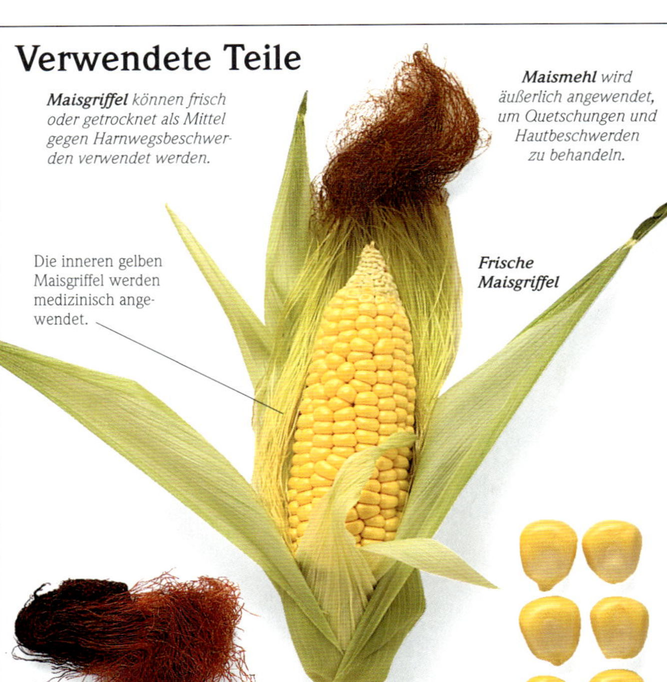

Maisgriffel *können frisch oder getrocknet als Mittel gegen Harnwegsbeschwerden verwendet werden.*

Maismehl *wird äußerlich angewendet, um Quetschungen und Hautbeschwerden zu behandeln.*

Die inneren gelben Maisgriffel werden medizinisch angewendet.

Frische Maisgriffel

Getrocknete Maisgriffel

Frische Maiskörner

Zubereitungen & ihre Anwendung

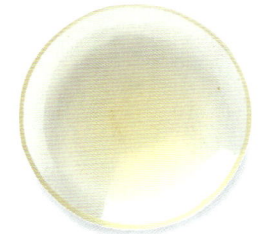

Aufguß *aus Maisgriffeln (Herstellung S. 290) wirkt lindernd bei Blasenentzündung. Täglich 500 ml trinken.*

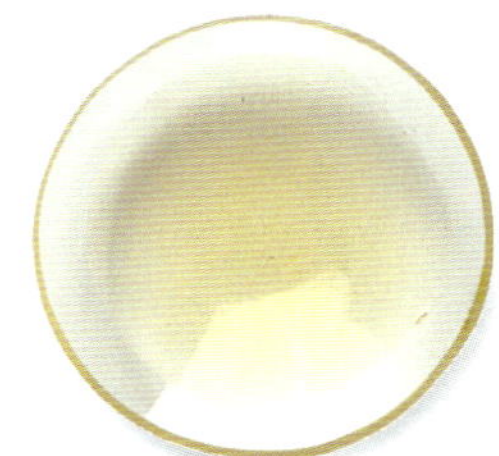

Abkochung *aus Maismehl (Herstellung S. 290) als Umschlag (S. 294) auf Wunden und Furunkel legen.*

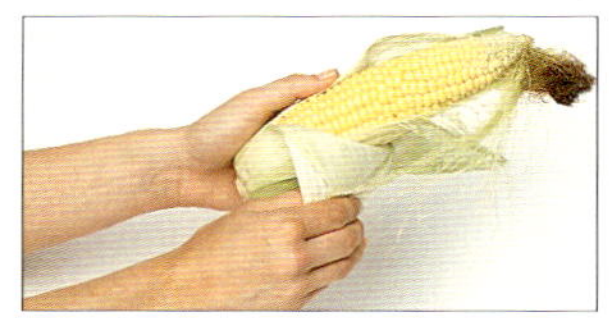

Die äußeren Hüllblätter *der Maiskolben müssen entfernt werden, um die Maiskörner und die Maisgriffel freizulegen.*

Kapseln aus Maisgriffeln (Herstellung S. 291). Bei Ödemen täglich 2 g.

Tinktur aus Maisgriffeln (Herstellung S. 291). 80 ml mit 20 ml Bukkostrauch-Tinktur mischen. Bei Blasenentzündung 3mal täglich 1 TL mit Wasser mischen.

- **Blasenentzündung:** Chronische Blasenentzündung kann durch Maisgriffel gelindert werden. Sie können eine nützliche Ergänzung sein, wenn eine akute Blasenentzündung mit anderen Methoden behandelt wird.
- **Chinesisches Mittel:** In China werden Maisgriffel bei Flüssigkeitsretention und Gelbsucht verwendet.

Selbstbehandlung

- **Harnwegsinfektionen,** S. 314.
- **Ödeme,** S. 317.

Zingiber officinale (*Zingiberaceae*)

INGWER, SHENG JIAN (CHINESISCH), SINGABERA (SANSKRIT)

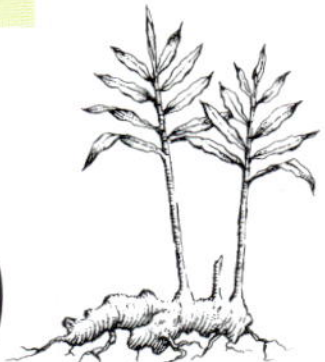

Ingwer ist eine bis 60 cm hohe, ausdauernde Pflanze mit lanzettlichen Blättern und weißen oder gelben Blütenständen.

Der als Gewürz und Aroma bekannte Ingwer ist eine der besten Arzneien, die es gibt. In Asien wird er seit Urzeiten hoch geschätzt, und im mittelalterlichen Europa glaubte man sogar, die Pflanze stamme direkt aus dem Garten Eden. Ingwer bringt Erleichterung bei durch Reisekrankheit hervorgerufenen Verdauungsbeschwerden oder bei Schwangerschaftserbrechen und ist ein wichtiges Kreislaufmittel. Frischer Ingwer hat einen etwas an Zitrone erinnernden Geschmack.

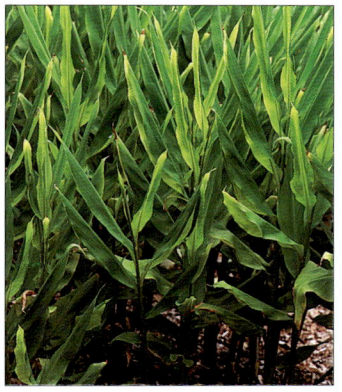

Ingwer, *meist als Gewürz verwendet, ist ein gutes Verdauungsmittel.*

Verbreitung & Anbau

Der aus Asien stammende Ingwer wird heute überall in den Tropen angebaut. Die Vermehrung erfolgt durch Teilung des Wurzelstocks. Ingwer benötigt fruchtbaren Boden und viel Feuchtigkeit. Das Rhizom wird ausgegraben, wenn die Pflanze 10 Monate alt ist, gewaschen und eingeweicht, seltener auch gekocht oder geschält.

Verwandte Arten

Verschiedene *Zingiber*-Arten werden medizinisch genutzt, aber keine kommt dem Ingwer gleich. Eine nahe Verwandte ist die Gelbwurzel (*Curcuma longa,* S. 88).

Hauptsächliche Inhaltsstoffe

- Ätherisches Öl (1–3%) – Zingiberen (20–30%)
- Nichtflüchtige Scharfstoffe (4–7,5%) – Gingerole, Shogaole

Hauptsächliche Wirkung

- Anti-Brechmittel
- Blähungstreibend
- Kreislaufstimulierend
- Hustenlindernd
- Entzündungshemmend
- Antiseptisch

Forschungsergebnisse

- **Therapeutische Eigenschaften:** Ingwer ist gut erforscht. Sein therapeutischer Nutzen ist vor allem dem ätherischen Öl und den Scharfstoffen zu verdanken. Schärfe und anregende Eigenschaften sind größtenteils dem Gingerol zu verdanken. Noch schärfer und reizender als die Substanzen in frischen Rhizomen sind die Shogaole, die sich bilden, wenn die Pflanze eintrocknet.
- **Anti-Brechmittel:** Ingwer hilft bei Reisekrankheit. 1990 am St. Bartholomew's-Hospital in London durchgeführte Untersuchungen zeigten, daß die Pflanze zur Bekämpfung postoperativer Übelkeit wirksamer ist als konventionelle Arzneien.
- **Antiseptikum:** Im Rahmen einer chinesischen Studie wurden 70 Prozent der Patienten mit Bakterienruhr, denen Ingwer gegeben wurde, vollständig geheilt.

Frühere & heutige Verwendung

- **Verdauungsprobleme:** Ingwer wirkt ausgezeichnet bei Verdauungsbeschwerden wie Magenverstimmung, Übelkeit, Blähungen und Koliken; er hilft bei Reisekrankheit und Schwangerschaftserbrechen. Durch seine antiseptischen Wirkstoffe kann man ihn auch bei Infektionen des Magen-Darm-Trakts anwenden, sogar bei einigen Arten von Lebensmittelvergiftung.
- **Kreislaufstimulans:** Ingwer regt den Kreislauf an und fördert den Blutfluß zur Hautoberfläche. Dadurch wird er so wertvoll bei Frostbeulen und schlechter Durchblutung der Hände und Füße, hilft aber gleichzeitig bei hohem Blutdruck. Er ist schweißtreibend, fiebersenkend.
- **Atemwegsbeschwerden:** Ingwer wirkt wärmend und lindernd bei Husten, Erkältungen, Grippe und anderen Atemwegsbeschwerden.
- **Chinesische Heilpflanze:** Frischer oder getrockneter Ingwer wird in China in verschiedenen Arzneien verwendet – frischer Ingwer bei Schüttelfrost, Fieber, Kopf- und Muskelschmerzen, getrockneter bei »innerer Kälte« (kalte Hände, schwacher Puls, bleicher Teint).

Verwendete Teile

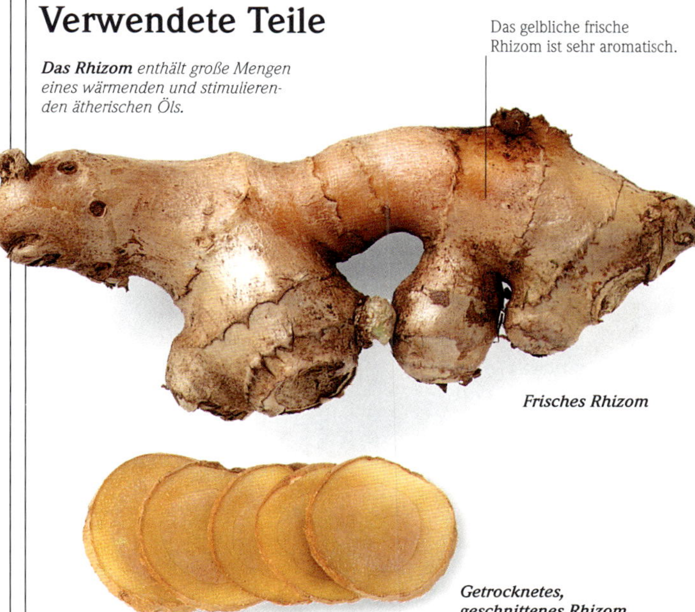

Das Rhizom *enthält große Mengen eines wärmenden und stimulierenden ätherischen Öls.*

Das gelbliche frische Rhizom ist sehr aromatisch.

Frisches Rhizom

Getrocknetes, geschnittenes Rhizom

Zubereitungen & ihre Anwendung

Warnung: Bei Geschwüren im Verdauungstrakt nicht medizinisch anwenden. Eine innere Anwendung des ätherischen Öls sollte nur unter ärztlicher Aufsicht erfolgen.

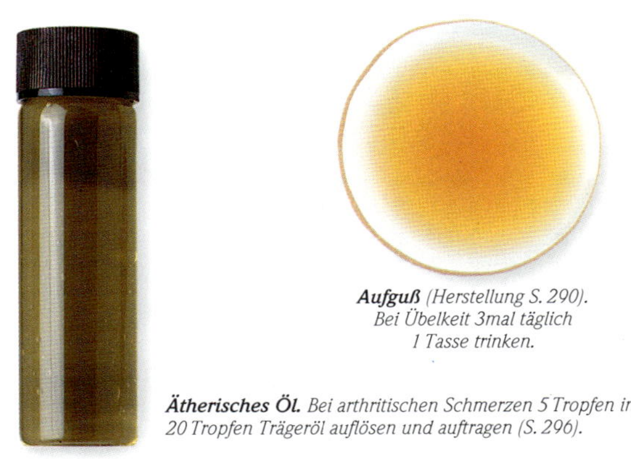

Aufguß *(Herstellung S. 290). Bei Übelkeit 3mal täglich 1 Tasse trinken.*

Ätherisches Öl. *Bei arthritischen Schmerzen 5 Tropfen in 20 Tropfen Trägeröl auflösen und auftragen (S. 296).*

Kapseln (Herstellung S. 291). Bei Schwangerschaftserbrechen stündlich eine 75-mg-Kapsel einnehmen.

Tinktur (Herstellung S. 291). Zur Verbesserung der Verdauung 2mal täglich 30 Tropfen mit Wasser einnehmen.

Selbstbehandlung

- **Bluthochdruck & Arteriosklerose,** S. 301.
- **Erkältungen, Grippe & Fieber,** S. 311.
- **Frostbeulen,** S. 302.
- **Lippenherpes,** S. 304.
- **Schwangerschaftserbrechen,** S. 317.
- **Übelkeit & Reisekrankheit,** S. 306.
- **Verdauungsstörungen, Blähungen & Koliken,** S. 318.
- **Verstopfung,** S. 307.

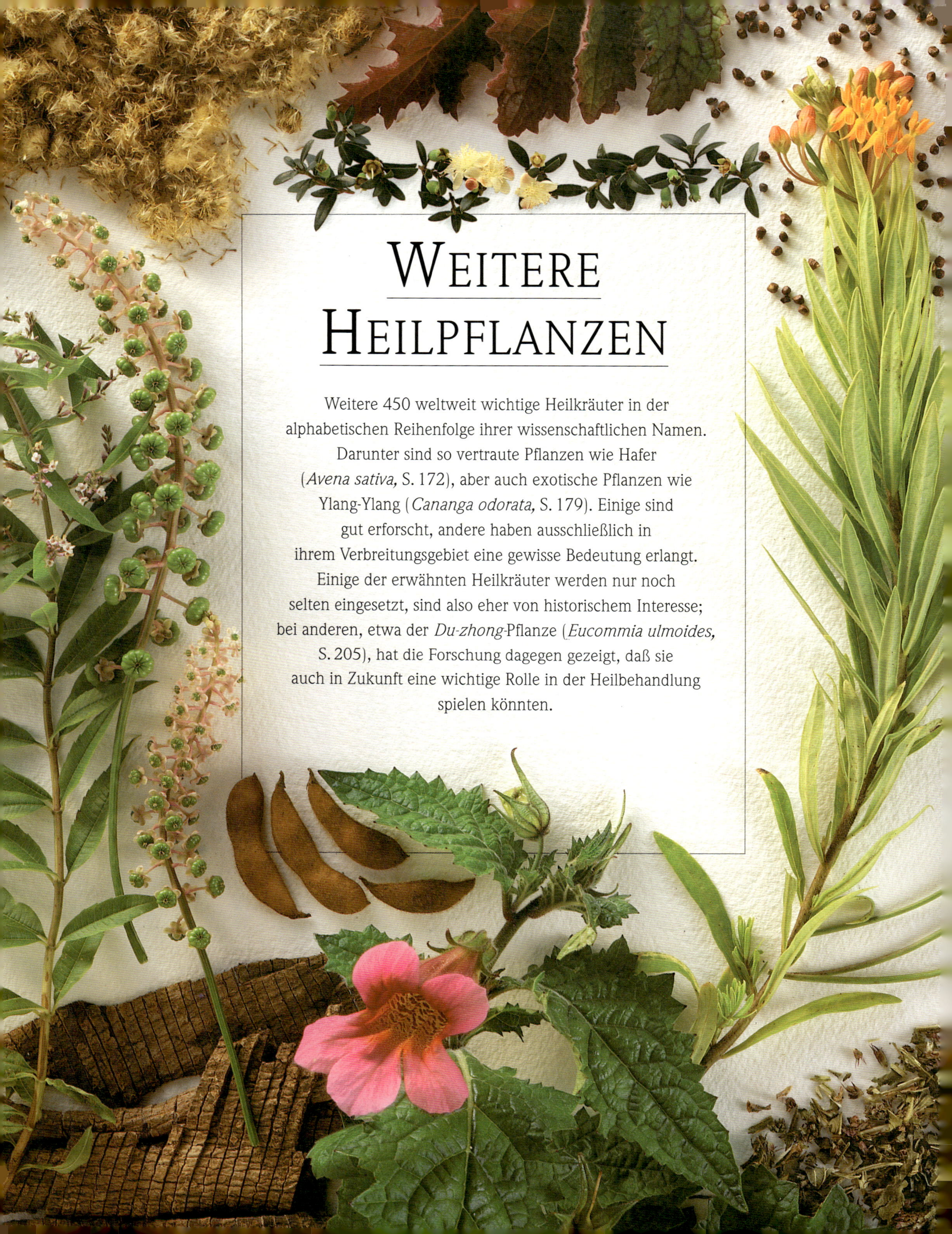

Weitere Heilpflanzen

Weitere 450 weltweit wichtige Heilkräuter in der alphabetischen Reihenfolge ihrer wissenschaftlichen Namen. Darunter sind so vertraute Pflanzen wie Hafer (*Avena sativa,* S. 172), aber auch exotische Pflanzen wie Ylang-Ylang (*Cananga odorata,* S. 179). Einige sind gut erforscht, andere haben ausschließlich in ihrem Verbreitungsgebiet eine gewisse Bedeutung erlangt. Einige der erwähnten Heilkräuter werden nur noch selten eingesetzt, sind also eher von historischem Interesse; bei anderen, etwa der *Du-zhong*-Pflanze (*Eucommia ulmoides,* S. 205), hat die Forschung dagegen gezeigt, daß sie auch in Zukunft eine wichtige Rolle in der Heilbehandlung spielen könnten.

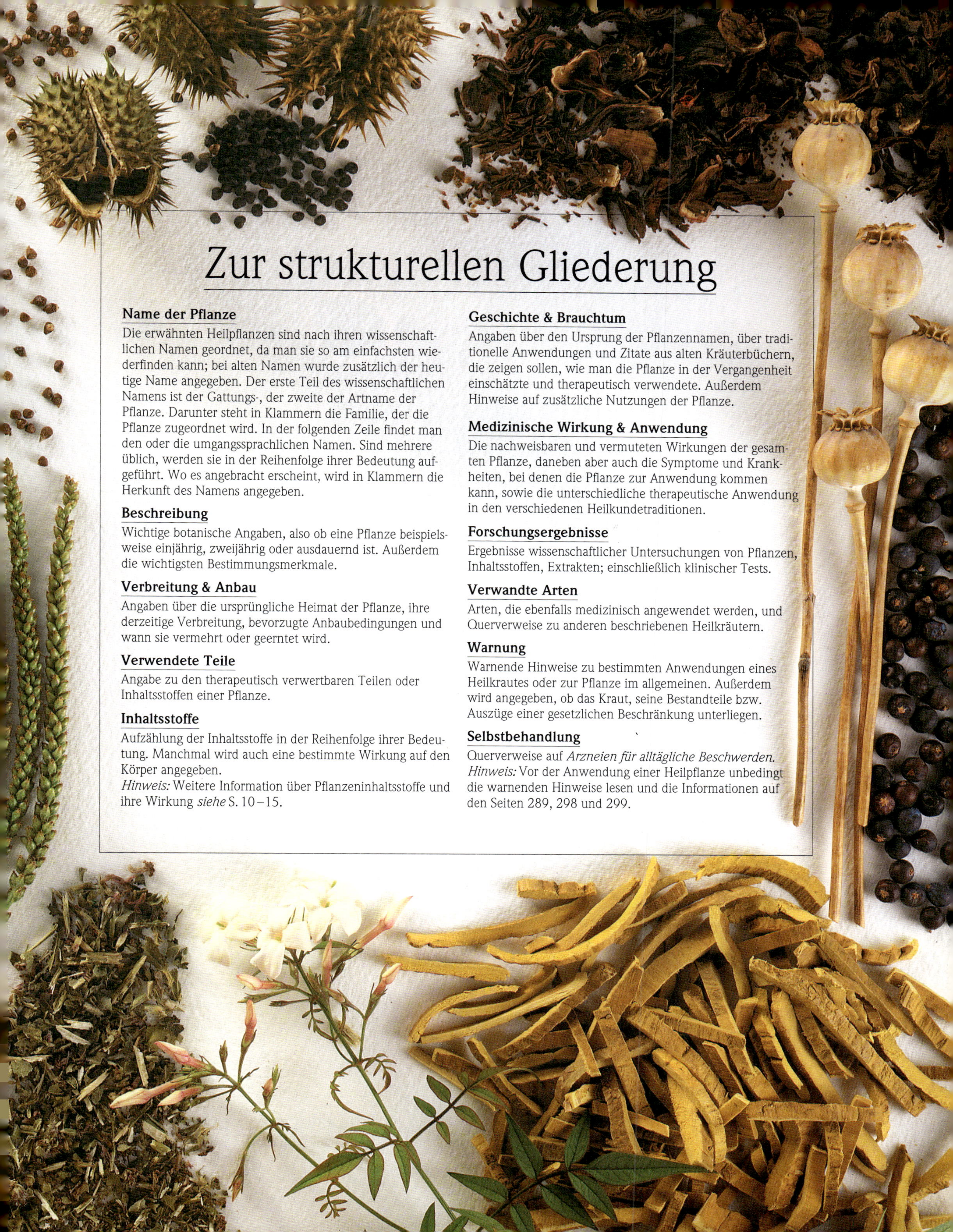

Zur strukturellen Gliederung

Name der Pflanze
Die erwähnten Heilpflanzen sind nach ihren wissenschaftlichen Namen geordnet, da man sie so am einfachsten wiederfinden kann; bei alten Namen wurde zusätzlich der heutige Name angegeben. Der erste Teil des wissenschaftlichen Namens ist der Gattungs-, der zweite der Artname der Pflanze. Darunter steht in Klammern die Familie, der die Pflanze zugeordnet wird. In der folgenden Zeile findet man den oder die umgangssprachlichen Namen. Sind mehrere üblich, werden sie in der Reihenfolge ihrer Bedeutung aufgeführt. Wo es angebracht erscheint, wird in Klammern die Herkunft des Namens angegeben.

Beschreibung
Wichtige botanische Angaben, also ob eine Pflanze beispielsweise einjährig, zweijährig oder ausdauernd ist. Außerdem die wichtigsten Bestimmungsmerkmale.

Verbreitung & Anbau
Angaben über die ursprüngliche Heimat der Pflanze, ihre derzeitige Verbreitung, bevorzugte Anbaubedingungen und wann sie vermehrt oder geerntet wird.

Verwendete Teile
Angabe zu den therapeutisch verwertbaren Teilen oder Inhaltsstoffen einer Pflanze.

Inhaltsstoffe
Aufzählung der Inhaltsstoffe in der Reihenfolge ihrer Bedeutung. Manchmal wird auch eine bestimmte Wirkung auf den Körper angegeben.
Hinweis: Weitere Information über Pflanzeninhaltsstoffe und ihre Wirkung *siehe* S. 10–15.

Geschichte & Brauchtum
Angaben über den Ursprung der Pflanzennamen, über traditionelle Anwendungen und Zitate aus alten Kräuterbüchern, die zeigen sollen, wie man die Pflanze in der Vergangenheit einschätzte und therapeutisch verwendete. Außerdem Hinweise auf zusätzliche Nutzungen der Pflanze.

Medizinische Wirkung & Anwendung
Die nachweisbaren und vermuteten Wirkungen der gesamten Pflanze, daneben aber auch die Symptome und Krankheiten, bei denen die Pflanze zur Anwendung kommen kann, sowie die unterschiedliche therapeutische Anwendung in den verschiedenen Heilkundetraditionen.

Forschungsergebnisse
Ergebnisse wissenschaftlicher Untersuchungen von Pflanzen, Inhaltsstoffen, Extrakten; einschließlich klinischer Tests.

Verwandte Arten
Arten, die ebenfalls medizinisch angewendet werden, und Querverweise zu anderen beschriebenen Heilkräutern.

Warnung
Warnende Hinweise zu bestimmten Anwendungen eines Heilkrautes oder zur Pflanze im allgemeinen. Außerdem wird angegeben, ob das Kraut, seine Bestandteile bzw. Auszüge einer gesetzlichen Beschränkung unterliegen.

Selbstbehandlung
Querverweise auf *Arzneien für alltägliche Beschwerden.*
Hinweis: Vor der Anwendung einer Heilpflanze unbedingt die warnenden Hinweise lesen und die Informationen auf den Seiten 289, 298 und 299.

Abies balsamea

(Pinaceae)

BALSAMTANNE

Beschreibung: Kegelförmiger, bis zu 55 m hoher Nadelbaum mit aromatischen Nadeln und purpurroten Zapfen.

Verbreitung & Anbau: Die in Nordamerika heimische Balsamtanne wird wegen ihres Holzes gewerbsmäßig angebaut. Das Harz gewinnt man im Frühjahr durch Anzapfen 60–80jähriger Bäume.

Verwendete Teile: Ölharz, Nadeln.

Inhaltsstoffe: Die Nadeln enthalten ein flüssiges, stark klebendes Harz.

Geschichte & Brauchtum: Das Harz der Balsamtanne, der sogenannte Kanadabalsam, wurde nicht nur von den nordamerikanischen Indianern, sondern später auch von den europäischen Siedlern bei zahlreichen Krankheiten verwendet. Die Penobscoten benutzten es zur Behandlung von Wunden oder Verbrennungen, andere Stämme trugen es bei Erkältungen und Atemwegsbeschwerden auf Brust oder Rücken auf, während die Pillager den Rauch der aromatischen Nadeln in ihren Schwitzhütten inhalierten. Dr. Wooster Beech (1794–1868), der Begründer des Eklektizismus, bescheinigte der Balsamtanne bei innerer Anwendung eine anregende und abführende, bei äußerer eine lindernde und kühlende Wirkung. Nadeln, Zapfen und Harz werden oft in Dufttöpfen verwendet.

Medizinische Wirkung & Anwendung: Die antiseptisch und anregend wirkende Balsamtanne wurde in Nordamerika und Europa bei Katarrhen, Atemwegsinfektionen, etwa Bronchitis, und bei Harnwegsbeschwerden wie Blasenentzündung und/oder Blasenschwäche angewendet. Äußerlich nutzte man sie als Einreibemittel oder Pflaster bei Atemwegsinfektionen. Heute wird die Pflanze nur noch selten therapeutisch angewendet.

Abrus precatorius

(Leguminosae/Fabaceae)

PATERNOSTERERBSE

Beschreibung: Sommergrüne, bis zu 4 m hohe Kletterpflanze mit Fiederblättern, rosa Blütenständen und Hülsen mit scharlachroten, selten auch weißen Samen.

Verbreitung & Anbau: Die Paternostererbse stammt aus Indien, wächst aber heute überall in den Tropen in Hecken und Gebüschen.

Verwendete Teile: Wurzel, Blätter, Samen.

Inhaltsstoffe: Die Samen enthalten Abrin, Indol-Alkaloide und Anthocyane; Wurzel und Blätter Glycyrrhizin und Spuren von Abrin. Abrin ist äußerst toxisch; Glycyrrhizin schleimlösend, entzündungshemmend und anti-allergen.

Geschichte & Brauchtum: Die Samen werden in Indien schon seit Urzeiten benutzt, um wertvolle Materialien abzuwiegen, darunter auch den berühmten Kohinoor-Diamanten. Sie sind wegen ihrer Giftigkeit gefürchtet.

Medizinische Wirkung & Anwendung: Die Paternostererbse wurde in der Vergangenheit als Verhütungsmittel, Abortivum und zur Behandlung chronischer Bindehautentzündung verwendet. Die Samen sind allerdings so giftig, daß heute selbst eine äußere Anwendung nicht mehr vertretbar ist. Schon kleine Mengen, die in Kontakt mit einer offenen Wunde kommen, können tödlich wirken (Verschlucken intakter Samen ist harmlos). Die Blätter und Wurzeln, die man auch durch Süßholz (*Glycyrrhiza glabra*, S. 99) ersetzen kann, wurden in der ayurvedischen Heilkunde zur Behandlung von Asthma, Bronchitis und anderen Atemwegsbeschwerden verwendet. In China verschrieb man sie bei Fieber.

Warnung: Auf keinen Fall die Samen verwenden, sie sind hochgiftig. Blätter und Wurzeln nur unter ärztlicher Aufsicht anwenden. Die Paternostererbse unterliegt in einigen Ländern gesetzlichen Auflagen.

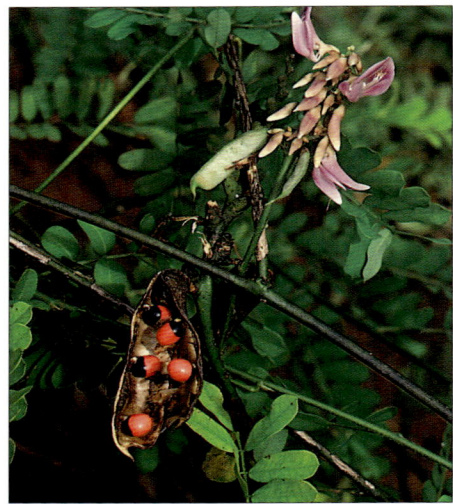

***Die Samen der Paternostererbse** wurden in früheren Zeiten therapeutisch angewendet, sie sind allerdings äußerst giftig.*

Abutilon indicum

(Malvaceae)

KANGHI, SCHÖNMALVE

Beschreibung: Aufrechte, bis 1,5 m hohe, verholzte Pflanze, mit einzelnen gelben Blüten und nierenförmigen Samen.

Verbreitung & Anbau: Kanghi kommt fast überall in Indien, aber auch in Südostasien vor.

Verwendete Teile: Wurzel, Rinde, Blätter, Samen.

Inhaltsstoffe: Kanghi enthält Schleim, Gerbstoffe und Asparagin. Letzteres hat eine harntreibende Wirkung.

Medizinische Wirkung & Anwendung: Die auch als Schönmalve bekannte Pflanze verwendet man in ähnlicher Weise wie den Eibisch (*Althaea officinalis*, S. 163), eines der wichtigsten europäischen Mittel mit einhüllender Wirkung. Wurzel, Blätter und Rinde sind schleimlösend und werden verwendet, um die Schleimhäute der Atem- und Harnwege zu schützen oder dortige Beschwerden zu lindern. Eine Abkochung der Wurzel dient bei Atemwegsproblemen, etwa Bronchitis. Die schleimlösende Wirkung macht man sich aber auch bei der Behandlung von Wunden oder Hautbeschwerden zunutze, etwa Furunkeln oder Geschwüren, die mit Aufgüssen, Umschlägen oder einer Paste aus der pulverisierten Wurzel oder Rinde behandelt werden. Die Samen sind abführend und »helfen bei der Bekämpfung von Fadenwürmern, indem das Rektum eines betroffenen Kindes dem Rauch pulverisierter Samen ausgesetzt wird« (*Herbs that Heal*, H. K. Bakhru, 1992). Die Pflanze wirkt außerdem antiseptisch auf den Harntrakt.

Verwandte Arten: Die in Mittelamerika heimische Art *A. trisulcatum* wird zur Behandlung von Kindern mit Asthma angewendet, ebenso bei krebsartigen Geschwüren, besonders im Bereich des Mundes und des Gebärmutterhalses.

Acacia arabica syn. *A. nilotica*

(Leguminosae/Mimosaceae)

GUMMIARABIKUMBAUM

Beschreibung: Bis zu 20 m hoher Baum mit harter rostbrauner Rinde, gefiederten Blättern, kleinen gelben Blütenständen und bis zu 15 cm langen Hülsen.

Verbreitung & Anbau: Der Gummiarabikumbaum stammt aus Nordafrika. Heute findet man ihn besonders häufig in Ägypten, aber auch in Indien, wo er kultiviert wird.

Verwendete Teile: Rinde.

Inhaltsstoffe: Gerbstoffe, Schleim und Flavonoide.

Geschichte & Brauchtum: Im alten Ägypten benutzte man das Holz zum Bau von Hütten, Rädern und für Werkzeuggriffe. Blätter, Blüten und Hülsen wurden als Wurmkur verwendet, aber auch zur Wundheilung, bei Durchfall und um Bluthusten zu lindern.

Medizinische Wirkung & Anwendung: Als stark adstringierende Pflanze verwendet man den Gummiarabikumbaum – ähnlich wie die Zaubernuß (*Hamamelis virginiana*, S. 100) oder Stieleiche (*Quercus robur*, S. 258) –, um die Schleimhäute des gesamten Körpers zu stärken. Die Pflanze kann in vielerlei Weise eingesetzt werden, z. B. als Lotion bei Zahnfleischbluten, zum Gurgeln bei Halsschmerzen, als Waschlösung für Ekzeme, als Augenlotion bei Bindehautentzündung und anderen Augenbeschwerden und als Scheidenspülung bei starkem Ausfluß. Innerlich wendet man sie bei Durchfall an. In der ayurvedischen Heilkunde gilt sie als Mittel gegen vorzeitigen Samenerguß.

Verwandte Arten: Die in Australien heimische Art *A. decurrens* wird in ähnlicher Weise verwendet. *Siehe* auch Gerberakazie (*A. catechu*, rechte Seite).

Warnung: Innerlich nicht länger als 2–3 Wochen anwenden. Akazienarzneien unterliegen in einigen Ländern ganz bestimmten gesetzlichen Auflagen.

Acacia catechu
(Leguminosae/Mimosaceae)
GERBERAKAZIE

Beschreibung: Bis zu 12 m hoher Baum mit dornigen Ästen und gefiederten Blättern.
Verbreitung & Anbau: Dieser in Indien, Myanmar (Birma), Sri Lanka und Ostafrika beheimatete Baum wird vor allem wegen seines Holzes kultiviert. Er kommt bis zu einer Höhe von 1500 m vor.

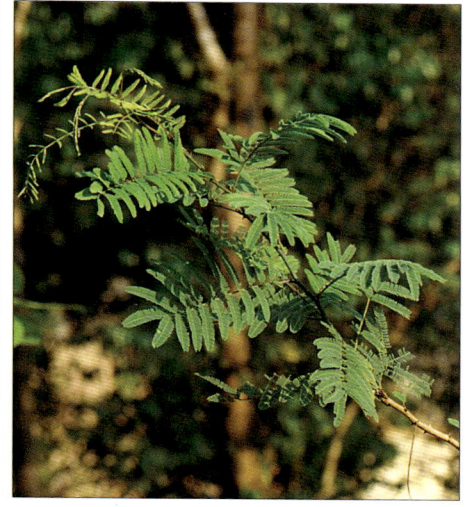

***Die Gerberakazie** hat eine adstringierende und antiseptische Wirkung.*

Verwendete Teile: Rinde, Kernholz, Blätter, Schößlinge.
Inhaltsstoffe: In den Handel kommt zumeist ein glänzender schwarzbrauner Extrakt aus dem Kernholz der Bäume, das sogenannte »Katechu«, das beim Trocknen hart und spröde wird. Katechu enthält 25 – 60% Catechingerbstoffe, 20 – 30% Schleim sowie Flavonoide und Harze.
Medizinische Wirkung & Anwendung: Die Gerberakazie wirkt stark adstringierend und blutgerinnend. Sie kann dazu dienen, den Schleimüberschuß in Nase, Dickdarm oder Scheide zu verringern, man nutzt sie aber auch bei Ekzemen, starken Blutungen, Durchfall und Ruhr. Die Anwendung erfolgt zumeist als Aufguß, Tinktur, Pulver oder Salbe. Ein Stück Katechu, das man im Mund zergehen läßt, hilft ausgezeichnet bei Zahnfleischbluten und Mundgeschwüren. Pulver und Tinkturen werden ebenfalls bei entzündetem Zahnfleisch angewendet, aber manchmal auch zur Reinigung der Zähne. Die ayurvedische Heilkunde nutzt Abkochungen der Rinde und des Kernholzes bei Halsschmerzen.
Forschungsergebnisse: Untersuchungen haben gezeigt, daß Katechu blutdrucksenkende Eigenschaften hat.
Verwandte Arten: *Siehe* linke Seite, Gummiarabikumbaum *(A. arabica)*.
Warnung: Nicht mehr als 2 – 3 Wochen hintereinander und nicht bei Nierenentzündung anwenden. Katechu unterliegt in einigen Ländern gesetzlichen Auflagen.
Selbstbehandlung: Durchfall, S. 307.

Acanthus mollis
(Acanthaceae)
AKANTHUS, BÄRENKLAU

Beschreibung: Bis zu 1 m hohe Staude mit einer schwarzen, verzweigten Pfahlwurzel, weißen, purpurroten oder blauen Blüten und grundständigen dunkelgrünen Blättern, die bis zu 1 m lang werden können.
Verbreitung & Anbau: Der in Europa heimische Akanthus ist eine beliebte Gartenpflanze. Er bevorzugt feuchte Standorte und tiefen Boden. Die Blätter werden im Frühsommer gesammelt, die Wurzeln im Herbst.
Verwendete Teile: Blätter, Wurzeln.
Inhaltsstoffe: Akanthus enthält große Mengen Schleim und Gerbstoffe.
Geschichte & Brauchtum: Akanthus war schon in der Antike gut bekannt. So ließ sich der im 5. Jahrhundert v. Chr. lebende griechische Bildhauer Kallimachos bei der Herstellung der ornamentalen Blattformen am oberen Ende korinthischer Säulen angeblich von der perfekten Symmetrie der Akanthusblätter inspirieren. Im 1. Jahrhundert empfahl der griechische Arzt Dioskorides die Wurzeln als Brandwunden-»Pflaster« oder Umschläge für verstauchte Gelenke.

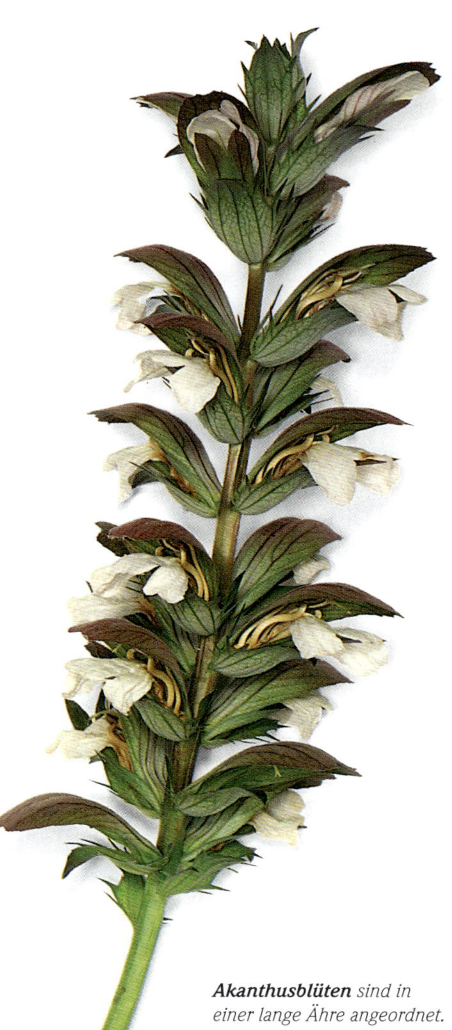

***Akanthusblüten** sind in einer lange Ähre angeordnet.*

Als Aufguß soll Akanthus harntreibend sein; man verwendet ihn aber auch bei Blähungen und Krämpfen sowie zur Beruhigung der Nerven.
Medizinische Wirkung & Anwendung: Der hohe Gehalt an Schleim und Gerbstoffen läßt die traditionelle Verwendung bei Verstauchungen und Verbrennungen verständlich werden. Diese Substanzen findet man in vielen wundheilenden Pflanzen, z. B. im Gemeinen Beinwell (*Symphytum officinale*, S. 136) und im Breitwegerich (*Plantago major*, S. 249). Bei verstauchten, mit Akanthuspaste behandelten Gelenken werden die betroffenen Muskeln entspannt und gefestigt, die dann das Gelenk wieder in die richtige Position bringen. Außerdem sind die einhüllenden Eigenschaften der Pflanze nützlich für die Schleimhäute des Verdauungs- und Harntrakts. Ähnlich wie der Eibisch (*Althaea officinalis*, S. 163) kann Akanthus äußerlich verwendet werden, um Reizungen zu lindern, und innerlich zur Heilung und zur Vorbeugung.

Achyranthes bidentata
(Amaranthaceae)
NIU XI

Beschreibung: Es handelt sich um eine bis zu 1 m hohe, aufrechte Staude mit schlanken, gewundenen Trieben, elliptischen Blättern und grünweißen, in Ähren angeordneten Blüten.
Verbreitung & Anbau: Diese Pflanze findet man in China an Waldrändern, Flüssen und in Gebüschen; in den östlichen Provinzen wird sie auch kultiviert. Die Wurzel erntet man im Winter, sobald die Blätter eingezogen sind.
Verwendete Teile: Wurzel.
Inhaltsstoffe: *Achyranthes*-Arten enthalten Triterpensaponine.
Geschichte & Brauchtum: Die Pflanze leitet die Menstruationsblutung ein, so daß der chinesische Gynäkologe Chen Ziming ihre Anwendung während der Schwangerschaft bereits im 13. Jahrhundert verboten hat, damit es nicht zu Fehlgeburten kam.
Medizinische Wirkung & Anwendung: In der traditionellen chinesischen Medizin gilt *Niu xi* als ein den Blutfluß stärkendes Kraut. Man verwendet es bei verspäteter oder zu schwacher Menstruation, bei Menstruationsschmerzen, aber auch bei Schmerzen im unteren Rückenbereich, besonders wenn die Beschwerden mit Nierensteinen zusammenhängen, bei Mundgeschwüren, Zahnschmerzen sowie Zahnfleisch- und Nasenbluten.
Forschungsergebnisse: Wissenschaftliche Untersuchungen lassen den Schluß zu, daß die Pflanze durch Verringerung der Herzschlagrate und Erweiterung der peripheren Arterien blutdrucksenkend wirkt.
Verwandte Arten: Die überall in den Tropen vorkommende Art *A. aspera* wird in der ayurvedischen Heilkunde zur Behandlung von Atemwegsbeschwerden wie Asthma und Husten verwendet.
Warnung: Nicht während der Schwangerschaft anwenden.

Aconitum napellus

(Ranunculaceae)

Blauer Eisenhut, Mönchskappe

Beschreibung: Ausdauernde, bis zu 1,5 m hohe Pflanze mit dunkelgrünen, gelappten Blättern und violetten oder blauen, an Rittersporn erinnernden, in einer länglichen Traube angeordneten Blüten.
Verbreitung & Anbau: Kommt hauptsächlich in Süd- und Mitteleuropa vor; man findet ihn aber auch in Kaschmir. Er bevorzugt feuchte, schattige Standorte und kann im Garten angepflanzt werden. Die Wurzel wird im Herbst geerntet.
Verwendete Teile: Wurzel.
Inhaltsstoffe: 0,3–2% Esteralkaloide, Aconitin.
Geschichte & Brauchtum: Aus *Aconitum*-Arten stellte man früher ein Pfeilgift her.
Medizinische Wirkung & Anwendung: Der Eisenhut ist schon in kleinsten Dosen giftig, so daß er innerlich nur selten angewendet wird. Häufiger reibt man ihn auf unverletzte Haut, um schmerzende Druckstellen oder neurologische Beschwerden zu lindern. In der ayurvedischen Heilkunde verwendet man ihn bei Neuralgie, Asthma und Herzschwäche; in der Homöopathie als Schmerz- und Beruhigungsmittel.
Verwandte Arten: Der Szetchuan-Eisenhut *(A. carmichaelii)* wird in China bei Schock und in Notfällen zur Stützung des Kreislaufs verwendet. Wie Versuche in China gezeigt haben, ist er auch bei Stauungsinsuffizienz hilfreich.
Warnung: Eisenhut ist stark toxisch und unterliegt in einigen Ländern gesetzlichen Auflagen. Nur unter ärztlicher Aufsicht verwenden.

Adhatoda vasica, syn. *Justicia adhatoda*

(Acanthaceae)

Malabarnuss

Beschreibung: Immergrüner, bis 3 m hoher Baum mit lanzettlichen Blättern, weißen oder purpurfarbenen Blüten und viersamigen Früchten.
Verbreitung & Anbau: Im tropischen Indien heimisch, wo sie bis in die Niederungen der Himalaja-Ausläufer vorkommt.
Verwendete Teile: Blätter, Wurzel, Blüten, Früchte (Nüsse).
Inhaltsstoffe: Alkaloide und ein unbekanntes ätherisches Öl.
Geschichte & Brauchtum: Traditionelles ayurvedisches Mittel gegen Atemwegsbeschwerden.
Medizinische Wirkung & Anwendung: Wegen ihrer schleimlösenden Eigenschaften ist die Malabarnuß gut wirksam bei Bronchitis und anderen Atemwegsbeschwerden. Eine ayurvedische Arznei, in der Blüten enthalten sind, wird bei Tuberkulose verwendet. Alle Teile der Pflanze gelten als Wurmmittel. Umschläge aus frischen Blättern legt man auf Wunden oder entzündete Gelenke.
Warnung: Nicht während der Schwangerschaft anwenden.

Adiantum capillus-veneris

(Adiantaceae)

Venushaar, Frauenhaarfarn

Beschreibung: Farn mit zarten, bis zu 30 cm langen Wedeln.
Verbreitung & Anbau: In Europa und Nordamerika heimischer Farn, der feuchte, schattige Standorte bevorzugt.
Verwendete Teile: Sproßteile.

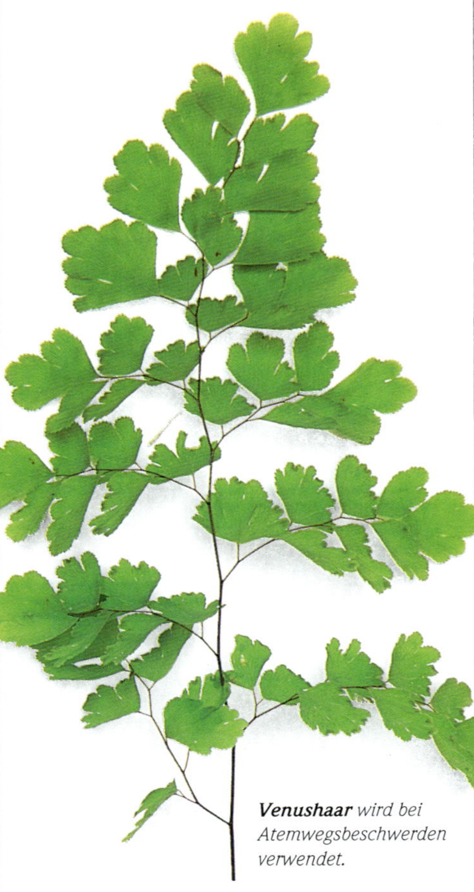

***Venushaar** wird bei Atemwegsbeschwerden verwendet.*

Inhaltsstoffe: Flavonoide (darunter Rutin und Isoquercetin), Terpenalkaloide, Gerbstoffe und Schleim.
Geschichte & Brauchtum: Venushaar wird schon seit der Antike als Arznei verwendet. Nach K'Eogh, einem Pflanzenheilkundler des 18. Jahrhunderts, »hilft es bei Asthma, Husten und Kurzatmigkeit. Es ist wirksam gegen Gelbsucht, Durchfall, Blutspucken und Bisse wild gewordener Hunde. Es regt die Ausscheidung von Urin und die Menstruation an und löst Blasen-, Milz- und Nierenstein auf.«
Medizinische Wirkung & Anwendung: Venushaar wird im Westen immer noch verwendet bei Husten, Bronchitis, Katarrh, Angina und chronischem Nasenkatarrh. Der Pflanze werden auch gute Eigenschaften für Haare und Kopfhaut zugeschrieben.
Verwandte Arten: *A. caudatum* wirkt krampflösend, läßt sich bei Asthma einsetzen.

Adonis vernalis

(Ranunculaceae)

Frühlings-Adonisröschen

Beschreibung: Bis zu 20 cm hohe, ausdauernde Pflanze mit schuppigem Stengel, mehrfach gefiederten Blättern und bis zu 8 cm großen leuchtendgelben Blüten.
Verbreitung & Anbau: Ursprünglich in den Steppen Rußlands und am Schwarzen Meer heimisch, findet man die Pflanze heute in vielen Teilen Europas. Sie wächst auf Bergweiden und ist wegen ihren Seltenheit in Westeuropa gesetzlich geschützt. Geerntet werden die Sproßteile, wenn sie voll aufgeblüht sind.
Verwendete Teile: Sproßteile.
Inhaltsstoffe: Herzglykoside, darunter Adonitoxin.
Geschichte & Brauchtum: Der wissenschaftliche Name des Adonisröschens bezieht sich auf den Gott Adonis, den Geliebten der Aphrodite, der in der griechischen Mythologie eine Rolle bei der jahreszeitlichen Erneuerung der Pflanzen spielte.
Medizinische Wirkung & Anwendung: Das Adonisröschen enthält Herzglykoside, die denen des Fingerhuts (*Digitalis purpurea,* S. 199) ähneln. Sie stärken die Herztätigkeit, da sie den Blutdurchfluß erhöhen und gleichzeitig die Herzschlagrate herabsetzen. Im Gegensatz zu den Glykosiden des Fingerhuts haben die des Adonisröschens eine leicht beruhigende Wirkung, so daß sie sich auch für Patienten eignen, deren Herz zu schnell oder unregelmäßig schlägt. In bestimmten Fällen kann Adonisröschen bei zu niedrigem Blutdruck verordnet werden. Es ist, ähnlich wie andere herzglykosidische Pflanzen, stark harntreibend, so daß man es zur Behandlung von Wasserretention verwenden kann, besonders wenn diese mit schwachem Kreislauf einhergeht. In der Homöopathie wird die Pflanze bei Angina genutzt.
Warnung: Nur unter ärztlicher Aufsicht anwenden. Das Sammeln wildwachsender Pflanzen und ihre medizinische Verwendung ist in einigen Ländern gesetzlich untersagt.

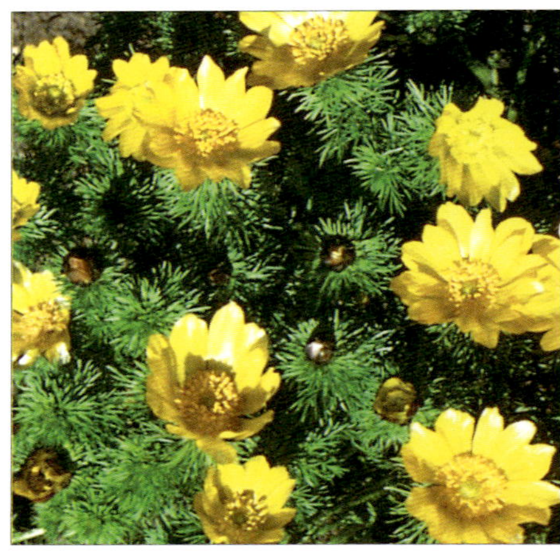

***Adonisröschen** enthält Glykoside, die helfen, die Herzschlagrate zu verlangsamen.*

Aegle marmelos
(Rutaceae)
MADJOBAUM

Beschreibung: Dorniger, bis zu 8 m hoher Laubbaum mit aromatischen ovalen bis lanzettlichen Blättern, grünlich-weißen Blüten und gelben, pflaumenartigen Früchten.
Verbreitung & Anbau: Der aus Indien stammende Baum kommt in fast ganz Südostasien in trockenen Wäldern vor und wird in diesem Gebiet auch häufig kultiviert.
Verwendete Teile: Früchte, Blätter, Wurzeln, Zweige.
Inhaltsstoffe: Cumarine, Flavonoide, Alkaloide, Gerbstoffe und fette Öle.
Geschichte & Brauchtum: Der Madjobaum gilt als heilige Pflanze der hinduistischen Gottheiten Lakshmi (Göttin des Wohlstands und Glücks) und Shiva (Gott der Gesundheit) und wird häufig in der Nähe von Tempeln angepflanzt. Seine medizinische Wirkung wurde schon im *Caraka Samhita* beschrieben, einem Kräuterbuch aus dem 7. Jahrhundert v. Chr.
Medizinische Wirkung & Anwendung: Die halbreifen, adstringierend wirkenden Früchte verringern Reizungen des Verdauungstrakts, so daß sie gut bei Durchfall und Ruhr eingesetzt werden können. Die reife Frucht ist reich an Vitamin C und besitzt eine einhüllende und abführende Wirkung. Sie lindert Magenschmerzen und unterstützt die normalen Funktionen dieses Organs; die adstringierend wirkenden Blätter verwendet man bei Magen-Darm-Geschwüren. Am ungewöhnlichsten ist die Verordnung bei Ohrenschmerzen. Dazu wird ein Stück getrocknete Wurzel in das Öl des Nimbaums (*Azadirachta indica,* S. 173) getaucht und angezündet, um dann Öl vom brennenden Ende ins Ohr tropfen zu lassen (von einer Nachahmung wird abgeraten).
Selbstbehandlung: Durchfall, S. 307.

Aesculus hippocastanum
(Hippocastanaceae)
GEMEINE ROSSKASTANIE

Beschreibung: Kräftiger, bis 25 m hoher Laubbaum mit einer ausladenden, gewölbten Krone. Die Blätter setzen sich aus 5–7 ovalen Fiederblättern zusammen; die Blütenstände sind weiß bis rosa; und die stachligen grünen Früchte enthalten bis zu 3 rundliche, glänzende braune Samen mit einem Durchmesser von etwa 4 cm.
Verbreitung & Anbau: Ursprünglich in den Bergwäldern des Balkans und Westasiens heimisch, wird dieser Baum heute überall in den gemäßigten Zonen kultiviert. Rinde und Samen werden im Herbst gesammelt.
Verwendete Teile: Samen, Blätter, Rinde.
Inhaltsstoffe: Die Roßkastanie enthält Triterpensaponine (besonders Aescin), Cumarine und Flavonoide. Aescin, der aktivste Wirkstoff, hat entzündungshemmende Eigenschaften. In Deutschland und anderen europäischen Ländern verwendet man besonders aufbereitetes Aescin, weil die Substanz sonst nur schlecht vom Darm absorbiert wird.
Geschichte & Brauchtum: Die Roßkastanie ist in Pietro Andrea Matthiolis Übersetzung von Dioskorides' *Materia Medica* (1565) erstmals dokumentiert.
Medizinische Wirkung & Anwendung: Adstringierend, entzündungshemmend; kann die Wände von schlaffen oder gedehnten Blutgefäßen stärken, die sonst varikös oder hämorrhoidal werden bzw. anderweitige Probleme nach sich ziehen. Hilft bei Flüssigkeitsretention, da die Durchlässigkeit der Kapillargefäße erhöht und so die Absorption überschüssiger Flüssigkeit ermöglicht wird. In kleinen bis mittleren Dosen innerlich oder äußerlich als Lotion, Salbe oder Gel bei Geschwüren der Beine, Krampfadern, Hämorrhoiden und Frostbeulen. In Frankreich ist ein Samenöl als äußerlich angewendetes Mittel gegen Rheumatismus in Gebrauch, in den USA eine Abkochung der Blätter bei Keuchhusten.
Warnung: Wenn die Pflanze in den Verdauungstrakt gerät, kann es zu Vergiftungen kommen. Zur Selbstbehandlung eignen sich nur Lotionen, Salben oder Gel, die man auf unverletzte Hautbereiche aufträgt.

Aframomum melegueta
(Zingiberaceae)
PARADIESKÖRNERPFLANZE

Beschreibung: Ausdauernde, bis 2,5 m hohe Pflanze mit schilfartigen Stengeln und schmalen Blättern. Aus den einzeln stehenden violetten Blüten entwickeln sich bis zu 10 cm hohe scharlachrote Früchte. Die Samen sind klein, rötlichbraun und austernförmig und haben einen unverkennbar scharfen Geschmack.

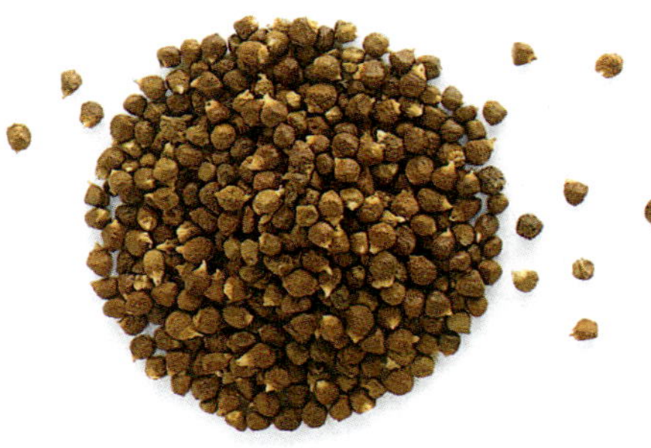

Die Paradieskörnerpflanze, *auch Malaguetapfeffer genannt, wurde schon im Mittelalter als Gewürzkraut gehandelt.*

Verbreitung & Anbau: Die Pflanze kommt aus dem tropischen Westafrika und wird nach der Samenreife gesammelt.
Verwendete Teile: Samen.
Inhaltsstoffe: Die Samen enthalten ein ätherisches Öl (0,3–0,5%), eine scharf schmeckende Substanz namens Paradol (ähnelt dem Gingerol in Ingwer, *Zingiber officinale,* S. 153) und Gerbstoffe.
Medizinische Wirkung & Anwendung: Die Samen werden hauptsächlich zum Würzen verwendet, gelten aber auch als anregendes Mittel, das den Magen stärkt und erwärmt. Wie andere Mitglieder der Ingwerfamilie nutzt man die Pflanze zur Linderung von Magenverstimmungen, Blähungen und aufgetriebenem Bauch (letzteres hauptsächlich bei Vieh). Sie hilft bei Unterleibsbeschwerden, etwa Koliken oder Bauchschmerzen. Die Samen dienen bei Übelkeit oder um Erbrechen zu verhindern bzw. abzuschwächen. Die anregenden Eigenschaften der Pflanze wirken stärkend bei schlechter Verdauung.
Verwandte Arten: Die Samen *(Sha ren)* der nahe verwandten Art *Amomum villosum* werden in der chinesischen Medizin bei ähnlichen Beschwerden verwendet.

Agastache rugosa
(Labiatae/Lamiaceae)
HUO XIANG (CHINESISCH)

Beschreibung: Aromatische, bis zu 1,2 m hohe, zweijährige oder ausdauernde Pflanze mit viereckigem Stengel, dreieckigen Blättern und dichtstehenden Dornen, zwischen denen die purpurroten Blüten sitzen.
Verbreitung & Anbau: Die eigentliche Heimat dieser Pflanze ist China, man findet sie aber auch wildwachsend an Hängen und Straßenrändern in Japan, Korea, Laos und Rußland. In China wird sie kultiviert. Sammelzeit ist der Sommer.
Verwendete Teile: Sproßteile.
Inhaltsstoffe: *Huo xiang* enthält ein ätherisches Öl mit Methylchavicol, Anethol, Anisaldehyd und Limonen.
Geschichte & Brauchtum: Als Heilpflanze wurde *Huo xiang* erstmals in Tao Hongjings Revision des *Klassikers der Wurzeln und Heilkräuter des gestaltenden Landmanns (Shen nong ben cao jing)* um 500 n. Chr. erwähnt.
Medizinische Wirkung & Anwendung: Das scharf schmeckende *Huo xiang* gilt in der chinesischen Kräutermedizin als wärmendes Kraut (*siehe* S. 38–41). Es wird verwendet, wenn im Verdauungssystem übermäßige »Feuchtigkeit« vorhanden ist, die auf einer schlechten Verdauung und mangelhafter Vitalität beruhen kann. Die Pflanze stimuliert und wärmt den Verdauungstrakt, lindert Blähungen, Magenverstimmung, Erbrechen und Übelkeit, auch während der Schwangerschaft. Man verwendet die Pflanze im Frühstadium von Virusinfektionen, die sich in Form von Magenschmerzen und Übelkeit ankündigen. Zusammen mit dem Baikal-Helmkraut (*Scutellaria baicalensis,* S. 133) und anderen Kräutern hilft sie bei Unwohlsein, Fieber, schmerzenden Muskeln und Lethargie. Eine *Huo xiang* enthaltene Lotion kann auch bei Pilzinfektionen angewendet werden, etwa Flechte.
Forschungsergebnisse: Wie Laboruntersuchungen gezeigt haben, hilft *Huo xiang* tatsächlich bei Pilzinfektionen.
Andere Arten: In Südchina und Taiwan wird statt *Huo xiang* häufig die Patschulipflanze *(Pogostemon cablin)* verwendet, aus der man das Patchuli-Öl gewinnt.

Agave americana

(Agavaceae)

Hundertjährige Aloe

Beschreibung: Sukkulente Staude mit einer großen Rosette aus 30–60 fleischigen, scharf gezähnten Blättern, die eine Länge von 2 m erreichen können. Die Vermehrung erfolgt durch Samen oder (zahlreiche) Ableger. Die bis zu 7 cm großen gelben Blütenstände entwickeln sich nach frühestens 10 Jahren an einem stangenähnlichen Stengel.

Verbreitung & Anbau: In den Wüsten Mittelamerikas heimisch, wird sie heute in vielen tropischen und subtropischen Gebieten als Zierpflanze genutzt.

Verwendete Teile: Saft.

Inhaltsstoffe: Agavensaft enthält östrogenartige Isoflavonoide, Alkaloide, Cumarine und die Vitamine A, B_1, B_2, C, D und K.

Geschichte & Brauchtum: Die Azteken und Mayas waren, im Gegensatz zu den europäischen Eroberern Amerikas, geschickte Wundärzte. Sie verwendeten Agavensaft, oft mit Eiweiß gemischt, um Pulver und andere Substanzen für Salben oder Umschläge zur Wundbehandlung zu binden. Das *Badianus-Manuskript* (1552), das erste Kräuterbuch mit Pflanzen aus der Neuen Welt, beschreibt eine aztekische Behandlung von Durchfall und Ruhr. Danach wurde Agavensaft mit frisch gemahlenem Mais (*Zea mays,* S. 152) und dem Extrakt einer Wasserschlauch-Art (*Utricularia* sp.) gemischt und mit Hilfe einer Spritze (Blase eines kleinen Tieres, hohler Knochen oder Schilfhalm) als Klistier verabreicht. Auch die alkoholischen Getränke Tequila und Mescal werden aus vergorenem oder unvergorenem Agavensaft hergestellt und von den Mexikanern bei nervös bedingten Beschwerden verwendet.

Medizinische Wirkung & Anwendung: Agavensaft hat eine einhüllende, abführende und antiseptische Wirkung, ist lindernd und stärkend bei vielerlei Verdauungsbeschwerden. Man verwendet ihn zur Behandlung von Geschwüren und Entzündungen von Magen und Darm, deren Heilung erleichtert wird und die gleichzeitig vor Infektionen und Reizungen geschützt werden. Daneben wendet man die Pflanze auch bei Syphilis, Tuberkulose, Gelbsucht und Leberkrankheiten an.

Verwandte Arten: *Agave americana* ist mit der Aloe (*Aloe vera,* S. 57) verwandt, auch die medizinische Anwendung ist vergleichbar. Die Sisalagave *(A. sisalana)* wird im subtropischen Amerika und in Kenia zur Gewinnung von Hecogenin genutzt, einer Ausgangssubstanz für die Synthese von Corticosteroiden (Steroidhormonen). Aus Sisalagaven gewonnene Fasern verwendet man zur Fertigung von Seilen und Hängematten.

Warnung: Nicht während der Schwangerschaft anwenden. Nicht die empfohlene Dosierung überschreiten, da es sonst zu Verdauungsbeschwerden oder gar Leberschäden kommen kann. Die äußere Anwendung kann Hautreizungen verursachen.

Agrimonia eupatoria

(Rosaceae)

Kleiner Odermennig

Beschreibung: Bis 1 m hohe, aufrecht wachsende, behaarte und leicht aromatische Staude mit paarigen Blättern, die oberseits grün und unterseits silbergrün sind. Die kleinen, in einer langen Blütentraube angeordneten gelben Blüten haben fünf Blütenblätter.

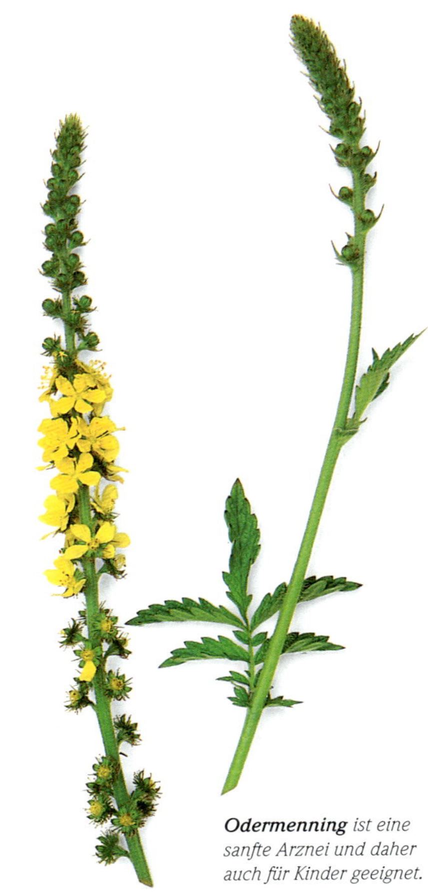

Odermenning *ist eine sanfte Arznei und daher auch für Kinder geeignet.*

Verbreitung & Anbau: In Europa heimisch. Kommt vorzugsweise in Sümpfen, auf nassen Wiesen und Ruderalflächen vor. Die Ernte erfolgt während der Blütezeit im Sommer.

Verwendete Teile: Sproßteile.

Inhaltsstoffe: Gerbstoffe, Cumarine, Flavonoide, etwa Luteolin, ätherisches Öl und Polysaccharide.

Geschichte & Brauchtum: Der Artname *eupatoria* geht auf Mithradates Eupator (gestorben 63 v. Chr.) zurück, König von Pontus (heutige Nordtürkei) mit guter Heilpflanzenkenntnis. Er soll dieses Heilkraut bei Vergiftungen angewendet haben.

Medizinische Wirkung & Anwendung: Der Odermennig wurde von Pflanzenheilkundlern lange Zeit zur Wundheilung genutzt, denn er stillt Blutungen und fördert die Blutgerinnung. Als adstringierendes und sanftes Bittermittel ist er bei Durchfall hilfreich, als sanftes Tonikum für die gesamte Verdauungstätigkeit. Zusammen mit anderen Pflanzenbestandteilen, etwa Maisgriffeln (*Zea mays,* S. 152), dient er bei Blasenentzündung und Harninkontinenz. Außerdem wurde er zur Behandlung von Nierensteinen, Angina, Heiserkeit, Rheumatismus und Arthritis verwendet.

Forschungsergebnisse: Die blutstillenden und entzündungshemmenden Eigenschaften sind durch wissenschaftliche Untersuchungen in China bestätigt worden.

Verwandte Arten: *Xian he cao (A. pilosa)* wird in China für vergleichbare Beschwerden verwendet.

Selbstbehandlung: Durchfall, S. 307, 318.

Agropyron repens syn. *Elymus repens*

(Gramineae)

Gemeine Quecke

Beschreibung: Kräftige, bis 80 cm hohe, ausdauernde Pflanze mit langen unterirdischen Rhizomen, schmalen Blättern und aufrechten Ähren, an denen 2 Reihen grüner Blüten sitzen.

Verbreitung & Anbau: Kommt in Europa, Nord- und Südamerika, Nordasien und Australien vor, gilt als übles Unkraut. Die Ernte erfolgt während des gesamten Jahres.

Verwendete Teile: Rhizome, Samen, Wurzel.

Inhaltsstoffe: Polysaccharide (etwa Triticin), ätherisches Öl (hauptsächlich Agropyren), Schleim und Nährsalze. Agropyren hat antibiotische Eigenschaften.

Geschichte & Brauchtum: Schon Dioskorides und Plinius empfahlen die Quecke bei schwachem Urinfluß und bei Nierensteinen. Im Jahre 1597 schrieb der Pflanzenheilkundler John Gerard, »die Quecke ist zwar ein unwillkommener Gast auf Feldern und in Gärten, ihre medizinischen Tugenden machen das unerwünschte Auftauchen aber wieder gut, da sie Verstopfungen der Leber und der Nieren [Harnleiter] ohne Hitze beseitigt«. Bei Hungersnöten wurde die Wurzel als ein Ersatz für Kaffee oder Mehl verwendet.

Medizinische Wirkung & Anwendung: Die Quecke gilt als sanftes, aber wirksames harntreibendes und einhüllendes Mittel, das am häufigsten bei Blasen- und Harnwegsentzündung verwendet wird. Es schützt die Harnwege vor Infektionen und Reizungen, steigert die Flüssigkeitsmenge und verdünnt so den Urin. Die Pflanze, zumeist mit anderen Kräutern gemischt, lindert Reizungen und Verletzungen. Sie soll außerdem die Vergrößerung von Nierensteinen verhindern oder diese – sofern das noch möglich ist – sogar auflösen. Aber auch eine vergrößerte Prostata oder eine Prostatitis (Infektion der Prostata) kann durch mehrmonatige Behandlung mit einer Abkochung aus Quecken einen günstigeren Verlauf nehmen. In der deutschen Kräutermedizin legt man bei Darmgeschwüren einen feuchtwarmen Umschlag aus erhitzten Queckensamen auf den Unterleib. Der Saft aus Queckenwurzeln wurde früher bei Gelbsucht und anderen Leberleiden empfohlen.

Ailanthus altissima syn. *A. glandulosa*

(Simaroubaceae)

GÖTTERBAUM, CHUN PI

Beschreibung: Bis zu 20 m hoher Laubbaum mit großen, aus höchstens 12 lanzettlichen Fiedern zusammengesetzten Blättern und kleinen gelbgrünen Blüten. Die Pflanze hat einen unangenehmen Geruch.
Verbreitung & Anbau: Ursprünglich in China und Indien heimisch, wird der Götterbaum heute auch in einigen Regionen Europas, Australiens und Nordamerikas als Gartenpflanze verwendet. Die Rinde von Stamm und Wurzel wird im Frühjahr geerntet. Pflanzt man den Baum in sumpfigen Gebieten an, entzieht er dem Boden viel Wasser und vernichtet dadurch die Brutstätten von Mücken.

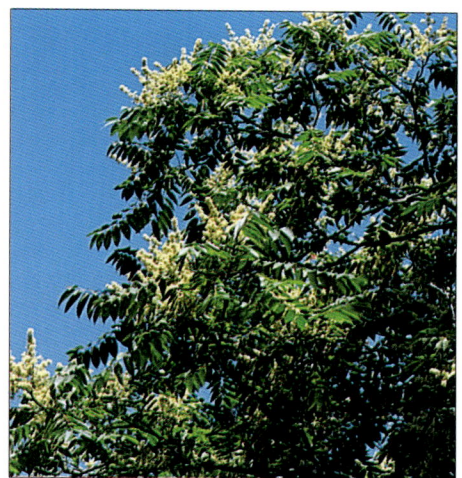

Der Götterbaum *hat einen unangenehmen, äußerst bitteren Geschmack.*

Verwendete Teile: Rinde, Wurzelrinde.
Inhaltsstoffe: Quassinoide (etwa Ailanthin und Quassin), Alkaloide, Flavonole und Gerbstoffe. Die stark bitteren Quassinoide zeigen eine Wirkung bei Malaria und Krebsgeschwüren.
Medizinische Wirkung & Anwendung: In der chinesischen Kräutermedizin verwendet man Götterbaum bei Durchfall und Ruhr, besonders bei blutigem Stuhl. In Asien und Australien nutzt man die Rinde des Baums als Wurmmittel, bei starkem Scheidenausfluß, Gonorrhö und Malaria, gelegentlich auch bei Asthma. Die Pflanze hat krampflösende Eigenschaften und wirkt beruhigend auf das Herz.
Forschungsergebnisse: Chinesische Forscher behandelten 82 Patienten mit akuter Ruhr mit Götterbaumarzneien und heilten 81. Unterleibsschmerz klingt normalerweise innerhalb von 2 Tagen ab. Die Eigenschaften der Quassinoide bei der Krebsbehandlung werden zur Zeit intensiv untersucht.
Verwandte Arten: In Südostasien verwendet man *A. malabrica,* vor allem wegen seiner tonischen Eigenschaften, aber auch um Fieber zu senken.
Warnung: Verwenden Sie Götterbaumarzneien nur unter ärztlicher Aufsicht.

Ajuga reptans

(Labiatae/Lamiaceae)

KRIECHENDER GÜNSEL

Beschreibung: Bis 30 cm hohe, ausdauernde Pflanze mit oberirdischen Ausläufern und behaarten Stengeln, an denen die ovalen Blätter und purpurfarbenen Blüten sitzen.
Verbreitung & Anbau: Der in Europa, Nordafrika und Teilen Asiens heimische Günsel wurde inzwischen auch in Nordamerika eingebürgert. Er bevorzugt sumpfige Wälder, Wiesen oder Berghänge und wird normalerweise während der Blüte im Frühsommer gesammelt.
Verwendete Teile: Sproßteile.
Inhaltsstoffe: Iridoidglykoside, darunter Harpagosid, das auch in der Teufelskralle (*Harpagophytum procumbens,* S. 101) vorkommt.
Geschichte & Brauchtum: In Europa wird der Günsel schon seit langem als Mittel zur Wundheilung geschätzt. 1652 lobte Nicholas Culpeper die Pflanze: »In Wein abgekochte Blätter und Blüten lösen geronnenes Blut auf, das durch einen Sturz oder sonstige innere Blutergüsse zurückgeblieben ist. Der Trank wirkt auch bei inneren Verletzungen, die durch Schläge oder Stiche in den Körper oder die Gedärme verursacht wurden.« Die Pflanzenheilkundlerin Mrs. Grieve schrieb 1931, daß der Günsel den Pulsschlag senkt und »für einen ausgewogenen Kreislauf sorgt«.

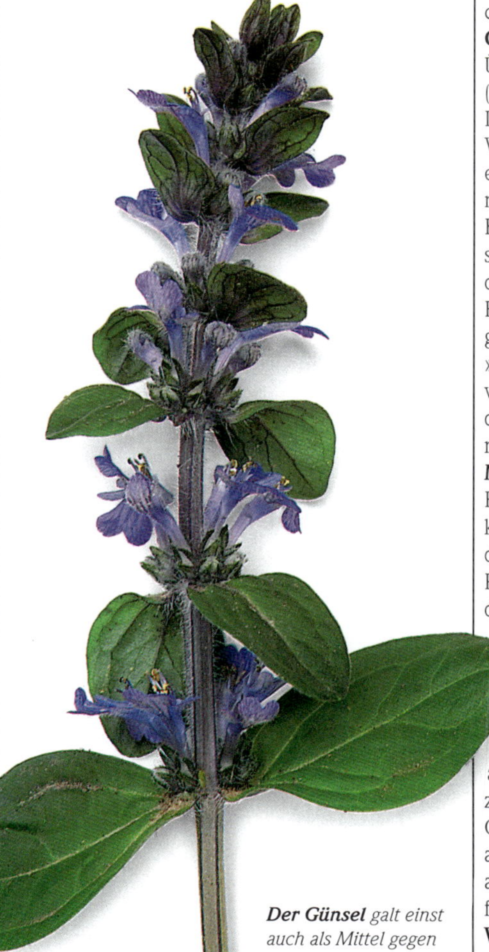

Der Günsel *galt einst auch als Mittel gegen den »Kater«.*

Medizinische Wirkung & Anwendung: Über den tatsächlichen medizinischen Wert des bitteren, adstringierenden und aromatischen Günsels gibt es unterschiedliche Meinungen. Er hat auf jeden Fall leicht schmerzstillende Eigenschaften und wird gelegentlich noch als Wundkraut verwendet. Früher nutzte man ihn als leichtes Abführmittel; außerdem gehört er zu den traditionellen leberreinigenden Heilkräutern.
Verwandte Arten: Das Schlagkräutlein *(A. chamaepitys)* wird bei Gicht und Rheumatismus verwendet. Es soll harntreibende und anregende Eigenschaften haben, aber die Menstruation einleiten können. *A. decumbens* wird in der chinesischen Medizin als Analgetikum genutzt.

Alchemilla xanthochlora

(Rosaceae)

FRAUENMANTEL

Beschreibung: Ausdauernde, bis zu 30 cm hohe, krautige Pflanze mit einer grundständigen Rosette aus gelappten Blättern und unauffälligen, in verzweigten Blütenständen angeordneten, 3–5 mm großen grünen Blüten.
Verbreitung & Anbau: In Europa heimisch, wird im Sommer gesammelt.
Verwendete Teile: Sproßteile, Wurzel.
Inhaltsstoffe: Gerbstoffe, Glykoside und Salicylsäure.
Geschichte & Brauchtum: Andres de Lagunas Übersetzung der *Materia Medica* des Dioskorides (1570) empfiehlt zwei Frauenmantel-Rezepturen: Die pulverisierte und mit Rotwein gemischte Wurzel für innere und äußere Wunden sowie einen Aufguß aus Sproßteilen bei Grünholzfrakturen und Knochenbrüchen von Säuglingen und Kleinkindern. 15 Tage regelmäßig genommen, soll die Pflanze für eine bessere »Schlüpfrigkeit« der Gebärmutter und damit für eine erhöhte Fruchtbarkeit sorgen. Aufgrund des stark adstringierenden Effekts nutzte man Aufgüsse zum »Verengen« der weiblichen Genitalien. Verkauft wurden solche Mittel tausendfach an Frauen, die den Eindruck erwecken wollten, sie seien noch jungfräulich!
Medizinische Wirkung & Anwendung: Frauenmantel gilt seit altersher als gutes Wundkraut. Seine adstringierende Wirkung stellt sicher, daß die Blutung gestillt wird, damit die erste Phase der Heilung schnell beginnen kann. Wie der Name bereits andeutet, gilt die Pflanze als wertvolles Mittel bei Frauenleiden, etwa zur Verringerung zu starker Periodenblutungen, zur Linderung von Menstruationskrämpfen und um den regelmäßigen Verlauf der Periode zu verbessern. Frauenmantel wird außerdem bei Bindegewebsgeschwulsten, Entzündungen der Gebärmutterschleimhaut und zur Geburtsvorbereitung verwendet, gilt aber auch als Mittel zur Auflösung von Leberstaus. Seine adstringierenden Eigenschaften helfen bei Durchfall und Magen-Darm-Katarrh.
Warnung: Nicht während der Schwangerschaft anwenden.

Aletris farinosa

(Liliaceae)

Sternwurzel, Runzelwurzel

Beschreibung: Bis zu 1 m hohe, ausdauernde Pflanze mit langem Blütenstengel, glatten, lanzettlichen Blättern und glockenförmigen weißen Blüten, die wie bereift aussehen.
Verbreitung & Anbau: Ist im Osten Nordamerikas heimisch. Kommt hauptsächlich in Sümpfen und feuchten Wäldern mit Sandboden vor, vorzugsweise in Küstennähe. In Virginia, Tennessee und North Carolina wird sie gewerbsmäßig angebaut.
Verwendete Teile: Rhizome, Blätter.
Inhaltsstoffe: Auf Diosgenin basierende Steroidsaponine, Bitterstoffe, ätherisches Öl, Harz.
Geschichte & Brauchtum: Die nordamerikanischen Catawba verwendeten bei Magenschmerzen einen kalten Aufguß aus den Blättern. Außerdem wurde die Pflanze zur Behandlung von Schlangenbissen genutzt.
Medizinische Wirkung & Anwendng: Es gibt kein klares Bild vom medizinischen Wert dieser Pflanze. Wegen der vermuteten östrogenen Wirkung wurde sie in diesem Jahrhundert vor allem bei gynäkologischen Beschwerden verwendet, besonders während der Menopause sowie bei unregelmäßiger oder schmerzhafter Periode. Einige Experten glauben, sie könne sogar drohende Fehlgeburten verhindern. Die Sternwurzel ist ein gutes Verdauungsmittel, das bei Appetitmangel, Magenverstimmung und Blähungen hilft. Daneben wurde sie bei Rheumatismus genutzt.
Warnung: Nur unter ärztlicher Aufsicht anwenden. Besonders frische, aber auch trockene Rhizome können bei einer Überdosierung toxisch wirken und Koliken, Durchfall oder Erbrechen verursachen.

Allium cepa

(Liliaceae)

Zwiebel, Küchenzwiebel

Beschreibung: Ausdauernde, bis 1 m hohe Zwiebelpflanze mit hohlen Stengeln und Blättern sowie weißen oder purpurfarbenen Blüten.
Verbreitung & Anbau: Die in der nördlichen Hemisphäre heimische Zwiebel wurde im Nahen Osten schon vor Jahrtausenden kultiviert. Heute wird sie weltweit als Nutzpflanze angebaut.
Verwendete Teile: Zwiebel.
Inhaltsstoffe: Ätherisches Öl mit schwefelhaltigen Bestandteilen, weitere schwefelhaltige Substanzen, darunter Allicin (ein Antibiotikum) sowie Alliin, Flavonoide, Phenolcarbonsäuren und Sterine.
Geschichte & Brauchtum: Die Zwiebel kam in der Vergangenheit bei den unterschiedlichsten Problemen zur Anwendung. So hängte man sie z. B. im mittelalterlichen Europa bündelweise in die Türen, um die Pest abzuwehren. *A. sibiricum* wurde von nordamerikanischen Indianern häufig zur Behandlung von Insektenstichen und Erkältungen verwendet.
Medizinische Wirkung & Anwendung: Die Zwiebel kann sich einer langen Liste medizinischer Wirkungen rühmen: harntreibend, entzündungshemmend, als Antibiotikum, Analgetikum, Expektorantium und Rheumamittel; außerdem wirkt sie positiv auf den Kreislauf, bei Erkältungen, Grippe und Husten. Wie der Knoblauch (*A. sativum,* S. 56) setzt sie die Anfälligkeit gegenüber Angina pectoris, Arteriosklerose und Herzinfarkt herab. Sie kann vorbeugend gegen Infektionen des Mundraumes und gegen Zahnverfall verwendet werden. Angewärmter Zwiebelsaft kann bei Ohrenschmerzen in das betroffene Ohr getropft werden, gebacken dienen Zwiebeln als Umschlag, um Eiter aus Wunden herauszuziehen. Die Zwiebel gilt seit Urzeiten als Aphrodisiakum und Haarwuchsmittel.
Verwandte Arten: In der chinesischen Kräutermedizin wird die Winterzwiebel *(A. fistulosum)* als schweißtreibendes Mittel verwendet oder um die Nase freizumachen, zur Linderung von Blähungen oder um Furunkel und Abszesse auszutrocknen.
Selbstbehandlung: Leichtes Fieber, S. 311.

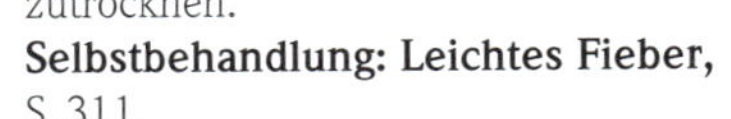

Zwiebelsaft *– gemischt mit ein wenig Honig – gilt weltweit als Mittel gegen Erkältungen.*

Allium ursinum

(Liliaceae)

Bärenlauch

Beschreibung: Ausdauernde, stark nach Knoblauch riechende, bis zu 28 cm große Zwiebelpflanze mit dreieckigem Stengel und breiten, elliptischen Blättern. Die sternförmigen weißen Blüten sitzen an einem langen Blütenstengel.
Verbreitung & Anbau: Der Bärenlauch ist in Europa und Asien heimisch, wo er an schattigen, feuchten Waldstandorten oft bodendeckend vorkommt. Die Pflanzen werden im Frühsommer gesammelt.
Verwendete Teile: Zwiebel, Sproßteile.
Inhaltsstoffe: Ätherisches Öl, Aldehyde, Vinylsulfid und Vitamin C.
Geschichte & Brauchtum: Sein Wert als vorbeugende Arznei wird aus einem alten englischen Reim deutlich: »Iß Porree im Frühling und Bärenlauch im Mai, dann haben die Ärzte im nächsten Jahr frei!«
Medizinische Wirkung & Anwendung: Der Bärenlauch wird, ähnlich wie der verwandte Knoblauch (*A. sativum,* S. 56), hauptsächlich als Hausarznei und Nahrungsmittel verwendet, ist in seiner Wirkung allerdings schwächer. Bärenlauch kann hohen Blutdruck senken und Arteriosklerose verhindern. Er lindert Magenschmerzen, gilt als Verdauungstonikum und kann bei Durchfall, Koliken, Blähungen, Magenverstimmung und Appetitverlust angewendet werden. Bei Fadenwurmbefall stellt man aus ganzen Pflanzen Aufgüsse zum Trinken her oder verabreicht sie als Klistier. Bärenlauch soll auch bei Asthma, Bronchitis und Emphysem helfen. Der Saft wird zur Gewichtsabnahme verwendet, oder man nutzt ihn äußerlich als mildes Reizmittel. Durch seine Fähigkeit, die lokale Blutzirkulation anzuregen, läßt er sich bei rheumatischen und arthritischen Gelenkbeschwerden einsetzen.

Alnus glutinosa

(Betulaceae)

Schwarzerle

Beschreibung: Bis 20 m hoher Laubbaum mit rissiger Rinde, ovalen, unregelmäßig gezähnten Blättern sowie männlichen und weiblichen Kätzchen.
Verbreitung & Anbau: Die Schwarzerle ist in Europa, Asien und Nordafrika heimisch, wo sie gern an feuchten Standorten, z. B. Flußufern, wächst. Rinde und Blätter werden im Frühjahr gesammelt.
Verwendete Teile: Rinde, Blätter.
Inhaltsstoffe: Lignan, Gerbstoffe (10–20%), Emodin (ein Anthrachinon) und Glykoside.
Geschichte & Brauchtum: Die wassertolerante Schwarzerle wurde als Bauholz in Venedig eingesetzt. Wooster Beech (1794–1868), der Begründer des Eklektizismus, verwendete eine Abkochung der Rinde, um »das Blut zu reinigen«.

Medizinische Wirkung & Anwendung: Die adstringierende Schwarzerle wird häufig als Mundspülung oder Gurgelmittel bei Zahn-, Zahnfleisch- und Rachenbeschwerden eingesetzt. Rindenabkochungen bewirken ein Zusammenziehen der Schleimhäute und helfen so, Entzündung zu vermeiden. Sie können auch zur Wundheilung verwendet werden, um innere und äußere Blutungen zu stillen, oder als Waschlotion bei Krätze. In Spanien werden geglättete Schwarzerlenblätter auf die Sohlen schmerzender Füße gelegt, oder man verwendet sie bei schmerzhaft vergrößerten Brüsten stillender Frauen.

Alstonia spp.

(Apocynaceae)

FIEBERBAUM

Beschreibung: Immergrüner, bis 15 m hoher Baum mit länglichen, glänzenden Blättern und sternförmigen cremefarbenen Blüten.
Verbreitung & Anbau: *A. constricta* ist in Australien, *A. scholaris* in Australien und Südostasien heimisch. Beide findet man heute auch in anderen tropischen Regionen.
Verwendete Teile: Rinde des Stammes und der Wurzel.
Inhaltsstoffe: Die Rinde beider Arten enthält Indolalkaloide, *A. constricta* außerdem Reserpin, ein stark blutdrucksenkendes Alkaloid.
Medizinische Wirkung & Anwendung: Der Fieberbaum wurde zur Behandlung von Malaria-Fieberanfällen verwendet (Australisches Chinin), wobei eine Wirkung gegen diese Krankheit bisher unklar blieb. Die Rinde gilt als krampflösend und blutdrucksenkend und wird heute hauptsächlich bei Bluthochdruck genutzt. Als starkes Bittermittel wird sie auch bei Durchfall verwendet.
Warnung: Nur unter ärztlicher Aufsicht anwenden. Fieberbaumrinde ist in größeren Mengen giftig. Die Anwendung der Pflanze unterliegt in einigen Ländern gesetzlichen Auflagen.

Althaea officinalis

(Malvaceae)

ECHTER EIBISCH

Beschreibung: Samtig behaarte, bis 2,2 m hohe, ausdauernde Pflanze mit dicken weißen Wurzeln, herzförmigen Blättern und rosa Blüten.
Verbreitung & Anbau: Ursprünglich in Europa heimisch, wächst der Eibisch heute auch in Nord- und Südamerika. Er bevorzugt sumpfige Standorte, kommt aber auch in der Gezeitenzone vor; zur Herstellung von Arzneien wird er kultiviert. Die Sproßteile sammelt man im Sommer zu Beginn der Blütezeit, die Wurzel im Herbst.
Verwendete Teile: Wurzel, Blätter, Blüten.
Inhaltsstoffe: Eibischwurzel enthält etwa 37% Stärke, 11% Schleim, 11% Pektin sowie Flavonoide, Phenolcarbonsäuren, Saccharose und Asparagin.
Geschichte & Brauchtum: Wie der Philosoph Theophrast (etwa 372 – 286 v. Chr.) berichtet, trank man in der Antike bei Husten ein Gemisch aus Eibisch und süßem Wein.
Medizinische Wirkung & Anwendung: Eibisch zeigt seine lindernde Wirkung besonders, wenn es darum geht, Schleimhäute zu schützen oder zu beruhigen. Die Wurzel wendet man bei Magensäureüberschuß, Magengeschwür und Magenschleimhautentzündung an. Eibisch ist auch ein leichtes Abführmittel und somit bei vielerlei Darmbeschwerden von Nutzen, etwa lokal begrenzter Krummdarmentzündung, Dickdarmentzündung, Divertikulitis und Reizdarm. Einen warmen Aufguß aus Blättern nimmt man bei Blasenentzündung und häufigem Urindrang. Die einhüllende Wirkung lindert Husten, Bronchialasthma, Bronchialkatarrh und Brustfellentzündung. Entzündete Haut behandelt man mit frischen, zerkleinerten Blüten oder einem warmen Blütenaufguß; die Wurzel wird dagegen als Salbe für Furunkel und Abszesse oder als Mundspülung bei Entzündung verwendet. Entrindete Wurzelstücke kann man zahnenden Babys als Kaustange geben.
Andere Arten: Stockrose (*A. rosea*, syn. *Alcea rosea*) und Große Käsepappel (*Malva sylvestris*, S. 230) werden in ähnlicher Weise verwendet.
Selbstbehandlung: Allergischer Schnupfen mit Katarrh, S. 300; **Ohrenschmerzen aufgrund von chronischem Katarrh,** S. 312; **Harnwegsinfektionen,** S. 314.

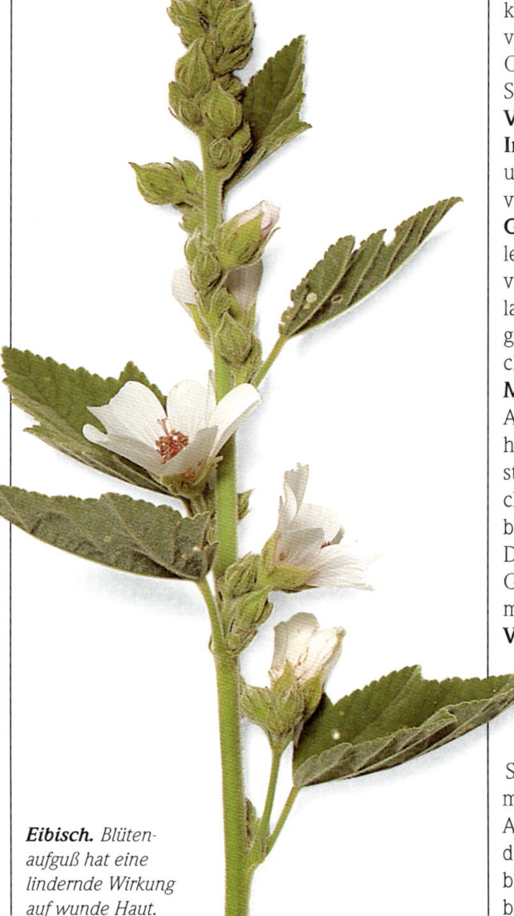

***Eibisch.** Blütenaufguß hat eine lindernde Wirkung auf wunde Haut.*

Amaranthus hypochondriacus

(Amaranthaceae)

AMARANT, FUCHSSCHWANZ

Beschreibung: Robuste, bis 1 m hohe, aufrechte, einjährige Pflanze mit maximal 15 cm großen, stark geaderten, lanzettlichen purpur-grünen Blättern und langen Rispen aus kleinen dunkelpurpurroten Blüten. Die Vermehrung erfolgt durch Aussaat im Frühjahr.

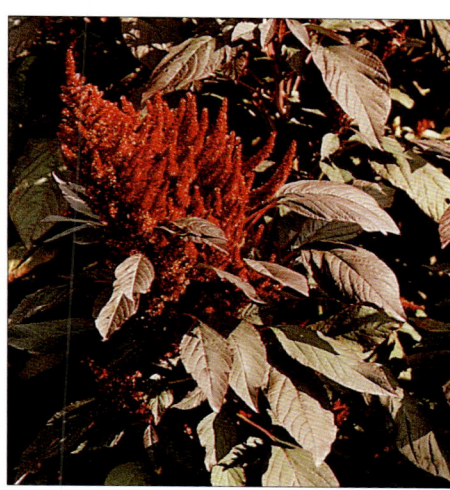

***Amarant** zeichnet sich durch seine langlebigen Blüten aus (griechisch »ich verwelke nicht«).*

Verbreitung & Anbau: In Indien heimisch, kommt heute in vielen Ländern wildwachsend vor, auch in den USA; außerdem eine häufige Gartenpflanze. Geerntet wird zur Blütezeit im Spätsommer oder Frühherbst.
Verwendete Teile: Sproßteile.
Inhaltsstoffe: Der Amarant enthält Gerbstoffe und einen roten Farbstoff, den man zum Färben von Lebensmitteln und Arzneien nutzt.
Geschichte & Brauchtum: Der Name Amarant leitet sich von dem griechischen Begriff für »ich verwelke nicht« ab, denn im antiken Griechenland nutzte man die Pflanze wegen ihrer langlebigen Blüten zur Dekoration von Gräbern als Zeichen der Unsterblichkeit.
Medizinische Wirkung & Anwendung: Der Amarant ist eine adstringierende Pflanze, die hauptsächlich zur Verminderung von Blutverlusten und bei Durchfall verwendet wird. Abkochungen sind ein Mittel gegen starke Periodenblutungen, übermäßigen Scheidenausfluß, Durchfall und Ruhr. Außerdem kennt man sie als Gurgelmittel bei Entzündungen des Rachenraumes oder bei Mundgeschwüren.
Verwandte Arten: Der Gartenfuchsschwanz (*A. caudatus*, auch Inkaweizen oder Quinoa genannt) war ursprünglich eine Nutzpflanze, die zur Brotherstellung oder in Salaten verwendet wurde. Auch die Samen von *A. grandiflorus* wurden als Nahrungsmittel genutzt, und zwar von den australischen Aborigines. In der ayurvedischen Heilkunde wendet man *A. spinosus* an bei starken Periodenblutungen, Scheidenausfluß und Blutauswurf beim Husten.

Ammi majus

(Umbelliferae/Apiaceae)

GROSSE KNORPELMÖHRE

Beschreibung: Bis 80 cm hohe, aufrecht wachsende, einjährige Pflanze mit uneinheitlich gefiederten Blättern und weißen Blütendolden.
Verbreitung & Anbau: Vom Mittelmeer bis zum Iran verbreitet. Wegen ihrer Samen, die im Spätsommer geerntet werden, wird sie auch kultiviert.
Verwendete Teile: Samen.

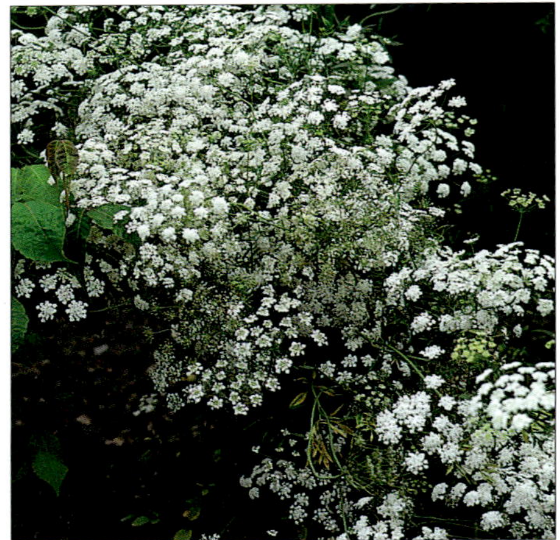

***Die Große Knorpelmöhre** hat, wie andere Arten der Möhrenfamilie auch, sehr aromatische Samen.*

Inhaltsstoffe: Die Samen enthalten Furanocumarine (einschließlich Bergapten), Flavone und Gerbstoffe.
Geschichte & Brauchtum: Die Knorpelmöhre wird schon seit dem Mittelalter als Arzneipflanze genutzt, allerdings nicht so häufig wie das verwandte Zahnstocherkraut (*A. visnaga*, S. 59).
Medizinische Wirkung & Anwendung: Die Knorpelmöhre besitzt sehr aromatische Samen. Als Aufguß oder Tinktur können sie den Verdauungstrakt beruhigen, wirken harntreibend und wurden bei Asthma und Angina verwendet. Knorpelmöhre wird bei Pigmentstörungen der Haut eingesetzt, die oft durch die Weißfleckenkrankheit enstehen, und sie soll bei Schuppenflechte helfen.
Warnung: Bei manchen Menschen ruft die Pflanze Übelkeit, Erbrechen und Kopfschmerzen hervor. Außerdem kann es zu allergischen Reaktionen durch Sonnenlicht kommen. In einigen Ländern unterliegt sie gesetzlichen Auflagen.

Anacardium occidentale

(Anacardiaceae)

KASCHUBAUM

Beschreibung: Bis zu 10 m hoher, immergrüner Baum mit großen, ovalen Blättern und rispenartig angeordneten gelben Blüten mit rosa Zeichnung. Bei den grünlich-grauen »Kaschuäpfeln« handelt es sich nicht um die Früchte, sondern nur um die verdickten Fruchtstiele. Die eigentlichen Früchte, die Kaschunüsse, sitzen am unteren Ende und enthalten Samen, die von rotem oder gelbem Fruchtfleisch eingeschlossen sind.
Verbreitung & Anbau: Der Kaschubaum, in den Tropen Amerikas heimisch, wird wegen seiner geschätzten Nüsse auch in anderen tropischen Regionen angebaut, besonders in Indien und Ostafrika.
Verwendete Teile: Nüsse, Blätter, Rinde, Wurzel, Gummi.
Inhaltsstoffe: Das Gummi, Früchte und Samen enthalten Anacardsäure, die antibakteriell und antimykotisch wirkt, aber auch Würmer oder Einzeller abtöten kann.
Geschichte & Brauchtum: Kaschuäpfel werden meist zu Marmelade verarbeitet, in Brasilien auch zu einem Schnaps namens *cajuado*. Das Gummi, das vom Stamm ausgeschieden wird, schreckt Ameisen und andere Insekten ab.
Medizinische Wirkung & Anwendung: Auch wenn viele Teile dieser Pflanze medizinisch genutzt werden, so dient der Kaschubaum, und hier in erster Linie seine Nüsse, doch hauptsächlich als nährstoffreiches Nahrungsmittel (45% Fett, 20% Eiweiß). Vor dem Verzehr muß allerdings die giftige Schale entfernt werden. Die Blätter werden in der indischen und afrikanischen Kräutermedizin bei Zahnschmerzen und Zahnfleischbeschwerden, in Westafrika gegen Malaria eingesetzt. Die Rinde wird in der ayurvedischen Heilkunde bei giftigen Schlangenbissen verwendet. Die Wurzel wirkt abführend; das Gummi aus dem Stamm nutzt man äußerlich bei Lepra, Hühneraugen und Pilzinfektionen. Das Öl aus der Schale der Nüsse ist ätzend und verursacht, selbst in kleinen Mengen, entzündliche Reaktionen. In den Tropen wendet man das Öl sehr vorsichtig zur Behandlung von Warzen, Hühneraugen, Flechte und Geschwüren an.
Warnung: Das Öl aus der Schale hat, ebenso wie sein Dampf, eine stark reizende Wirkung, so daß es in keiner Form angewendet werden sollte.

Anacyclus pyrethrum

(Compositae/Asteraceae)

RÖMISCHER BERTRAM

Beschreibung: Bis 30 cm hohe, ausdauernde Pflanze mit glatten, wechselständigen Blättern und großen weißen Blüten mit gelbem Mittelteil.
Verbreitung & Anbau: Ist im Mittelmeerraum, aber auch im Nahen und Fernen Osten heimisch. Kultiviert wird er vor allen Dingen in Algerien. Die Wurzel wird im Herbst geerntet.
Verwendete Teile: Wurzel, ätherisches Öl.
Inhaltsstoffe: Pyrethrine, Inulin und ätherisches Öl.
Geschichte & Brauchtum: Der Pflanzenheilkundler Nicholas Culpeper schrieb 1652: Der Römische Bertram »befreit das Gehirn von phlegmatischen Stimmungen ..., lindert aber auch Kopf- und Zahnschmerzen«. Die Pflanze ist in der *British Pharmacopoeia* verzeichnet und wurde in Form von Pastillen gegen Mundtrockenheit verwendet. Außerdem nutzte man sie bei neuralgischen Beschwerden und Lähmung der Zunge oder der Lippen.
Medizinische Wirkung & Anwendung: Die Wurzel wird als Abkochung verwendet oder gekaut, um die Speichelproduktion zu steigern bzw. um Zahnschmerzen zu lindern. Abkochungen können zum Gurgeln bei Angina verwendet werden. In der ayurvedischen Heilkunde gilt die Wurzel als Tonikum und wird zur Behandlung von Lähmungen und Epilepsie genutzt. Das verdünnte ätherische Öl verwendet man als Mundspülung oder bei Zahnschmerzen.
Warnung: Das ätherische Öl darf innerlich nur unter ärztlicher Überwachung angewendet werden.

Anagallis arvensis

(Primulaceae)

ACKERGAUCHHEIL

Beschreibung: Niederliegende, bis 5 cm hohe, einjährige Pflanze mit ovalen bis lanzettlichen Blättern und langgestielten lachsfarbenen Blüten.
Verbreitung & Anbau: In Europa und in den gemäßigten Regionen Asiens, Nordafrikas, Nordamerikas und Australiens heimisch. Bevorzugt Ruderalflächen und unbewachsene sandige Stellen. Gesammelt wird er im Sommer, am Ende der Blütezeit.
Verwendete Teile: Sproßteile.
Inhaltsstoffe: Saponine (darunter Anagallin), Gerbstoff und Cucurbitacine (Zellgifte).

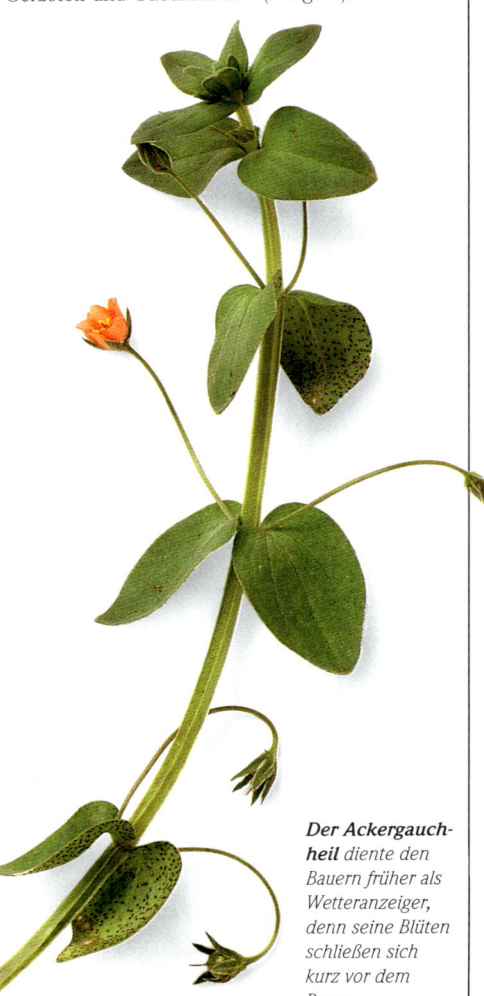

***Der Ackergauchheil** diente den Bauern früher als Wetteranzeiger, denn seine Blüten schließen sich kurz vor dem Regen.*

Geschichte & Brauchtum: Im Griechenland der Antike glaubte man, mit dieser Pflanze Melancholie behandeln zu können; der deutsche Name geht auf die mittelalterliche Bezeichnung »Gauch« für Geisteskranke zurück, auf deren Zustand er sich angeblich positiv auswirken sollte. In der europäischen Volksmedizin diente er zur Behandlung von Gallensteinen, Leberzirrhose, Lungenbeschwerden, Nierensteinen, Harnwegsinfekten, Gicht und Rheumatismus, wobei dieses Anwendungsmuster auf eine entgiftende Wirkung schließen läßt.
Medizinische Wirkung & Anwendung: Der Ackergauchheil, von Pflanzenheilkundlern heute nur noch selten genutzt, hat eine harn- und schweißtreibende sowie einhüllende Wirkung. Er dient als Expektorantium, das für das Aushusten von Schleim sorgt und so Erkältungen und Grippe erträglicher macht. Er wird seit über 2000 Jahren bei Epilepsie und bestimmten psychischen Erkrankungen angewendet, ohne daß es jedoch Hinweise auf einen nachweisbaren Effekt gäbe.
Warnung: Ackergauchheilarzneien sollten höchstens 2–3 Wochen genommen werden.

Anamirta cocculus
(Menispermaceae)
Scheinmyrte

Beschreibung: Große, verholzte Kletterpflanze mit wechselständigen, ovalen Blättern und langen, hängenden grünlichen Blütenständen. Männliche und weibliche Blüten werden auf verschiedenen Pflanzen gebildet. Die nierenförmigen Früchte sind rotbraun.
Verbreitung & Anbau: Heimisch in den Wäldern Südostasiens, von Indien und Sri Lanka bis nach Indonesien.
Verwendete Teile: Blätter, Früchte.
Inhaltsstoffe: Picrotoxin (bis zu 5%) und Alkaloide. Picrotoxin ist nicht nur ein sehr starkes Krampfgift, sondern auch ein Nervenstimulans.
Geschichte & Brauchtum: Die Früchte werden als Fischgift verwendet. Ins Wasser geworfen, machen sie die Fische in der Umgebung so benommen, daß sie an die Oberfläche treiben.
Medizinische Wirkung & Anwendung: Scheinmyrtenfrüchte werden gewerbsmäßig als Mittel gegen Parasiten verkauft. Zumeist wendet man sie äußerlich an, um etwa Läuse abzutöten, nutzt sie aber auch bei Hautproblemen. In der ayurvedischen Heilkunde gilt die Pflanze als adstringierende, antimykotische Arznei und als Wurmmittel, sie wird zur Behandlung von Hautgeschwüren und Pilzinfektionen, z. B. Flechte, eingesetzt. Die Pflanze ist so giftig, daß man sie nur selten innerlich anwendet. Eine Ausnahme gibt es in der indischen Volksmedizin, wo man diese Wirkung nutzte, damit sich die Gebärmutter nach der Geburt wieder zusammenzog. In der Homöopathie dient sie als Mittel gegen Herzbeschwerden.
Warnung: Die Scheinmyrte ist hochgiftig, nicht innerlich anwenden. Äußerlich nur unter Aufsicht eines Arztes anwenden.

Ananas comosus
(Bromeliaceae)
Ananas

Beschreibung: Krautige, bis 1 m hohe, ausdauernde Pflanze mit kurzem, kräftigem Stamm, stachligen, lanzettlichen Blättern und fleischigen gelbroten Früchten.
Verbreitung & Anbau: Heimisch in Südamerika, wird heute überall in den Tropen angebaut, hauptsächlich wegen der Früchte, oft aber auch wegen der Blattfasern.
Verwendete Teile: Früchte, Blätter.
Inhaltsstoffe: Die Fruchtstiele enthalten Bromelaine, das sind proteolytische Enzyme, die die Verdauung erleichtern; größere Mengen Vitamin A und C.

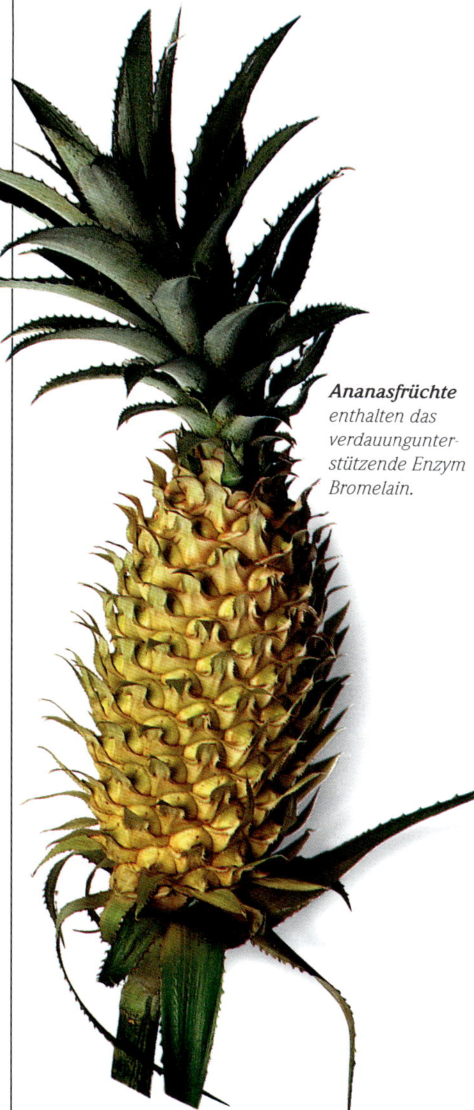

Ananasfrüchte *enthalten das verdauungunterstützende Enzym Bromelain.*

Medizinische Wirkung & Anwendung: Unreife, saure Früchte verbessern die Verdauung, steigern den Appetit und lindern Dyspepsie. In der indischer Kräutermedizin gilt die Ananas als Gebärmuttertonikum. Die reife Frucht kühlt und beruhigt und wird bei Blähungen und zur Verringerung von Magensäureüberschuß verwendet. Durch ihren hohen Faseranteil helfen die Früchte bei Verstopfung, während der Saft der reifen Frucht als Verdauungstonikum und harntreibendes Mittel dient. Die Blätter sollen die Menstruation anregen und Schmerzen verhindern.

Anemarrhena asphodeloides
(Liliaceae/Asphodelaceae)
Zhi mu

Beschreibung: Ausdauernde Pflanze mit dicken Rhizomen, bis zu 70 cm langen, dünnen Blättern und Blütenständen aus kleinen weißen oder hell purpurfarbenen Blüten.
Verbreitung & Anbau: Wildwachsend auf sonnigen Berghängen in Nordchina, wird in den nördlichen und nordöstlichen Provinzen auch kultiviert.
Verwendete Teile: Rhizome.
Inhaltsstoffe: Triterpensaponine (Timosaponin und Sarsapogenin).
Geschichte & Brauchtum: In der chinesischen Medizin wird die Pflanze seit vielen Jahrhunderten verwendet. Erstmals erwähnt wurde sie im *Klassiker der Wurzeln und Heilkräuter des gestaltenden Landmanns (Shen nong ben cao jing)* aus dem 1. Jahrhundert.
Medizinische Wirkung & Anwendung: *Zhi mu* wird in der chinesischen Kräutermedizin bei übermäßiger Hitze angewendet, etwa Fieber, Nachtschweiß oder Husten. Die Pflanze, die einen bitteren Geschmack und ein »kaltes Temperament« hat, wird bei Geschwüren des Mundbereiches genutzt, häufig zusammen mit *Di-huang*-Wurzel (*Rehmannia glutinosa,* S. 123) und Ningpo-Braunwurz *(Scrophularia ningpoensis).*

Anemone pulsatilla syn. *Pulsatilla vulgaris*
(Ranunculaceae)
Gewöhnliche Küchenschelle

Beschreibung: Behaarte, bis 15 cm hohe, ausdauernde Pflanze mit zerschlitzten Blättern und großen, glockenförmigen purpurblauen Blüten und leuchtendgelben Staubgefäßen.
Verbreitung & Anbau: In Europa heimisch, kommt vor allem auf trockenen, zumeist kalkhaltigen Grasböden in den mittleren und nördlichen Regionen des Kontinentes vor. Die Sproßteile werden zur Blütezeit im Frühjahr geerntet.
Verwendete Teile: Getrocknete Sproßteile.
Inhaltsstoffe: Lactone (Protoanemonin, das beim Trocknen zu Anemonin wird), Triterpensaponine, Gerbstoffe und ätherisches Öl.
Geschichte & Brauchtum: Nach der griechischen Mythologie wurde die Nymphe Anemone einst von der eifersüchtigen Göttin Flora in eine Blume verwandelt, weil deren Ehemann der jungen Frau zuviel Aufmerksamkeit widmete. ▷

In einigen Gegenden Deutschlands benutzte man die Pflanze früher zum Färben von Ostereiern. Darauf sollte man heute allerdings verzichten, da die Küchenschelle unter Naturschutz steht.
Medizinische Wirkung & Anwendung: Die Küchenschelle wird heute in der Kräutermedizin nur noch wenig verwendet, obwohl sie als wertvolles Mittel bei krampfartigen Schmerzen, Menstruationsbeschwerden und emotionalen Störungen gilt. Man kann sie bei bestimmten spasmischen Schmerzen der weiblichen und männlichen Sexualorgane anwenden sowie bei prämenstruellen Beschwerden und Periodenschmerzen, besonders wenn diese von nervösen Erschöpfungszuständen begleitet sind. In Frankreich diente die Pflanze traditionell zur Behandlung von Husten oder als Beruhigungsmittel bei Schlafstörungen. Außerdem kann sie bei Augenkrankheiten, etwa Grauem Star, eingesetzt werden. Die Verwendung frischer Pflanzen ist wegen der starken Reizwirkung unüblich. In homöopathischen Arzneien ist die Küchenschelle eines der man häufigsten verwendeten Kräuter.
Verwandte Arten: Anstelle der Gewöhnlichen Küchenschelle läßt sich auch die Wiesenküchenschelle *(A. pratensis)* verwenden; das Buschwindröschen *(A. nemorosa)* wird in der Kräutermedizin dagegen nur selten genutzt, von einer gelegentlichen äußeren Anwendung als reizlinderndes Mittel bei Arthritis und Rheumatismus einmal abgesehen.
Warnung: Nur unter ärztlicher Aufsicht und nicht während der Schwangerschaft anwenden. Frische Pflanzen sind giftig.

Anethum graveolens syn. *Peucedanum graveolens*

(Umbelliferae/Apiaceae)

DILL

Beschreibung: Aromatische, bis 75 cm hohe, einjährige Pflanze mit aufrechtem, hohlem Stengel, stark zerteilten Blättern und zahlreichen, in Dolden angeordneten gelben Blüten. Die Früchte sind sehr leicht und von scharfem Geschmack.
Verbreitung & Anbau: In Südeuropa sowie Zentral- und Südasien heimisch, wo er bevorzugt auf Ruderalflächen wächst. Wird häufig kultiviert, besonders in England, Deutschland und Nordamerika. Die Blätter nutzt man als Küchenkraut; die Samen werden im Spätsommer geerntet.
Verwendete Teile: Samen, ätherisches Öl, Blätter.
Inhaltsstoffe: Dillsamen enthalten bis zu 5% ätherisches Öl (davon etwa 50% Carvon), Flavonoide, Cumarine, Xanthone und Triterpene.
Geschichte & Brauchtum: Ein altes ägyptisches Mittel aus dem Papyrus Ebers (ca. 1500 v. Chr.) empfiehlt Dill als eine der Zutaten für eine schmerzstillende Rezeptur. Bewohner des antiken Griechenland sollen sich das Kraut auf die Augen gelegt haben, um das Einschlafen zu erleichtern. Im Mittelalter wurde die Pflanze häufig als übernatürliches Mittel verwendet, man verbrannte sie z. B., um Gewitterwolken zu vertreiben. Der Name Dill leitet sich vom altnordischen *dylla* ab, was soviel wie »lindern« bedeutet.
Medizinische Wirkung & Anwendung: Dill galt schon immer als Magenmittel, mit dem man Blähungen bekämpfen und die Verdauung beruhigen kann. Sein ätherisches Öl lindert Darmkrämpfe und Bauchschmerzen und hilft bei Koliken, so daß es oft in wäßrigen Lösungen von Verdauungsarzneien verwendet wird. Durch Kauen der Samen kann man schlechten Atem verbessern. Dill ist eine nützliche Zutat für Husten-, Erkältungs- und Grippemittel sowie eine sanfte harntreibende Arznei. Ähnlich wie der Kümmel (*Carum carvi,* S. 182) kann er aber auch zusammen mit krampflösenden Pflanzen wie dem Gemeinen Schneeball (*Viburnum opulus,* S. 148) zur Linderung von Periodenschmerzen eingesetzt werden. Dill steigert die Milchproduktion und kann Koliken bei Babys verhindern, wenn stillende Mütter ihn regelmäßig einnehmen.
Verwandte Arten: *A. sowa,* eine in Indien und im tropischen Asien heimische Art, wird bei Magenverstimmungen angewendet.
Warnung: Nehmen Sie das ätherische Öl nur unter ärztlicher Aufsicht.

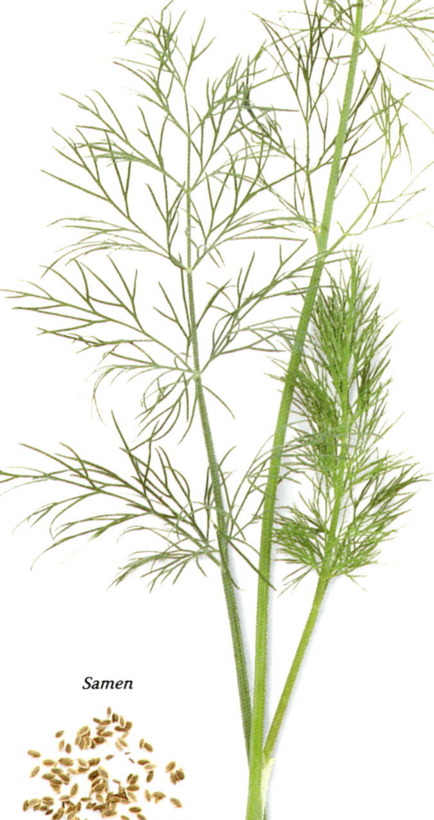

***Dill** wurde im antiken Griechenland als Schlafhilfe verwendet.*

Angelica archangelica

(Umbelliferae/Apiaceae)

ENGELWURZ, ANGELIKA

Beschreibung: Aromatische, bis 2 m hohe, zweijährige Pflanze mit gefurchten, aufrechten, hohlen Stengeln, großen hellgrünen Blättern und in Dolden angeordneten grünlich-weißen Blüten.
Verbreitung & Anbau: In den gemäßigten Regionen Westeuropas bis zum Himalaja und nach Sibirien heimisch. Sie bevorzugt feuchte Standorte, so daß man sie häufig in der Nähe von Flüssen oder Bächen findet. Blätter und Stengel werden im Frühsommer geerntet, die Samen nach der Reife im Sommer, die Wurzeln im Spätherbst des zweiten Jahres.
Verwendete Teile: Wurzel, Blätter, Stengel, Samen.
Inhaltsstoffe: Die Wurzel enthält ein ätherisches Öl (darin hauptsächlich β-Phellandren), Lactone und Cumarine. Ein Extrakt der Wurzel hat sich als entzündungshemmend erwiesen.
Geschichte & Brauchtum: Die Engelwurz gilt schon lange als hochgeschätzte Heilpflanze. Wie *The British Flora Medica* (1877) berichtet, »betrachten die Lappen diese Pflanze als eine der wichtigsten Schöpfungen der Erde ... Sie leiden häufig unter einer schweren Art von Kolik, gegen die die Wurzeln der Engelwurz eines ihrer Hauptmittel sind.« Kandierte Stengel werden außerdem als Süßigkeit genutzt.
Medizinische Wirkung & Anwendung: Die Engelwurz ist ein wärmendes und tonisches Mittel, das bei einer breiten Palette von Krankheiten eingesetzt wird. Alle Teile der Pflanze helfen bei Magenverstimmung, Blähungen und Koliken, auch bei schlechtem Kreislauf, da der Blutfluß zu den Außenbereichen des Körpers verbessert wird. Engelwurz gilt als spezielle Arznei bei Buerger-Krankheit, mit der eine Verengung der Arterien von Händen und Füßen einhergeht. Durch Verbesserung des Blutflusses und Anregung eines schleimauswerfenden Hustens bringen die wärmenden und tonischen Eigenschaften Entlastung bei Bronchitis oder wenn die Atemwege auf andere Weise in Mitleidenschaft gezogen sind. Bei Atemwegsbeschwerden wird zumeist die Wurzel verwendet, auch wenn Stengel und Samen ebensogut eingesetzt werden könnten.
Warnung: Während der Schwangerschaft nicht als Arznei anwenden.
Selbstbehandlung: Magenkrämpfe, S. 305.

Angelica dahurica

(Umbelliferae/Apiaceae)

SIBIRISCHE ENGELWURZ, BAI ZHI

Beschreibung: Aromatische, bis 2,5 m hohe, ausdauernde Pflanze mit hohlem Stengel, großen dreiteiligen Blättern und weißen Blütendolden.
Verbreitung & Anbau: In China, Japan, Korea und Rußland wildwachsend.

In den zentralen und östlichen Regionen Chinas wird sie kultiviert.
Verwendete Teile: Wurzel.
Inhaltsstoffe Ätherisches Öl und die Cumarine Imperatorin, Marmesin und Phellopterin.
Geschichte & Brauchtum: Die Sibirische Engelwurz wird schon im *Klassiker der Wurzeln und Heilkräuter des gestaltenden Landmanns* erwähnt. Der berühmte Soldatenarzt Zhang Congzheng (1150–1228) bezeichnete sie als schweißtreibendes Kraut, mit dem man unerwünschte äußere Einflüsse auf die Haut verhindern könne, etwa Kälte, Wärme, Feuchtigkeit und Trockenheit.
Medizinische Wirkung & Anwendung: Die scharf und bitter schmeckende Pflanze wird bei Kopfschmerzen, schmerzenden Augen, verstopfter Nase und Zahnschmerzen verwendet. Wie die verwandten Arten Engelwurz (*A. archangelica,* links) und Chinesische Angelika (*Angelica sinensis,* S. 60) gilt die Sibirische Engelwurz als wärmend und tonisch und wird noch immer bei Beschwerden angewendet, die auf »feuchte und kalte« Bedingungen zurückgeführt werden, etwa Wunden, Furunkel und Hautgeschwüre. Sie scheint wertvolle Dienste bei Schmerzattacken durch Trigeminusneuralgie zu leisten.
Verwandte Arten: *A. pubescens* wird in der chinesischen Heilkunde ähnlich verwendet.
Warnung: Nicht während der Schwangerschaft anwenden.

Annona squamosa

(Annonaceae)

Rahmapfel, Süss-Sack

Beschreibung: Bis zu 10 m hoher Baum mit länglichen bis lanzettlichen Blättern, grünlichen Blüten und grünen Sammelfrüchten.
Geschichte & Brauchtum: Stammt aus dem tropischen Amerika und der Karibik, wird heute überall in den Tropen kultiviert.
Verwendete Teile: Blätter, Rinde, Früchte, Samen.
Inhaltsstoffe: Fruchtzucker, Schleim.
Medizinische Wirkung & Anwendung: Auf den Westindischen Inseln werden junge Schößlinge zusammen mit Pfefferminze (*Mentha* x *piperita,* S. 112) bei Erkältungen angewendet; auf Kuba nutzt man die Blätter, um den Harnsäurespiegel zu senken. Blätter, Rinde und unreife Früchte sind stark adstringierend und helfen bei Durchfall und Ruhr. Die zerdrückten Samen mischt man mit Trägersubstanzen und nutzt sie als Insektenschutzmittel.

Anthemis cotula

(Compositae/Asteraceae)

Hundskamille

Beschreibung: Der Echten und der Römischen Kamille (*Chamomilla recutita,* S. 76, und *Chamaemelum nobile,* S. 184) ähnelnde, einjährige oder ausdauernde Pflanze mit leicht behaarten Stengeln, großen, einzelnen Blütenköpfchen und einem sehr unangenehmen Geruch und Geschmack.
Verbreitung & Anbau: Wildwachsend in Europa, Nord- und Südamerika, Australien, Neuseeland und Sibirien. Blüten und Blätter werden im Sommer gesammelt.
Verwendete Teile: Blüten, Blätter.
Inhaltsstoffe: Sesquiterpenlactone (darunter Anthecotulide).
Geschichte & Brauchtum: In seinem *Irish Herbal* von 1735 behauptet der Pflanzenheilkundler K'Eogh, die Hundskamille »hilft Frauen mit einer zu tief sitzenden Gebärmutter, wenn diese ihre Füße mit einer Abkochung waschen. Sehr heiß aufgetragen, läßt sie außerdem hämorrhoidale Schwellungen zurückgehen.«
Medizinische Wirkung & Anwendung: Obwohl die Hundskamille der Echten und der Römischen Kamille recht ähnlich sieht, ist sie als Heilkraut sehr viel weniger wirksam. Sie wurde als krampflösendes Mittel und zur Einleitung der Menstruation verwendet und galt außerdem als traditionelle Arznei zur Behandlung von hysterischen Beschwerden, die in irgendeiner Form mit der Gebärmutter in Verbindung standen. Heute wird sie in der Kräutermedizin kaum noch genutzt.
Warnung: Die ganze Pflanze kann Blasen hervorrufen, wenn sie frisch auf die Haut aufgetragen wird. Nicht während der Schwangerschaft und Stillzeit anwenden.

Anthriscus cerefolium

(Umbelliferae/Apiaceae)

Kerbel

Beschreibung: Einjährige, bis zu 60 cm hohe Pflanze mit leicht gerieftem Stengel, gegenständigen Blättern und zahlreichen kleinen, in Dolden angeordneten weißen Blüten.
Verbreitung & Anbau: Der Kerbel ist in Europa, Kleinasien, Iran und dem Kaukasus heimisch und kommt wildwachsend auf Ruderalflächen vor. Er wird weltweit kultiviert, selbst in Australien und Neuseeland. Gesammelt wird während der Blütezeit im Sommer.
Verwendete Teile: Sproßteile.
Inhaltsstoffe: Ätherisches Öl, Cumarine und Flavonoide.
Geschichte & Brauchtum: Ein Korb mit Kerbelsamen war eine der Beigaben, die man in Tut-ench-Amuns Grab gefunden hat. Kerbel wird in Mitteleuropa traditionell als »Frühjahrstonikum« genutzt. Er ist ein aromatisches Würzkraut beim Kochen.
Medizinische Wirkung & Anwendung: Kerbel ist ein gutes Mittel zur Beruhigung der Verdauung, ebenso zur »Blutreinigung« und zur Senkung des Blutdrucks; er gilt als harntreibend. Der Saft frischer Pflanzen wird zur Behandlung von ganz verschiedenen Hautbeschwerden angewendet, darunter besonders Wunden, Ekzemen und Abszessen.

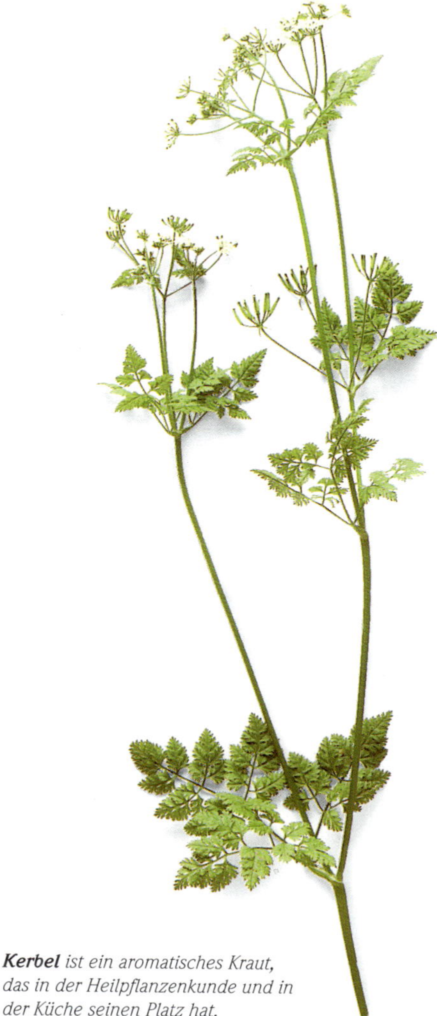

***Kerbel** ist ein aromatisches Kraut, das in der Heilpflanzenkunde und in der Küche seinen Platz hat.*

Aphanes arvensis

(Rosaceae)

Ackerfrauenmantel

Beschreibung: Niederliegende, bis 10 cm hohe, behaarte, einjährige Pflanze mit kleinen, keilförmigen Blättern und winzigen, zu mehreren in den Blattachsen sitzenden grünen Blüten.
Verbreitung & Anbau: In Europa, Nordafrika und Nordamerika heimisch. Kommt bis in 500 m Höhe vor und bevorzugt trockene Standorte, wächst z. B. gern auf Mauern. Die Ernte erfolgt während der Blüte im Sommer.
Verwendete Teile: Sproßteile.
Inhaltsstoffe: Gerbstoffe.
Medizinische Wirkung & Anwendung: Als adstringierendes, harntreibendes und einhüllendes Mittel wird der Ackerfrauenmantel bevorzugt bei Nieren- und Blasenbeschwerden verwendet, etwa bei Blasensteinen, die Reizungen verursachen und den Urinfluß behindern. Als Aufguß eingenommen, ist er außerdem ein gutes Mittel gegen Blasenentzündung und ständig wiederkehrende Harnwegsinfektionen. Wo eine einhüllende Wirkung erforderlich ist, kombiniert man ihn am besten mit dem Eibisch (*Althaea officinalis,* S. 163).

Aralia racemosa

(Araliaceae)

AMERIKANISCHE NARDE

Beschreibung: Aromatischer, bis 2 m hoher Strauch mit dicken, fleischigen Wurzeln, großen, ledrigen Blättern, kleinen grünlich-weißen Blüten und roten oder purpurfarbenen Beeren.
Verbreitung & Anbau: Stammt aus Nordamerika. Die Wurzel wird im Sommer oder Herbst geerntet.
Verwendete Teile: Wurzel.
Inhaltsstoffe: Ätherisches Öl, Gerbstoffe und Diterpensäuren.
Geschichte & Brauchtum: Die Cherokee bereiteten aus der Pflanze einen Tee gegen Rückenschmerzen zu, und dieses Rezept wurde von den europäischen Siedlern übernommen. Die Shawnee verwendeten sie bei Blähungen, Husten, Asthma und Brustschmerzen, während die Menominee sie bei Blutvergiftung einsetzten. Zwischen 1916 und 1965 war die Pflanze im *US National Formulary* aufgeführt.
Medizinische Wirkung & Anwendung: Viele der heutigen Anwendungen gehen direkt auf die amerikanischen Ureinwohner zurück. Die Pflanze wirkt schweißtreibend, anregend und entgiftend, kann bei Rheumatismus, Asthma und Husten eingenommen werden. Äußerlich wendet man sie als Umschlag bei verschiedenen Hautbeschwerden an, etwa bei Ekzemen.
Verwandte Arten: Die Wilde Sarsaparilla *(A. nudicaulis)* ist eine ebenfalls in Nordamerika vorkommende Verwandte, die medizinisch in ähnlicher Weise angewendet wird. Die Blätter und Stengel zweier ostasiatischer Arten, *A. chinensis* und *A. cordata,* werden als Gemüse gegessen.

Arbutus unedo

(Ericaceae)

ERDBEERBAUM

Beschreibung: Immergrüner, bis 6 m hoher Strauch mit aufrechtem Stamm, rötlicher Rinde, ledrigen, gezackten Blättern, weißen oder rosafarbenen, glockenförmigen Blüten und roten, runden, warzigen Früchten, die an Erdbeeren erinnern.
Verbreitung & Anbau: Ursprünglich an den Küsten des Mittelmeeres heimisch, findet man den Erdbeerbaum heute auch in West-Irland, Australien und Afrika. Die Blätter werden im Spätsommer, die Früchte im Herbst gesammelt.
Verwendete Teile: Blätter, Früchte.
Inhaltsstoffe: Der Erdbeerbaum enthält bis zu 2,7% Arbutin, Methylarbutin und andere Hydrochinone, Bitter- und Gerbstoffe. Arbutin ist ein stark antiseptisches Mittel für die Harnwege.
Geschichte & Brauchtum: Die Früchte werden als Kompott verwendet, frisch sind sie nicht sehr wohlschmeckend. Der lateinische Artname *unedo* leitet sich von dem Begriff *unum edo* ab, was soviel wie »ich esse nur eine« bedeutet.
Medizinische Wirkung & Anwendung: Der Erdbeerbaum wird wegen seiner adstringierenden und antiseptischen Eigenschaften geschätzt. Seine antiseptische Wirkung auf die Harnwege macht ihn zu einem nützliches Mittel gegen Blasen- und Harnröhrenentzündung; seine adstringierenden Eigenschaften helfen bei Durchfall und Ruhr sowie als Gurgelmittel bei Wunden im Mund und gereizten Atemwegen.
Warnung: Nicht während der Schwangerschaft oder bei Nierenleiden anwenden.

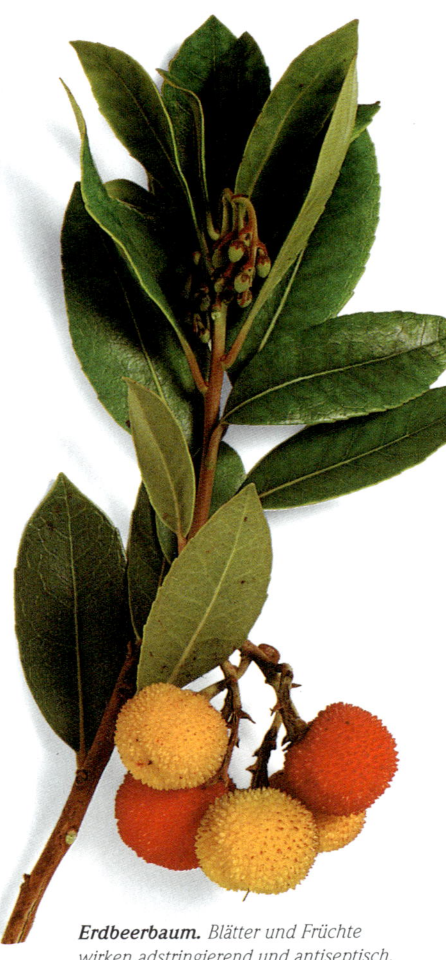

Erdbeerbaum. *Blätter und Früchte wirken adstringierend und antiseptisch.*

Arctostaphylos uva-ursi

(Ericaceae)

IMMERGRÜNE BÄRENTRAUBE

Beschreibung: Niederliegender, bis 50 cm hoher, immergrüner Strauch mit langen, herabhängenden Zweigen, dunkelgrünen, auf der Oberseite glänzenden Blättern, glockenförmigen rosa Blüten und kleinen, glänzenden roten Beeren.
Verbreitung & Anbau: In Europa heimisch, inzwischen überall in der nördlichen Hemisphäre bis in die Arktis eingebürgert. Bevorzugt feuchte Standorte im Unterholz sowie Heide- oder Grasflächen. Die Blätter und die reifen Beeren, die allerdings nicht besonders schmackhaft sind, werden im Herbst gesammelt.
Verwendete Teile: Blätter, Beeren.
Inhaltsstoffe: Die Blätter enthalten Hydrochinone (hauptsächlich Arbutin, bis zu 17%), Gerbstoffe (bis zu 15%), Phenolglykoside und Flavonoide. Arbutin und andere Hydrochinone besitzen eine antiseptische Wirkung auf die Harnwege.
Geschichte & Brauchtum: Der Name *uva-ursi* bedeutet »Traube des Bären«, und tatsächlich werden die Früchte von Bären gefressen. Die Pflanze wurde erstmals in *The Physicians of Myddfai,* einem walisischen Kräuterbuch aus dem 13. Jahrhundert, erwähnt. Nordamerikanische Indianer rauchten gern eine Mischung aus Bärentraubenblättern und Tabak (*Nicotiana tabacum,* S. 237).
Medizinische Wirkung & Anwendung: Die Bärentraube gehört zu den besten natürlichen Harnwegsantiseptika. Sie wurde daher von Pflanzenheilkundlern häufig verwendet, um den Harntrakt bei akuter oder chronischer Blasen- oder bei Harnröhrenentzündung einer desinfizierenden und adstringierenden Behandlung zu unterziehen. Bei gleichzeitiger Infektion der Nieren sollte die Pflanze jedoch nicht verwendet werden.
Forschungsergebnisse: Untersuchungen haben die antibakterielle Wirkung der Bärentraube bestätigt. Da diese vermutlich in alkalischem Urin stärker ist, sollte, um die Effektivität zu erhöhen, die Behandlung in Verbindung mit einer Gemüsediät erfolgen.
Warnung: Nicht während der Schwangerschaft oder bei Nierenkrankheit anwenden. Generell sollte die Bärentraube nicht länger als 7–10 Tage hintereinander eingenommen werden.

Arenaria rubra syn. *Spergularia rubra*

(Carophyllaceae)

ROTES SANDKRAUT

Beschreibung: Niedrige, krautige, klebrige und behaarte einjährige Pflanze mit kleinen, dünnen Blättern und hellrosa Blüten mit einem Durchmesser von nur 6 mm.
Verbreitung & Anbau: Wildwachsend überall in Europa, Asien und Australien, liebt sandige und steinige Standorte, besonders in Meeresnähe.
Verwendete Teile: Sproßteile.
Inhaltsstoffe: Saponine, Harz.
Medizinische Wirkung & Anwendung: Das Sandkraut hat eine harntreibende Wirkung, vermutlich weil es die Muskeln der Harnwege und der Harnblase entspannt. Man verwendet es am häufigsten als Aufguß bei Nierensteinen, akuter und chronischer Blasenentzündung oder anderer Blasenbeschwerden.
Verwandte Arten: *A. peploides* ist eine nördliche Verwandte, die von den Inuit in Alaska frisch als saures oder in Öl eingelegtes Gemüse gegessen wird. In Island fermentiert man die Pflanze und ißt sie wie Sauerkraut. Das in Europa heimische Kahle Bruchkraut (*Herniaria glabra,* S. 218) besitzt ähnliche medizinische Eigenschaften wie das Sandkraut.

Argemone mexicana

(Papaveraceae)

MEXIKANISCHER STACHELMOHN

Beschreibung: Einjährige, bis zu 1 m hohe Pflanze mit stachligen, weißadrigen Blättern und großen gelben Blüten mit zarten Blütenblättern.
Verbreitung & Anbau: Kommt in den tropischen Regionen der USA bis nach Südamerika. Bevorzugt trockene Böden. Oft findet man ihn in Tabakfeldern.
Verwendete Teile: Sproßteile, Latex (Milchsaft), Samen.
Inhaltsstoffe: Isochinolinalkaloide, die denen des Schlafmohns (*Papaver somniferum,* S. 242) ähneln.
Geschichte & Brauchtum: Wie die meisten anderen Mohnpflanzen scheidet auch diese Art einen Milchsaft aus, der in Ecuador traditionell zur Behandlung des Grauen Stars verwendet wurde.
Medizinische Wirkung & Anwendung: Der frische Milchsaft enthält proteinauflösende Bestandteile, so daß man ihn bei Warzen und Lippenherpes verwendet. Die vollständige Pflanze wirkt sanft schmerzstillend; ein gering dosierter Aufguß der Samen wird in Kuba als Beruhigungsmittel für asthmakranke Kinder genutzt. In größeren Mengen ist das Öl der Samen abführend; die Blüten sind schleimlösend und daher gut bei Husten und anderen Atemwegsbeschwerden geeignet.
Verwandte Arten: In Hawaii wird der Milchsaft von *A. glauca* bei Warzen verwendet.
Warnung: Stachelmohn sollte nur unter ärztlicher Aufsicht angewendet werden.

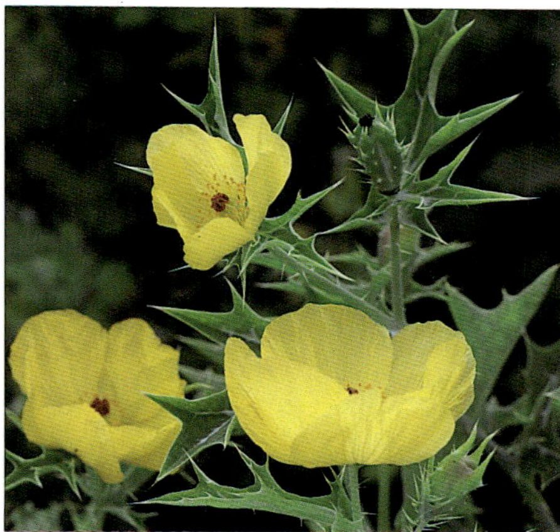

Stachelmohnblüten *wirken schleimlösend und eignen sich zur Behandlung von Husten.*

Arisaema consanguineum

(Araceae)

TIAN NAN XING

Beschreibung Bis zu 1 m hohe, ausdauernde Pflanze mit sternförmigen Blättern und purpurweißen oder grünen, krugförmigen Hochblättern.
Verbreitung & Anbau: Wildwachsend in Ostasien, vor allem in China, dort auch kultiviert. Ernte des Rhizoms im Herbst oder Winter.
Verwendete Teile: Getrocknete Rhizome.
Inhaltsstoffe: Triterpensaponine und Benzoesäure.
Geschichte & Brauchtum: Die Pflanze wurde erstmals im *Klassiker der Wurzeln und Heilkräuter des gestaltenden Landmanns (Shen nong ben cao jing)* im 1. Jahrhundert erwähnt.
Medizinische Wirkung & Anwendung: In der chinesischen Kräutermedizin gilt *Tian nan xing* als Mittel zum Aushusten von Schleim. Das getrocknete Rhizom wird hauptsächlich bei Atemwegsbeschwerden verwendet, frische Rhizome äußerlich bei Geschwüren und anderen Hautbeschwerden. Bei innerer Anwendung wird die Pflanze immer mit frischer Ingwerwurzel (*Zingiber officinale,* S. 153) gemischt.
Verwandte Arten: Anstelle von *Tian nan xing* werden oft *A. amurense* und *A. heterophyllum* verwendet. Die im Himalaja heimische Art *A. speciosum* nutzt man als Gegenmittel bei giftigen Schlangenbissen. *A. triphyllum,* eine aus Nordamerika stammende Art, hilft bei Atemwegsbeschwerden.
Warnung: Nur unter ärztlicher Aufsicht anwenden. Das frische Rhizom ist sehr giftig, deshalb für eine innere Anwendung ausschließlich getrocknete Rhizome einsetzen.

Aristolochia clematitis

(Aristolochiaceae)

OSTERLUZEI, BIBERWURZEL

Beschreibung: Unangenehm riechende, ausdauernde Pflanze mit herzförmigen Blättern und röhrenförmigen, am Ende verbreiterten gelben Blüten.
Verbreitung & Anbau: Hauptverbreitung in Mittel- und Südeuropa sowie Südwestasien. Die Wurzel wird im Frühjahr oder Herbst geerntet.
Verwendete Teile: Wurzel, Sproßteile.
Inhaltsstoffe: Aristolochiasäure, ätherisches Öl und Gerbstoffe. Aristolochiasäure regt die Aktivität der Leukozyten an, wirkt aber auch karzinogen und nierenschädigend.
Geschichte & Brauchtum: *Aristolochia* bedeutet »sehr gute Geburt« und bezieht sich auf die traditionelle Verwendung des frischen Osterluzeisaftes zur Einleitung von Geburten. Nach Überlieferungen von Theophrast (ca. 372–286 v. Chr.) wurde die Pflanze in der Antike verwendet, um Beschwerden der Gebärmutter, Reptilienbisse und Kopfwunden zu behandeln. Die Ureinwohnern Amerikas nutzten bestimmte *Aristolochia*-Arten bei Schlangenbissen, Magen- und Zahnschmerzen sowie Fieber.
Medizinische Wirkung & Anwendung: Die heute kaum noch angewendete Osterluzei nutzte man früher zur Behandlung von Wunden und Schlangenbissen, aber auch nach Geburten zur Verhinderung von Infektionen. Außerdem galt sie als starke Arznei zur Einleitung der Menstruation und als (sehr gefährliches) Abtreibungsmittel. Abkochungen wurden verwendet, um die Heilung von Geschwüren zu beschleunigen und Asthma oder Bronchitis zu behandeln.
Forschungsergebnisse: Chinesischen Untersuchungen zufolge ist die Aristolochiasäure ein wirksames Wundheilmittel. In China werden *Aristolochia*-Arten auch heute noch angewendet, in Deutschland ist die medizinische Nutzung der Pflanze wegen der Giftigkeit der Aristolochiasäure verboten.
Verwandte Arten: Im Amazonasgebiet werden Umschläge und Aufgüsse von *A. klugii* bei Schlangenbissen angewendet. In Nordamerika nutzt man die Virginische Schlangenwurzel *(A. serpentaria)* auf ähnliche Weise; außerdem galt diese Pflanze dort als starkes Fiebermittel. *A. bracteata* verwendet man im Sudan bei Stichen von Skorpionen; die in Europa und Asien heimische *A. rotunda* wird im Iran als Tonikum zur Einleitung der Menstruation genutzt. Die chinesischen Arten *A. kaempferi* und *A. fangchi* werden bei Störungen der Lungenfunktion, bei Schmerzen oder bei Flüssigkeitsretention verwendet; *A. indica* dient als Verhütungsmittel.
Warnung: Bevor sich die Osterluzei und andere *Aristolochia*-Arten nicht als ungefährlich erwiesen haben, sollten sie medizinisch nicht genutzt werden.

Armoracia rusticana syn. *Cochlearia armoracia*

(Cruciferae/Brassicaceae)

MEERRETTICH

Beschreibung: Bis 50 cm hohe, ausdauernde Pflanze mit einer tiefen Wurzel, großen Blättern und Trauben aus vierzipfligen kleinen weißen Blüten.
Verbreitung & Anbau: In Europa und Westasien heimisch, wird heute wegen seiner Wurzel kultiviert, die man im Herbst erntet.
Verwendete Teile: Wurzel, Blätter.
Inhaltsstoffe: Meerrettichwurzeln enthalten Glucosinolate (hauptsächlich Sinigrin), Asparagin, Harz und Vitamin C. Beim Zerreiben entsteht aus Sinigrin die antibiotische Substanz Allylsenföl.
Geschichte & Brauchtum: Plinius (23–79) bezog sich wahrscheinlich auf den Meerrettich, als er von einer Pflanze sprach, mit der man Skorpione abwehren konnte. Hauptsächlich ist der Meerrettich in der Vergangenheit aber wohl als harntreibendes Kraut verwendet worden. Er ist außerdem eine beliebte Gewürzpflanze.
Medizinische Wirkung & Anwendung: Der heute als Heilpflanze unterschätzte Meerrettich hat viele therapeutische Eigenschaften. So hat er eine stark anregende Wirkung auf die Verdauung, da er die Magensaftsekretion steigert und den Appetit anregt. Er wirkt harntreibend und fördert das Schwitzen, so daß er bei Fieber, Erkältungen und Grippe eingesetzt werden kann. Er wirkt schleimlösend und gilt als leichtes Antibiotikum, das sich bei Atem- oder Harnwegsinfektionen verwenden läßt. Ein Brotaufstrich aus frisch geriebener Wurzel ist ein altes Hausmittel gegen Heuschnupfen, während sich mit einem Breiumschlag aus der Wurzel Frostbeulen behandeln lassen.
Warnung: Übermäßige Anwendung von Meerrettich kann zu Reizungen des Magen-Darm-Trakts führen. Patienten mit schwacher Schilddrüsenfunktion sollten die Pflanze meiden. Breiumschläge aus Meerrettich können Blasen hervorrufen.

Arnica montana

(Compositae/Asteraceae)

ARNIKA, BERGWOHLVERLEIH

Beschreibung: Aromatische, bis 30 cm hohe, ausdauernde Pflanze mit grundständiger Blattrosette aus verkehrt eiförmigen Blättern und leuchtendgelben Korbblüten.
Verbreitung & Anbau: Wildwachsend in Bergwäldern und auf Bergwiesen in Mitteleuropa, den Pyrenäen, Sibirien, im Nordwesten der USA und in Kanada. Die Blüten erntet man, wenn sie völlig geöffnet sind, die Rhizome nach dem Absterben der Blätter im Herbst.
Verwendete Teile: Blüten, Rhizome.
Inhaltsstoffe: Sesquiterpenlactone, Flavonoide, ätherisches Öl mit Thymol, Schleim und Polysaccharide.
Geschichte & Brauchtum: In der europäischen Volksmedizin ist Arnika sehr häufig verwendet worden. Auch Goethe hat im hohen Alter Arnikatee getrunken, um seine Angina zu lindern.
Medizinische Wirkung & Anwendung: Arnika gilt als gute Salbe oder Kompresse zur Behandlung von Quetschungen, Verstauchungen und Muskelschmerzen, da die lokale Blutversorgung verbessert und die Heilung beschleunigt wird. Die Pflanze ist entzündungshemmend und unterstützt die Resorption innerer Blutungen. Arnika wird heute innerlich nur noch in homöopathischen Verdünnungen angewendet, vornehmlich bei Schock, Verletzungen und gegen Schmerzen. Als Abkochung oder Tinktur eingenommen, regt sie den Kreislauf an; sie ist aber auch ein wertvolles Mittel bei Angina pectoris und einem schwachen oder unregelmäßig arbeitenden Herzen. Allerdings kann die Pflanze selbst in niedriger Dosierung giftig sein, so daß sie für diese Beschwerden nur selten verwendet wird.
Verwandte Arten: In Nordamerika wird *A. fulgens* anstelle von Arnika verwendet.
Warnung: Nicht innerlich anwenden. Arnikapräparate nicht auf verletzte Hautpartien auftragen. Eine äußere Anwendung kann Dermatitis verursachen. In einigen Ländern ist die Pflanze gesetzlich geschützt.
Selbstbehandlung: Quetschungen, S. 304; **Verstauchungen,** S. 312; **Ermüdete & schmerzende Muskeln,** S. 312.

Artemisia abrotanum

(Compositae/Asteraceae)

EBERRAUTE

Beschreibung: Stark aromatischer, bis 1 m hoher Halbstrauch mit stark zerteilten silbriggrünen Blättern und gelben Blüten.
Verbreitung & Anbau: In Südeuropa heimisch, aber inzwischen selten. Wird für die Parfümindustrie und in geringerem Umfang für die Kräutermedizin gewerbsmäßig angebaut. Die Sproßteile werden im Spätsommer geerntet.
Verwendete Teile: Sproßteile.
Inhaltsstoffe: Ätherisches Öl, Abrotin, Bitterstoffe.
Geschichte & Brauchtum: Während die Eberraute im Mittelalter und in der Renaissance eine hoch geschätzte Heilpflanze war, wird sie heute in der Kräutermedizin nur noch selten verwendet, da der nahe verwandte Wermut (*A. absinthium,* S. 63) als wirkungsvoller gilt. Wie der Wermut enthält auch die Eberraute ein starkes ätherisches Öl, das Insekten abschreckt, so daß man die Blätter zum Schutz vor Motten zwischen Kleidungsstücke legen kann. Wie Mrs. Grieve (*A Modern Herbal*, 1931) berichtet, wurde in England »noch zu Beginn des letzten Jahrhunderts ein Bündel Eber- und Weinraute (*Ruta graveolens,* S. 262) neben auf der Anklagebank sitzenden Häftlingen aufgehängt, um der Ansteckung mit Gefängnisfieber [wahrscheinlich Paratyphus] vorzubeugen«.

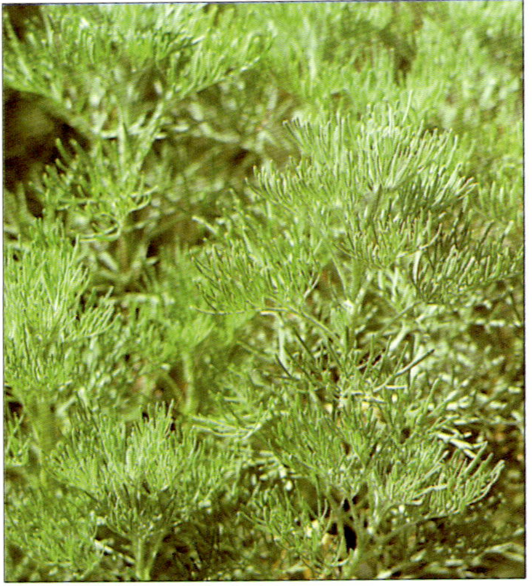

***Eberrautenblätter** legte man zum Schutz vor Motten zwischen Kleidungsstücke.*

Medizinische Wirkung & Anwendung: Die Eberraute ist ein Bittertonikum, das die Verdauungsfunktionen durch vermehrte Magen- und Darmsaftsekretion unterstützt und stärkt. Eberrauten-Aufgüsse wurden als Wurmmittel für Kinder verwendet, allerdings nur unter ärztlicher Aufsicht. Ähnlich wie andere *Artemisia*-Arten regt die Eberraute die Menstruation an und wird häufig verwendet, um eine unregelmäßige oder ausbleibende Periode einzuleiten.
Warnung: Nicht während der Schwangerschaft verwenden. Für Kinder unter 12 Jahren nicht geeignet, es sei denn, das Mittel wurde vom Arzt verschrieben.

Artemisia capillaris

(Compositae/Asteraceae)

YIN CHEN HAO

Beschreibung: Mittelgroße, ausdauernde Pflanze mit aufrechtem Stengel und dünnen, stark zerteilten Blättern sowie kleinen Körbchenblüten.
Verbreitung & Anbau: Aus Südostasien stammend, wird heute in China und anderen fernöstlichen Ländern gewerbsmäßig angebaut. Die jungen Pflanzen sammelt man im Frühjahr.
Verwendete Teile: Sproßteile.
Inhaltsstoffe: Ätherisches Öl und Cumarine. Das ätherische Öl hat antimykotische Wirkung.
Geschichte & Brauchtum: *Yin chen hao* wird in der chinesischen Kräutermedizin seit mehr als 2000 Jahren verwendet. Die therapeutischen Eigenschaften wurden erstmals im *Klassiker der Wurzeln und Heilkräuter des gestaltenden Landmanns (Shen nong ben cao jing)* aus dem 1. Jahrhundert erwähnt.
Medizinische Wirkung & Anwendung: *Yin chen hao* ist ein wirksames Mittel bei Leberbeschwerden und eignet sich besonders zur Behandlung von Gelbsucht. Nach der traditionellen chinesischen Medizin (*siehe* S. 38–41) handelt es sich um ein bitteres und kühlendes Kraut, das »Hitze und Feuchtigkeit« aus Leber und Gallengängen treibt, Fieber lindert und entzündungshemmend sowie harntreibend wirkt. Früher wurde es als Pflaster bei Kopfschmerzen genutzt.
Forschungsergebnisse: In China durchgeführte Untersuchung haben gezeigt, daß *Yin chen hao* ähnlich wie viele andere *Artemisia*-Arten eine tonische und stärkende Wirkung auf Leber, Gallenblase und das Verdauungssystem hat.
Warnung: Nicht während der Schwangerschaft anwenden. Für Kinder unter 12 Jahren ungeeignet, es sei denn, das Mittel wurde vom Arzt verordnet.

Artemisia cina

(Compositae/Asteraceae)

ZITWER, WURMKRAUT

Beschreibung: Halbstrauch mit langen, dünnen Blättern und winzigen runden Blütenständen.
Verbreitung & Anbau: In einem Gebiet vom östlichen Mittelmeer bis nach Sibirien heimisch. Gesammelt werden die ungeöffneten Blütenköpfchen wildwachsender oder kultivierter Pflanzen.
Verwendete Teile: Blütenköpfchen.
Inhaltsstoffe: Santonin (ein Sesquiterpenlacton), Artemisin, ätherisches Öl (mit bis zu 80% Cineol). Santonin ist für Spulwürmer und – in geringerem Maße – auch für Fadenwürmer giftig.
Geschichte & Brauchtum: Der Zitwer war schon im antiken Griechenland als Wurmmittel bekannt und ist seither als solches genutzt worden. Der Wirkstoff Santonin wurde 1830 isoliert und wird heute häufiger angewendet als die Pflanze selbst.
Medizinische Wirkung & Anwendung: Die Pflanze wurde fast ausschließlich als Wurmmittel genutzt. Sie ist außerdem eine stark bittere und aromatische Arznei mit tonischer und anregender Wirkung auf die Verdauung. Die getrockneten Blütenköpfchen werden gelegentlich mit Honig gemischt, um ihre Bitterkeit abzuschwächen.
Warnung: Nicht während der Schwangerschaft anwenden. Für Kinder unter 12 Jahren ungeeignet, es sei denn, das Mittel wurde vom Arzt verordnet.

Artemisia dracunculus
(Compositae/Asteraceae)
ESTRAGON

Beschreibung: Aromatische, bis 1 m hohe, ausdauernde Pflanze mit lanzettlichen Blättern und kleinen, in langen, herabhängenden Blütenständen angeordneten grünlichen Blütenköpfchen.
Verbreitung & Anbau: In Rußland, Westasien und im Himalajagebiet heimisch, wird heute weltweit in Gärten als Küchenkraut kultiviert. Die Sproßteile pflückt man im Sommer.
Verwendete Teile: Sproßteile, Wurzel.
Inhaltsstoffe: Gerbstoffe, Cumarine, Flavonoide und bis zu 0,8% ätherisches Öl (davon bis zu 70% toxisches und potentiell karzinogenes Methylchavicol).

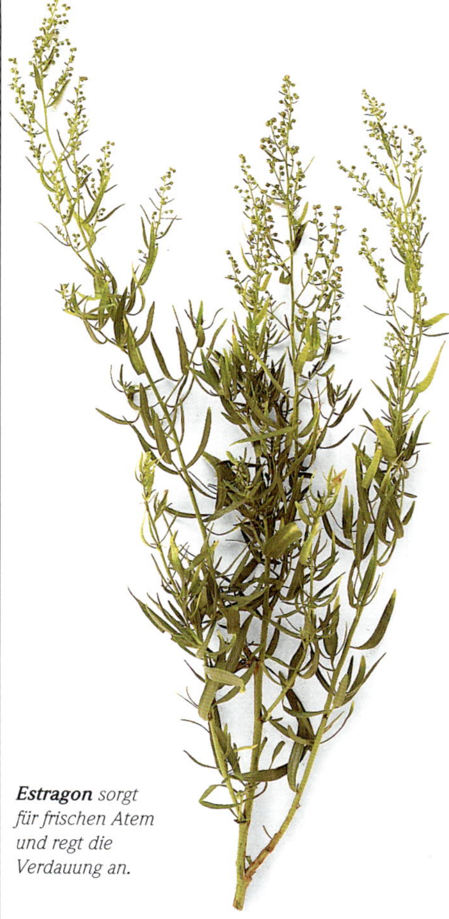

***Estragon** sorgt für frischen Atem und regt die Verdauung an.*

Geschichte & Brauchtum: Estragon wird zumeist als Küchengewürz verwendet. In Frankreich nennt man ihn wegen seiner Fähigkeit, Schlangenbisse zu heilen, *herbe au dragon*.
Medizinische Wirkung & Anwendung: Er gilt als verdauungsanregend und leichtes Beruhigungs- und Schlafmittel. Aufgrund seiner Fähigkeit, die Menstruation einzuleiten, verwendet man ihn bei ausbleibender Periode. Die Wurzel nutzt man traditionell bei Zahnschmerzen.
Warnung: Nicht während der Schwangerschaft anwenden. Überschreiten Sie nicht die empfohlene Dosis, nehmen Sie Estragon nicht länger als 4 Wochen ohne Pause.

Artemisia vulgaris
(Compositae/Asteraceae)
GEMEINER BEIFUSS

Beschreibung: Aromatische, bis 1 m hohe, ausdauernde Pflanze mit dunkelgrünen, stark gefiederten Blättern und zahlreichen Rispen aus kleinen rötlichen oder gelben Blütenköpfchen.
Verbreitung & Anbau: Kommt in den gemäßigten Regionen der nördlichen Hemisphäre vor, wächst auf Ruderalflächen und in Gebüschen. Die Vermehrung erfolgt durch Teilung im Herbst und im Frühjahr. Gesammelt wird er direkt vor der Blüte im Spätsommer.
Verwendete Teile: Blätter, Wurzel.
Inhaltsstoffe: Ätherisches Öl, Sesquiterpenlactone, Flavonoide, Cumarinderivate und Triterpene.
Geschichte & Brauchtum: Der Beifuß wird in Europa und Asien schon sehr lange verwendet. So sollen bereits römische Zenturios ihre Sandalen damit ausgelegt haben, um die Fußsohlen gesund zu erhalten. Nach Aussage des griechischen Arztes Dioskorides galt die Göttin Artemis (der die Pflanze ihren Gattungsnamen verdankt) als diejenige, die den Frauen während der Geburt Beistand leistet. Das walisische Kräuterbuch *The Physicians of Myddfai* aus dem 13. Jahrhundert empfiehlt: »Ist eine Frau außerstande, ihr Kind auf die Welt zu bringen, so binde man Beifuß an ihren linken Oberschenkel. Nach der Geburt wird er sofort entfernt, damit es nicht zu starken Blutungen kommt.« Im 18. Jahrhundert empfahl der spanische Pflanzenheilkundler Diego de Torres die Anbringung eines Beifußpflasters unterhalb des Nabels, um die Geburt einzuleiten. In China wird der Beifuß ebenfalls schon seit Jahrtausenden geschätzt. So ist er Hauptbestandteil von *moxa,* das man zur Moxibustion nutzt, einem Prozeß, bei dem eine zigarrenförmige Rolle aus getrockneten Blättern an bestimmten Akupunkturstellen angezündet wird.
Medizinische Wirkung & Anwendung: Das verdauungsfördernde und tonische Kraut hat eine Vielzahl traditioneller Anwendungen. Da er milder ist als die meisten anderen *Artemisia*-Arten, kann Beifuß in niedriger Dosis über längere Zeiträume genommen werden, um den Appetit anzuregen oder die Verdauungsfunktionen und die Aufnahme der Nährstoffe zu verbessern. Er ist ein Wurmmittel, steigert die Gallensekretion und gilt als leichtes Mittel zur Einleitung der Periode. Der europäischen Auffassung, Beifuß sei auch ein Gebärmutterstimulans, steht die chinesische Praxis entgegen, in der er verordnet wird, um Fehlgeburten zu verhindern und Periodenblutungen zu verringern oder zum Stillstand zu bringen. Beifuß wirkt auch antiseptisch und wurde bereits bei der Behandlung von Malaria angewendet.
Verwandte Arten: Die in China heimischen Arten *A. argyii* und *A. lavandulaefolia* wurden in der chinesischen Kräutermedizin bei Beschwerden eingesetzt, die man auch in Europa mit Beifuß kurierte.
Warnung: Nicht während der Schwangerschaft anwenden.

Asclepias tuberosa
(Asclepiadaceae)
KNOLLIGE SCHWALBENWURZEL

Beschreibung: Aufrecht wachsende, bis 1 m hohe, ausdauernde Pflanze mit schmalen, lanzettlichen Blättern und Blütenständen aus zahlreichen fünfzipfligen orangefarbenen oder gelben Blüten.
Verbreitung & Anbau: Stammt aus dem Süden der USA. Die Wurzel wird im Frühjahr geerntet.
Verwendete Teile: Wurzel.
Inhaltsstoffe: Cardenolide und Flavonoide. Östrogene Wirkung.
Geschichte & Brauchtum: In der nordamerikanischen Kräutermedizin galt die Pflanze als Allheilmittel. Man verwendete sie zur Behandlung so unterschiedlicher Beschwerden wie Rippenfellentzündung, Typhus, Lungenentzündung, Katarrh, Ruhr, Koliken, Ekzemen und sogar Hysterie. Die Omaha aßen die rohe Wurzel bei Bronchitis oder anderen Atemwegsbeschwerden. Bei vielen Stämmen galt die Pflanze auch als gutes Fiebermittel.
Medizinische Wirkung & Anwendung: Hauptsächlich bei Brustfellentzündung und damit zusammenhängenden Schmerzen angewendet, hilft sie auch bei heißen, trockenen und festsitzenden Beschwerden der Atemwege, fördert das Aushusten von Schleim, lindert Entzündungen und senkt durch vermehrte Schweißbildung das Fieber. Die Wurzel wird bei chronischem Durchfall und Ruhr verwendet.
Verwandte Arten: *A. incarnata* und *A. syriaca* wurden in der Kräutermedizin der amerikanischen Ureinwohner verwendet, um Asthma zu behandeln.
Warnung: Nicht während der Schwangerschaft anwenden. Überhöhte Dosen können zu Erbrechen führen.

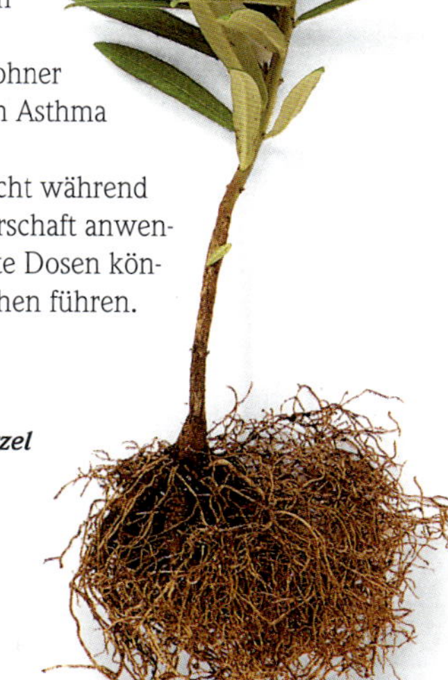

***Die Knollige Schwalbenwurzel** wurde von den amerikanischen Ureinwohnern zur Behandlung der Atemwege verwendet.*

Asparagus officinalis

(Liliaceae)

SPARGEL

Beschreibung: Ausdauernde, bis 2 m hohe Pflanze mit schlanken Stengeln und langen Wedeln aus zarten, nadelartigen Blättern sowie glockenförmigen gelbgrünen Blüten und kleinen leuchtendroten Beeren.
Verbreitung & Anbau: Ursprünglich in den gemäßigten Regionen Europas, Nordafrikas und Asiens beheimatet, wird der Spargel inzwischen weltweit als Gemüse angebaut. Die unterirdischen Sprosse, die ohne Sonnenlicht weiß bleiben, wachsen im Frühjahr zu zarten Stengeln aus. Die Wurzel gräbt man nach dem Abschneiden der Sprosse aus.
Verwendete Teile: Wurzel, Sprosse.
Inhaltsstoffe: Steroidsaponine, Bitterglykoside, Asparagin und Flavonoide. Asparagin ist ein starkes harntreibendes Mittel.
Geschichte & Brauchtum: Wenn alte ägyptische Grabzeichnungen richtig interpretiert wurden, dann hat man den Spargel schon um 4000 v. Chr. kultiviert. Auch weiß man seit langem, daß er harntreibend ist. Dioskorides empfahl eine Abkochung aus Spargelwurzeln bei Nierenbeschwerden, Gelbsucht und Ischias oder um den Urinfluß zu verbessern. Außerdem empfahl er, die Wurzel bei Zahnschmerzen zu kauen.
Medizinische Wirkung & Anwendung: Spargel ist ein stark harntreibendes Mittel, das bei vielerlei Harnwegsbeschwerden angewendet werden kann, z. B. bei Blasenentzündung. Die Pflanze hilft bei rheumatischen Beschwerden, da sie Abfallprodukte, die sich in den Gelenken angesammelt haben, über den Urin ausscheidet. Außerdem ist Spargel ein Bitter-, ein leichtes Abführ- und ein Beruhigungsmittel.

Asperula odorata syn. *Galium odoratum*

(Rubiaceae)

WALDMEISTER

Beschreibung: Ausdauernde, bis 45 cm hohe Pflanze mit vierkantigem Stengel, Quirlen aus schmalen, elliptischen Blättern und kleinen weißen Blüten.
Verbreitung & Anbau: Hauptverbreitung in Europa, kommt auch in Asien und Nordafrika vor. Wächst bevorzugt in Wäldern und an anderen schattigen Standorten. Gesammelt wird er während der Blüte im Spätfrühjahr.
Verwendete Teile: Sproßteile.
Inhaltsstoffe: Iridoide, Cumarin (0,6%), Gerbstoffe, Anthrachinone und Flavonoide. Die Flavonoide beeinflussen den Kreislauf und sind harntreibend.
Geschichte & Brauchtum: Beim Trocknen riecht der Waldmeister nach frisch geschnittenem Gras, so daß man ihn zwischen Kleidungsstücke legte, damit diese frisch dufteten. In seinem *Irish Herbal* von 1735 berichtet K'Eogh, das Kraut sei, »zerrieben angewendet, ein gutes Mittel zur Wundheilung und zur Behandlung von Furunkeln und Entzündungen«. In Deutschland wird am Maifeiertag eine Maibowle aus Weißwein und Waldmeister getrunken.
Medizinische Wirkung & Anwendung: Waldmeister gilt als Tonikum mit deutlich harntreibenden und entzündungshemmenden Eigenschaften. Die Cumarine und Flavonoide machen ihn zu einem guten Mittel gegen Krampfadern und Venenentzündung; außerdem wurde er als krampflösende Arznei und als Schlafmittel für Kinder und Erwachsene verwendet.
Warnung: Bei zu starker Dosierung kann Waldmeister innere Blutungen verursachen. Nicht zusammen mit herkömmlichen Kreislaufmitteln und nicht während der Schwangerschaft anwenden.

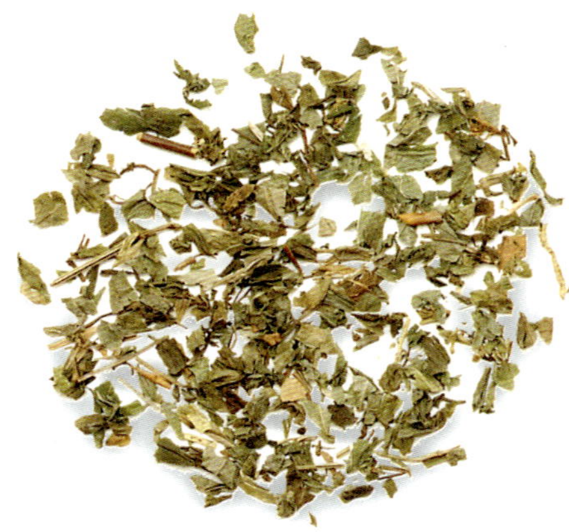

***Waldmeister** wird getrocknet und dann als Arznei verwendet.*

Aspidosperma quebracho-blanco

(Apocynaceae)

WEISSER QUEBRACHO

Beschreibung: Bis zu 30 m hoher Baum mit dicker, korkartiger Rinde, lederartigen Blättern und röhrenförmigen weißen Blüten.
Verbreitung & Anbau: Verbreitet im südlichen Südamerika. Rinde und Holz werden gewerbsmäßig genutzt.
Verwendete Teile: Rinde.
Inhaltsstoffe: Indolalkaloide (darunter Yohimbin) und Gerbstoffe.
Geschichte & Brauchtum: Der Name leitet sich vom spanischen *quebrar* (brechen) und *hacha* (Beil) ab und ist eine Anspielung auf die Härte des Holzes.
Medizinische Wirkung & Anwendung: Wegen seiner krampflösenden Eigenschaften wendet man den Quebrachobaum therapeutisch auf den Bronchialbereich zur Behandlung von Asthma und Emphysemen an. Er wirkt tonisch, senkt Fieber und wurde wegen seiner adstringierenden Wirkung aäußerlich bei Wunden und Verbrennungen genutzt.
Verwandte Arten: In Südamerika werden weitere *Aspidosperma*-Arten wegen ihres Holzes und als Gerbemittel angepflanzt; andere verwendet man zur Behandlung von Fieber. *A. excelsum* verschreibt man bei Blähungen, Magenverstimmung und Verdauungsbeschwerden.
Warnung: Nur unter ärztlicher Aufsicht anwenden. Die Pflanze ist in überhöhten Dosen toxisch. In einigen Ländern unterliegt der Gebrauch gesetzlichen Auflagen.

Atractylodes macrocephala

(Compositae/Asteraceae)

BAI ZHU

Beschreibung: Aufrecht wachsende, bis 60 cm hohe, ausdauernde Pflanze mit wechselständigen, ovalen bis lanzettlichen Blättern und purpurfarbenen Blüten.
Verbreitung & Anbau: Wird in China, Japan und Korea kultiviert; kaum noch wildwachsend. Das Rhizom wird im Spätherbst oder Winter geerntet.
Verwendete Teile: Rhizome.
Inhaltsstoffe: Ätherisches Öl (0,35–1,35%) mit Atrytylon, Atractylenoliden, Sesquiterpenglykosiden vom Atractylosidtyp; zusätzlich Polyine. Atrytylon hat eine leberschützende Wirkung.
Geschichte & Brauchtum: Die erste Erwähnung von *Bai zhu* findet sich in der *Tang Materia Medica* (China, 659). Später gehörte die Pflanze zu den 4 Kräutern der »Abkochung der 4 Herrscher«, einer Rezeptur, die von Wang Ji (1463–1539) bei Syphilis empfohlen wurde.
Medizinische Wirkung & Anwendung: *Bai zhu* gilt traditionell als Tonikum, das die Milz stärkt und das *Qi* begünstigt (*siehe* S. 38).
Das Rhizom hat einen unangenehm süßlichen Geschmack und wird zur Linderung von starker Wasserretention, übermäßigem Schwitzen und Verdauungsbeschwerden wie Durchfall und Erbrechen verwendet. Gemischt mit dem Baikal-Helmkraut (*Scutellaria baicalensis,* S. 133) nutzt man es zur Verhinderung von Fehlgeburten.

Avena sativa

(Gramineae)

HAFER

Beschreibung: Einjähriges, bis 1 m hohes Gras mit geraden, hohlen Stengeln, aus Blattscheiden und Blattspreiten bestehenden Blättern und Rispen, in denen die Samen (Körner) gebildet werden.
Verbreitung & Anbau: In Nordeuropa heimisch, wird heute überall in den gemäßigten Zonen der Erde als Getreide angebaut. Die Ernte erfolgt im Spätsommer.
Verwendete Teile: Samen, Stroh (getrocknete Stengel).
Inhaltsstoffe: Saponine, Alkaloide, Sterine, Flavonoide, Kieselsäure, Stärke, Protein (darunter Gluten), Vitamine (besonders B-Vitamine) und Mineralstoffe (besonders Calcium).

Geschichte & Brauchtum: Früher wurde Haferstroh als Matratzenfüllung genutzt, was besonders Menschen zugute kam, die an Rheumatismus litten. In *The English Physitian* (1652) behauptet Nicholas Culpeper, daß »ein Breiumschlag aus Hafermehl und etwas Lorbeeröl gegen Juckreiz und die Lepra hilft«. John Gerard äußerte sich dagegen im Jahre 1597 weniger begeistert: »Hafermehl führt dazu, daß ein hellhäutiges Mädchen mit gesunder Hautfarbe auszusehen beginnt wie ein Stück Talg.«
Medizinische Wirkung & Anwendung: Hafer ist hauptsächlich ein nahrhaftes Getreide, kann aber in vielerlei Weise auch der Gesundheit dienen. Haferkleie senkt den Cholesterinspiegel, und eine auf Hafer aufbauende Ernährung kann die Ausdauer verbessern (siehe Forschungsergebnisse). Hafer, besonders Haferstroh, wirkt bei medizinischer Anwendung tonisch. Haferstroh wird bei allgemeiner Schwäche sowie zahlreichen nervösen Beschwerden verordnet. Samen und Stroh wirken leicht antidepressiv, erhöhen nach und nach die Energiereserven und haben eine wohltuende Wirkung auf ein angegriffenes Nervensystem. Hafer wird auch bei Depressionen, Nervenschwäche und Erschöpfung verwendet, die in Zusammenhang mit Multipler Sklerose, chronischen Nervenschmerzen und Schlaflosigkeit auftreten können. Außerdem soll Hafer durch Beeinflussung der Nervenenergie hilfreich bei Schlaflosigkeit sein. Hafer gehört zu den Pflanzen, die nach einer langen Krankheit zur Genesung beitragen können. Äußerlich angewendet, wirkt das Korn lindernd und reinigend. Eine Abkochung im Badewasser kann bei Juckreiz und Ekzemen helfen.
Forschungsergebnisse: In Australien wurde nachgewiesen, daß sich die Ausdauer von Sportlern um 4 Prozent erhöhte, wenn sie 3 Wochen eine Haferdiät einhielten. Vermutlich liegt das daran, daß Hafer den Muskelaufbau unterstützt.
Selbstbehandlung: Depression & Vitalitätsverlust, S. 316; **Ekzeme,** S. 300; **Nervöse Erschöpfung & Streß,** S. 319; **Schlechter Schlaf & nervöse Erschöpfung,** S. 309.

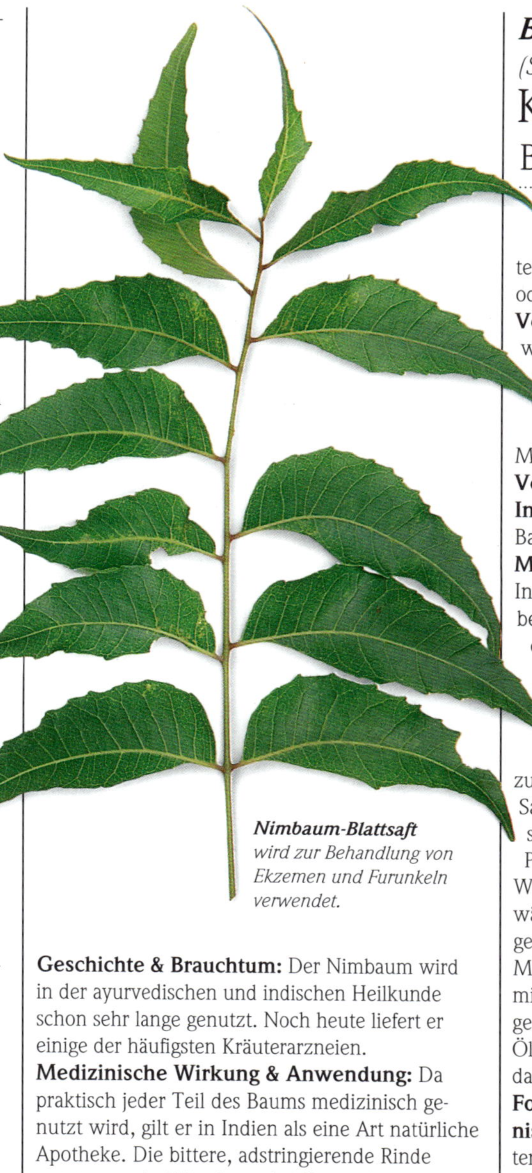

Nimbaum-Blattsaft
wird zur Behandlung von Ekzemen und Furunkeln verwendet.

Azadirachta indica syn. *Antalaea/Melia azadirachta, A./M. indica*

(Meliaceae)

NIMBAUM

Beschreibung: Immergrüner, bis 16 m hoher Baum mit zusammengesetzten Blättern und kleinen weißen Blüten.
Verbreitung & Anbau: In den Wäldern Indiens und Sri Lankas heimisch, wird heute auch in anderen tropischen Regionen angepflanzt, etwa in Indonesien, Australien und Westafrika.
Verwendete Teile: Rinde, Blätter, Zweige, Samen, Saft.
Inhaltsstoffe: Meliacin, Triterpenbitterglykoside, Gerbstoffe und Flavonoide.
Geschichte & Brauchtum: Der Nimbaum wird in der ayurvedischen und indischen Heilkunde schon sehr lange genutzt. Noch heute liefert er einige der häufigsten Kräuterarzneien.
Medizinische Wirkung & Anwendung: Da praktisch jeder Teil des Baums medizinisch genutzt wird, gilt er in Indien als eine Art natürliche Apotheke. Die bittere, adstringierende Rinde nutzt man als Abkochung bei Hämorrhoiden; die Blätter werden traditionell bei Malaria, Darmgeschwüren und Eingeweidewürmern angewendet. Den Saft ausgepreßter Blätter sowie Aufgüsse und Salben trägt man äußerlich auf Geschwüre, Wunden, Furunkel und Ekzeme auf; die Zweige dienen der Reinigung von Zähnen, der Festigung des Zahnfleisches und der Vorbeugung von Zahnfleischerkrankungen. Aus den Samen gewonnenes Nimbaumöl wird häufig als Haarfestiger verwendet. Da es dank einer stark antimykotischen und antiviralen Wirkung Krankheitserreger abwehren kann, wird es auch bei Lepra eingesetzt oder als Trägermittel für andere Wirkstoffe. Der Saft ist ein äußerlich angewendetes Mittel gegen Lepra; die Samen sind spermizid.
Forschungsergebnisse: Wie neuere Untersuchungen gezeigt haben, hat Nimbaumöl eine entzündungshemmende und antibakterielle Wirkung und kann teilweise auch Fieber und den Blutzuckerspiegel senken. Es wird geprüft, ob es sich als Verhütungsmittel für Männer und Frauen gleichermaßen eignet.
Warnung: Ungeeignet für Säuglinge bzw. ältere oder geschwächte Menschen.

Bacopa monnieri

(Scrophulariaceae)

KLEINES FETTBLATT, BRAHMI (HINDI)

Beschreibung: Niederliegende, bis 50 cm große, ausdauernde sukkulente Pflanze mit spatelförmigen, fleischigen Blättern und hellblauen oder weißen Blüten auf langen, schlanken Stielen.
Verbreitung & Anbau: Wächst in gemäßigt warmen und tropischen Regionen, besonders in Südasien. Wächst bevorzugt an feuchten Standorten, kann in Schlammzonen und am Rande von Mangrovesümpfen dichte Matten bilden.
Verwendete Teile: Sproßteile.
Inhaltsstoffe: Steroidsaponine, darunter auch Bacoside.
Medizinische Wirkung & Anwendung: In Indien wird das Kleine Fettblatt hauptsächlich bei nervlich bedingten Problemen angewendet, etwa bei Neuralgie, Epilepsie und Geisteskrankheiten, aber auch bei Magenverstimmung, Geschwüren, Blähungen, Verstopfung, Asthma, Bronchitis und Unfruchtbarkeit.

In China nutzt man es als *Yang*-Tonikum zur Behandlung von Impotenz, vorzeitigem Samenerguß, Unfruchtbarkeit und rheumatischen Beschwerden. In Indonesien gilt die Pflanze als Mittel gegen Filariose (eine von Würmern verursachte Tropenkrankheit), während man in Kuba eine Abkochung der gesamten Pflanze als Abführ- und harntreibendes Mittel verwendet. Bei arthritischen Beschwerden mischt man den ausgepreßten Saft mit Öl und reibt sich damit ein.
Forschungsergebnisse: Indische Untersuchungen lassen den Schluß zu, daß das Kleine Fettblatt die geistige Leistungsfähigkeit, das Gedächtnis und die Konzentration stärkt und das Lernen verbessert.

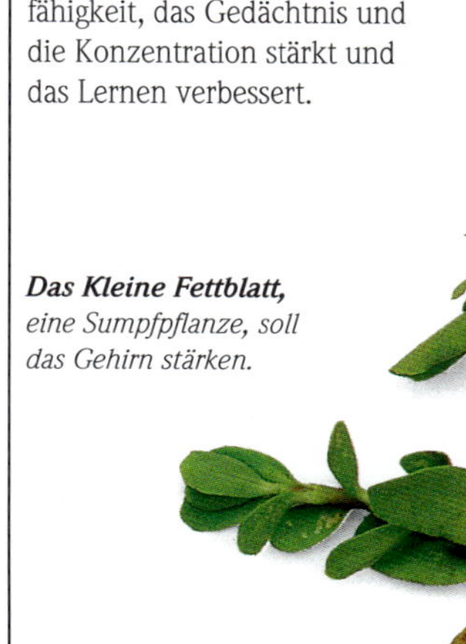

Das Kleine Fettblatt,
eine Sumpfpflanze, soll das Gehirn stärken.

Ballota nigra

(Labiatae/Lamiaceae)

SCHWARZNESSEL, SCHWARZER ANDORN

Beschreibung: Wuchernde, bis 1 m hohe, stark duftende, ausdauernde Pflanze mit ovalen, gezähnten Blättern und rosa bis purpurfarbenen Blüten, die in Wirteln an der Basis der oberen Blätter angeordnet sind.
Verbreitung & Anbau: Fast überall in Europa, Nordamerika und Asien. Wächst bevorzugt in der Nähe menschlicher Siedlungen, etwa auf Ruderalflächen, zwischen Asphaltaufbrüchen und an Straßenrändern. Die Ernte erfolgt während der Blütezeit im Sommer.
Verwendete Teile: Sproßteile.
Inhaltsstoffe: Diterpene, darunter Marrubiin, das man auch im Weißen Andorn (*Marrubium vulgare,* S. 231) findet.
Geschichte & Brauchtum: Dioskorides empfahl ein Pflaster aus Blättern der Schwarznessel und Salz zur Behandlung von Hundebissen und einen Balsam aus getrockneten Blättern und Honig zur Reinigung infizierter Wunden und Geschwüre.
Medizinische Wirkung & Anwendung: Die Schwarznessel, die lange als geeignetes Mittel gegen Krämpfe, depressive Stimmungen und klimakterische Beschwerden galt, wird heute nicht mehr so häufig angewendet. Auch sind sich die Experten uneinig, ob die Pflanze wirklich eine Substanz enthält, die eine Wirkung der früheren Anwendungen glaubhaft erscheinen läßt. Sie wird gegenwärtig von anglo-amerikanischen Pflanzenheilkundlern als Antibrechmittel genutzt oder um Übelkeit bzw. Erbrechen zu lindern. Am wirkungsvollsten scheint sie zu sein, wenn die Übelkeit auf Störungen im Innenohr beruht (wie bei der Ménière-Krankheit). Die Pflanze soll leicht beruhigend und krampflösend wirken und gelegentlich zur Behandlung von Arthritis und Gicht verwendet werden. Die Schwarznessel kann durch den Weißen Andorn ersetzt werden, auch wenn dessen therapeutische Wirkung geringer ist.

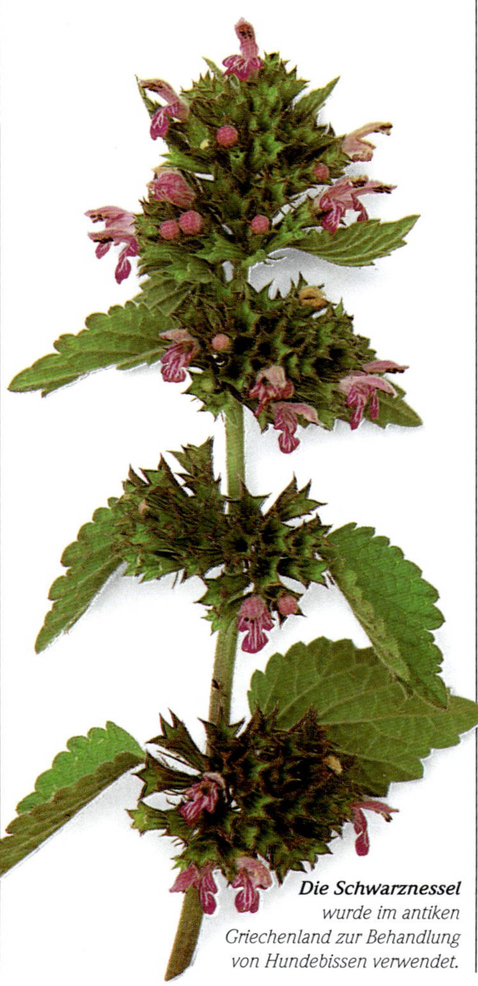

Die Schwarznessel *wurde im antiken Griechenland zur Behandlung von Hundebissen verwendet.*

Bambusa arundinacea

(Gramineae)

ROHRBAMBUS

Beschreibung: Bis zu 30 m hoher Baum mit mehreren Stämmen, die von einer gemeinsamen Basis ausgehen. Die zugespitzten Blätter sind schmal, die sehr langen, offenen Blütenstände gelb bis gelblich-grün.
Verbreitung & Anbau: Überall im tropischen Asien, besonders in Indien und China heimisch. Kann in einer Höhe bis zu 2100 m vorkommen.
Verwendete Teile: Wurzel, Blätter, Sprosse.
Inhaltsstoffe: Hohe Anteile an Kieselsäure im Saft.
Geschichte & Brauchtum: Der Rohrbambus ist vermutlich die nützlichste Pflanze der Erde. Man benutzt sie, um Gerüste, Flöße, Möbel, Papier und Dutzende anderer Dinge herzustellen. Außerdem spielt sie eine wichtige Rolle in der Kräutermedizin.
Medizinische Wirkung & Anwendung: Die verschiedenen Teile des Rohrbambus werden in der indischen und ayurvedischen Heilkunde auf unterschiedlichste Weise genutzt. Die Wurzel gilt als adstringierend und kühlend und hilft bei Gelenkschmerzen und allgemeiner Schwäche. Die Blätter verschreibt man zur Einleitung der Menstruation, und – da sie eine krampflösende Wirkung haben – zur Linderung von Periodenschmerzen. Man verwendet die Pflanze auch, um die Funktionen des Magens zu stärken, und als Wurmmittel; außerdem gilt sie als Aphrodisiakum. Die jungen Sprosse werden gegessen, um Übelkeit, Magenverstimmung und Blähungen zu lindern; Breiumschläge aus den Sprossen können infizierte Wunden dränieren. Der viel Kieselsäure enthaltende Saft läßt sich verwenden, um bei Osteoarthritis und Osteoporose die Knorpel zu stärken.
Verwandte Arten: In der chinesischen Kräutermedizin werden Saft und Späne von *B. breviflora* verwendet, um »überschüssige Hitze«, Husten und Atemwegsstauungen entgegenzuwirken. Die Wurzeln nutzt man als harntreibendes Mittel und zur Behandlung von Fieber.

Banisteria caapi

(Malpighiaceae)

AYAHUASCA-LIANE

Beschreibung: Verholzte, bis 30 m lange Kletterpflanze mit glatter Rinde, ovalen Blättern und Blütenständen aus kleinen roten oder gelben Blüten.
Verbreitung & Anbau: In den Regenwäldern des Amazonasgebietes heimisch, wird dort auch kultiviert. Für die medizinische Verwendung bevorzugt man die wildwachsende Pflanze.
Verwendete Teile: Rinde.
Inhaltsstoffe: Harmanalkaloide (darunter Harmin, Harmalol und δ-Tetrahydroharmin), die Halluzinationen hervorrufen können.
Geschichte & Brauchtum: In der Quechua-Sprache, die in weiten Teilen Perus, aber auch in einigen Nachbarländern gesprochen wird, bedeutet *ayahuasca* »Geist der Toten« – ein Hinweis auf die respektgebietenden Kräfte, die dieser Pflanze traditionell zugeschrieben werden. Ein anderer indianischer Name ist *nixi honi xuma*, was soviel bedeutet wie »Kletterpflanze, aus der der halluzinogene Extrakt gewonnen wird«. Die Rinde, oft mit *Datura*-Arten gemischt, ist das wichtigste halluzinogene Mittel vieler Amazonas-Indianer für ihre rituellen Zeremonien.
Medizinische Wirkung & Anwendung: Hauptsächlich als starkes Halluzinogen bekannt, wird die Pflanze auch bei einer Reihe medizinischer Beschwerden angewendet. Allerdings bekommt sie nicht der Patient, sondern der Schamane, der sie nutzt, um Kontakt mit der Geisterwelt, die letztendlich für alle Krankheiten verantwortlich ist, aufzunehmen. Bei den Geistern legt der Schamane für die kranke Person oder – anders als im individualisierten Ansatz der westlichen Medizin – für die ganze Gemeinschaft Fürsprache ein, damit Gesundheit und Harmonie für alle wiederhergestellt werden. Die Rinde kann aber nicht nur die Gemütsverfassung beeinflussen, sondern darüber hinaus auch als Brechmittel und Abführmittel dienen; in niedriger Dosierung ist sie daher auch ein Entgiftungsmittel.
Warnung: Die Ayahuasca-Liane wird traditionell bei komplexen bewußtseinverändernden Ritualen genutzt. Eine medizinische Anwendung kann nicht empfohlen werden.

Baptisia tinctoria

(Leguminosae/Fabaceae)

WILDER INDIGO

Beschreibung: Krautige, bis 1 m hohe, ausdauernde Pflanze mit glattem Stengel, kleeartigen Blättern und purpurblauen Blüten, die in kleinen, endständigen Blütenständen angeordnet sind.
Verbreitung & Anbau: Stammt aus dem Osten Nordamerikas, wo er von North-Carolina bis Südkanada in trockenen Bergwäldern zu finden ist.
Verwendete Teile: Wurzel, Blätter.
Inhaltsstoffe: Isoflavone, Flavonoide, Alkaloide, Cumarine und Polysaccharide. Die Isoflavone haben eine östrogene Wirkung.

Geschichte & Brauchtum: Der Wilde Indigo wurde von den nordamerikanischen Indianern, aber auch von europäischen Siedlern häufig als Breiumschlag bei Schlangenbissen verwendet. Die Mohikaner nutzten eine Abkochung der Wurzel, um Schnittwunden sowie andere Wunden auszuwaschen.
Medizinische Wirkung & Anwendung: Der Wilde Indigo ist ein starkes Antiseptikum und Immunstimulans. Als besonders wirksam gilt er bei Infektionen der oberen Atemwege, etwa bei Mandelentzündung und Pharyngitis, aber auch bei Infektionen des Brustbereiches, des Magen-Darm-Traktes und der Haut. Seine antimikrobiellen und immunstimulierenden Eigenschaften wirken sich positiv auf Beschwerden des Lymphsystems aus. Wird er zusammen mit entgiftenden Kräutern wie der Klette (*Arctium lappa*, S. 62) verwendet, kann er dafür sorgen, daß sich vergrößerte Lymphknoten zurückbilden; zusammen mit dem Sonnenhut (*Echinacea angustifolia*, S. 90) verschreibt man den Wilden Indigo häufig auch bei chronischen Virusinfektionen oder beim Chronischen Erschöpfungssyndrom. Eine Abkochung der Wurzel dient der Behandlung von Wunden, entzündeten Brustwarzen oder entzündeter Haut und als Gurgelmittel bzw. Mundspülung bei Mundgeschwüren, Zahnfleischentzündung und Angina.
Warnung: Nur unter ärztlicher Aufsicht anwenden.

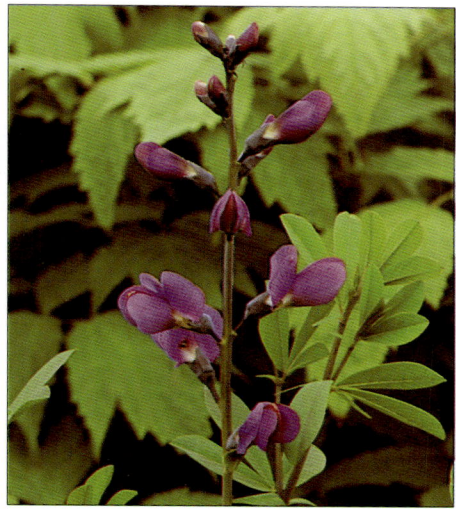

Wilder Indigo *wurde von den Penobscot-Indianern als Wundheilmittel verwendet.*

Benincasa hispida syn. *B. cerifera*

(Cucurbitaceae)

Wachskürbis, Petha

Beschreibung: Behaarte, einjährige Kletterpflanze mit dreilappigen Blättern, Ranken, großen gelben Blüten und rundlichen Früchten (Kürbissen) von etwa 40 cm Länge.
Verbreitung & Anbau: Im tropischen Asien und Afrika heimisch, heute auch in Indien und China als Gemüse angebaut. Frucht im Spätsommer.

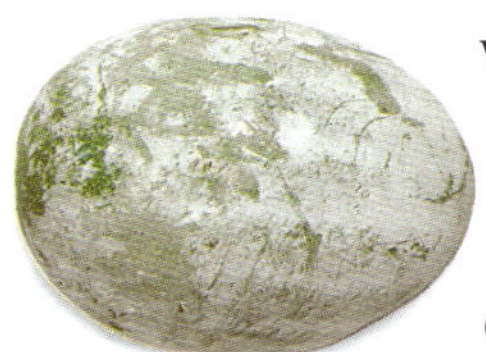

Wachskürbis

Verwendete Teile: Fruchtrinde, Frucht, Samen.
Inhaltsstoffe: Saponine und Guanidine.
Geschichte & Brauchtum: Der Wachskürbis wird seit Jahrtausenden als Nahrungs- und Arzneimittel verwendet. Erstmals erwähnt wurde er in der *Tang Materia Medica* aus dem Jahre 659.
Medizinische Wirkung & Anwendung: In der chinesischen Kräutermedizin verwendet man eine Abkochung aus Wachskürbissamen, um »überschüssige Feuchtigkeit auszutrocknen« und »Hitze zu beseitigen«, aber auch bei Atemwegsbeschwerden und Scheidenausfluß; zusammen mit dem Medizinalrhabarber (*Rheum palmatum*, S. 124) verschreibt man ihn bei Darmabszessen. In der ayurvedischen Heilkunde werden die Samen bei Husten, Fieber, übermäßigem Durst und zur Bekämpfung von Bandwürmern verschrieben. Die Frucht gilt als kühlend, harntreibend und abführend, aber auch als Aphrodisiakum; außerdem nutzt man sie bei Darmgeschwüren und allgemeiner Schwäche. Nach einem alten indischen Rezept wird der Saft der Frucht mit dem Saft der Sauren Limette *(Citrus aurantifolia)* gemischt, um Blutungen zu lindern oder zu stillen.
Forschungsergebnisse: Die Frucht scheint eine vorbeugende Wirkung gegen Krebs zu haben.

Berberis aquifolium syn. *Mahonia aquifolium*

(Berberidaceae)

Mahonie

Beschreibung: Immergrüner, bis 2 m hoher Strauch mit glänzenden Blättern, Blütenständen aus kleinen gelblich-grünen Blüten und purpurfarbenen Beeren.
Verbreitung & Anbau: Im Westen Nordamerikas heimisch, kommt in den Rocky Mountains in Höhen bis zu 2000 m und in Wäldern von Colorado bis zur Pazifikküste vor. In Oregon und Nordkalifornien besonders verbreitet.
Verwendete Teile: Wurzel.
Inhaltsstoffe: Isochinolinalkaloide (darunter Berberin, Berbamin und Hydrastin). Diese haben eine stark antibakterielle Wirkung und sollen Schuppenflechte bekämpfen können.
Geschichte & Brauchtum: In Kalifornien ansässige Indianer verwendeten eine Abkochung oder Tinktur der bitteren Wurzel bei Appetitverlust und allgemeiner Schwäche. Im 19. und frühen 20. Jahrhundert war die Mahonie eine wichtige entgiftende und tonische Arznei der Physiomedikalisten, deren Doktrin sowohl orthodoxe als auch indianische Methoden umfaßte.
Medizinische Wirkung & Anwendung: Die Mahonie wird vor allem bei Magenschleimhautentzündung und allgemeinen Verdauungsbeschwerden verschrieben, aber auch zur Anregung der Gallenblasenfunktion und bei katarrhalischen Beschwerden (hauptsächlich des Darmes). Ebenso hilft sie bei Ekzemen, Schuppenflechte, Akne, Furunkeln und Herpes sowie Hautbeschwerden, die mit einer mangelhaften Gallenblasenfunktion in Zusammenhang stehen.
Verwandte Arten: Die Berberitze (*B. vulgaris, siehe* nächster Eintrag) zeigt ähnliche, aber stärkere Effekte.
Warnung: Nicht während der Schwangerschaft anwenden.

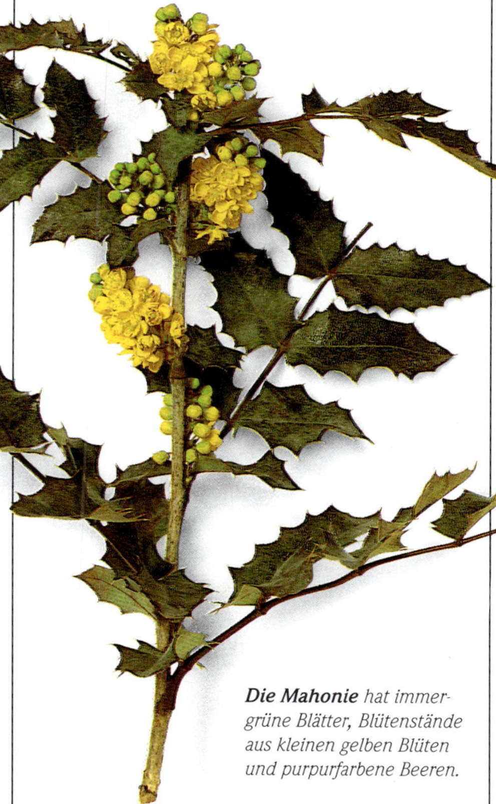

Die Mahonie *hat immergrüne Blätter, Blütenstände aus kleinen gelben Blüten und purpurfarbene Beeren.*

Berberis vulgaris

(Berberidaceae)

Berberitze, Sauerdorn

Beschreibung: Dorniger, bis 3 m hoher sommergrüner Strauch mit lederartigen Blättern, gelben Blüten und roten Beeren im Herbst.
Verbreitung & Anbau: In Europa heimisch, inzwischen auch in Nordamerika verbreitet; wird vielerorts als Garten- und Heilpflanze kultiviert. Die Rinde sammelt man im Frühjahr oder Herbst, die Beeren im Herbst.
Verwendete Teile: Rinde des Stammes und der Wurzel, Beeren.
Inhaltsstoffe: Isochinolinalkaloide, darunter Berberin und Berbamin. Berberin hat eine starke Wirkung gegen Bakterien und Amöben, regt aber auch die Gallensekretion an; Berbamin wirkt stark antibakteriell. Viele der Alkaloide gelten als Mittel gegen Krebs. ▷

Geschichte & Brauchtum: Im alten Ägypten ließ man zur Bekämpfung von Fieber Berberitzenbeeren und Fenchelsamen (*Foeniculum vulgare,* S. 210) zusammen aufquellen. Obwohl die Beeren äußerst sauer sind, wurden sie in der Vergangenheit auch als Eingemachtes genutzt. Die französische *Confiture d'épine vinette* ist ein Beispiel dafür. Nachdem die Pflanze aus Europa in den Osten der USA gelangt war, nutzten die Catawba sie gegen Magen-Darm-Geschwüre.
Medizinische Wirkung & Anwendung: Berberitze verbessert den Gallenfluß, wirkt bei Gallenblasenschmerzen, Gallensteinen und Gelbsucht. Dank ihrer stark antiseptischen Eigenschaft hilft sie bei Amöbenruhr, Cholera und anderen Infektionen des Magen-Darm-Trakts. Die Rinde ist adstringierend, bekämpft Durchfall und hat eine heilsame Wirkung auf die Darmwand – kurz: Berberitze ist hervorragend für das gesamte Verdauungssystem. Wie die Mahonie (*B. aquifolium, siehe* vorherigen Eintrag) und die Kanadische Gelbwurzel (*Hydrastis canadensis,* S. 103) hilft sie auch bei chronischen Hautbeschwerden wie Ekzemen und Schuppenflechte. Abkochungen können als milde Augenspülung verwendet werden, allerdings muß man sie vor Gebrauch ausreichend verdünnen.
Warnung: Nur unter ärztlicher Aufsicht und nicht länger als 4–6 Wochen ohne Pause und nicht während der Schwangerschaft anwenden.

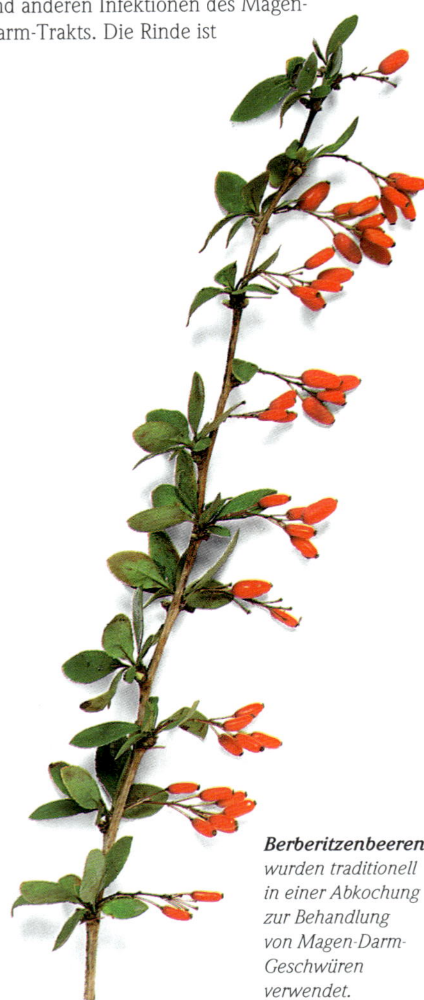

***Berberitzenbeeren** wurden traditionell in einer Abkochung zur Behandlung von Magen-Darm-Geschwüren verwendet.*

Beta vulgaris
(Chenopodiaceae)
ROTE RÜBE, ZUCKERRÜBE

Beschreibung: Ausdauernde Pflanze mit verdickter, eßbarer, roter oder weißer Wurzel, aufrechten Stengeln, großen dunkelgrünen, rot überlaufenen Blättern und in Rispen angeordneten grünen Blüten.
Verbreitung & Anbau: Eine wildwachsende Unterart ist in Küstenregionen Europas, Nordafrikas und Asiens sowie von der Türkei bis Indonesien heimisch. Zahlreiche Varietäten der Roten Rübe (var. *vulgaris*) werden weltweit als Gemüse angebaut. Die Zuckerrübe (var. *altissima*) dient der Gewinnung von Zucker.
Verwendete Teile: Wurzel.
Inhaltsstoffe: Die Zuckerrübe enthält Betain, das die Regeneration von Leberzellen und den Stoffwechsel von Fettzellen fördert. Die immunstärkende Wirkung der Roten Rübe ist teilweise auf Betalain zurückzuführen, also auf ein Anthocyan, das dem im Rotwein ähnelt.
Geschichte & Brauchtum: Dioskorides empfiehlt für einen klaren Kopf und die Linderung von Ohrenschmerzen: Man mische Rote-Rüben-Saft mit Honig und nehme die Mixtur über die Nase auf. Er hält eine Abkochung der Blätter und Wurzeln für hilfreich gegen Schuppen und Nissen. Eine weitere Anwendung der Roten Rübe nach Nicholas Culpeper ist die Behandlung von Wundrose, einer bakteriellen Hautinfektion. Zucker wurde erstmals 1760 durch den Berliner Apotheker Marggraf aus der Zuckerrübe extrahiert.
Medizinische Wirkung & Anwendung: Die Zuckerrübe stärkt Leber, Galle, Gallengänge und Gallenblase, fördert den Fettstoffwechsel und hilft, den Blutfettspiegel zu senken. Der Saft der Roten Rübe soll das Immunsystem anregen, muß dazu nach Aussage von Experten aber in sehr großen Mengen (mindestens 1 Liter täglich) getrunken werden. Der Saft wird von Pflanzenheilkundlern auch im Rahmen von Krebstherapien verordnet.

Betula pendula syn. *B. verrucosa*
(Betulaceae)
HÄNGEBIRKE, SANDBIRKE

Beschreibung: Hübscher, schlanker, bis 30 m hoher Laubbaum mit hellgrauer, papierartiger Rinde, gezähnten Blättern und mit Kätzchen im Frühjahr.
Verbreitung & Anbau: Kommt in Europa, in den gemäßigten Regionen Asiens und Nordamerikas vor, hauptsächlich in Wäldern, wird aber auch gern in Gärten angepflanzt. Die Blätter sammelt man im späten Frühjahr.
Verwendete Teile: Blätter, Rinde, Saft.
Inhaltsstoffe: Saponine, Flavonoide, Gerbstoff und ätherisches Öl mit Methylsalicylat.
Geschichte & Brauchtum: Die Hängebirke wird in Nordeuropa und Asien schon sehr lange als Heilpflanze verwendet. Ihr Name geht vermutlich auf das Sanskrit-Wort *bhurga* zurück, was soviel bedeutet wie »Baum, dessen Rinde zum Schreiben benutzt wird«. Im schottischen Hochland trank man bei Blasen- und Nierenbeschwerden im Frühjahr gezapften Hängebirkensaft. Auch wenn schon klassische Autoren diesen Baum kannten, so war doch die Heilige Hildegard von Bingen, eine Äbtissin, Mystikerin und Heilpflanzenkennerin des Mittelalters, die erste Europäerin, die die medizinischen Eigenschaften der Hängebirke dokumentierte.
Medizinische Wirkung & Anwendung: Eine Infusion aus Hängebirkenblättern hilft bei der schnelleren Ausscheidung von Abfallprodukten über den Urin, aber auch zur Behandlung von Nieren- und Blasensteinen, rheumatischen Beschwerden oder Gicht. Die Blätter werden auch zusammen mit harntreibenden Kräutern verwendet, um Flüssigkeitsretention und Schwellungen zu verringern. Hängebirkensaft ist ein leicht harntreibendes Mittel. Das aus Blättern destillierte Öl hat eine antiseptische Wirkung und wird häufig in Arzneien zur Behandlung von Ekzemen und Schuppenflechte verwendet. Abkochungen aus Rinde können bei chronischen Hautbeschwerden als Lotion benutzt werden. Oft wird die Rinde in Öl eingeweicht, um dieses dann auf rheumatische Gelenke zu reiben.
Verwandte Arten: Die Himalaja-Hängebirke (*B. utilis*), eine nahe Verwandte der Hängebirke, wird in der ayurvedischen Heilkunde bei Krämpfen, Ruhr, starken Blutungen und Hautkrankheiten angewendet.

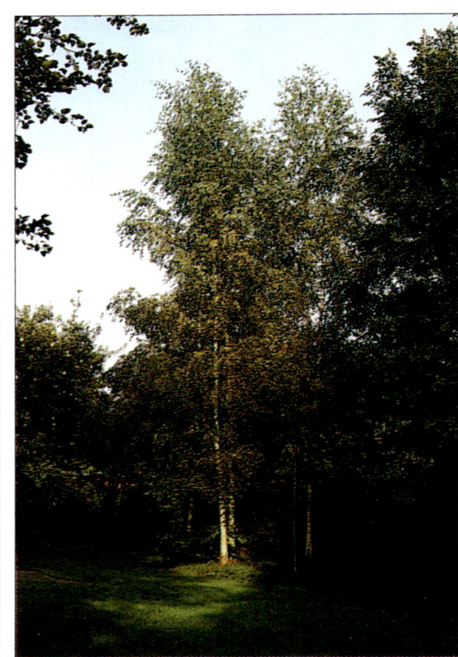

***Die Hängebirke** ist in den nördlichen Breiten weit verbreitet. Das Öl ihrer Blätter wird zur Behandlung von Ekzemen und Schuppenflechte verwendet.*

Bidens tripartia

(Compositae/Asteraceae)

DREITEILIGER ZWEIZAHN

Beschreibung Bis zu 60 cm hohe, einjährige Pflanze mit lanzettlichen Blättern, gelben, knopfartigen Blütenköpfchen und klettenartigen Früchten.

Verbreitung & Anbau: Kommt überall in Europa und in anderen gemäßigten Regionen vor, auch in Australien und Neuseeland. Bevorzugt sumpfige Standorte oder die Nähe von Fließgewässern.

Verwendete Teile: Sproßteile.

Inhaltsstoffe: Flavonoide, Xanthophyll, ätherisches Öl, Acetylen, Sterine und Gerbstoffe.

Geschichte & Brauchtum: Nicholas Culpeper rühmte den Dreiteiligen Zweizahn: »Er hilft bei Kräfteverfall oder Veranlagung des Körpers zu Wasser- und Gelbsucht, er öffnet Verstopfungen der Leber und nimmt bei äußerer Anwendung der Milz die Härte.«

Medizinische Wirkung & Anwendung: Früher eine geschätzte Arznei, wird die Pflanze heute nur noch selten verwendet. Als adstringierendes und harntreibendes Mittel kann man sie bei Blasen- und Nierenbeschwerden nutzen; aber auch zur schnellen Blutstillung, so daß man sie bei Gebärmutterblutungen anwenden kann oder wenn sich Blut im Urin befindet. Die adstringierende Wirkung erweist sich bei Magen-Darm-Geschwüren, Durchfall und Schleimhautentzündungen des Dickdarms als nützlich. Bei Verdauungsbeschwerden kombiniert man sie gewöhnlich mit einem Kraut gegen Blähungen, etwa Ingwer (*Zingiber officinale,* S. 153).

Verwandte Arten: *B. pilosa* ist eine südamerikanische Art, die man heute auch in vielen Teilen Afrikas und Australiens findet. Obwohl sie nicht sehr schmackhaft sein soll, wird sie in Afrika als Nahrungsmittel genutzt, aber auch zur Behandlung von Durchfall. In der Karibik werden die Blätter zur Einleitung der Menstruation verwendet.

Bignonia catalpa syn. *Catalpa bignonioides*

(Bignoniaceae)

TROMPETENBAUM

Beschreibung: Bis 20 m hoher Laubbaum mit großen, ovalen Blättern, die in Dreierquirlen angeordnet sind, mit weißen, kegelförmigen Blütenständen und langen, dünnen Früchten (Schoten).

Verbreitung & Anbau: Im Südosten der USA heimisch, in Süd- und Westeuropa beliebte Gartenpflanze.

Inhaltsstoffe: Rinde, Früchte.

Inhaltsstoffe: Die Rinde enthält Catalpol sowie Hydroxy- und Protocatechusäuren.

Geschichte & Brauchtum: Der Trompetenbaum wurde früher als Chininersatz bei der Malariabehandlung verwendet.

Medizinische Wirkung & Anwendung: Die beruhigend und narkotisch wirkende Rinde wird bei Asthma, Keuchhusten und anderen spasmischen Hustenarten bei Kindern verwendet. Der destillierte Saft der Frucht ergibt zusammen mit Kräutern wie Augentrost (*Euphrasia officinalis,* S. 208) und Weinraute (*Ruta graveolens,* S. 262) eine sehr wirkungsvolle Augenspülung bei Bindehautentzündung und anderen Augeninfektionen.

Warnung: Niemals die Wurzeln verwenden, sie sind stark giftig.

Bixa orellana

(Bixaceae)

ANNATOSTRAUCH, ORLEANSSTRAUCH

Beschreibung: Immergrüner, bis 8 m hoher Baum mit großen Blättern, rosafarbenen oder weißen Blüten und roten, fleischigen Früchten mit roten Samen.

Verbreitung & Anbau: In den tropischen Wäldern Amerikas und Indonesiens heimisch, wird heute auch in anderen Regionen mit vergleichbarem Klima, besonders in Indien, angepflanzt. Die Samen sammelt man, wenn die Frucht aufplatzt.

Verwendete Teile: Samen, Blätter, Wurzel.

Inhaltsstoffe: Carotinoider Farbstoff.

Geschichte & Brauchtum: Im tropischen Südamerika wurde der leuchtendrote Farbstoff der Fruchtpulpe traditionell zur Körperbemalung verwendet, außerdem zum Färben von Margarine und Käse.

Medizinische Wirkung & Anwendung: In der Karibik werden die adstringierenden Aufgüsse der Blätter und Wurzeln zur Behandlung von Fieber, Epilepsie und Ruhr, aber auch als Aphrodisiakum verwendet; einen reinen Aufguß der Blätter nimmt man zum Gurgeln. Ein Brei aus den Samen verringert die Blasenbildung, wenn man ihn sofort auf eine Verbrennung aufträgt. Innerlich angewendet, wirkt er als Gegenmittel bei Vergiftungen.

Borago officinalis

(Boraginaceae)

BORRETSCH

Beschreibung: Rauhhaarige, bis 60 cm hohe Pflanze mit Stengelmark, großen, grundständigen Blättern und attraktiven blauen Blüten, die im Sommer erscheinen.

Verbreitung & Anbau: Häufige Mittelmeerpflanze, die vermutlich aus Südspanien und Marokko stammt. Wird oft als Küchenkraut angepflanzt und wegen ihres Samenöls in größerem Umfang kultiviert.

Verwendete Teile: Sproßteile, Blüten, Samenöl.

Inhaltsstoffe: Schleim, Gerbstoffe und Pyrrolizidinalkaloide, die isoliert für die Leber toxisch sind.

Geschichte & Brauchtum: John Gerard rühmte seine Vorzüge 1597 folgendermaßen: »Ein aus den Blüten des Borretsch hergestellter Sirup ist gut für das Herz, befreit von Melancholie und beruhigt rasende oder unzurechnungsfähige Personen.« Außerdem erwähnt er die alte Redensart »Ich, Borretsch, verleihe stets neuen Mut.«

Medizinische Wirkung & Anwendung: Wegen seines hohen Schleimgehalts hat der Borretsch eine einhüllende Wirkung, so daß Atemwegsbeschwerden gelindert werden. Seine geschmeidig machenden Inhaltsstoffe wirken sich positiv auf die Behandlung von Wunden und entzündeter Haut aus, unabhängig davon, ob der frisch gepreßte Saft, ein Breiumschlag oder ein Aufguß verwendet wird. Die Blüten sind schweiß- und die Blätter harntreibend; das Samenöl ist besonders reich an mehrfach ungesättigten Fettsäuren und diesbezüglich sogar der Nachtkerze (*Oenothera biennis,* S. 239) überlegen. Borretschsamenöl wird zur Behandlung prämenstrueller oder rheumatischer Beschwerden, aber auch bei Ekzemen und anderen chronischen Hautkrankheiten verwendet.

Warnung: Wegen der giftigen Pyrrolizidinalkaloide gibt es unterschiedliche Ansichten über die gefahrlose medizinische Nutzung. Auf keinen Fall sollte Borretsch innerlich angewendet werden. In einigen Ländern unterliegt der Gebrauch der Pflanze gesetzlichen Auflagen, die allerdings nicht für das Borretschsamenöl gelten.

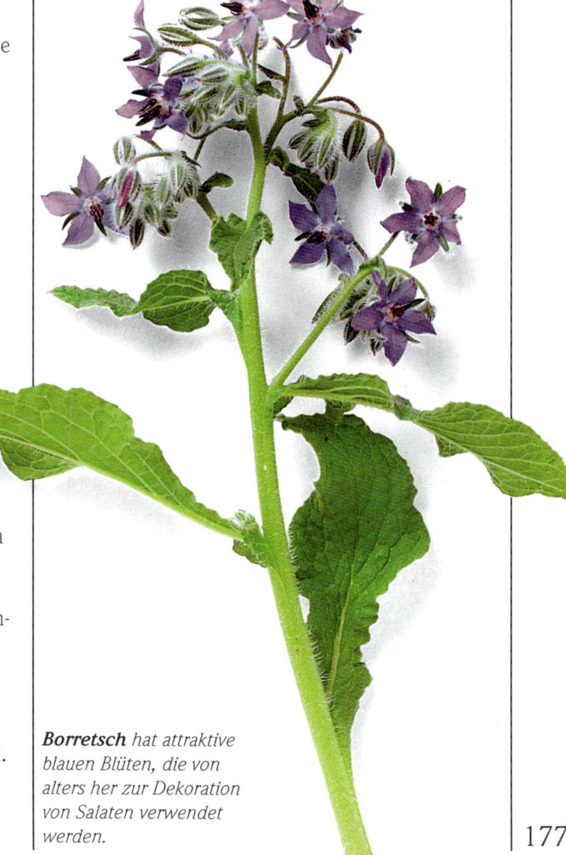

***Borretsch** hat attraktive blauen Blüten, die von alters her zur Dekoration von Salaten verwendet werden.*

Brassica oleracea

(Cruciferae/Brassicaceae)

Kohl

Beschreibung: Zweijährige oder ausdauernde, bis 2,5 m große Pflanze mit einem dicken Stengel, grauen Blättern und gelben Blüten mit 4 Blütenblättern. Schon im ersten Jahr wird eine stark vergrößerte Endknospe gebildet, aus der sich im Spätsommer der bekannte Kohlkopf entwickelt.
Verbreitung & Anbau: Die Wildform stammt von den Küsten des westlichen Mittelmeers und Westeuropas. Heute werden weltweit zahlreiche Unterarten und Sorten als Gemüse kultiviert.
Verwendete Teile: Blätter.
Inhaltsstoffe: Vitamine A, B_1, B_2 und C.
Geschichte & Brauchtum: Nach der griechischen Mythologie aus dem Schweiß des Zeus entstanden, ist Kopfkohl eine der ältesten Gemüsepflanzen. In Griechenland gab man schwangeren Frauen kurz vor der Geburt Kohl zu essen, um so für ausreichende Muttermilchproduktion zu sorgen. Die Römer nutzten den Kohl als Entgiftungsmittel, besonders in Verbindung mit Alkohol, denn sie glaubten, es wirke einer Vergiftung entgegen und verhindere so einen Kater. Außerdem verwendeten sie Kohlblätter zum Reinigen infizierter Wunden. Eine traditionelle, heute noch angewendete Methode besteht darin, die dicke Mittelrippe aus einem Blatt herauszuschneiden, dieses zu bügeln und noch heiß als Blattumschlag auf den betroffenen Bereich zu legen.

Kopfkohl

Medizinische Wirkung & Anwendung: Die bekannteste therapeutische Anwendung des Kohls sind Umschläge. Dazu werden die Blätter wildwachsender oder kultivierter Pflanzen blanchiert, zerdrückt oder zerschnitten und auf Schwellungen, Tumoren oder schmerzende Gelenke aufgebracht. Die rohen oder gekochten Blätter des wildwachsenden Kohls unterstützen die Verdauung und den Abbau von Giften in der Leber. Daher war auch der Versuch der Römer, ihren Kater mit Kohl zu bekämpfen, nicht einmal abwegig. Seine entgiftende Wirkung ist auch bei Arthritis hilfreich. Außerdem ist der Kohl durch seinen hohen Vitamin-C-Gehalt ein nützliches Mittel zur Verhütung von Skorbut.
Warnung: Kohlumschläge können bei mehrstündigem Gebrauch Blasen verursachen.

Bryonia dioica syn. *B. cretica* ssp. *dioica*

(Cucurbitaceae)

Rotbeerige Zaunrübe

Beschreibung: Ausdauernde Kletterpflanze mit verdickter Pfahlwurzel, spiralartig gedrehten Ranken, grünlichen Blüten und roten Beeren.
Verbreitung & Anbau: In West-, Mittel- und Südeuropa heimisch. Die Wurzel wird im Herbst geerntet.
Verwendete Teile: Wurzel.
Inhaltsstoffe: Cucurbitacine, Glykoside, ätherisches Öl und Gerbstoff. Cucurbitacine töten Zellen ab und haben dadurch eine Wirkung auf Tumoren.
Verbreitung & Anbau: Von vorgeschichtlicher Zeit bis zum Mittelalter beschnitt man die dicken Wurzeln so, daß sie eine menschliche Form erhielten, um sie dann als Ersatz (oder Fälschung) für die Alraunewurzel (*Mandragora officinarum,* S. 230) zu benutzen, der magische Kräfte nachgesagt wurden. Dioskorides berichtet, Blätter, Beeren und Wurzel seien bei brandigen Wunden verwendet worden; im mittelalterlichen England diente die Pflanze zur Behandlung von Lepra.
Medizinische Wirkung & Anwendung: Als starkes Abführmittel wird die Zaunrübe heute nur noch mit großer Vorsicht verordnet, hauptsächlich bei schmerzhaften rheumatischen Beschwerden. Sie kann innerlich angewendet werden oder als äußerliches Reizmittel, das Schwellungen verursacht und den Blutfluß in diesem Bereich verstärkt. Die Pflanze hilft bei entzündlichen Beschwerden, etwa Zwölffingerdarmgeschwüren, Asthma, Bronchitis und Brustfellentzündung, aber auch, um hohen Blutdruck zu senken. Die vollständige Pflanze hat eine antivirale Wirkung.
Verwandte Arten: *B. alba* wird in der Homöopathie verwendet. Die Schmerzwurz *(Tamus communis)* ist nicht mit der Zaunrübe verwandt, wird aber ähnlich verwendet.
Warnung: Die Zaunrübe ist eine Giftpflanze, so daß sie nur unter ärztlicher Aufsicht und keinesfalls während der Schwangerschaft genommen werden sollte.

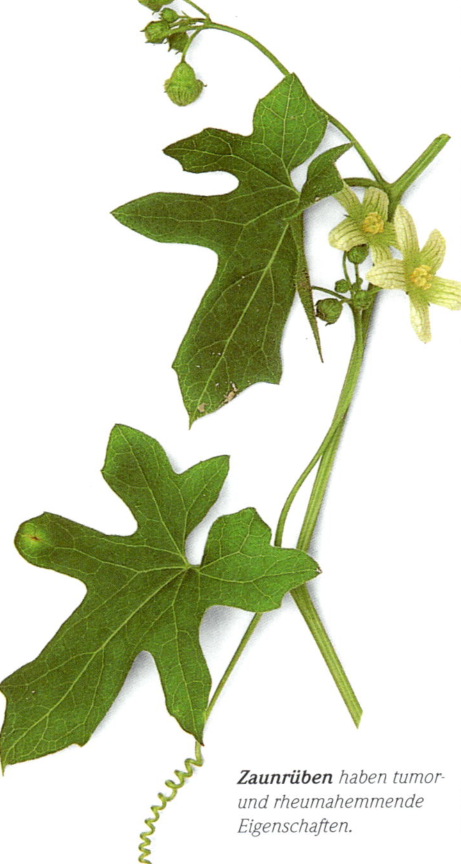

***Zaunrüben** haben tumor- und rheumahemmende Eigenschaften.*

Butea monosperma

(Legominosae/Fabaceae)

Palasabaum

Beschreibung: Bis zu 15 m hoher Laubbaum mit dreilappigen Blättern und großen orangeroten Blütenständen.
Verbreitung & Anbau: Der Palasabaum ist in Indien und Malaysia heimisch. Er wächst in Wäldern und offenem Gelände bis in eine Höhe von 1200 m.
Verwendete Teile: Rinde, Blüten, Blätter, Saft, Samen.
Inhaltsstoffe: Alle Teile des Baumes, mit Ausnahme der Samen, enthalten Gerbstoffe.
Medizinische Wirkung & Anwendung: Ein durch Anstechen der Rinde gewonnener, geronnener Saft wird Bengalisches Kino genannt. Diese Substanz ist leicht adstringierend, so daß man sie als Ersatz für das Kino des Padouk (*Pterocarpus marsupium,* S. 256) verwenden kann. Bengalisches Kino nutzt man als Abkochung oder Tinktur bei Sodbrennen, Durchfall und Ruhr, zum Gurgeln bei Halsentzündungen oder als Waschlotion bei entzündeter Vagina. Abkochungen der adstringierenden Blätter und Blüten nimmt man bei Durchfall, starken Periodenblutungen und Fieber, aber auch bei Hämorrhoiden und Hautbeschwerden. Eine Abkochung aus Blättern, Rinde oder Blüten gilt als Aphrodisiakum; die Blüten sollen außerdem eine empfängnisverhütende Wirkung haben. Die Samen sind abführend, werden aber hauptsächlich äußerlich gegen Herpes und Flechte angewendet.
Warnung: Nicht während der Schwangerschaft anwenden.

Caesalpina bonducella

(Leguminosae)

Kugelstrauch

Beschreibung: Bis 9 m hoher Strauch mit stachligen Zweigen und doppelt gefiederten Blättern, gelben Blütenständen und ebenfalls stachligen Hülsen, die gelbe Samen enthalten.
Verbreitung & Anbau: Kommt in Indien und anderen tropischen Gebieten auf Grasland und Ruderalflächen vor. Die Samen werden nach der Reife gesammelt.
Verwendete Teile: Samen.
Inhaltsstoffe: Die Samen enthalten ein fettes Öl (25%) und das bittere Bonducellin sowie Gerbstoffe.
Medizinische Wirkung & Anwendung: Die Samen werden bei Fieber oder als Tonikum verordnet, gelten aber auch als Aphrodisiakum und helfen bei entzündlichen Beschwerden, etwa Arthritis, und (geröstet) zur Behandlung von Diabetes. In Indien mischt man die Samen zur therapeutischen Anwendung oft mit Schwarzem Pfeffer (*Piper nigrum,* S. 248). Aus den Samen extrahiertes Öl wird in Kosmetika als Hautweichmacher verwendet.

Verwandte Arten: Abkochungen aus der Rinde der karibischen Art *C. bahamensis* werden bei Leber- und Niereninfektionen verwendet, Abkochungen des Holzes bei Diabetes. Ein Blätteraufguß der in Asien und Afrika heimischen Art *C. pulcherrima* dient zur Behandlung von Leberbeschwerden und Mundgeschwüren, und in Angola verwendet man eine Abkochung der Wurzel bei Fieber.

Calamintha ascendens syn. *C. sylvatica, C. officinalis*

(Labiatae/Lamiaceae)

WILDER STEINQUENDEL

Beschreibung: Nach Minze duftende, bis 60 cm hohe, ausdauernde Pflanze mit behaarten, ovalen Blättern und purpurfarbenen Blüten im Spätsommer.
Verbreitung & Anbau: In Asien und Europa – von den Britischen Inseln bis zum Iran, besonders aber im Mittelmeergebiet – wildwachsend an Straßenrändern und anderen trockenen Standorten.
Verwendete Teile: Sproßteile.
Inhaltsstoffe: Ätherisches Öl (etwa 0,35%), das hauptsächlich Pulegon enthält.
Geschichte & Brauchtum: In Legenden der Antike heißt es, Steinquendel könne den Basilisken vertreiben, ein schlangenähnliches Fabelwesen, dessen Blick und Atem angeblich tödlich waren.
Medizinische Wirkung & Anwendung: Der Steinquendel ist schweißtreibend und wird bei Fieber verwendet. Er lindert Blähungen und Magenverstimmung, ist schleimlösend und daher gut bei Husten oder Erkältungen. Diese Bandbreite macht ihn zu einer guten Heilpflanze bei leichten Atemwegsinfektionen. Es empfiehlt sich, ihn mit anderen Kräutern wie Schafgarbe (*Achillea millefolium,* S. 54) und Thymian (*Thymus vulgaris,* S. 142) zu mischen.
Warnung: Nicht während der Schwangerschaft anwenden.

Calluna vulgaris

(Ericaceae)

BESENHEIDE, HEIDEKRAUT

Beschreibung: Bis 60 cm hoher Zwergstrauch mit winzigen Blättchen; Blüten rosa bis blaßviolett oder weiß, in länglichen Blütenständen.
Verbreitung & Anbau: Wächst in den gemäßigten Zonen der Nordhalbkugel auf Heideflächen, in Mooren und lichten Wäldern. Die Pflanze wird im Spätsommer während der Blütezeit gesammelt.
Verwendete Teile: Die blühenden Sproßspitzen.
Inhaltsstoffe: Flavonoide, Gerbstoffe und Arbutin. Letzteres wirkt in der Blase und den ableitenden Harnwegen stark antiseptisch.
Geschichte & Brauchtum: Falls die »*erica*«, die Dioskorides im 1. Jahrhundert in seiner *Materia Medica* abhandelt, wirklich, wie angenommen, Besenheide ist, so wurden in der Antike Schlangenbisse mit den Blütenextrakten behandelt. Galen (131–201) berichtet von der schweißtreibenden Eigenschaft der Pflanze. Aus dem Wurzelstock werden Flöten gedrechselt, das Kraut dient als Matratzenfüllung, und der Honig aus Heidekrautblüten ist sehr wohlschmeckend.
Medizinische Wirkung & Anwendung: Besenheide ist ein gutes Antiseptikum der Harnwege und ein Diuretikum, das die Harnproduktion schwach erhöht. Außer ihrem Einsatz bei Blasenentzündung hat man damit auch Nieren- und Blasensteine behandelt. Die reinigende und entgiftende Wirkung ist vorteilhaft bei Rheumatismus, Arthritis und Gicht. Die betroffenen Gelenke werden mit einer Emulsion aus mazerierten Blütenspitzen eingerieben. Traditionell wird ein heißer Umschlag aus Sproßspitzen bei Frostbeulen und Rheumatismus eingesetzt.

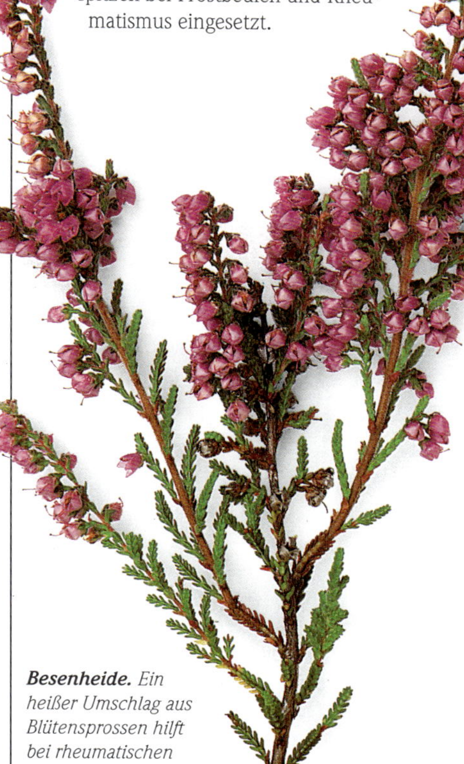

Besenheide. *Ein heißer Umschlag aus Blütensprossen hilft bei rheumatischen Beschwerden.*

Camellia sinensis syn. *Thea sinensis*

(Theaceae)

TEESTRAUCH

Beschreibung: Immergrüner Strauch – in Kultur nur bis zu 1,5 m Höhe gezogen – mit ledrigen dunkelgrünen Blättern und duftenden weißen Blüten.
Verbreitung & Anbau: Seit frühester Zeit kultiviert, besonders in Indien, Sri Lanka, China.
Verwendete Teile: Blätter, Knospen.
Inhaltsstoffe: Tee enthält Xanthine wie Koffein (1–5%) und Theobromin, Gerbstoffe, Flavonoide, Fette und Vitamin C.

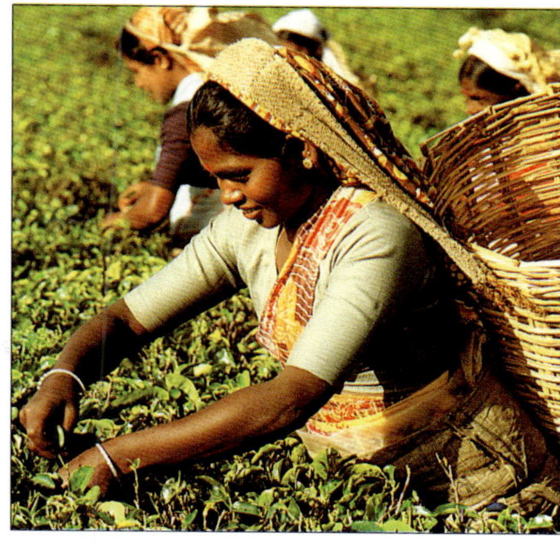

Teeblätter *werden ganzjährig geerntet und als Getränk und Arzneipflanze verwendet.*

Geschichte & Brauchtum: Vielfältige Teezeremonien in China.
Medizinische Wirkung & Anwendung: Infekte des Verdauungstrakts können mit Tee behandelt werden. Er gilt in der Ayurveda-Medizin als adstringierend, schweißtreibend, verdauungsfördernd sowie als Nerventonikum und wird bei Augenerkrankungen, Hämorrhoiden, Fieber und Müdigkeit verwendet. Äußerlich können Teeblätter Insektenstiche, Schwellungen und Sonnenbrand lindern.
Forschungsergebnisse: Chinesische Untersuchungen lassen eine Wirkung des grünen Tees bei Hepatitis vermuten. 1990 konnte in Japan gezeigt werden, daß Inhaltsstoffe aus Tee Karies verhindern.

Cananga odorata syn. *Canangium odoratum*

(Annonaceae)

YLANG-YLANG

Beschreibung: Immergrüner, bis 25 m hoher Baum mit lanzettlichen Blättern und stark duftenden gelbgrünen Blüten.
Verbreitung & Anbau: Beheimatet in Indonesien und den Philippinen, angebaut im tropischen Asien und Afrika.
Verwendete Teile: Blüten, ätherisches Öl.
Inhaltsstoffe: Das ätherische Öl enthält Linalool (11–30%), Safrol, Eugenol, Geraniol und Sesquiterpene (darunter 15–25% Germacrene).
Geschichte & Brauchtum: Traditionell werden die Blüten im Fernen Osten als Schmuck verwendet; ihr Duft gilt als aphrodisierend.
Medizinische Wirkung & Anwendung: Blüten und ätherisches Öl wirken beruhigend und antiseptisch. Das Öl hat dämpfende Wirkung, die therapeutisch zum Verlangsamen eines erhöhten Herzschlags und zur Blutdrucksenkung eingesetzt wird. Aufgrund des angeblich aphrodisierenden Effekts kann Ylang-Ylang möglicherweise bei Impotenz helfen.
Warnung: Das ätherische Öl innerlich nicht ohne ärztliche Überwachung anwenden.

Canella winterana syn. *C. alba*

(Canellaceae)

WEISSER KANEELBAUM, WEISSER ZIMT

Beschreibung: Bis 15 m hoher Baum mit weißer Rinde, elliptischen Blättern, roten Blüten und schwarzvioletten Beeren.

Verbreitung & Anbau: Beheimatet in Küstensümpfen und Buschland der Karibik und Floridas. Die Zweige werden leicht geschlagen, um die abblätternde Rinde sammeln zu können.

Verwendete Teile: Rinde.

Inhaltsstoffe: Etwa 1% ätherisches Öl (darunter Eugenol, α-Pinen und Caryophyllen), Aldehyd (Canellal), Harze und Mannitol.

Geschichte & Brauchtum: Seit langem wird Kaneel dem Tabak (*Nicotiana tabacum*, S. 237) als Aroma beigemischt.

Medizinische Wirkung & Anwendung: Der stark aromatische und anregende Kaneel wirkt antiseptisch, zytotoxisch, pilzhemmend und insektenabwehrend. In Westindien und Lateinamerika wird er oft als Zimtersatz genutzt (*Cinnamomum verum*, S. 80). Man trinkt den Aufguß wegen seines angenehmen Geschmacks und der stärkenden Wirkung (die Rinde gilt als sexuelles Stimulans). Auch bei Magenbeschwerden, Verdauungsstörungen und Kindbettfieber findet Kaneel Verwendung.

Cannabis sativa

(Cannabaceae)

HANF, HUO MA REN (CHINESISCH)

Beschreibung: Aufrechte, verzweigte, einjährige Pflanze, bis 4 m hoch. Blätter gesägt, handförmig gefingert. Blühende männliche und weibliche Pflanzen, nur letztere fruchten.

Verbreitung & Anbau: Beheimatet im Kaukasus, China, Iran und Indien; weltweit angebaut: legal zur Faser- und Samengewinnung, illegal als halluzinogene Rauschdroge (Marihuana).

Verwendete Teile: Weibliche Blütenstände, Samen.

Inhaltsstoffe: Mehr als 60 verschiedene Cannabinoide, darunter THC (delta-9-Tetrahydrocannabinol). Flavonoide, ätherisches Öl und Alkaloide. Hanf enthält als einzige Pflanze THC, einen der hauptpsychoaktiven Wirkstoffe.

Hanfblatt

Geschichte & Brauchtum: Hanf wurde im alten Ägypten zur Behandlung von Augenentzündungen genutzt und um »den Uterus zu kühlen«. Schon etwa 800 v. Chr. wurde er in Indien zur Behandlung von Katarrhen eingesetzt. Auch in chinesischen Schriften taucht er auf, so etwa im *Klassiker der Wurzeln und Heilkräuter des gestaltenden Landmanns (Shen nong ben cao jing)* aus dem 1. Jahrhundert und wird als Behandlung für »weibliche Schwäche, Gicht, Rheumatismus, Malaria, Beriberi, Verstopfung und Geistesabwesenheit« erwähnt. Bereits im 3. Jahrhundert wurden Operationsschmerzen mit Hilfe der Blätter (als Aufguß oder im ganzen eingenommen) gelindert. Bekanntermaßen nahm Königin Victoria Hanf als Schmerzmittel – die Pflanze war im 19. Jahrhundert bei Periodenschmerzen und Krämpfen gebräuchlich. Von 1840–1900 gab es mehr als 100 Veröffentlichungen, die Hanf als Medikament empfahlen.

Medizinische Wirkung & Anwendung: Es ist nicht erstaunlich, daß Hanf irgendwann für fast jede Krankheit empfohlen wurde, wenn man die lange Zeitspanne seiner medizinischen Verwendung bedenkt. Als Schmerzmittel scheint er mit minimalen Nebenwirkungen besonders für AIDS- und Tumorpatienten während einer Chemotherapie geeignet zu sein. Bei Patienten mit Multipler Sklerose, zerebraler Kinderlähmung und anderen muskulären Erkrankungen kann Hanf nervliche Überaktivität und Muskelkrämpfe verringern. Die Arznei bewirkt ein Absenken des Augeninnendrucks und ist damit bei Glaukom wirksam, ferner ist sie blutdrucksenkend. Asthma, Periodenschmerzen, Wehenschmerz sowie arthritische und rheumatische Beschwerden werden von Hanf günstig beeinflußt; möglicherweise wirkt er auch als Antidepressivum. Zusätzlich ist er schlaffördernd. In China werden die Samen als starkes, aber gut verträgliches Abführmittel, besonders bei alten Menschen, eingesetzt.

Forschungsergebnisse: In neueren Untersuchungen hat sich Hanf als wirksames Schmerz- und Beruhigungsmittel und entzündungshemmende Arznei erwiesen. Es ist anzunehmen, daß das in Hanf enthaltene komplexe Wirkstoffgemisch einen deutlich weiteren Anwendungsbereich hat, auch wenn sich die Forschung bisher auf THC konzentriert hat.

Warnung: Anbau, Besitz oder Konsum von Hanf (Marihuana) sind in vielen Ländern verboten.

Capparis spinosa

(Capparaceae)

KAPERNSTRAUCH

Beschreibung: Bis 1 m hoher Strauch mit stachligen, hängenden Zweigen, fleischigen, ovalen Blättern, grünen Knospen, großen weißen Blüten und roten Beeren im Herbst.

Verbreitung & Anbau: Im Mittelmeerraum beheimatet, wächst selbst auf steinigem Ödland. Die Knospen werden vor der Blüte geerntet und als Gewürz eingelegt.

Verwendete Teile: Wurzelrinde, Rinde, Blütenknospen.

Inhaltsstoffe: Caprinsäure, Senfölglykoside.

Geschichte & Brauchtum: Kapern galten bei den alten Griechen als schwer im Magen liegend, wurden aber trotzdem von ihnen als pikantes Gewürz geschätzt und sind bis heute als Würze beliebt.

Medizinische Wirkung & Anwendung: Die geschlossenen Blütenknospen wirken abführend; korrekt mit Essig zubereitet, sollen sie Magenschmerzen lindern. Die bittere und harntreibende Rinde wirkt, unmittelbar vor dem Essen eingenommen, appetitsteigernd. Die Wurzelrinde ist reinigend und stillt innere Blutungen. Sie wird bei Hauterkrankungen, Kapillarschwäche und blauen Flecken eingesetzt und ist auch in Kosmetika enthalten. Mit einer Abkochung können vaginale Pilzinfektionen behandelt werden.

Verwandte Arten: In der ganzen Welt werden verschiedene *Capparis*-Arten als Gewürz verzehrt. Einige haben auch heilende Eigenschaften, so die nordamerikanische *C. cyanophora*. Um das Einsetzen der Menstruation zu fördern, wird eine Abkochung eingenommen; sie wird auch zum Gurgeln bei Halsentzündungen und äußerlich bei Herpes eingesetzt. *C. horrida* werden beruhigende und schweißvermindernde sowie schmerzlindernde Eigenschaften bei Magenschmerzen zugeschrieben.

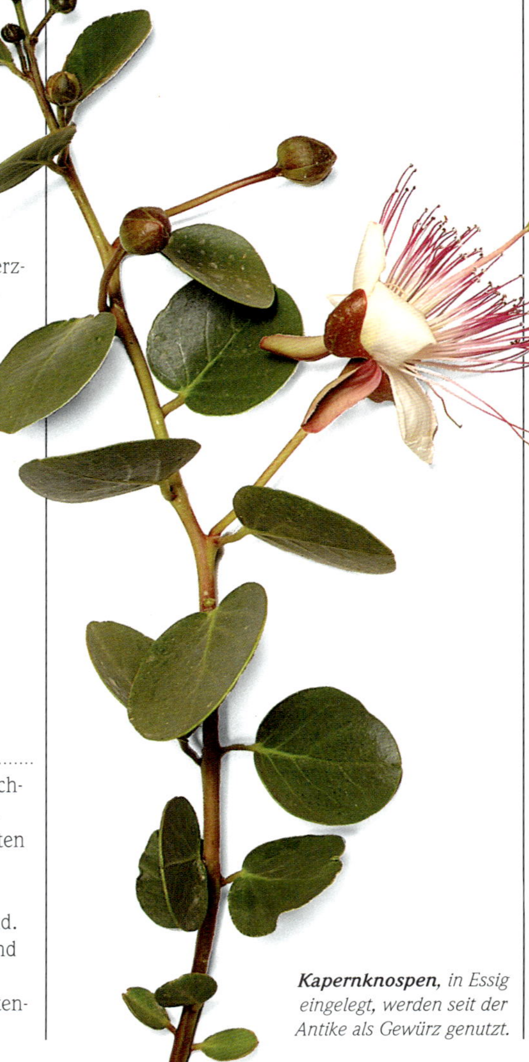

Kapernknospen, *in Essig eingelegt, werden seit der Antike als Gewürz genutzt.*

Capsella bursa-pastoris syn. *Thlaspi bursa-pastoris*

(Cruciferae/Brassicaceae)

HIRTENTÄSCHEL

Beschreibung: Ein- oder zweijährige Pflanze mit aufrechtem Stengel, rosettigen Grundblättern, vierzähliger weißer Blüte und herzförmigen Schötchen.
Verbreitung & Anbau: Stammt vermutlich aus Europa und Asien, ist jetzt jedoch in allen gemäßigten Zonen verbreitet, häufig als Unkraut. Kann ganzjährig geerntet werden.
Verwendete Teile: Sproßteile.
Inhaltsstoffe: Flavonoide, Polypeptide, Cholin, Acetylcholin, Glucosinolate, Histamin und Tyramin.
Geschichte & Brauchtum: Der Name leitet sich von der Form der Schötchen ab, die herzförmigen Taschen gleichen. Als im Ersten Weltkrieg die gebräuchlichen blutstillenden Arzneidrogen – Kanadische Gelbwurzel (*Hydrastis canadensis*, S. 103) und Mutterkorn *(Claviceps purpurea)* – in Großbritannien nicht verfügbar waren, wurde Hirtentäschel als Alternative eingesetzt.
Medizinische Wirkung & Anwendung: Seit langem wird Hirtentäschel wegen seiner guten blutungsverhindernden und blutstillenden Eigenschaften als Mittel bei schweren Uterusblutungen genutzt. Es wirkt zwar schwächer als Mutterkorn, hat aber nicht dessen toxische Eigenschaften und ist daher besser verträglich. Hirtentäschel wird bei Blutungen aller Art genommen, von Nasenbluten bis zu blutigem Harn. Durch die adstringierenden Eigenschaften wirkt es desinfizierend bei Blasenentzündungen und wird bei Durchfall eingenommen. In der chinesischen Medizin wird es bei Ruhr und Augenerkrankungen angewendet.
Forschungsergebnisse: Untersuchungen machen eine entzündungshemmende und fiebersenkende Wirkung wahrscheinlich.
Warnung: Nicht während der Schwangerschaft anwenden.
Selbstbehandlung: Starke Periodenblutung, S. 315.

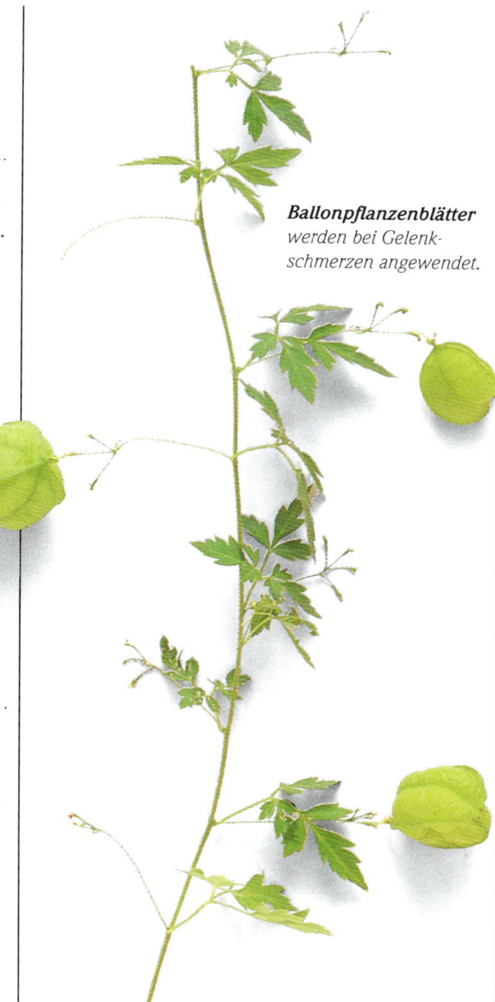

Ballonpflanzenblätter *werden bei Gelenkschmerzen angewendet.*

Cardiospermum spp.

(Sapindaceae)

BALLONPFLANZE

Beschreibung: Laubabwerfende, mehrjährige Kletterpflanzen bis 3 m Höhe, mit gefiederten Blättern, kleinen weißen Blüten und schwarzen Samen.
Verbreitung & Anbau: In den Tropengebieten der ganzen Erde.
Verwendete Teile: Wurzeln, Blätter, Samen.
Inhaltsstoffe: Die meisten *Cardiospermum*-Arten enthalten cyanogene Glykoside.
Geschichte & Brauchtum: Die Eingeborenen des Amazonasgebiets tragen Armbänder aus Ballonpflanzensamen, um Schlangen abzuwehren.
Medizinische Wirkung & Anwendung: Die Ballonpflanze wird in der indischen Pflanzenheilkunde bei verspäteter Periodenblutung, Rückenschmerzen und Arthritis eingesetzt. Die Blätter fördern örtlich die Durchblutung und werden deshalb auf schmerzende Gelenke aufgelegt, um den Abtransport von Stoffwechselprodukten zu beschleunigen. Auch die Samen gelten als Mittel der Arthritisbehandlung. Die ganze Pflanze hat beruhigende Eigenschaften.
Warnung: Nicht während der Schwangerschaft anwenden.

Carica papaya

(Caricaceae)

PAPAYA, MELONENBAUM

Beschreibung: Bis zu 8 m hoher, schnell wachsender Laubbaum. Die Blätter sind geteilt, die Blüten gelb, die bis zu 5 kg schweren orangegelben, melonenförmigen Früchte enthalten schwarze Samen.
Verbreitung & Anbau: Beheimatet im tropischen Amerika, wird aber heute weltweit in den Tropengebieten angebaut.
Verwendete Teile: Früchte, Milchsaft, Blätter, Blüten, Samen.
Inhaltsstoffe: Das Fruchtfleisch enthält Enzyme (Papain und Chymopapain) und Spuren des Alkaloids Carpain. Nach Anritzen unreifer Früchte tritt Milchsaft aus, der Papain und Chymopapain – zwei eiweißspaltende und damit verdauungsfördernde Enzyme – enthält.
Geschichte & Brauchtum: In der Pflanzenheilkunde der Mayas wurden der Fruchtsaft, Triebe und Milchsaft genutzt. Im tropischen Amerika gelten die Blätter als Zartmacher für Fleisch.
Medizinische Wirkung & Anwendung: Die Hauptverwendung findet Papaya bei Verdauungsschwäche; hier werden Blätter und Früchte eingesetzt (besonders unreife Früchte sind sehr wirksam). Äußerlich aufgetragen, fördert der aus dem Baumstamm gewonnene Milchsaft das Abheilen von Wunden, Geschwüren, Furunkeln, Warzen und Hautgeschwülsten. Als Entwurmungsmittel sind Samen leicht, der Milchsaft aber heftiger wirksam. Ein Aufguß aus Blüten kann das Einsetzen der Periodenblutung auslösen. Während eine Abkochung aus reifen Früchten bei hartnäckigem Durchfall und Ruhr bei Kindern genutzt wird, wirken die reifen Früchte auch als mildes Abführmittel. Die Blätter werden als Wundverband verwendet.

Carthamus tinctorius

(Compositae/Asteraceae)

FÄRBERDISTEL, HONG HUA (CHINESISCH)

Beschreibung: Bis 90 cm hohe, einjährige Pflanze mit elliptischen, stachelig gezähnten Blättern; die goldgelben Blütenköpfe sind von dornigen Hüllblättern umgeben.
Verbreitung & Anbau: Als Heimat der Färberdistel gelten Iran und Nordwestindien, vielleicht auch Afrika. Die Pflanze kommt aber auch in Nordamerika und dem Fernen Osten vor. Sie wächst auf Ödland und wird im Sommer gesammelt.
Verwendete Teile: Blüten, Samen, Samenöl.
Inhaltsstoffe: Carthamon, Lignane und Polysaccharide.
Geschichte & Brauchtum: Arzneilich wurde die Färberdistel im 19. Jahrhundert in Nordamerika bei Schwitzkuren, zum Auslösen der Periodenblutung und zur Behandlung von Masern eingesetzt.
Medizinische Wirkung & Anwendung: Die chinesische Pflanzenheilkunde verwendet die Blüten zur Menstruationsförderung und zum Lindern von Unterleibsschmerzen. Die Blüten werden ferner zum Reinigen und Abheilen von Wunden und Hautverletzungen, zusätzlich bei Masern eingesetzt. Die anglo-amerikanische Pflanzenheilkunde kennt die Blüten als Fieber- und Hautmittel. Das nicht gereinigte Öl aus den Samen wirkt abführend.
Forschungsergebnisse: Nach chinesischen Untersuchungen sollen Färberdistelblüten koronare Herzerkrankung und den Cholesterinspiegel günstig beeinflussen können. Die Pflanze enthält immunstimulierende Polysaccharide (Wirkung bei Mäusen nachgewiesen). Auch das Öl aus den Samen senkt den Cholesterinspiegel.
Warnung: Blüten und Samen nicht während der Schwangerschaft anwenden (gereinigtes Samenöl ist unbedenklich).

Carum carvi

(Umbelliferae/Apiaceae)

KÜMMEL

Beschreibung: Aufrechte, bis 60 cm hohe, zweijährige Pflanze mit zweifach gefiederten, fedrigen Blättern und weißen Doldenblüten. Die aufplatzenden Früchte teilen sich in zwei kleine, schmale Samen.
Verbreitung & Anbau: Kümmel wächst wild in Europa, Nordafrika und Asien, meistens an sonnigen Standorten bis zu 2000 m Höhe. Er wird in Europa, Rußland, Nordafrika und den USA angebaut, die reifen Samen werden im Spätsommer geerntet.
Verwendete Teile: Samen, ätherisches Öl.
Inhaltsstoffe: Kümmel enthält ein ätherisches Öl mit hohem Carvongehalt (40 – 60%), ferner Flavonoide, Polysaccharide und nichtflüchtiges Öl.
Geschichte & Brauchtum: Kümmelsamen ist »förderlich für alle kalte Ungemach des Kopfes und des Magens ... und hat eine mäßigende Tugend, wodurch er die Winde bricht und den Urin befördert« (Nicholas Culpeper, *The English Physitian*, 1652). Die Samen sind ein bekanntes Küchengewürz.
Medizinische Wirkung & Anwendung: Die Wirkungsweise von Kümmel gleicht derjenigen von Anis (*Pimpinella anisum*, S. 246) und Fenchel (*Foeniculum vulgare*, S. 210). Als krampflösendes Mittel beruhigen die Samen das Verdauungssystem, indem sie direkt auf die Darmmuskeln einwirken und Kolik, Bauchgrimmen, Völlegefühl und Blähungen verringern. Sie verbessern Mundgeruch, sind appetitanregend, wirken unregelmäßigem, durch Blähungen verursachtem Herzschlag entgegen und erleichtern krampfartige Periodenschmerzen. Zusätzlich sind die Samen harntreibend, auswurffördernd, stärkend und häufig in Husten- und Bronchitismitteln, insbesondere für Kinder, enthalten. Kümmel regt angeblich die Milchbildung an. Das verdünnte ätherische Öl wirkt als gutes Mittel gegen Krätze.
Forschungsergebnisse: Wissenschaftliche Untersuchungen haben die lindernde Wirkung von Kümmel bei Darmkoliken und Blähungen bestätigt.
Warnung: Das ätherische Öl darf innerlich nur unter ärztlicher Aufsicht angewendet werden.

Kümmel *wirkt krampflösend, harntreibend und auswurffördernd. Ein mildes, für Kinder geeignetes Mittel.*

Castanea sativa

(Fagaceae)

ESSKASTANIE

Beschreibung: Bis zu 30 m hoher, laubabwerfender Baum mit glatter silbergrauer Rinde, dunkelgrünen, länglich-lanzettlichen Blättern, männlichen und weiblichen Kätzchen und stacheligen grüngelben Samenhüllen, die 2–3 glänzende braune Nüsse enthalten.
Verbreitung & Anbau: Im Mittelmeerraum, Kleinasien und Kaukasus heimisch, gedeihen aber in großen Teilen Europas, auch in Deutschland. Man baut sie wegen ihres Holzes und der im Herbst reifenden Früchte an.
Verwendete Teile: Blätter, Rinde.
Inhaltsstoffe: Gerbstoffe, Plastochinone und Schleimstoffe.
Geschichte & Brauchtum: Eßkastanien sollen laut Überlieferung von der Türkei nach Sardinien und von dort aus ins restliche Europa gekommen sein, nach Deutschland dann mit den Römern. Die nahrhaften Nüsse können geröstet, kandiert oder zu Mehl vermahlen werden. Gelegentlich werden die Blüten aromatischen Tabakmischungen zugesetzt.
Medizinische Wirkung & Anwendung: Keuchhusten, Bronchitis und Bronchialkatarrh können mit einem Aufguß aus Eßkastanienblättern behandelt werden. Die enthaltenen Gerbstoffe verdichten die Schleimhäute und verhindern so quälende Hustenanfälle. Bei Halsschmerzen kann man mit einer Abkochung aus Blättern und Rinde gurgeln, innerlich wirkt der Aufguß gegen Durchfall. Die Blätter verwendet man auch zur Behandlung von rheumatischen Beschwerden, beispielsweise bei Schmerzen der Lendenwirbelsäule und bei steifen Gelenken und Muskeln.
Verwandte Arten: Die Mohikaner Nordamerikas setzten einen Aufguß aus Blättern der Amerikanischen Eßkastanie *(C. dentata)* zur Behandlung von Keuchhusten ein. In seiner *Natural History of North Carolina* von 1737 berichtet John Brickell, daß die »in Wein gekochten Blätter sowie die Rinde des Baumes gut gegen starke Blutungen sind«.

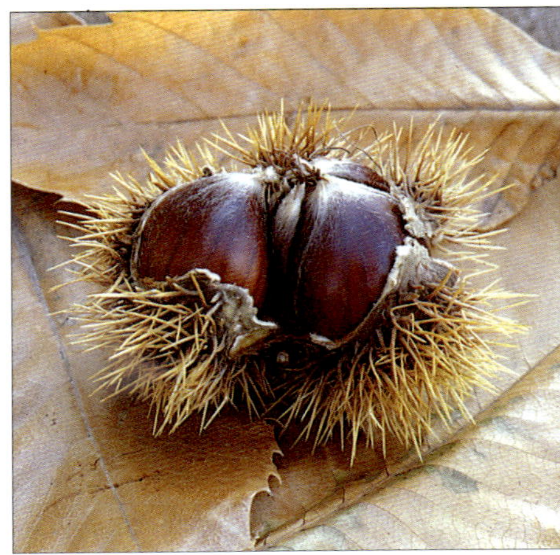

Eßkastanien *sind ein nahrhaftes Lebensmittel, die Blätter helfen bei Husten.*

Catha edulis

(Celastraceae)

KHATSTRAUCH

Beschreibung: Bis zu 15 m hoher Baum mit rötlichen Zweigen, ovalen, ledrigen Blättern und kleinen gelben oder weißen Blüten.
Verbreitung & Anbau: Khat kommt in den Grassavannen und Trockengebieten des Mittleren Ostens und des »Horns von Afrika« wild vor, er wird in Äthiopien, Somalia, Ostafrika und der Arabischen Halbinsel angebaut.
Verwendete Teile: Blätter, Zweige.
Inhaltsstoffe: Alkaloide, die denen von *Ephedra*-Arten gleichen: Norpseudoephedrin (bis zu 1%) und Ephedrin; zusätzlich Gerbstoffe und ätherisches Öl. Die Alkaloide vom Ephedrintyp regen das zentrale Nervensystem stark an, mindern Allergien und wirken appetitzügelnd.
Geschichte & Brauchtum: In einigen Ländern Afrikas und des Mittleren Ostens wird Khat als stimulierendes, stärkendes und appetitzügelndes Mittel eingenommen. Die Wirkung – ob als Aufguß getrunken, geraucht oder gekaut – gleicht der von Kokablättern (*Erythroxylum coca*, S. 204). Es ist unklar, ob Khat suchtbildend ist; ein Entzug kann jedenfalls Lethargie zur Folge haben.
Medizinische Wirkung & Anwendung: Khat ist in den Erzeugerländern als Stimulans gesellschaftlich akzeptiert. Wird zur Malariabehandlung frisch gekaut oder als Aufguß eingenommen. In Afrika verwenden alte Menschen Khat, um die geistige Beweglichkeit und Frische zu erhalten und zu verbessern. In Deutschland gilt Khat als Appetitzügler; diese Anwendung ist aber medizinisch bedenklich.
Warnung: Kann nach wenigen Wochen Kopfschmerzen, erhöhten Blutdruck und generelle Überreizung verursachen. Deshalb als Appetitzügler nicht zu empfehlen. Nicht während der Schwangerschaft anwenden.

Ceanothus americanus

(Rhamnaceae)

Amerikanische Säckelblume

Beschreibung: Bis 1,5 m hoher, laubabwerfender Strauch mit ovalen blaßgrünen Blättern und Büscheln weißer Blüten.
Verbreitung & Anbau: Heimisch im östlichen Nordamerika. Die Wurzel wird im Frühjahr, die Blätter im Sommer geerntet.
Verwendete Teile: Wurzeln, Wurzelrinde, Blätter.
Inhaltsstoffe: Gerbstoffe, Alkaloide, Harz und einen koagulierenden Wirkstoff.
Geschichte & Brauchtum: Wurzel und Wurzelrinde der Amerikanischen Säckelblume wurden von Indianern viel genutzt, um Fieber und Schleimhautinfekte wie Katarrh und Halsschmerzen zu behandeln. Die Cherokee setzten eine Lotion aus den Wurzeln bei Hautkrebs ein. Während des amerikanischen Unabhängigkeitskriegs wurden die Blätter der Amerikanischen Säckelblume (»New Jersey Tea«) als Ersatz für Schwarztee aufgegossen. Die Pflanze scheint die Blutgerinnung zu fördern.
Medizinische Wirkung & Anwendung: Aufgrund ihrer adstringierenden, auswurffördernden und krampflösenden Wirkung wird die Amerikanische Säckelblume bei Halsschmerzen, Bronchitis, Asthma und Husten angewendet. Wie andere Gerbstoffdrogen hat man sie auch zur Behandlung von Durchfall und Ruhr eingesetzt. Sie soll ferner als beruhigendes und blutdrucksenkendes Arzneimittel gelten.
Verwandte Arten: Die mexikanische *C. azureus* ist ein Fiebermittel.

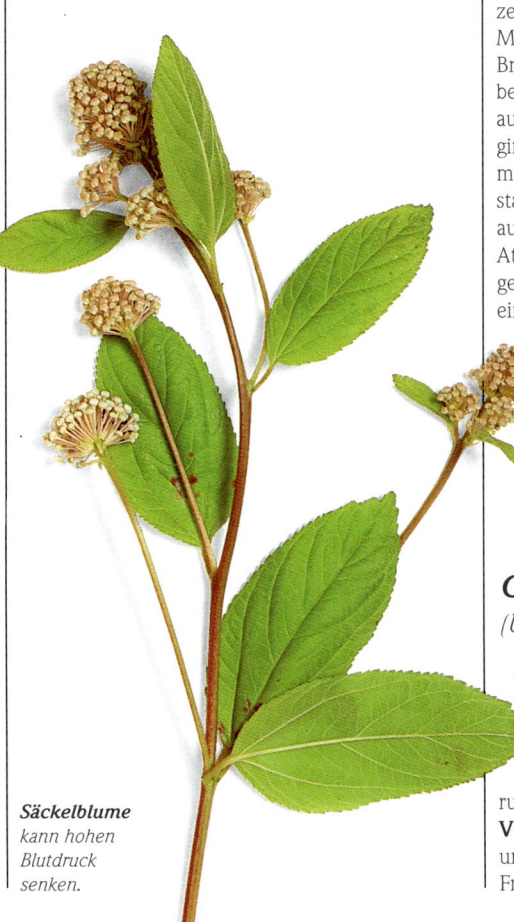

Säckelblume
kann hohen Blutdruck senken.

Cedrus spp.

(Pinaceae)

Zeder

Beschreibung: Die Libanonzeder *(C. libani)* ist ein mächtiger, flachkroniger, bis zu 40 m hoher Baum. Sie hat dunkelgrüne Nadelblätter und länglich eiförmige Zapfen. Die Himalajazeder *(C. deodara)* erreicht eine Höhe von bis zu 85 m.
Verbreitung & Anbau: Die Libanonzeder ist in den Bergwäldern des Libanons und der Südwesttürkei heimisch. Die Himalajazeder wächst im Himalajagebiet in 1050–3600 m Höhe.
Verwendete Teile: Blätter, Holz, ätherisches Öl.
Inhaltsstoffe: Das ätherische Öl enthält Cedren (50%), Atlantol und Atlanton (nur Atlaszeder, *C. atlantica*).
Geschichte & Brauchtum: Die Hängenden Gärten der Semiramis und König Salomons Tempel wurden möglicherweise aus Libanonzedern gebaut. Seit Jahrtausenden wird das Öl als Weihrauch, für Parfüms und zum Einbalsamieren verwendet.
Medizinische Wirkung & Anwendung: Die Inhaltsstoffe der Libanonzeder wirken antiseptisch und auswurffördernd im Atemwegsbereich. In der indischen Pflanzenheilkunde behandelt man Tuberkulose mit den Nadeln der Himalajazeder. Eine Abkochung des Kernholzes wird als Mittel bei fiebrigen Atemwegsinfekten wie akuter Bronchitis, aber auch bei Schlaflosigkeit und Diabetes gegeben. Zedernholzöl wird im allgemeinen aus der Atlaszeder *(C. atlantica)* oder dem Virginischen Wacholder (*Juniperus virginiana*, heimisch in Nordamerika) destilliert. Das Öl wirkt stark antiseptisch, adstringierend, harntreibend, auswurffördernd und beruhigend. Katarrhe, Atemwegserkrankungen und Blasenentzündungen können mit dem verdünnten und in die Haut einmassierten Öl behandelt werden. Es wird auch bei Hautwunden und -geschwüren eingesetzt. Man verschreibt Zedernöl in der Ayurveda-Medizin bei Lepra und Syphilis.
Warnung: Zedernöl darf innerlich nur unter ärztlicher Überwachung eingenommen werden.

Celtis australis

(Ulmaceae)

Südlicher Zürgelbaum

Beschreibung: Kegelförmiger, laubabwerfender Baum von bis zu 25 m Höhe. Er hat lanzettliche Blätter, grüne Blüten und kleine, rundliche schwarzviolette Früchte.
Verbreitung & Anbau: Im Mittelmeergebiet und Südwestasien beheimatet, in Italien und Frankreich auch als Straßenbaum angepflanzt.
Verwendete Teile: Blätter, Früchte.
Inhaltsstoffe: Gerb- und Schleimstoffe.
Geschichte & Brauchtum: Ein Rezept für »duftendes Ochsenfett« aus dem alten Ägypten sah 2 kg Zürgelbaumfrüchte auf 1 kg Ochsentalg vor. Die eßbare Frucht (heute allerdings kaum mehr verzehrt) kann zu Konfitüren verarbeitet werden.
Medizinische Wirkung & Anwendung: Blätter und Früchte des Südlichen Zürgelbaums können wegen ihrer adstringierenden Eigenschaften als Heilmittel dienen. Eine Abkochung beider Pflanzenteile kann starke Perioden- und Uterusblutungen vermindern; die Früchte, besonders die noch nicht voll ausgereiften, gelten jedoch als wirksamer. Früchte und Blätter sollen die Schleimhäute bei Magendarmgeschwüren, Durchfall und Ruhr schützen.

Centaurea cyanus

(Compositae/Asteraceae)

Kornblume

Beschreibung: Einjährige, bis 90 cm hohe Pflanze mit stark verzweigtem Stengel und den bekannten himmelblauen Blüten im Sommer.
Verbreitung & Anbau: Im Nahen Osten heimisch, wächst mittlerweile in allen gemäßigten Klimazonen wild, oft in Kornfeldern. Es werden die frisch geöffneten Blüten gesammelt.
Verwendete Teile: Blüten, Samen, Blätter.
Inhaltsstoffe: Flavonoide, Sesquiterpenlactone (darunter Cnicin), Acetylene und Cumarine. Cnicin wirkt leicht antibiotisch.
Geschichte & Brauchtum: Schon Hildegard von Bingen hat im 12. Jahrhundert die Heilkräfte der Kornblume erwähnt. Der Kräuterarzt Petrus Andreas Matthiolus (1501–1577) empfahl die Pflanze nach der Signaturenlehre, derzufolge das Äußere der Pflanze die Krankheiten, die sie heilen kann, anzeigt. Da die tiefblaue Blütenfarbe der Kornblume gesunden Augen entspricht, wurde sie bei Augenerkrankungen angewendet. (In Frankreich heißt sie *casse-lunette*, d. h. »brich die Brille«.)
Medizinische Wirkung & Anwendung: Immer noch wird die Kornblume in der französischen Pflanzenheilkunde als Augenmittel (ein gefilterter Aufguß als Augenspülung, die Blütenblätter als Umschlag) eingesetzt, doch wird ihre Wirksamkeit kontrovers beurteilt. Man nimmt die Blütenblätter auch als bitteres Tonikum und Stimulans zur Verdauungs- und Leberstärkung ein sowie zur Verminderung der Infektanfälligkeit. Die Samen waren als mildes Abführmittel für Kinder in Gebrauch. Rheumatische Beschwerden werden mit einer Abkochung der Blätter behandelt.
Verwandte Arten: Die Skabiosen-Flockenblume *(C. scabiosa)* war Bestandteil einer mittelalterlichen *salve* – einer Salbe, die zur Wundheilung und Behandlung von Hautinfekten eingesetzt wurde.
Selbstbehandlung: Bindehautentzündung, S. 310.

Cephaelis ipecacuanha

(Rubiaceae)

BRECHWURZEL, IPECACUANHA

Beschreibung: Kleiner, bis 30 cm hoher Strauch mit schlankem Stamm. Hat wenige längliche Blätter, kleine weiße Blüten und schwarzviolette Beeren.
Verbreitung & Anbau: Beheimatet in Südamerika, hauptsächlich in Brasilien; bevorzugt feuchte, schattige Wälder. Anbauversuche in Südostasien brachten nur wenig Erfolg. Die Wurzeln dreijähriger Pflanzen werden zur Blütezeit geerntet.
Verwendete Teile: Wurzel, Rhizom.
Inhaltsstoffe: Isochinolinalkaloide (darunter Emetin), Gerbstoffe und Glykoside. Die Alkaloide wirken auswurffördernd und verursachen in höheren Dosen Erbrechen und Durchfall. Sie wirken auch stark abtötend gegen Amöben.
Geschichte & Brauchtum: 1672 kam die Brechwurzel nach Europa und wurde als Mittel gegen Ruhr berühmt. Doch war die Behandlung nicht unumstritten, da sie in einigen Fällen anzuschlagen schien, in anderen völlig ohne Wirkung blieb. Heute wissen wir warum: Es gibt zwei Arten von Ruhr, Amöben- und Bakterienruhr. Brechwurz tötet Amöben sehr effektiv ab, Bakterien hingegen kaum.
Medizinische Wirkung & Anwendung: Brechwurzel findet in der Schulmedizin und in der Pflanzenheilkunde auch heute noch Anwendung und wird in den meisten nationalen Pharmakopöen aufgeführt. Als eines der zuverlässigsten Brechmittel ruft sie selbst in mittleren Dosen Erbrechen hervor, bis der Magen völlig entleert ist. Diese Eigenschaft ist besonders bei Arzneimittelvergiftungen wertvoll. In niedrigerer Dosierung wirkt sie stark auswurffördernd und ist deshalb in vielen gebräuchlichen Hustenmitteln zur Behandlung von Bronchitis und Keuchhusten enthalten. Brechwurzel ist auch bei Amöbenruhr noch in Gebrauch.
Warnung: Weder Wurzel noch Rhizom anwenden. Zubereitungen mit Brechwurzel nur vorsichtig und wie auf dem Beipackzettel angegeben einnehmen. Überdosierung hat schon zu einigen Todesfällen geführt.

Ceratonia siliqua

(Leguminosae/Fabaceae)

JOHANNISBROTBAUM

Beschreibung: Bis zu 10 m hoher, immergrüner Baum, mit Fiederblättern, grünen Blüten und großen braunvioletten Samenhülsen.
Verbreitung & Anbau: Beheimatet in Südosteuropa, Westasien und Nordafrika, gedeiht auf armen Böden im Küstenbereich der warmen, gemäßigten Klimagebiete. Johannisbrot wird wegen seiner Früchte angebaut, die im Spätsommer oder Herbst geerntet werden.
Verwendete Teile: Hülsen, Rinde.
Inhaltsstoffe: Die Hülsen enthalten bis zu 70% Zucker, Fette, Stärke, Eiweiß, Vitamine und Gerbstoffe.
Geschichte & Brauchtum: Im alten Ägypten galt eine Mischung aus den Hülsen, Haferbrei, Honig und Wachs als Mittel bei Durchfall. Auch in Zubereitungen zur Entwurmung, gegen schlechte Sicht und Augenerkrankungen war Johannisbrot enthalten. Der griechische Arzt Dioskorides berichtete (1. Jahrhundert), daß Johannisbrot bei Magenschmerzen und positiv auf die Verdauung wirke. In den Riten der frühchristlichen Kirche spielte es eine wichtige Rolle. Schon seit langem wird das Fruchtfleisch als süßes Nahrungsmittel und für alkoholische Getränke verwendet. Das Mehl bildet die Grundlage kakaoähnlicher Getränke.
Medizinische Wirkung & Anwendung: Johannisbrothülsen sind nahrhaft, durch ihren hohen Zuckergehalt süß im Geschmack und wirken mild abführend. Eine Abkochung des Fruchtfleisches hilft jedoch auch bei Durchfall und fördert die milde Reinigung und Beruhigung des Darms. Diese scheinbar widersprüchlichen Effekte sind ein gutes Beipiel dafür, wie verschiedene Arzneizubereitungen, je nach medizinischem Problem, auf den Körper unterschiedlich wirken können. Eine Abkochung der stark adstringierenden Rinde wird bei Durchfall eingenommen.

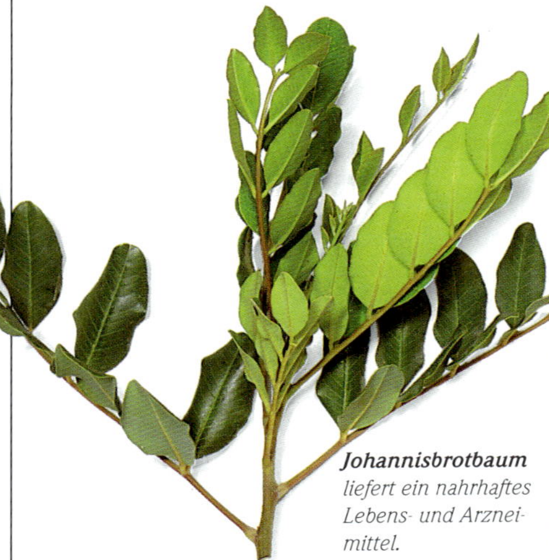

Johannisbrotbaum *liefert ein nahrhaftes Lebens- und Arzneimittel.*

Cetraria islandica

(Parmeliaceae)

ISLÄNDISCHES MOOS

Beschreibung: Grüngraue bis tiefbraune Flechte, bildet flache, verzweigte und ledrige Polster mit bis zu 8 cm Durchmesser.
Verbreitung & Anbau: Beheimatet in den nördlichen und alpinen Gebieten Europas; gedeiht in Tundren, Heiden und Wäldern auf Felsen und Baumrinden, besonders von Nadelbäumen. Ernte ganzjährig.

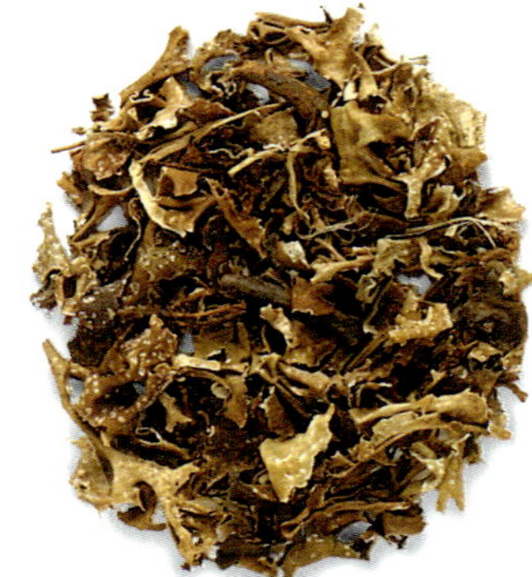

Isländisches Moos *lindert Hustenreiz und Katarrhe. Es wirkt beruhigend und bitter tonisierend im Verdauungstrakt.*

Verwendete Teile: Die ganze Pflanze.
Inhaltsstoffe: Flechtensäuren (darunter Usninsäure) und etwa 50% Polysaccharide. Usninsäure und die anderen Flechtensäuren sind stark antibiotisch.
Geschichte & Brauchtum: Seit altersher wird Isländisches Moos als Hustenmittel eingesetzt; in Europa hat es die Volksmedizin auch zur Krebsbehandlung verwendet.
Medizinische Wirkung & Anwendung: Isländisches Moos wirkt stark reizmildernd und beruhigt damit die Schleimhäute des Mund- und Rachenraums, wirkt Katarrhen entgegen und lindert trockenen Reizhusten. Besonders älteren Menschen ist es zu empfehlen. Im Verdauungssystem kommt gleichzeitig die sehr bitter schmeckende und beruhigend wirkende Komponente zum Tragen – eine für Arzneipflanzen fast einzigartige Kombination. Deshalb ist Isländisches Moos bei allen Arten von chronischen Verdauungsproblemen wertvoll, z. B. bei Reizdarm. Isländisches Moos wirkt ebenfalls mild entwurmend und könnte auch laut neueren europäischen Forschungsergebnissen bei manchen Infekten des Magen-Darm-Trakts nützlich sein.
Selbstbehandlung: Übersäuerung & Verdauungsstörungen, S. 307.

Chamaemelum nobile syn. *Anthemis nobilis*

(Compositae/Asteraceae)

RÖMISCHE KAMILLE

Beschreibung: Aromatische, bis 50 cm hohe, mehrjährige Pflanze. Die Blätter sind kleinfiedrig, die Blütenköpfe ähneln Gänseblümchen.
Verbreitung & Anbau: Heimisch in Westeuropa, wird aber jetzt in ganz Europa und auch in anderen gemäßigten Zonen angebaut. Man erntet die Blüten, wenn sie im Sommer aufblühen.
Verwendete Teile: Blüten, ätherisches Öl.
Inhaltsstoffe: Römische Kamille enthält bis zu 1,75% ätherisches Öl (es besteht u. a. aus Tiglin- und Angelicasäure-Estern und Chamazulen), Sesquiterpenlactone, Flavonoide, Cumarine und Phenylpropane.

Geschichte & Brauchtum: Seit langem wird Römische Kamille auf den Britischen Inseln als Heilpflanze verwendet. In Rom war sie, trotz ihres Namens, erst seit dem 16. Jahrhundert bekannt und wurde möglicherweise aus Westeuropa eingeführt; und auch in Deutschland ist sie erst seit dieser Zeit offizinell.
Medizinische Wirkung & Anwendung: Oft werden sowohl Römische als auch Echte Kamille (*Chamomilla recutita*, S. 76) bei Verdauungsproblemen eingesetzt. Doch hat ein Aufguß aus Römischer Kamille einen deutlich bittereren Geschmack als die Echte Kamille. Sie ist ein gutes Mittel bei Übelkeit, Erbrechen, Verdauungsproblemen und Appetitlosigkeit. Sie wirkt auch beruhigend, krampflösend und mildert krampfartige Schmerzen wie Koliken und Bauchgrimmen. Die Verdauungsfunktionen werden normalisiert, indem sie die Sekretion von Verdauungsenzymen stimuliert und die Darmmuskeln entspannt. Auch gegen Kopfschmerzen und Migräne kann Römische Kamille, sogar bei Kindern, eingesetzt werden. Wegen der ausgesprochen entzündungshemmenden und antiallergischen Eigenschaften ist sie zur Behandlung gereizter Haut gut geeignet.
Warnung: Keine innere Anwendung des ätherischen Öls ohne ärztliche Überwachung. In einigen Ländern unterliegt das ätherische Öl gesetzlichen Bestimmungen.

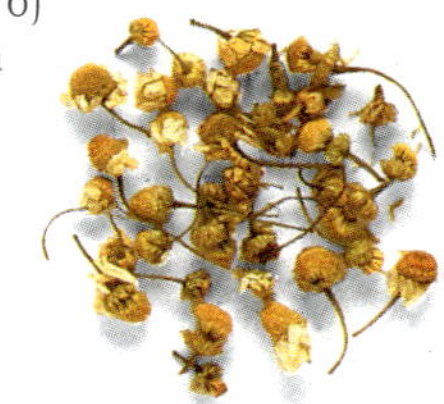

Getrocknete Blütenköpfe

Chamaenerion angustifolium syn. *Epilobium angustifolium*

(Onagracae)

SCHMALBLÄTTRIGES WEIDENRÖSCHEN

Beschreibung: Mehrjährige Pflanze mit steifem, bis 2 m hohem Stengel, lanzettlichen Blättern und purpurrosa Blüten in langen Blütenständen.
Verbreitung & Anbau: Kommt in Europa und Westasien vor, wächst auf Lichtungen, an Waldrändern und auf Ödland. Wird zur Blütezeit im Spätsommer geerntet.
Verwendete Teile: Sproßteile.
Inhaltsstoffe: Flavone und Gerbstoffe.
Geschichte & Brauchtum: In Europa wurde ein adstringierender Tee aus den Blättern getrunken. In Sibirien hat man aus Weidenröschen und Fliegenpilz *(Amanita muscaria)* ein berauschendes Getränk hergestellt.
Medizinische Wirkung & Anwendung: Aufgrund der beruhigenden und adstringierenden Eigenschaften wirkt das Schmalblättrige Weidenröschen gegen Durchfall, Darmschleimhautentzündung und Reizdarm. Auch eine lindernde Hautsalbe für Kinder wurde aus Weidenröschen hergestellt. In Deutschland und Österreich wird es bei Prostatabeschwerden angewendet.

Cheiranthus cheiri

(Cruciferae/Brassicaceae)

GOLDLACK

Beschreibung: Zweijährige bis ausdauernde, etwa 45 cm hohe Pflanze mit länglich-lanzettlichen Blättern und duftenden, meist orangegelben Blüten im Frühjahr.
Verbreitung & Anbau: Heimisch in Südeuropa, heute in weiten Teilen Europas verwildert. Wächst an Steilküsten und auf alten Mauern, ist eine häufige Gartenpflanze.
Verwendete Teile: Blätter, Blüten.
Inhaltsstoffe: Cheiranthin und andere herzwirksame Glykoside.
Geschichte & Brauchtum: Der irische Pflanzenheilkundler K'Eogh beschrieb Goldlack 1735 folgendermaßen: »Er bewirkt Wasserlassen und Monatsblutung, entfernt die Totgeburt und die Nachgeburt, wenn eine Abkochung aus getrockneten Blüten oder wenigen Samen mit Wein getrunken wird.«
Medizinische Wirkung & Anwendung: Obwohl man Goldlack früher als Diuretikum anwendete, verstand man die starke Herzwirkung nicht. In niedriger Dosierung wirkt er herzanregend und unterstützt ein geschwächtes Herz auf ähnliche Weise wie Fingerhut (*Digitalis purpurea*, S. 199). In höheren Dosen wirkt er toxisch und wird deshalb in der Pflanzenheilkunde selten eingesetzt.
Warnung: Nur unter ärztlicher Aufsicht und nicht in der Schwangerschaft anwenden.

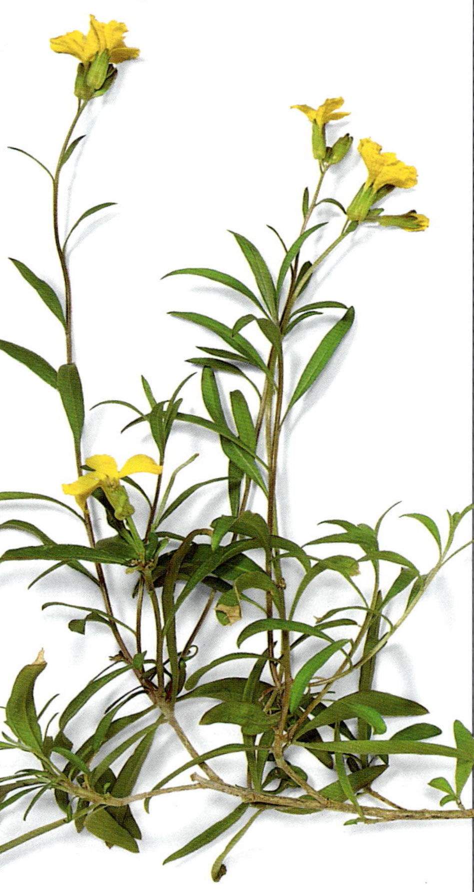

Goldlackwurzeln *setzte der griechische Arzt Dioskorides (1. Jahrhundert) zur Behandlung von Gicht ein.*

Chelidonium majus

(Papaveraceae)

GROSSES SCHÖLLKRAUT

Beschreibung: Ausdauernde, bis 90 cm hohe Pflanze mit dünnem Stengel, gebuchteten gelbgrünen Blättern und gelben, vierzähligen Blüten in mehrblütigen Blütenständen. Blüht im Spätfrühjahr.
Verbreitung & Anbau: Die Pflanze ist in Europa, Westasien und Nordafrika heimisch, wächst in der Nähe von Siedlungen, auf Ödland, an Feldrainen und an feuchten Stellen. Die Vermehrung erfolgt durch Aussaat oder Wurzelteilung, jeweils im Frühjahr. Die Sproßteile der Pflanze werden im Spätfrühjahr oder Frühsommer gesammelt.
Verwendete Teile: Sproßteile, orangeroter Milchsaft.
Inhaltsstoffe: Isochinolinalkaloide, darunter Allocryptopin, Berberin, Chelidonin und Sanguinarin. Einige dieser Alkaloide wirken schmerzlindernd, krampflösend und blutdrucksenkend.
Geschichte & Brauchtum: In der Volksmedizin galt das Schöllkraut oft als Allheilmittel. Seit Jahrtausenden wurde es zum Verbessern und Klären des Sehvermögens eingesetzt, besonders bei Katarakt (Grauem Star). Plinius und Dioskorides (beide im 1. Jahrhundert) berichten, daß Schwalben (»chelidon« ist im Griechischen die Schwalbe) den aus verletzten Pflanzen austretenden Milchsaft dazu nutzten, um das Sehvermögen blinder Jungtiere wiederherzustellen. Der Pflanzenheilkundler Nicholas Culpeper versuchte im 17. Jahrhundert, diese Behauptung nachzuprüfen, indem er den Milchsaft in die Augen junger Schwalben träufelte.
Medizinische Wirkung & Anwendung: Schöllkraut wirkt mild beruhigend und entspannt die Muskeln der Bronchien, des Darms und anderer Organe. Bei Bronchitis, Keuchhusten und Asthma haben es sowohl die westliche als auch die chinesische Heilkunde eingesetzt. Die krampflösenden Eigenschaften in der Gallenblase erklären auch die Stimulierung des Gallenflusses. Darauf beruht teilweise die Anwendung des Schöllkrauts bei Gelbsucht, Gallensteinen und Gallenkoliken sowie als Entgiftungsmittel. Die krampflösende Wirkung des Schöllkrauts schließt jedoch nicht die Gebärmuttermuskulatur mit ein – im Gegenteil, es verursacht Uteruskontraktionen. Äußerlich angewendet, bewirkt Schöllkraut Linderung und Heilung von Hauterkrankungen wie Ekzemen. Mit dem Milchsaft, der austritt (und gelbe Flecken hinterläßt), wenn man die Pflanze verletzt oder aber abschneidet, behandelt man Warzen, Ringelflechte und bösartige Hautgeschwülste, die angeblich durch die Wirkung der eiweißabbauenden Enzyme langsam aufgelöst werden.
Warnung: Nur unter ärztlicher Überwachung nutzen. Überdosierung kann zu Schläfrigkeit, Atemproblemen und Reizhusten führen. Nicht in der Schwangerschaft anwenden. In einigen Ländern unterliegt die Pflanze gesetzlichen Bestimmungen.

Chelone glabra

(Scrophulariaceae)

SCHILDBLUME

Beschreibung: Mehrjährige, bis 60 cm hohe Pflanze mit schmalen Blättern und kurzen Ähren aus zweilippigen cremeweißen bis rötlichen Blüten.

Verbreitung & Anbau: Beheimatet im östlichen Nordamerika, wächst dort in Sumpfland, feuchten Waldgebieten und an Flußufern. Man sät sie im Frühjahr aus und erntet zur Blütezeit im Sommer oder Herbst.

Verwendete Teile: Sproßteile.

Inhaltsstoffe: Harze und Bitterstoffe.

Geschichte & Brauchtum: Der Gattungsname *Chelone* bedeutet »Schildkröte« auf Griechisch und spielt auf die Ähnlichkeit der Blüte mit einer Schildkröte an.

Medizinische Wirkung & Anwendung: Ein sehr bitteres Mittel, das hauptsächlich bei Gallensteinen und anderen Gallenbeschwerden eingesetzt wird. Es regt den Gallenfluß an und wirkt mild abführend. Auch für die Behandlung von Übelkeit, Erbrechen, Darmkoliken und zum Entwurmen kann es eingesetzt werden. Auch antidepressiv wirksam. Die Schildblume ist eine für Kinder geeignete Arznei.

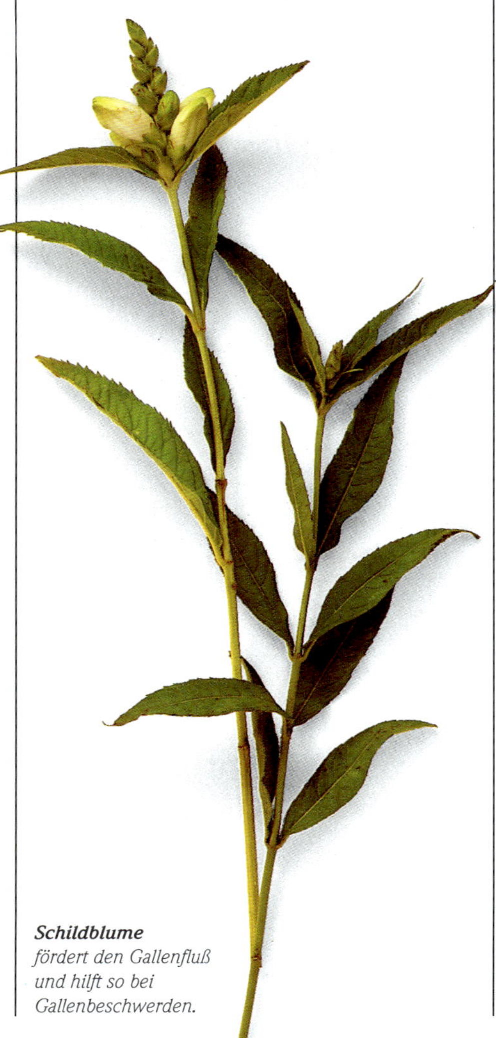

Schildblume
fördert den Gallenfluß und hilft so bei Gallenbeschwerden.

Chenopodium ambrosioides var. *anthelminticum*

(Chenopodiaceae)

WURMTREIBENDER GÄNSEFUSS

Beschreibung: Einjährige, bis zu 1 m hohe Pflanze mit gezähnten, lanzettlichen Blättern. Im Sommer erscheinen gelbgrüne Blütenknäuel, im Herbst kleine schwarze Samen.

Verbreitung & Anbau: Beheimatet in Mittel- und Südamerika und der Karibik, wurde häufig in Maryland und China angepflanzt, stellenweise auch in Europa.

Verwendete Teile: Sproßteile, Blütenspitzen.

Inhaltsstoffe: Ätherisches Öl (bis zu 90% Ascaridol, zusätzlich Geraniol und Methylsalicylat) und Triterpensaponine. Ascaridol ist ein starkes Entwurmungsmittel.

Geschichte & Brauchtum: Wurmtreibender Gänsefuß ist seit Jahrhunderten in Gebrauch, so setzten ihn auch die Mayas in Mittelamerika zum Entwurmen ein. Mitte des 18. Jahrhunderts hatte sich seine Anwendung in den östlichen USA eingebürgert, wo europäische Siedler ihn zum Entwurmen, besonders von Kindern, anwendeten. Schlangenbisse und andere Vergiftungen behandelten die Catawba-Indianer mit einem Umschlag aus der Pflanze.

Medizinische Wirkung & Anwendung: Am bekanntesten ist die entwurmende Wirkung, besonders bei der Ausbreitung von Spul- und Hakenwürmern. In Amerika wird Wurmtreibender Gänsefuß jedoch auch als verdauungsförderndes Mittel eingesetzt, meist um Koliken und Magenschmerzen zu lindern. Die Blätter haben krampflösende Eigenschaften. Eine Abkochung aus Blättern oder der ganzen Pflanze mindert verschiedenste Magen-Darm-Beschwerden. Bei krampfartigem Husten und Asthma macht man sich die muskelentspannenden Eigenschaften der Arzneipflanze zunutze. Man wendet sie auch äußerlich an: Ein Preßsaft aus der ganzen Pflanze dient als Waschung bei Hämorrhoiden; die ganze Pflanze soll wundheilende Wirkung besitzen.

Verwandte Arten: Der Wohlriechende Gänsefuß, auch Teekraut genannt *(C. ambrosioides* var. *ambrosioides),* dient ebenfalls als Wurmmittel, das aber vorwiegend in der Tierheilkunde eingesetzt wird. Viele andere Arten von *Chenopodium* dienen als Lebensmittel, einige auch als Heilpflanze. Das Korn der Reismelde (*C. quinoa*, Quinoa) wird hauptsächlich in Chile, Bolivien und Peru, heute aber auch immer mehr in anderen Teilen der Welt gegessen. Die Samen von *C. rhadinostachyum* dienten den Aborigines in Zentralaustralien als Nahrung. Die europäische Art *C. bonus-henricus* (Guter Heinrich) fungiert als Gemüse und als Heilpflanze zur Behandlung von Anämie.

Warnung: Nur unter ärztlicher Überwachung und nicht in der Schwangerschaft anwenden. Eine Überdosierung führt zu ernsthaften Vergiftungen. In einigen Ländern unterliegt die Pflanze gesetzlichen Auflagen.

Chimaphila umbellata

(Pyrolaceae)

DOLDIGES WINTERLIEB, HARNKRAUT

Beschreibung: Immergrüne, kriechende, bis 20 cm hohe Pflanze mit glänzenden, keilförmigen Blättern und wenigblütigen Doldentrauben mit weißen, rot überlaufenen Blüten.

Verbreitung & Anbau: Beheimatet in Nordamerika, Europa und Asien, wächst auf sandigem Boden in Wäldern und an schattigen Plätzen. Die Blätter werden im Sommer gesammelt.

Verwendete Teile: Blätter.

Inhaltsstoffe: Hydrochinone (darunter Arbutin), Flavonoide, Triterpene, Methylsalicylate und Gerbstoffe. Die Hydrochinone wirken stark antiseptisch in den ableitenden Harnwegen.

Geschichte & Brauchtum: Die Indianer Nordamerikas setzten Winterlieb oft bei Schwitzkuren und Fieberbehandlung, ferner bei Typhus ein. Europäische Siedler behandelten damit Rheumatismus, Nieren- und Blasenbeschwerden. Von 1820 bis 1916 wurde es in der *Pharmacopoeia of the United States* aufgeführt.

Medizinische Wirkung & Anwendung: Winterlieb mit seinen adstringierenden, tonisierenden und harntreibenden Eigenschaften wird hauptsächlich als Aufguß bei Harnwegsbeschwerden wie Blasen- und Harnleiterentzündung eingesetzt. Auch ernstere Krankheiten wie Gonorrhö und Nierensteine hat man damit behandelt. Durch die harntreibende Wirkung werden Stoffwechselschlacken ausgeschwemmt und deshalb Rheumatismus und Gicht günstig beeinflußt. Äußerlich kann man die frischen Blätter auf rheumatische Gelenke oder Muskeln, aber auch auf Blasen, wunde Stellen und Schwellungen auflegen.

Forschungsergebnisse: Winterlieb scheint in Tierversuchen hohe Blutzuckerspiegel zu verringern.

Chionanthus virginicus

(Oleaceae)

VIRGINISCHER SCHNEEFLOCKENSTRAUCH, GIFTESCHE

Beschreibung: Bis zu 10 m hoher, laubabwerfender Baum oder Strauch mit elliptischen dunkelgrünen Blättern und langen Blütensprossen mit Gruppen weißer Blüten. Bildet dunkelblaue, eiförmige Früchte.

Verbreitung & Anbau: Beheimatet in den USA von Pennsylvania bis Florida und Texas im Süden. Kommt heute auch in Ostasien vor und gedeiht an Flußufern und in feuchten Gebüschen. Im Frühjahr oder Herbst wird die Wurzel ausgegraben, hauptsächlich in Virginia und North-Carolina.

Verwendete Teile: Wurzelrinde, Rinde.

Inhaltsstoffe: Ein Saponin (Chionanthin) und ein Glykosid (Phyllirin).

Geschichte & Brauchtum: Die Indianer Nordamerikas und auch die europäischen Siedler behandelten mit dem Schneeflockenstrauch Augenentzündungen, Mundgeschwüre und aufgelockertes Zahnfleisch. Die Choctaw-Indianer Louisianas legten die zerstoßene Rinde auf Schnittwunden und Prellungen auf. In Alabama war die Rinde bei den Indianern als Mittel gegen Zahnschmerzen in Gebrauch. Nach der angloamerikanischen physiomedikalistischen Tradition des 19. Jahrhunderts galt die Arznei als bitteres Tonikum, um die Genesung nach langer Krankheit zu fördern.
Medizinische Wirkung & Anwendung: Die Wurzelrinde wirkt als Lebertonikum, galletreibend und mild abführend. Sie wird hauptsächlich bei Gallenschmerzen Gallensteinen, Gelbsucht und chronischer Schwäche verschrieben. Die besagten Effekte auf Leber und Galle konnten jedoch noch nicht durch moderne Forschung belegt werden. Möglicherweise unterstützt die Wurzelrinde auch die Bauchspeicheldrüsen- und Milzfunktion. Es wird auch berichtet, daß sie die Zuckerkonzentration im Harn deutlich vermindern kann. Rindenextrakte wirken appetitanregend und verdauungsfördernd und gelten als gutes Heilmittel, besonders bei chronischen Erkrankungen mit Leberbeteiligung. Die zerstoßene Rinde kann äußerlich als Umschlag bei Entzündungen und Wunden eingesetzt werden.

Chondodendron tomentosum

(Menispermaceae)

PAREIRA, GRIESWURZEL

Beschreibung: Bis zu 30 m hohe Kletterpflanze der tropischen Regenwälder mit großen, bis zu 30 cm langen Blättern und hängenden Blütenbüscheln.
Verbreitung & Anbau: Wächst wild im oberen Amazonasgebiet und in Panama und wird an Wildstandorten gesammelt.
Verwendete Teile: Wurzel, Stengel.
Inhaltsstoffe: Alkaloide, darunter δ-Tubocurarin und L-Curarin. Tubocurarin ist ein starkes Muskelrelaxans.
Geschichte & Brauchtum: Bekannt geworden sind Grieswurzel und ähnliche Arten als Quelle des lähmenden Pfeilgifts, das die Amazonas- und andere südamerikanische Indianer zum Jagen einsetzten. Ein mit Curare getränkter Pfeil oder Speer führt zur sofortigen Lähmung des Beutetiers, sobald das Gift in den Blutstrom gelangt. Herkömmliche Zubereitungen des Gifts enthalten gewöhnlich eine Mischung aus zehn oder mehr Pflanzen, doch ist *Chondodendron* oder eine ähnliche Pflanze immer enthalten.
Medizinische Wirkung & Anwendung: Der üble Ruf von Grieswurzel als Gift beruht darauf, daß ihr Toxin direkt in den Blutstrom übergeht. Peroral als Arznei eingenommen, ist sie vergleichsweise sicher, vorausgesetzt, im Mundbereich befinden sich keine Verletzungen. Die bitteren und leicht süßlich schmeckenden Wurzeln und Stengel wirken schwach abführend, tonisierend und harntreibend; sie können auch die Menstruation einleiten. Man setzt die Pflanze hauptsächlich zur Behandlung chronischer Harnwegsinfekte ein. In Brasilien wird sie auch gegen Schlangenbisse angewendet, indem man einen Aufguß der Wurzel trinkt und pürierte Blätter äußerlich auflegt.
Forschungsergebnisse: Wegen der starken Lähmungswirkung von *Chondodendron* sind die Alkaloide ausführlich untersucht und in die westliche Medizin übernommen worden. Tubocurarin – eines der vielen Alkaloide der Droge – findet jetzt als muskelstillstellendes Narkosemittel bei Operationen Verwendung.
Verwandte Arten: Mindestens vier weitere, nahe verwandte Arten von *Chondodendron* werden zum Herstellen des klassischen Curaregifts verwendet. In Guatemala, Venezuela und Kolumbien wird ein Pfeilgift mit ähnlicher Wirkung aus *Strychnos*-Arten gewonnen.
Warnung: Nur unter ärztlicher Überwachung anwenden. Tubocurare und/oder Curare unterliegen in einigen Ländern gesetzlichen Auflagen.

Chondrus crispus

(Gigartinaceae)

KNORPELTANG, CARRAGEEN, IRLÄNDISCHES MOOS

Beschreibung: Bis 25 cm große Rotalge; flacher, gegabelter Vegetationskörper mit fächerförmigem Umriß.
Verbreitung & Anbau: Kommt an den Atlantikküsten Europas und Nordamerikas vor. Wächst auf Felsen und Steinen, gerade unterhalb der Wasserlinie. Wird von Hand oder mit Rechen bei Niedrigwasser geerntet (in Nordamerika im Sommer, in Irland im Herbst) und in der Sonne getrocknet.
Verwendete Teile: Ganze Pflanze.
Inhaltsstoffe: Carrageen enhält große Mengen an Polysacchariden (Carrageenane), Proteinen (bis zu 10%), Aminosäuren, Jod und Brom. Die Polysaccharide sind in Wasser gelartig und wirken auf Schleimhäute reizlindernd.
Geschichte & Brauchtum: Carrageen wird in der Lebensmittel- und pharmazeutischen Industrie viel als Dickungsmittel und Pseudoemulgator verwendet, z. B. in Zahnpasta.
Medizinische Wirkung & Anwendung: Als reizlinderndes und schleimhautschützendes Mittel wird der Knorpeltang hauptsächlich bei Husten und Bronchitis eingenommen. Seine auswurffördernde Wirkung erleichtert das Abhusten von Schleim; Carrageen beruhigt trockene und gereizte Schleimhäute. Es hilft auch bei Magenübersäuerung, Magenschleimhautentzündung und Harnwegsinfekten wie Blasenentzündung. In diesen Fällen wird es gewöhnlich mit anderen geeigneten Arzneidrogen kombiniert. Mit seiner schleimigen Beschaffenheit und dem leicht salzigen Geschmack ist Knorpeltang eine wertvolle Nahrung für Genesende. Bei äußerer Anwendung beruhigt diese Polysaccharid-Droge entzündete Haut. Carrageen wirkt blutverdünnend.
Warnung: Wegen seiner blutverdünnenden Wirkung darf Carrageen nicht von Patienten verwendet werden, die gerinnungshemmende Medikamente einnehmen.

Cichorium intybus

(Compositae/Asteraceae)

ZICHORIE, WEGWARTE

Beschreibung: Mehrjährige, bis zu 1,5 m hohe Pflanze mit langem Wurzelstock, behaartem Stengel, länglichen Blättern und blauen Blütenköpfen.
Verbreitung & Anbau: Beheimatet in Europa, wächst auch in Nordafrika und Westasien. Gedeiht an Straßenrändern, auf Böschungen und trockenen Äckern. Die Wurzel wird im Frühjahr oder Herbst ausgegraben.
Verwendete Teile: Wurzel, Blätter, Blüten.
Inhaltsstoffe: Die Wurzel enthält bis zu 58% Inulin und Sesquiterpenlactone, ferner Vitamine und Mineralstoffe.

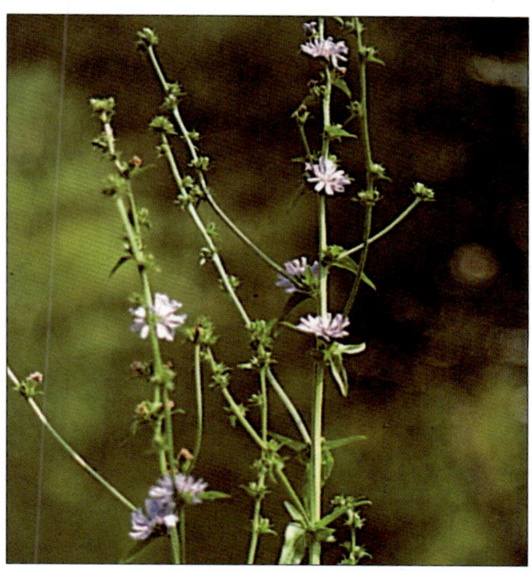

***Zichorienblätter** werden als verdauungsfördernder Tee verabreicht.*

Geschichte & Brauchtum: Nach Plinius (23–79) galt Zichoriensaft, gemischt mit Rosenöl und Essig, als Mittel gegen Kopfschmerzen. Die geröstete Wurzel dient häufig als Kaffee-Ersatz. Die junge Wurzel kann wie Pastinake als Gemüse zubereitet werden.
Medizinische Wirkung & Anwendung: Zichorie ist ein ausgezeichnetes bitteres Tonikum für Leber und Verdauungstrakt. Therapeutisch gleicht die Wurzel der Löwenzahnwurzel (*Taraxacum officinale*, S. 140), unterstützt die Magen- und Leberfunktion und reinigt die Harnwege. Man nimmt sie auch bei rheumatischen Beschwerden und Gicht und als mildes, besonders für Kinder geeignetes Abführmittel. Auch ein Aufguß aus Blättern und Blüten wirkt verdauungsfördernd.
Verwandte Arten: Die Winter-Endivie *(C. endivia)* ist in der Wirkung ähnlich, aber schwächer.

Cineraria maritima syn. *Senecio cineraria*

(Compositae/Asteraceae)

Graublättriges Greiskraut

Beschreibung: Silbrigweißer, bis 30 cm hoher Halbstrauch mit länglichen, gezähnten, weiß-filzigen Blättern und gelben Blütenständen von etwa 1 cm Durchmesser.

Verbreitung & Anbau: Beheimatet im Mittelmeergebiet, aber auch an den nördlicheren Küsten Europas, wächst gerne auf Steilfelsen. Häufige Gartenpflanze, bei uns einjährig. Wird während der Blütezeit im Sommer gesammelt.

Verwendete Teile: Ganze Pflanze.

Inhaltsstoffe: Pyrrolizidinalkaloide (darunter Jacobin) und Gerbstoffe. Isolierte Pyrrolizidinalkaloide sind hoch lebertoxisch und können Krebs auslösen.

Medizinische Wirkung & Anwendung: Der Preßsaft wird hauptsächlich bei Bindehautentzündung und anderen Augenbeschwerden eingesetzt. Er zeigt eine leicht reizende Wirkung, die die Druchblutung der betroffenen Stelle erhöht und damit eine höhere Widerstandsfähigkeit und ein Abheilen der Entzündung bewirkt. Der Extrakt wird auch bei Sehschwäche und den Frühstadien von Katarakt (Grauem Star) angewendet.

Warnung: Greiskraut darf nicht innerlich eingenommen werden. Den frischen Preßsaft nur unter ärztlicher Überwachung anwenden.

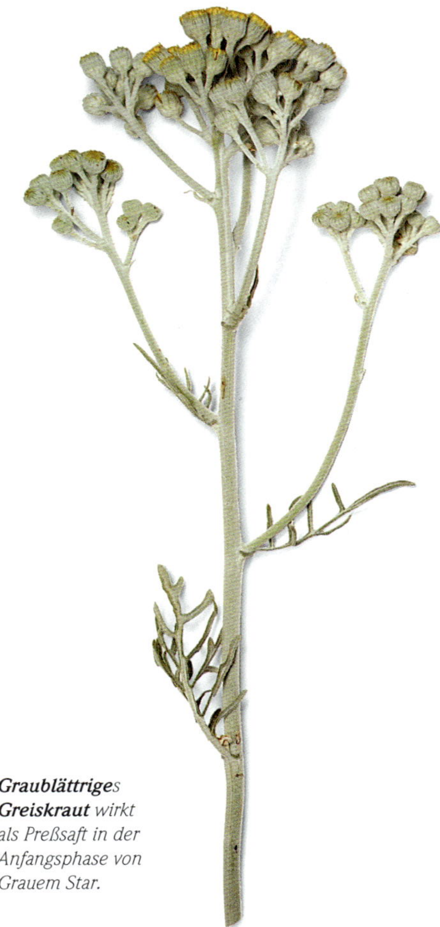

***Graublättriges Greiskraut** wirkt als Preßsaft in der Anfangsphase von Grauem Star.*

Cinnamomum camphora syn. *Laurus camphora*

(Lauraceae)

Kampferbaum

Beschreibung: Immergrüner, bis 30 m hoher Baum; die jungen Blätter sind rot, später dunkelgrün, die kleinen, duftenden Blüten sind gelblich, die eiförmigen Beeren rot.

Verbreitung & Anbau: In China und Japan beheimatet; wegen seines Holzes, aus dem Kampferöl gewonnen wird, in tropischen und subtropischen Gebieten angebaut.

Verwendete Teile: Stamm, Wurzeln, Holz, Blätter, Zweige, ätherisches Öl.

Inhaltsstoffe: Ätherisches Öl, das Kampfer, Safrol, Eugenol und Terpineol enthält. Außerdem Lignane. Kampfer wirkt reizend und antiseptisch, Safrol gilt als karzinogen. Das kristalline weiße Pulver, das man aus Stämmen, Wurzeln und anderen Teilen des Baums gewinnt und das ebenfalls als Kampfer bezeichnet wird, hat stark antiseptische, stimulierende und krampflösende Eigenschaften.

Geschichte & Brauchtum: Marco Polo berichtete im 13. Jahrhundert, daß die Chinesen Kampferöl als Medikament, Duft und zum Einbalsamieren hoch schätzten.

Medizinische Wirkung & Anwendung: Am häufigsten wird Kampfer äußerlich als Reizmittel (sogenanntes Counter-Irritans) und schmerzstillendes Liniment aufgetragen, um arthritische und rheumatische Schmerzen, Neuralgien und Rückenschmerzen zu lindern. Man kann es auch bei Hautbeschwerden wie Frostbeulen anwenden oder als Einreibung bei Bronchitis und anderen Atemwegserkrankungen. Die innere Anwendung wird nicht länger empfohlen, obwohl das Öl früher bei den verschiedenartigsten Beschwerden eingesetzt wurde.

Verwandte Arten: *Gui zhi (C. cassia)* nimmt man in China gegen Durchfall.

Warnung: Nicht innerlich anwenden. Kampferöl unterliegt in einigen Ländern gesetzlichen Einschränkungen.

Citrullus lanatus

(Cucurbitaceae)

Wassermelone

Beschreibung: Einjährige Kletterpflanze mit unterseits behaarten, gelappten Blättern, gelben Blüten und großen grünen Früchten von 30 cm Durchmesser und mehr.

Verbreitung & Anbau: Im tropischen Afrika beheimatet, angebaut in allen gemäßigten warmen bis tropischen Gebieten. Die reife Frucht wird geerntet.

Verwendete Teile: Früchte, Samen.

Inhaltsstoffe: Citrullin und Arginin, die beide angeblich die Harnstoffproduktion in der Leber erhöhen und so den Harnfluß vergrößern.

Geschichte & Brauchtum: Seit mehr als 4000 Jahren kennt man die Wassermelone in Ägypten; so findet man sie auf Wandmalereien des Alten Reiches (2686–2181 v. Chr.). Sie war anscheinend Bestandteil von Zubereitungen gegen zitternde Finger, Verstopfung und von Dämonen verursachte Erkrankungen. Der mythische Ursprung der Wassermelone wurde vom Samen des Gottes Seth abgeleitet.

Medizinische Wirkung & Anwendung: Wir alle kennen Wassermelone als durststillende Frucht des Hochsommers. In der traditionellen chinesischen Medizin wird sie eingesetzt, um diese negativen Auswirkungen der Sommerhitze – vom übermäßigen Schwitzen, Durst, erhöhter Temperatur, spärlichem Urin bis zu Durchfall und Reizbarkeit oder Ärger – zu behandeln. Fruchtfleisch und Saft der Wassermelone lindern diese Symptome, indem sie harntreibend und nierenreinigend wirken, zusätzlich werden auch Blähungen unterdrückt. Auch bei Hepatitis kann Wassermelone angewendet werden. Bei heißem Wetter verbessert sie das Befinden von Bronchitis- oder Asthmapatienten. Das kühlende Fruchtfleisch kann man auf heiße, entzündete Haut und auf Sonnenbrand auflegen. Die zerstoßenen Samen können als Entwurmungsmittel dienen.

Verwandte Arten: Die Koloquinthe *(C. colocynthis)* wächst in Trockengebieten Afrikas und Asiens und ist äußerst bitter. Man verwendete das getrocknete Fruchtfleisch früher als drastisches Abführmittel. Sie enthält ein Cucurbitacinglykosid mit das Zellwachstum hemmenden Eigenschaften.

Citrus aurantium

(Rutaceae)

Pomeranze, Bitterorange

Beschreibung: Immergrüner, bis 10 m hoher Baum mit ledrigen dunkelgrünen Blättern, zart duftenden weißen Blüten und orangefarbenen Früchten.

Verbreitung & Anbau: Im tropischen Asien beheimatet, heute aber überall in den Tropen und Subtropen angebaut. Entlang der Mittelmeerküste, besonders in Spanien, findet man Pomeranzenplantagen.

Verwendete Teile: Früchte, Fruchtschalen (Flavedo), Blätter, Blüten, Samen und ätherisches Öl.

Inhaltsstoffe: Flavedo (die äußere Fruchtwand) enthält ätherisches Öl mit etwa 90% Limonen, Flavonoide, Cumarine,Triterpene, Vitamin C, Carotin und Pectin. Die Flavonoide wirken entzündungshemmend, antibakteriell und pilztötend. Deutliche Unterschiede zeigt die Zusammensetzung des ätherischen Öls aus Blättern, Blüten und äußerer Fruchtwand (Flavedo): Linalylacetat ist der Hauptbestandteil (50%) der Blätter (Petitgrainöl); Linalool (35%) die Hauptkomponente im Neroliöl der Blüten. Die unreife Pomeranzenfrucht enthält Hesperidin, das angeblich empfängnisverhütend wirkt.

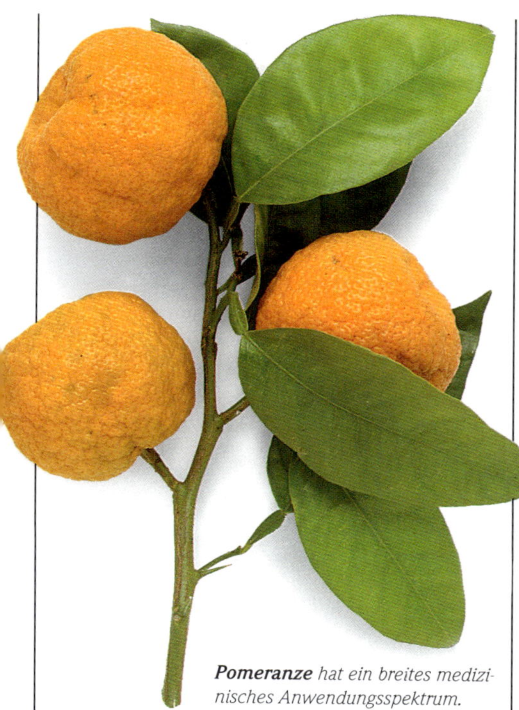

***Pomeranze** hat ein breites medizinisches Anwendungsspektrum.*

Geschichte & Brauchtum: Seit Jahrtausenden hat die Pomeranze als Nahrungs- und Heilpflanze gedient. Aus den Blüten destilliert man Neroliöl, aus den Blättern und jungen Trieben Petitgrainöl. Beide finden in der Parfümindustrie Verwendung. Orangenblütenwasser, ein Nebenprodukt der Destillation, wird ebenso in der Parfümindustrie eingesetzt, dient aber auch zum Aromatisieren von Süßigkeiten und feinem Gebäck sowie als Arzneimittel.
Medizinische Wirkung & Anwendung: Die sehr saure Frucht wirkt verdauungsfördernd und reduziert Blähungen. Ein Aufguß der Frucht soll Kopfschmerzen lindern, Herzklopfen beruhigen und Fieber senken. Mit dem Preßsaft wird die Entschlackung des Körpers gefördert, der Vitamin-C-Gehalt unterstützt das Immunsystem bei der Abwehr von Infekten. Bei übermäßigem Genuß kann der Säuregehalt jedoch eine Arthritis verschlimmern. Die unreife Frucht ist in der chinesischen Pflanzenheilkunde als *Zhi shi* bekannt, sie soll das *Qi* (die Lebenskraft) regulieren, indem sie Blähungen und Völlegefühl vermindert. Die ätherischen Öle der Pomeranze, insbesondere Neroliöl, wirken beruhigend. Man setzt sie in der westlichen Medizin ein, um Herzfrequenz und Herzklopfen zu verringern, zur Schlafförderung und um das Verdauungssystem zu beruhigen. Verdünntes Neroliöl ist ein entspannendes Massageöl. Das destillierte Orangenblütenwasser wirkt krampflösend und beruhigend.
Verwandte Arten: Die Saure Limette *(C. aurantiifolia)* und die Zitrone (*C. limon*, S. 81) haben ähnliche Eigenschaften wie die Pomeranze. *Siehe* auch Bergamotte (*C. bergamia*, folgender Eintrag).
Warnung: Die ätherischen Öle dürfen innerlich nur unter ärztlicher Überwachung angewendet werden.

Citrus bergamia syn. *C. aurantium* var. *bergamia*

(Rutaceae)

BERGAMOTTE

Beschreibung: Immergrüner, bis 10 m hoher Baum mit spitzen, ovalen Blättern, duftenden weißen Blüten und Früchten mit aromatischen Fruchtschalen.
Verbreitung & Anbau: Im tropischen Asien beheimatet, wird in subtropischen Gebieten, insbesondere in Süditalien, angebaut.
Verwendete Teile: Ätherisches Öl.
Inhaltsstoffe: Das ätherische Öl enthält u. a. Linalylacetat (30–60%), Limonen (26–42%) und Linalool (11–22%), Bergapten und ein Diterpen.
Geschichte & Brauchtum: Das aus den Fruchtschalen ausgepreßte Bergamottöl ist für das typische Aroma des Earl-Grey-Tees verantwortlich. Gelegentlich wird es (oder einige Bestandteile) auch Sonnenbräunungsölen zugesetzt.
Medizinische Wirkung & Anwendung: In der Pflanzenheilkunde wird Bergamottöl wenig verwendet, kann aber eingesetzt werden, um Spannungen und Muskelkrämpfe abzubauen und die Verdauung zu verbessern.
Warnung: Das ätherische Öl darf nicht innerlich angewendet werden.

Clematis vitalba

(Ranunculaceae)

ECHTE WALDREBE

Beschreibung: Kräftige, bis 30 m lange, mehrjährige Kletterpflanze mit gefiederten, lanzettlichen Blättern, duftenden kleinen weißen Blüten und fedrigen Fruchtständen.
Verbreitung & Anbau: Kommt in ganz Europa, auch in Westasien und Nordamerika vor. Sie wächst oft in Wäldern und Hecken und wird in gemäßigten Zonen auch als Zierpflanze gepflanzt. Die Blätter werden im Sommer gesammelt.
Verwendete Teile: Blätter.
Inhaltsstoffe: Protoanemonin und Saponine. Protoanemonin ist ätzend und reizend.
Geschichte & Brauchtum: Im Mittelalter brachten sich Bettler mit dem Saft aus Waldrebe Scheinwunden bei, um so Mitleid zu erregen und mehr zu erhalten.
Medizinische Wirkung & Anwendung: Waldrebenblätter wirken hautreizend und führen zu Rötung und Blasen, sind aber auch stark schmerzlindernd. Durch Auftragen auf arthritische Gelenke werden Schmerzen gedämpft und Stoffwechselschlacken abtransportiert. Wegen ihrer harntreibenden Eigenschaften wurde die Pflanze früher innerlich angewendet, um Harnwegsbeschwerden zu behandeln. Da man heute jedoch weiß, daß sie toxisch ist, sollte man sie nicht innerlich anwenden. In die Nase geträufelt, soll der Preßsaft gegen Kopfschmerzen und Migräne helfen; da hierdurch jedoch die Nasenschleimhäute zerstört werden können, muß man hiervon dringend abraten. In der Bach-Blüten-Therapie gilt Waldrebe als Mittel bei Gefühlsstörungen, z. B. gegen Geistesabwesenheit.
Verwandte Arten: Mit *Wei ling xian (C. chinensis)* behandelt man »Feuchtigkeit durch Winde«, Schmerzen, die von Gelenk zu Gelenk wandern, und löst in der Kehle steckende Fischgräten auf.
Warnung: Nicht innerlich und nur unter ärztlicher Überwachung anwenden.

Clerodendrum trichotomum

(Verbenaceae)

LOSBAUM, CHOU WU TONG (CHINESISCH)

Beschreibung: Laubabwerfender, bis 3 m hoher Busch mit großen Blättern, Büscheln weißer Blüten und blauen Beeren.
Verbreitung & Anbau: Wächst in Zentral- und Südchina. Die Blätter werden unmittelbar vor der Blüte geerntet.
Verwendete Teile: Blätter.
Inhaltsstoffe: Clerodendrin, Acacetin und Mesoinositol.
Geschichte & Brauchtum: *Chou wu tong* wurde zum ersten Mal im *Illustrated Classic of the Materia Medica* von 1061 dokumentiert.
Medizinische Wirkung & Anwendung: Man verschreibt *Chou wu tong* in der chinesischen Pflanzenheilkunde bei Gelenkschmerzen, Taubheitsgefühl und Lähmung, gegelegentlich bei Ekzem. Traditionell galt sie als Pflanze, die »Windfeuchtigkeit reduziert«. Heute wird sie zur Blutdrucksenkung angewendet. Sie ist schwach schmerzlindernd und, zusammen mit *Siegesbeckia pubescens* eingenommen, entzündungshemmend.
Forschungsergebnisse: In einer chinesischen Studie wurden 171 Probanden mit Bluthochdruck mit *Chou wu tong* behandelt. Bei 81% konnte eine signifikante Blutdrucksenkung gemessen werden, die nach Beenden der Behandlung aufgehoben wurde.
Verwandte Arten: Die Ayurveda-Medizin behandelt Atemwegsbeschwerden mit *C. serratum*.

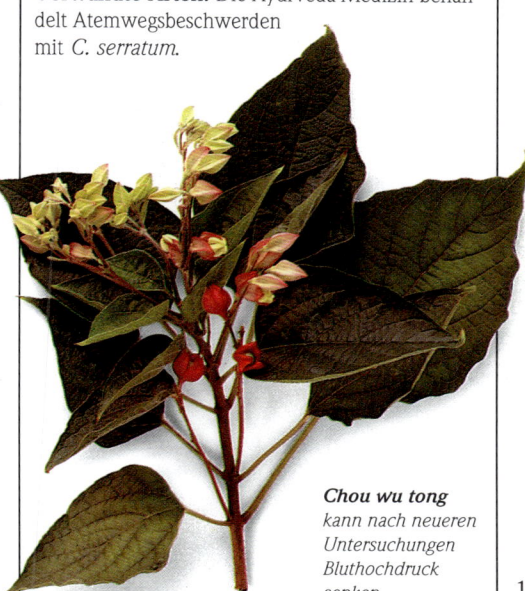

***Chou wu tong** kann nach neueren Untersuchungen Bluthochdruck senken.*

Cnicus benedictus syn. *Carbenia benedicta, Carduus benedictus*

(Compositae/Asteraceae)

BITTERDISTEL, KARDOBENEDIKTE

Beschreibung: Einjährige, aufrechte und bis 65 cm hohe Pflanze mit rotem, stacheligem Stengel, stacheligen, ledrigen Blättern und gelben Blütenköpfen in Sommer und Herbst.

Verbreitung & Anbau: Mediterrane Art, die auf trockenem, steinigem Boden und Ödland gedeiht. Blätter und blühende Sproßspitzen werden im Sommer gesammelt.

Verwendete Teile: Blätter, blühende Teile.

Inhaltsstoffe: Lignane, Sesquiterpenlactone (darunter Cnicin), ätherisches Öl, Polyacetylene,

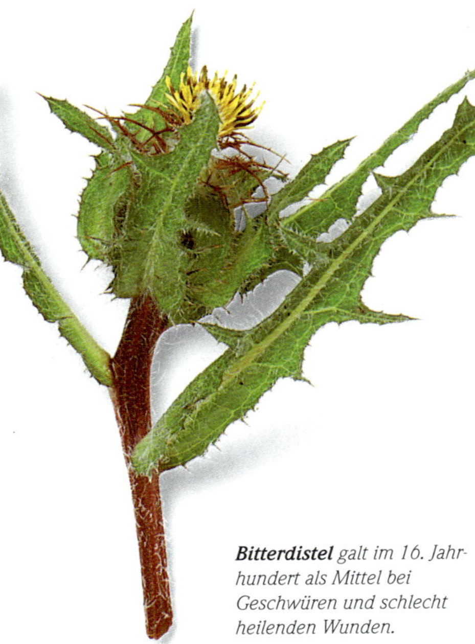

***Bitterdistel** galt im 16. Jahrhundert als Mittel bei Geschwüren und schlecht heilenden Wunden.*

Flavonoide, Triterpene, Phytosterine und Gerbstoffe. Cnicin ist bitter und wirkt entzündungshemmend und antibiotisch.

Geschichte & Brauchtum: Im Mittelalter nahm man an, daß Bitterdistel die Pest heilt. Nicholas Turner schrieb in seinem Kräuterbuch von 1568: »Es gibt nichts Besseres gegen schwärende und alte, stinkende, eiternde Wunden als Blätter, Saft, Suppe, Puder und Wasser der Benedikte.«

Medizinische Wirkung & Anwendung: Die Bitterdistel ist ein gutes Bittertonikum, das die Sekretion von Magen, Darm und Galle anregt. Sie wird im allgemeinen als Tinktur bei kleineren Verdauungsproblemen eingesetzt. Man hat sie auch als Mittel gegen Wechselfieber angewendet. Bitterdistel wirkt mild auswurffördernd und antibiotisch. Auch ein heilender Wundbalsam kann daraus hergestellt werden.

Warnung: Die Arznei kann in einer übermäßigen Dosierung Erbrechen verursachen. In einigen Ländern unterliegt sie gesetzlichen Bestimmungen.

Cnidium monnieri

(Umbelliferae/Apiaceae)

BRENNDOLDE, SHE CHUANG ZI (CHINESISCH)

Beschreibung: Typischer Doldenblütler mit aufrechtem, festem Stengel, gefiederten Blättern und Blüten in Dolden.

Verbreitung & Anbau: Wird in China angebaut.

Verwendete Teile: Samen, ätherisches Öl.

Inhaltsstoffe: Ätherisches Öl, das Pinen, Camphen, Bornylisovalerat und Isoborneol enthält.

Geschichte & Brauchtum: Die früheste Erwähnung findet sich im *Klassiker der Wurzeln und Heilkräuter des gestaltenden Landmanns (Shen nong ben cao jing)* im 1. Jahrhundert n. Chr. Im *Bencao Gangmu* von Li Shizhen (1564) findet sich die Pflanze in derselben Sparte wie Chinesische Angelika (*Angelica sinensis*, S. 60) und *Ligusticum wallichii*, eine Art der Mutterwurz, beide auch aus der Familie der *Umbelliferae/Apiaceae*.

Medizinische Wirkung & Anwendung: Die Samen scheinen gegen Pilze zu wirken. Am häufigsten wird die Pflanze äußerlich als Lotion, Puder oder Salbe gegen Hautbeschwerden wie Ekzeme, Ringelflechte und Krätze verschrieben. Bei Erkrankungen des Genitalbereichs wie Vaginitis und vaginalem Ausfluß gelten die Samen als besonders wirksam. Die Pflanze wird auch innerlich bei Impotenz und bei Unfruchtbarkeit von Mann und Frau angewendet, oft in Kombination mit Schisandra (*Schisandra chinensis*, S. 132).

Forschungsergebnisse: Laut klinischen Studien in China wirkt *She chuang zi* in der Tat gegen Trichomonadeninfektionen der Vagina.

Warnung: Das ätherische Öl darf innerlich nur unter ärztlicher Überwachung angewendet werden.

Cochlearia officinalis

(Cruciferae/Brassicaceae)

LÖFFELKRAUT, SKORBUTKRAUT

Beschreibung: Niedrige, mehrjährige Pflanze mit fleischigen, herzförmigen Blättern, dichten Trauben vierzähliger Blüten und rundlichen, fleischigen Schötchen.

Verbreitung & Anbau: In Europa und den gemäßigten Zonen Asiens und Nordamerikas beheimatet, heute jedoch seltener, wächst an Strandfelsen und in Salzmarschen. Wird gelegentlich auch angebaut.

Verwendete Teile: Blätter, Sproßteile.

Inhaltsstoffe: Glucosinolate (Senfölglykoside), ätherisches Öl, Bitterstoffe, Gerbstoffe, Vitamin C und Mineralstoffe.

Geschichte & Brauchtum: Der lateinische Artname läßt auf eine lange offizinelle Anwendung von Löffelkraut schließen. Früher wurde es von der Bevölkerung, insbesondere von Seeleuten, gegen Skorbut gegessen, die gefährliche Vitamin-C-Mangelkrankheit, deren Kennzeichen blutendes Zahnfleisch ist. Im 17. Jahrhundert empfahl der englische Arzt Robert Turner Löffelkraut in Bier als Mittel bei einer Reihe von Beschwerden, so auch »Wechselfieber«. Vor der Entdeckung der Vitamine schrieb man die Skorbut verhindernde Wirkung der Arzneidroge dem ätherischen Öl zu.

Medizinische Wirkung & Anwendung: Neben seinem hohen Vitamin-C-Gehalt hat Löffelkraut auch antiseptische und leicht abführende Eigenschaften. Man wendet junge Pflanzen mit ihrer entgiftenden Wirkung und dem hohen Mineralstoffgehalt als Frühjahrskur an. Wie die Brunnenkresse (*Nasturtium officinale*, S. 237) wirkt die Pflanze harntreibend und ist bei allen Zuständen von Mangelernährung wertvoll. Man kann den Preßsaft aus Löffelkraut als antiseptisches Mundwasser gegen Geschwüre einsetzen oder äußerlich auf Pusteln und Pickel auftragen.

Coffea arabica

(Rubiaceae)

KAFFEESTRAUCH

Beschreibung: Immergrüner Busch oder bis 9 m hoher, kleiner Baum mit dunkelgrünen, glänzenden, ovalen Blättern und sternförmigen weißen Blüten. Er bildet kleine rote Früchte, jeweils mit zwei Samen (Bohnen).

Verbreitung & Anbau: Beheimatet im tropischen Ostafrika, wird heute weltweit in den Tropen kultiviert. Durch Fermentation, Trocknen an der Sonne und Rösten der Samen werden Kaffeebohnen höchster Qualität hergestellt.

Verwendete Teile: Samen.

Inhaltsstoffe: Kaffee enthält 0,06–0,32% Koffein, Theobromin und Theophyllin sowie Gerbstoffe. Koffein hat eine stark anregende Wirkung. Theophyllin ist anregend und entspannt die glatte Muskulatur.

Geschichte & Brauchtum: Seit etwa 1000 Jahren wird Kaffee getrunken. Angeblich entstand der Brauch, nachdem der arabische Mullah Schadelih einen Ziegenhirten traf, dessen Herde aufgeregt umhersprang. Der Hirte erklärte dem Mullah, die Tiere würden immer so erregt, wenn sie von den Blättern und Früchten des Kaffeestrauchs fräßen. Darauf aß Schadelih einige Früchte und fühlte sich sofort belebter. Später röstete er durch Zufall einige Bohnen. Von ihrem hervorragenden Geschmack begeistert, beschloß er, sie in Zukunft immer so zuzubereiten.

Medizinische Wirkung & Anwendung: Obwohl er allgemein nicht als Arzneidroge angesehen wird, ist Kaffee doch ein sehr wirkungsvolles allgemeines Anregungsmittel mit ausgeprägter Wirkung auf das Zentralnervensystem, die zu zeitweiliger verbesserter Wahrnehmung und körperlicher Leistung führt. Kaffee erhöht die Herzleistung, regt die Verdauungssäfte an und wirkt stark harntreibend. Er kann bei Kopfschmerzen und Migräne helfen. Oft enthalten die üblichen freiverkäuflichen Kopfschmerzmittel zusätzlich zum synthetischen Schmerzmittel noch Koffein, den wirksamen Bestandteil von Kaffee. In der Ayurveda-Medizin werden die unreifen Bohnen bei Kopfschmerzen, die reifen,

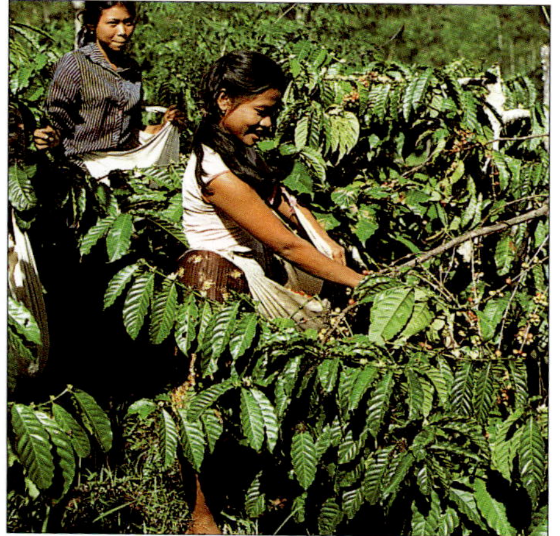

***Der Kaffeestrauch** stammt aus Ostafrika und liefert ein wichtiges Kopfschmerzmittel.*

gerösteten bei Durchfall eingesetzt. Klistiere mit Kaffee reinigen den Dickdarm sehr wirkungsvoll.
Warnung: Nach Ansicht von Pflanzenheilkundlern sollten alle diejenigen Kaffee meiden, die zu Sodbrennen, Durchfall, hohem Blutdruck oder Herzklopfen neigen. Kaffee wirkt als Kurzzeitstimulans und verringert angeblich auf lange Sicht die Vitalität.

Cola acuminata
(Sterculiaceae)
KOLABAUM

Beschreibung: Immergrüner, bis 20 m hoher Baum mit dunkelgrünen Blättern, weißgelblichen Blüten und großen, verholzten Fruchtständen, die 5 – 10 Samen (Kolanüsse) enthalten.
Verbreitung & Anbau: In Westafrika heimisch, in den Tropen verbreitet angebaut, besonders in Nigeria, Brasilien und auf den Westindischen Inseln. Die reifen Samen werden geerntet und in der Sonne getrocknet.
Verwendete Teile: Samen (Kolanüsse).
Inhaltsstoffe: Der Samen enthält bis zu 2,5% Koffein (mehr als in Kaffeebohnen), Theobromin, Gerbstoffe, Phlobaphene und ein Anthocyanin.
Geschichte & Brauchtum: Seit Jahrtausenden sind Kolanüsse Bestandteil des täglichen Lebens in Zentral- und Westafrika, wo man sie wegen ihrer verdauungsfördernden, tonisierenden und aphrodisierenden Wirkung kaut. Auf den Westindischen Inseln ist der Anbau der Pflanze verbreitet; möglicherweise brachten afrikanische Sklaven die Samen aus der Heimat mit und pflanzten sie als erste an. Heute werden große Mengen Kolanüsse zum Aromatisieren von Erfrischungsgetränken verbraucht.
Medizinische Wirkung & Anwendung: Die Kolanuß regt das zentrale Nervensystem und den ganzen Körper an. Agilität und Muskelkraft werden positiv, Lethargie negativ beeinflußt. In Westafrikas und Anglo-Amerikas Pflanzenheilkunde wird sie häufig als zentrales Stimulans, besonders während der Genesung nach schweren Krankheiten, eingesetzt. Wie Kaffee (*Coffea arabica*, vorhergehender Eintrag) dient Kola zur Behandlung von Kopfschmerzen und Migräne. Sie wirkt harntreibend und adstringierend und kann gegen Durchfall und Ruhr angewendet werden.
Verwandte Arten: *C. nitida* wächst in Afrika, Brasilien und auf den Westindischen Inseln. Sie wird ähnlich verwendet.
Warnung: Nicht bei Vorliegen von Bluthochdruck, Magen-Darm-Geschwüren und Herzklopfen anwenden.

Colchicum autumnale
(Liliaceae)
HERBSTZEITLOSE

Beschreibung: Ausdauernde Pflanze mit unterirdischer Knolle, die länglich-lanzettlichen Blätter erscheinen im Frühjahr, die schönen rosa Blüten (bis 10 cm hoch, sechs Blütenblätter) im Herbst.
Verbreitung & Anbau: In Europa und Nordafrika häufig, wächst in Wäldern und feuchten Wiesen, auch zu Kulturzwecken angebaut. Die Knollen werden im Frühsommer, die Samen im Sommer geerntet.

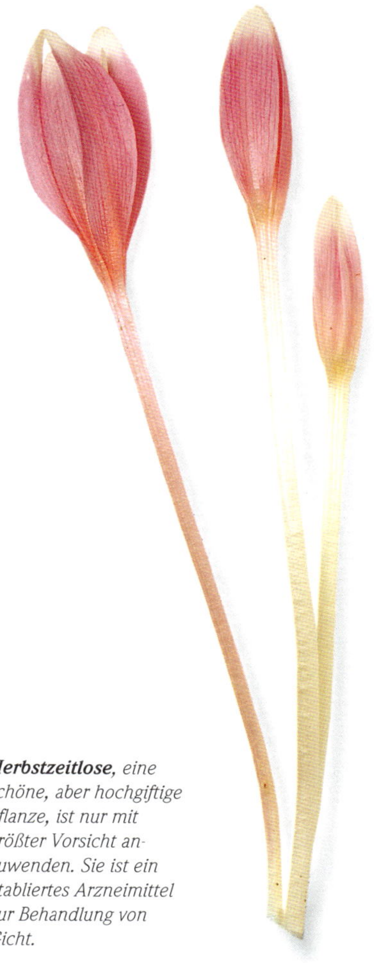

***Herbstzeitlose**, eine schöne, aber hochgiftige Pflanze, ist nur mit größter Vorsicht anzuwenden. Sie ist ein etabliertes Arzneimittel zur Behandlung von Gicht.*

Verwendete Teile: Knolle, Samen.
Inhaltsstoffe: Alkaloide (darunter Colchicin) und Flavonoide. Colchicin wirkt entzündungshemmend und wird in der Schulmedizin bei akuten Gichtschüben angewendet. Als Zellteilungsgift kann es Mißbildungen beim Fötus verursachen. In der Pflanzenzüchtung hat man es bei der Selektion neuer genetischer Varianten eingesetzt.
Geschichte & Brauchtum: Wegen ihrer extremen Giftigkeit wurde die Herbstzeitlose im Altertum nicht therapeutisch angewendet. Im Mittelalter behandelten arabische Ärzte damit Gelenkschmerzen und Gicht, aber ansonsten haben Kräuterärzte die Pflanze bis zum 19. Jahrhundert nicht eingesetzt.
Medizinische Wirkung & Anwendung: Trotz der hohen Toxizität gilt Herbstzeitlose als eines der besten Mittel bei akuten Gichtanfällen. Man hat sie mit Erfolg bei der Behandlung von Leukämie eingesetzt und auch mit einigem Erfolg bei der Behçet-Krankheit, einer chronischen Erkrankung mit schubweisen Geschwüren. Sogar bei niedriger Dosierung hat *Colchicum* bei innerer Anwendung starke Nebenwirkungen. Es wird äußerlich aufgetragen, um Neuralgien und Juckreiz zu lindern.
Warnung: Hochgiftige Arzneidroge, die bei Überdosierung Magenschmerzen, Durchfall und Nierenschädigungen verursacht. Sie darf nur unter ärztlicher Überwachung, nicht während der Schwangerschaft und nicht bei Nierenerkrankung angewendet werden. In einigen Ländern unterliegt Herbstzeitlose gesetzlichen Bestimmungen.

Collinsonia canadensis
(Labiatae/Lamiaceae)
GRIESWURZEL, KANADISCHE KOLLINSONIE

Beschreibung: Mehrjährige, bis 1 m hohe Pflanze mit kantigem Stengel, eiförmigen Blättern und gelbgrünlichen Blüten in reichblütigen Rispen.
Verbreitung & Anbau: Heimisch in feuchten Wäldern des östlichen Nordamerika. Die Wurzel wird im Herbst ausgegraben.
Verwendete Teile: Wurzel, Blätter.
Inhaltsstoffe: Ätherisches Öl, Gerbstoffe und Saponine.
Medizinische Wirkung & Anwendung: Grieswurzel wirkt harntreibend und stärkend. Sie wird hauptsächlich bei Nierensteinen eingesetzt, aber auch bei Wasseransammlung verschrieben. Man hat sie auch angewendet, um venösen Rückstau zu verringern, so daß die Bildung oder Verschlechterung von Hämorrhoiden und Krampfadern verhindert wird. Als adstringierendes Mittel vernetzt Grieswurzel die Schleimhäute des Darms und kann deshalb bei Beschwerden des Verdauungssystems, wie beispielsweise Reizdarm, nützen. Die frischen Blätter oder Wurzeln werden als Umschlag auf Prellungen und wunde Stellen aufgelegt.

Conium maculatum

(Umbelliferae/Apiaceae)

GEFLECKTER SCHIERLING

Beschreibung: Aufrechte, reich verzweigte, bis 2 m hohe, zweijährige Pflanze mit schlankem, rotgeflecktem Stengel, mehrfach gefiederten Blättern, kleinen Dolden weißer Blüten und kleinen Früchten mit welligen Rippen. Die ganze Pflanze stinkt nach Mäuseharn.

Verbreitung & Anbau: In ganz Europa häufig, wächst auch in den gemäßigten Gebieten Asiens und Nordamerikas. Gedeiht in feuchten Wiesen, an Flußufern und auf Ödland. Die fast reifen Samen werden im Sommer gesammelt.

Verwendete Teile: Blätter, Samen.

Inhaltsstoffe: Alkaloide (hauptsächlich Coniin) und ätherisches Öl. Coniin ist äußerst giftig und bewirkt pränatale Mißbildungen.

Geschichte & Brauchtum: Schierlingsgift wurde im alten Griechenland bei Todesstrafe verabreicht. Der Philosoph Sokrates starb im Jahr 399 v. Chr. durch den Schierlingsbecher. Nach altenglischer Überlieferung sollen die Stengel ihre Flecken als »Kainsmal« erhalten haben, nachdem Kain seinen Bruder Abel umbrachte. Dioskorides (40–90) empfahl, die pürierte Pflanze oder den Preßsaft auf Tumoren, Schwellungen und Geschwüre aufzutragen oder auch bei Priapismus (schmerzhafte Dauererektion des Penis) anzuwenden. Im 19. Jahrhundert wurde Schierling in der Schulmedizin als Schmerzmittel eingesetzt.

Medizinische Wirkung & Anwendung: In äußerst kleinen Mengen wirken Extrakte aus Schierling beruhigend und schmerzlindernd; in größeren Dosen führen sie zu Lähmung und Tod. Heute wird er kaum verwendet; früher wurden Epilepsie, die Parkinsonsche Krankheit und Chorea minor Sydenham (pararheumatische Erkrankung) mit Schierling behandelt. Man hat ihn auch bei akuter Blasenentzündung angewendet.

Warnung: Nicht innerlich und äußerlich nur unter ärztlicher Aufsicht anwenden. In einigen Ländern gelten gesetzliche Einschränkungen.

Convallaria majalis

(Liliaceae)

MAIGLÖCKCHEN

Beschreibung: Ausdauernde, hübsche, bis 23 cm hohe Pflanze mit zwei elliptischen Blättern, glockenförmigen, duftenden weißen Blüten in einseitswendiger Traube und roten Beeren.

Verbreitung & Anbau: Heimisch in Europa bis Ostasien, in Nordamerika eingebürgert. Beliebte Gartenpflanze. Blätter und Blüten werden im Spätfrühjahr, wenn die Pflanze aufblüht, geerntet.

Verwendete Teile: Blätter, Blüten.

Inhaltsstoffe: Herzwirksame Glykoside, darunter die Cardenolide Convallatoxin, Convallosid und Convallatoxol, und Flavonoidglykoside. Die herzwirksamen Glykoside unterstützen das geschwächte Herz.

Geschichte & Brauchtum: Apuleius, ein Heilkundiger des 2. Jahrhunderts, berichtete, daß Apollo dem Gott der Heilkunde Asklepios das Maiglöckchen schenkte. Im 16. Jahrhundert bemerkte der Kräuterarzt John Gerard zum therapeutischen Nutzen der Pflanze folgendes: »Die Blüten des Maiglöckchens, in Wein zubereitet, getrunken davon ein Löffelvoll, geben die Sprache denen wieder, die die taube Lähme haben und die vom Schlagfluß geschlagen sind, sie sind gut gegen Gicht und stärken das Herz.«

Medizinische Wirkung & Anwendung: Maiglöckchen wird von britischen Pflanzenheilkundlern anstelle des Roten Fingerhuts (*Digitalis purpurea*, S. 199) eingesetzt. Beide haben bei Herzschwäche eine starke Wirkung, egal, ob diese auf eine langjährige Herz-Kreislauf-Erkrankung oder auf eine chronische Lungenerkrankung, wie z. B. Emphysem, zurückgeht. Durch Maiglöckchen wird das Herz zu einem langsameren, regelmäßigeren und kräftigeren Herzschlag angeregt. Gleichzeitig wirkt es stark harntreibend, verringert das Blutvolumen und erniedrigt den Blutdruck. Maiglöckchen ist besser verträglich als Fingerhut, da seine Herzglykoside sich nicht im selben Maße im Körper anreichern. Recht niedrige Dosierungen genügen, um Herzfrequenz und -rhythmus zu unterstützen und die Harnproduktion zu erhöhen.

Warnung: Nur unter ärztlicher Überwachung anwenden. Maiglöckchen unterliegt in einigen Ländern gesetzlichen Bestimmungen.

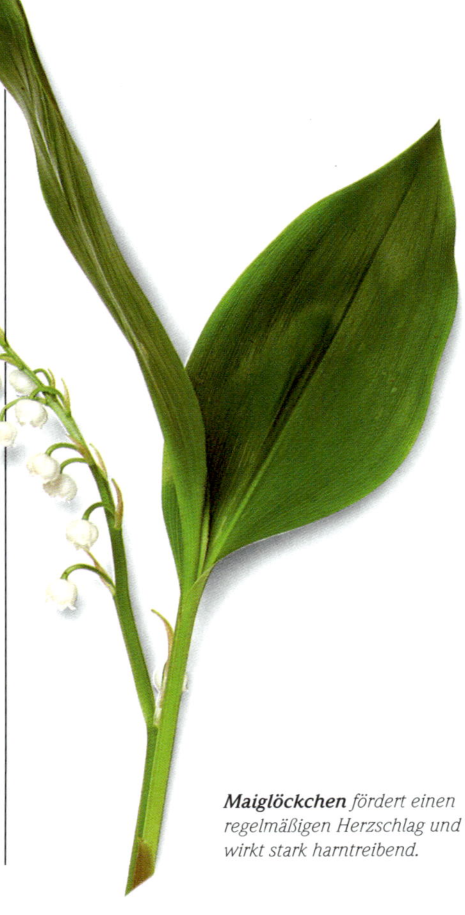

Maiglöckchen *fördert einen regelmäßigen Herzschlag und wirkt stark harntreibend.*

Copaifera spp.

(Leguminosae/Fabaceae)

KOPAIVABALSAMBAUM

Beschreibung: Immergrüner, bis 18 m hoher Baum mit gefiederten Blättern und gelben Blüten.

Verbreitung & Anbau: Kopaiva-Arten sind im tropischen Südamerika heimisch, einige auch im tropischen Afrika. Durch Anbohren der Stämme wird Kopaivabalsam, ein Gemisch aus ätherischem Öl und Harz gewonnen.

Verwendete Teile: Harzöl (Kopaivabalsam).

Inhaltsstoffe: Ätherisches Öl (30–90%) mit α- und β-Caryophyllen, Sesquiterpene, Harze und Harzsäuren.

Geschichte & Brauchtum: Lange vor Ankunft der Europäer wurde Kopaivabalsam von brasilianischen Indianern angewendet. 1625 beobachtete der portugisische Mönch Manoel Tristaon, daß man es zur Wundheilung und Rückbildung von Narben nutzte.

Medizinische Wirkung & Anwendung: Die Einnahme von Kopaiva als Antiseptikum, Diuretikum und Stimulans ist in Brasilien noch weit verbreitet. Hauptsächlich wird die Arzneidroge gegen Schleim in den Atemwegen und Störungen im Urogenitaltrakt angewendet. Da sie die Schleimhäute reizt, bewirkt sie das Abhusten von Schleim. Eine Lösung oder Tinktur wird bei Bronchitis, chronischer Blasenentzündung, Durchfall und Hämorrhoiden verwendet. In der Vergangenheit hat man damit häufig Gonorrhö behandelt. Angeblich werden Ekzeme und andere Hauterkrankungen von einer Anwendung günstig beeinflußt.

Verwandte Arten: Das Harzöl wird aus mehreren der 40 *Copaifera*-Arten gewonnen. *C. langsdorffii* ist eine der Hauptquellen, aber auch *C. coriacea*, *C. multijuga*, *C. officinalis* und *C. reticulata* werden angezapft. In Simbabwe inhaliert man eine Abkochung aus *C. mopane* gegen zeitweilige Geistesgestörtheit.

Warnung: Kopaiva ist in Überdosierung giftig. Nur unter ärztlicher Überwachung anwenden.

Coptis chinensis

(Ranunculaceae)

CHINESISCHER GOLDFADEN, HUANG LIAN (CHINESISCH)

Beschreibung: Ausdauernde, bis 50 cm hohe Pflanze mit grundständigen Blättern und kleinen weißgrünen Blüten.

Verbreitung & Anbau: Beheimatet in den Bergen Chinas, am häufigsten in der Provinz Szetschuang angebaut. Die Wurzel wird im Herbst ausgegraben.

Verwendete Teile: Wurzel.

Inhaltsstoffe: Isochinolinalkaloide, darunter Berberin, Coptisin und Worenin. Berberin wirkt effektiv gegen Bakterien, Amöben und Durchfall.

Medizinische Wirkung & Anwendung: In der chinesischen Pflanzenheilkunde wird die bitter schmeckende Pflanze als Abkochung gegeben, um »von Hitze zu befreien« und »Feuchtigkeit zu trocknen« und somit Fieber, rote, gereizte Augen und Halsschmerzen zu behandeln. Besonders wirkungsvoll ist das Kraut bei Durchfall und Ruhr; es wurde auch gegen Erbrechen eingesetzt sowie bei Hauterkrankungen wie Akne, Furunkeln, Abszessen und Verbrennungen. Wie auch die Wurzel des Goldfadens (*C. trifolia*, folgender Eintrag) wird *Huang lian* zum Gurgeln bei Mund- und Zungengeschwüren eingesetzt sowie bei geschwollenem Zahnfleisch und Zahnschmerzen. Beide Pflanzen werden bei akuter Bindehautentzündung als Augenspülung genutzt.
Forschungsergebnisse: In China gab man 30 Tuberkulosepatienten *Huang lian*, worauf sich bei allen die Symptome deutlich besserten.
Warnung: Nur unter ärztlicher Überwachung und nicht in der Schwangerschaft anwenden.

Coptis trifolia

(Ranunculaceae)

Goldfaden

Beschreibung: Mehrjährige, bis 15 cm hohe Pflanze mit dünner goldfarbener Wurzel, dreilappigen Blättern und einzelnen kleinen weißen Blüten.
Verbreitung & Anbau: Heimisch im östlichen Nordamerika von Labrador bis Tennessee, wächst an feuchten Stellen. Das Rhizom wird im Herbst geerntet.
Verwendete Teile: Rhizom.
Inhaltsstoffe: Isochinolinalkaloide, darunter Berberin und Coptisin.
Geschichte & Brauchtum: Goldfaden war früher eine hochgeschätzte Arzneidroge, auch wenn er heute kaum mehr verwendet wird. In einem Reisebericht aus Nordamerika schreibt Jonathan Carver 1779, daß die Pflanze »von den Indianern und Kolonisten sehr geschätzt war als Rezeptur bei jeglichem Wundsein im Mund; aber daß der Geschmack außerordentlich bitter ist«. Die Montagnais-Indianer wendeten bei Erkrankungen von Mund, Lippen und Augen eine Abkochung der Wurzeln an. Die Menominee-Indianer verordneten die Pflanze Kindern bei Halsschmerzen zum Gurgeln und bei Geschwüren und Geschwülsten im Mund.
Medizinische Wirkung & Anwendung: In der nordamerikanischen Heilkunde hat man Goldfaden als sehr bitteres Tonikum hauptsächlich bei Verdauungsstörungen und Magenschwäche verschrieben. Er wurde aber auch bei der Behandlung von Magen-Darm-Geschwüren berücksichtigt und als Spülung bei Mundfäule verwendet. Man hat Goldfaden zum Spülen des Mundes, zum Gurgeln und als Lotion bei Mundgeschwüren, wunden Lippen und Halsschmerzen eingesetzt. Extrakte helfen, Schleimhäute zu vernetzen und sie so unempfindlich zu machen. Da die Inhaltsstoffe (und in mancher Hinsicht auch die Wirkung) denen der Kanadischen Gelbwurzel (*Hydrastis canadensis*, S. 103) gleichen, hat man *C. trifolia* als Ersatz für diese Pflanze genutzt.
Verwandte Arten: *Huang lian* (*C. chinensis*, vorheriger Eintrag) ist nahe verwandt und wirkt ähnlich. Die indische *C. teeta* wird als bitteres Tonikum und bei Augenbeschwerden angewendet.
Warnung: Nur unter ärztlicher Überwachung und nicht in der Schwangerschaft anwenden.

Coriandrum sativum

(Umbelliferae/Apiaceae)

Koriander

Beschreibung: Sehr aromatische, bis 50 cm hohe, einjährige Pflanze mit stark gefiederten oberen Blättern, kleinen weißen oder rosa Blüten und kleinen bräunlichen, kugeligen Samen.

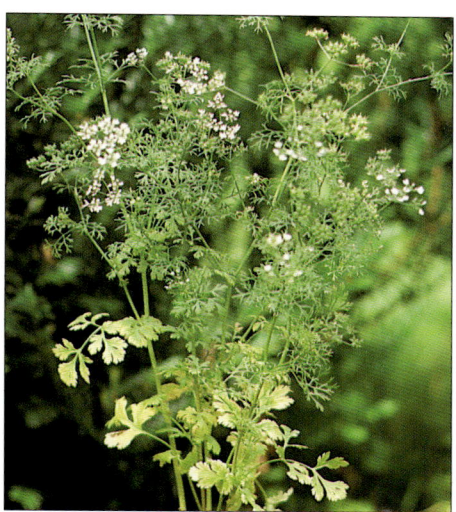

***Koriander** wurde im 6. Jahrhundert in China als verdauungsförderndes Mittel und bei Masern angewendet.*

Verbreitung & Anbau: In Südeuropa und Westasien heimisch, in der ganzen Welt angebaut. Die reifen Samen werden im Spätsommer geerntet.
Verwendete Teile: Samen, ätherisches Öl, Blätter (Cilantro).
Inhaltsstoffe: Bis zu 1,5% ätherisches Öl, das aus etwa 70% Linalool, α-Pinen und anderen Terpenen besteht; zusätzlich Flavonoide, Cumarine, Phthalide und Phenolsäuren.
Geschichte & Brauchtum: Seit mehr als 2000 Jahren ist Koriander in ganz Asien, Nordafrika und Europa in Gebrauch. Er wird im Papyrus Ebers (etwa 1500 v. Chr.) aufgeführt und wurde anscheinend im alten Ägypten viel genutzt. Während der Han-Dynastie (202 v. – 9 n. Chr.) erreichte er China, wo er sowohl in der Küche als auch in der Heilkunde eingesetzt wird und als *Hu* (ausländisch) bekannt ist. Plinius (23–79) beschreibt seine Anwendung »bei schlecht heilenden Wunden ... kranken Hoden, Verbrennungen, Karbunkeln, schmerzenden Ohren oder Ausfluß der Augen, auch unter Zusatz der Milch des Weibes«.
Medizinische Wirkung & Anwendung: Koriander wird eher als Gewürz denn als Arzneidroge eingesetzt. Ein Aufguß des Krauts ist jedoch ein mildes Mittel gegen Blähungen, Völlegefühl und Bauchgrimmen. Koriander löst im Darm Krämpfe und wirkt nervösen Spannungen entgegen. Er verbessert den Mundgeruch, besonders nach Knoblauchgenuß (*Allium sativum*, S. 56). Bei rheumatischen Schmerzen trägt man äußerlich eine Korianderlotion auf. In Europa hat man ihm traditionell aphrodisierende Eigenschaften zugeschrieben.
Warnung: Das ätherisch Öl darf nicht innerlich angewendet werden.

Cornus officinalis

(Cornaceae)

Hartriegel, Shan zhu yu (chinesisch)

Beschreibung: Laubabwerfender, bis 4 m hoher Baum mit glänzenden elliptischen Blättern und leuchtendroten, ovalen Früchten.
Verbreitung & Anbau: In China, Japan und Korea beheimatet, angebaut in Zentral- und Ostchina. Die reifen Früchte werden im Herbst geerntet.
Verwendete Teile: Früchte.
Inhaltsstoffe: Ein Iridoidglykosid (Verbenalin), Saponine und Gerbstoffe. Verbenalin hat eine milde Wirkung auf Teile des vegetativen Nervensystems, die das Verdauungssystem steuern.
Geschichte & Brauchtum: *Shan zhu yu* ist im *Klassiker der Wurzeln und Heilkräuter des gestaltenden Landmanns (Shen nong ben cao jing)* aufgelistet und dort ein Bestandteil der »Tablette der acht Zutaten«, die zum »Aufwärmen und Stärken des *Yang* der Lenden« dient.
Medizinische Wirkung & Anwendung: Als Arzneidroge, die »stabilisiert und bindet«, wird Hartriegel hauptsächlich bei starken Periodenblutungen und ungewöhnlich starker Sekretbildung angewendet, dazu gehören Schweißausbrüche, Harndrang, Samenausfluß und vorzeitiger Samenerguß. Er wirkt adstringierend und führt (wie andere Heilkräuter, die die Sekretbildung hemmen) zu einer Verlängerung oder Verschlechterung der Symptome, falls er allein, ohne zusätzliche tonisierende oder entgiftende Arzneidrogen genommen wird. Zusammen mit anderen Heilpflanzen, z. B. Rehmannia (*Rehmannia glutinosa*, S. 123), beeinflußt Hartriegel eine Reihe von Beschwerden, darunter häufigen Harndrang, Schwindelgefühle und Tinnitus (Ohrenklingen).
Verwandte Arten: Weltweit sind mehrere *Cornus*-Arten offizinell in Gebrauch. Früchte und Rinde der Kornelkirsche *(C. mas)* und die Rinde des Blutroten Hartriegels *(C. sanguinea)* werden in Europa als Adstringens und zur Fiebersenkung angewendet. Der amerikanische Blumenhartriegel *(C. florida)* wurde von nordamerikanischen Indianern als Fiebermittel eingesetzt. Der mittelamerikanische *C. excelsa* diente als traditionelles Tonikum und Adstringens.

Crithmum maritimum
(Umbelliferae/Apiaceae)
MEERFENCHEL

Beschreibung: Fleischige, bis 60 cm hohe Pflanze der Meeresküsten mit länglichen, fiederteiligen leuchtendgrünen Blättern und kleinen gelbblütigen Dolden.
Verbreitung & Anbau: Wächst an Küstenfelsen des Atlantiks, Mittelmeers und Schwarzen Meers in Europa und Kleinasien. Die Pflanze wird im Frühsommer gesammelt.
Verwendete Teile: Sproßteile.
Inhaltsstoffe: Ätherisches Öl, Pektin, Vitamine (besonders Vitamin C) und Mineralstoffe.
Geschichte & Brauchtum: Meerfenchel war früher als Heilpflanze sehr geschätzt, geriet dann in Vergessenheit und erlangt langsam als Gemüse – eingelegt oder frisch – wieder Beliebtheit. Im Jahr 1597 beschrieb der englische Kräuterarzt John Gerard Meerfenchel als »die angenehmste Sauce, dem Körper des Menschen bestens verträglich, wichtig zum Verdauen des Fleisches, Brechen der Steine und Entleeren des Grießes«. Meerfenchel war bekannt zur Verhütung von Skorbut und wurde auf langen Seereisen, in Salzlake eingelegt, mitgeführt.
Medizinische Wirkung & Anwendung: Obwohl heute kaum noch angewendet, ist Meerfenchel ein gutes harntreibendes Mittel und könnte in der Behandlung von Fettleibigkeit eine Rolle spielen. Er hat einen hohen Vitamin-C- und Mineralstoffgehalt und gilt als blähungstreibend und verdauungsfördernd. Darin ähnelt die Pflanze ihrem Namensvetter im Binnenland, dem Fenchel (*Foeniculum vulgare*, S. 210).

Crocus sativus
(Iridaceae)
ECHTER SAFRAN

Beschreibung: Ausdauernde, bis 23 cm hohe, aus einer Knolle austreibende Pflanze mit schmalen Blättern und hell-lila gefärbten Blüten mit drei dunkelroten, fadenförmigen Narben.
Verbreitung & Anbau: In Indien, dem Balkan und dem östlichen Mittelmeergebiet beheimatet, wird in Indien, Spanien, Frankreich, Italien und dem Nahen Osten kultiviert. Safran wird zur Blütezeit im Frühherbst geerntet und dann getrocknet.
Verwendete Teile: Griffel und Narbe.
Inhaltsstoffe: Ätherisches Öl aus Terpenen, Terpenalkoholen und -estern; zusätzlich bittere Glykoside (darunter Crocin), Carotinoide und die Vitamine B_1 und B_2.
Geschichte & Brauchtum: Früher wurde Safran eine Fülle arzneilicher Wirkungen zugeschrieben. Im alten Griechenland und Rom wurde er nicht nur in Medizin und Küche, sondern auch in der Kosmetik (als Schminke) verwendet. Als Arzneidroge war Safran in Europa im Spätmittelalter am beliebtesten. So pries der Kräuterarzt Christopher Catton: »Safran hat die Macht, den Geist zu erquicken, und diese Tugend dringt nach und nach zum Herzen durch, wo sie Lachen und Frohsinn bewirkt.«
Medizinische Wirkung & Anwendung: Trotz seiner langen Tradition als Heilpflanze ist Safran als Arzneidroge nicht mehr in Mode. Es lassen sich leicht billigere und besser wirkende Heilpflanzen finden, um dieselben Wirkungen zu erzielen, wie z. B. das Einleiten der Periodenblutung, die Behandlung von Menstruationsschmerzen und chronischen Uterusblutungen, das Lindern von Verdauungsstörungen und Koliken. Gelegentlich werden in der chinesischen Kräutermedizin die Safrannarben zum Behandeln schmerzhafter Atemwegserkrankungen, zum Stimulieren der Menstruation und Lindern von Unterleibsschmerzen eingesetzt.

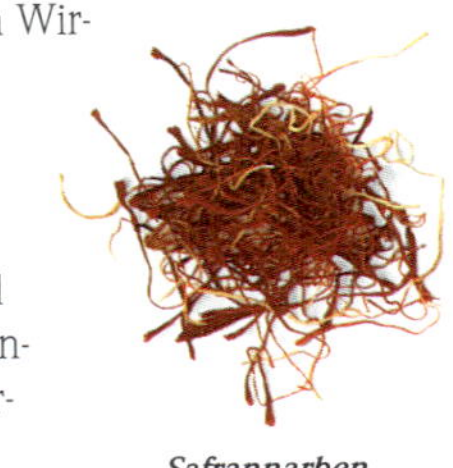

Safrannarben

Warnung: Safran als Arzneidroge nur unter ärztlicher Überwachung und wegen der Gefahr von Fehlgeburten nie in der Schwangerschaft anwenden. Safran als Gewürz nur in kleiner Dosis verwenden.

Cucurbita pepo
(Cucurbitaceae)
GARTENKÜRBIS

Beschreibung: Rankende, einjährige Pflanze mit gelappten Blättern, gelben Blüten und großen orangefarbenen Früchten.
Verbreitung & Anbau: Vermutlich in Nordamerika heimisch, heute in der ganzen Welt kultiviert. Die Kürbisse werden im Herbst geerntet.
Verwendete Teile: Samen, Fruchtfleisch.
Inhaltsstoffe: Kürbissamen enthalten 30% fettes Öl (mit den ungesättigten Fettsäuren Linol- und Ölsäure), außerdem Cucurbitacine, Vitamine und Mineralstoffe, insbesondere Zink.
Geschichte & Brauchtum: In Mittel- und Nordamerika hat man den Kürbis als Arzneidroge vielfach eingesetzt. Die Mayas behandelten Verbrennungen mit dem Saft der Pflanze, die Menominee-Indianer nutzten die Samen als Diuretikum, und europäische Siedler stellten eine Rezeptur gegen Würmer aus einer Mischung gemahlener Samen mit Wasser, Milch und Honig her. Dieses Mittel bürgerte sich in Nordamerika derart ein, daß es von den Ärzten schließlich als Standardbehandlung übernommen wurde.
Medizinische Wirkung & Anwendung: Kürbissamen dienen hauptsächlich als sicheres Entwurmungsmittel. Besonders für schwangere Frauen und für Kinder, die keine stärkeren Mittel einnehmen dürfen, sind sie bei Bandwurmbefall sehr geeignet. Die Samen wirken auch leicht harntreibend und wurden in Mittelamerika zur Behandlung von Nierenentzündung und anderen Harnwegserkrankungen genutzt. Bei den Frühstadien von Prostatabeschwerden hat man Kürbissorten empfohlen, deren Samen besonders harntreibend und tonisierend auf die Blase wirken und reich an Zink sind. Mit einer Abkochung des Fruchtfleisches kann man Darmentzündungen behandeln, ferner kann man sie als Umschlag oder Pflaster bei Verbrennungen auftragen.

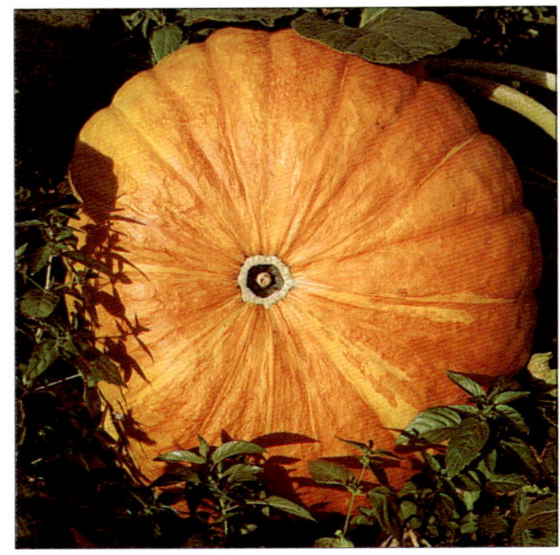

Kürbis *war in Amerika eine beliebte Arzneipflanze; die Samen dienen immer noch als Wurmmittel.*

Cuminum cyminum
(Umbelliferae/Apiaceae)
KREUZKÜMMEL,
MUTTERKÜMMEL

Beschreibung: Einjährige, bis 30 cm hohe Pflanze mit langen, schmal-gefiederten Blättern, rosa oder weißen Blüten in Dolden und kleinen, länglichen, gerieften Früchten.
Verbreitung & Anbau: In Ägypten beheimatet, in Südeuropa und Asien häufig angebaut. Die reifen Samen werden im Spätsommer geerntet.
Verwendete Teile: Samen.
Inhaltsstoffe: Die Samen enthalten 2–5% ätherisches Öl, das aus 25–35% Aldehyden, Pinen und α-Terpineol besteht; zusätzlich Flavonoide (darunter Apigenin).
Geschichte & Brauchtum: Kreuzkümmel war im alten Ägypten eine beliebte Gewürz- und Arzneipflanze, die bei Erkrankungen des Verdauungssystems und der Atemwege, bei Husten, zur Schmerzlinderung und zur Behandlung kariöser Zähne eingesetzt wurde. Die Pflanze wird im Alten Testament erwähnt und war im Mittelalter weit verbreitet. Seit dieser Zeit ist sie nicht mehr so geschätzt, obwohl sie auch heute noch in der ägyptischen Pflanzenheilkunde anerkannt ist. Als Gewürz spielt Kreuzkümmel in vielen chinesischen, indischen und Rezepten des Nahen und Fernen Ostens eine Rolle, besonders in Curries und Pickles.
Medizinische Wirkung & Anwendung: Wie die nahe verwandten Arten Kümmel (*Carum carvi*, S. 182) und Anis (*Pimpinella anisum*, S. 246) lindert Kreuzkümmel Blähungen und Völlegefühl und wirkt verdauungsfördernd. Gase und Auftreibung des Unterleibs werden vermindert und der gesamte Darm entlastet.

In der indischen Pflanzenheilkunde wird Kreuzkümmel als Mittel bei Schlaflosigkeit, Erkältungen und Fieber angewendet. Zusammen mit Zwiebelsaft wird er als Paste auf Skorpionstiche aufgetragen. Wie Fenchelsamen (*Foeniculum vulgare*, S. 210) stimuliert auch Kreuzkümmel die Milchbildung.

Cupressus sempervirens

(Cupressaceae)

ECHTE ZYPRESSE

Beschreibung: Immergrüner, bis 30 m hoher Baum mit winzigen dunkelgrünen Blättern und männlichen und weiblichen Zapfen.
Verbreitung & Anbau: In der Türkei heimisch, im ganzen Mittelmeerraum angebaut. Die Arzneidroge wird im Frühjahr gesammelt.
Verwendete Teile: Zapfen, Äste, ätherisches Öl.
Inhaltsstoffe: Ätherisches Öl (mit Pinen, Camphen und Cedrol) und Gerbstoffe.
Geschichte & Brauchtum: Im alten Griechenland behandelte man Ruhr, Bluthusten, Asthma und Husten mit den zerquetschten und in Wein eingeweichten Zapfen.

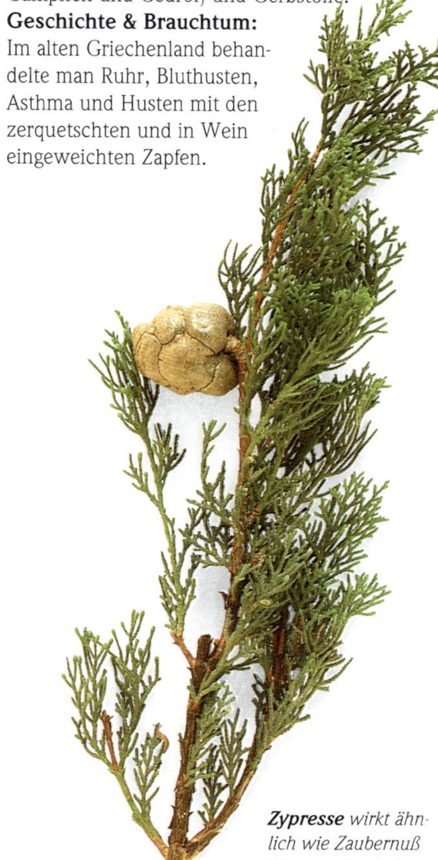

***Zypresse** wirkt ähnlich wie Zaubernuß* (Hamamelis virginiana, *S. 100*).

Medizinische Wirkung & Anwendung: Bei Krampfadern und Hämorrhoiden wendet man eine Lotion oder das verdünnte ätherische Öl äußerlich an, was ein Zusammenziehen der Venen bewirkt. Ein Fußbad aus den Zapfen reinigt die Füße und verhindert übermäßiges Schwitzen. Innerlich wirkt Zypresse krampflösend und insgesamt tonisierend. Sie wird zu Inhalationen bei verschiedenen Formen von Husten genutzt, insbesondere bei Keuchhusten, Bluthusten und krampfartigem Husten angewendet. Diese Rezeptur nützt auch bei Erkältungen, Grippe, Halsschmerzen und rheumatischen Schmerzen.
Warnung: Das ätherische Öl darf innerlich nur unter ärztlicher Überwachung angewendet werden.

Curcuma amada

(Zingiberaceae)

SAFRANWURZ

Beschreibung: Aromatische, bis 90 cm hohe, mehrjährige Pflanze mit langen, spitz zulaufenden Blättern und weißen oder blaßgelben Blüten in Ähren.
Verbreitung & Anbau: Kommt in weiten Teilen des indischen Subkontinents vor, wird wegen des eßbaren und offizinell verwendeten Rhizoms angebaut.
Verwendete Teile: Rhizom.
Inhaltsstoffe: Ätherisches Öl und scharf schmeckende Substanzen.
Geschichte & Brauchtum: Das nach Mango riechende Rhizom wird zum Verzehr eingelegt, in der Parfümerie und medizinisch verwendet.
Medizinische Wirkung & Anwendung: In der traditionellen indischen Medizin wendet man Safranwurz als nahe Verwandte der Gelbwurzel (*C. longa*, S. 88) bei Blähungen, Magenschmerzen, schlechtem Atem, Appetitverlust, Schluckauf, Verdauungsschwäche, Koliken und Verstopfung an. Sie wird auch bei Husten und anderen Atemwegserkrankungen wie Bronchitis eingesetzt. Das pürierte oder geriebene Rhizom wird äußerlich auf die Haut aufgetragen, um Geschwüre, Prellungen, Wunden und Verstauchungen zu lindern.
Verwandte Arten: Zitwerwurzel (*C. zedoaria*, folgender Eintrag) und Gelbwurzel (*C. longa*, S. 88) sind ähnliche Arzneidrogen.

Curcuma zedoaria

(Zingiberaceae)

ZITWERWURZEL

Beschreibung: Mehrjährige Pflanze mit großen, elliptischen, spitz zulaufenden Blättern, gelben oder rosa Blüten und blaßgelbem, aromatisch riechendem Rhizom.
Verbreitung & Anbau: Häufig in Indien und Ostasien, angebaut in Indien, Bangladesch, Indonesien, China und Madagaskar.
Verwendete Teile: Rhizom.
Inhaltsstoffe: Ätherisches Öl, Sesquiterpene, Curcumol und Curdion. Curcumol und Curdion wirken gegen Krebszellen.
Geschichte & Brauchtum: Das Rhizom wird in Indien allgemein in der Parfümerie und als Würze genutzt.
Medizinische Wirkung & Anwendung: Zitwerwurzel wird als aromatisches, bitteres, verdauungsförderndes Stimulans ähnlich angewendet wie Ingwer (*Zingiber officinale*, S. 153) – zum Lindern von Verdauungsstörungen, Übelkeit, Blähungen und Völlegefühl und wirkt insgesamt verdauungsfördernd. In China behandelt man mit dem Rhizom bestimmte Tumoren.
Forschungsergebnisse: Zitwerwurzel verkleinert nach chinesischen Studien Tumoren des Gebärmutterhalses und erhöht so die Wirkung der Strahlen- und Chemotherapie.
Verwandte Arten: Zitwerwurzel wird in der chinesischen Kräutermedizin oft anstelle von Gelbwurzel (*C. longa*, S. 88) angewendet.

Cuscuta epithymum

(Convolvulaceae)

QUENDELSEIDE, TEUFELSZWIRN

Beschreibung: Schmarotzerpflanze ohne Blattgrün und ohne Blätter, besteht nur aus fadenartigen, windenden gelbrötlichen Stengeln mit kleinen, duftenden hellrosa Blüten.
Verbreitung & Anbau: In Europa, Asien und Südafrika verbreitet, wächst meist in Küsten- und Gebirgsgegenden. Ernte im Sommer.
Verwendete Teile: Sproßteile.
Inhaltsstoffe: Flavonoide, darunter Kämpferol und Quercetin, und Hydroxyzimtsäure.
Geschichte & Brauchtum: Quendelseide war immer eine bei den Bauern unbeliebte Pflanze, daher der Name Teufelszwirn, denn *Cuscuta* überwächst und erstickt die Wirtspflanze. Diese kann Gartenthymian (*Thymus vulgaris*, S. 142), Stechginster *(Ulex europaeus)* oder eine Feldfrucht, wie z. B. Bohnen, sein. Quendelseide ist jedoch auch eine Arzneidroge. Schon Dioskorides (1. Jahrhundert) beschreibt in seiner *Materia Medica* ihre Anwendung zusammen mit Honig, um »schwarze Galle« abzuführen und melancholische Stimmung zu heben. Ähnlich empfahl sie der Kräuterarzt Nicholas Culpeper 1652, um »schwarze oder verbrannte Galle abzuführen«. Weiter stellt Culpeper fest, daß die auf Thymian wachsende Seide die wirksamste sei, und macht damit die interessante Beobachtung, daß die heilenden Eigenschaften der Schmarotzerpflanze von der Wirtspflanze abhängen.
Medizinische Wirkung & Anwendung: *Cuscuta* gilt immer noch, in Übereinstimmung mit ihrer traditionellen Anwendung zum Abführen schwarzer Galle, als wertvolles, wenn auch selten gebrauchtes Mittel bei Leber- und Gallebeschwerden. Man schreibt ihr eine Unterstützung der Leberfunktion zu und nimmt sie bei Gelbsucht. *Cuscuta* wirkt mild abführend und wird auch bei Harnwegserkrankungen angewendet.
Verwandte Arten: Die Europäische Seide *(C. europaea)* und die Flachsseide *(C. epilinum)* können genauso wie *C. epithymum* angewendet werden. Die Ayurveda-Medizin verwendet *C. reflexa*, um Beschwerden beim Harnlassen, bei Gelbsucht, Muskelschmerzen und Husten zu behandeln.

Cyamopsis tetragonoloba

(Leguminosae/Fabaceae)

BÜSCHELBOHNE, GUARBOHNE

Beschreibung: Aufrechte, bis 60 cm hohe, einjährige Pflanze mit behaarten, dreilappigen Blättern, kleinen purpurnen Blüten und fleischigen Hülsen.

Verbreitung & Anbau: Auf dem indischen Subkontinent heimisch; verbreiteter Anbau in Indien und Pakistan. Die reifen Samenhülsen werden im Sommer geerntet.

Verwendete Teile: Hülsen, Samen.

Inhaltsstoffe: Etwa 86% Schleimstoffe, hauptsächlich Galactomannan.

Geschichte & Brauchtum: Das viskose Guar-Gummi (Guarkernmehl) besteht aus den gemahlenen und mit Wasser vermischten Samen der Büschelbohne. Man hat es als Filter im Bergbau, in der Papierherstellung und bei einigen Kosmetika eingesetzt.

Medizinische Wirkung & Anwendung: Guarkernmehl wirkt ähnlich wie Wegerich (*Plantago ovata*, S. 120) als Volumenabführmittel. Es verringert die Resorption von Kohlenhydraten aus dem Darm und wird daher als unterstützende Therapie von Diabetes mellitus, besonders in den Frühstadien des Altersdiabetes, eingesetzt. Die Arzneidroge senkt auch den Cholesterinspiegel. In der indischen Medizin wird sie als Abführmittel und verdauungsförderndes Tonikum eingesetzt.

Warnung: Die Dosis darf nicht überschritten werden; kann Blähungen, einen aufgetriebenen Leib und sogar Darmverschluß verursachen.

Cydonia oblonga

(Rosaceae)

QUITTE

Beschreibung: Laubabwerfender, bis 8 m hoher Baum mit ovalen grüngrauen Blättern, weißen bis rosafarbenen Blüten und birnenförmigen, süß duftenden gelben Früchten.

Verbreitung & Anbau: In Südwest- und Zentralasien heimisch, eingebürgert in Europa, besonders im Mittelmeergebiet. Wächst auf nährstoffreichem, etwas feuchtem Boden in Hecken oder Obstgärten. Die reifen Früchte werden im Herbst geerntet.

Verwendete Teile: Früchte, Samen.

Inhaltsstoffe: Die Frucht enthält Gerbstoffe, Pektin und Fruchtsäuren, die Samen etwa 20% Schleimstoffe, cyanogene Glykoside (darunter Amygdalin), fettes Öl und Gerbstoffe.

Geschichte & Brauchtum: In Griechenland und dem östlichen Mittelmeerraum ist die Quitte seit langem als Frucht und Heilmittel beliebt. Zur Zeit von Hippokrates (460 – 375 v. Chr.) wurde sie als Adstringens genutzt; Dioskorides (40 – 90) überliefert ein Rezept für Quittenöl, das auf juckende, entzündete und schlecht heilende Wunden aufgetragen wurde. In nördlichen Ländern wird häufig Quittenmarmelade gekocht. Das Wort Marmelade leitet sich vom portugisischen *marmelo* für Quitte her.

Medizinische Wirkung & Anwendung: Wegen der stark adstringierenden Wirkung ist die unreife Frucht zur Behandlung von Durchfall, besonders bei Kindern, sehr geeignet. Mit der Frucht und ihrem Saft kann man durch Gurgeln oder eine Mundspülung auch Mundgeschwüre, Zahnfleischbeschwerden und Halsschmerzen behandeln. Kochen zerstört den größten Teil der adstringierenden Eigenschaften. Quittensirup ist ein angenehmes, leicht adstringierendes, verdauungsförderndes Getränk. Die sehr schleimhaltigen Samen kann man bei Bronchitis und als ein Volumenabführmittel einsetzen.

Warnung: Die Samen dürfen nur unter ärztlicher Überwachung angewendet werden.

Cymbopogon citratus

(Gramineae)

ZITRONENGRAS

Beschreibung: Angenehm riechendes, bis 1,5 m hohes Gras mit schmalen Blattspreiten und Blütenrispen; wächst in großen Horsten.

Verbreitung & Anbau: Nur in Kultur bekannt; in Indien, Sri Lanka und anderen Tropenländern weltweit kultiviert.

Verwendete Teile: Blätter, ätherisches Öl.

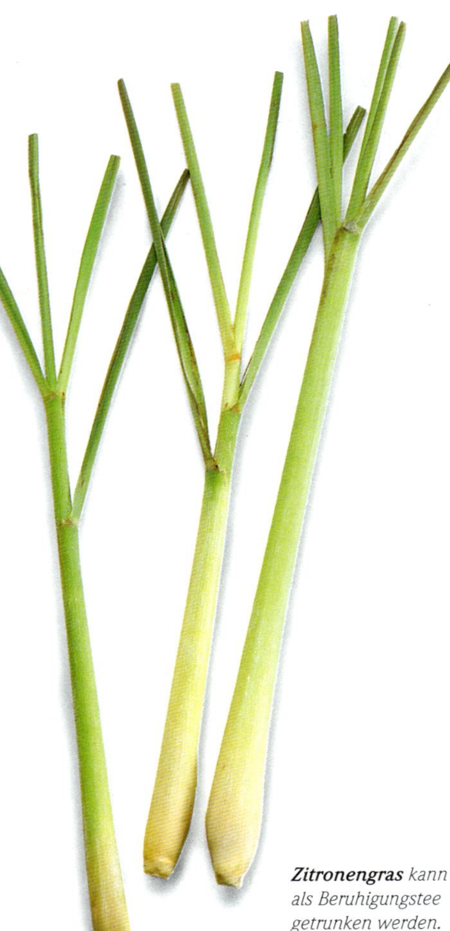

***Zitronengras** kann als Beruhigungstee getrunken werden.*

Inhaltsstoffe: Das ätherische Öl enthält hauptsächlich Citral (etwa 70%) und Citronellal. Beide wirken, wie nachgewiesen werden konnte, beruhigend.

Geschichte & Brauchtum: Zitronengras wird wegen seines Öls kultiviert, das als Küchengewürz, Parfüm und offizinell verwendet wird.

Medizinische Wirkung & Anwendung: Zitronengras wird hauptsächlich als Tee zur Behandlung von Verdauungsbeschwerden getrunken. Es entkrampft die Magen- und Darmmuskeln, lindert krampfartige Schmerzen und Blähungen und ist besonders für Kinder geeignet. In der Karibik sieht man Zitronengras zuvorderst als fiebersenkendes Mittel an, besonders bei starken Katarrhen. Äußerlich wendet man es als Umschlag oder verdünntes ätherisches Öl an, um Schmerzen und Arthritis zu behandeln. In Indien bestreicht man Ringelflechte mit einer Paste aus den Blättern.

Verwandte Arten: Die ätherischen Öle aus *C. martinii* und *C. nardus* finden in Seifen und Reinigungsmitteln vielfache Verwendung.

Warnung: Das ätherische Öl darf innerlich nur unter ärztlicher Aufsicht angewendet werden.

Cynara scolymus

(Compositae/Asteraceae)

ARTISCHOCKE

Beschreibung: Mehrjährige, bis 1,5 m hohe Pflanze mit großen, distelähnlichen Blättern, oben graugrün, auf der Unterseite weißfilzig, und sehr großen violett-grünen Blütenköpfen.

Verbreitung & Anbau: Im Mittelmeergebiet heimisch, gedeiht auf fruchtbaren, warmen Lehmböden in mildem Klima. Im Erwerbsgemüsebau werden die Pflanzen nach vier Jahren ausgetauscht. Die noch geschlossenen Blütenköpfe und die Blätter werden im Frühsommer geerntet.

Verwendete Teile: Blütenköpfe, Blätter, Wurzel.

Inhaltsstoffe: Alle Teile der Pflanze enthalten das sehr bittere Sesquiterpenlacton Cynaropicrin und viel Inulin. Die Blätter enthalten auch Cynarin mit leberschützenden Eigenschaften.

Geschichte & Brauchtum: Bei den alten Griechen und Römern standen Artischocken in hohem Ansehen. Dioskorides (1. Jahrhundert) empfahl, die pürierte Wurzel auf die Achselhöhlen oder andere Körperstellen aufzutragen, um unangenehme Gerüche zu beheben.

Medizinische Wirkung & Anwendung: Artischocke ist eine wertvolle Arzneidroge, die ähnlich wie die Mariendistel (*Carduus marianus*, syn. *Silybum marianum*, S. 71) der Leber hilft, indem sie sie gegen Toxine und Infektionen schützt. Die Blätter sind besonders wirksam, doch sind alle Teile der Pflanze bitter und fördern die Produktion der Verdauungssäfte, besonders die Gallensekretion. Hierdurch ist die Pflanze geeignet zur Behandlung von Gallenbeschwerden, Übelkeit, Verdauungsstörungen und aufgetriebenem Leib, sie bewirkt zusätzlich eine Verminderung der Cholesterinkonzentration im Blut.

In einem Hausmittel aus dem Mittelmeerraum nimmt man mit Wein oder Wasser gemischten Artischockensaft als Lebertonikum. Auch in den Frühstadien von Altersdiabetes wendet man Artischocke an. Da sie den Blutzuckerspiegel deutlich erniedrigt, ist sie ein gutes Gemüse für Diabetiker. Sie wirkt auch harntreibend und ist in Frankreich zur Behandlung rheumatischer Erkrankungen eingesetzt worden.

Cyperus esculentus

(Cyperaceae)

CHUFA, ERDMANDEL

Beschreibung: Aufrechtes, bis 50 cm hohes Sauergras mit zylindrischen braunen Rhizomknollen, lanzettlichen Blättern und strahlenförmig angeordneten kleinen braungrünen Blütenähren.
Verbreitung & Anbau: Die Erdmandel ist im Mittelmeergebiet heimisch, sie wurde von den Arabern in Spanien und Nordafrika eingebürgert. Sie wächst jetzt weltweit, auch in Indien. Die Rhizomknollen (»Mandeln«) werden im Winter und Sommer ausgegraben.
Verwendete Teile: Rhizomknollen.
Inhaltsstoffe: 20 – 36% nichtflüchtiges Öl, als Chufa- oder Erdmandelöl bekannt.
Geschichte & Brauchtum: Erdmandeln hat man bei Ausgrabungen der frühesten Siedlungen im Niltal gefunden; sie sind in der Region seit der Antike eine beliebte Nahrung. Dioskorides erwähnt ihre den »Bauch« stärkende Wirkung im 1. Jahrhundert.
Medizinische Wirkung & Anwendung: Chufa gilt als verdauungsförderndes Tonikum, das wärmend, austrocknend und blähungstreibend auf das Verdauungssystem wirkt. Sie fördert auch die Harnbildung und die Menstruation. Der Saft wird bei Mund- und Zahnfleischgeschwüren angewendet. Die Ayurveda-Medizin klassifiziert die »Mandeln« als verdauungsfördernd und blähungstreibend sowie als Tonikum und als Aphrodisiakum. Entsprechend dieser Tradition werden sie zur Behandlung von Blähungen, Verdauungsstörungen, Koliken, Durchfall, Ruhr, Kraftlosigkeit und übermäßigen Durst eingesetzt.
Verwandte Arten: Viele andere *Cyperus*-Arten werden als Nahrung oder Arzneikräuter verwendet. So kennt die chinesische Pflanzenheilkunde *C. rotundus* als Lebertonikum und gegen Verdauungsstörungen wirkendes und menstruationsförderndes Mittel. Die im tropischen Asien und Australien heimische *C. stolonifera* soll Magenschmerzen lindern und das Herz anregen. Die bekannteste aller *Cyperus*-Arten ist wohl die Papyrusstaude *(C. papyrus)*. Die alten Ägypter stellten aus ihr das erste Schreibpapier her, kauten sie aber auch wie Zuckerrohr und verwendeten sie offizinell: zu Augenkompressen, zum Verbinden von Wunden, zum Öffnen und Austrocknen von Fisteln (abnorme, kanalartige Verbindungen zwischen einem inneren Organ und der Körperoberfläche).

Cypripedium calceolus var. *pubescens*

(Orchidaceae)

FRAUENSCHUH, AMERIKANISCHER »BALDRIAN«

Beschreibung: Mehrjährige Orchidee mit breitlanzettlichen Blättern, Blütenstand mit einer bis mehreren, komplex aufgebauten gelbbraunen Blüten; die Blütenlippe ähnelt einem Schuh.
Verbreitung & Anbau: Diese nahe Verwandte unseres heimischen Frauenschuhs ist im östlichen Nordamerika beheimatet. Wächst in Wäldern und auf Viehweiden, ist aber durch übermäßiges Sammeln fast ausgerottet. Wird in eingeschränktem Maß kultiviert.
Verwendete Teile: Wurzelstock.
Inhaltsstoffe: Kaum untersucht; ätherisches Öl, Harze, Glucoside und Gerbstoffe sind nachgewiesen.
Geschichte & Brauchtum: Die nordamerikanischen Indianer schätzten Frauenschuh sehr und wendeten ihn als beruhigendes und krampflösendes Mittel an. Er war gebräuchlich, um Perioden- und Wehenschmerz zu lindern und Schlaflosigkeit und Nervosität entgegenzuwirken. Die Cherokee setzten eine Varietät zum Entwurmen von Kindern ein. Bei den angloamerikanischen Physiomedikalisten hatte Frauenschuh viele Einsatzgebiete. Swinburne Clymer bemerkte in seinen *Nature's Healing Agents* (1905), die Pflanze sei »von besonderem Wert bei Reflexstörungen oder Veitstanz, Hysterie, nervösem Kopfschmerz, Schlaflosigkeit, leichtem Fieber, nervöser Rastlosigkeit, Hypochondrie und bei Magenbeschwerden begleitenden nervösen Depressionen«.
Medizinische Wirkung & Anwendung: Wegen seiner Seltenheit und des hohen Preises wird Frauenschuh nur noch wenig verwendet. Als beruhigende und entspannende Arzneidroge wirkt er gegen Angstzustände, durch Streß verursachte Beschwerden wie Herzklopfen, Kopfschmerzen, Muskelspannung, Panikanfälle und insgesamt neurotische Zustände. Er ist wie der Echte Baldrian (*Valeriana officinalis*, S. 146) ein wirksames Beruhigungsmittel, das emotionale Spannungen vermindert und so den Schlaf oft erst ermöglicht. Die Wirkung scheint sogar ausgeprägter als bei Baldrian zu sein.
Warnung: Wegen seiner Seltenheit sollte der Frauenschuh nicht länger medizinisch angewendet werden.

Daphne mezereum

(Thymelaeaceae)

SEIDELBAST, KELLERHALS

Beschreibung: Winterharter, laubabwerfender, bis 1,2 m hoher Strauch mit länglich-lanzettlichen Blättern, stark duftenden rötlichen Blüten in Büscheln und kleinen roten Steinfrüchten.
Verbreitung & Anbau: Heimisch in Europa, Nordafrika und Westasien, wächst in feuchten Wäldern, als Gartenpflanze kultiviert. Wurzel und Rinde werden im Herbst gesammelt.
Verwendete Teile: Wurzel, Wurzelrinde, Rinde.
Inhaltsstoffe: Diterpene (darunter Daphnetoxin und Mezerein), Schleim- und Gerbstoffe. Daphnetoxin und Mezerein sind hochgiftig, wirken aber gegen Leukämie und werden in einigen Ländern versuchsweise zur Krebsbekämpfung eingesetzt.
Geschichte & Brauchtum: Seidelbast wurde früher in Nordeuropa sowohl innerlich zum Abführen als auch äußerlich als Salbe bei Hautgeschwüren und -geschwülsten viel angewendet. Der schwedische Naturforscher Carl von Linné (1707 – 1778) berichtete, daß die Rinde auf die Bisse von Giftschlangen und tollwütigen Hunden aufgelegt wurde. Angeblich sind Menschen schon allein durch den Verzehr von Vögeln, die die hochgiftigen Seidelbastfrüchte gefressen hatten, zu Tode gekommen.
Medizinische Wirkung & Anwendung: Seidelbast gilt heute als zu giftig für die innere Anwendung. Gelegentlich wird er als äußerliches Reizmittel (sogenanntes Counter-Irritans) verwendet und wirkt bei rheumatischen Gelenkserkrankungen, indem er die Durchblutung der betroffenen Stelle anregt. Er kann zu Entzündungen und manchmal Blasenbildung führen.
Warnung: Seidelbast darf auf keinen Fall innerlich angewendet werden. Nur unter ärztlicher Überwachung äußerlich verwenden und nie in offene Wunden gelangen lassen.

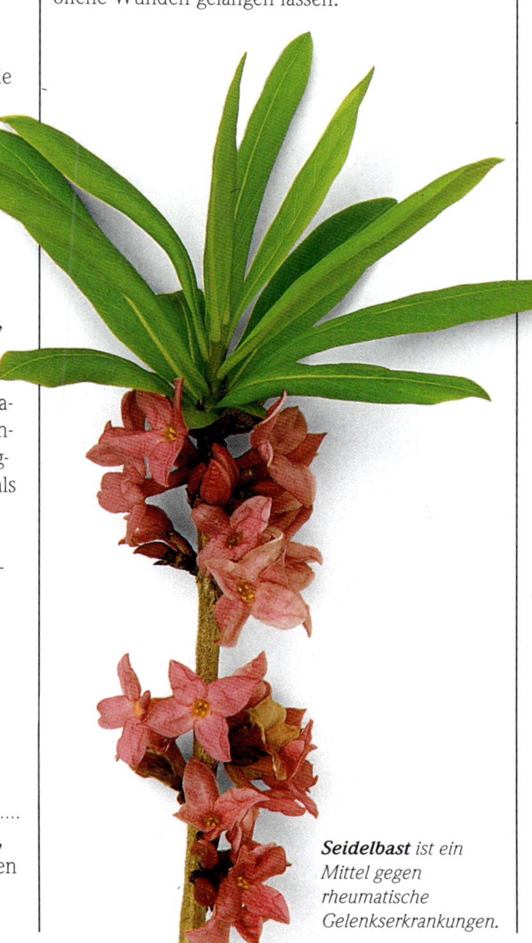

***Seidelbast** ist ein Mittel gegen rheumatische Gelenkserkrankungen.*

Datura stramonium

(Solanaceae)

Stechapfel

Beschreibung: Kräftige, bis 1 m hohe, einjährige Pflanze mit gelappten Blättern, langen weißen oder violetten, trompetenförmigen Blüten und stacheligen Fruchtkapseln, die denen einer Roßkastanie (*Aesculus hippocastanum*, S. 159) ähneln.
Verbreitung & Anbau: Ursprünglich in Nord- und Südamerika heimisch, heute auch in Europa, Asien und Nordafrika; wird zu medizinischen Zwecken in Ungarn, Frankreich und Deutschland angebaut. Blätter und Blütenstände werden im Sommer, die reifen Samen beim Aufplatzen der Kapseln im Frühherbst geerntet.
Verwendete Teile: Blätter, Blütenstände, Samen.
Inhaltsstoffe: 0,2–0,45% Tropanalkaloide (besonders Hyoscyamin und Scopolamin), Flavonoide, Cumarine und Gerbstoffe. Die Tropanalkaloide gleichen denen der Tollkirsche (*Atropa belladonna*, S. 66) und bewirken eine Sekretionsverminderung und Entspannung der glatten Muskulatur.
Geschichte & Brauchtum: In der Medizin werden Extrakte aus Stechapfel (in der Antike andere *Datura*-Arten) seit langem angewendet. Er wirkt in genügend hoher Dosis halluzinogen; möglicherweise wurde *Datura* im Orakel von Delphi und von den Inkas in Südamerika für Prophezeiungen genutzt. Trotz der halluzinogenen Eigenschaften hat man Stechapfel traditionell zur Behandlung von Geistesgestörtheit eingesetzt.
Medizinische Wirkung & Anwendung: In niedriger Dosierung ist Stechapfel ein gebräuchliches Mittel bei Asthma, Keuchhusten, Muskelkrämpfen und Symptomen der Parkinson-Krankheit. Er entspannt die glatten Muskeln des Magen-Darm-Trakts, der Atem- und Harnwege und vermindert die Bildung von Verdauungs- und Schleimsekreten. Wie die Tollkirsche (*Atropa belladonna*, S. 66) kann Stechapfel äußerlich zur Behandlung von rheumatischen Schmerzen und Neuralgien aufgetragen werden.
Verwandte Arten: *D. metel* und *D. innoxia* sind in Indien heimisch bzw. eingeführt. Sie werden bei Asthma, Husten, Fieber und Hauterkrankungen verwendet.

Stechapfel. *Samen und Blätter lindern Asthma, sind aber in höherer Dosis halluzinogen.*

Samen

Warnung: Nur unter ärztlicher Aufsicht anwenden. Da Stechapfel bereits in geringer Dosierung giftig ist, unterliegt er in den meisten Ländern gesetzlichen Bestimmungen.

Daucus carota

(Umbelliferae/Apiaceae)

Möhre, Gelbe Rübe

Beschreibung: Zweijährige (kultiviert einjährige) Pflanze mit aufrechtem, bis 1 m hohem Stengel, Fiederblättern, kleinen weißen Blüten in Dolden und abgeflachten grünen Samen. Die Kultursorten haben fleischige orangerote Pfahlwurzeln.
Verbreitung & Anbau: Die Wilde Möhre ist in Europa heimisch, die Kultursorten werden heute weltweit angebaut. Die Wurzel wird im Spätsommer geerntet, die Samen im Spätsommer oder Frühherbst gesammelt.
Verwendete Teile: Samen, Wurzel, Blätter.
Inhaltsstoffe: Die Samen der Wilden Möhre enthalten Flavonoide, ein ätherisches Öl mit u. a. Asaron, Carotol, Pinen und Limonen. Die Speicherwurzel der Gartenmöhre enthält Zucker, Pektin, Carotin, Vitamine, Mineralstoffe und Asparagin. Möhrenblätter enthalten das Polyin Falcarinol, das in höheren Konzentrationen toxisch ist.
Geschichte & Brauchtum: Die Herkunft der Gartenmöhre ist unbekannt – sie ist mindestens seit der Antike als nahrhafte und reinigende Pflanze angebaut worden. Im 1. Jahrhundert empfahl Dioskorides die Samen, um die Menstruation anzuregen, Harnverhalten zu lindern und um »die geschlechtliche Kraft aufzuwecken«. Die Kultursorte der Möhre gelangte erst im 16. Jahrhundert nach Britannien, wo die Frauen mit den schönen, feingefiederten Blättern ihr Haar schmückten.
Medizinische Wirkung & Anwendung: Ein bekanntes Gemüse, das gleichzeitig eine wurderbar reinigende Wirkung hat. Es unterstützt die Leberfunktion, regt Harnfluß und Abtransport von Stoffwechselschlacken aus der Niere an. Der Saft aus organisch angebauten Möhren schmeckt köstlich und entgiftet. Möhren enthalten viel Carotin, das in der Leber zu Vitamin A umgewandelt wird. Dieses Vitamin ist für das Sehvermögen, besonders bei Nachtblindheit, wichtig. Rohe, geriebene oder pürierte Möhren sind ein sicheres Mittel gegen Fadenwürmer, insbesondere bei Kindern. Die Blätter der Wilden Möhre sind ein gutes Diuretikum, das man eingesetzt hat, um Blasenentzündung und Nierensteinbildung entgegenzuwirken und möglicherweise bereits gebildete Steine aufzulösen. Auch die Samen wirken harntreibend, stimulieren die Periodenblutung und sind in der Volksmedizin zur Behandlung eines »Katers« verwendet worden. Samen und Blätter verringern Blähungen und normalisieren die Verdauung.
Warnung: Keine Möhrensamen während der Schwangerschaft einnehmen, da sie Fehlgeburten auslösen können.

Desmodium gangeticum

(Leguminosae/Fabaceae)

Wandelklee

Beschreibung: Ausdauernder, bis 1,2 m hoher Halbstrauch mit ovalen Blättern, weißen oder lilafarbenen Blüten und perlschnurartigen Samenhülsen.
Verbreitung & Anbau: Heimisch in Indien, im südlichen Asien und Afrika, gedeiht im Unterwuchs tropischer Wälder.
Verwendete Teile: Wurzel.
Inhaltsstoffe: Ätherisches Öl und ein Alkaloid.
Medizinische Wirkung & Anwendung: Die bittere und tonisierende Wurzel wird in der Ayurveda-Medizin als appetitanregendes und verdauungsförderndes Mittel eingesetzt, ebenso zur Behandlung von Ruhr und Hämorrhoiden. Auch bei fiebrigen Infekten und Katarrhen wie Bronchitis und Asthma wird die Arzneidroge angewendet.
Verwandte Arten: Das in Afrika, Südamerika und anderen Tropengebieten wachsende *D. ascendens* wird in Westafrika und Europa zur Behandlung von Asthma und Lebererkrankungen wie Hepatitis angewendet. Erste Untersuchungen aus Ghana gaben Hinweise auf eine deutliche Schutzwirkung für die Leber.

Dianthus superbus

(Caryophyllaceae)

Prachtnelke, Qu mai (chinesisch)

Beschreibung: Aufrechte, mehrjährige, bis 50 cm hohe Pflanze mit schmalen, lanzettlichen Blättern und großen, zarten und duftenden Blüten in Rosatönen.
Verbreitung & Anbau: Heimisch in Europa, China und Japan, wächst horstartig auf Böschungen, trockenen Wiesen und Niedermooren. Wird in den Ostprovinzen Chinas kultiviert und während der Blüte im Sommer und Herbst gesammelt.
Verwendete Teile: Sproßteile.
Inhaltsstoffe: Ätherisches Öl mit Eugenol, Benzylbenzoat und Methylsalicylat.
Geschichte & Brauchtum: *Qu mai* wird zuerst im *Klassiker der Wurzeln und Heilkräuter des gestaltenden Landmanns (Shen nong ben cao jing)* aus dem 1. Jahrhundert n. Chr. erwähnt.
Medizinische Wirkung & Anwendung: In der traditionellen chinesischen Medizin (*siehe* S. 38–41) wird die bitter schmeckende Arzneidroge zum Reduzieren von »feuchter Hitze« angewendet. Dementsprechend hat man sie hauptsächlich eingesetzt zur Behandlung heißer, schmerzender Zustände der Nieren und Harnwege, wie beispielsweise Nierensteine und Harnwegsentzündungen sowie Blut im Harn. *Qu mai* wird selten alleine verwendet, zusammen mit *Dan shen* (*Salvia miltiorrhiza*, S. 129) dient

die Arzneidroge dem Einleiten der Menstruation. Auch bei Verstopfung und einigen Formen von Ekzem wird sie angewendet.
Forschungsergebnisse: Chinesische Untersuchungen lassen vermuten, daß die Blütenstände die deutlichste harntreibende Wirkung haben.
Verwandte Arten: Die Gartennelke (*D. caryophyllus*, ursprünglich mediterran) hat ähnliche Inhaltsstoffe und wird in der europäischen Pflanzenheilkunde traditionell bei Herz- und bei Nervenbeschwerden verwendet.

Dictamnus albus

(Rutaceae)

Weisser Diptam

Beschreibung: Stark duftende, reichdrüsige, bis 80 cm hohe, mehrjährige Pflanze mit gefiederten Blättern und lockeren Trauben fünfzähliger weißer oder rosaroter, purpurn gestreifter Blüten.
Verbreitung & Anbau: Heimisch in Mittel- und Südeuropa und Teilen Asiens, wächst in warmen, bewaldeten Gebieten. Die Blütenstände werden im Spätsommer, die Wurzeln meist im Herbst gesammelt.
Verwendete Teile: Wurzel, Blütenstände.
Inhaltsstoffe: Stark wirksames ätherisches Öl mit Estragol und Anethol; enthält auch ein toxisches Alkaloid, Dictamnin, und Furanocumarine.
Geschichte & Brauchtum: Bei heißem, trockenem Wetter ist Diptam von einer solchen Wolke des flüchtigen ätherischen Öls umgeben, daß die

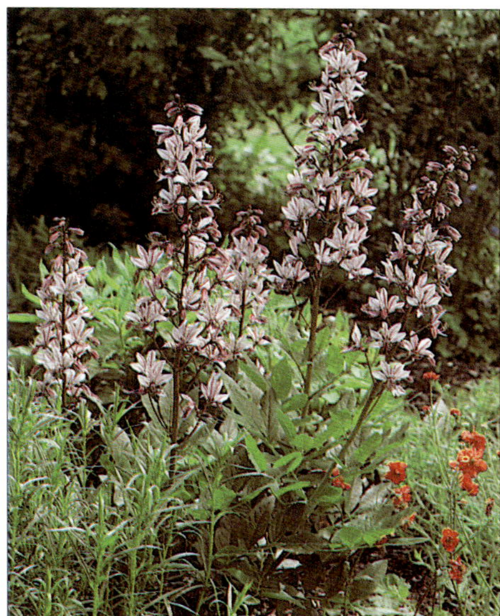

***Diptamblüten** wurden früher in einer Rezeptur verwendet, die durch die Nase eingeatmet wurde, um Schnupfen zu lindern.*

ganze Pflanze mit einem Streichholz angezündet werden kann. Die Pflanze ist zum Aromatisieren von Likören und in Sibirien zum Herstellen eines Tees genutzt worden. In der europäischen Volksmedizin galt Diptam als Gegenmittel bei Gift, Pest und den Bissen von allen giftigen Tieren.
Medizinische Wirkung & Anwendung: Pflanzenheilkundler verwenden Diptam heute sehr selten. Ähnlich wie die Weinraute (*Ruta graveolens*, S. 262) wirkt er stark stimulierend auf die Gebärmuttermuskulatur und leitet die Periodenblutung, manchmal auch Fehlgeburten ein. Die Wirkung auf den Magen-Darm-Trakt ist hingegen krampflösend. Diptam entspannt den Darm und wirkt als mildes Magentonikum. Auch bei nervösen Störungen hat man ihn eingesetzt.
Warnung: Diptam ist giftig. Nur unter ärztlicher Aufsicht und nicht während der Schwangerschaft anwenden.

Digitalis lutea

(Scrophulariaceae)

Gelber Fingerhut

Beschreibung: Aufrechte, bis 1 m hohe, mehrjährige Pflanze mit schmal-lanzettlichen Blättern und langen Trauben gelber, glockenförmiger Blüten.
Verbreitung & Anbau: Heimisch in West- und Mitteleuropa, wächst in Wäldern, Hecken, besonders in Gebirgsgegenden. Wird in Rußland für medizinische Zwecke angebaut, die Blätter werden im zweiten Sommer geerntet.
Verwendete Teile: Blätter.
Inhaltsstoffe: Herzwirksame Glykoside, darunter die Cardenolide α-Acetyldigitoxin, Acetyldigitoxin und Lanatosid. Alle stärken das geschwächte Herz.
Geschichte & Brauchtum: Gelber Fingerhut scheint in der europäischen Pflanzenheilkunde, anders als der nahe verwandte Rote Fingerhut (*D. purpurea*, nächster Eintrag), keine bedeutende Rolle gespielt zu haben.
Medizinische Wirkung & Anwendung: Die Pflanzenheilkunde setzt den Gelben Fingerhut wenig ein, er ist jedoch eine weniger giftige Alternative zum Roten Fingerhut und zum Wolligen Fingerhut *(D. lanata)*, da seine herzwirksamen Glykoside im Körper leichter abgebaut und ausgeschieden werden. Wie andere Fingerhutarten wirkt auch diese Art kräftigend bei Herzmuskelschwäche, indem sie die Stärke der Kontraktion erhöht und die Herzschlagfrequenz langsamer und gleichmäßiger gestaltet. Der Blutdruck wird durch die starke Harnbildung gesenkt, indem das gesamte Blutvolumen verringert wird.
Verwandte Arten: Roter Fingerhut (*siehe* nächster Eintrag).
Warnung: Eine übermäßige Dosis an Gelbem Fingerhut kann tödlich wirken. Nur unter ärztlicher Überwachung anwenden. In einigen Ländern unterliegt die Pflanze gesetzlichen Bestimmungen.

Digitalis purpurea

(Scrophulariaceae)

Roter Fingerhut

Beschreibung: Zweijährige, bis 1,5 m hohe Pflanze mit oval-lanzettlichen Blättern mit einem einzigen, hohen Blütenstand, an dem die glockenförmigen purpurnen, gelegentlich weißen Blüten in langer Traube sitzen.
Verbreitung & Anbau: In West- und Mitteleuropa heimisch; die Arzneidroge von Wildstandorten soll der kultivierten überlegen sein. Die Blätter werden im Sommer geerntet.
Verwendete Teile: Blätter.
Inhaltsstoffe: Herzwirksame Glykoside (darunter Digoxin, Digitoxin und Lanatoside), Flavonoide und Saponine. Digitoxin kräftigt den Herzschlag sehr schnell, wird aber nur langsam ausgeschieden. Digoxin wird deshalb bei der Langzeitbehandlung vorgezogen.
Geschichte & Brauchtum: In der Medizingeschichte ist die Entdeckung des Roten Fingerhuts durch den Landarzt William Withering im 18. Jahrhundert berühmt. Neugierig geworden durch die Rezeptur eines ortsansässigen Kräuterarztes, untersuchte er die potentiellen medizinischen Anwendungen der Pflanze. Seine Arbeit führte zur Entwicklung eines lebensrettenden Medikaments.
Medizinische Wirkung & Anwendung: Fingerhut stärkt ein krankes Herz nachhaltig. Herzkrankheiten verschlechtern sich, wenn die Fähigkeit des Herzens, einen normalen Kreislauf aufrechtzuerhalten, nachläßt. Die herzwirksamen Glykoside befähigen das Herz, kräftiger, langsamer und regelmäßiger zu schlagen, ohne mehr Sauerstoff zu benötigen. Gleichzeitig wird die Harnproduktion erhöht und damit die Blutmenge erniedrigt und somit die Herzbelastung zusätzlich verringert.
Verwandte Arten: Heute ist die Hauptquelle der Herzglykoside der Wollige Fingerhut *(D. lanata)*.
Warnung: Eine Überdosierung kann tödlich wirken. Nur unter ärztlicher Überwachung anwenden. Die Pflanze unterliegt gesetzlichen Bestimmungen.

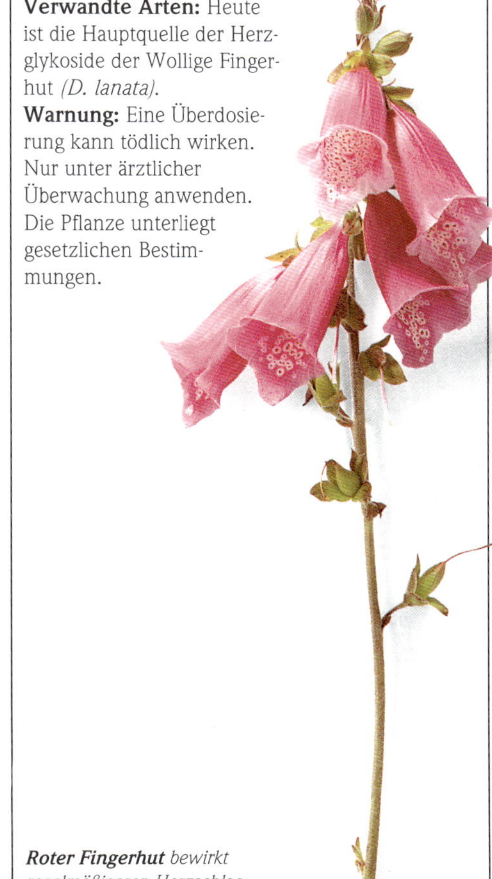

***Roter Fingerhut** bewirkt regelmäßigeren Herzschlag und ist ein unschätzbares Mittel bei Herzkrankheit.*

Dioscorea opposita syn. *D. batatas*

(Dioscoreaceae)

CHINESISCHE YAMSWURZEL, SHAN YAO (CHINESISCH)

Beschreibung: Mehrjährige, bis 5 m hohe Kletterpflanze mit dickem, fleischigem Wurzelstock, gerieftem, schlankem Stengel, herzförmigen Blättern und einzelstehenden Blütenständen.
Verbreitung & Anbau: Heimisch in ganz China, Japan und Südostasien, wächst sowohl wild als auch kultiviert an sonnigen Hängen. Die Wurzel wird im Winter ausgegraben.

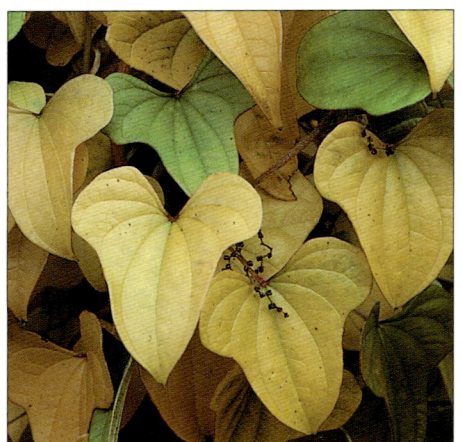

***Shan yao** ist eine Kletterpflanze, die an sonnigen Hängen in China, Japan und Südostasien wächst.*

Verwendete Teile: Wurzel.
Inhaltsstoffe: Steroidsaponine.
Geschichte & Brauchtum: Seit mindestens 2000 Jahren wird *Shan yao* medizinisch genutzt. Es ist Teil der »Tablette der Acht Zutaten«, in China traditionell verschrieben, um eine Unterfunktion der Schilddrüse, Nierenentzündung und Diabetes zu behandeln. Die Wurzel wird auch als Gemüse verzehrt.
Medizinische Wirkung & Anwendung: Als mildes Tonikum wird *Shan yao* bei Müdigkeit, Gewichtsverlust und Appetitlosigkeit verschrieben. Die Wurzel stärkt eine schwache Verdauung, verbessert den Appetit und kann wäßrigen Stuhl verfestigen. Sie hilft gegen übermäßiges Schwitzen, Harndrang und chronischen Durst, wird bei chronischem Husten und Keuchen angewendet, aber auch bei Scheidenausfluß und Spermatorrhoe (unwillentlicher Samenabgang) genommen. Die traditionellen Anwendungen weisen wie bei anderen Yams-Arten auf eine hormonelle Wirkung hin.
Verwandte Arten: Viele andere Yams-Arten werden zu Nahrungszwecken, als Arzneidrogen und Rohstoffquellen für natürliche Hormone kultiviert. Am bekanntesten ist die Wilde Yamswurzel (*D. villosa*, S. 89) aus Mexiko, die Diosgenin liefert, eine Vorstufe der weiblichen Sexualhormone in empfängnisverhütenden Mitteln.

Dipsacus fullonum

(Dipsacaceae)

WEBERKARDE

Beschreibung: Zweijährige Pflanze mit stacheligem, gerilltem, bis 2 m hohem Stengel, lanzettlichen Blättern und weißlich-violetten Blüten in borstigen Blütenköpfen.
Verbreitung & Anbau: Häufig in ganz Europa und Westasien, gedeiht auf Ödland, an Straßenrändern und Böschungen. Die Wurzel wird im Spätsommer geerntet.
Verwendete Teile: Wurzel.
Inhaltsstoffe: Inulin, Bitterstoffe und Scabiosid.
Geschichte & Brauchtum: Allgemein bekannt ist die Karde, da man früher ihre Fruchtstände zum Krempeln von Wollgeweben verwendet hat; auch heute noch werden bestimmte Stoffe, z. B. der Filz für Billardtische, so behandelt. Medizinisch nutzte man die Wurzel zum Behandeln von Warzen, Fisteln (abnormen, kanalartigen Verbindungen zwischen einem inneren Organ und der Körperoberfläche) und Geschwülsten. Die alten Kräuterärzte nannten das Wasser, das sich zwischen Blatt und Stengel sammelte, »Venusbad« und hielten es für sehr wohltuend für die Augen.
Medizinische Wirkung & Anwendung: Kardenwurzel wird heute kaum noch als Arzneidroge eingesetzt, ihre therapeutischen Anwendungen sind umstritten. Man schreibt ihr harntreibende, schweißtreibende und magenberuhigende Eigenschaften zu, sie gilt als generell reinigend und verdauungsfördernd. Wegen ihrer offensichtlich adstringierenden Wirkung hält man sie für günstig bei der Behandlung von Durchfall. Sie gilt auch als appetitsteigernd, tonisierend für den Magen, leberwirksam und hilfreich bei Gelbsucht und Gallebeschwerden. Es gibt von den Wirkprinzipien der Karde kein klares Bild; genauere Untersuchungen könnten sehr lohnend sein.

Dorema ammoniacum

(Umbelliferae/Apiaceae)

AMMONIACUM, AMMONIAKPFLANZE

Beschreibung: Sehr große, ausdauernde, bis 3 m hohe Pflanze mit kräftigem Stengel, gefiederten Blättern und weißen Blütendolden.
Verbreitung & Anbau: In Zentralasien, Iran und Nordrußland heimisch. Aus dem angeritzten Stengel tritt ein milchig-klebriger Blutungssaft aus, der in Blöcke gepreßt und anschließend pulverisiert wird.
Verwendete Teile: Sogenanntes Ammoniakharz oder Ammoniakgummi.
Inhaltsstoffe: Harz (60–70%), Gummi, ätherisches Öl (mit Ferulen und Linalylacetat), freie Salicylsäure und Cumarine.
Geschichte & Brauchtum: Die offizinellen Eigenschaften von Ammoniacum waren seit dem Altertum bekannt und wurden von Hippokrates (460–375 v. Chr.) erwähnt. Der Name der Pflanze spielt auf den Tempel des Jupiter Ammon in Libyen an, wo sie gewöhnlich gesammelt wurde.
Medizinische Wirkung & Anwendung: Ammoniakharz wird in der westlichen und indischen Medizin angewendet und in der *British Pharmacopoeia* als krampflösend und auswurffördernd bei zähem Schleim aufgeführt. Man kann chronische Bronchitis, Asthma und hartnäckigen Husten gezielt damit behandeln. Gelegentlich wird Ammoniakharz als schweißtreibende und die Menstruation einleitende Arzneipflanze eingesetzt.
Verwandte Arten: *Dorema ammoniacum* ist in seiner Wirkung nahe verwandt mit Stinkasant (*Ferula assa-foetida*, S. 208) und Galbanum (*F. gummosa*, S. 209).

Dorstenia contrajerva

(Moraceae)

BEZOARWURZEL, PERUANISCHE GIFTWURZEL

Beschreibung: Mehrjährige, bis 30 cm hohe Pflanze mit tief gelappten Blättern und grünlichen Blüten auf langen Stengeln.
Verbreitung & Anbau: In Mittel- und Südamerika und auf den karibischen Inseln heimisch, wird allgemein an Wildstandorten gesammelt.
Verwendete Teile: Rhizom.
Geschichte & Brauchtum: »*Contrayerba*« bedeutet auf Spanisch »Gegenkraut, Gegengift« und weist auf die tradiotionelle Verwendung bei Vergiftungen und Giftbissen hin. Bei den Mayas und Azteken hatte die Arzneidroge eine Vielzahl von Anwendungen, darunter als eiterziehender Umschlag.
Medizinische Wirkung & Anwendung: Bezoarwurzel gilt als aromatisch, stimulierend und schweißtreibend. Gelegentlich wird sie im Frühstadium von schweren Fiebererkrankungen wie Typhus angewendet und auch bei Magen-Darm-Beschwerden wie Durchfall und Ruhr gegeben. Es gibt keinen wissenschaftlichen Beweis, daß sie bei Bissen als Gegengift wirkt.
Verwandte Arten: *D. convexa*, in Zaire heimisch, wird zur Wundheilung angewendet; *D. klainei* wird im tropischen Afrika zum Gurgeln genutzt.

Drosera rotundifolia

(Droseraceae)

RUNDBLÄTTRIGER SONNENTAU

Beschreibung: Mehrjährige, bis 15 cm hohe, insektenfressende Pflanze mit kleinen weißen Blüten und langgestielten, runden Rosettenblättern. Auf der Blattoberseite gelegene Drüsententakel sondern ein klebriges Sekret ab, das Insekten einfängt. Die Tentakel legen sich um die Beute, die anschließend durch sezernierte, eiweißabbauende Enzyme verdaut wird.

Verbreitung & Anbau: Beheimatet in Europa, Asien und Nordamerika, wächst in Mooren und auf feuchten Heiden bis in 1800 m Höhe. Die Vermehrung erfolgt durch Aussaat oder Teilung im Frühjahr. Früher wurden die blühenden Pflanzen im Sommer gesammelt; wegen seiner Seltenheit darf Sonnentau heute nicht mehr an Wildstandorten geerntet werden.
Verwendete Teile: Sproßteile.
Inhaltsstoffe: Naphthochinone, Enzyme, Flavonoide und ätherisches Öl. Die Naphthochinone wirken antimikrobiell und unterdrücken Krämpfe und Hustenreiz.
Geschichte & Brauchtum: Im 16. und 17. Jahrhundert galt Sonnentau als Mittel gegen Melancholie. K'Eogh empfahl ihn in seinem *Irish Herbal* von 1735 , um »verrottende Wunden wegzufressen«.

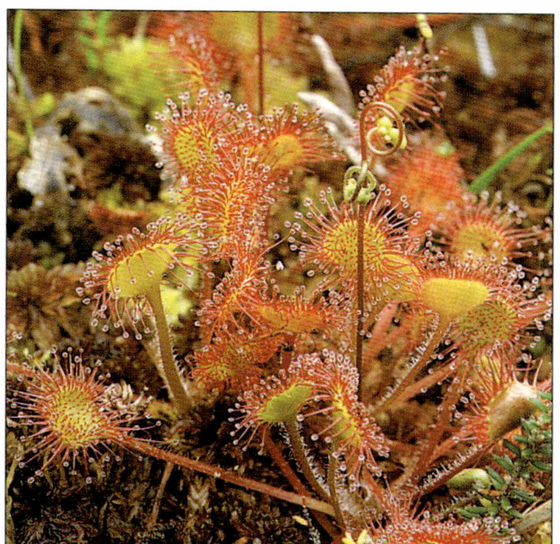

***Sonnentau** galt als erfrischendes Kraut, da sein »Tau« sogar bei voller Sonne erhalten bleibt.*

Medizinische Wirkung & Anwendung: Sonnentau ist bei der Behandlung von krampfartigen Atemwegserkrankungen von größtem Nutzen, so bei Keuchhusten und Bronchialasthma. Durch seine entspannende Wirkung auf die Atemmuskulatur wird das Durchatmen erleichtert, bei Keuchhusten werden Keuchen und Verkrampfung gelindert. Die übliche, besonders für Kinder geeignete Rezeptur ist ein Sirup mit Thymian. Man verschreibt Sonnentau auch bei Magenbeschwerden.
Verwandte Arten: *D. peltata* aus Asien und Australien wird äußerlich angewendet, um Blasenbildung auf der Haut hervorzurufen (zur Linderung von Arthritis und Rheuma), und innerlich zur Behandlung von Syphilis.

Dryopteris filix-mas syn. *Aspidium filix-mas*

(Polypodiaceae/Aspidiaceae)

Gemeiner Wurmfarn

Beschreibung: Ausdauernder, bis 1 m hoher Farn mit braunem, gewundenem Rhizom und großen, ausgebreiteten Wedeln.
Verbreitung & Anbau: Heimisch in den gemäßigten Zonen Europas, Asiens und ganz Amerikas, wächst an feuchten und schattigen Stellen. Das Rhizom wird im Herbst geerntet und muß innerhalb eines Jahres verbraucht werden, da es sonst seine pharmakologische Wirkung verliert.
Verwendete Teile: Rhizom.
Inhaltsstoffe: Harzöl (6%) mit Phloroglucinolderivaten, dem Filicin, das entwurmend wirkt. Zusätzlich Triterpene, Alkane, ätherisches Öl und Harze.
Geschichte & Brauchtum: Andreas de Laguna (16. Jahrhundert) empfiehlt in seiner Übersetzung der Schriften des Dioskorides, das Wurmfarnrhizom zusammen mit Honigwasser zum Abtöten von Bandwürmern einzunehmen. Zusätzlich zur medizinischen Verwendung galt Wurmfarn im europäischen Volkstum als eines der sichersten Mittel gegen Hexerei; dieser Glaube hielt sich angeblich im ländlichen Deutschland bis weit ins 19. Jahrhundert.
Medizinische Wirkung & Anwendung: Das Wurmfarnrhizom bzw. das daraus erhaltene Harzöl ist eines der wirksamsten Wurmmittel überhaupt, es wirkt spezifisch gegen Bandwürmer. Da es die Muskulatur der Würmer lähmt, müssen diese sich von der Darmwand lösen. Wenn das Rhizom zusammen mit einem nichtöligen Abführmittel eingenommen wird – Dioskorides empfahl hierfür die Purgierwinde *(Convolvulus scammonia)* oder Christrose (*Helleborus niger*, S. 217) –, werden die Parasiten mit dem Stuhl entfernt.
Warnung: Wurmfarn ist hochgiftig und sollte nur von einem professionellen Naturheilkundler verschrieben werden. Überdosierung kann Leberschäden und Erblindung hervorrufen. In einigen Ländern unterliegt Wurmfarn gesetzlichen Bestimmungen.

Echium vulgare

(Boraginaceae)

Natternkopf

Beschreibung: Zweijährige, bis 1 m hohe, stark behaarte Pflanze mit schmalen, borstigen Blättern und blauvioletten Blüten in dichten, pyramidenförmigen Blütenständen.
Verbreitung & Anbau: In Europa heimisch, wächst oft auf Ödland, an Straßenrändern, im Tiefland und in Küstengebieten. Die Blütenstände werden im Spätsommer gesammelt.
Verwendete Teile: Blütenstände.
Inhaltsstoffe: Pyrrolizidinalkaloide, Allantoin, Alkannine und Schleimstoffe. Pyrrolizidinalkaloide sind lebertoxisch. Die Alkannine wirken antimikrobiell, Allantoin hilft bei der Wundheilung.
Geschichte & Brauchtum: Wie schon im deutschen Namen anklingt, galt *Echium* als vorbeugendes und heilendes Mittel bei Schlangenbissen. In *The Art of Simpling* (1656) beschreibt der Kräuterarzt William Coles die Pflanze: »ihre Stengel gesprenkelt wie bei einer Natter oder Viper und ist ein einzigartiges Mittel gegen Gift und Skorpionstich.« Nicholas Culpeper hatte vier Jahre vorher ihre Wirkung gegen »Vipernbisse« gelobt, aber auch andere Anwendungsgebiete genannt: »Die Samen, in Wein getrunken, bewirken einen Überfluß von Milch in der Frauenbrust. Dasselbe eingenommen, lindert auch den Schmerz in Lenden, Rücken und Nieren.«
Medizinische Wirkung & Anwendung: Natternkopf gleicht in vielem Borretsch (*Borago officinalis*, S. 177), so in der schweißtreibenden und harntreibenden Wirkung bei innerer Anwendung. Auch bei Atemwegserkrankungen hat man Natternkopf eingesetzt, da die Schleimstoffe trockenen Husten lindern und das Abhusten erleichtern. Der hohe Schleimstoffgehalt wirkt auch günstig bei Hauterkrankungen: Als Umschlag oder Pflaster heilt die Arzneidroge Furunkel und Karbunkel. Natternkopf wird in neuerer Zeit nicht mehr angewendet, z. T. aus Interessemangel an seinen offizinellen Möglichkeiten, insbesondere aber wegen seiner giftigen Pyrrolizidinalkaloide.
Warnung: Nicht innerlich anwenden. Wegen des Gehalts an Pyrrolizidinalkaloiden rät das Bundesgesundheitsamt von der Anwendung ab.

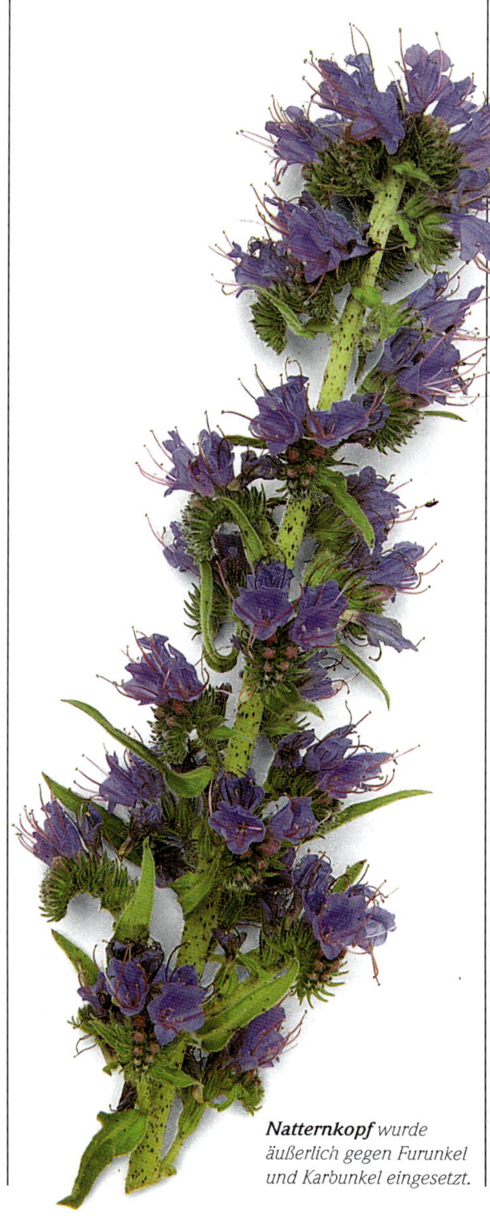

***Natternkopf** wurde äußerlich gegen Furunkel und Karbunkel eingesetzt.*

Eclipta prostrata syn. *E. alba*

(Compositae/Asteraceae)

MEHLBLUME, HAN LIAN CAO (CHINESISCH)

Beschreibung: Einjährige, bis 60 cm hohe, stark verzweigte Pflanze mit lanzettlichen Blättern und weißen Blütenköpfen.
Verbreitung & Anbau: In Afrika, Asien und Australien heimisch, mittlerweile in den gesamten Tropen verbreitet, besonders häufig in Indien, China sowie Queensland und New South Wales in Australien. Ernte im Frühherbst.

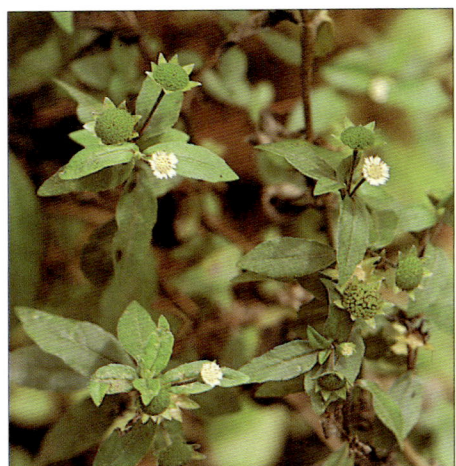

Die Mehlblume *wendet man in Indien und China an, um vorzeitiges Ergrauen zu verhindern.*

Verwendete Teile: Sproßteile.
Inhaltsstoffe: Saponine, darunter Ecliptin und α-Terthienylmethanol.
Geschichte & Brauchtum: In der chinesischen *Tang Materia Medica* von 659 wird *Han lian cao* zum ersten Mal erwähnt. In Indien hat man die Haare mit einem schwarzen Farbstoff aus dem Kraut gefärbt, und Mütter waschen die Köpfe ihrer Babys mit einer Abkochung der Blätter, um das Haarwachstum zu fördern bzw. Haarausfall einzudämmen. Außerdem wird es als Tinte für Tätowierungen genutzt. Die Blätter werden auch als Gemüse gegessen.
Medizinische Wirkung & Anwendung: Die Anwendung der Mehlblume ist in der chinesischen und der Ayurveda-Medizin erstaunlich ähnlich. Bei beiden wird eine Abkochung eingesetzt, um die Leber zu stärken, vorzeitiges Ergrauen der Haare zu verhindern und um Blutungen zu stillen, besonders nach Geburten sowie ungewöhnlichen Gebärmutterblutungen. In der chinesischen Überlieferung gilt die Arzneidroge als *Yin*-Tonikum; in der Ayurveda-Medizin soll sie frühzeitiges Altern verhindern. Gelegentlich wird der Preßsaft in der Karibik bei Asthma und Bronchitis verwendet. Dort wird *Eclipta* auch zur Behandlung vergrößerter Drüsen, bei Gleichgewichts- und Sehstörungen und äußerlich bei verschiedenen Hauterkrankungen und zur Wundheilung eingesetzt.

Embelia ribes

(Myrsinaceae)

EMBELIA, BARABANG

Beschreibung: Kletterpflanze mit kurzen, elliptischen Blättern, weißen oder weißgrünen Blüten und runden roten oder schwarzen Früchten.
Verbreitung & Anbau: In Berggegenden von Indien und Südostasien beheimatet. Die reife Frucht wird geerntet.
Verwendete Teile: Früchte.
Inhaltsstoffe: Naphthochinone, darunter Embelin, das die Produktion von Östrogen und Progesteron stimuliert und möglicherweise empfängnisverhütende Wirkung hat.
Medizinische Wirkung & Anwendung: In Asien hat man *Embelia* zum Entwurmen eingesetzt. Sie wirkt auch harn- und blähungstreibend, sie wird bei Verdauungsstörungen, Koliken, Verstopfung und Kraftlosigkeit angewendet.
Forschungsergebnisse: Seit den 80er Jahren wird *Embelia* als mögliches Kontrazeptivum erforscht.
Warnung: Nur unter ärztlicher Aufsicht und nicht in der Schwangerschaft anwenden.

Emblica officinalis

(Euphorbiaceae)

AMBLABAUM, INDISCHE STACHELBEERE

Beschreibung: Laubabwerfender Baum mit gefiederten Blättern, blaßgrünen Blüten und runden blaßgrünen oder gelben Früchten.
Verbreitung & Anbau: In Indien und Mittleren Osten heimisch, wegen seiner Früchte angebaut.
Verwendete Teile: Früchte.
Inhaltsstoffe: Fettes und ätherisches Öl und Gerbstoffe.
Geschichte & Brauchtum: Nach einer Schrift der Ayurveda-Medizin aus dem 7. Jahrhundert stellte der Weise Muni Chyawan angeblich mit einer Amblafrucht seine Lebenskraft wieder her.
Medizinische Wirkung & Anwendung: Man wendet die adstringierende *Emblica* an, um altersbedingte Beschwerden zu mildern und die Organe zu kräftigen. Der Fruchtsaft wird in der Ayurveda-Medizin Zuckerkranken gegeben, um die Bauchspeicheldrüse zu stärken. Der Saft wird auch bei Augenbeschwerden, Gelenkschmerzen, Durchfall und Ruhr verschrieben.

Entada phaseoloides

(Leguminosae/Fabaceae)

RIESENHÜLSE

Beschreibung: Holzige Kletterpflanze mit gefiederten Blättern und Büscheln von Schmetterlingsblüten. Die bis 1,5 m langen Samenhülsen gehören zu den größten Früchten des Pflanzenreichs. Sie enthalten schwarze, glänzende Samen.
Verbreitung & Anbau: Heimisch in Australien und im tropischen Asien und Afrika. Wenn die Samenhülsen ausgereift sind, werden die Samen geerntet.
Verwendete Teile: Samen.
Inhaltsstoffe: Große Mengen an Saponinen.
Geschichte & Brauchtum: Die jungen Blätter und gerösteten Samenhülsen der Riesenhülse werden als Gemüse gegessen. Aus den Stammfasern stellt man Fischernetze, Seile und Segel her. Wegen des hohen Saponingehalts (Saponine sind in Wasser schaumbildend) hat man die Pflanze zum Haarewaschen genutzt.
Medizinische Wirkung & Anwendung: Die australischen Aborigines haben diese Arzneipflanze zur Behandlung von weiblicher Unfruchtbarkeit, Verdauungsstörungen und Schmerzzuständen eingesetzt.

Equisetum arvense

(Equisetaceae)

ACKERSCHACHTELHALM, ZINNKRAUT

Beschreibung: Ausdauernde Pflanze mit zwei Typen gegliederter Sprosse: gelbliche, bis 35 cm hohe, fertile Sprosse und später grüne, bis zu 60 cm hohe, sterile Sprosse mit gequirlten, nadelförmigen Blättern.
Verbreitung & Anbau: Heimisch auf der Nordhalbkugel; häufige Pflanze, zeigt nassen, verdichteten Boden an. Die sterilen Sprosse werden im Sommer geerntet, sorgfältig getrocknet, und alle verfärbten Teile werden verworfen.
Verwendete Teile: Sproßteile.
Inhaltsstoffe: Große Mengen an Kieselsäure und Silikaten (etwa 15%), Flavonoide, Phenolsäuren, Alkaloide (auch Nicotin) und Sterine. Die Arzneidroge verdankt ihre therapeutische Wirksamkeit hauptsächlich dem hohen Gehalt an Kieselsäure, die zum großen Teil löslich ist und resorbiert werden kann. Sie soll zu einer Steigerung der Leukozytentätigkeit führen. Außerdem fördert Kieselsäure die Regeneration von Bindegewebe.
Geschichte & Brauchtum: Evolutionsgeschichtlich ist Schachtelhalm eine primitive Pflanze, Überbleibsel großer Bäume im Paläozoikum (vor 600–375 Millionen Jahren). Früher benutzte man Schachtelhalm zum Polieren von Metall und Holz, da der hohe Kieselsäuregehalt ihn zum Schleifmittel macht. Daher bei uns der alte Name »Zinnkraut«. Auch band man das Kraut dem Vieh an die Schwänze, so daß es lästige Fliegen leichter abwehren konnte. Lange galt Schachtelhalm als wundheilend; so schrieb der englische Kräuterarzt John Gerard 1597: »Dioskorides sagt, daß der Schachtelhalm, gestampft und aufgelegt, völlig die Wunden heilt, selbst wenn die Sehnen ganz durchgeschnitten sind, wie Galen hinzufügt.« Und Plinius schrieb dem Ackerschachtelhalm blutstillende Kräfte zu, die schon dann wirkten, wenn man die Pflanze in der Hand hält.

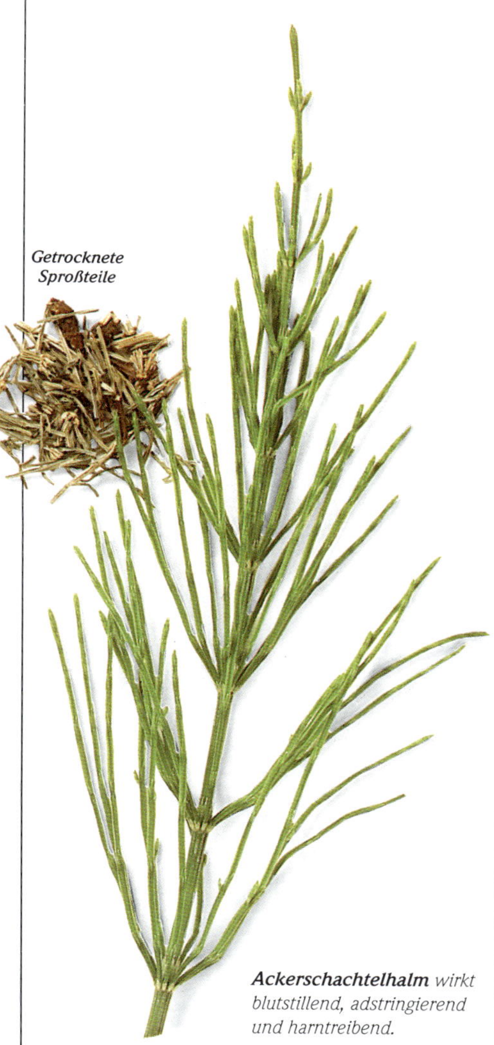

Ackerschachtelhalm wirkt blutstillend, adstringierend und harntreibend.

Medizinische Wirkung & Anwendung: Ackerschachtelhalm wirkt gerinnungsfördernd (wie es auch seine traditionelle Verwendung nahelegt) und bringt blutende Wunden, Nasenbluten und Bluthusten zum Stillstand. Zusätzlich hat er eine adstringierende Wirkung im Urogenitaltrakt, die sich besonders bei Blutungen, wie z. B. bei Blasen- und Harnröhrenentzündung, und bei Prostata-Erkrankungen als günstig erweist. Ackerschachtelhalm beschleunigt die Regeneration von Bindegewebe und verbessert seine Stärke und Elastizität. Auch bei rheumatischen und arthritischen Beschwerden, bei Atemwegserkrankungen wie Emphysem, bei chronisch geschwollenen Beinen und etlichen anderen Beschwerden wird Ackerschachtelhalm verschrieben. Eine Abkochung als Badezusatz wirkt günstig bei langwierigen Verstauchungen und Knochenbrüchen und auch bei gewissen Reizzuständen der Haut, z. B. Ekzemen.
Warnung: Länger als sechs Wochen darf Ackerschachtelhalm nur unter ärztlicher Überwachung angewendet werden, da er den Verdauungstrakt reizen kann. Ackerschachtelhalm darf nicht mit dem giftigen Sumpfschachtelhalm (*E. palustre*, eine viel größere, aber ansonsten ähnliche Pflanze) verwechselt werden, der toxische Alkaloide enthält.

Erigeron canadensis syn. *Conyza canadensis*

(Compositae/Asteraceae)

Kanadisches Berufkraut

Beschreibung: Einjährige, bis 1 m hohe, aufrechte Pflanze mit schmal-lanzettlichen dunkelgrünen Blättern und Büscheln kleiner weißer Blütenköpfe, die sich rasch zu silbrighaarigen Fruchtständen entwickeln.
Verbreitung & Anbau: In Nordamerika heimisch, jetzt in Südamerika und Europa weit verbreitet, wächst auf Ödland und frischer Brache, oft in großen Beständen. Ernte zur Blütezeit an Wildstandorten.
Verwendete Teile: Sproßteile.
Inhaltsstoffe: Ätherisches Öl (u. a. mit Limonen, Terpineol und Linalool), Flavonoide, Terpene, organische Säuren und Gerbstoffe.
Geschichte & Brauchtum: In der traditionellen nordamerikanischen Pflanzenheilkunde wurde die Arzneipflanze aufgekocht, um Dampf für Schwitzhütten zu erzeugen; man schnupfte das Berufkraut bei Erkältungen, um Niesen zu provozieren, und verbrannte es, um mit dem Rauch Insekten zu vertreiben. Letzteres galt als traditionelle Anwendung vieler Indianerstämme.
Medizinische Wirkung & Anwendung: Als adstringierende Arzneidroge wendet man Berufkraut bei Magen-Darm-Beschwerden wie Durchfall und Ruhr an. Eine Abkochung gilt als sehr wirksam bei blutenden Hämorrhoiden. Gelegentlich wird die Pflanze auch als harntreibendes Mittel zur Behandlung von Blasenbeschwerden sowie über die erhöhte Harnausscheidung zur Entgiftung bei rheumatischen Erkrankungen und auch zur Behandlung von Gonorrhö und anderen Urogenitalkrankheiten eingesetzt.
Verwandte Arten: Die Houma-Indianer nutzten *E. philadelphicus*, um Menstruationsbeschwerden zu behandeln. Die mexikanische Verwandte *E. affinis* wird als Zahnpulver und bei Zahnschmerzen angewendet.

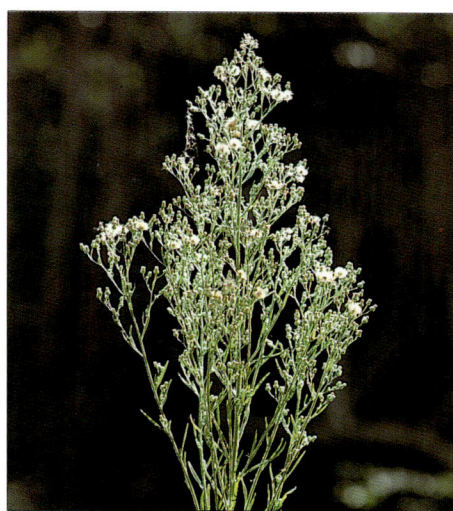

Kanadisches Berufkraut *war eine wichtige Heilpflanze und kultische Pflanze der Indianer Nordamerikas.*

Eriodictyon californicum

(Hydrophyllaceae)

Santakraut

Beschreibung: Klebriger, immergrüner, bis 2,5 m hoher Strauch mit schmal-lanzettlichen Blättern, glänzend grün auf der Oberseite und weißhaarig auf der Unterseite, und mit weißen oder blauen, trichterförmigen Blüten in einseitigen Trauben.
Verbreitung & Anbau: Heimisch in Kalifornien, Oregon und Nordmexiko, gedeiht an trockenen Gebirgshängen bis in 1200 m Höhe.
Verwendete Teile: Blätter.
Inhaltsstoffe: Ätherisches Öl, Flavonoide (darunter Eriodictyol) und Harz.
Geschichte & Brauchtum: Spanische Kolonialisten tauften die Pflanze *yerba santa* (heiliges Kraut), als sie durch die Indianer von den medizinischen Eigenschaften erfuhren. Der traditionell zubereitete Blattaufguß wurde innerlich bei Husten, Erkältungen, Halsschmerzen, Katarrhen und Asthma genommen; äußerlich als Waschung bei Fieber. Die pürierten Blätter verwendete man als Umschlag bei wunden Stellen. 1875 erschien ein Aufsatz über Santakraut im *Eclectic Medical Journal*; 1894 wurde die Pflanze in der *Pharmacopoeia of the United States* aufgeführt.
Medizinische Wirkung & Anwendung: Santakraut ist eine aromatische, angenehm süßlich schmeckende Heilpflanze, die als auswurffördernde Arznei bei Luftröhrenentzündung, Bronchitis, Asthma und ähnlichen Atemwegserkrankungen angewendet wird.

Ervatamia coronaria syn. *Tabernaemontana coronaria*

(Apocynaceae)

Milchsunge, Ceylon-Jasmin

Beschreibung: Bis zu 2 m hoher Strauch mit elliptischen dunkelgrünen Blättern und stark duftenden weißen Blüten.
Verbreitung & Anbau: In Indien, Malaysia und Indonesien angebaut.
Verwendete Teile: Wurzel, Blätter, Milchsaft, Holz.
Inhaltsstoffe: Alkaloide und Harze.
Medizinische Wirkung & Anwendung: Wurzel und Milchsaft werden in der Ayurveda-Medizin zum Entwurmen verwendet. Man kaut die Wurzel auch, um Zahnschmerzen zu lindern. Mit dem Milchsaft behandelt man Grauen Star (besonders im Frühstadium), Augenentzündungen und schlechtes Sehvermögen. Bei Hautreizungen und Wunden ist der Saft der Blätter wohltuend. Das Holz wirkt fiebersenkend. In Indonesien wendet man bei Durchfall eine Abkochung der Wurzel an.
Warnung: Nur unter ärztlicher Aufsicht anwenden.

Eryngium maritimum

(Umbelliferae/Apiaceae)

STRANDDISTEL

Beschreibung: Immergrüne, bis 60 cm hohe, mehrjährige Pflanze mit stacheligen silbrigen Blättern und bläulichen Blütenköpfen.
Verbreitung & Anbau: Wächst an sandigen Meeresküsten Europas. Die Wurzel wird im Herbst geerntet.

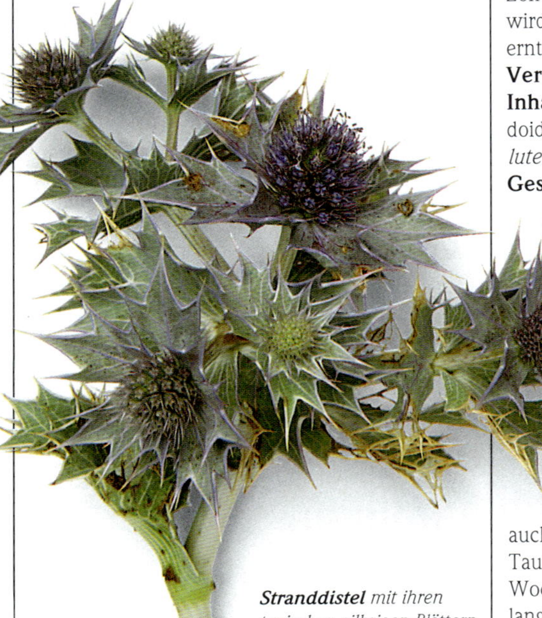

***Stranddistel** mit ihren typischen silbrigen Blättern findet man an den Küsten Europas.*

Verwendete Teile: Wurzel.
Inhaltsstoffe: Saponine, Cumarine, Flavonoide und organische Säuren.
Geschichte & Brauchtum: Im 17. Jahrhundert aß man in England die kandierten Wurzeln der Stranddistel als Süßigkeit und nutzte sie als Gewürz für Gelees, aber auch um Skorbut zu verhindern. K'Eogh bemerkt in seinem *Irish Herbal* von 1735: [Sie] »bewirkt Harnlassen und Regelbluten, ermutigt Flatulenz und entfernt Verstopfungen von Leber, Nieren und Blase.« Zu K'Eoghs Zeiten war Stranddistel als Heilpflanze sehr beliebt und galt als wirksam bei etlichen neurologischen Beschwerden, so Lähmungen und Zuckungen. Die Pflanze wurde auch als Aphrodisiakum angewendet.
Medizinische Wirkung & Anwendung: In der europäischen Pflanzenheilkunde wird Stranddistel heute als Diuretikum eingesetzt: Man verschreibt sie bei Blasen- und Harnröhrenentzündung und bei Nierensteinen. Es ist unwahrscheinlich, daß bereits existierende Steine tatsächlich aufgelöst werden können, ihre Bildung wird jedoch möglicherweise verzögert. Auch eine Vergrößerung oder Entzündung der Prostata behandelt man mit Stranddistel; womöglich wirkt sie auch bei Atemwegsbeschwerden günstig. Außerdem wird sie bei übermäßiger Urinproduktion eingesetzt, wie dies bei Diabetes der Fall ist.

Erythraea centaurium syn. *Centaurium erythraea*

(Gentianaceae)

TAUSENDGÜLDENKRAUT

Beschreibung: Einjährige, bis 24 cm hohe Pflanze mit grundständiger Blattrosette und rosaroten fünfzähligen Blüten in schirmförmigen Blütenständen.
Verbreitung & Anbau: In Europa, Vorder- und Mittelasien heimisch, heute in den gemäßigten Zonen der ganzen Welt eingebürgert. Die Pflanze wird im Sommer, unmittelbar vor der Blüte geerntet.
Verwendete Teile: Sproßteile.
Inhaltsstoffe: Viele Bitterstoffe, darunter Secoiridoide, ähnlich wie in Gelbem Enzian (*Gentiana lutea*, S. 97).
Geschichte & Brauchtum: Der Zentaur Chiron behandelte in der klassischen Mythologie eine vergiftete Pfeilwunde mit dieser Pflanze.
Medizinische Wirkung & Anwendung: Tausendgüldenkraut ist eine der wichtigsten bitterstoffhaltigen Arzneipflanzen und unterstützt die Verdauungsfunktionen, insbesondere den Magen. Durch erhöhte Magensaftsekretion wird der Nahrungsabbau beschleunigt. Es regt auch den Appetit und die Galleproduktion an. Tausendgüldenkraut (als Tinktur), das über einige Wochen genommen werden muß, sollte man langsam trinken, so daß die bitteren Inhaltsstoffe (die noch in einer Verdünnung von 1:3500 wahrgenommen werden) reflektorisch im gesamten oberen Verdauungstrakt wirken können.
Selbstbehandlung: Schlechte Verdauung, S. 306; **Blähungen & Völlegefühl,** S. 306.

Erythrina variegata

(Leguminosae/Fabaceae)

KORALLENSTRAUCH, DADAP (HINDI)

Beschreibung: Laubabwerfender, bis 6 m hoher Strauch mit dornigen Zweigen, dreizähligen Blättern und scharlachroten Schmetterlingsblüten.
Verbreitung & Anbau: Heimisch in den regengrünen Trockenwäldern des indischen Subkontinents; wird angebaut als Stütze für Pfefferpflanzen.
Verwendete Teile: Rinde, Blätter.
Inhaltsstoffe: Unbekannt.
Medizinische Wirkung & Anwendung: Die indische Ayurveda-Medizin wendet den Korallenstrauch an bei Entzündungen, Periodenschmerzen, mit Essen und Verdauung zusammenhängenden Beschwerden (darunter Appetitlosigkeit, Blähungen, Koliken und Würmer). Die Rinde verwendet man bei Hauterkrankungen, Fieber und Lepra. Traditionell wird eine Paste aus den Blättern zur Wundheilung eingesetzt.

Erythronium americanum

(Liliaceae)

AMERIKANISCHE ZAHNLILIE

Beschreibung: Mehrjährige, bis 25 cm hohe Zwiebelpflanze mit zwei länglichen, purpurn gefleckten Blättern und einer großen leuchtendgelben, lilienähnlichen Blüte.
Verbreitung & Anbau: In Nordamerika heimisch, hauptsächlich im östlichen Teil von New Brunswick bis Florida; wächst in feuchten Wäldern und Wiesen. Die Blätter werden im Sommer gesammelt.
Verwendete Teile: Blätter.
Inhaltsstoffe: Wenig bekannt, enthält α-Methylenbutyrolacton.
Geschichte & Brauchtum: Die Indianer nutzten die Amerikanische Zahnlilie wenig. Die europäischen Siedler sprachen ihr ähnliche Eigenschaften wie der Herbstzeitlosen (*Colchicum autumnale*, S. 191) zu. Von 1820–1863 war die Zahnlilie deshalb als Gichtmittel in der *Pharmacopoeia of the United States* verzeichnet.
Medizinische Wirkung & Anwendung: Man wendet einen Aufguß der Blätter bei Hauterkrankungen wie Geschwüren und Geschwülsten und auch bei vergrößerten Drüsen an. Häufig behandelt man damit skrofulöse (durch Tuberkulose entstandene) Hautgeschwüre. Auch die Blätter (oder die ganze Pflanze) können als Umschlag bei Hauterkrankungen aufgelegt werden. Obwohl die frischen Blätter starken Brechreiz hervorrufen, werden sie selten eingesetzt, um Erbrechen gezielt auszulösen.
Warnung: Nur unter ärztlicher Beobachtung anwenden.

Erythroxylum coca

(Erythroxylaceae)

KOKASTRAUCH

Beschreibung: Immergrüner, bis 3 m hoher Strauch mit wechselständigen, ovalen Blättern, kleinen weißen Blüten und kleinen roten Beeren mit je einem Samen.
Verbreitung & Anbau: Heimisch in Peru und Bolivien, wächst in den niederschlagsreichen Gebieten der östlichen Anden bis in 1500 m Höhe. Hauptsächlich für den illegalen Markt angebaut. Die Blätter werden gepflückt, sobald sie sich einrollen.
Verwendete Teile: Blätter.
Inhaltsstoffe: Cocain und etliche andere Alkaloide, ätherisches Öl, Flavonoide, Vitamine A und B_2 und Mineralstoffe. Die stiumulierende und betäubende Wirkung der Pflanze beruht hauptsächlich auf Cocain.
Geschichte & Brauchtum: Die Eingeborenen in den Anden tragen Beutel mit Kokablättern und Kalk bei sich, den sogenannten »Cocabissen«, die sie den ganzen Tag über kauen.

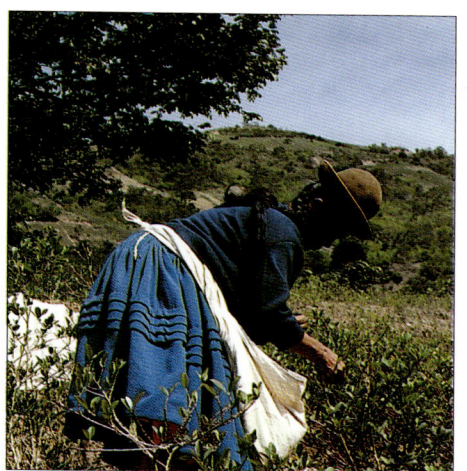

***Kokastrauch** wird in den Anden angebaut und als Tonikum gekaut, um Kälte besser zu überstehen.*

Den ersten europäischen Reisenden fiel auf, daß kokakauende Menschen nie Zahn- oder Zahnfleischprobleme hatten; in der Tat galt Koka in der lokalen Volksmedizin als Mittel bei Zahnschmerzen. Ein Extrakt aus Kokablättern wird immer noch zum Aromatisieren von Colagetränken verwendet – aber Cocain gehört schon lange nicht mehr zu den Zutaten.
Medizinische Wirkung & Anwendung: In Bolivien und Peru spielen Kokablätter eine wichtige Rolle in der Kultur und Pflanzenheilkunde der eingeborenen Aymara- und Quechua-Stämme. Die Bevölkerung ist durch die Höhe, Kälte und einseitige Ernährung großer Belastung ausgesetzt. Aus den Kokablättern, zusammen mit Kalk oder Holzasche gekaut, werden ständig kleine Mengen der aktiven Alkaloide freigesetzt, die tonisierend wirken und helfen, die Auswirkungen von Kälte, Erschöpfung und schlechter Ernährung zu mildern. Die südamerikanische Pflanzenheilkunde verwendet Kokablätter auch bei Übelkeit, Erbrechen, Asthma und als generelles Stärkungsmittel zur Rekonvaleszenz. Aus Kokablättern gewonnenes Cocain wird in der Schulmedizin zur örtlichen Betäubung angewendet. Illegal wird es als betäubende, stimulierende Droge genommen. Reines, isoliertes Cocain ist äußerst suchtbildend.
Warnung: Nur unter ärztlicher Überwachung anwenden. In den meisten Ländern unterliegt Koka gesetzlichen Bestimmungen.

Eschscholzia californica

(Papaveraceae)

Kalifornischer Mohn, Goldmohn

Beschreibung: Einjährige, bis 60 cm hohe Pflanze mit mehrfach gefiederten Blättern und leuchtend orangegelben (selten roten oder weißen) Blüten.
Verbreitung & Anbau: Heimisch im westlichen Nordamerika, wächst auf sandigem Boden, als Gartenpflanze weit verbreitet und verwildert.
Verwendete Teile: Sproßteile.
Inhaltsstoffe: Alkaloide (darunter Protopin, Cryptopin und Chelidonin) und Flavonglycoside.
Geschichte & Brauchtum: Die Indianer Nordamerikas verwendeten den farblosen Milchsaft zum Schmerzstillen, besonders bei Zahnschmerzen.
Medizinische Wirkung & Anwendung: Trotz der nahen Verwandtschaft mit Schlafmohn (*Papaver somniferum*, S. 242) hat Kalifornischer Mohn eine deutlich andere Wirkung auf das Zentralnervensystem. Er ist kein Betäubungsmittel, sondern wirkt eher psychisch normalisierend. Kalifornischer Mohn hat mild krampflösende, beruhigende und schmerzstillende Eigenschaften, die ihn für Kinder zur wertvollen Arzneidroge für die Behandlung psychischer und physischer Probleme machen. Auch bei Bettnässen, Schlafstörungen, nervöser Anspannung und Angstzuständen kann Kalifornischer Mohn hilfreich sein.

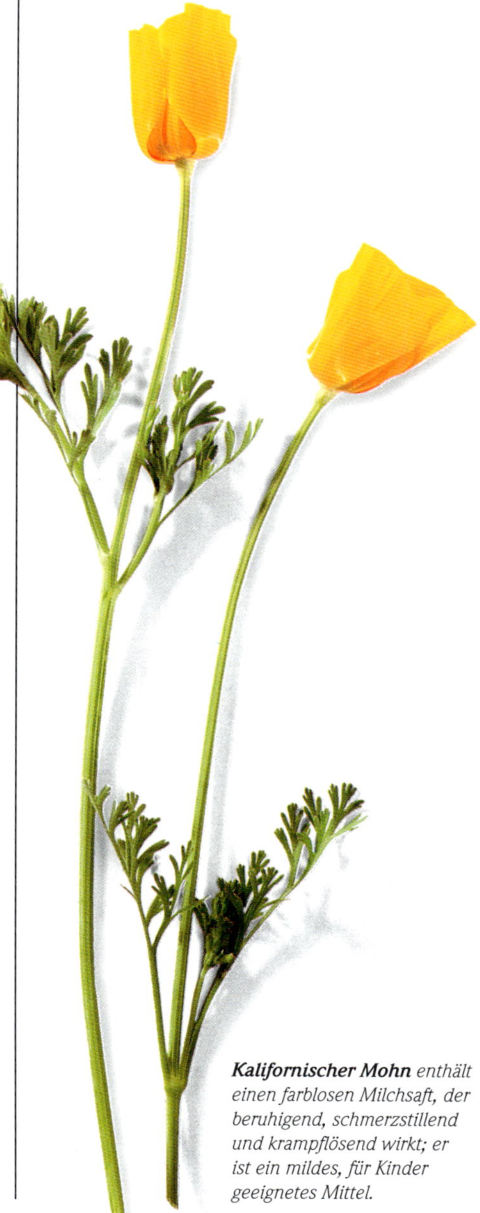

***Kalifornischer Mohn** enthält einen farblosen Milchsaft, der beruhigend, schmerzstillend und krampflösend wirkt; er ist ein mildes, für Kinder geeignetes Mittel.*

Eucalyptus smithii

(Myrtaceae)

Eukalyptusbaum

Beschreibung: Immergrüner, stark duftender, bis 50 m hoher Baum.
Verbreitung & Anbau: In Australien heimisch, heute in den gemäßigten und subtropischen Zonen der ganzen Welt verbreitet.
Verwendete Teile: Ätherisches Öl.
Inhaltsstoffe: Das ätherische Öl enthält etwa 70% Eucalyptol (1,8-Cineol), außerdem Pinen, Limonen, α-Terpineol und Linalool. In der Zusammemsetzung gleicht das ätherische Öl dem anderer Eukalyptus-Arten, scheint aber besser hautverträglich zu sein.
Medizinische Wirkung & Anwendung: Das ätherische Öl aus Eukalyptus wird in der Aromatherapie und auch als Desinfektionsmittel sowie als Antiseptikum zur Behandlung von Viruserkrankungen, Haut- und anderen Infekten angewendet und um Schwellungen in der Nase zu lindern.
Warnung: Obwohl nicht so giftig wie die anderen Eukalyptusöle, sollte auch das ätherische Öl von *E. smithii* vorsichtig und nur bestimmungsgemäß angewendet werden. Beipackzettel beachten oder sachverständigen Rat einholen.

Eucommia ulmoides

(Eucommiaceae)

Du zhong (chinesisch), Guttaperchabaum

Beschreibung: Laubabwerfender, bis 20 m hoher, männlicher oder weiblicher Baum mit elliptischen Blättern und unscheinbaren Blüten in den Blattachseln.
Verbreitung & Anbau: In den gemäßigten Zonen Chinas heimisch, nur in geringem Maße kultiviert.
Verwendete Teile: Rinde.
Inhaltsstoffe: Guttapercha, Alkaloide, Iridoide und andere Glykoside und Kaliumsalze.
Geschichte & Brauchtum: *Du zhong* wird im *Klassiker der Wurzeln und Heilkräuter des gestaltenden Landmanns (Shen nong ben cao jing)* im 1. Jahrhundert erwähnt.
Medizinische Wirkung & Anwendung: *Du zhong* gilt als ausgezeichnetes Tonikum für Leber und Nieren. Man nimmt an, daß es spezifisch bei Schmerzen und Schwäche im Bereich der Lendenwirbelsäule, der Kniegelenke und der Blase wirkt. Es heißt, es »tonisiere das *Yang*«, verbessere den Kreislauf und verhindere bei schwachen oder unter Rückenschmerzen leidenden Frauen eine Fehlgeburt.
Forschungsergebnisse: In einer chinesischen Studie mit *Du zhong* zeigten 46% der 119 Teilnehmer eine deutliche Blutdrucksenkung. Diese Ergebnisse haben viel Interesse erregt. Bei Fällen von schwerem Bluthochdruck hat *Du zhong* jedoch wenig Wirkung.

Euonymus atropurpurea

(Celastraceae)

SPINDELSTRAUCH,

SPILLBAUM (NORDAMERIKA), WAHOORINDE

Beschreibung: Laubabwerfender, bis 8 m hoher Baum mit glatten Ästen, gesägt elliptischen Blättern, purpurnen Blüten und vierkantigen scharlachroten Früchten.
Verbreitung & Anbau: Im östlichen Nordamerika heimisch, wächst in feuchten Wäldern und Wassernähe. Die Rinde wird im Herbst gesammelt.
Verwendete Teile: Stammrinde, Wurzelrinde.
Inhaltsstoffe: Cardenolide (herzwirksame Glykoside), die dem Digitoxin ähneln, Asparagin, Sterine und Gerbstoffe.
Geschichte & Brauchtum: Die Sioux, Cree und andere nordamerikanische Indianer nutzten Wahoorinde auf vielfältige Weise, so als Augenlotion, als Umschlag für wunde Stellen im Gesicht und bei gynäkologischen Beschwerden. Die Indianer machten die europäischen Siedler mit der Arzneidroge bekannt, die daraufhin im 19. Jahrhundert auf den Britischen Inseln und in Nordamerika sehr beliebt wurde.
Medizinische Wirkung & Anwendung: Spindelstrauch gilt als Mittel für die Gallenblase mit abführenden und harntreibenden Eigenschaften. Man verschreibt ihn bei Magenverstimmungen und Leberbeschwerden, aber auch bei Hautproblemen wie Ekzemen (die durch schlechte Leber- und Gallenfunktion bedingt sein können) und bei Verstopfung. Früher wurde er oft zusammen mit Kräutern wie Gelbem Enzian (*Gentiana lutea*, S. 97) als Fiebermittel gegeben, besonders bei Leberbelastung. Seitdem man den Gehalt an Herzglykosiden entdeckte, wendet man ihn bei Herzerkrankungen an.
Warnung: Spindelstrauch ist giftig; nur unter ärztlicher Überwachung und nicht während der Schwangerschaft oder Stillzeit anwenden.

Eupatorium cannabinum

(Compositae/Asteraceae)

GEMEINER WASSERDOST,

KUNIGUNDENKRAUT

Beschreibung: Mehrjährige, bis 1,5 m hohe Pflanze mit rotem Stengel, wolligen Blättern und dichten, schirmförmigen Blütenständen mit rosa- bis purpurfarbenen Blütenköpfchen.
Verbreitung & Anbau: Heimisch in Europa, heute auch in Westasien und Nordafrika verbreitet, wächst in feuchten Wäldern, Gräben, Sümpfen und auf Ödland. Die Pflanze wird zur Blütezeit geerntet.
Verwendete Teile: Sproßteile, Wurzel.
Inhaltsstoffe: Ätherisches Öl (mit α-Terpinen, p-Cymen, Thymol und einem Azulen), Sesquiterpenlactone (besonders Eupatoriopicrin), Flavonoide, Pyrrolizidinalkaloide und Polysaccharide. p-Cymen hat antivirale Wirkung, Eupatoriopicrin hat Antikrebs-Wirkung und hemmt das Zellwachstum. Die Polysaccharide stimulieren das Immunsystem, während Pyrrolizidinalkaloide lebertoxisch und krebsauslösend sind.
Geschichte & Brauchtum: Schon Avicenna (980–1037) und andere frühmittelalterliche Vertreter der arabischen Heilkunst kannten den Gemeinen Wasserdost. Mrs. Grieve schreibt 1931 in ihrem *A Modern Herbal*, daß »die Bevölkerung Blätter auf das Brot legte, da sie annahm, daß diese das Verschimmeln verhinderten«.
Medizinische Wirkung & Anwendung: Man hat den Gemeinen Wasserdost hauptsächlich als entgiftende Arzneidroge bei Fieber, Erkältungen, Grippe und anderen Viruserkrankungen angewendet. Er stimuliert auch den Abtransport von Stoffwechselschlacken über die Nieren. Die Wurzel wirkt abführend, während die ganze Pflanze als Tonikum gilt. In neuerer Zeit hat man die Pflanze als Immunstimulans eingesetzt, um die Abwehrkräfte gegen Virus- und andere Infekte zu mobilisieren.
Verwandte Arten: *Siehe* auch Durchwachsener Wasserdost (*E. perfoliatum*, folgender Eintrag) und Purpurdost (*E. purpureum*, übernächster Eintrag).
Warnung: Wegen des Gehaltes an Pyrrolizidinalkaloiden ist der Einsatz von *Eupatorium*-Arten in Deutschland äußerst eingeschränkt; das Bundesgesundheitsamt rät von ihrer Verwendung ab.

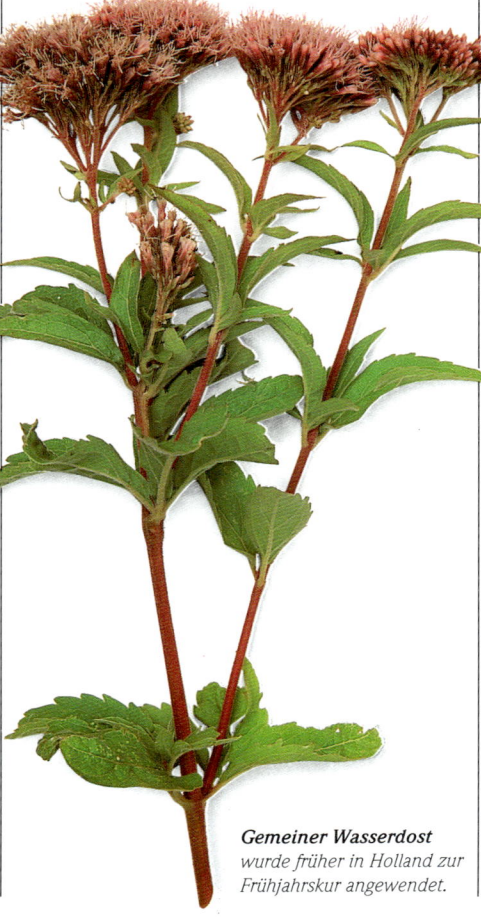

Gemeiner Wasserdost *wurde früher in Holland zur Frühjahrskur angewendet.*

Eupatorium perfoliatum

(Compositae/Asteraceae)

DURCHWACHSENER WASSERDOST

Beschreibung: Ausdauernde, aufrechte, bis 1,5 m hohe Pflanze mit länglich-lanzettlichen Blättern und vielen weißen oder purpurnen Blütenköpfchen.
Verbreitung & Anbau: Im östlichen Nordamerika heimisch, wächst in Wiesen und Sümpfen. Wird während der Blütezeit gesammelt.
Verwendete Teile: Sproßteile.
Inhaltsstoffe: Sesquiterpenlactone (darunter Eupafolin), Polysaccharide, Flavonoide, Diterpene, Sterine und ätherisches Öl. Die Sesquiterpenlactone und Polysaccharide wirken deutlich immunstimulierend.
Geschichte & Brauchtum: Nordamerikanische Indianer wendeten Durchwachsenen Wasserdost als Aufguß an, um Erkältungen, Fieber und arthritische sowie rheumatische Schmerzen zu behandeln, u. a. auch das sogenannte »Wasserdostfieber«. Die europäischen Siedler übernahmen dieses Wissen und hielten die Pflanze im 18. und 19. Jahrhundert für ein wahres Allheilmittel.
Medizinische Wirkung & Anwendung: Erkältungssymptome lassen sich mit einem heißen Aufguß lindern; die Pflanze stimuliert die Widerstandskräfte gegen Virus- und Bakterieninfekte und wirkt durch ihre schweißtreibenden Eigenschaften fiebersenkend. Durchwachsener Wasserdost hat schleimlösende und auswurffördernde Wirkung, aber auch tonisierende und abführende Effekte. Man hat die Arzneidroge bei rheumatischen Erkrankungen, Hautproblemen und Würmern verwendet.
Verwandte Arten: Als Ersatz wurde *E. teucrifolium* angewendet. Die Zuni-Indianer in den südwestlichen USA behandelten Rheumatismus mit *E. occidentale*. *Siehe* auch Gemeiner Wasserdost (*E. cannabinum*, vorhergehender Eintrag) und Purpurdost (*E. purpureum*, folgender Eintrag).
Warnung: Wegen des Gehaltes an Pyrrolizidinalkaloiden ist der Einsatz von *Eupatorium*-Arten in Deutschland äußerst eingeschränkt, das Bundesgesundheitsamt rät von ihrer Verwendung ab.
Selbstbehandlung: Allergischer Schnupfen mit Katarrh, S. 300; **Erkältungen, Grippe und Fieber,** S. 311; **Hohes Fieber,** S. 311.

Eupatorium purpureum

(Compositae/Asteraceae)

PURPURDOST,

»JOE-PYE-KRAUT«

Beschreibung: Ausdauernde, aufrechte, bis 1,5 m hohe Pflanze mit spitzen, länglichen Blättern in Wirteln und dichten Blütenständen aus rosafarbenen Blütenköpfchen.
Verbreitung & Anbau: Im östlichen Nordamerika heimisch; die Wurzel wird im Herbst ausgegraben.
Verwendete Teile: Wurzel.

Inhaltsstoffe: Ätherisches Öl, Flavonoide und Harz.
Geschichte & Brauchtum: Die volkstümliche Bezeichnung »Joe-Pye-Kraut« geht zurück auf einen Medizinmann aus Neuengland, der damit die europäischen Siedler vom Typhus geheilt haben soll. Die Indianer wendeten die Pflanze als Diuretikum und bei Erkrankungen des Urogenitaltrakts an. Von 1820–1842 war sie in der *Pharmacopoeia of the United States* aufgeführt.
Medizinische Wirkung & Anwendung: Die Wurzel von *E. purpureum* ist eine wichtige Heilpflanze bei Krankheiten der Harnwege; sie hilft, Nieren- und Blasensteinbildung zu verhindern und verkleinert möglicherweise bereits gebildete Steine. Auch bei Blasen- und Harnröhrenentzündung, bei Prostatavergrößerung (und anderen Beengungen) sowie bei Rheumatismus und Gicht ist sie wirksam. Man nimmt an, daß in diesen beiden Fällen die erhöhte Nierenausscheidung von Stoffwechselschlacken für den günstigen Effekt verantwortlich ist.
Verwandte Arten: Die im östlichen Nordamerika heimische *E. maculatum* wird bei Nieren- und Harnwegsleiden eingesetzt. *Siehe* auch *E. cannabinum* und *E. perfoliatum*, S. 206.
Warnung: Wegen des Gehalts an Pyrrolizidinalkaloiden ist der Einsatz von *Eupatorium*-Arten in Deutschland äußerst eingeschränkt; das Bundesgesundheitsamt rät von ihrer Verwendung ab.

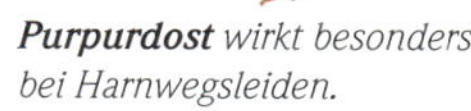

***Purpurdost** wirkt besonders bei Harnwegsleiden.*

Euphorbia hirta syn. *E. pilulifera*

(Euphorbiaceae)

Behaarte Wolfsmilch

Beschreibung: Aufrechte, bis 50 cm hohe, ein- oder mehrjährige Pflanze mit spitz-ovalen Blättern und kleinen Blüten in Scheindolden.
Verbreitung & Anbau: In Indien und Australien heimisch, heute in den ganzen Tropen verbreitet. Die oberirdischen Pflanzenteile werden zur Blütezeit gesammelt.
Verwendete Teile: Sproßteile.
Inhaltsstoffe: Flavonoide, Terpenoide, Alkane, Phenolsäuren, Shikimisäure und Cholin. Möglicherweise sind die letzten beiden teilweise für die krampflösende Wirkung der Pflanze verantwortlich.
Geschichte & Brauchtum: Die englische Bezeichnung »asthma plant« spielt auf die traditionelle asiatische Verwendung als Asthmamittel an.

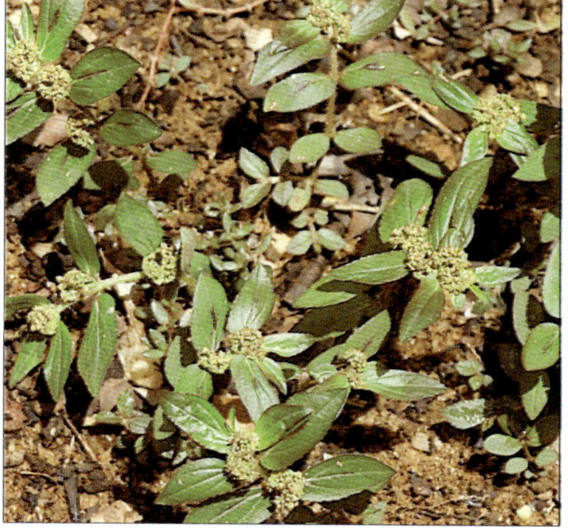

***Behaarte Wolfsmilch** wurde früher zur Behandlung von Asthma eingesetzt.*

Medizinische Wirkung & Anwendung: Als spezifisches Mittel gegen Bronchialasthma entkrampft *E. hirta* die Bronchien und erleichtert die Atmung. Sie wirkt leicht beruhigend und auswurffördernd und wird auch bei Bronchitis und anderen Atemwegserkrankungen angewendet. Meistens enthält die Rezeptur noch andere asthmawirksame Arzneipflanzen, so Grindeliakraut (*Grindelia camporum*, S. 216) und Aufgeblasene Lobelie (*Lobelia inflata*, S. 108). Die anglo-amerikanische Naturheilkunde behandelt mit *E. hirta* Amöbenruhr.
Verwandte Arten: Die Cherokee-Indianer behandelten wunde Brustwarzen und Hautreizungen mit *E. maculata*. Viele andere nordamerikanische Wolfsmilcharten wurden gegen Verstopfung eingesetzt. Man wendet eine Abkochung der westindischen *E. lancifolia* an, um die Milchproduktion zu stimulieren. In Malaysia und Indochina leitet man mit *E. atoto* eine verzögerte Periodenblutung bzw. eine Abtreibung ein. Aus vielen *Euphorbia*-Arten gewinnt man Pfeilgift.
Warnung: Behaarte Wolfsmilch ist eine Giftpflanze, nur unter ärztlicher Überwachung anwenden.

Euphorbia lathyris

(Euphorbiaceae)

Kreuzblättrige Wolfsmilch

Beschreibung: Kräftige, aufrechte, bis 1 m hohe, zweijährige Pflanze mit kreuzweise gegenständigen, sitzenden Blättern, kleinen grünen Blüten in Scheindolden und kapernähnlichen grünen Früchten.
Verbreitung & Anbau: In großen Teilen Europas, Asiens und Nordamerikas häufig; wächst auf Schuttplätzen und Kulturland. Die Samen werden im Sommer gesammelt.
Verwendete Teile: Samen, Milchsaft.
Inhaltsstoffe: Samen: fettes Öl und Harz; Milchsaft: Phorbolester und Harz.
Geschichte & Brauchtum: Für Jahrtausende nahm man die Kreuzblättrige Wolfsmilch als drastisches Abführmittel. Der griechische Arzt Dioskorides empfahl im 1. Jahrhundert »sechs oder sieben Samenkörner, in Pillenform oder mit Feigen oder Datteln genommen, was Wasser, Schleime und Galle nach unten abführt«. Im ländlichen Frankreich war sie noch im 19. Jahrhundert als Abführmittel in Gebrauch. Früher brachten sich Bettler mit den Blättern ekelerregende Hautwunden bei, um so Mitleid zu erregen und mehr Almosen zu erhalten.
Medizinische Wirkung & Anwendung: Die Kreuzblättrige Wolfsmilch ist ein so starkes Abführmittel, daß sie in der heutigen Pflanzenheilkunde kaum noch, wenn überhaupt, angewendet wird. Hierin zeigt sich beispielhaft, wie sehr sich die Medizin heutzutage insgesamt verändert hat. Die traditionelle Medizin, besonders die westliche des 18. Jahrhunderts, sah das »Purgieren« oft als erstes Allheilmittel an. Gewöhnlich verwendete man die Samen von *E. lathyris*, gelegentlich wurde aber auch das hochtoxische, aus den Samen extrahierte Öl in kleiner Dosis verabreicht. Früher nutzte man den Milchsaft der Kreuzblättrigen Wolfsmilch als Enthaarungsmittel und zum Entfernen von Hühneraugen, er ist jedoch für den ungefährlichen Gebrauch zu stark reizend.
Warnung: Die Kreuzblättrige Wolfsmilch ist eine Giftpflanze. Unter keinen Umständen anwenden.

Euphorbia pekinensis

(Euphorbiaceae)

Da ji (chinesisch)

Beschreibung: Aufrechte, ein- oder mehrjährige Pflanze mit länglichen Blättern und kleinen Blüten in dichten Scheindolden.
Verbreitung & Anbau: In China heimisch, wird hauptsächlich in den östlichen und zentralen Provinzen angebaut. Die Wurzel wird im zeitigen Frühjahr geerntet.
Verwendete Teile: Wurzel.
Inhaltsstoffe: Phorbolester.
Medizinische Wirkung & Anwendung: In der chinesischen Kräutermedizin ist *Da ji* als giftige Arzneidroge katalogisiert und wird deshalb nur bei relativ ernsten Erkrankungen verschrieben. Man nimmt sie als drastisches Abführmittel, um ein Übermaß an Flüssigkeit zu entfernen, etwa bei Rippenfellentzündung oder Bauchwassersucht, und zur Behandlung von Nierenerkrankungen, besonders von Nierenentzündung. Äußerlich wird *Da ji* zum Abschwellen auf entzündete Wunden aufgetragen. Die Arzneidroge ist mit Süßholzarten (*Glycyrrhiza glabra*, S. 99, und *G. uralensis*, S. 215) unverträglich, da diese ihre therapeutische Wirkung aufheben sollen.
Forschungsergebnisse: Nach chinesischen Untersuchungen hat *Da ji* bei der Behandlung von Bauchwassersucht und Nierenentzündung therapeutischen Nutzen, allerdings auch erhebliche Nebenwirkungen.
Verwandte Arten: *E. kansui* gleicht *Da ji*, wirkt aber noch drastischer. Es wird in der chinesischen Pflanzenheilkunde nur Patienten mit kräftiger Konstitution gegeben.
Warnung: *Da ji* ist eine Giftpflanze; nur unter ärztlicher Überwachung anwenden.

Euphrasia spp.

(Scrophulariaceae)

AUGENTROST

Beschreibung: Kriechender, bis 50 cm hoher, einjähriger Halbschmarotzer mit winzigen ovalen Blättern und kleinen, gezähnten weißen Blüten mit gelben Flecken und schwarzvioletter Mitte, die etwas an ein Auge erinnern.
Verbreitung & Anbau: In Europa heimisch und verbreitet, wächst auf Wiesen und Weiden; wird zur Blütezeit geerntet.
Verwendete Teile: Sproßteile.

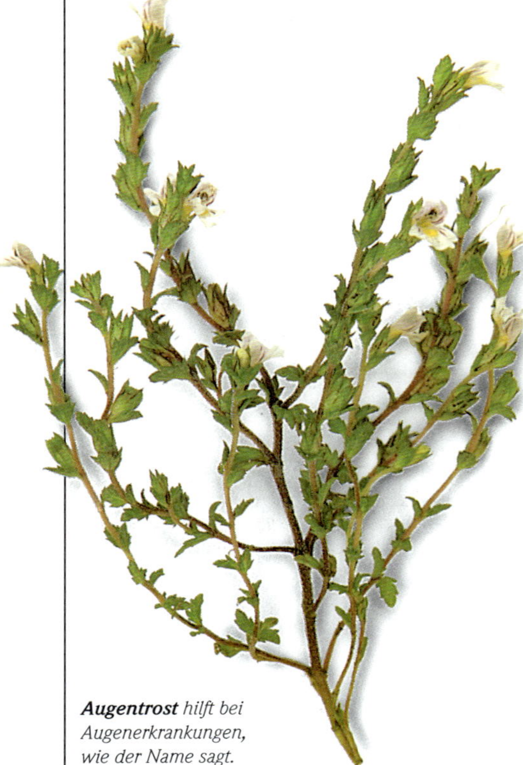

Augentrost *hilft bei Augenerkrankungen, wie der Name sagt.*

Inhaltsstoffe: Iridoidglykoside (besonders Aucubin), Gerbstoffe, Phenolsäuren und ätherisches Öl.
Geschichte & Brauchtum: Die Anwendung von Augentrost bei Augenerkrankungen beruht teilweise auf der Signaturenlehre aus dem 16. Jahrhundert, die besagt, daß das Aussehen einer Pflanze gleichzeitig auf ihre Heilwirkung hindeute.
Medizinische Wirkung & Anwendung: Augentrost verdichtet die Augenschleimhäute und scheint Bindehaut- und Lidrandentzündungen zu lindern. Wegen der guten entzündungshemmenden Wirkung setzt man ihn oft bei entzündlichen und allergischen Zuständen des Auges, Mittelohrs, der Nasennebenhöhlen und der Nasengänge ein. Augentrost verhindert flüssigen Schleim; wegen seiner adstringierenden Wirkung sollte er bei trockener und verstopfter Nase nur zurückhaltend angewendet werden, da sonst eine Verschlechterung eintreten kann.
Selbstbehandlung: Allergischer Schnupfen mit Katarrh, S. 300; **Bindehautentzündung,** S. 310; **Verhütung von Nasenbluten,** S. 310.

Evodia rutaecarpa syn. *Euodia rutaecarpa*

(Rutaceae)

WU ZHU YU (CHINESISCH), STINKESCHE

Beschreibung: Laubabwerfender, bis 10 m hoher Baum mit gefiederten Blättern, weißen Blütenbüscheln und rotgrünlichen Früchten.
Verbreitung & Anbau: In China, Tibet und dem östlichen Himalajagebiet heimisch, angebaut in China. Die halbreifen Früchte werden im Spätsommer geerntet.
Verwendete Teile: Früchte.
Inhaltsstoffe: Evodin, Evodiamin, Rutaecarpin.
Geschichte & Brauchtum: *Wu zhu yu* wird im *Klassiker der Wurzeln und Heilkräuter des gestaltenden Landmanns* (*Shen nong ben cao jing*, 1. Jahrhundert) aufgeführt.
Medizinische Wirkung & Anwendung: *Wu zhu yu* erwärmt den Körper und lindert Kopfschmerzen und diverse Verdauungsprobleme. Die chinesische Kräutermedizin verwendet die Arzneidroge hauptsächlich bei Unterleibsschmerzen, Erbrechen, Durchfall, Kopfschmerzen und schwachem Pulsschlag.
Forschungsergebnisse: Chinesische Untersuchungen deuten eine schmerzstillende und blutdrucksenkende Wirkung an.
Warnung: Nur unter ärztlicher Überwachung anwenden.

Fagopyrum esculentum

(Polygonaceae)

BUCHWEIZEN, HEIDEKORN

Beschreibung: Einjährige, etwa 50 cm hohe Pflanze mit pfeilförmigen Blättern und fünfzähligen rosa oder weißen Blüten in dichten Büscheln.
Verbreitung & Anbau: In Zentral- und Nordasien heimisch, verbreiteter Anbau in den gemäßigten Zonen, besonders in den USA; Ernte im Sommer.
Verwendete Teile: Blätter, Blüten.
Inhaltsstoffe: Bioflavonoide, besonders das stark oxidationshemmende Rutin. Es kräftigt die Innenwände der Blutgefäße.
Geschichte & Brauchtum: Der volkstümliche Name »Heidekorn« bezieht sich auf die Einführung des Buchweizens durch die Heiden (die Mongolen bzw. die Türken). Die Pflanze gelangte möglicherweise mit den Kreuzzügen (11. und 12. Jahrhundert) nach Europa oder schon füher mit den Arabern nach Spanien.
Medizinische Wirkung & Anwendung: Buchweizen wird bei den verschiedensten Kreislaufbeschwerden angewendet und am besten in Form von Tee oder Tabletten genommen, zur Verbesserung der Resorption zusammen mit Vitamin C oder Zitronensaft (*Citrus limon*, S. 81). Besonders bei Kapillarschwäche (bemerkbar an kleinen, unerklärlichen blauen Flecken), aber auch bei Krampfadern und Frostbeulen verwendet man Buchweizen. Bei Blutungen in der Netzhaut, oft in Kombination mit Lindenblüten (*Tilia* spp., S. 275), wird er auch eingesetzt. Die Anwendung mit anderen Arzneidrogen ist bei Bluthochdruck beschrieben.
Verwandte Arten: Nach neueren Untersuchungen stimulieren die chinesischen Arten *F. dibotrys* und *F. cymosum* die Immunreaktion. Sie werden bei chronischer Bronchitis, Gallenblasenentzündung und Lungenabszessen verschrieben.
Sebstbehandlung: Bluthochdruck & Arteriosklerose, S. 301; **Schlechte Durchblutung & Bluthochdruck,** S. 319.

Feronia limonia syn. *Limonia limonia*

(Rutaceae)

ELEFANTENAPFEL

Beschreibung: Kleiner, bis 20 m hoher, stacheliger Baum mit stark gefiederten Blättern, roten Blüten und weißlichen, etwa apfelsinengroßen Früchten.
Verbreitung & Anbau: In Südindien beheimatet, angebaut im tropischen Asien.
Verwendete Teile: Früchte, Blätter.
Inhaltsstoffe: Frucht: Fruchtsäuren, Vitamine und Mineralstoffe; Blätter: Gerbstoffe und ätherisches Öl.
Medizinische Wirkung & Anwendung: Elefantenapfel wird hauptsächlich zur Anregung des Verdauungssystems angewendet. Die Früchte sind in Indien Bestandteil einer Paste, die zum Tonisieren der Brüste aufgetragen wird. Mit den adstringierenden Blättern behandelt man Verdauungsstörungen, Blähungen, Durchfall, Ruhr (besonders bei Kindern) und Hämorrhoiden.

Ferula assa-foetida

(Umbelliferae/Apiaceae)

STINKASANT, TEUFELSDRECK

Beschreibung: Mehrjährige, bis 2 m hohe Pflanze mit fleischiger Pfahlwurzel, hohlem Stengel, gefiederten Blättern und vielen weißen Blüten in Dolden.
Verbreitung & Anbau: In Iran, Afghanistan und Pakistan heimisch. Die Stengel vierjähriger Pflanzen werden im Sommer abgetrennt; beim mehrfachen Einschneiden der freigelegten Wurzel tritt Saft aus und verhärtet zu gummiartigem Harz, das abgesammelt wird.
Verwendete Teile: Gummiharz.
Inhaltsstoffe: Das aus Stinkasant gewonnene Gummiharz enthält 6–17% ätherisches Öl, dazu Harz und Gummi. Die im ätherischen Öl enthaltenen Disulfide haben auswurffördernde Wirkung. Das Öl beruhigt die Verdauung. Im Harz finden sich Sesquiterpencumarine, darunter Foetidin.
Geschichte & Brauchtum: Im *Caraka Samhita*, einer hinduistischen medizinischen Abhandlung des 7. Jahrhunderts v. Chr., wird Stinkasant als bestes Mittel gegen Blähungen und Völlegefühl

empfohlen. Trotz des Namens Teufelsdreck galt die Pflanze im alten Rom als begehrtestes Gewürz. Stinkasant ist im Geruch genauso nachhaltig wie Knoblauch (*Allium sativum*, S. 56) und wird auch heute noch zum Würzen genutzt (am bekanntesten in der Worcestershire-Sauce).
Medizinische Wirkung & Anwendung: Stinkasant wird in der Pflanzenheilkunde des Nahen Ostens und Indiens bei einfachen Verdauungsproblemen wie Blähungen, Völlegefühl, Verdauungsbeschwerden und Verstopfung angewendet. Wie bei Knoblauch hat auch das ätherische Öl von Stinkasant Bestandteile, die über die Atemwege ausgeschieden werden und das Abhusten von Schleim unterstützen. Gewöhnlich nimmt man die Arzneidroge in Tablettenform bei Bronchitis, Bronchialasthma, Keuchhusten und anderen Atemwegserkrankungen. Stinkasant senkt auch den Blutdruck und verdünnt das Blut. Außerdem schreibt man ihm eine Linderung von Neurosen zu. Die Wirkung erfolgt möglicherweise durch psychosomatische Rückkoppelung, da der unangenehme Geruch automatisch mit starker Wirksamkeit assoziiert wird.
Verwandte Arten: Im alten Rom nutzte man *F. silphion* als Kontrazeptivum und vernichtete die Art durch Raubbau etwa um das Jahr 300. Im Nahen Osten wendet man *F. persica* bei rheumatischen Beschwerden und Rückenschmerzen an. Die zentralasiatische *F. sumbul* wirkt als Nerventonikum. Kürzlich hat man *F. jaeschkeana* auf mögliche empfängnisverhütende Wirkung untersucht. *Siehe* auch *F. gummosa* (folgender Eintrag).
Warnung: Sicher für Erwachsene, möglicherweise jedoch für Säuglinge schädlich.

Ferula gummosa syn. *F. galbaniflua*

(Umbelliferae/Apiaceae)

Galbanum, Mutterharz

Beschreibung: Ausdauernde Pflanze mit glattem, hohlem Stengel, fein gezähnten, gefiederten Blättern und kleinen weißen Blüten in Dolden.
Verbreitung & Anbau: Heimisch in Zentralasien. Zum Gewinnen des Galbanumharzes werden die Stengel abgetrennt und die Wurzeln mehrfach eingeschnitten. Der austretende Saft verhärtet zum gummiartigen Harz, das abgesammelt wird.
Verwendete Teile: Gummiharz.
Inhaltsstoffe: Galbanumharz enthält ätherisches Öl, Harze, Gummen und das Cumarin Umbelliferon.
Geschichte & Brauchtum: Galbanum wird seit Jahrhunderten medizinisch genutzt.
Medizinische Wirkung & Anwendung: Galbanum stimuliert die Verdauung und wirkt krampflösend, indem es Blähungen, Bauchgrimmen und Koliken lindert. Es wirkt auch auswurffördernd. Möglicherweise unterstützt das Gummiharz als Salbe die Wundheilung.
Verwandte Arten: *Siehe* Stinkasant (*F. assafoetida*, vorheriger Eintrag).
Selbstbehandlung: Übersäuerung & Verdauungsstörungen, S. 307.

Ficus benghalensis

(Moraceae)

Banyanbaum

Beschreibung: Bis 20 m hoher Baum mit ovalen Blättern, Feigenfrüchten und von den Seitenästen ausgehenden Stützwurzeln.
Verbreitung & Anbau: Heimisch in Indien und Pakistan, angebaut auf dem ganzen indischen Subkontinent.
Verwendete Teile: Früchte, Rinde, Blätter, Milchsaft, oberirdische Stützwurzeln.
Inhaltsstoffe: Ficusin und Bergapten.

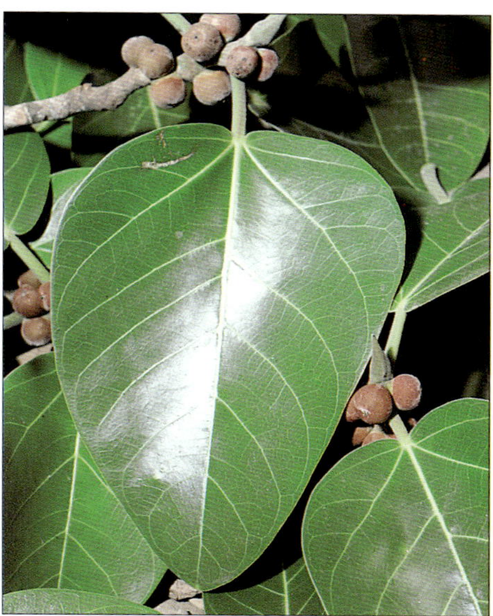

Banyanbaum *mit seinen adstringierenden Blättern dient zum Verdichten der Schleimhäute.*

Geschichte & Brauchtum: Für die Hindus ist der Banyanbaum heilig.
Medizinische Wirkung & Anwendung: Die adstringierenden Blätter und Rinde werden bei Durchfall und Ruhr und zur Blutstillung verwendet. Wie bei anderen *Ficus*-Arten trägt man den Milchsaft auf Hämorrhoiden, Warzen und schmerzende Gelenke auf. Die Frucht wirkt abführend; die Wurzel wird gekaut, um Zahnfleischerkrankungen vorzubeugen. Die Rinde wird in der Ayurveda-Medizin bei Diabetes angewendet.
Verwandte Arten: *Siehe F. carica* (folgender Eintrag).
Warnung: Der giftige Milchsaft darf nicht innerlich angewendet werden.

Ficus carica

(Moraceae)

Echter Feigenbaum

Beschreibung: Laubabwerfender, bis 4 m hoher Baum mit großen »Feigenblättern« und krugartigen, großen Blütenständen, die zur fleischigen, birnenförmigen, braunvioletten Sammelfrucht ausreifen.
Verbreitung & Anbau: In Westasien heimisch, heute in vielen gemäßigten und subtropischen Gebieten verwildert und angebaut. Ernte der Früchte im Sommer.
Verwendete Teile: Früchte, Milchsaft.
Inhaltsstoffe: Feigenfrucht: etwa 50% Fruchtzucker (hauptsächlich Glucose), Flavonoide, Vitamine und Enzyme.
Geschichte & Brauchtum: Mit dem Feigenblatt bedeckten Adam und Eva im Paradies ihre Blöße. Im Alten Testament finden sich noch viele weitere Hinweise, meistens in bezug auf die Süße der Frucht und ihre arzneiliche Verwendung. Im alten Griechenland sollen die Athleten Spartas die Frucht zur Leistungsverbesserung gegessen haben.
Medizinische Wirkung & Anwendung: Die Zucker der Feigenfrucht (besonders der Trockenfeige) haben eine deutliche, aber mild abführende Wirkung; Feigensirup gilt immer noch als gutes Mittel bei leichter Verstopfung. Das erweichende Fruchtfleisch lindert Schmerzen und Entzündungen, man hat damit Geschwülste, Schwellungen und Zahnfleischabszesse behandelt – oft hat man die Frucht vor der Anwendung geröstet. Da Feigen auch leicht auswurffördernd wirken, kann man sie, besonders zusammen mit Echtem Alant (*Inula helenium*, S. 105), zur Behandlung von trockenem Husten, Reizhusten und Bronchitis einsetzen. Der Milchsaft aus Blättern und Stengeln gilt als schmerzstillend und wird schon seit jeher bei Warzen und Insektenstichen angewendet.
Verwandte Arten: Man verwendet den Saft und die pulverisierte Rinde der mittelamerikanischen *F. cotinifolia* bei Wunden und Prellungen. In der Ayurveda-Medizin wird *F. indica* als Tonikum, zum Harntreiben und zur Behandlung von Gonorrhö eingesetzt. Die chinesische Pflanzenheilkunde verwendet *F. lacor* zum Schweißtreiben, während die in China, Indonesien und Australien heimische *F. retusa* nach chinesischer Tradition bei Zahnschmerzen und Karies genutzt wird. *Siehe* auch Banyanbaum (*F. benghalensis*, vorheriger Eintrag) und Pepulbaum (*F. religiosa*, nächster Eintrag).
Warnung: Der giftige Milchsaft darf nicht innerlich angewendet werden. Auf der Haut kann er bei Sonnenlicht allergische Reaktionen auslösen.

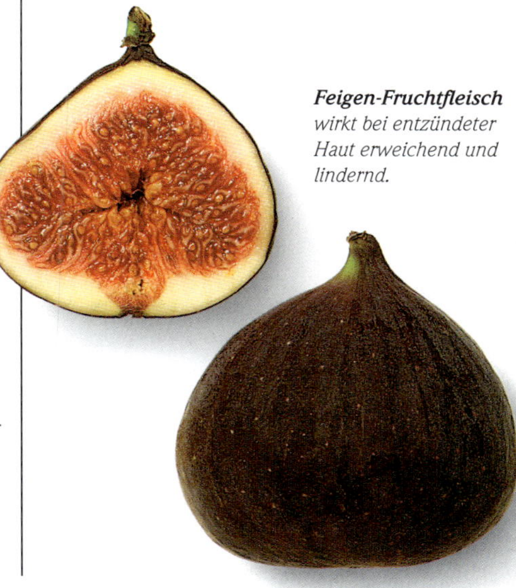

Feigen-Fruchtfleisch *wirkt bei entzündeter Haut erweichend und lindernd.*

Ficus religiosa

(Moraceae)

PEPULBAUM, BOBAUM

Beschreibung: Etwa 8 m hoher Baum mit großen, ledrigen, herzförmigen Blättern und rotvioletten Doppelfrüchten.
Verbreitung & Anbau: Wächst in Nord- und Mittelindien in Wäldern und an Flüssen; wird auf dem indischen Subkontinent und in Südasien häufig angebaut. Die reife Frucht wird geerntet.
Verwendete Teile: Früchte, Blätter, Rinde, Milchsaft.
Inhaltsstoffe: Früchte: Fruchtzucker, Flavonoide, Enzyme.
Geschichte & Brauchtum: Buddha hat unter einem Pepulbaum seine Erleuchtung empfangen, deshalb ist der Baum den Hindus und Buddhisten heilig. Auf Sri Lanka soll es ein über 2000 Jahre altes Exemplar dieses langlebigen Baumes geben.
Medizinische Wirkung & Anwendung: Die Anwendungen des Pepulbaumes sind ähnlich wie beim Banyanbaum (*F. benghalensis*, S. 209). Bei Durchfall und Ruhr nimmt man die adstringierende Rinde und die Blätter, bei Verstopfung dagegen nur die Blätter. Zusammen mit *Ghee* (geklärter Butter) legt man die Blätter als Umschlag auf Furunkel und bei Mumps auf die geschwollenen Speicheldrüsen. Die pulverisierte Frucht kann man bei Asthma, den Milchsaft bei Warzen verwenden.
Verwandte Arten: Echte Feige (*F. carica*, S. 209).

Foeniculum vulgare

(Umbelliferae/Apiaceae)

FENCHEL

Beschreibung: Mehrjährige, bis 1,5 m hohe, aromatische Pflanze mit dunkelgrünen, stark gefiederten, fadenförmigen Blättern, gelben Doldenblüten und kleinen, eiförmigen, gerippten Samen.
Verbreitung & Anbau: Im Mittelmeerraum heimisch, heute weltweit in gemäßigten Zonen angebaut. Die Samen werden im Herbst geerntet.
Verwendete Teile: Samen, ätherisches Öl.
Inhaltsstoffe: Samen: etwa 8% ätherisches Öl (etwa 80% Anethol, zusätzlich Fenchon und Methylchavicol), Flavonoide, Cumarine (darunter Bergapten) und Sterine. Das ätherische Öl wirkt bei Blähungen und ist krampflösend.
Geschichte & Brauchtum: In manchen alten Quellen galt Fenchel als Mittel bei Schlangenbissen. Im frühen Mittelalter hielt man ihn für ein Gegenmittel bei Hexerei.
Medizinische Wirkung & Anwendung: Fenchelsamen werden hauptsächlich angewendet, um Blähungen zu lindern, sie wirken aber auch bei Magenschmerzen, sind appetitanregend, harntreibend und entzündungshemmend. So wie bei Anis (*Pimpinella anisum*, S. 246) und Kümmel (*Carum carvi*, S. 182) ist ein Aufguß aus Fenchelsamen ein vorzügliches Mittel, um die Verdauung zu normalisieren und Völlegefühl zu vermindern. Die Samen wirken auch bei Nierensteinen und, kombiniert mit antiseptischen Arzneipflanzen wie

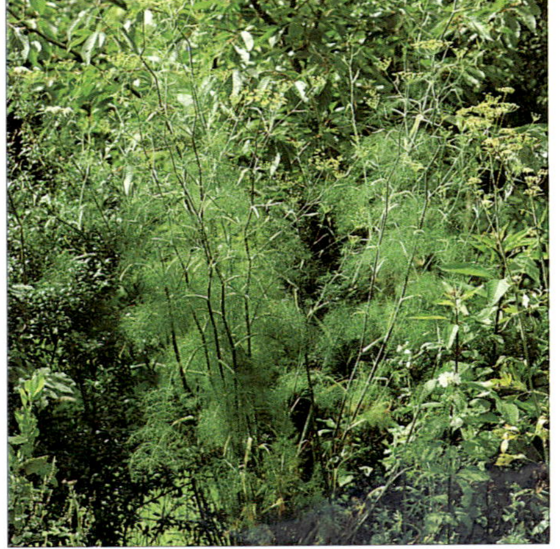

***Fenchel** wird schon seit altersher zur Behandlung von Atemwegserkrankungen angewendet.*

Bärentraube (*Arctostaphylos uva-ursi*, S. 168), bei Blasenentzündung. Ein Aufguß aus Fenchelsamen ist ein geeignetes Gurgelmittel bei Halsschmerzen und wirkt mild auswurffördernd. Fenchel ist für Kinder bestens geeignet; insbesondere zahnenden oder unter Koliken leidenden Säuglingen kann mit Aufguß oder Sirup geholfen werden. Fenchel fördert die Milchproduktion und wird immer noch zur Augenspülung bei schmerzenden Augen und Bindehautentzündung angewendet. Seit langem stehen die Samen in dem Ruf, zu Gewichtsverlust und Langlebigkeit beizutragen. Das ätherische Öl der »süßen« Varietät verwendet man wegen seiner verdauungsfördernden und entspannenden Wirkung.
Warnung: Fenchelsamen sind potentiell giftig; die empfohlene Dosis darf nicht überschritten werden. Das isolierte ätherische Öl darf nicht innerlich angewendet werden.
Selbstbehandlung: Übersäuerung & Verdauungsstörungen, S. 307; **Morgendliche Übelkeit & Erbrechen,** S. 317; **Magenkrämpfe,** S. 305; **Blähungen & Völlegefühl,** S. 306.

Forsythia suspensa

(Oleaceae)

LIAN QIAO (CHINESISCH), HÄNGEFORSYTHIE

Beschreibung: Laubabwerfender, bis 3 m hoher Strauch mit gesägten Blättern, leuchtendgelben Blüten und verholzten Früchten.
Verbreitung & Anbau: In China und Japan heimisch, angebaut in Nord- und Zentralchina und in anderen gemäßigten Zonen. Die Füchte werden unmittelbar vor der Reife im Herbst geerntet.
Verwendete Teile: Früchte.
Inhaltsstoffe: Frucht: Forsythin.
Geschichte & Brauchtum: *Lian qiao* wurde zuerst im *Klassiker der Wurzeln und Heilkräuter des gestaltenden Landmanns* aufgeführt. Die Pflanze findet sich im 18. Jahrhundert auch in einer Rezeptur gegen Infekte.
Medizinische Wirkung & Anwendung: Als bitter und scharf schmeckende Arzneipflanze mit adstringierender Wirkung wird *Lian qiao* bei Furunkeln, Karbunkeln, Mumps und entzündeten Halslymphknoten eingesetzt. Man wendet sie auch bei Erkältungen, Grippe, Halsschmerzen, Mandelentzündung und Frühstadien fieberhafter Erkankungen an. Zusammen mit anderen Heilpflanzen gibt man sie bei Ruhr und Hautentzündungen. Auch »kalte« Halsschwellungen (wie z. B. Lymphdrüsentuberkulose) hat man mit *Lian qiao* behandelt. In der chinesischen Volksmedizin wird *Lian qiao* bei Brustkrebs und gelegentlich zum Einleiten der Menstruation verwendet.
Forschungsergebnisse: Wie chinesische Untersuchungen andeuten, wirkt Forsythin deutlich antimikrobiell und lindert Übelkeit und Erbrechen.

Fragaria vesca

(Rosaceae)

WALDERDBEERE

Beschreibung: Niedrige, mehrjährige Pflanze mit Ausläufern, dreizähligen Blättern, weißen Blüten und kleinen roten Früchten.
Verbreitung & Anbau: Heimisch in Europa und den gemäßigten Zonen Asiens. Blätter und Früchte werden im Frühsommer gesammelt.
Verwendete Teile: Blätter, Früchte.

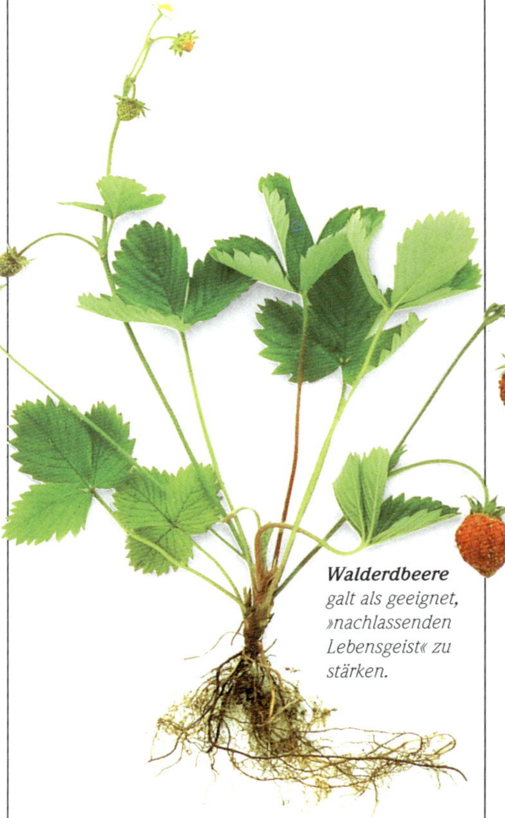

***Walderdbeere** galt als geeignet, »nachlassenden Lebensgeist« zu stärken.*

Inhaltsstoffe: Blätter: Flavonoide, Gerbstoffe, ätherisches Öl; Früchte: Fruchtsäuren und ätherisches Öl mit Methylsalicylat und Borneol.

Geschichte & Brauchtum: Bis zum Mittelalter hat man die Walderdbeere medizinisch anscheinend kaum angewendet. Nicholas Culpeper pries 1652 ihre Vorzüge folgendermaßen: »Die Beeren sind vorzüglich, um die Leber, das Blut, die Milz oder einen heißen, leicht erregbaren Magen zu kühlen ... Ihre Blätter und Wurzeln sind gut, um lockere Zähne zu festigen und entzündetes und übelriechendes Zahnfleisch zu heilen.«
Medizinische Wirkung & Anwendung: Die Blätter der Walderdbeere haben leicht adstringierende und harntreibende Wirkung. Heute wird sie als Arzneipflanze selten angewendet, man kann jedoch Durchfall und Ruhr damit behandeln. Die Blätter wurden bei Halsschmerzen zum Gurgeln und als Lotion für kleinere Verbrennungen und Verletzungen eingesetzt. In Europa schreibt man der Frucht kühlende und harntreibende Eigenschaften zu und hat sie als Teil von Diäten bei Tuberkulose, Gicht, Arthritis und Rheumatismus beschrieben.

Fraxinus excelsior
(Oleaceae)
Gemeine Esche

Beschreibung: Laubabwerfender, bis 40 m hoher Baum mit hellgrauer Rinde, schwarzen, kegelförmigen Blattknospen und unpaarig gefiederten Blättern.
Verbreitung & Anbau: In Europa häufig, gedeiht in feuchten Wäldern und an Ufern. Die Blätter werden im Sommer gesammelt, die Rinde jedoch im Frühling.
Verwendete Teile: Blätter, Rinde.
Inhaltsstoffe Cumarine, Flavonoide, Gerbstoffe, Zucker und ätherisches Öl.
Geschichte & Brauchtum: In der germanischen Mythologie reichten die Wurzeln der zentralen »Weltesche« *Yggdrasil* bis zu den Göttern, ihre Äste breitete sie bis in den letzten Winkel des Universums aus. Nach dieser Überlieferung wurde der erste Mensch aus einem Stück Eschenholz geschnitzt. In Schottland war es bis ins letzte Jahrhundert üblich, jedem neugeborenen Kind einen Löffel Eschensaft einzuflößen.
Medizinische Wirkung & Anwendung: Die tonisierende und adstringierende Eschenrinde wird heute in der Pflanzenheilkunde selten, gelegentlich aber bei Fieber angewendet. Auch die Blätter wirken adstringierend, zusätzlich abführend und harntreibend. Man hat sie als schwächeren Ersatz für Sennesblätter verwendet (*Cassia senna*, S. 72).
Verwandte Arten: Die Rinde der Amerikanischen Weißesche *(F. americana)* ist als bitteres und adstringierendes Tonikum eingesetzt worden. Auf der chinesischen *F. chinensis* setzen Insekten ein Wachs ab, das in Asien zur Tablettierung verwendet wird. Der von mehreren Eschen-Arten ausgeschiedene nahrhafte Blutungssaft, »Manna« genannt, wird als Abführmittel für Kinder genutzt. In Südeuropa hat man wegen ihrer reichen Saftausbeute besonders die Mannaesche *(F. ornus)* angebaut.

Fritillaria thunbergii
(Liliaceae)
Zhe bei mu (chinesisch)

Beschreibung: Ausdauernde Zwiebelpflanze mit schmalen, langen Blättern und aufrechtem Blütenstand mit hängenden, glockigen Blüten.
Verbreitung & Anbau: In China und Sibirien heimisch, im östlichen China kultiviert. Die Zwiebel wird im Frühsommer geerntet.
Verwendete Teile: Zwiebel.
Inhaltsstoffe: Alkaloide, darunter Peimin, das auf das parasympathische Nervensystem wirkt.
Geschichte & Brauchtum: *Zhe bei mu* wurde ähnlich wie *Chuan bei mu* (*F. cirrhosa, siehe* Verwandte Arten) eingesetzt, bis man der Pflanze 1765 eigene Anwendungen zuordnete. Bei Akutzuständen gilt sie als wirkungsvoller.
Medizinische Wirkung & Anwendung: *Zhe bei mu* erleichtert das Abhusten von Schleim und lindert Reizungen der Atemwege. Man wendet es an bei Bronchitis, Mandelentzündung, Fieber und bei Atemwegsbeschwerden, die mit anderen akuten Infekten, wie z. B. Grippe, einhergehen. *Zhu bei mu* soll angeblich bei Geschwülsten und Schwellungen von Rachen, Hals und Brust wirken, so bei Schilddrüsenknoten, Skrofulose (Tuberkulose der Halslymphknoten), Abszessen, Furunkeln und Brustkrebs. Man hat es auch bei Ruhr und zur Steigerung der Brustmilchproduktion eingesetzt.
Verwandte Arten: *F. cirrhosa* wächst in Szetschuan und Tibet und wird bei Husten aller Art, die chinesische *F. roylei* gelegentlich bei Asthma angewendet. Die in Iran und Afghanistan heimische Kaiserkrone *(F. imperialis)* hat man zum Fördern von Auswurf und zur Steigerung der Brustmilchproduktion verwendet.
Warnung: *Fritillaria*-Arten sind sehr giftig. Nur unter ärztlicher Aufsicht anwenden.

Fucus vesiculosus
(Fucaceae)
Blasentang

Beschreibung: Olivbraune, ledrige, bis 1 m lange Alge mit flachen, gegabelten Thalli, die Gasblasen enthalten.
Verbreitung & Anbau: An den Küsten des Nordatlantiks und des westlichen Mittelmeers heimisch, wird ganzjährig geerntet.
Verwendete Teile: Ganze Pflanze.
Inhaltsstoffe: Phenole, Polysaccharide und Mineralstoffe, insbesondere Jod (bis zu 0,1%). Die Polysaccharide wirken immunstimulierend. Jod kann die Schilddrüsentätigkeit anregen.
Geschichte & Brauchtum: Man hat Blasentang zum Heizen, zum Düngen, als Winterfutter für Vieh und als Jod- und Kaliumquelle genutzt.
Medizinische Wirkung & Anwendung: Blasentang wird wegen des hohen Jodgehalts als Mittel gegen Kropf eingesetzt. (Jod ist Teil des Schilddrüsenhormons.) Indem die Pflanze die Hormonproduktion in der Schilddrüse erhöht, scheint sie die Stoffwechselrate zu steigern, doch tritt diese Wirkung am ehesten bei einer Unterfunktion der Schilddrüse auf. Angeblich hilft Blasentang bei rheumatischen Erkrankungen.
Forschungsergebnisse: In einer klinischen Studie, die im Jahre 1976 in Italien durchgeführt wurde, verloren die mit Blasentang behandelten Patienten wesentlich mehr Gewicht als die Kontollgruppe.
Warnung: Nicht während der Schwangerschaft oder Stillzeit einnehmen. Bei Vorliegen einer Schilddrüsenerkrankung nur unter ärztlicher Aufsicht anwenden.

Fumaria officinalis
(Fumariaceae)
Echter Erdrauch, Krätzheil

Beschreibung: Einjährige, zierliche, bis 30 cm hohe Pflanze mit gefiederten Blättern und gespornten, röhrenähnlichen Blüten mit dunkelroter Spitze.
Verbreitung & Anbau: In Europa und Nordafrika heimisch, auch in Asien, Nordamerika und Australien verbreitet.
Verwendete Teile: Blühende Sproßteile.
Inhaltsstoffe: Isochinolinalkaloide.
Geschichte & Brauchtum: Wird in Europa seit langem angewendet.
Medizinische Wirkung & Anwendung: Die Pflanze wirkt stimulierend auf Leber und Gallenblase und wird hauptsächlich bei Hauterkrankungen wie Ekzemen eingesetzt. Sie hat auch harntreibende und leicht abführende Eigenschaften.
Verwandte Arten: *F. officinalis* ist mit Lerchensporn (*Corydalis yanhusuo,* syn. *C. solida*, S. 85) und der zentralasiatischen *F. parviflora* verwandt. Diese wird wie der Echte Erdrauch als entgiftendes, abführendes und harntreibendes Mittel verwendet.
Warnung: Erdrauch ist in höherer Dosierung giftig. Die Anwendung darf nur unter ärztlicher Überwachung erfolgen.

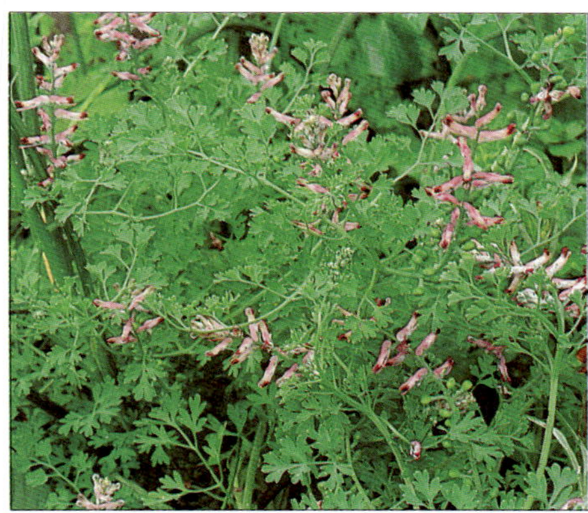

***Erdrauch** kann äußerlich zur Behandlung von Hauterkrankungen wie Ekzemen angewendet werden.*

Galega officinalis

(Leguminosae/Fabaceae)

GEISSRAUTE, SUCHTKRAUT

Beschreibung: Buschige, mehrjährige, bis 1 m hohe Pflanze mit unpaarig gefiederten Blättern, zartrosa oder hellvioletten Schmetterlingsblüten in blattachselständigen Trauben und braunen Samenhülsen im Herbst.

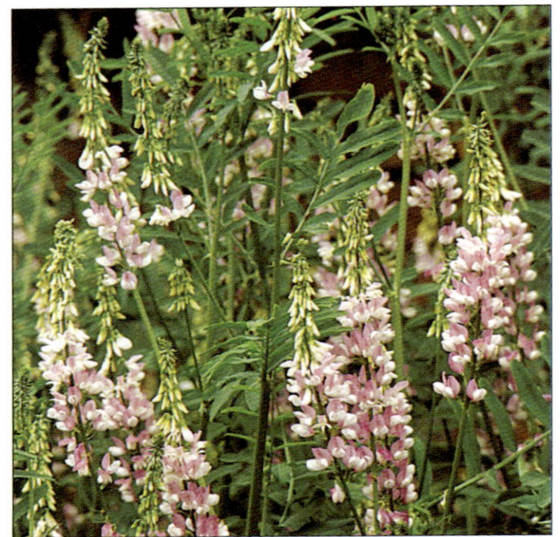

***Geißraute** wurde früher bei Pest angewendet.*

Verbreitung & Anbau: Heimisch in Asien und Kontinentaleuropa; in Westeuropa eingebürgert, wächst an feuchten Stellen. Ernte im Sommer.
Verwendete Teile: Sproßteile.
Inhaltsstoffe: Alkaloide (darunter Galegin), Saponine, Flavonoide und Gerbstoffe. Galegin senkt die Blutzuckerkonzentrationen deutlich.
Geschichte & Brauchtum: Geißraute war früher ein Mittel gegen die Pest; vielfach hat man sie auch als Viehfutter angebaut.
Medizinische Wirkung & Anwendung: Heute nutzt man Geißraute hauptsächlich bei Diabetes, da sie die Blutzuckerkonzentration senkt. Sie ist kein Ersatz für konventionelle Behandlungen, kann aber im Frühstadium eines Altersdiabetes hilfreich sein und wird am besten als Aufguß verwendet. Diese Arzneipflanze steigert die Milchproduktion und ist auch als harntreibendes Mittel nützlich.
Warnung: Als Teil einer Diabetesbehandlung nur unter ärztlicher Überwachung anwenden.

Galipea officinalis syn. *G. cusparia*

(Rutaceae)

ANGOSTURABAUM

Beschreibung: Immergrüner, bis 15 m hoher Baum mit grauer Rinde, glänzenden grünen Blättchen und übelriechenden Blüten.
Verbreitung & Anbau: Heimisch auf einigen Karibikinseln und in den Regenwäldern des tropischen Südamerika. Die Rinde kann bei Bedarf ganzjährig geerntet werden.
Verwendete Teile: Rinde.
Inhaltsstoffe: Rinde: Bitterstoffe (Angosturin), Chinolinalkaloide (darunter Cusparin) und 1–2% ätherisches Öl.
Geschichte & Brauchtum: In Südamerika ist Angostura ein traditionelles Tonikum und Fiebermittel. Amazonasindianer verwenden die Pflanze auch als Fischgift. Früher wurde »Angostura Bitter« aus dieser Pflanze gewonnen, ist heute aber nicht mehr im Angostura-Cocktail enthalten.
Medizinische Wirkung & Anwendung: Als starkes Bittertonikum regt Angostura den gesamten Magen-Darm-Trakt an. Es ist krampflösend, soll auch auf die Rückenmarksnerven einwirken und so bei Lähmungen helfen. Man nimmt Angostura typischerweise bei Verdauungsschwäche, aber auch erfolgreich bei Durchfall und Ruhr. Gelegentlich wird es in Südamerika anstelle der Chinarinde (*Cinchona* spp., S. 79) zur Senkung von Fieber genutzt. In großen Dosen wirkt es abführend und als Brechmittel.

Galium aparine

(Rubiaceae)

KLEBKRAUT, KLETTENLABKRAUT

Beschreibung: Einjährige, bis 1,2 m hohe, klimmende, insgesamt borstige Pflanze mit vierkantigem Stengel, lanzettlichen, gequirlten Blättern, unauffälligen kleinen Blüten in dichten Büscheln und kleinen, kugeligen, hakig-borstigen grünen Früchten.

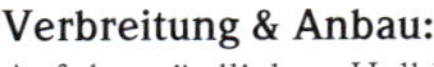

Getrocknete Sproßteile

Verbreitung & Anbau: Auf der nördlichen Halbkugel verbreitet, heute auch in vielen anderen gemäßigten Klimaregionen, so in Australien, eingebürgert. Eine wuchernde Pflanze in Gärten, an Straßenrändern und Feldrainen; sie wird unmittelbar vor der Blüte im Spätfrühling geerntet.
Verwendete Teile: Sproßteile.
Inhaltsstoffe: Iridoide (darunter Asperulosid), Polyphenolsäuren, Anthrachinone (nur in den Wurzeln), Alkane, Flavonoide und Gerbstoffe. Asperulosid wirkt mild abführend.
Geschichte & Brauchtum: Klebkraut, besonders die Früchte, »klebt« mit seinen Haken an Fell, Kleidung usw. fest; hierauf bezieht sich der deutsche Name. Der griechische Arzt Dioskorides (1. Jahrhundert) hielt es für hilfreich bei Müdigkeit und Erschöpfung und beschrieb, daß die Hirten aus den Stengeln Siebe zum Filtrieren von Milch flochten.
Medizinische Wirkung & Anwendung: Klebkraut wird als harntreibendes Mittel angewendet, ferner bei Hauterkrankungen wie Seborrhöe (übermäßig starke, schmerzhafte Absonderung der Talgdrüsen), Ekzemen und Schuppenflechte (Psoriasis), auch bei geschwollenen Lymphknoten, und schließlich als insgesamt entgiftende Arzneipflanze bei schweren Erkrankungen wie Krebs. Gewöhnlich wird die Pflanze als Aufguß zubereitet; bei Krebs wird sie jedoch (in Absprache mit dem behandelnden Arzt) am besten als Preßsaft, der stark harntreibend wirkt, verwendet. Auch bei Nierensteinen und anderen Harnwegsbeschwerden werden Preßsaft und Aufguß eingesetzt.
Forschungsergebnisse: Nach französischen Untersuchungen (1947) scheint der Pflanzenextrakt blutdrucksenkend zu wirken.
Verwandte Arten: Die mexikanischen Mazateken behandeln Darmparasiten und Fieber mit *G. orizabense*. *G. umbrosum* aus Neuseeland wurde bei Gonorrhö angewendet. *Siehe* auch Echtes Labkraut (*G. verum*, folgender Eintrag).

Galium verum

(Rubiaceae)

ECHTES LABKRAUT, KÄSELABKRAUT

Beschreibung: Mehrjährige, aufsteigende, bis 80 cm hohe Pflanze mit schmalen dunkelgrünen, gequirlten Blättern und sehr kleinen gelben Blüten in Rispen.
Verbreitung & Anbau: Heimisch in Europa und Westasien, in Nordamerika eingebürgert, wächst auf trockenen Wiesen, an Hecken und Wegrändern. Die Vermehrung erfolgt durch Aussaat im Sommer bzw. durch Teilung im Frühjahr oder Herbst. Die blühende Pflanze wird geerntet.
Verwendete Teile: Sproßteile.
Inhaltsstoffe: Iridoide (darunter Asperulosid), Flavonoide, Anthrachinone und Alkane.
Geschichte & Brauchtum: Traditionell setzte man Echtes Labkraut ein, um Milch zum Gerinnen zu bringen; hierauf spielt der deutsche Name an. Der auf diese Weise hergestellte Käse war gelb gefärbt. Im Mittelalter diente Labkraut als angenehm riechende Fußboden-Einstreu im Haus, auch zum Stopfen von Matratzen wurde es verwendet. K'Eogh bemerkte in seinem *Irish Herbal* (1735), »auf Verbrennungen aufgetragen, lindern die zerdrückten Blüten die Entzündung; auf Wunden aufgelegt, können sie diese heilen«.
Medizinische Wirkung & Anwendung: Echtes Labkraut schmeckt leicht bitter und wird hauptsächlich als harntreibendes Mittel und bei Hauterkrankungen eingesetzt. Wie das nahe verwandte Klebkraut (*G. aparine*, vorheriger Eintrag) wird es bei Nieren-, Blasensteinen und anderen Harnwegsbeschwerden, auch bei Blasenentzündung, angewendet. Gelegentlich nimmt man es bei chronischen Hautkrankheiten wie Psoriasis, zieht hier aber im allgemeinen das Klebkraut vor. Besonders in Frankreich steht Echtes Labkraut seit langem im Ruf eines Epilepsiemittels, wird aber diesbezüglich heute selten genutzt.
Verwandte Arten: In Frankreich galt auch *G. elatum* als Arzneimittel bei Epilepsie. (*Siehe* auch *G. aparine*, links).

Gardenia jasminoides syn. *G. augusta, G. florida*

(Rubiaceae)

ZHI ZI (CHINESISCH), GARDENIE

Beschreibung: Immergrüner, bis 3 m hoher Strauch mit weißen, duftenden Blüten (bei Zuchtformen gefüllt) und orangeroten Früchten.

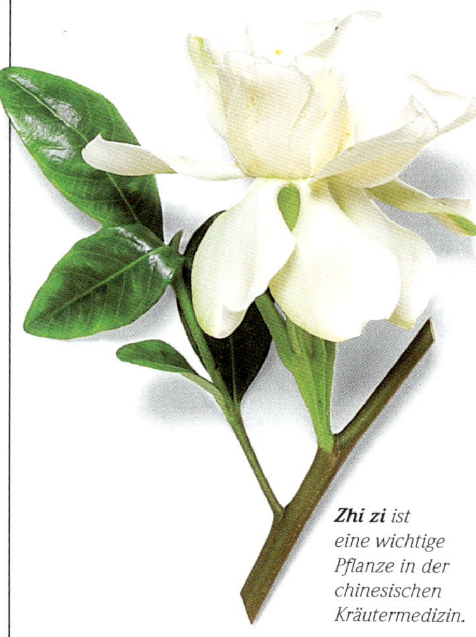

Zhi zi *ist eine wichtige Pflanze in der chinesischen Kräutermedizin.*

Verbreitung & Anbau: In den Südostprovinzen Chinas heimisch, benötigt feuchtwarmes, tropisches Klima. Die Früchte werden bei beginnender rotgelber Verfärbung geerntet.
Verwendete Teile: Frucht.
Inhaltsstoffe: Frucht: ätherisches Öl, Gardenin, Crocin und Geniposid.
Geschichte & Brauchtum: Die chinesische Kräutermedizin nutzt *Zhi zi* seit mindestens 2000 Jahren. Es liefert ein wichtiges ätherisches Öl, das zum Parfümieren von Tees dient und auch in der Parfümherstellung verwendet wird. *Gardenia*-Parfüms sind oft eine Mischung aus *Zhi zi*, Jasmin und Tuberose *(Polianthes tuberosa)*.
Medizinische Wirkung & Anwendung: In der traditionellen chinesischen Medizin (S. 38 – 41) ist *Zhi zi* eine »bittere, kalte« Arzneipflanze, die hauptsächlich bei den mit Hitze assoziierten Krankheitsbildern eingesetzt wird. Dazu gehören Fieber, Reizbarkeit, Rastlosigkeit, Schlaflosigkeit, schmerzhaftes Harnlassen und Gelbsucht. *Zhi zi* wirkt auch bei Blasenentzündung, Kopfschmerzen und Atembeschwerden; es ist blutstillend und hilft bei Nasenbluten und Blutungen der Harnwege und des Enddarms. *Zhi zi* wird mit Hühnereiweiß gemischt und als Pulver (Puder) auf Prellungen aufgetragen.
Verwandte Arten: Die drastisch abführende Frucht der nordindischen *G. campanulata* wird zum Entwurmen verwendet. Die ostindische *G. gummifera* wirkt antiseptisch und verdauungsfördernd. *G. taitensis* aus der Pazifikregion hilft bei Kopfschmerzen. *G. thunbergia* beseitigt Verstopfung.
Warnung: Nicht bei Durchfall einnehmen.

Gaultheria procumbens

(Ericaceae)

SCHEINBEERE

Beschreibung: Aromatischer, kriechender, bis 15 cm hoher Strauch mit ledrigen, ovalen Blättern, kleinen, glockenförmigen weißrosa Blüten und leuchtendroten Früchten.
Verbreitung & Anbau: In Nordamerika heimisch, wächst in Wäldern und an offenen Berghängen. Blätter und Früchte werden im Sommer gesammelt.
Verwendete Teile: Blätter, Früchte, ätherisches Öl.
Inhaltsstoffe: Phenole (darunter Gaultherin und Salicylsäure), 0,8% ätherisches Öl (bis zu 98% Methylsalicylat), Schleimstoffe, Harz und Gerbstoffe.
Geschichte & Brauchtum: Nordamerikanische Indianer wendeten die Scheinbeere bei Rückenschmerzen, Rheumatismus, Fieber, Kopf- und Halsschmerzen und etlichen weiteren Beschwerden an. Der Begründer der physiomedikalistischen Tradition im 19. Jahrhundert, Samuel Thomson, setzte sie zusammen mit Geflecktem Schierling (*Conium maculatum*, S. 192) bei starker Flüssigkeitsretention ein. Die Blätter waren als Ersatz für schwarzen Tee (*Camellia sinensis*, syn. *Thea sinensis*, S. 179) in Gebrauch, so z. B. während des amerikanischen Unabhängigkeitskriegs (1776 – 1784).
Medizinische Wirkung & Anwendung: Scheinbeere wirkt stark entzündungshemmend, antiseptisch und verdauungsberuhigend. Sie ist ein gutes Mittel bei rheumatischen und arthritischen Beschwerden und lindert Blähungen und Koliken in Form von Tee. Das ätherische Öl hilft, als Salbe oder Emulsion aufgetragen, bei entzündeten, geschwollenen oder schmerzenden Muskeln, Bändern und Gelenken. Auch bei neurologischen Erkrankungen wie Ischias (Schmerzzustände im Bereich des Hüftnervs) und Trigeminusneuralgie (Schmerzzustände eines Gesichtsnervs) kann es Erleichterung bringen. Gelegentlich wendet man das Öl bei Zellulits, einer infektionsbedingten Zellgewebsentzündung, an. Die Inuit in Labrador und andere Indianerstämme essen die rohen Beeren und behandeln mit den Blättern Kopf-, Muskel- und Halsschmerzen.
Warnung: Bei Unverträglichkeit gegen Aspirin (Acetylsalicylsäure) sollte Scheinbeere nicht innerlich angewendet werden. Keine innere Anwendung des isolierten ätherischen Öls; bei Kindern unter zwölf Jahren auch keine äußerliche Anwendung (selbst in hoher Verdünnung), es sei denn unter ärztlicher Überwachung.

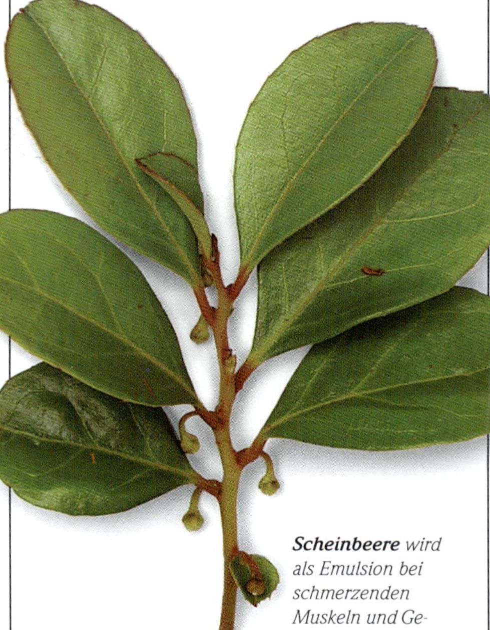

Scheinbeere *wird als Emulsion bei schmerzenden Muskeln und Gelenken angewendet.*

Gelidium amansii

(Rhodophyceae)

AGARTANG

Beschreibung: Durchscheinende, stark verzweigte rotbraune Rotalge von bis zu 1 m Länge und mit kugeligen Vermehrungsorganen im Spätherbst und Winter.
Verbreitung & Anbau: Heimisch an der Pazifikküste Chinas und Japans und an der südafrikanischen Küste, wächst bis zu einer Meerestiefe von 30 m. Gewerbsmäßig wird der Tang von Felsen und vom Meeresboden abgerecht, gereinigt und sechs Stunden mit Schwefelsäure gekocht; der so gewonnene Agar erstarrt und wird getrocknet. Jedes Jahr werden etwa 6500 Tonnen gereinigter Agar-Agar produziert.
Verwendete Teile: Algenextrakt (Agar-Agar).
Inhaltsstoffe: Polysaccharide, hauptsächlich Agarose und Agaropektin (bis zu 90%) mit starker Wasserbindungsfähigkeit.
Geschichte & Brauchtum: Als Dickungsmittel in der Nahrungsmittelindustrie ist Agar-Agar weit verbreitet, am meisten wird er jedoch in der wissenschaftlichen Forschung eingesetzt: Er ist wesentlicher Bestandteil fester Kulturmedien zur Anzucht von Mikroorganismen in Petrischalen. Sein japanischer Name, *Kanten*, bedeutet »kaltes Wetter« – als Hinweis auf die Ernte, die früher im Winter stattfand, da der Herstellungsprozeß Frieren und Auftauen beinhaltete.
Medizinische Wirkung & Anwendung: Agartang und ebenso die meisten anderen Meeresalgen sind nahrhaft und enthalten große Mengen an Schleimstoffen. Medizinisch wird Agar hauptsächlich als Volumenabführmittel eingesetzt. Er nimmt im Darm Wasser auf, quillt und regt so die Darmtätigkeit und die Darmentleerung an.
Verwandte Arten: Der Hauptlieferant von Agar ist *G. amansii*, es werden jedoch auch *G. cartilagineum* (an der Pazifikküste Nordamerikas) und andere nahverwandte Arten weltweit genutzt.

Gelsemium sempervirens

(Loganiaceae)

GELBER JASMIN

Beschreibung: Immergrüne, bis 6 m hohe, verholzte Kletterpflanze mit glänzenden dunkelgrünen Blättern und Büscheln mit duftenden, trompetenförmigen gelben Blüten.
Verbreitung & Anbau: In den südlichen USA und Mittelamerika heimisch, wächst an feuchten Stellen. Der Wurzelstock wird im Herbst ausgegraben.
Verwendete Teile: Wurzelstock.
Inhaltsstoffe: Indolalkaloide (darunter Gelsemin und Gelsedin), Iridoide, Cumarine und Gerbstoffe. Die giftgen Alkaloide hemmen das Zentralnervensystem.

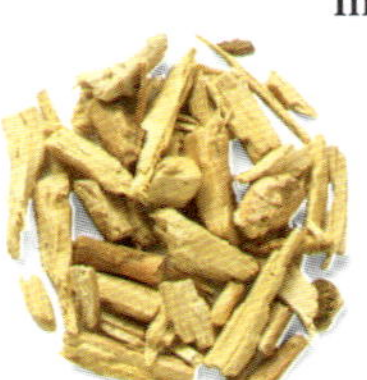

Getrockneter Wurzelstock

Geschichte & Brauchtum: Man weiß nicht, ob Gelber Jasmin von den Ureinwohnern Amerikas medizinisch genutzt wurde, da die Pflanze erst Mitte des 19. Jahrhunderts eine regelmäßige Anwendung fand. Als erste setzten ihn die Anhänger der eklektischen Kräuterbewegung ein, schließlich wurde er offizinielle Arzneipflanze und in der *Pharmacopoeia of the United States* von 1863–1926 aufgeführt.
Medizinische Wirkung & Anwendung: Man verwendet Gelben Jasmin, eine stark wirksame Arzneipflanze, in kleiner Dosis als beruhigendes und entkrampfendes Mittel, am häufigsten wird er zur Behandlung von Neuralgien (durch Nervenreizung oder -verletzung verursachte Schmerzen) eingesetzt. Oft gibt man ihn bei Schmerzen der Gesichtsnerven. Äußerlich wendet man Gelben Jasmin an bei Intercostalneuralgien (Nervenschmerzen zwischen den Rippen) und Ischias (Schmerzzustände durch Einklemmen eines Nervs im Hüftbereich). Die krampflösenden Eigenschaften helfen bei Keuchhusten und Asthma. Gelegentlich wird Gelber Jasmin bei Migräne, Schlaflosigkeit, Darmbeschwerden und zur Blutdrucksenkung verwendet. Die Arzneipflanze wird auch in der Homöopathie eingesetzt.
Warnung: *G. sempervirens* ist äußerst giftig und darf nur unter ärztlicher Überwachung eingesetzt werden. In einigen Ländern unterliegt er gesetzlichen Bestimmungen.

Gentiana macrophylla

(Gentianaceae)

QIN JIAO (CHINESISCH), GROSSBLÄTTRIGER ENZIAN

Beschreibung: Ausdauernde, bis 70 cm hohe Pflanze mit gegenständigen, lanzettlichen Blättern und violetten, glockenförmigen Blüten in den Blattachseln.
Verbreitung & Anbau: In der Mongolei und in den Nordostprovinzen Chinas heimisch; die Wurzel wird im Frühjahr oder Herbst geerntet.
Verwendete Teile: Wurzel.
Inhaltsstoffe: Alkaloide (Gentianin und Gentianidin) und Bitterstoffe.
Geschichte & Brauchtum: *Qin jiao* gehört zu den 252 im *Klassiker der Wurzeln und Heilkräuter des gestaltenden Landmanns* (*Shen nong ben cao jing*, 1. Jahrhundert) aufgeführten Pflanzen.
Medizinische Wirkung & Anwendung: Wie der verwandte europäische Gelbe Enzian (*Gentiana lutea*, S. 97) ist *Qin jiao* eine sehr bittere Arzneipflanze. Gewöhnlich wird er als Tinktur zur Verdauungsförderung genommen und um den Körper insgesamt zu »kühlen«. Anders als der Gelbe Enzian ist *Qin jiao* auch eine leichte Scharfstoffdroge und deshalb bei einem etwas anderen Krankheitsspektrum anwendbar. Die chinesische Kräutermedizin verschreibt ihn bei »Wind-Feuchte«-Zuständen wie Fieber, Gelbsucht und »trockener« Verstopfung, sie setzt ihn allgemein zur Unterstützung der Leberfunktion und des Verdauungssystems ein. Wegen seiner entzündungshemmenden und leicht beruhigenden Eigenschaften wird er auch bei rheumatischen und arthritischen Beschwerden angewendet.
Forschungsergebnisse: Nach chinesischen Untersuchungen hat die Pflanze sowohl antibiotische als auch entzündungshemmende Wirkungen.

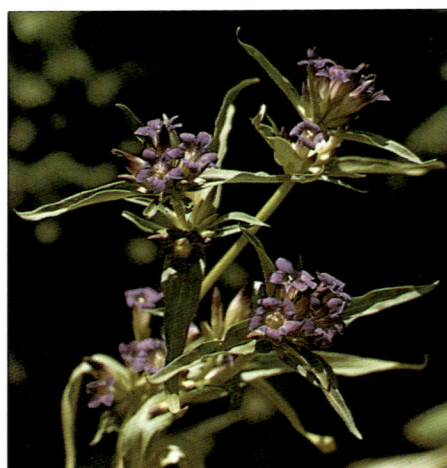

***Qin jiao** ist eine außerordentlich bitter schmeckende Arzneipflanze und wirkt wie die verwandten europäischen Enzianarten entzündungshemmend und leicht beruhigend.*

Verwandte Arten: Als reine Bitterdroge wird auch eine andere chinesische Enzianart, *Long dan cao (G. scabra)*, verwendet. Sie regt die Bildung der Verdauungssekrete an und hilft bei etlichen mit der Leber zusammenhängenden Erkrankungen. Die Mayas nutzten *G. adsurgens* (in Mexiko heimisch) zum Stimulieren der Magensaftsekretion und bei Magenschmerzen. *G. andrewsii* aus den östlichen Gebieten Nordamerikas wurde als Mittel zur Behandlung von Schlangenbissen und als reine Bitterstoffdroge eingesetzt. *Siehe* auch Tausendgüldenkraut (*Erythraea centaurium*, syn. *Centaurium erythraea*, S. 204).

Geranium maculatum

(Geraniaceae)

GEFLECKTER STORCHSCHNABEL

Beschreibung: Mehrjährige, bis 60 cm hohe Pflanze mit tief eingeschnittenen Blättern, purpurrosa Blüten und schnabelförmigen Fruchtständen.
Verbreitung & Anbau: Heimisch in den Wäldern des östlichen und zentralen Nordamerika. Die Wurzel wird im zeitigen Frühjahr, die Sproßteile werden im Sommer geerntet.
Verwendete Teile: Wurzel, Sproßteile.
Inhaltsstoffe: Gerbstoffe (bis zu 30%).
Geschichte & Brauchtum: Die nordamerikanischen Indianer nutzten ihn bei Halsschmerzen, Mundgeschwüren, entzündetem Zahnfleisch und Mundsoor. Später setzten die europäischen Siedler ihn bei Durchfall, inneren Blutungen, Cholera und Geschlechtskrankheiten ein.
Medizinische Wirkung & Anwendung: Auch heute wird die Pflanze weitgehend wie früher angewendet. Als adstringierende und zusammenziehende Droge wird sie oft bei Reizdarm, Hämorrhoiden und zur Blutstillung verschrieben. Man kann auch starke Periodenblutungen und starken Scheidenausfluß damit behandeln.
Verwandte Arten: *Siehe* Ruprechtskraut (*G. robertianum*, folgender Eintrag).
Warnung: Die Arzneipflanze darf jeweils nur einige Wochen lang angewendet werden.

Geranium robertianum

(Geraniaceae)

RUPRECHTSKRAUT, STINKENDER STORCHSCHNABEL

Beschreibung: Unangenehm riechende, ein- bis zweijährige, bis zu 50 cm hohe Pflanze, oft vollständig rötlich überlaufen, mit tief eingeschnittenen, doppelt fiederspaltigen Blättern, rosaroten Blüten und schnabelförmigem Fruchtstand.
Verbreitung & Anbau: In Europa und Asien heimisch, in Nordamerika eingebürgert; wird im Sommer gesammelt.
Verwendete Teile: Sproßteile, Wurzeln.
Inhaltsstoffe: Gerbstoffe, ein Bitterstoff (Geraniin), Spuren von ätherischem Öl und Zitronensäure.
Geschichte & Brauchtum: Vielgepriesene Heilpflanze des Mittelalters – »Gottesgnadenkraut« bei W. Ryffius (1573).
Medizinische Wirkung & Anwendung: Heutzutage wird Ruprechtskraut in der europäischen Pflanzenheilkunde selten angewendet; wenn überhaupt, dann ähnlich wie Gefleckter Storchschnabel (*G. maculatum*, vorheriger Eintrag) als Adstringens und zur Wundheilung. Als Arzneimittel verdiente diese Pflanze eingehendere Untersuchung. Nach Meinung eines Fachmanns soll Ruprechtskraut auch bei Magengeschwüren und Gebärmutterentzündung wirken und ist möglicherweise ein potentielles Krebsmittel.

Geum urbanum

(Rosaceae)

ECHTE NELKENWURZ

Beschreibung: Aufrechte, behaarte, mehrjährige, bis 60 cm hohe Pflanze mit gefiederten Blättern, kleinen, fünfzähligen gelben Blüten und einer vielteiligen, hakigen Frucht.
Verbreitung & Anbau: In Europa und weiten Teilen Asiens heimisch, wächst an Wegrändern und schattigen Plätzen. Die Wurzel wird im Frühjahr, die Sproßteile im Sommer geerntet.
Verwendete Teile: Sproßteile, Wurzel.
Inhaltsstoffe: Phenolglykoside (einschließlich Eugenol), Gerbstoffe, ätherisches Öl und möglicherweise das Sesquiterpenlacton Cnicin.
Geschichte & Brauchtum: Nelkenwurz war früher als *herba benedicta* (gesegnetes Kraut) hochgeschätzt, der man im Mittelalter starke magische Kräfte zusprach. Traditionsgemäß sollte die Wurzel am 25. März ausgegraben werden. 1652 beschrieb der Kräuterkundler Nicholas Culpeper sie als »gut bei Krankheiten des Brustkorbs oder der Brust, bei Seitenstechen und -schmerzen und, um grobe und rauhe Körpersäfte aus Bauch und Magen auszustoßen«. Man hat die Wurzel früher als mildes Beruhigungs- und Fiebermittel eingesetzt.
Medizinische Wirkung & Anwendung: Die adstringierende Nelkenwurz wird hauptsächlich bei Beschwerden von Mund, Rachen und Magen-Darm-Trakt eingesetzt. Sie zieht lockeres Zahnfleisch zusammen, heilt Mundgeschwüre, dient zum Gurgeln bei Rachen- und Kehlkopfinfektionen und lindert Reizzustände des Magens und Darms. Man kann sie bei Magen-Darm-Geschwüren, Reizdarm, Durchfall und Ruhr anwenden. Nelkenwurz ist bei Hämorrhoiden in Form einer wohltuenden Salbe oder Lotion eingesetzt worden. Extrakte helfen auch als Spülung bei starkem Scheidenausfluß. Angeblich hat Nelkenwurz eine milde, chininähnliche, fiebersenkende Wirkung.

Glechoma hederacea

(Labiatae/Lamiaceae)

GUNDERMANN, ERDEFEU

Beschreibung: Ausdauernde, kriechende, bis 15 cm hohe Pflanze mit langen, wurzeltreibenden Ausläufern, gekerbten, nierenförmigen Blättern und gequirlten violetten Blüten.
Verbreitung & Anbau: In Europa und Westasien heimisch, eingebürgert in vielen gemäßigten Zonen, auch in Nordamerika; wächst an schattigen Stellen und auf feuchten Wiesen. Die Pflanze wird im Sommer gesammelt.
Verwendete Teile: Sproßteile.
Inhaltsstoffe: Sesquiterpene, Flavonoide, ätherisches Öl, der Bitterstoff Glechomin, Saponine, Harze und Gerbstoffe.
Geschichte & Brauchtum: Gundermann war eine wichtige Heil- und Zauberpflanze der Germanen. Hildegard von Bingen empfiehlt ihn bei Fieber und chronischem Husten. Im 16. Jahrhundert hielt der Kräuterarzt John Gerard ihn für hilfreich bei Ohrenklingen.
Medizinische Wirkung & Anwendung: Gundermann wirkt tonisierend, harntreibend und gegen Katarrh; mit ihm behandelt man viele Erkrankungen, die die Schleimhäute von Ohr, Nase, Hals und Verdauungssystem betreffen. Bei Kindern hilft die gut verträgliche Arzneipflanze bei anhaltendem Katarrh und chronischen Zuständen wie seröser Mittelohrentzündung und Nebenhöhlenentzündung. Besonders durch hartnäckige Katarrhe verursachte Hals- und Atemwegsbeschwerden werden durch Gundermann verbessert. Man wendet ihn auch bei Magenschleimhautentzündung und Sodbrennen an, ferner bei Durchfall und zum Austrocknen wäßriger und schleimiger Sekrete. Gundermann wurde zur Vorbeugung von Skorbut und als Frühjahrskur eingesetzt und gilt bei Nierenbeschwerden als wirksam.

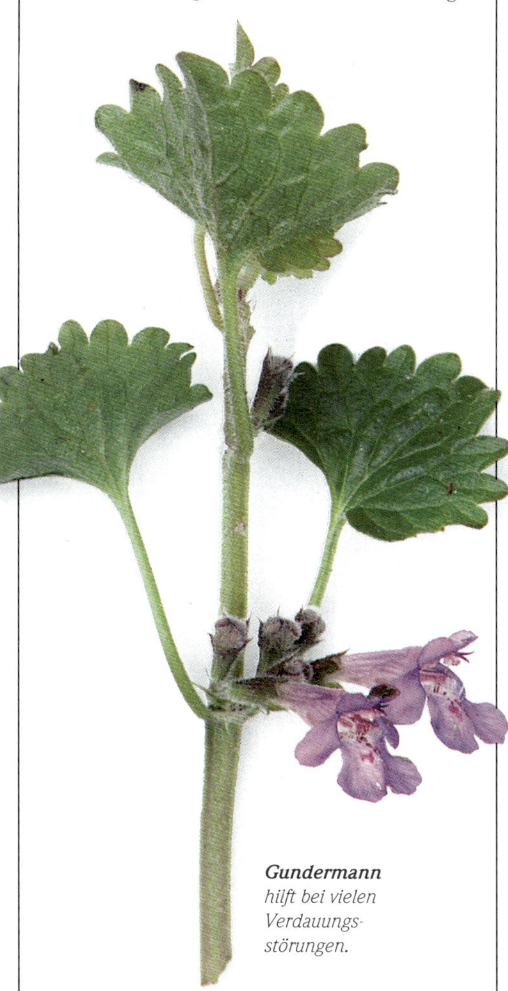

Gundermann *hilft bei vielen Verdauungsstörungen.*

Glycine max

(Leguminosae/Fabaceae)

SOJABOHNE

Beschreibung: Einjährige, bis 2 m hohe Pflanze mit je drei Fiederblättern, weißen oder violetten Blüten und 2–4 Samen enthaltenden Hülsen.
Verbreitung & Anbau: In Südwestasien heimisch, wird in warm-gemäßigten Klimazonen angebaut. Ernte der reifen Samen.
Verwendete Teile: Samen (Bohnen), Sprosse.
Inhaltsstoffe: Proteine, fettes Öl, Cumestrol, Isoflavone, Lecithin, Vitamine und Mineralstoffe. Cumestrol und die Isoflavone haben im Körper östrogenähnliche Wirkung.
Geschichte & Brauchtum: In Asien ist die Sojabohne ein Grundnahrungsmittel, mittlerweile ist sie eine der wichtigsten Samenleguminosen weltweit.
Medizinische Wirkung & Anwendung: Zwar hat Sojabohne nur schwache medizinische Wirkungen, doch regt sie den Kreislauf an und entgiftet. In der chinesischen Kräutermedizin wendet man die Sprossen bei »Sommer-Hitze« und Fieber an. Epidemiologische Studien zeigen, daß Völker, die viel Sojabohnen oder -produkte in der Nahrung zu sich nehmen, weniger an Krebs erkranken. An der Schutzwirkung könnten die Isoflavone beteiligt sein.

Glycyrrhiza uralensis syn. *G. viscida*

(Leguminosae/Fabaceae)

GAN CAO (CHINESISCH), ASIATISCHES SÜSSHOLZ

Beschreibung: Mehrjährige, bis 1 m hohe Pflanze mit faserigen Wurzeln, behaartem Stengel, rötlichpurpurnen Blütentrauben und flachen Samenhülsen.
Verbreitung & Anbau: In China, der Mongolei und Ostrußland heimisch; die Wurzel wird im Frühjahr oder Herbst geerntet.
Verwendete Teile: Wurzel, Rhizom.
Inhaltsstoffe: Triterpensaponine (besonders Glycyrrhizin und Glycyrrhetinsäure), Flavonoide, Isoflavonoide (darunter Liquiritigenin und Liquiritin) und Chalcone.
Geschichte & Brauchtum: Seit mehr als 2000 Jahren wird *Gan cao* in China als Heilpflanze genutzt.
Medizinische Wirkung & Anwendung: *Gan cao* ist eine der wichtigsten Arzneipflanzen in China. Sie dient zum »Harmonisieren« verschiedener pflanzlicher Kombinationspräparate, hat aber auch eigene Bedeutung. Als süß schmeckendes Tonikum mit ähnlichen therapeutischen Eigenschaften wie Süßholz (*G. glabra*, S. 99) wird *Gan cao* zur Behandlung von Halsschmerzen, Keuchen, Husten, Mundgeschwüren, Magen-Darm-Geschwüren und Magenschleimhautentzündung angewendet. Es wird bei Zuständen, in denen das *Qi* geschwächt ist, zur Förderung der Widerstandskraft und Vitalität verschrieben. Auch entzündete Haut wird entgiftet.
Warnung: Nur unter ärztlicher Überwachung anwenden. Langzeitanwendung kann zu Bluthochdruck und Flüssigkeitsretention führen. Nicht bei Blutarmut und nicht während der Schwangerschaft einnehmen.

Gnaphalium uliginosum

(Compositae/Asteraceae)

SUMPF-RUHRKRAUT

Beschreibung: Einjährige, bis 20 cm hohe Pflanze mit schmalen silbergrauen Blättern und winzigen gelben Blütenköpfen.
Verbreitung & Anbau: Heimisch in Europa, dem Kaukasus und Westasien, in Nordamerika eingebürgert; wächst an feuchten Stellen. Die blühende Pflanze wird geerntet.
Verwendete Teile: Sproßteile.
Inhaltsstoffe: Ätherisches Öl und Gerbstoffe.
Medizinische Wirkung & Anwendung: Sumpf-Ruhrkraut mit seinen adstringierenden, antiseptischen und gegen Katarrh wirkenden Eigenschaften wird heute medizinisch kaum genutzt. Die britische Pflanzenheilkunde verwendet es gelegentlich bei Mandelentzündung, Halsschmerzen, Heiserkeit sowie bei Rachen-, Nasen- und Nebenhöhlenkatarrh. In Rußland setzt man Sumpf-Ruhrkraut bei Bluthochdruck ein. Es soll außerdem antidepressiv und aphrodisierend wirken.
Verwandte Arten: Eine nahe verwandte europäische Art, das Zweihäusige Katzenpfötchen, *G. dioicum* syn. *Antennaria dioica*, wirkt adstringierend und wurde zur Behandlung von Lungenerkrankungen eingesetzt. Mit dem nordamerikanischen *G. polycephalum* wurden Atemwegs- und Darmkatarrh behandelt, und es wurde als Umschlag auf Prellungen gelegt. Auch das neuseeländische *G. keriense* gilt als geeignetes Mittel bei Prellungen.

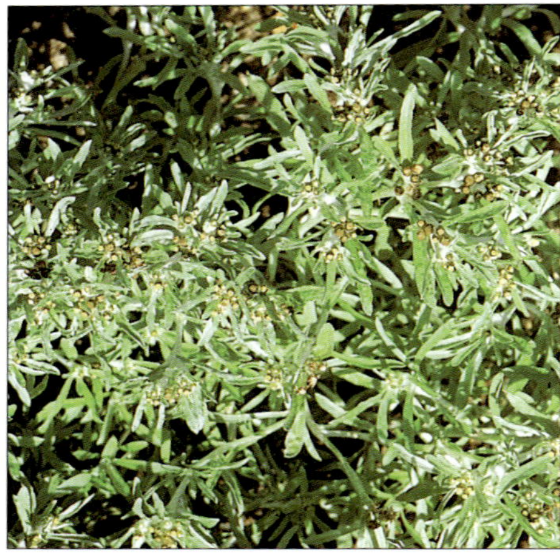

***Sumpf-Ruhrkraut** ist in feuchten Gebieten der Nordhalbkugel häufig anzutreffen.*

Gossypium herbaceum

(Malvaceae)

BAUMWOLLE

Beschreibung: Zwei- oder mehrjährige, bis 2,5 m hohe Pflanze mit gelappten Blättern, großen weißen oder rosafarbenen Blüten und Samenkapseln mit weißen, flauschigen Samenhaaren.
Verbreitung & Anbau: Auf dem indischen Subkontinent und der Arabischen Halbinsel heimisch, heute als Faserpflanze weltweit in warm-gemäßigten und tropischen Klimazonen angebaut. Wurzel und Samen werden im Herbst geerntet.
Verwendete Teile: Wurzelrinde, Samenöl.
Inhaltsstoffe: Wurzelrinde: das Sesquiterpen Gossypol, Flavonoide; Samen: fettes Öl (mit etwa 2% Gossypol) und Flavonoide. Gossypol verursacht bei Männern Unfruchtbarkeit.
Geschichte & Brauchtum: Seit der Frühzeit wird Baumwolle in Indien und dem Mittleren Osten als Faserlieferant und Arzneipflanze kultiviert. Wegen ihrer die Menstruation einleitenden Eigenschaft schätzte man die Pflanze besonders. Man entdeckte die geburtenregulierende Wirkung des Samenöls zuerst in China, als Männer nach dem Genuß von in Baumwollöl zubereiteter Nahrung unfruchtbar wurden.
Medizinische Wirkung & Anwendung: Heute wird die Wurzelrinde der Baumwolle medizinisch selten verwendet. Früher nutzte man sie als Ersatz für das allgemein gebäuchliche, Wehen auslösende Mutterkorn *(Claviceps purpurea)*. Baumwoll-Wurzelrinde wirkt sowohl milder als auch sicherer, sie regt Uteruskontraktionen an und beschleunigt so eine schwere Geburt. Sie bewirkt auch eine Abtreibung oder den Beginn der Periodenblutung und verringert die Blutungsstärke der Menstruation. Sie erhöht die Blutgerinnungsfähigkeit und die Brustmilchproduktion. Mit Baumwoll-Samenöl werden starke Periodenblutungen und Endometriose (Wucherungen der Gebärmutterschleimhaut) behandelt.
Forschungsergebnisse: In China hat man Baumwollsamen und das Samenöl als geburtenregulierendes Mittel bei Männern (»Pille des Mannes«) untersucht. Das Samenöl erniedrigt die Spermienanzahl, bewirkt auch eine Degeneration der Spermien produzierenden Zellen und somit Unfruchtbarkeit bei Männern.
Verwandte Arten: Die Mayas und Azteken nutzten das amerikanische *G. hirsutum* verbreitet als Arznei- und Faserpflanze. Kolumbus brachte von seiner ersten Amerikareise Proben dieser Art mit nach Europa. Amerikanische Ureinwohner wendeten die Rinde zur Linderung von Wehenschmerzen an; im 19. Jahrhundert war sie dann zum Einleiten der Menstruation und zur Abtreibung üblich.
Warnung: Wurzelrinde und Samenöl der Baumwolle sind potentiell giftig und dürfen nur unter ärztlicher Überwachung angewendet werden. Nicht in der Schwangerschaft einsetzen.

Grindelia camporum syn. *G. robusta* var. *rigida*

(Compositae/Asteracea)

GRINDELIAKRAUT

Beschreibung: Mehrjährige, bis 1 m hohe Pflanze mit dreieckigen Blättern und orangegelben, den Margeriten ähnlichen Blüten.
Verbreitung & Anbau: In Mexiko und den Südwest-USA heimisch, wächst auf trockenen und salzigen Böden. Ernte zur Blütezeit im Spätsommer.
Verwendete Teile: Blätter, Blütenstände.
Inhaltsstoffe: Diterpene (darunter Grindeliasäure), Harze und Flavonoide.
Geschichte & Brauchtum: Die Indianer wendeten das Grindeliakraut bei Atemwegsbeschwerden und Hautreaktionen an, z. B. nach Berührung mit Giftsumach *(Rhus toxicodendron)*. Erst Mitte des 19. Jahrhunderts erkannten die Schulmediziner in den USA die medizinischen Eigenschaften an. Die Pflanze war von 1882 bis 1926 in der *Pharmacopoeia of the United States* aufgelistet.
Medizinische Wirkung & Anwendung: Grindeliakraut zeigt gute Wirkung bei Bronchialasthma und bei durch verschleimte Bronchien behinderter Atmung. Durch die krampflösenden und auswurffördernden Eigenschaften entspannen sich die Muskeln der kleineren Bronchienäste, und zäher Schleim wird abtransportiert. Es wird auch bei Bronchitis, Emphysem und bei Nasen- und Rachenkatarrh eingesetzt. Man hat die Pflanze bei Keuchhusten, Heuschnupfen und Blasenentzündung genutzt, ferner äußerlich, um das Abheilen von Hautreizungen und Verbrennungen zu beschleunigen.
Verwandte Arten: Die nordamerikanische *G. squarrosa* wurde von den Indianern wechselweise mit *G. camporum* bei Atemwegserkrankungen wie Erkältungen, Husten und Tuberkulose angewendet.
Warnung: In übermäßiger Dosierung toxisch. Nicht bei Nieren- oder Herzkrankheit anwenden.

Guaiacum officinale

(Zygophyllaceae)

GUAJAKBAUM,

POCKHOLZ, LIGNUM VITAE

Beschreibung: Immergrüner, bis 10 m hoher Baum mit gefiederten ovalen Blättern, kleinen, sternförmigen tiefblauen Blüten und herzförmigen Samenkapseln.
Verbreitung & Anbau: Heimisch in Südamerika und auf den karibischen Inseln, wächst in tropischen Regenwäldern. Der Baum wird wegen seines Holzes geschlagen; das Harz wird aus dem Kernholz extrahiert.
Verwendete Teile: Holz, Harz.
Inhaltsstoffe: Lignane (Furoguaiacidin, Guaiacin und andere), 18–25% Harz, Vanillin und Terpene.
Geschichte & Brauchtum: Angeblich hat sich der deutsche Humanist Ulrich von Hutten 1519 selbst von Syphilis geheilt, indem er 40 Tage fastete, sehr viel schwitzte und Abkochungen aus Lignum vitae trank. Auch Oviedo, einer der ersten Chronisten der amerikanischen Fauna und Flora, schrieb 1526, daß »karibische Indianer sich sehr leicht« mit dieser Pflanze von Geschlechtskrankheiten heilen.

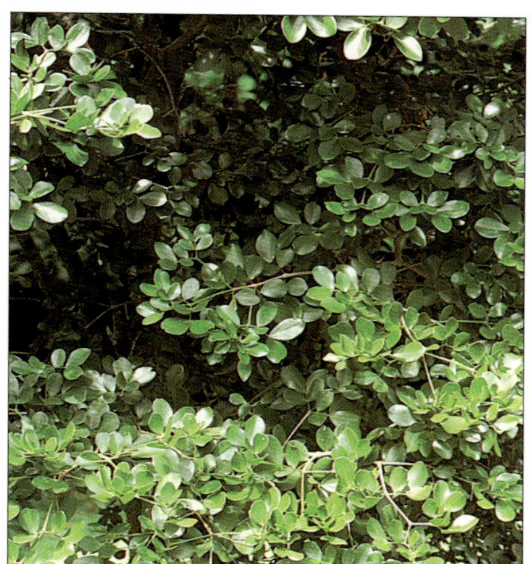

***Guajakbaum** war als angebliches Syphilismittel in Europa früher sehr gefragt.*

Einige Jahre lang war der Guajakbaum in Europa sehr gefragt, geriet aber langsam aus der Mode, als man seine Heilwirkung bei Syphilis nur mehr für einen Witz hielt. Es ist jedoch möglich, daß die Pflanze zusammen mit einer intensiven naturheilpraktischen Diät eine gewisse Wirksamkeit haben könnte.
Medizinische Wirkung & Anwendung: In Europa und besonders auf den Britischen Inseln verwendet man Guajakbaum zur Behandlung von arthritischen und rheumatischen Erkrankungen und nutzt seine entzündungshemmenden Eigenschaften, die auf Gelenke schmerzlindernd und abschwellend wirken. Er ist auch harntreibend, abführend und schweißbildend, fördert den Abtransport von Giftstoffen und ist deshalb vorteilhaft bei Gicht. Man verwendet die Tinktur zum Einreiben rheumatischer Stellen. Auf schmerzende Zähne kann man einen mit Guajakharz getränkten Wattebausch auflegen. Eine Abkochung der Holzspäne wirkt örtlich betäubend und wird bei rheumatischen Gelenken und Herpesblasen verwendet.
Verwandte Arten: *G. sanctum* aus Mittelamerika und Teilen Floridas sowie das mexikanische *G. coulteri* werden genauso wie Guajakbaum eingesetzt.
Warnung: In einigen Ländern unterliegt Guajakbaum gesetzlichen Bestimmungen.

Guarea rusbyi

(Meliaceae)

COCILLIANABAUM, BISAMHOLZ

Beschreibung: Immergrüner Baum mit hellgrauer Rinde, gefiederten, lanzettlichen Blättern und weißgrünlichen Blüten.
Verbreitung & Anbau: In den östlichen Anden heimisch; die Rinde wird je nach Bedarf ganzjährig geerntet.
Verwendete Teile: Rinde.
Inhaltsstoffe: β-Sitosterol, vermutlich auch Harze, fettes Öl, Gerbstoffe, ein Alkaloid und Glykoside.
Geschichte & Brauchtum: Cocillianabaum ist möglicherweise seit Jahrhunderten in der traditionellen südamerikanischen und karibischen Medizin als Brechreiz auslösendes Mittel eingesetzt worden. 1886 sammelte H. H. Rusby Pflanzenmaterial in Bolivien und führte die Pflanze in die westliche Medizin ein.
Medizinische Wirkung & Anwendung: Cocillianabaum wird in Hustenmitteln verwendet, da er noch stärker auswurffördernd wirkt als Brechwurzel (*Cephaelis ipecacuanha*, S. 184). Man nimmt die Arznei bei Husten, übermäßiger Schleimabsonderung in Hals und Brust sowie bei Bronchitis. In hoher Dosierung erzeugt sie Brechreiz.
Verwandte Arten: Aus der karibischen *G. guara* gewonnenes Harzgummi findet als Gerinnungsmittel, eine Abkochung der Blätter bei inneren Blutungen Verwendung. Die brasilianische *G. martiana* wird als generelles Entschlackungsmittel für den ganzen Körper eingesetzt.
Warnung: Nur unter ärztlicher Überwachung anwenden.

Harungana madagascariensis

(Guttiferae/Hypericaceae)

HARONGABAUM

Beschreibung: Kleiner, bis 8 m hoher, immergrüner Baum mit schwarzgefleckten, oberseits dunkelgrünen, unten rot behaarten Blättern und Büscheln rostfarbener Blüten.
Verbreitung & Anbau: In Madagaskar und dem tropischen Ostafrika heimisch, gedeiht in den Tropen; Blätter und Rinde werden ganzjährig geerntet.
Verwendete Teile: Blätter, Rinde.
Inhaltsstoffe: Rinde: phenolische Farbstoffe, Triterpene, Anthrachinone und Gerbstoffe; Blätter: phenolische Farbstoffe, Hypericin, Flavonoide und Gerbstoffe. Hypericin, auch in Tüpfel-Johanniskraut (*Hypericum perforatum*, S. 104) enthalten, hat antivirale und antidepressive Eigenschaften.
Geschichte & Brauchtum: Traditionell wurden in Afrika Pfeilspitzen mit Harongaharz an den Pfeilschäften befestigt.
Medizinische Wirkung & Anwendung: Angeblich stimuliert Haronga die Gallensekretion und wird in der europäischen Pflanzenheilkunde zur Behandlung von Verdauungsstörungen sowie einer Unterfunktion der Bauchspeicheldrüse eingesetzt. Die afrikanische Kräutermedizin verwendet Haronga hauptsächlich als adstringierendes und mild abführendes Mittel sowie bei Erkrankungen des Verdauungssystems wie Durchfall und Ruhr.
Verwandte Arten: Aus *H. paniculata*, in Madagaskar, Ost- und Zentralafrika heimisch, gewinnt man ein Öl, das allgemein bei verschiedensten Hauterkrankungen angewendet wird.

Helleborus niger

(Ranunculaceae)

SCHWARZE NIESWURZ, CHRISTROSE

Beschreibung: Ausdauernde, bis 30 cm hohe Pflanze mit immergrünen, ledrigen Grundblättern und großen weißen Blüten.
Verbreitung & Anbau: Heimisch in den Gebirgen Südeuropas – im Alpenraum, Apennin, den Karpaten und Teilen des ehemaligen Jugoslawien; häufige, beliebte Gartenpflanze. Die Blätter werden im Sommer, Rhizom und Wurzel im Herbst geerntet.
Verwendete Teile: Rhizom, Wurzel, Blätter.
Inhaltsstoffe: Herzwirksame Glykoside (Helleborin, Helleborein und Hellebrin – das Vorkommen der letztgenannten ist jedoch zumindest zweifelhaft). Diese Substanzen wirken ähnlich wie die Glykoside des Roten Fingerhuts (*Digitalis purpurea*, S. 199).
Geschichte & Brauchtum: Plinius (23–79) behauptete, daß man schon 1400 v. Chr. Geistesgestörtheit mit Schwarzer Nieswurz behandelte. Man glaubte, daß die Pflanze schwarze Galle abführe, die nach der Humoralpathologie Verrückheit bewirkt.
Medizinische Wirkung & Anwendung: Die hochgiftige Nieswurz kann nur in den allergeringsten Dosierungen angewendet werden; sie hat abführende, herzstärkende und entwurmende Wirkung und leitet die Periodenblutung ein. Die in den Blättern enthaltenen Herzglykoside waren im 20. Jahrhundert als anregendes Herzmittel für ältere Menschen gebräuchlich. Man hat Nieswurz auch zum Stimulieren verzögerter Periodenblutung eingesetzt. Mittlerweile gilt die Anwendung der Schwarzen Nieswurz wegen der geringen therapeutischen Breite der Herzglykoside als zu gefährlich. Sie wird wegen des komplexen Wirkspektrums nicht mehr eingesetzt.
Warnung: Schwarze Nieswurz ist äußerst giftig und darf unter keinen Umständen angewendet werden.

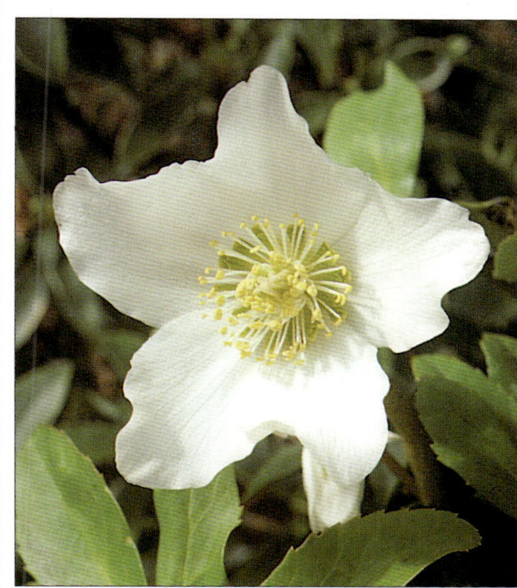

***Schwarze Nieswurz** ist stark wirksam, wurde früher wegen ihrer herzstärkenden Eigenschaften angewendet.*

Herniaria glabra

(Caryophyllaceae)

Kahles Bruchkraut

Beschreibung: Niederliegende, ein- oder mehrjährieg Pflanze mit leuchtendgrünen, ovalen Blättern und büschelständigen grünen Blüten.
Verbreitung & Anbau: Heimisch in Europa und Westasien; gedeiht in kargen Gegenden auf Kalk- und Sandboden. Die Pflanze wird zur Blütezeit gesammelt.
Verwendete Teile: Sproßteile.
Inhaltsstoffe: Cumarine (darunter 3% Herniarin und Scopoletin), Flavonoide, Phenolsäuren und Saponine.
Geschichte & Brauchtum: Bruchkraut taucht in den europäischen Kräuterbüchern zuerst im 16. Jahrhundert auf. Der Gattungsname *Herniaria* bezieht sich auf die angebliche Eigenschaft, Hernien (Brüche) zu heilen.
Medizinische Wirkung & Anwendung: Bruchkraut wird hauptsächlich harntreibend angewendet. Mit der frischen Pflanze behandelt man Harnwegserkrankungen wie Blasenentzündung, Reizblase und Nierensteine. Außerdem ist sie adstringierend und wird als Umschlag auf Geschwüre aufgelegt. Krämpfe der Blase sollen mit Extrakten aus der ganzen Pflanze wirksam behandelt werden können.

Hieracium pilosella syn. *Pilosella officinarum*

(Compositae/Asteraceae)

Kleines Habichtskraut

Beschreibung: Mehrjährige, bis 20 cm hohe Pflanze mit einer Grundrosette unterseits behaarter Blätter und einem einzelnen gelben Blütenkopf auf blattlosem Stengel.
Verbreitung & Anbau: In ganz Europa und im gemäßigten Asien verbreitet, eingebürgert in Nordamerika; gedeiht auf trockenen Wiesen und Sandboden. Die Pflanze wird zur Blütezeit geerntet.
Verwendete Teile: Sproßteile.
Inhaltsstoffe: Cumarin (Umbelliferon), Flavonoide und Kaffeesäure. Vermutlich besitzt das kleine Habichtskraut eine schwach pilzhemmende Wirkung.
Geschichte & Brauchtum: Seit dem Mittelalter wird Habichtskraut viel verwendet. K'Eogh faßt seine Wirkungen so zusammen: »gut gegen Blutspucken, alle Arten von Fluß, Husten, Geschwüre der Lungen, des Mundes und der Augen und gegen Gürtelrose«.
Medizinische Wirkung & Anwendung: Habichtskraut entspannt die Bronchienmuskeln, regt den Hustenreflex an und mindert den Katarrh. Durch diese kombinierte Wirkung ist es bei allen Atemwegserkrankungen vorteilhaft, sowohl bei Asthma, keuchendem Atem und Keuchhusten als auch bei Bronchitis und anderem chronischen und festsitzenden Husten. Ferner hat es adstringierende und harntreibende Eigenschaften. Man verwendet die Arzneipflanze auch bei starken Periodenblutungen und Bluthusten. Zur Wundheilung kann sie als Umschlag aufgelegt werden.

Hippophae rhamnoides

(Eleagnaceae)

Sanddorn

Beschreibung: Laubabwerfender, zweihäusiger, bis 5 m hoher, dorniger Strauch mit schmalen silbrigen Blättern, männlichen oder weiblichen Blüten und orangeroten Früchten.
Verbreitung & Anbau: In Europa und Asien heimisch, wächst hauptsächlich in Küstendünen und an Ufern der Gebirgsflüsse; die Früchte werden im Herbst geerntet.
Verwendete Teile: Früchte.
Inhaltsstoffe: Früchte: Flavonoide, Fruchtsäuren und Vitamin C (0,2 – 0,9%, je nach Herkunft und Reifegrad).
Geschichte & Brauchtum: Sibirier und Tartarenvölker haben die Früchte traditionell zusammen mit Milch und Käse gegessen und ein wohlschmeckendes Gelee aus ihnen zubereitet. Noch heute werden sie zur Vitaminanreicherung sowie zur Aromatisierung einer Reihe von Lebensmitteln zugesetzt.
Medizinische Wirkung & Anwendung: Wegen ihres hohen Vitamin-C-Gehalts werden Sanddornfrüchte hauptsächlich zur Steigerung der Abwehrkräfte angewendet. Sie haben mild adstringierende Eigenschaften und sind als Abkochung zum Waschen von Hautreizungen und -ausschlägen eingesetzt worden.

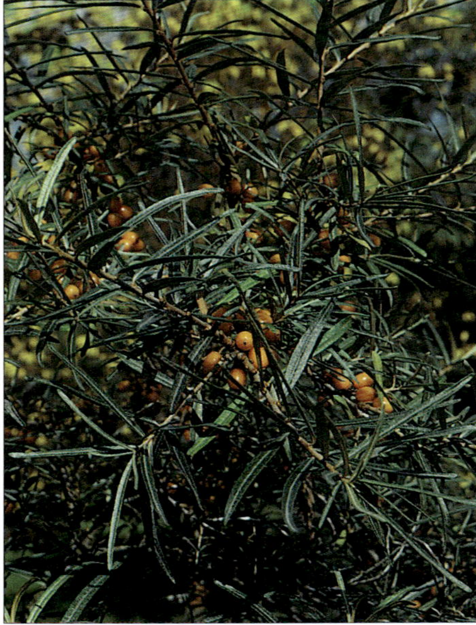

***Sanddorn** hat charakteristisch bedornte Zweige und schmale silbrige Blätter. Die Früchte steigern die Abwehrkräfte gegen Infekte.*

Hordeum distichon

(Gramineae)

Saatgerste, Zweizeilige Gerste

Beschreibung: Einjähriges, bis etwa 1 m hohes Gras mit aufrechtem, hohlem Stengel, länglich-lanzettlichen Blättern und Ähren mit zwei Reihen von Samenkörnern und langen Grannen.

***Gerste** wird seit dem Neolithikum gegessen.*

Verbreitung & Anbau: Weltweit in gemäßigten Klimazonen angebaut; Ernte zur Samenreife.
Verwendete Teile: Samenkörner.
Inhaltsstoffe: Proteine, Zucker, Stärke, Fette und B-Vitamine. Die jungen Sämlinge enthalten die Alkaloide Hordenin und Gramin.
Geschichte & Brauchtum: Seit Jahrtausenden ist Gerste ein Nahrungsmittel. Dioskorides (1. Jahrhundert) empfahl sie »zum Schwächen und Unterdrücken aller scharfen und schwachen Säfte sowie bei schmerzendem und schwärendem Hals«.
Medizinische Wirkung & Anwendung: Als leicht zu schluckende und verdauliche Nahrung für Genesende ist Gerste in Form von Brei oder Gerstenwasser bestens geeignet. Entzündungen des Mund-Rachen-Raums, des Darms und der Harnwege werden durch die schleimhautschützenden Eigenschaften günstig beeinflußt. Säuglingen gibt man Gerste, da sie das Gerinnen der Milch im Magen verhindert und so ihre Verdauung fördert. Sie ist auch für Kinder mit schwächeren Infekten oder Durchfall ein gebräuliches Hausmittel und wird besonders bei Fieber empfohlen. Schmerzende und geschwollene, entzündete Stellen werden mit einem Umschlag aus Gerste behandelt.
Forschungsergebnisse: Nach chinesischen Untersuchungen könnte Gerste bei Hepatitis helfen. Andere Studien aus den frühen 90er Jahren deuten darauf hin, daß Gerste einen Einfluß bei Diabetes hat und daß Gerstenkleie die Cholesterinkonzentrationen im Blut senkt und Darmkrebs entgegenwirkt.
Verwandte Arten: Vielzeilige Gerste *(H. vulgare)* wird in der chinesischen Kräutermedizin zur Stärkung der Verdauung angewendet. Angeblich vermindert sie auch die Milchproduktion.

Hydrangea arborescens

(Hydrangeaceae)

GEMEINE HORTENSIE

Beschreibung: Laubabwerfender, bis 3 m hoher Strauch mit eiförmigen Blättern und runden Dolden kleiner cremeweißer Blüten.
Verbreitung & Anbau: Heimisch in den östlichen USA, von New York bis Florida, wächst in Wäldern und an Flußufern auf feuchtem, aber gut entwässertem Boden. Die Wurzel wird im Herbst ausgegraben.
Verwendete Teile: Wurzel.
Inhaltsstoffe: Angeblich Flavonoide, das cyanogene Glykosid Hydrangein, Saponine und ätherisches Öl.
Geschichte & Brauchtum: Die Cherokee wendeten Hortensie bei Nieren- und Blasensteinen an. Im 19. Jahrhundert behandelten die Physiomedikalisten mit einer Rezeptur aus Hortensie, Gemeiner Quecke (*Agropyron repens*, S. 160) und Stockrose (*Althaea rosea*, syn. *Alcea rosea*) schwere Nierenerkrankungen, z. B. Nierenentzündung.
Medizinische Wirkung & Anwendung: In der Pflanzenheilkunde des Westens gilt Hortensie als besonders wirksam bei Nieren- und Blasensteinen. Man nimmt an, daß sie sowohl das Austreiben der Steine als auch das Auflösen der verbleibenden Reste fördert. Auch bei vielen anderen Beschwerden des Urogenitalsystems, so bei Blasenentzündung, Harnröhrenentzündung, vergrößerter Prostata und Prostata-Entzündung, wird Hortensie angewendet.

Hygrophila spinosa

(Acanthaceae)

STACHELIGER WASSERFREUND, GOKULAKANTA

Beschreibung: Einjährige, bedornte, bis 60 cm hohe Pflanze mit roten Stengeln, leuchtendblauen Blüten und kleinen, flachen dunkelroten Samen.
Verbreitung & Anbau: In Indien heimisch, heute in den Tropen weit verbreitet. Die blühende Pflanze wird geerntet.
Verwendete Teile: Sproßteile, Wurzel.
Inhaltsstoffe: Schleimstoffe, fettes und ätherisches Öl und ein Alkaloid.
Medizinische Wirkung & Anwendung: Wasserfreund wird in Indien viel verwendet, hauptsächlich wegen seiner angeblich aphrodisierenden Eigenschaften. Die Sproßteile und die Asche der Pflanze sind beide stark harntreibend; ihre entwässernde Wirkung setzt man bei Wassereinlagerung ein. Die schleimhautschützenden Eigenschaften der Wurzel werden bei infektiösen Harnwegsentzündungen genutzt. Auch bei Lebererkrankungen wie Gelbsucht und Hepatitis soll Wasserfreund helfen.

Hyoscyamus niger

(Solanaceae)

BILSENKRAUT, SCHLAFKRAUT

Beschreibung: Ein- oder zweijährige, bis 1 m hohe Pflanze mit weichen, leicht gelappten Blättern und glockenförmigen blaßgelben, schwarzviolett geäderten Blüten.
Verbreitung & Anbau: Heimisch in Europa, Westasien und Nordafrika, heute in Ostasien, Nord-, Südamerika und Australien eingebürgert. Als Arzneipflanze in Europa und Nordamerika angebaut. Blätter und Blütenstände werden unmittelbar nach der Blüte geerntet.
Verwendete Teile: Blätter, Blütenstände.
Inhaltsstoffe: 0,045 – 0,14% Tropanalkaloide, besonders Hyoscyamin und Scopolamin. Diese sind auch in anderen Gattungen der Nachtschattengewächse *(Solanaceae)* häufig; durch den relativ hohen Scopolamin-Gehalt ist die beruhigende Wirkung von Bilsenkraut jedoch spezifischer als bei Stechapfel (*Datura stramonium*, S. 198) und Tollkirsche (*Atropa belladonna*, S. 66).
Geschichte & Brauchtum: Seit Jahrtausenden wird Bilsenkraut medizinisch genutzt. In babylonischen Aufzeichnungen und im Papyrus Ebers (etwa 1500 v. Chr.) wird berichtet, daß man es bei Zahnschmerzen rauchte. Die Toten waren in der griechischen Mythologie bei ihrer Ankunft im Hades mit Bilsenkraut geschmückt. Im 1. Jahrhundert empfahl es Dioskorides bei Schlaflosigkeit, Husten, Katarrh, starker Periodenblutung, Augenschmerzen, Gicht und als generelles Schmerzmittel, und er riet, das Kraut binnen Jahresfrist zu verbrauchen, da es schnell an Wirksamkeit verliere. Der mittelalterliche Name des Bilsenkrauts, lateinisch *dentaria,* weist auf seine Anwendung bei Zahnschmerzen hin. Die Tropanalkaloide des Bilsenkrauts rufen Sensationen des Fliegens hervor, und es war eines der Hauptbestandteile in den entsprechenden »Hexensalben«.
Medizinische Wirkung & Anwendung: Bilsenkraut ist in der Pflanzenheilkunde als Beruhigungs- und Schmerzmittel weit verbreitet. Es wird spezifisch bei Schmerzen der Harnwege, besonders durch Nierensteine hervorgerufenen, eingesetzt und auch bei Unterleibskrämpfen gegeben. Durch seine beruhigende und krampflösende Wirkung ist es besonders vorteilhaft in den Frühstadien der Parkinson-Krankheit, in denen es Zittern und Starrheit mildert. Man hat auch Asthma und Bronchitis mit Bilsenkraut behandelt, meist durch Inhalation von Bilsenkraut-Rauch oder von Bilsenkraut-Zigaretten. Schmerzzustände wie Neuralgien, Ischias und Rheumatismus werden durch äußerlich aufgetragenes Öl gebessert. Die Absonderung von Schleim, Speichel und Verdauungssekreten wird durch Bilsenkraut verringert. Ähnlich wie die Tollkirsche wirkt es pupillenerweiternd. Gelegentlich wird Scopolamin, einer der aktiven Inhaltsstoffe, als Ersatz für Opium (aus *Papaver somniferum*, S. 242) angewendet. Scopolamin wird allgemein als operationsvorbereitendes Betäubungsmittel und in Mitteln gegen Reisekrankheit verwendet.
Verwandte Arten: Etliche andere *Hyoscyamus*-Arten, darunter aus Südeuropa *H. albus* und aus dem Nahen Osten und Nordafrika *H. muticus*. Letztere wird seit langem wegen ihrer beruhigenden Wirkung genutzt; die Beduinen rauchen sie traditionell bei Zahnschmerzen. *Siehe* auch Tollkirsche (*Atropa belladonna*, S. 66).
Warnung: Nur unter ärztlicher Überwachung anwenden. Bilsenkraut ist in Überdosierung toxisch und unterliegt in einigen Ländern gesetzlichen Bestimmungen.

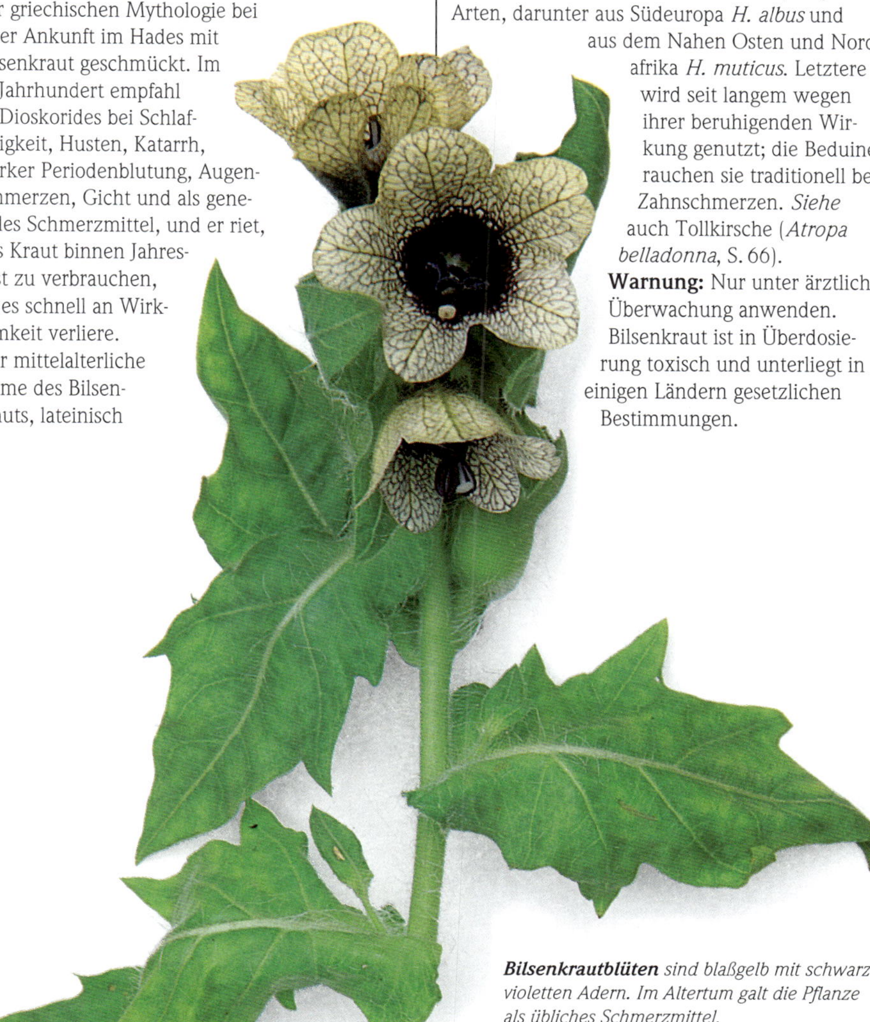

Bilsenkrautblüten *sind blaßgelb mit schwarzvioletten Adern. Im Altertum galt die Pflanze als übliches Schmerzmittel.*

Hyssopus officinalis

(Labiatae/Lamiaceae)

YSOP

Beschreibung: Mehrjähriger, halbimmergrüner, aromatisch riechender, bis 60 cm hoher Strauch mit schmalen Blättern und blauen (selten rosa oder weißen), quirligen Lippenblüten in dichten Ähren.

Verbreitung & Anbau: In Südeuropa heimisch, im Mittelmeergebiet bis nach Mittelasien weit verbreitet, besonders auf dem Balkan und in der Türkei. Bevorzugt sonnige, trockene Plätze; häufige Gartenpflanze. Ernte der Blütenstände zur Blütezeit.

Verwendete Teile: Blütenstände und das ätherische Öl.

Inhaltsstoffe: Terpene (darunter das Diterpen Marubiin), ätherisches Öl (Hauptbestandteile Kampfer, Pinocamphon und β-Pinen), Flavonoide, Hyssopin, Gerbstoffe und Harz. Marubiin ist stark auswurffördernd. Pinocamphon ist toxisch; das ätherische Öl kann epileptische Anfälle auslösen.

Geschichte & Brauchtum: *Hyssopus* erhielt seinen Namen von Hippokrates (um 460–375 v. Chr.); er leitet sich von dem hebräischen *ezop* ab, was übersetzt »heiliges Kraut« bedeutet. Auch im Alten Testament wird Ysop an verschiedenen Stellen als reinigende Pflanze genannt. Früher war Ysop so hoch angesehen, daß er als wahres Allheilmittel galt. So besagte ein altes Sprichwort: »Wer dem Ysop an Tugenden gleichkommt, weiß zuviel.« Dioskorides empfahl im 1. Jahrhundert eine Rezeptur mit Ysop, Feigen (*Ficus carica*, S. 209) und Weinraute (*Ruta graveolens*, S. 262), Honig und Wasser als vielseitiges Arzneimittel, so bei Rippenfellentzündung, Asthma, »beengter Brust«, Atemwegskatarrhen und chronischem Husten. Etliche Liköre, darunter Chartreuse, werden mit Ysop aromatisiert.

Medizinische Wirkung & Anwendung: Zur Zeit ist Ysop unterbewertet, könnte aber potentiell als beruhigendes und tonisierends Mittel dienen. Besonders bei Bronchitis und Atemwegsinfekten mit starker Schleimbildung entfaltet die Arzneipflanze ihre positive Wirkung. Ysop scheint die Erzeugung von flüssigerem Schleim und gleichzeitig die Auswurfbildung leicht zu fördern. Durch diesen Doppeleffekt wird verfestigter Schleim entfernt. Da Ysop die Schleimhäute reizen kann, gibt man ihn am besten erst nach dem Höhepunkt der Erkrankung, so daß die tonisierende Wirkung der Pflanze die Genesung insgesamt unterstützen kann. Bei Asthma ist Ysop als Beruhigungsmittel für Kinder und Erwachsene besonders bei starker Schleimverfestigung vorteilhaft. Wie so viele Arzneipflanzen mit stark wirkenden ätherischen Ölen beruhigt er den Verdauungstrakt und hilft bei Verdauungsstörungen, Blähungen, Völlegefühl und Koliken.

Warnung: Das ätherische Öl kann epileptische Anfälle auslösen, deshalb nur unter ärztlicher Überwachung anwenden. In einigen Ländern unterliegt das ätherische Öl aus Ysop gesetzlichen Bestimmungen.

Iberis amara

(Cruciferae/Brassicaceae)

BITTERE SCHLEIFENBLUME

Beschreibung: Einjährige, bis 30 cm hohe Pflanze mit länglichen, gezähnten Blättern und weißen oder weißvioletten Blüten in Doldentrauben.

Verbreitung & Anbau: In Europa, besonders im Balkanraum, und in Nordafrika heimisch; gedeiht auf Ödland, Äckern und in Weinbergen. Die Sproßteile werden im Sommer, die reifen Samen im Herbst geerntet.

Verwendete Teile: Sproßteile, Samen.

Inhaltsstoffe: Senfölglykoside und Vitamin C.

Bittere Schleifenblume *ist ein traditionelles Gichtmittel.*

Medizinische Wirkung & Anwendung: Als Fertigarzneimittel (Iberogast) wird die Schleifenblume in Deutschland recht häufig verschrieben; sie wirkt bitter tonisierend, verdauungsfördernd und lindert Blähungen und Völlegefühl. Traditionell wird sie bei der Behandlung von Gicht, Rheumatismus und Arthritis eingesetzt. Sie enthält viel Vitamin C.

Ilex aquifolium

(Aquifoliaceae)

STECHPALME, ILEX

Beschreibung: Immergrüner, bis 5 m hoher Busch oder Baum mit dornigen, glänzenden dunkelgrünen Blättern, kleinen, achselständigen weißen Blüten und kugeligen roten Früchten.

Verbreitung & Anbau: Heimisch in West-, Mittel- und Südeuropa, Nordafrika und Westasien bis China; gedeiht in Wäldern und Hecken auf lehmigem und kiesigem Boden. Beliebte Gartenpflanze. Die Blätter werden im Frühjahr, die Früchte im Winter geerntet.

Verwendete Teile: Blätter, Früchte.

Inhaltsstoffe: Ilicin (bitterer Inhaltsstoff), Theobromin (in Spuren im Blatt) und Kaffeesäure.

Stechpalme

Geschichte & Brauchtum: Seit Jahrtausenden spielt Ilex in volkstümlichen und religiösen Bräuchen Europas eine Rolle, besonders auf den Britischen Inseln. Zur Zeit der Wintersonnenwende wurden bei den Kelten und anderen Völkern die Häuser mit Stechpalme geschmückt. Während der Saturnalien im Dezember tauschte man bei den alten Römern Ilexzweige aus; diesen Brauch übernahmen die Christen. Ein altes angelsächsisches Kräuterbuch, die *Lacnunga,* empfahl die mit Ziegenmilch gekochte Rinde der Stechpalme bei »beengter Brust«. Mindestens genauso wichtig war der angebliche Schutz vor Hexerei und Zauberei. Im 19. Jahrhundert hielten manche Ärzte die Stechpalmenrinde gegenüber der Chinarinde (*Cinchona* spp., S. 79) als Fiebermittel für überlegen.

Medizinische Wirkung & Anwendung: Heute wird Stechpalme kaum angewendet. Die Blätter wirken harntreibend, fiebersenkend und abführend; man hat sie bei Fieber, Gelbsucht und Rheumatismus eingesetzt. Die Ilexfrüchte wirken drastisch abführend und bewirken in größerer Menge Erbrechen.

Verwandte Arten: Als Abführ- und Fiebermittel hat man viele *Ilex*-Arten genutzt. Die Indianer verwendeten *I. vomitoria* zeremoniell und um Brechreiz auszulösen, wie der lateinische Name sagt.

Warnung: Nur unter ärztlicher Überwachung anwenden. Stechpalmenfrüchte sind giftig, insbesondere für Kinder.

Ilex paraguariensis syn. *I. paraguensis*

(Aquifoliaceae)

MATE-TEESTRAUCH

Beschreibung: Immergrüner, bis 6 m hoher Busch oder Baum mit großen Blättern, weißen Blüten und kleinen rötlichen Früchten.

Verbreitung & Anbau: Heimisch in Nordargentinien, Paraguay, Uruguay und Südbrasilien; häufig in Argentinien, Spanien und Portugal angebaut. Sobald die Früchte reif sind, pflückt man die Blätter, röstet sie über einem Holzfeuer und bewahrt die zerkleinerten Teeblätter bis zum Verkauf ein Jahr lang in Säcken auf.

Verwendete Teile: Blätter.

Inhaltsstoffe: Xanthinderivate (darunter etwa 1,5% Koffein, etwa 0,2% Theobromin, Theophyllin und bis zu 16% Gerbstoffe). Mit Theobromin behandelt man Asthma. Wegen der hohen Gerbstoffkonzentration sollte Mate nicht zu den Mahlzeiten getrunken werden, da er die Verdauung und die Aufnahme von Nährstoffen beeinträchtigt.

Medizinische Wirkung & Anwendung: Traditionell trinkt man in Südamerika Mate, um kurzfristig körperliche und geistige Energien freizusetzen, also ähnlich, wie man in Europa und Asien schwarzen Tee (*Camellia sinensis*, S. 179) trinkt. Auch in seinen Eigenschaften gleicht Mate Kaffee (*Coffea arabica*, S. 190) und Tee; er stimuliert das Nervensystem und wirkt zugleich schwach schmerzstillend und harntreibend. Medizinisch wird Mate zur Behandlung von Kopfschmerzen, Migräne, Neuralgien, Rheumaschmerzen, Ermüdung und leichten Depressionen eingesetzt. Man hat ihn auch bei Diabetes mellitus genutzt.
Verwandte Arten: Ähnlich wie Mate wird *I. guayusa* aus Ekuador angewendet, wird aber auch bei Malaria, Leberschmerzen und Syphilis verschrieben. Sie gilt als verdauungsförderndes und darmreinigendes Arzneimittel. Die Jibaro und andere Indianerstämme glauben, daß sie »die Nerven beruhigt« und während der Schwangerschaft gute Dienste leistet. Man hält sie auch für ein Aphrodisiakum. *Siehe* auch Stechpalme (*I. aquifolium*, S. 220).

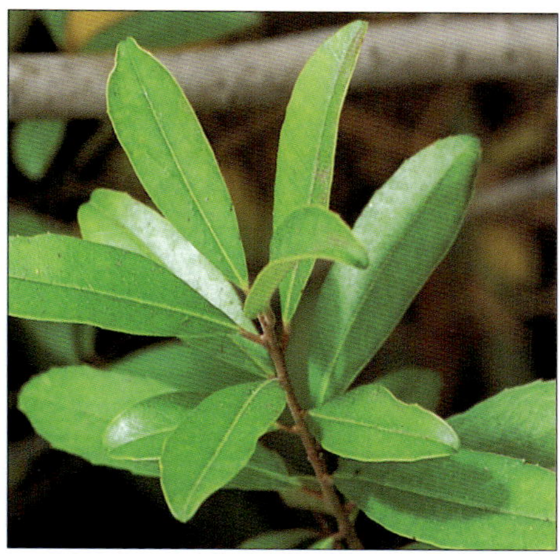

***Mate** ist ein angenehm schmeckender Tee, der eine stimulierende, schwach schmerzstillende und harntreibende Wirkung besitzt.*

Illicium verum
(Illiciaceae)

STERNANISBAUM,
BA JIAO HUI XIAN (CHINESISCH)

Beschreibung: Immergrüner, bis 18 m hoher Baum mit spitzovalen Blättern, magnolienähnlichen blaß gelbgrünlichen Blüten, die innen häufig leicht rosa bis rot gefärbt sind, und sternförmigen (mit jeweils 8 Fruchtblättern) Sammelbalgfrüchten (Sternanis).
Verbreitung & Anbau: In China, Indien und Vietnam heimisch, aber auch in der Karibik verbreitet; gedeiht im tropischen und subtropischen Klima, auch in Teilen von Nordamerika. Es werden die reifen Früchte geerntet.
Verwendete Teile: Früchte.
Inhaltsstoffe: Ätherisches Öl mit etwa 85% Anethol, Methylchavicol und Safrol. Der Fruchtextrakt wirkt antimikrobiell.

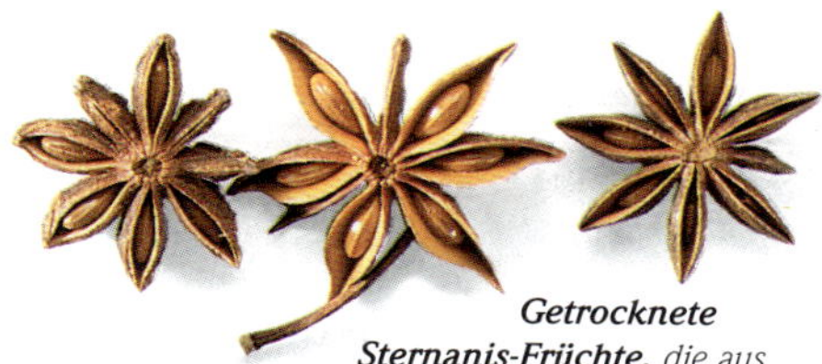

***Getrocknete Sternanis-Früchte,** die aus 8 Teilfrüchten sternförmig zusammengesetzt sind, von denen jede einen dunkelbraunen Samen enthält. Die Früchte wirken verdauungsfördernd, stimulierend und harntreibend.*

Geschichte & Brauchtum: Der chinesische Name *Ba jiao hui xian* bedeutet »achthörniger Fenchel«. Sternanis schmeckt ähnlich wie Anis (*Pimpinella anisum*, S. 246) und wird in der chinesischen und vietnamesischen Küche hauptsächlich als Gewürz genutzt. In chinesischen Kräuterbüchern wird er zuerst im 16. Jahrhundert erwähnt, obwohl er seit Jahrhunderten volksmedizinisch verwendet wird.
Medizinische Wirkung & Anwendung: Sternanis wirkt stimulierend, harntreibend und verdauungsfördernd und wird in der chinesischen Kräutermedizin bei Rheumatismus, Rückenschmerzen und Hernien (Eingeweidebruch mit sackartiger Ausstülpung des Bauchfells) eingesetzt. Er hilft sehr wirkungsvoll bei Blähungen und Verdauungsstörungen, insbesondere bei Koliken, und gilt als sicheres Mittel für Kinder. Häufig mischt man ihn zur Behandlung von Unterleibshernien mit Fenchel (*Foeniculum vulgare*, S. 210), da beide Pflanzen die Muskeln entspannen und Krämpfe lösen. Auch bei Zahnschmerzen wird Sternanis angewendet.
Verwandte Arten: Sternanis wird manchmal mit den giftigen und sehr bitter schmeckenden Shikimifrüchten des Japanischen Sternanis (*I. anisatum*, syn. *I. religiosum*) verfälscht. In Japan pflanzt man *I. anisatum* häufig um buddhistische Tempel herum an.

Imperatoria ostruthium syn. *Peucedanum ostruthium*
(Umbelliferae/Apiaceae)

MEISTERWURZ

Beschreibung: Ausdauernde, bis 1 m hohe Pflanze mit grünen, doppelt dreizählig gefiederten Blättern, großen Dolden mit weißen Blüten und geflügelten Früchten.
Verbreitung & Anbau: In Süd-, Mitteleuropa und Asien heimisch, wächst meistens im Gebirge. Die Wurzel wird im Herbst oder Frühling geerntet.
Verwendete Teile: Wurzel.
Inhaltsstoffe: Scharf riechendes ätherisches Öl (mit Limonen, Phellandren, α-Pinen und Sesquiterpenen), Peucedanin, Oxipeucedanin und Ostrutol.
Geschichte & Brauchtum: Seit dem späten Mittelalter war Meisterwurz hoch geschätzt. 1548 schreibt Petrus Andreas Matthiolus in seiner *Materia Medica*: »Meisterwurz löst alle Blähungen des Körpers mit Kraft auf, stimuliert Urin und Menstruation, ist ein wunderbares Mittel bei Lähmung und allen kalten Zuständen des Gehirns... und hilft bei Pest und den Bissen tollwütiger Hunde.« Hundert Jahre später war Nicholas Culpeper kaum weniger angetan und pries Meisterwurz bei Rheuma, Kurzatmigkeit, Nieren- und Blasensteinen, Harnverhalten, »Fallsucht« und Wunden.
Medizinische Wirkung & Anwendung: Heute wird Meisterwurz kaum noch angewendet, würde aber vermutlich eingehendere Untersuchungen lohnen. Die aromatische Wurzel wärmt das Körperinnere und wirkt bitter tonisierend, besonders stark im Magen-Darm-Trakt, wo sie Verdauungsstörungen, Blähungen und Bauchgrimmen beseitigt. Meisterwurz ist auch nützlich bei Atemwegserkrankungen und wird bei Erkältungen, Asthma und Bronchitis verwendet. Zusätzlich kann sie bei Menstruationsbeschwerden helfen.
Warnung: Auf der Haut kann Meisterwurz bei Sonnenlicht allergische Hautreaktionen auslösen (Wiesendermatitis).

Inula japonica syn. *I. britannica* var. *chinensis*
(Compositae/Asteraceae)

XUAN FU HUA,
WIESENALANT

Beschreibung: Mehrjährige, bis 3 m hohe, winterharte Pflanze mit langen, lanzettlichen, stengellosen Blättern und margeritenähnlichen gelben Blüten.
Verbreitung & Anbau: In China und Japan heimisch, in ganz China angebaut, wächst in Feuchtgebieten und an Flußufern. Ernte zur Blütezeit im Sommer.
Verwendete Teile: Blüten, Sproßteile.
Inhaltsstoffe: Ätherisches Öl, Flavonoide, Phenolsäuren und Triterpene (darunter Taraxasterol).
Geschichte & Brauchtum: Im *Klassiker der Wurzeln und Heilkräuter des gestaltenden Landmanns* (*Shen nong ben cao jing*, 1. Jahrhundert) erwähnt. *Inula* erfährt in der ayurvedischen Medizin hohe Wertschätzung.
Medizinische Wirkung & Anwendung: Die traditionelle chinesische Medizin nutzte *Xuan fu hua* als leicht wärmendes, auswurfförderndes Mittel, besonders bei Schleimansammlungen in den Atemwegen. Häufig verschreibt man es bei der Behandlung von Bronchitis, Keuchen, chronischem Husten und anderen, durch »Erkältung« verursachten Brustbeschwerden. Durch die bitteren Eigenschaften ist *Xuan fu hua* zur Stärkung der Verdauungsfunktionen geeignet. Man nimmt die Arzneidroge, um Erbrechen und gelegentlich auch Schluckauf zu beenden. Gewöhnlich werden die Blüten in den Rezepturen eingesetzt, bei harmlosen Erkrankungen auch die Sproßteile.
Verwandte Arten: *Siehe* Echter Alant (*I. helenium*, S. 105).

Ipomoea purga syn. *Convolvulus jalapa*

(Convolvulaceae)

JALAPE

Beschreibung: Immergrüne, bis 4 m hohe Kletterpflanze mit herzförmigen Blättern und trompetenförmigen violetten Blüten.
Verbreitung & Anbau: In Mexiko heimisch; angebaut in Mittelamerika, auf den Westindischen Inseln und in Südostasien. Die Wurzel wird im Sommer geerntet.
Verwendete Teile: Wurzel.
Inhaltsstoffe: Convolvulin (ein Harz).
Geschichte & Brauchtum: Spanische Siedler lernten bei den mexikanischen Indianern die drastisch abführende Wirkung der Jalape kennen. Sie wurde 1565 in Europa eingeführt und dort bis zum 19. Jahrhundert bei allen möglichen Erkrankungen angewendet.
Medizinische Wirkung & Anwendung: Der medizinische Nutzen von Jalape ist zweifelhaft, da sie ein so drastisches Abführmittel ist. Sogar in mittlerer Dosierung führt sie zu umfangreichen, wäßrigen Stühlen; höhere Dosierung bewirkt Erbrechen.
Verwandte Arten: *Siehe* auch *Operculina turpethum*, S. 239. Andere *Ipomoea*-Arten sind wichtige Nahrungspflanzen, wie z. B. die Süßkartoffel (*I. batatas*, aus Südamerika). Die Samen der Prunkwinde (*I. tricolor* syn. *I. violacea*, aus Mexiko) enthalten LSD-ähnliche Substanzen und fanden bei den Zapoteken und Azteken rituelle Verwendung.
Warnung: Unter keinen Umständen anwenden.

Iris versicolor

(Iridaceae)

BUNTFARBIGE SCHWERTLILIE

Beschreibung: Mehrjährige, bis etwa 1 m hohe Pflanze mit aufrechten Stengeln, schwertförmigen Blättern und 2 – 3 blauvioletten Irisblüten auf jedem Stengel.

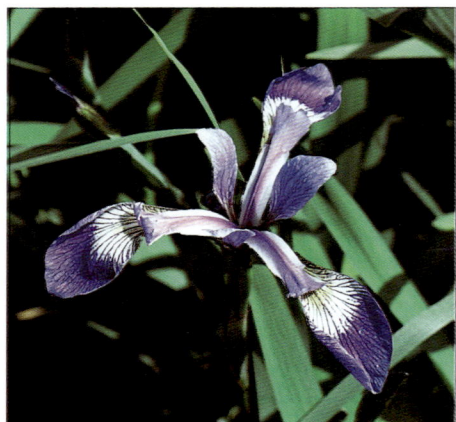

Buntfarbige Schwertlilie *wurde früher von den Indianern vielfach zur Wundbehandlung genutzt.*

Verbreitung & Anbau: Heimisch in Nordamerika, wildwachsend in Feucht- und Sumpfgebieten; häufig als Gartenpflanze gezogen. Das Rhizom wird im Herbst geerntet.
Verwendete Teile: Rhizom.
Inhaltsstoffe: Triterpene, Salicylsäure, Isophthalsäuren, eine sehr geringe Menge ätherisches Öl, Stärke, Harz, ein Harzöl und Gerbstoffe.
Geschichte & Brauchtum: Einst war die Buntfarbige Schwertlilie die von den Indianern Nordamerikas am meisten genutzte Heilpflanze. Die Creek bauten sie in der Nähe ihrer Dörfer an, so sehr schätzten sie ihre Wirkung. Die einzelnen Stämme setzten sie unterschiedlich ein als Brechmittel, drastisches Abführmittel und harntreibendes Mittel, sie verwendeten sie bei Wunden und wunden Stellen, Erkältungen, Ohrenschmerzen und Cholera. Von 1820 – 1895 wurde die Pflanze in der *Pharmacopoeia of the United States* aufgeführt und in der anglo-amerikanischen physiomedikalistischen Tradition als Drüsen- und Lebermittel angewendet.
Medizinische Wirkung & Anwendung: Zur Zeit setzt man *I. versicolor* hauptsächlich zum »Entgiften« des Körpers ein; sie wirkt harntreibend, gallebildend und schwach abführend. Wegen dieser Kombination von »reinigenden« Eigenschaften ist sie bei chronischen Hauterkrankungen wie Akne und Ekzem vorteilhaft, insbesondere wenn diese durch Gallenblasenbeschwerden oder Verstopfung mitverursacht werden. Auch bei Magenverstimmung und Verdauungsstörungen gibt man Buntfarbige Schwertlilie, die in geringer Dosis auch Übelkeit und Erbrechen lindert, letzteres in höherer Dosierung aber selbst auslöst. Auch die traditionelle Anwendung bei Drüsenerkrankungen findet sich noch. Außerdem glauben einige Anwender, daß *I. versicolor* als Mittel zum Abmagern hilft.
Warnung: Eine höhere Dosierung verursacht Erbrechen. Nicht während der Schwangerschaft anwenden.

Jasminum grandiflorum

(Oleaceae)

JASMIN, SU XIAN HUA (CHINESISCH)

Beschreibung: Immergrüne, bis 6 m hohe Kletterpflanze mit gefiederten dunkelgrünen Blättern und großen weißen, süß duftenden, trichterförmigen Blüten.
Verbreitung & Anbau: In Nordindien, Pakistan und dem nordwestlichen Himalaja heimisch; heute als Gartenpflanze und wegen des ätherischen Öls angebaut.
Verwendete Teile: Blüten, ätherisches Öl.
Inhaltsstoffe: Ätherisches Öl: Benzylalkohol, Benzylacetat, Linalool und Linalylacetat.
Geschichte & Brauchtum: Im 16. Jahrhundert in Europa eingeführt, hauptsächlich in der Parfümindustrie genutzt (die flüchtigen Düfte werden von neutralem Öl aufgenommen = Enfleurage).

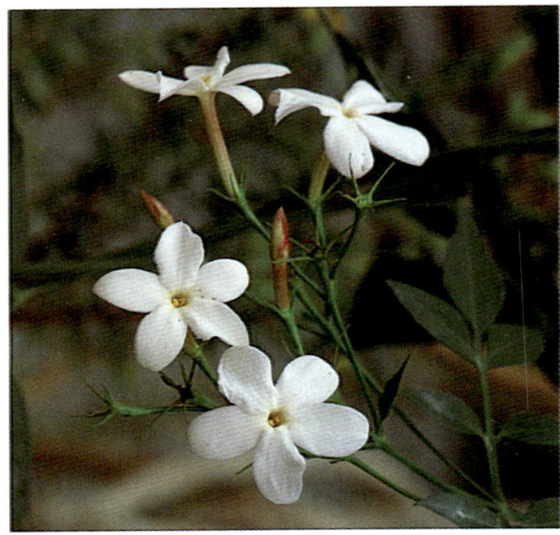

Jasminblüten *liefern ein ätherisches Öl, das bei Streß und Depressionen hilft.*

Medizinische Wirkung & Anwendung: Ein Aufguß aus Jasminblüten wirkt besänftigend und beruhigend. Das ätherische Öl gilt als antidepressiv und entspannend. Äußerlich wird es bei trockener und empfindlicher Haut angewendet. In der Aromatherapie nutzt man es selten, da es so häufig verfälscht wird.
Verwandte Arten: Der in Südostasien heimische Arabische Jasmin *(J. sambac)* wird zur Augenspülung angewendet. Er ist zusammen mit *Camellia sinensis* (S. 179) Bestandteil des Jasmintees und fungiert in buddhistischen Zeremonien.
Warnung: Isoliertes ätherisches Öl nicht innerlich anwenden.

Juglans cinerea

(Juglandaceae)

BUTTERNUSSBAUM

Beschreibung: Laubabwerfender, bis 30 m hoher Baum mit grauer Rinde, langen, aus vielen Fiedern bestehenden Blättern, langen männlichen Kätzchenblüten, wenigblütigen weiblichen Blütenständen und ovalen Früchten mit dunkler »Nuß« im Inneren.
Verbreitung & Anbau: In nordamerikanischen Wäldern heimisch, wegen des Holzes in gemäßigten Zonen angebaut. Ernte der Rinde im Herbst.
Verwendete Teile: Innere Rinde.
Inhaltsstoffe: Naphthochinone (darunter Juglon und Juglandin), fettes und ätherisches Öl und Gerbstoffe. Naphthochinone haben vermutlich einen ähnlich abführenden Effekt wie die Anthrachinone aus Senna-Kassie (*Cassia senna*, S. 72) und Medizinalrhabarber (*Rheum palmatum*, S. 124). Juglon wirkt drastisch abführend, antimikrobiell, gegen Parasiten und zytostatisch.
Geschichte & Brauchtum: Nordamerikanische Indianer und Siedler nutzten die Rinde der Butternuß als abführendes und tonisierendes Mittel. Man behandelte damit die verschiedensten Beschwerden, so rheumatische und arthritische Schmerzen, Kopfschmerzen, Ruhr, Verstopfung und Wunden.

Medizinische Wirkung & Anwendung: Bis heute dient Butternuß als abführende und tonisierende Arzneipflanze, die bei chronischer Verstopfung regelmäßige Darmbewegungen fördert und besonders zusammen mit einer blähungstreibenden Pflanze, wie z. B. Ingwer (*Zingiber officinale*, S. 153) oder Engelwurz (*Angelica archangelica*, S. 166) gut wirkt. Die Butternuß vermindert auch die Cholesterinkonzentrationen und steigert die Entsorgung von Stoffwechselschlacken durch die Leber. Sie gilt auch als wirksames Wurmmittel und ist wegen ihrer antimikrobiellen und adstringierenden Eigenschaften bei Ruhr verschrieben worden.
Verwandte Arten: Schwarze Walnuß *(J. nigra)* wird genauso genutzt wie Butternuß. Die Rinde der Echten Walnuß *(J. regia)* dient als mildes Abführmittel und wird auf entzündete Hautstellen aufgetragen. In der chinesischen Kräutermedizin verwendet man die Nuß als Nierentonikum. Die nahrhaften Nüsse beider Arten senken den Cholesterinspiegel.

Juniperus communis

(Cupressaceae)

WACHOLDER

Beschreibung: Zweihäusiges, bis 15 m hohes, gewöhnlich aber kleineres Nadelgehölz mit dünnen Zweigen, nadelförmigen Blättern in Wirteln, gelben männlichen Blüten (männliche Pflanzen) oder blauen weiblichen Blüten und kugeligen blauschwarzen Früchten (weibliche Pflanzen).
Verbreitung & Anbau: Heimisch in Europa, Südwestasien bis zum Himalaja und Nordamerika; wächst in Gebirgen, auf Trockenhängen, Mooren und Heiden. Die Vermehrung erfolgt durch Aussaat oder Stecklinge im Herbst. Ernte der Früchte (Beerenzapfen) im Herbst.

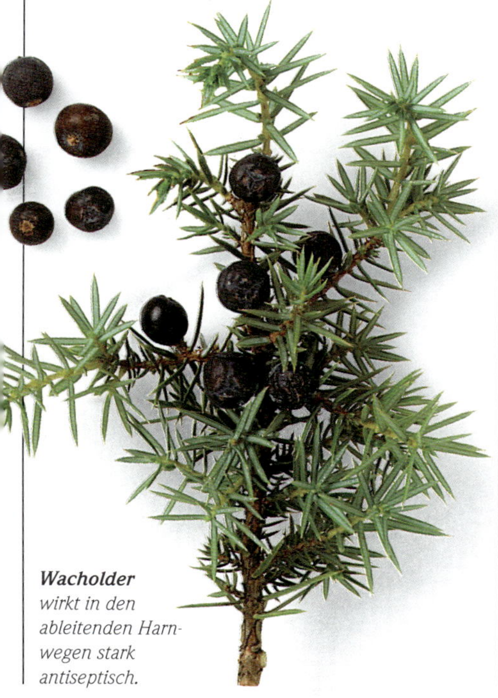

***Wacholder** wirkt in den ableitenden Harnwegen stark antiseptisch.*

Verwendete Teile: Früchte, ätherisches Öl.
Inhaltsstoffe: 1 – 2% ätherisches Öl aus mehr als 60 Substanzen (darunter Myrcen, Sabinen, α- und β-Pinen, Cineol), ferner Gerbstoffe, Diterpene, Zucker, Harze und Vitamin C.
Geschichte & Brauchtum: Früher glaubte man, daß dem offenen Feuer beigegebene Wacholderzweige vor bösen Geistern schützen. Man verbrannte Wacholder auch, um die Pest abzuwenden. Die Früchte (Wacholderbeeren) sind ein beliebtes Würzmittel in der Küche. Das Aroma des Öls gibt dem Gin seinen typischen Geschmack.
Medizinische Wirkung & Anwendung: In den ableitenden Harnwegen wirkt Wacholder tonisierend, harntreibend und sehr antiseptisch. Deshalb hilft er bei Blasenentzündung und Harnverhalten, sollte aber bei Nierenerkrankungen vermieden werden. Wacholder führt im Verdauungssystem zu Wärmegefühl und Beruhigung, lindert Blähungen und Koliken und stärkt den Magen. Bei chronischer Arthritis, Gicht und Rheumatismus zeigt Wacholder sowohl innerlich als auch äußerlich Wirkung. Verdünntes ätherisches Öl, äußerlich aufgetragen, hat einen hautwärmenden Effekt und fördert vermutlich den Abtransport von Stoffwechselschlacken aus den darunterliegenden Geweben. Wacholder stimuliert auch die Menstruation und bewirkt verstärkte Periodenblutungen.
Verwandte Arten: Das Kadeöl des Baumwacholders *(J. oxycedrus)* hilft bei Hautausschlägen; der giftige Sadebaum *(J. sabina)* bewirkt Abtreibungen; der japanische *J. rigida* hat einen harntreibenden Effekt.
Warnung: Nicht während der Schwangerschaft oder bei Veranlagung zu schweren Periodenblutungen anwenden. Nicht bei Vorliegen von Nierenentzündungen oder Nierenkrankheiten anwenden. Das isolierte ätherische Öl darf innerlich nur unter ärztlicher Überwachung eingenommen werden.
Selbstbehandlung: Harnwegsinfektionen, S. 314.

Krameria triandra

(Krameriaceae)

RATANHIA

Beschreibung: Langsam wachsender, dichter, immergrüner, bis 90 cm hoher Strauch mit dicker, tiefreichender Wurzel, eiförmigen Blättern und großen roten Blüten.
Verbreitung & Anbau: Auf den Westabhängen der Anden in Ecuador, Peru und Bolivien in Höhen von 900 – 3000 m. Die Wurzel wird ganzjährig geerntet. Wurde im 19. Jahrhundert auch angebaut, jedoch wohl wegen der schwierigen Kultivierung wieder aufgegeben.
Verwendete Teile: Wurzel.
Inhaltsstoffe: 10 – 20% Gerbstoffe, darunter Phlobaphene, Benzofurane und N-Methyltyrosin.
Geschichte & Brauchtum: Traditionelle Arzneipflanze der südamerikanischen Indianer, die die Ratanhiawurzel als adstringierendes und Zahnpflegemittel nutzten. Der spanische Name *raiz para los dientes* (Wurzel für die Zähne) bezieht sich auf die traditionelle Anwendung.
Medizinische Wirkung & Anwendung: Die adstringierende und antimikrobielle Ratanhiawurzel wird hauptsächlich bei Beschwerden des Magen-Darm-Trakts angewendet, am häufigsten bei Durchfall und Ruhr. Außerdem kann man bei blutendem und entzündetem Zahnfleisch, Mundgeschwüren und Halsschmerzen mit Ratanhia spülen und gurgeln. Wegen der adstringierenden Wirkung ist Ratanhia als Salbe, Zäpfchen oder Spülung bei Hämorrhoiden geeignet. Man kann sie auch zur Blutstillung auf Wunden sowie auf Krampfadern und Areale mit geschwächten Kapillaren auftragen, die zu blauen Flecken neigen.
Verwandte Arten: Die mexikanische *K. cistoides* wird ähnlich wie Ratanhiawurzel eingesetzt. Die Papago-Indianer nutzten die in Nord- und Mittelamerika heimische *K. parvifolia* zur Augenspülung.

Lactuca virosa

(Compositae/Asteraceae)

GIFTLATTICH

Beschreibung: Zweijährige, bis 1,2 m hohe, aufrechte Pflanze mit weißem Milchsaft, hohlem Stengel, breiten, stachligen Blättern und zahlreichen gelben Blütenköpfen.
Verbreitung & Anbau: Im südwestlichen Europa und Nordafrika häufig, wächst an Wegrändern und auf Ödland. Ernte während der Blütezeit im Spätsommer.
Verwendete Teile: Blätter, der eingetrocknete Milchsaft.
Inhaltsstoffe: Milchsaft: Sesquiterpenlactone (darunter Lactucopicrin und Lactucerin); Blätter: zusätzlich Flavonoide und Cumarine. Sesquiterpenlactone wirken beruhigend.
Geschichte & Brauchtum: In der assyrischen Kräutermedizin wurden nach der Überlieferung Lattichsamen zusammen mit Kreuzkümmel (*Cuminum cyminum*, S. 194) als Augenumschlag aufgelegt. Dioskorides (1. Jahrhundert) bemerkte in seinen Schriften, die Wirkung der Pflanze gleiche der von Schlafmohn (*Papaver somniferum*, S. 242).
Medizinische Wirkung & Anwendung: Giftlattich ist ein Beruhigungsmittel für Erwachsene und Kinder, um nachts gut zu schlafen oder Überaktivität zu dämpfen. Am häufigsten empfiehlt man ihn bei kindlicher Übererregbarkeit. Man nimmt Giftlattich, um Hustenreiz zu lindern, oft kombiniert mit Arzneipflanzen wie Süßholz (*Glycyrrhiza glabra*, S. 99). Angeblich vermindert Giftlattich die Libido (Anaphrodisiakum). Er kann auch zur Schmerzstillung angewendet werden.
Verwandte Arten: Gartenlattich (»Salat«, *L. sativa*) kann man wie Giftlattich verwenden, doch ist er deutlich schwächer wirksam. Auch *L. thunbergii* aus China und der Mongolei wird medizinisch genutzt.
Warnung: Nur unter ärztlicher Überwachung anwenden, da Giftlattich zu Vergiftungen führen kann.

Lamium album

(Labiatae/Lamiaceae)

WEISSE TAUBNESSEL

Beschreibung: Mehrjährige, bis 60 cm hohe Pflanze mit aufrechtem, vierkantigem Stengel, gezähnten ovalen Blättern und weißen Lippenblüten in Quirlen.
Verbreitung & Anbau: Heimisch und verbreitet in Europa, Zentral- und Nordasien; gedeiht an Wegrändern und auf Ödland. Ernte zur Blütezeit.
Verwendete Teile: Blütenstände.
Inhaltsstoffe: Saponine, Flavone, Schleimstoffe und Gerbstoffe.
Geschichte & Brauchtum: Der Name weist auf die Ähnlichkeit zur Brennessel (*Urtica dioica*, S. 145), jedoch ohne Brennhaare, hin. John Gerard beschrieb sie 1597 als eine Pflanze, um »das Herz zu erfreuen, dem Gesicht gute Farbe zu geben und um die Lebensgeister zu erfrischen«.
Medizinische Wirkung & Anwendung: Weiße Taubnessel wirkt adstringierend und schleimhautschützend. Man nutzt sie hauptsächlich als Tonikum für die Gebärmutter, um Zwischenblutungen zu unterdrücken und überstarke Periodenblutungen zu verringern. Weiße Taubnessel gilt auch als traditionelles Mittel bei übermäßigem Scheidenausfluß. Gelegentlich wendet man sie bei schmerzhaften Perioden an. Wegen der adstringierenden Eigenschaften kann sie bei Durchfall und (äußerlich) bei Hämorrhoiden und Krampfadern nützlich sein.

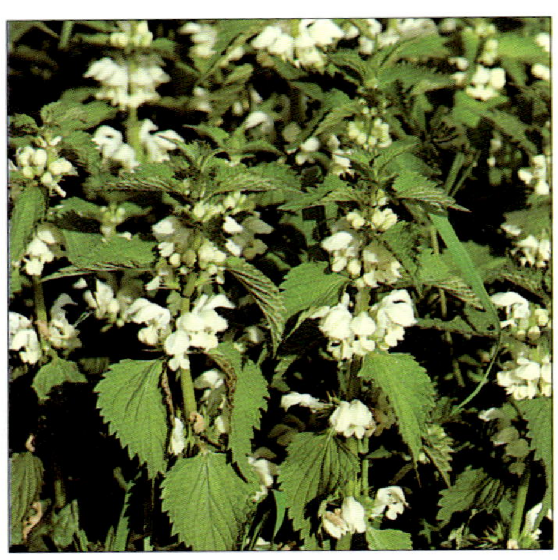

Weiße Taubnessel *gilt in der Frauenheilkunde als geeignetes Mittel.*

Larix decidua syn. *L. europaea*

(Pinaceae)

EUROPÄISCHE LÄRCHE

Beschreibung: Sommergrüner, bis 50 m hoher Nadelbaum mit büschelständigen Nadelblättern, kätzchenähnlichen männlichen Blütenständen und weiblichen Blüten in zuerst rötlichen, später braunen Zapfen.
Verbreitung & Anbau: Heimisch in den Gebirgswäldern der Alpen und Karpaten bis in 2000 m Höhe; wegen des Holzes häufig angebaut. Die Vermehrung erfolgt durch Aussaat im Frühjahr oder durch Kopfstecklinge im Sommer. Das Harz wird im Herbst abgezapft, die Rinde wird beim Fällen des Baumes geerntet.
Verwendete Teile: Innere Rinde, Harz.
Inhaltsstoffe: Lignane, Harze und ätherisches Öl (enthält hauptsächlich α- und β-Pinen und Limonen).
Geschichte & Brauchtum: Das begehrte Lärchenharz wurde unter dem Namen »Venezianischer Terpentin« gehandelt und von Venedig aus verschifft.
Medizinische Wirkung & Anwendung: Die Lärche wirkt adstringierend, harntreibend und antiseptisch. Mit der Rinde kann man Harnwegsinfekte wie Blasen- und Harnröhrenentzündung behandeln sowie Atemwegserkrankungen einschließlich Bronchitis. Auf Wunden aufgetragen, hat das Harz schützende und infektionshemmende Eigenschaften. Ekzeme und Psoriasis (Schuppenflechte) werden durch eine Abkochung der Rinde gelindert.
Warnung: Nicht bei Vorliegen einer Nierenerkrankung anwenden.

Larrea tridentata

(Zygophyllaceae)

KREOSOTBUSCH

Beschreibung: Dorniger, bis 2 m hoher Strauch mit kleinen, fein geteilten Blättern.
Verbreitung & Anbau: Häufig in den Wüstengebieten im Südwesten der Vereinigten Staaten und in Mexiko.
Verwendete Teile: Sproßteile.
Inhaltsstoffe: Etwa 12% Harz und Nordihydroguajaretsäure, die Niere und Lymphdrüsen schädigen kann.
Geschichte & Brauchtum: Nordamerikanische Indianer verwendeten den Kreosotbusch häufig als Abkochung zur Behandlung von Magenbeschwerden und Durchfall. Man setzte die jungen Zweige bei Zahnschmerzen ein und nutzte die Blätter als Umschlag bei Atemwegsbeschwerden sowie als Spülung bei Hauterkrankungen. Von 1842–1942 war der Kreosotbusch in der *Pharmacopoeia of the United States* aufgeführt.
Medizinische Wirkung & Anwendung: Bis vor kurzem wurde der Kreosotbusch in den USA häufig verwendet (etwa 9 Tonnen pro Jahr). Er galt als gutes Mittel bei rheumatischen Erkrankungen, Geschlechtskrankheiten, Harnwegsinfekten und gewissen Krebsarten, insbesondere zur Behandlung von Leukämie. Innerlich wendete man den Kreosotbusch auch bei Hautkrankheiten wie Akne und Ekzemen an und trug ihn äußerlich als Lotion auf wunde Stellen und auf Ausschläge auf. Kürzlich wurde der Verkauf von Kreosotbusch in den USA jedoch verboten, da man eine potentiell lebertoxische Wirkung befürchtet.
Verwandte Arten: Die südamerikanische *L. nitida* wird bei Verdauungsstörungen, zum Einleiten der Menstruation und zur Wundbehandlung genommen.
Warnung: Nach Einnahme von *L. tridentata* sind 5 Fälle von akuter oder subakuter Hepatitis beobachtet worden. Deshalb wird von der innerlichen Anwendung abgeraten und die Verwendung anderer Arzneipflanzen empfohlen.

Laurus nobilis

(Lauraceae)

LORBEER

Beschreibung: Aromatischer, immergrüner, bis 20 m hoher Strauch oder Baum mit ledrigen dunkelgrünen Blättern, kleinen gelben männlichen und weiblichen Blüten und glänzenden schwarzen Früchten.
Verbreitung & Anbau: Im Mittelmeerraum heimisch, wächst an schattigen, feuchten Stellen; als Gartenpflanze beliebt und als Gewürz- und Zierpflanze angebaut – die getrockneten Blätter sind ein beliebtes Gewürz in vielen europäischen Küchen. Ganzjährige Ernte der Blätter.
Verwendete Teile: Blätter, ätherisches Öl.
Inhaltsstoffe: Bis zu 3% ätherisches Öl (enthält 30–50% Cineol, Linalool, α-Pinen, α-Terpineolacetat), ferner Schleimstoffe, Gerbstoffe und Harz.
Geschichte & Brauchtum: Im alten Griechenland wurde Lorbeer im Orakel von Delphi bei den Prophezeiungen genutzt. Aus dem alten Rom stammt die Tradition, daß das plötzliche Verdorren eines Lorbeerbaums Unglück für das zuge-

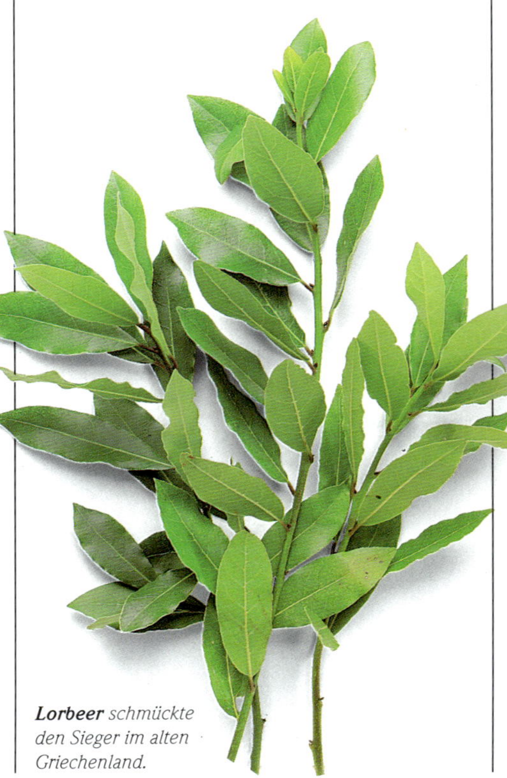

Lorbeer *schmückte den Sieger im alten Griechenland.*

hörige Haus bedeutet. Die Römer verwendeten Lorbeerblätter medizinisch, als Gewürz und in Girlanden während der Saturnalien-Feiern im Dezember. Lorbeer war den Göttern Apoll und Äskulap geweiht, die gemeinsam die Schutzpatrone der Heilkunst waren. Die Pflanze galt als besonders schützend und heilend. Ein Aufguß der Blätter sollte wärmend und tonisierend auf Magen und Blase wirken, ein Pflaster aus den Blättern wurde zum Lindern von Wespen- und Bienenstichen aufgelegt. Dioskorides (1. Jahrhundert) schrieb, daß Lorbeerrinde »[Nieren]steine bricht und gut bei Leberschwäche ist«.

Medizinische Wirkung & Anwendung: Mit Lorbeer behandelt man hauptsächlich Störungen des oberen Verdauungstrakts und lindert arthritische Schmerzen. Er beruhigt und tonisiert den Magen, fördert den Appetit und die Bildung von Verdauungssekreten. Als Küchengewürz fördern Lorbeerblätter die Verdauung. So wirken sie ähnlich günstig wie Ährenminze *(Mentha spicata)* und Rosmarin (*Rosmarinus officinalis*, S. 125) beim Verdauen schwerer, insbesondere fleischhaltiger Mahlzeiten. Man hat mit Lorbeer jedoch auch das Einsetzen der Periodenblutung ausgelöst. Das ätherische Öl wird mit einem Trägeröl stark verdünnt und als Reizmittel auf schmerzende Gelenke und Muskeln gerieben. Man kann auch dem Badewasser eine Abkochung der Blätter zusetzen, um Gliederschmerzen zu lindern.

Warnung: Isoliertes ätherisches Öl aus Lorbeer darf nicht innerlich angewendet werden. Da die äußerliche Anwendung allergische Reaktionen hervorrufen kann, sollte das Öl nur sehr verdünnt (2%) eingesetzt werden.

Lawsonia inermis syn. *L. alba*

(Lythraceae)

Hennastrauch

Beschreibung: Stark riechender, immergrüner, bis 6 m hoher Strauch oder Baum mit schmalen, spitzen Blättern, kleinen weißen oder roasafarbenen Blüten in Büscheln und blauschwarzen Früchten.

Verbreitung & Anbau: Heimisch im Nahen Osten, Nordafrika und auf dem indischen Subkontinent, gedeiht an sonnigen Stellen; häufig als Haarpflege- und -färbemittel angebaut. Ernte der Blätter während der Wachstumszeit.

Verwendete Teile: Blätter, Rinde.

Inhaltsstoffe: Cumarine, Naphthochinone (daunter Lawson), Flavonoide, Sterine und Gerbstoffe.

Geschichte & Brauchtum: Seit Jahrtausenden wird Henna in Nordafrika und Asien als rotes Färbemittel und Parfümpflanze angebaut. Im alten Ägypten wickelte man die Mumien in mit Henna gefärbte Tücher ein. Traditionell hat man in Arabien und Indien aus den Blättern ein Pigment hergestellt, um damit komplizierte Muster auf Finger, Handflächen und Fußsohlen zu zeichnen. Nicht nur Menschenhaare, sondern auch Pferdemähnen und -schweife hat man mit Henna gefärbt. Angeblich tränkte Kleopatra vor ihrem Rendezvous mit Antonoius die Segel ihrer Barkasse mit dem »betörenden« Henna-Blütenöl. Ende des 19. Jahrhunderts wurde Henna in Europa eingeführt.

Medizinische Wirkung & Anwendung: Henna ist hauptsächlich ein Mittel der Ayurveda- und Unani-Medizin; gewöhnlich nimmt man die Blätter zum Gurgeln bei Halsschmerzen, als Aufguß oder Abkochung bei Durchfall und Ruhr. Die adstringierenden Blätter sind blutstillend, fördern aber starke Periodenblutungen. Leberbeschwerden werden mit einer Abkochung der Rinde behandelt. Als Pflaster aufgetragen, hilft Henna bei Pilzinfektionen, Akne und Furunkeln.

Leonurus cardiaca

(Labiatae/Lamiaceae)

Herzgespann

Beschreibung: Mehrjährige, bis 1,5 m hohe Pflanze mit gezähnten, handförmigen Blättern und weißen oder rosafarbenen, gequirlten Lippenblüten.

Verbreitung & Anbau: Heimisch in Europa, Westasien bis zum Himalaja und Nordafrika; eingebürgert in Nordamerika, wächst in Wäldern, auf Schuttplätzen und an Wegrändern; auch als Gartenpflanze angebaut. Ernte zu Beginn der Blütezeit.

Verwendete Teile: Sproßteile.

Inhaltsstoffe: Alkaloide (darunter L-Stachydrin), Iridoide (u. a. Leonurin), Diterpene, Flavonoide, Kaffeesäure und Gerbstoffe.

Geschichte & Brauchtum: Schon seit langem gilt Herzgespann als Herzmittel, wie schon sein Name andeutet. So schrieb Nicholas Culpeper 1652, daß »es kein besseres Kraut gibt zum Vertreiben melancholischer Nebel aus dem Herzen, zum Stärken desselben und zum Aufheitern des Sinns«. Petrus Andreas Matthiolus, Leibarzt von Kaiser Ferdinand I., bemerkte 1548, es sei »nützlich bei starkem Pulsschlag und Herzklopfen, Krämpfen und Lähmung ... [es] verdünne dicke und zähe Körpersäfte, stimuliere Harnproduktion und Periodenblutung und führe Steine aus den Nieren ab.«

Medizinische Wirkung & Anwendung: Als Herz- und Nervenmittel wird Herzgespann oft bei Herzklopfen verschrieben; besonders bei schwachem Herzen stärkt die Pflanze dessen Funktion. Sie wirkt krampflösend und beruhigend, verursacht aber Entspannung und keine Benommenheit. Außerdem stimuliert Herzgespann die Gebärmuttermuskulatur und ist deshalb besonders vorteilhaft bei verzögerter Periodenblutung, Periodenschmerzen und prämenstruellen (vor allem durch Schock und Kummer verursachten) Spannungen. Bei starken Periodenblutungen sollte die Arzneidroge jedoch nicht angewendet werden.

Verwandte Arten: Therapeutisch werden zwei ostasiatische Arten, *L. heterophyllus* (China) und *L. sibiricus* (Sibirien), genauso wie Herzgespann eingesetzt. Auch *L. heterophyllus* scheint Bluthochdruck zu senken und die Menstruation einzuleiten.

Warnung: Nicht während der Schwangerschaft und bei Neigung zu starken Periodenblutungen anwenden.

Selbstbehandlung: Menstruationsbeschwerden – unregelmäßiger Zyklus, S. 315; **Panikanfälle,** S. 302.

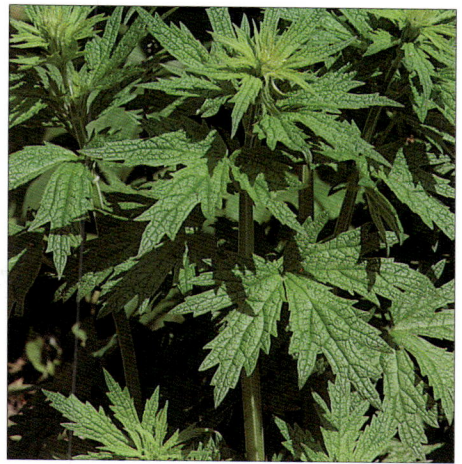

***Herzgespann** wendet man mindestens seit dem 16. Jahrhundert bei Herzklopfen an.*

Lepidium virginicum

(Cruciferae/Brassicaceae)

Virginische Gartenkresse

Beschreibung: Einjährige, bis 60 cm hohe Pflanze mit schlanken, lanzettlichen Blättern und kleinen weißen Blüten.

Verbreitung & Anbau: Im östlichen Nordamerika und in der Karibik heimisch, in Australien wurde die Pflanze eingebürgert. Ernte der Blätter im Frühling.

Verwendete Teile: Blätter, Wurzel.

Inhaltsstoffe: Bedeutende Mengen an Vitamin C.

Geschichte & Brauchtum: Die Menominee-Indianer im östlichen Nordamerika behandelten durch Giftsumach *(Rhus toxicodendron)* hervorgerufene Hautausschläge mit einer Lotion aus Virginischer Gartenkresse oder einer frisch zerdrückten Pflanze.

Medizinische Wirkung & Anwendung: Virginische Gartenkresse ist nahrhaft und generell »entgiftend«. Man hat sie bei auffälligem Vitamin-C-Mangel und Diabetes, aber auch zum Entwurmen genutzt. Die Pflanze wirkt auch harntreibend und lindert rheumatische Schmerzen. Mit der Wurzel behandelt man Atemwegskatarrhe.

Verwandte Arten: Die im gemäßigten Klima der Nordhemisphäre heimische Gartenkresse *(L. sativum)* wird als Salatpflanze angebaut und gelegentlich zur »Blutreinigung« angewendet. Auch die neuseeländische *L. oleraceum* wird zu Küchenzwecken kultiviert.

Leptandra virginica syn. *Veronica virginica*

(Scrophulariaceae)

Virginianischer Ehrenpreis

Beschreibung: Mehrjährige, bis 1 m hohe Pflanze mit aufrechtem Stengel, lanzettlichen Blättern und weißen Blüten.

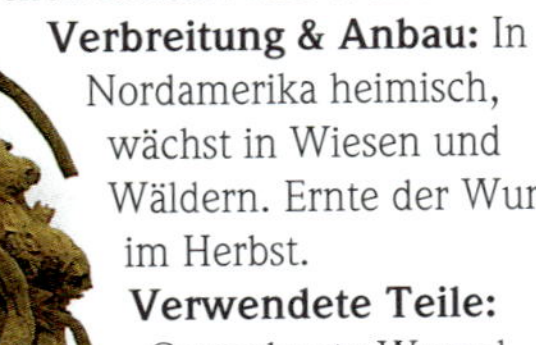

Wurzel

Verbreitung & Anbau: In Nordamerika heimisch, wächst in Wiesen und Wäldern. Ernte der Wurzel im Herbst.

Verwendete Teile: Getrocknete Wurzel.

Inhaltsstoffe: Ätherisches Öl, Saponine, verschiedene Zucker und Gerbstoffe.

Geschichte & Brauchtum: Virginianischer Ehrenpreis war schon den Indianern aus Missouri und Delaware als drastisches Abführmittel bekannt. Sie nutzten ihn in mäßiger Dosierung als Abführ- und Entgiftungsmittel und bei Leberbeschwerden. In der physiomedikalistischen Tradition des 19. Jahrhunderts wendete man ihn an, um die Gallenproduktion anzuregen.

Medizinische Wirkung & Anwendung: Heute dient Virginianischer Ehrenpreis in geringer Dosierung als Abführ- und Heilmittel bei Leber- und Gallenblasenbeschwerden. Er hilft bei Blähungen und Völlegefühl, lindert Hämorrhoiden, chronische Verstopfung und Mastdarmvorfall. Auch bei Hauterkrankungen, die auf gestörter Leberfunktion beruhen, kann man ihn anwenden.

Warnung: Die frische Wurzel darf nicht verwendet werden. Nicht während der Schwangerschaft anwenden.

Levisticum officinale syn. *Ligusticum levisticum*

(Umbelliferae/Apiaceae)

Liebstöckel

Beschreibung: Mehrjährige, bis 2 m hohe Pflanze mit glänzenden, gezähnten Fiederblättern, grüngelblichen Blüten und winzigen ovalen Früchten.

Verbreitung & Anbau: Heimisch in Südeuropa und Südwestasien, wächst an sonnigen Berghängen. Die Blätter werden im Frühjahr oder Frühsommer, die Früchte im Spätsommer, die Wurzel im Herbst geerntet.

Verwendete Teile: Wurzel, Früchte, Blätter.

Inhaltsstoffe: Ätherisches Öl (etwa 70% Phthalide), Cumarine (darunter Bergapten, Psoralen und Umbelliferon), organische Säuren, β-Sitosterol, Harze und Gummi. Die Phthalide wirken beruhigend und gegen Krämpfe.

Geschichte & Brauchtum: K'Eogh, der irische Pflanzenheilkundler, schrieb 1735, daß Liebstöckel »Blähungen vertreibt … der Verdauung hilft, Harnlassen und Menstruation veranlaßt, die Sicht klärt und aus dem Gesicht Pickel, Sommersprossen und Rötungen entfernt«.

Medizinische Wirkung & Anwendung: Liebstöckel wirkt im Verdauungstrakt und in den Atemwegen wärmend und tonisierend. Es hilft bei Verdauungsstörungen, Appetitlosigkeit, Blähungen, Koliken und Bronchitis. Wegen der deutlich harntreibenden und antimikrobiellen Eigenschaften nimmt man es regelmäßig bei Harnwegserkrankungen. Liebstöckel leitet auch die Periodenblutung ein und hilft bei Periodenschmerz. Seine wärmende, die Durchblutung anregende Wirkung kann einen schlechten Kreislauf fördern.

Verwandte Arten: Das chinesische *Chuan xiong (Ligusticum wallichii)* wird hauptsächlich bei Periodenschmerzen angewendet und um ausbleibende Periodenblutungen einzuleiten. Auch das chinesische *Gao ben (Ligusticum sinense)* verwendet man bei Schmerzen.

Warnung: Nicht in der Schwangerschaft!

Selbstbehandlung: Starke Periodenblutung, S. 315.

Linaria vulgaris

(Scrophulariaceae)

Leinkraut, Ackerlein

Beschreibung: Aufrechte, bis 50 cm hohe, mehrjährige Pflanze mit linealen Blättern und dem Löwenmäulchen ähnlichen gelben Blüten mit langem Sporn.

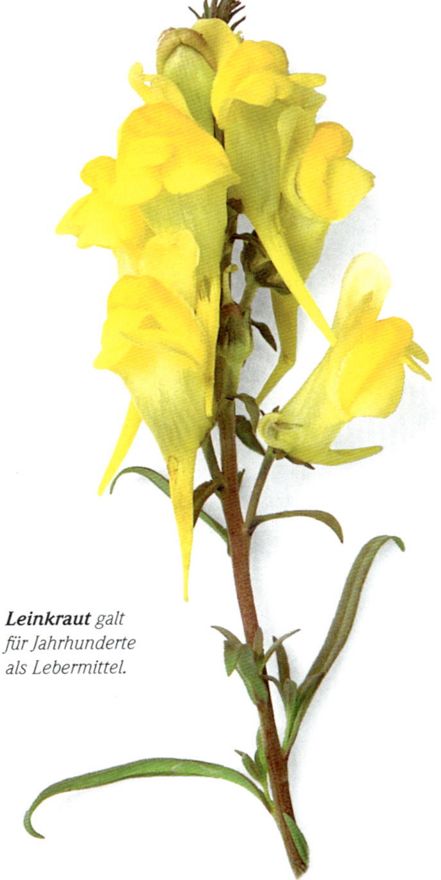

***Leinkraut** galt für Jahrhunderte als Lebermittel.*

Verbreitung & Anbau: Heimisch in Europa und Asien, eingebürgert in Nordamerika, wächst an Straßenrändern und auf Ödland. Ernte während der Blütezeit.

Verwendete Teile: Sproßteile.

Inhaltsstoffe: Linarin, Sterine, verschiedene Zucker, Gerbstoffe und Schleimstoffe.

Geschichte & Brauchtum: 1735 schrieb der Kräuterarzt K'Eogh, daß »eine Salbe [aus Leinkraut], hergestellt mit Schweineschmalz und einem Eigelb, ausgezeichnet für den Haarwuchs ist«.

Medizinische Wirkung & Anwendung: Leinkraut ist primär ein Leber- und verdauungsförderndes Mittel, das aber heute selten eingesetzt wird. Es hilft bei Gelbsucht, chronischer Verstopfung und Hautkrankheiten. Bei äußerer Anwendung lindert es wunde Stellen, Hautgeschwüre und Hämorrhoiden. Auch Augenentzündungen können damit behandelt werden.

Verwandte Arten: Das südeuropäische Zymbelkraut (*Cymbalaria muralis*, vereinzelt auch in Deutschland) wird gelegentlich püriert auf Wunden aufgetragen. Echtes Tännelkraut (*Kickxia elatine*, Europa) wirkt adstringierend und blutstillend. *L. canadensis* aus Nordamerika verwendet man als harntreibendes und abführendes Mittel und bei Hämorrhoiden.

Warnung: Nur unter ärztlicher Aufsicht und nicht während der Schwangerschaft anwenden.

Linum usitatissimum

(Linaceae)

Lein, Flachs

Beschreibung: Einjährige, bis 1 m hohe Pflanze mit schlankem Stengel, lanzettlichen Blättern, himmelblauen Blüten und ölhaltigen braunen Samen.

Verbreitung & Anbau: Herkunft unbekannt, in Europa verwildert, weltweit als Faser- und Ölpflanze angebaut. Ernte der Samen im Spätsommer oder Frühherbst.

Verwendete Teile: Samen, Samenöl.

Inhaltsstoffe: Leinsamen: etwa 30–40% fettes Öl (darunter 36–50% Linolensäure und 23–24% Linolsäure), 6% Schleimstoffe, 25% Eiweiß und Linamarin, ein cyanogenes Glykosid. Linamarin wirkt beruhigend auf die Atemwege.

Geschichte & Brauchtum: Im Nahen Osten hat man Leinsamen seit mindestens 7000 Jahren angebaut und als Arzneipflanze genutzt. Plinius (23–79) faßte seine vielfältigen Anwendungen mit der Frage zusammen: »In welchem Bereich des täglichen Lebens wird Leinsamen eigentlich nicht eingesetzt? Und in welchem Produkt des Erdreichs finden wir größere Wunder als in diesem?«

Medizinische Wirkung & Anwendung: Der an Schleimstoffen und ungesättigten Fettsäuren reiche Leinsamen dient als wichtiges Arzneimittel für viele Beschwerden des Verdauungssystems und der Atemwege. Im ganzen und innerlich angewendet, helfen Leinsamen bei gereiztem Verdauungstrakt. Sie wirken als effektives Volumenabführmittel, da sie Flüssigkeit aufnehmen,

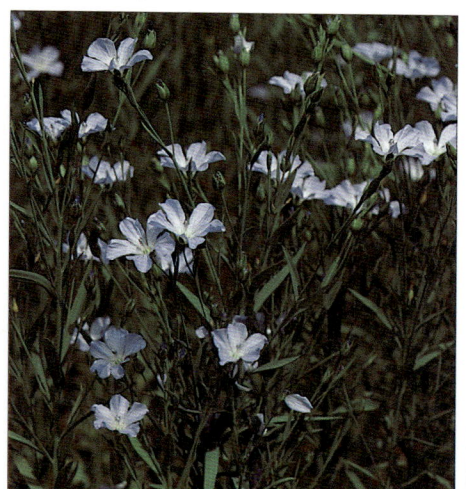

Lein *wird seit dem Altertum wegen seiner Samen, des Samenöls und der Fasern angebaut.*

quellen und eine schleimhaltige Masse bilden. Alternativ können die Samen vor dem Essen zerquetscht werden und liefern so essentielle Fettsäuren. Als Tee können die Samen in gewissem Maße eine günstige Wirkung auf die Harnwege haben. Äußerlich hilft ein Umschlag aus zerquetschten Samen bei chronischem Husten, Bronchitis, Rippenfellentzündung und Emphysem. Schmerzhafte Furunkel werden durch einen Umschlag aus Samen oder Leinsamenmehl gelindert. In einer portugiesischen Rezeptur wird Leinöl zusammen mit Rotwein zur Wundbehandlung empfohlen.
Warnung: Die empfohlene Dosierung darf, besonders bei zerquetschten Samen, nicht überschritten werden, da Leinsamen wegen ihres Gehalts an cyanogenen Glykosiden toxisch sein können. Aus diesem Grund dürfen auch keine unreifen Samen verwendet werden.
Selbstbehandlung: Verstopfung, S. 317.

Lippia triphylla syn. *Aloysia triphylla*

(Verbenaceae)

ZITRONENSTRAUCH

Beschreibung: Laubabwerfender, bis 2 m hoher Strauch mit stark nach Zitrone duftenden, lanzettlichen Blättern und kleinen, unauffälligen lilafarbenen Rispenblüten.
Verbreitung & Anbau: In Südamerika heimisch; in milden Klimazonen als Teedroge, auch für die Parfüm- und Kosmetikindustrie angebaut; seit kurzem auch bei uns wieder eine beliebte Kübelpflanze. Ernte der Blätter im Spätsommer.
Verwendete Teile: Blätter.
Inhaltsstoffe: Ätherisches Öl (hauptsächlich Citral, Cineol, Limonen und Geraniol), Schleimstoffe, Gerbstoffe und Flavonoide.
Geschichte & Brauchtum: Der Zitronenstrauch wurde 1754 nach Europa eingeführt. Besonders in Frankreich, Spanien und Südamerika ist der Aufguß ein beliebtes, erfrischendes Getränk.
Medizinische Wirkung & Anwendung: Als Arzneipflanze teilt der zu wenig gewürdigte Zitronenstrauch etliche Eigenschaften mit der Zitronenmelisse (*Melissa officinalis*, S. 111). Beide enthalten stark riechendes ätherisches Öl mit beruhigender und verdauungsfördernder Wirkung. Der Zitronenstrauch hat eine sanft beruhigende Wirkung und gilt als lindernd bei Bauchbeschwerden. Der tonisierende Effekt auf das Nervensystem ist weniger ausgeprägt als bei der Zitronenmelisse, gleichwohl hilft der Zitronenstrauch, die Stimmung bei Depressionen zu heben.
Verwandte Arten: Die mexikanische *Yerba dulce (L. dulcis)* wirkt schleimhautschützend und auswurffördernd. Auch verschiedene andere *Lippia*-Arten werden in Mexiko wegen ihrer krampflösenden, menstruationsfördernden und magenberuhigenden Eigenschaften therapeutisch genutzt. In Westafrika trinkt man *L. adoensis* als Tee.
Selbstbehandlung: Blähungen & Völlegefühl, S. 306.

Liquidambar orientalis

(Hamamelidaceae)

STYRAX, ORIENTALISCHER AMBERBAUM

Beschreibung: Laubabwerfender, bis 6 m hoher Baum mit grauvioletter Rinde, gelappten Blättern und kleinen weißgelben Blüten.
Verbreitung & Anbau: Heimisch im südlichen Kleinasien; im Herbst Gewinnung des »Styrax« (ein trübes, graubraunes Balsamharz), der als Ausscheidungsprodukt durch Verletzung der Rinde und besonders des Holzkörpers entsteht.
Verwendete Teile: Rindenextrakt.
Inhaltsstoffe: Zimtsäure, Cinnamylcinnamat, Phenylpropylcinnamat, Triterpensäuren, ätherisches Öl.
Geschichte & Brauchtum: Seit dem 19. Jahrhundert ist Styrax die medizinisch am meisten genutzte *Liquidambar*-Art. Man verwendet das Harz oder Extrakte auch als Fixativ in Parfüms.
Medizinische Wirkung & Anwendung: In den Luftwegen wirkt Styrax gleichzeitig reizend und auswurffördernd; er ist in der englischen Husten-Rezeptur »Friar's Balsam« enthalten, die man inhaliert, um Auswurf anzuregen. Außerdem verwendet man Styrax äußerlich, um das Abheilen von Hauterkrankungen wie Krätze, Wunden und Geschwüren zu fördern. Zusammen mit Zaubernuß (*Hamamelis virginiana*, S. 100) und Rosenwasser (*Rosa* spp.) ist Styrax Bestandteil einer adstringierenden Gesichtslotion. In China setzt man Styrax ein, um festen Schleim bei Schmerzen und Beengung in der Brust zu lösen.
Verwandte Arten: Amerikanischer Styrax (*L. styraciflua*, atlantisches Nordamerika bis Guatemala) wird seit den Zeiten der Mayas wegen seiner heilenden Eigenschaften als Arzneipflanze genutzt.

Liriosma ovata syn. *Dulacia inopiflora & Ptychopetalum olacoides*

(Olacaceae)

MUIRA-PUAMA-BAUM

Beschreibung: Empfindlicher, bis 15 m hoher Baum mit rissigem grauem Stamm, dunkelbraunen Blättern, weißen Blüten und orangegelben Früchten.
Verbreitung & Anbau: Heimisch in den tropischen Regenwäldern Brasiliens, besonders im Rio-Negro- und Amazonas-Gebiet.
Verwendete Teile: Wurzel, Rinde, Holz.
Inhaltsstoffe: Ester und Pflanzen-Sterine.
Medizinische Wirkung & Anwendung: Die Amazonas-Indianer verwenden Muira-Puama seit langem als tonisierendes und aphrodisierendes Mittel, das bei Impotenz wirksam sein soll. Die stark adstringierende Rinde wird zum Gurgeln bei Halsschmerzen und als Aufguß bei Durchfall und Ruhr genutzt.

Lobaria pulmonaria

(Stictaceae)

LUNGENMOOS, BAUMFLECHTE

Beschreibung: Große, derbe und verzweigte Flechte mit filzig behaarter Unterseite; bei Feuchtigkeit hellgrün, bei Trockenheit graugrün.
Verbreitung & Anbau: In ganz Europa heimisch, häufig jedoch nur im ozeanischen Gebiet; wächst auf Rinde und Felsen. Ernte ganzjährig.
Verwendete Teile: Thallus.
Inhaltsstoffe: Verschiedene organische Säuren (darunter Stictinsäure und Norstictinsäure), Fettsäuren, Schleimstoffe und Gerbstoffe.
Geschichte & Brauchtum: Seit dem Altertum wird Lungenmoos bei Lungenerkrankungen angewendet. Der italienische Arzt und Botaniker Petrus Andreas Matthiolus (1501–1577) empfahl die Flechte bei Lungengeschwüren und blutigem Auswurf. Man setzte die Baumflechte auch zur Behandlung von Wunden und Geschwüren, starken Periodenblutungen, Ruhr und »galligem Erbrechen« ein.
Medizinische Wirkung & Anwendung: Lungenmoos, heute selten angewendet, hat auswurffördernde und tonisierende Eigenschaften. Es hilft, verfestigten Schleim abzuhusten, vermindert den Katarrh und wirkt appetitsteigernd. Eine honiggesüßte Abkochung ist günstig bei allen chronischen Katarrhen, insbesondere bei Husten und Bronchitis. Auch Asthma, Rippenfellentzündung und Emphysem können mit Lungenmoos behandelt werden. Wegen der adstringierenden und schleimhautschützenden Wirkung kann man es bei Lungengeschwüren, aber auch bei etlichen Magen-Darm-Beschwerden anwenden. Lungenmoos ist besonders für die Behandlung von Kindern geeignet.

Lonicera spp.

(Caprifoliaceae)

Geissblatt & Jin yin hua (chinesisch)

Beschreibung: Wohlriechende, bis 4 m hohe Kletterpflanze mit ovalen, gegenständigen Blättern; laubabwerfend, mit orangegelben Blüten und roten Früchten (Geißblatt, *L. caprifolium*) oder halbimmergrün mit weißen, später gelben Blüten und schwarzen Früchten *(Jin yin hua, L. japonica)*.
Verbreitung & Anbau: Geißblatt ist im östlichen Mitteleuropa und Südosteuropa heimisch, ansonsten wurde die Pflanze eingebürgert; *Jin yin hua* ist in China und Japan heimisch. Beide Arten winden sich an Bäumen, Mauern und Hecken hoch und sind beliebte Gartenpflanzen. Ernte der Blüten und Blätter unmittelbar vor Öffnen der Blüten.
Verwendete Teile: Blüten, Blätter, Rinde.
Inhaltsstoffe: Geißblatt: ätherisches Öl, Gerbstoffe und Salicylsäure; *Jin yin hua*: ätherisches Öl (mit Linalool und Jasmon), Gerbstoffe, Luteolin (ein Flavonoid) und Inositol.
Geschichte & Brauchtum: In Europa wurde Geißblatt traditionell zur Behandlung von Asthma und anderen Atemwegserkrankungen angewendet. In der Bach-Blüten-Therapie gilt es als Mittel bei Heimweh und Wehmut. In der chinesischen Medizin wird *Jin yin hua* seit langem eingesetzt, um »Hitze zu reduzieren und Giftigkeit abzubauen«.
Medizinische Wirkung & Anwendung: Heute wird Geißblatt in der westlichen Medizin selten genutzt. Die traditionellen Anwendungen zeigen, daß die einzelnen Pflanzenteile therapeutisch deutlich unterschiedlich wirken. Die Rinde ist harntreibend und kann bei Gicht, Nierensteinen und Leberbeschwerden genommen werden. Die adstringierenden Blätter dienen zum Gurgeln und als Mundspülung bei Mundgeschwüren und Halsschmerzen. Die Blüten sind husten- und krampflösend und gelten als traditionelles Asthmamittel. Die chinesische Kräutermedizin verschreibt *Jin yin hua* bei einem ganz anderen Krankheitsspektrum: Hauptsächlich verwendet man es bei »heißen« entzündlichen Erkrankungen wie Abszessen, wunden Stellen, Brustentzündung und Ruhr. Auch zur Fiebersenkung wird es eingesetzt.
Forschungsergebnisse: Nach chinesischen Untersuchungen soll *Jin yin hua* Tuberkelbakterien hemmen und Infektionen verhindern. Eine Studie mit *Jin yin hua* und *Ju hua* (*Chrysanthemum* x *morifolium*, S. 77) zeigte eine blutdrucksenkende Wirkung. Auch das europäische Geißblatt könnte aufgrund seiner Ähnlichkeit mit *Jin yin hua* gegen Infektionen helfen.
Verwandte Arten: Das Waldgeißblatt. *(L. periclymenum)* wurde früher häufig zur Behandlung von Asthma und Harnwegsinfekten sowie bei Geburten verwendet. Heute werden nur noch die Blüten bei Husten eingesetzt.
Warnung: Geißblatt-Früchte sind giftig; nicht anwenden.

Lophophora williamsii

(Cactaceae)

Peyotl, Schnapsknöpfe

Beschreibung: Stachelloser, bis zu 5 cm hoher Kaktus mit gedrungenem graugrünem Vegetationskörper mit grauen Haarbüscheln und weißen oder rosafarbenen Blüten.
Verbreitung & Anbau: Heimisch in Nordmexiko und den Südwest-USA.
Verwendete Teile: Ganze Pflanze.
Inhaltsstoffe: Alkaloide, insbesondere Mescalin mit stark halluzinogener Wirkung.
Geschichte & Brauchtum: Seit mehr als 3000 Jahren wird Peyotl bei religiösen Zeremonien der Indianer genutzt. Aldous Huxley machte den Kaktus in seinem Buch *Die Pforten der Wahrnehmung* als halluzinogene Droge bekannt.
Medizinische Wirkung & Anwendung: Peyotl ist eine Kultpflanze der Schamanen, die bei gemeinsamen religiösen Zeremonien der Indianer eingenommen wird, um spirituelle Erkenntnis zu erlangen, die geistige Verfassung und den Zusammenhalt der Gemeinschaft zu stärken. Medizinisch wird Peyotlkaktus bei Fieber, rheumatischen Schmerzen und Lähmungen eingesetzt. Man legt ihn als Umschlag auf Knochenbrüche, Wunden und Schlangenbisse. Außerdem wird er zum Auslösen von Erbrechen verwendet.
Warnung: Die Anwendung von Peyotl und Mescalin ist in den meisten Ländern illegal.

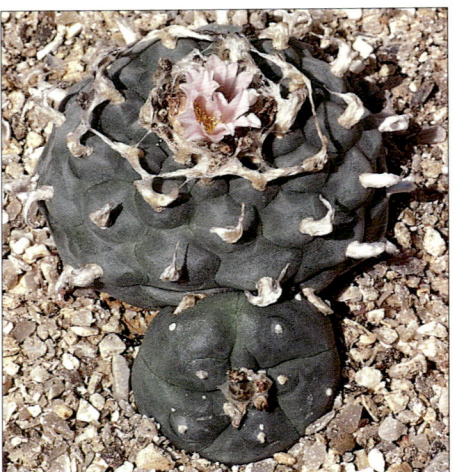

Peyotl *dient als Kultpflanze bei indianischen Zeremonien.*

Luffa cylindrica syn. *L. aegyptica*

(Cucurbitaceae)

Schwammgurke, Si gua luo (chinesisch)

Beschreibung: Einjährige, bis 15 m hohe Kletterpflanze mit großen, gelappten Blättern, Kletterranken und gelben Blüten (aus den weiblichen Blüten entstehen die gurkenähnlichen Früchte).

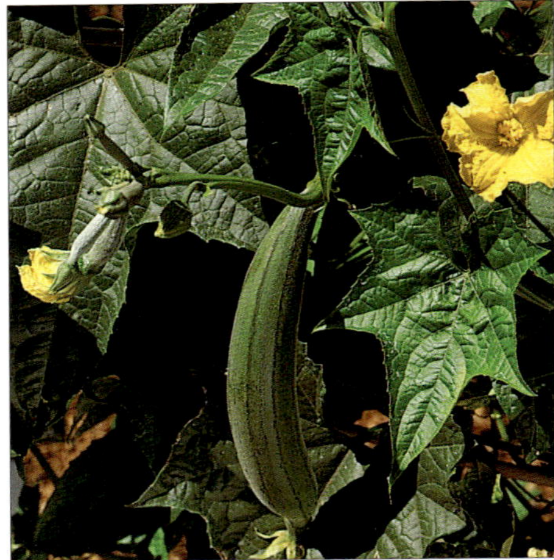

Schwammgurke *wird getrocknet und in China bei Muskel- und Gelenkschmerzen verwendet.*

Verbreitung & Anbau: Heimisch in den Tropen der Alten Welt, heute in Tropengebieten weltweit angebaut; die Vermehrung erfolgt durch Aussaat im Frühjahr. Ernte der reifen Früchte.
Verwendete Teile: Früchte.
Inhaltsstoffe: Xylan, Xylose und Galactan.
Geschichte & Brauchtum: Während der Tang-Dynastie (618–907) wurde die Schwammgurke von Indien nach China eingeführt. Im Westen kennen wir das feste, faserige Gefäßbündelnetz aus dem Inneren der reifen Frucht hauptsächlich als massierenden Badeschwamm (Luffaschwamm).
Medizinische Wirkung & Anwendung: In China behandelt man Schmerzen in Muskeln, Gelenken, Brust und Bauch mit dem Luffaschwamm. Man verschreibt Schwammgurke bei fiebrigen, schmerzhaften Atemwegsinfekten zum Abhusten von verfestigtem Schleim. Die Pflanze wird auch bei schmerzenden oder geschwollenen Brüsten angewendet.
Forschungsergebnisse: Nach chinesischen Untersuchungen soll die frische Pflanze stärker auswurffördernd wirken als die getrocknete Pflanze.

Lycopodium clavatum

(Lycopodiaceae)

Kolbenbärlapp, Hexenkraut

Beschreibung: Immergrünes, bis 30 cm hohes Bärlappgewächs mit stark verzweigten Sprossen, schuppenähnlichen grünen Blättern und besonderen, der Fortpflanzung dienenden gelben Sprossen mit Sporen.
Verbreitung & Anbau: Heimisch in kühlen Klimazonen der Nord- und Südhalbkugel, wächst in Gebirgen und Mooren; Ernte der Pflanze im Sommer.
Verwendete Teile: Sproßteile, Sporen.
Inhaltsstoffe: Etwa 0,1–0,2% Alkaloide (darunter Lycopodin), Polyphenole, Flavonoide und Triterpene.

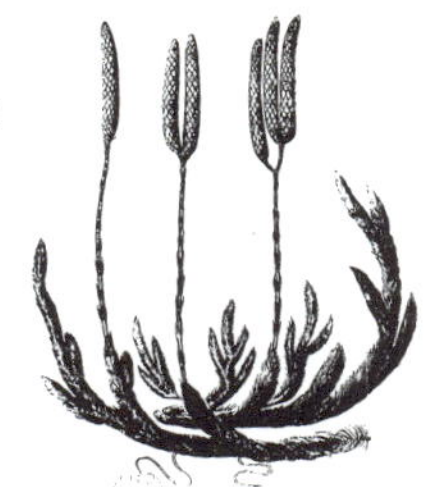
Kolbenbärlapp

Geschichte & Brauchtum: Mindestens seit dem Mittelalter wird Kolbenbärlapp medizinisch genutzt. Die ganze Pflanze wurde als harntreibendes Mittel zum Ausschwemmen von Nierensteinen eingesetzt. Immer noch werden die stark wasserabweisenden Sporen zum Umhüllen von Tabletten verwendet. Das Sporenpulver entzündet sich explosiv und wurde früher bei Feuerwerken eingesetzt.
Medizinische Wirkung & Anwendung: Kolbenbärlapp wirkt harntreibend, beruhigend und krampflösend und ist besonders bei Harnwegsbeschwerden vorteilhaft. Auch bei Verdauungsstörungen und Magenschleimhautentzündung kann man ihn anwenden. Bei juckender und gereizter Haut kann das Auftragen der Sporen helfen.
Warnung: Nur unter ärztlicher Aufsicht anwenden. Eine Überdosierung von Bärlapp ist toxisch.

Lycopus virginicus
(Labiatae/Lamiaceae)
VIRGINISCHER WOLFSTRAPP

Beschreibung: Ausdauernde, bis 60 cm hohe Pflanze mit vierkantigem Stengel, lanzettlichen Blättern und weißen Blüten in Scheinquirlen.
Verbreitung & Anbau: In fast ganz Nordamerika häufig, wächst in Wassernähe; Ernte zur Blütezeit.
Verwendete Teile: Sproßteile.
Inhaltsstoffe: Phenolsäuren (darunter Abkömmlinge der Kaffee-, Chlorogen- und Elagsäure).
Geschichte & Brauchtum: In der physiomedikalistischen Tradition des 19. Jahrhunderts galt Virginischer Wolfstrapp als adstringierend und nervenberuhigend; er wurde bei lockerem Husten, inneren Blutungen und Harninkontinenz gegeben. Pflanzenheilkundler hielten die Pflanze früher für ein schwaches Betäubungsmittel.
Medizinische Wirkung & Anwendung: Virginischer Wolfstrapp wirkt beruhigend und wird heute hauptsächlich bei einer Überfunktion der Schilddrüse verschrieben, gleichzeitig auch zur Behandlung des Herzrasens, das damit oft einhergeht. Wolfstrapp gilt auch als eine aromatisch tonisierende und adstringierende Arzneipflanze zum Lindern von Katarrhen.
Forschungsergebnisse: Nach neueren Studien scheinen *L. virginicus* und in gewissem Maße auch *L. europaeus* (siehe nächster Absatz) die Schilddrüsenaktivität zu dämpfen.
Verwandte Arten: Der Europäische Wolfstrapp *(L. europaeus)* wirkt adstringierend und herzstärkend. Man nimmt ihn bei Herzklopfen und Angstzuständen, früher auch zur Fiebersenkung.
Warnung: Nur unter ärztlicher Aufsicht und nicht während der Schwangerschaft anwenden.

Lysimachia vulgaris
(Primulaceae)
GEMEINER FELBERICH, GILBWEIDERICH

Beschreibung: Hübsche, bis 1 m hohe, mehrjährige Pflanze mit gequirlten, breitlanzettlichen Blättern und leuchtendgelben Blüten.
Verbreitung & Anbau: Der Gemeine Felberich ist heimisch in fast ganz Europa, Asien und Nordafrika, in Nordamerika ist er eingebürgert; die Pflanze wächst an feuchten Stellen und in Wassernähe, als Gartenpflanze wird sie kultiviert. Ernte zur Blütezeit.
Verwendete Teile: Sproßteile.
Inhaltsstoffe: Benzochinon, Saponine, Flavonoide und Gerbstoffe.
Geschichte & Brauchtum: Plinius (23–79) überlieferte, daß der lateinische Name *Lysimachia* an König Lysimachos von Sizilien erinnere, der die heilenden Eigenschaften der Pflanze entdeckt haben soll. Dioskorides (40–90) empfahl den Gemeinen Felberich, um blutende Wunden und Nasenbluten zu stillen, und bemerkte, daß der Rauch der verbrannten Pflanze Schlangen und Fliegen vertreibe.
Medizinische Wirkung & Anwendung: Als adstringierende Arzneipflanze verwendet man Gemeinen Felberich hauptsächlich zur Behandlung von Magen-Darm-Beschwerden wie Durchfall und Ruhr, zum Stillen innerer und äußerer Blutungen sowie zur Wundreinigung. Felberich wird als Mundspülung bei wundem Zahnfleisch und Geschwüren eingesetzt und kann auch bei Nasenbluten angewendet werden. Man hat ihn außerdem zur Auswurfförderung genommen.
Verwandte Arten: Auch der europäische Hain-Felberich *(L. nemorum)* wirkt adstringierend und blutstillend. Der chinesische *Jin qian cao (L. christinae)* wird als harntreibendes Mittel bei Harnwegsschmerzen genutzt. Eine chinesische Untersuchung zeigte seine Wirksamkeit bei Nieren- und Gallensteinen.

Lythrum salicaria
(Lythraceae)
BLUTWEIDERICH

Beschreibung: Schöne, mehrjährige, bis 1,5 m hohe Pflanze mit aufrechten roten Stengeln, spitz-lanzettlichen Blättern und leuchtend purpurroten Blütenähren.
Verbreitung & Anbau: In Europa, Asien und Nordwestafrika heimisch, in Nordamerika verwildert, wächst an feuchten Stellen und in Wassernähe bis in 1000 m Höhe. Die winterharte Pflanze überlebt Temperaturen bis –20°C. Die Ernte erfolgt zur Blütezeit.
Verwendete Teile: Sproßteile.
Inhaltsstoffe: Salicarin, das Glykosid Vitexin, Gerbstoffe, ätherisches Öl, Schleimstoffe und Pflanzensterine.
Geschichte & Brauchtum: Der Kräuterarzt Nicholas Culpeper pries 1654, daß »das [aus der Pflanze] destillierte Wasser ein gängiges Mittel bei Augenverletzungen und bei Blindheit ist … es reinigt die Augen auch von Staub oder anderen Fremdkörpern und bewahrt das Sehvermögen«. In Irland wurde der dort häufige Blutweiderich oft gegen die mit den Hungersnöten verbundenen Durchfälle angewendet.
Medizinische Wirkung & Anwendung: Man nutzt Blutweiderich hauptsächlich bei Durchfall und Ruhr; er ist ein sicheres Mittel für alle Altersgruppen. Einige Pflanzenheilkundler empfehlen ihn, um Durchfall bei Säuglingen während der Stillzeit zu beseitigen. Die Pflanze kann auch bei starken Periodenblutungen und Zwischenblutungen angewendet werden. Äußerlich trägt man ihn als Umschlag oder Lotion auf Wunden, offene Beine und Ekzeme auf und behandelt damit auch Scheidenausfluß und -juckreiz. Heute wird Blutweiderich selten bei Augenbeschwerden eingesetzt; möglicherweise wäre es aber, bedenkt man Culpepers Berichte, interessant, ihn als Mittel für die Augenheilkunde weiter zu untersuchen.
Forschungsergebnisse: Angeblich wirkt die ganze Pflanze antibiotisch, insbesondere gegen Typhusbakterien.

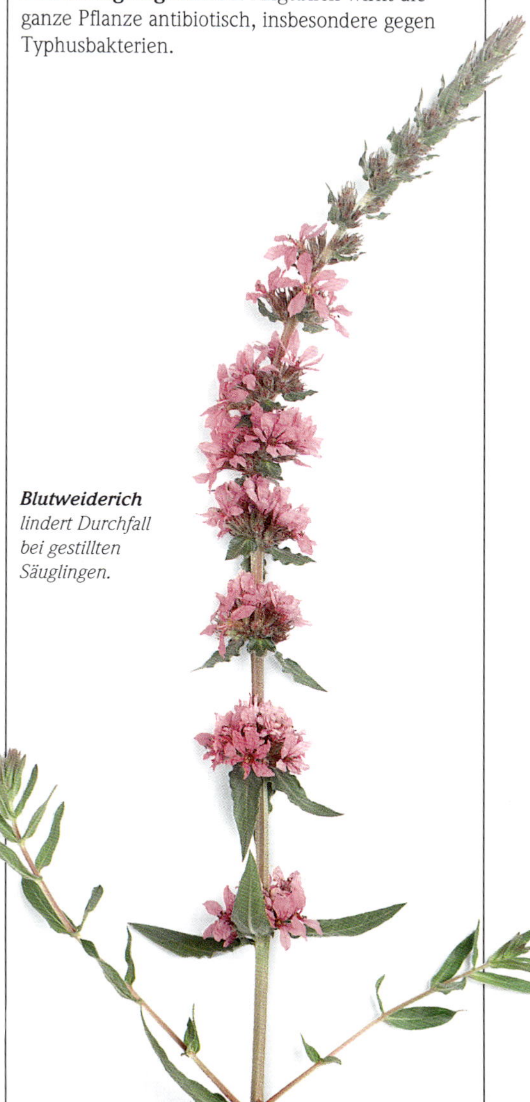
Blutweiderich *lindert Durchfall bei gestillten Säuglingen.*

Madhuca spp.

(Sapotaceae)

Mahuabaum, Indischer Butterbaum

Beschreibung: Laubabwerfender, bis 20 m hoher Baum mit ledrigen Blättern, duftenden, büschelständigen weißen Blüten und grünlichen Früchten.
Verbreitung & Anbau: Heimisch in Zentral- und Nordindien, Ernte der Blüten, Blätter und Früchte im Sommer.
Verwendete Teile: Blüten, Samenöl.
Inhaltsstoffe: Blätter: Alkaloide, Saponine; Samen: Saponine und fettes Öl.
Geschichte & Brauchtum: In Indien hat man den Indischen Butterbaum seit mindestens 2000 Jahren als Nahrungs- und Arzneipflanze genutzt. Die Blüten werden verzehrt und zu einem alkoholischen Getränk vergoren.
Medizinische Wirkung & Anwendung: Die Blüten wirken auswurffördernd und helfen bei Atemwegserkrankungen wie Bronchitis. Man nimmt sie auch zur Steigerung der mütterlichen Milchbildung. Die Blätter werden als Umschlag auf Ekzeme aufgelegt. In der indischen Volksmedizin mischt man die Asche der Blätter mit *Ghee* (geklärter Butter), um Wunden und Verbrennungen damit zu verbinden. Das abführende Samenöl wird bei Verstopfung eingenommen und um die Stühle von Patienten mit Hämorrhoiden aufzulockern. Man trägt das Öl auch auf juckende Haut auf.

Magnolia officinalis

(Magnoliaceae)

Hou po (chinesisch), Magnolie

Beschreibung: Laubabwerfender, bis 22 m hoher Baum mit aromatischer Rinde, großen Blättern und duftenden cremeweißen Blüten.
Verbreitung & Anbau: In China heimisch, wächst in Gebirgsregionen; heute als Zierbaum weitverbreitet. Die Rinde wird im Frühling abgelöst.
Verwendete Teile: Rinde.
Inhaltsstoffe: Ätherisches Öl und Magnocurarin (ein Alkaloid). Injizierte Pflanzenextrakte haben eine schwach muskelerschlaffende Wirkung.
Geschichte & Brauchtum: Als Arzneipflanze hat *Hou po* in China eine lange, bis mindestens ins 1. Jahrhundert n. Chr. zurückreichende Tradition.
Medizinische Wirkung & Anwendung: Die aromatische Rinde der Magnolie schmeckt scharf und führt zu Wärmegefühl. Sie hilft bei Bauchgrimmen und Blähungen und wird bei Völlegefühl, Verdauungsstörungen, Appetitlosigkeit, Erbrechen und Durchfall eingenommen.
Forschungsergebnisse: Nach chinesischen Studien soll *Hou po* schwach antimikrobiell sein und möglicherweise bei Amöbenruhr wirken.

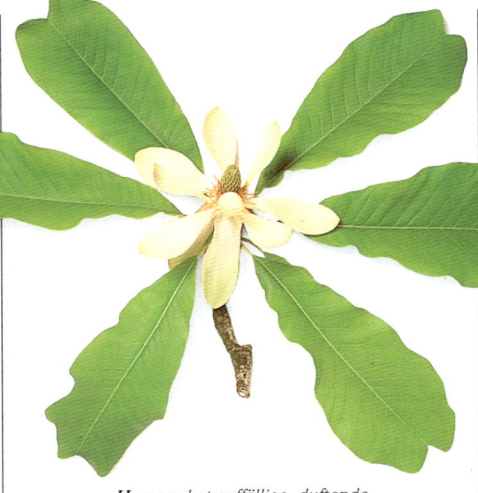

***Hou po** hat auffällige, duftende cremeweiße Blüten.*

Verwandte Arten: Die chinesische *Xin yi hua (M. liliiflora)* wird bei Infekten der oberen Luftwege angewendet und um Katarrhe zu lindern.

Malva sylvestris

(Malvaceae)

Grosse Käsepappel, Malve

Beschreibung: Zweijährige, bis 1,5 m hohe Pflanze mit fleischiger Pfahlwurzel, fünfzähligen gelappten Blättern und rosa- bis lilafarbenen Blüten.
Verbreitung & Anbau: In Europa und Asien heimisch, ansonsten weltweit eingebürgert, wächst auf Ödland und an Straßenrändern. Ernte der Blätter im Frühjahr, der Blüten zur Blütezeit im Sommer.
Verwendete Teile: Blätter, Blüten, Wurzel.
Inhaltsstoffe: Flavonolglykoside (darunter Gossypin-3-Sulfat), Schleimstoffe und Gerbstoffe; Blüten: Malvin (ein Anthocyan).
Geschichte & Brauchtum: Die Käsepappel gehört in Südeuropa zu den ältesten Nutzpflanzen, ihre jungen Blätter und Sprosse werden mindestens seit dem 8. Jahrhundert v. Chr. verzehrt, und sie wird schon bei dem griechischen Dichter Hesiod (etwa 700 v. Chr.) erwähnt. Ein spanisches Sprichwort sagt: »Malve im Gemüsegarten läßt den Doktor draußen warten.«
Medizinische Wirkung & Anwendung: Malve ist zwar nicht so wirksam wie Echter Eibisch (*Althaea officinalis*, S. 163), hat aber doch gute, schleimhautschützende Eigenschaften. Blüten und Blätter bilden einen Schutzfilm für empfindliche Hautbereiche aus. Als Umschlag aufgetragen, wirkt sie abschwellend und zieht Gifte heraus. Innerlich angewendet, helfen die Blätter bei Darmreizungen und wirken abführend. Zusammen mit Eukalyptus (*Eucalyptus globulus*, S. 94) ist Käsepappel ein gutes Mittel bei Husten und anderen Atemwegserkrankungen. Die Wurzel kann man (wie die Eibischwurzel) Kleinkindern zum Kauen geben, um das Zahnen zu erleichtern.

Mandragora officinarum

(Solanaceae)

Alraune

Beschreibung: Niedrige, mehrjährige Pflanze mit dicker, verzweigter Pfahlwurzel, großer Blattrosette, kurzgestielten, glockenförmigen violetten Blüten und kleiner orangegelber Frucht.
Verbreitung & Anbau: Die Alraune ist im europäischen Mittelmeerraum heimisch, sie wächst an steinigen, öden Plätzen und trockenen Flußufern. Die Ernte der Wurzeln erfolgt nach dem Fruchten.
Verwendete Teile: Wurzel.
Inhaltsstoffe: Wurzel: 0,4% Tropanalkaloide (Scopolamin und Hyoscyamin).
Geschichte & Brauchtum: Die Form der Alraunenwurzeln und ihre betäubenden Eigenschaften waren wohl Anlaß für die vielen, schon in der Antike mit ihr assoziierten Legenden und Aberglauben: Man sah in ihr menschliche Formen und unterschied Männlein und Weiblein. Wer beim Ausgraben der Alraune ihren Schrei hörte, mußte nach altem Aberglauben sterben. Um das zu vermeiden, mußte ein am Wurzelstock festgebundener Hund die vorher gelockerte Wurzel herausziehen. Alraunenwurzeln wurden geschnitzt und seit alter Zeit als Talisman getragen, sie sollten die weibliche Fruchtbarkeit günstig beeinflussen und vor Unglück und Verzauberung schützen. Schon bei den Römern diente die Wurzelrinde der Alraune als Aphrodisiakum, als Betäubungs- und Schmerzmittel sowie zum Behandeln von Geistesgestörtheit.
Medizinische Wirkung & Anwendung: Alraune wird kaum mehr angewendet. Gelegentlich verwendet man sie als Umschlag oder Pflaster bei rheumatischen und arthritischen Schmerzen oder als Abkochung bei Geschwüren und ähnlichen Hauterkrankungen.
Warnung: Alraune ist giftig; nicht innerlich und äußerlich nur unter ärztlicher Überwachung anwenden. In einigen Ländern unterliegt die Pflanze gesetzlichen Bestimmungen.

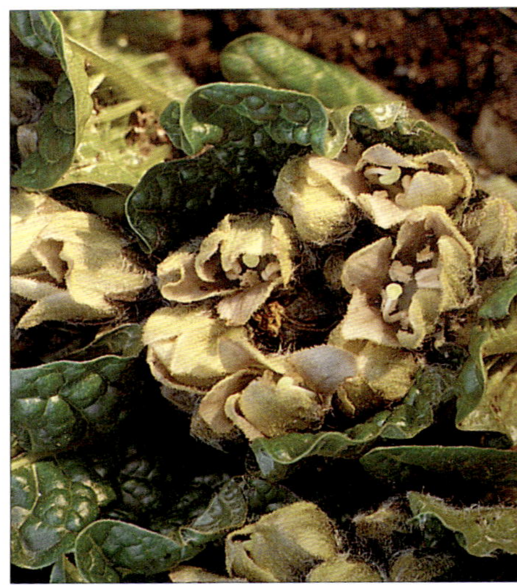

***Alraune** und ihre menschenähnlich geformte Wurzel sind Gegenstand von Legenden und Aberglauben.*

Manihot esculenta

(Euphorbiaceae)

MANIOK, CASSAVA

Beschreibung: Bis 2 m hoher Strauch mit fleischigen Wurzeln, großen, handförmigen Blättern und grünen Blüten.
Verbreitung & Anbau: Heimisch im tropischen Mittel- und Südamerika; wächst hauptsächlich in Brasilien und an der Ostseite der Anden. Bittere und süße Sorten werden weltweit in den Tropen als wichtige Nahrungspflanze angebaut. Ernte der Wurzel 8 – 24 Monate nach der Pflanzung.
Verwendete Teile: Wurzelknolle.
Inhaltsstoffe: Cyanogene Glykoside (darunter etwa 0,05% bei den bitteren Sorten, 0,007% bei den süßen Sorten), Toxalbumin (ein giftiges Eiweiß), Stärke.
Geschichte & Brauchtum: Bitterer Maniok muß sorgfältig gewässert und gekocht werden, so daß die giftigen cyanogenen Glykoside entfernt werden; bei »süßem« (cyanidfreiem) Maniok ist das Wässern nicht nötig. Die gereinigte Exportstärke wird unter dem Namen Tapioka (ursprünglicher brasilianischer Name) gehandelt und dient in der Lebensmittelindustrie als Dickungsmittel. Die Witoto-Amazonasindianer in Kolumbien nutzen das Maniok-Waschwasser als Fischgift; die Makuna-Indianer behandeln damit die Krätze.

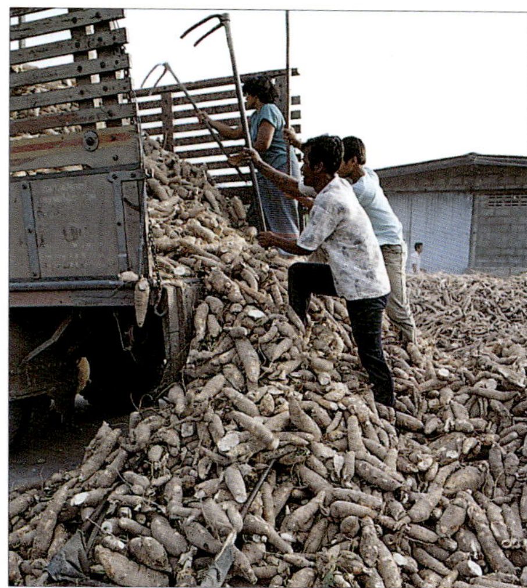

***Maniok** ist in vielen Tropenregionen ein wichtiges Grundnahrungsmittel.*

Medizinische Wirkung & Anwendung: Maniok ist leicht verdaulich und deshalb eine gute, allerdings eiweißarme Nahrung für Genesende. Mit den bitteren Cassava-Sorten kann man Krätze, Durchfall und Ruhr behandeln. Maniokmehl kann helfen, nässende Haut auszutrocknen. In China nutzt man einen Umschlag aus Maniok, Weizenmehl und Ingwer (*Zingiber officinale*, S. 153), um Eiter aus Entzündungen herauszuziehen.
Warnung: Rohe Cassava ist giftig und hat schon zu vielen Todesfällen geführt. Die Wurzelknolle muß vor dem Verzehr sorgfältig gewässert und gekocht werden.

Maranta arundinacea

(Marantaceae)

PFEILWURZ

Beschreibung: Mehrjährige, bis 2 m hohe Pflanze mit kriechendem Wurzelstock, vielen langgestielten, ovalen Blättern und gestielten cremeweißen Blütenständen.
Verbreitung & Anbau: Heimisch im nördlichen Südamerika und auf den karibischen Inseln; hauptsächlich auf der Insel St. Vincent angebaut. Ernte des Rhizoms 10 – 11 Monate nach der Pflanzung.
Verwendete Teile: Rhizom.
Inhaltsstoffe: 25 – 27% neutrale Stärke.
Geschichte & Brauchtum: In Mittelamerika nutzten die Mayas die Wurzel als Umschlag bei Pockenpusteln, als Aufguß bei Harnwegsinfektionen. Traditionell wurde Pfeilwurz von den südamerikanischen Arawak-Indianern als Gegenmittel für Pfeilgifte genutzt.
Medizinische Wirkung & Anwendung: In der Pflanzenheilkunde verwendet man Pfeilwurz ähnlich wie Rotulme (*Ulmus rubra*, S. 144): als linderndes, schleimhautschützendes Mittel und als Nahrung für Genesende und Patienten mit schwacher Verdauung. Pfeilwurz hilft bei Übersäuerung, Verdauungsstörungen und Koliken und wirkt schwach abführend. Zusammen mit antiseptischen Arzneipflanzen (z. B. Myrrhe, *Commiphora molmol*, S. 84) kann sie als Salbe oder Umschlag angewendet werden.
Selbstbehandlung: Übersäuerung & Verdauungsstörungen, S. 307.

Marrubium vulgare

(Labiatae/Lamiaceae)

WEISSER ANDORN

Beschreibung: Mehrjährige, etwa 50 cm hohe Pflanze mit vierkantigem Stengel, gesägten, wolligen Blättern und weißen Lippenblüten.

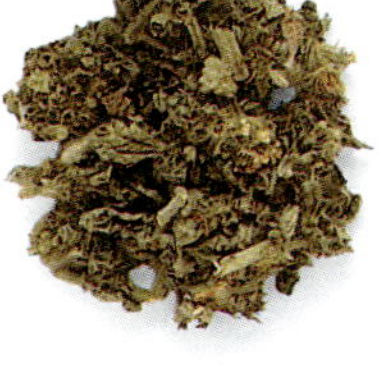

Getrocknetes Kraut

Verbreitung & Anbau: Heimisch in Europa, Teilen von Asien und Nordafrika, inzwischen aber eingebürgert in Nord- und Südamerika; die Pflanze gedeiht an trockenen, öden Stellen. Die Ernte erfolgt im Frühjahr.

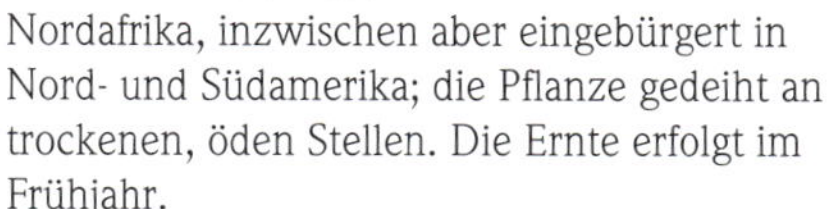

Verwendete Teile: Blätter.
Inhaltsstoffe: Diterpene (0,3 – 1% Marrubiin, Marrubenol), Flavonoide, Alkaloide (darunter Betonicin und Stachydrin) und 0,6% ätherisches Öl. Marrubiin ist stark auswurffördernd und schmeckt bitter.
Geschichte & Brauchtum: Seit dem Altertum wird Weißer Andorn als Mittel bei Atemwegserkrankungen genutzt, vermutlich am häufigsten als Sirup mit Honig und Zucker. Der griechische Arzt Dioskorides (40 – 90) empfahl eine Abkochung bei Tuberkulose, Asthma und Husten. John Gerard schrieb 1597, daß Weißer Andorn »ein ganz einzigartiges Mittel bei Husten und Keuchen« sei.
Medizinische Wirkung & Anwendung: Weißer Andorn hilft bei Keuchen, Bronchitis, Bronchiektasen (irreversible Erweiterungen der Brochienäste), Bronchialasthma, trockenem Husten und Keuchhusten. Anscheinend bewirkt die Pflanze eine Verflüssigung des Schleims, der dann leichter abgehustet werden kann. Als bitteres Tonikum wirkt Andorn appetitsteigernd und magenstärkend. Er kann möglicherweise auch den Herzrhythmus normalisieren und regulieren. Relativ selten wird eine Abkochung bei Hautbeschwerden angewendet.

Marsdenia cundurango syn. *Gonolobus condurango*

(Asclepiadaceae)

KONDURANGO-STRAUCH

Beschreibung: Immergrüne, bis 10 m hohe Kletterpflanze mit herzförmigen Blättern, trichterförmigen grünlichen Blüten und fleischigen Früchten, die mit einem Haarbüschel versehene Samen enthalten.
Verbreitung & Anbau: Heimisch in den wechselgrünen Wäldern der Anden Perus und Ekuadors, wächst meistens in Höhen von 1000 – 2000 m; die Rinde wird ganzjährig geerntet.
Verwendete Teile: Rinde, Milchsaft.
Inhaltsstoffe: Rinde: Glykoside (mit Grundgerüst des Condurangogenins), ätherisches Öl und Phytosterine.
Geschichte & Brauchtum: Zu Beginn des Jahrhunderts galt der Kondurangostrauch allgemein, aber irrtümlich als Krebsmittel.
Medizinische Wirkung & Anwendung: Die Rinde regt hauptsächlich die Magensaftsekretion an. In der südamerikanischen Volksmedizin wird sie oft als bitteres und verdauungsförderndes Tonikum eingesetzt. Kondurango wirkt ganz spezifisch bei nervösen Verdauungsbeschwerden und Anorexia nervosa, da durch die Bitterstoffe langsam der Appetit und auch die Verdauungsfähigkeit des Magens gesteigert werden. Angeblich regt die Pflanze auch Leber und Bauchspeicheldrüse an und kann bei Leberbeschwerden eingesetzt werden. Auch die Menstruation wird durch Kondurango gefördert. Den ätzenden weißen Milchsaft nutzt man zum Entfernen von Warzen.
Forschungsergebnisse: Möglicherweise wirken die Condurangogenine gegen Tumoren. Die ganze Pflanze scheint allerdings das Krebswachstum nicht zu beeinflussen.
Verwandte Arten: Mit der mexikanischen *M. zimapanica* hat man Kojoten vergiftet.
Warnung: Der giftige Milchsaft darf nicht innerlich angewendet werden.

Medicago sativa

(Leguminosae/Fabaceae)

LUZERNE, ALFALFA

Beschreibung: Mehrjährige, bis 80 cm hohe Pflanze mit dreizähligen Blättern und gelben, purpurnen oder blauvioletten Schmetterlingsblüten in Trauben sowie spiralig gedrehten Samenhülsen.
Verbreitung & Anbau: In Europa, Asien und Nordafrika heimisch, wächst auf Grasplätzen, Ödland oder an Böschungen. Als Futterpflanze in allen gemäßigten Klimaregionen angebaut, Ernte im Sommer.
Verwendete Teile: Sproßteile, keimende Samen.
Inhaltsstoffe: Isoflavone, Cumarine, Vitamine und Chlorophyll. Isoflavone und Cumarine haben östrogene Eigenschaften.
Geschichte & Brauchtum: Plinius (23–79) berichtet, daß Luzerne vom persischen König Darius (550–486 v. Chr.) während der Belagerung von Athen nach Griechenland eingeführt wurde. Bereits seit Jahrtausenden hat man die Samen verzehrt.

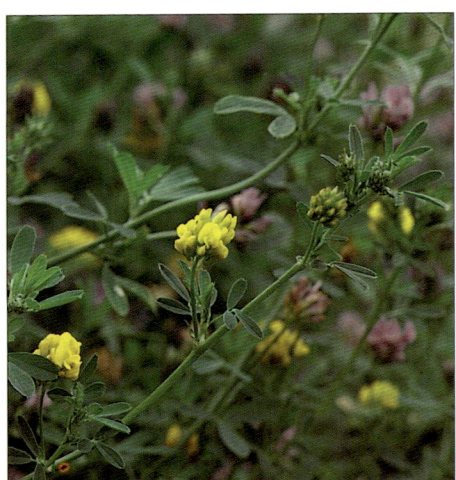

***Luzerne** wird seit Jahrhunderten als Nahrungsmittel und Arzneipflanze angebaut.*

Medizinische Wirkung & Anwendung: Luzerne ist vielleicht wichtiger als Lebensmittel denn als Arzneipflanze. Für Genesende ist sie eine leicht verdauliche Nahrung. Bedenkt man ihre östrogenen Wirkstoffe, so könnte sie möglicherweise bei Menstruations- und Menopausebeschwerden genutzt werden.
Warnung: Nicht bei Vorliegen von Autoimmunerkrankungen anwenden.

Melaleuca leucadendra

(Myrtaceae)

KAJEPUTBAUM

Beschreibung: Aromatischer, bis 40 m hoher, immergrüner Baum mit abblätternder Rinde, eiförmigen blaßgrünen Blättern und kleinen weißen Blütenbüscheln in langen Ähren.
Verbreitung & Anbau: In Südostasien heimisch, wegen des ätherischen Öls und des Holzes angebaut. Blätter und Zweige werden ganzjährig geerntet.
Verwendete Teile: Ätherisches Öl.
Inhaltsstoffe: Terpene: hauptsächlich Cineol (50–60%), β-Pinen, α-Terpineol und andere. Cineol und die anderen Monoterpene wirken antiseptisch.
Medizinische Wirkung & Anwendung: Gewöhnlich kombiniert man Kajeputöl mit anderen ätherischen Ölen wie Eukalyptusöl (*Eucalyptus globulus*, S. 94; *E. smithii*, S. 205). Die antiseptische Wirkung nutzt man bei der Behandlung von Erkältungen, Halsschmerzen, Husten und insbesondere bei Atemwegsinfektionen. Das verdünnte ätherische Öl kann man entweder inhalieren (Dampfbad) oder bei Kehlkopf-, Luftröhren- und Bronchienentzündung auf die Brust oder die Kehle auftragen. Da Kajeputöl kreislaufstimulierend und krampflösend wirkt, verwendet man es als hautreizende Einreibung bei rheumatischen Gelenken und Neuralgien.
Verwandte Arten: *M. viridiflora* aus Neukaledonien liefert das Niauliöl mit ähnlichen Eigenschaften wie Kajeputöl. Siehe auch Teebaum (*M. alternifolia*, S. 110).
Warnung: Innerlich nur unter ärztlicher Überwachung und nicht während der Schwangerschaft anwenden. Das isolierte ätherische Öl unterliegt in einigen Ländern gesetzlichen Bestimmungen.
Selbstbehandlung: Husten & Bronchitis, S. 310.

Melilotus officinalis

(Leguminosae/Fabaceae)

ECHTER STEINKLEE

Beschreibung: Zweijährige, etwa 1 m hohe Pflanze mit dreizähligen Blättern, gelben Schmetterlingsblüten in Ähren und braunen Samenhülsen.
Verbreitung & Anbau: Heimisch in Europa und Westasien, in Nordamerika eingebürgert; wächst an trockenen Plätzen und auf Ödland. Ernte im Spätfrühjahr.
Verwendete Teile: Sproßteile.
Inhaltsstoffe: Flavonoide, Cumarine (darunter Hydroxycumarin und Hydrocumarin), Harze, Gerbstoffe und ätherisches Öl. Nur beim langsamen Welken wird Dicumarol, ein stark gerinnungshemmendes Mittel, gebildet.
Geschichte & Brauchtum: Der irische Heilpflanzenkundler K'Eogh berichtete 1735, daß »eine mir bekannte Dame ... ein Jahr oder länger eine Schwellung auf ihrer rechten Seite hatte, die sie durch drei- oder viermaliges Einreiben mit dem Öl aus dieser Pflanze heilte«.
Medizinische Wirkung & Anwendung: Die innere oder äußere Langzeitanwendung von Steinklee kann wie die Roßkastanie (*Aesculus hippocastanum*, S. 159) bei Krampfadern und Hämorrhoiden helfen. Steinklee verringert auch das Risiko von Venenentzündungen und Thrombosen (Blutpfropfbildung). Er wirkt leicht beruhigend und krampflösend, wird bei Schlaflosigkeit (besonders bei Kindern) und Angstzuständen gegeben sowie bei Blähungen, Verdauungsstörungen, Bronchitis, klimakterischen Beschwerden und rheumatischen Schmerzen.
Warnung: Nicht gleichzeitig mit blutgerinnungshemmenden Medikamenten einnehmen. Selbst gesammelter Steinklee muß sofort fachgerecht getrocknet oder sofort verbraucht werden, da die langsam welkende Pflanze giftig ist.

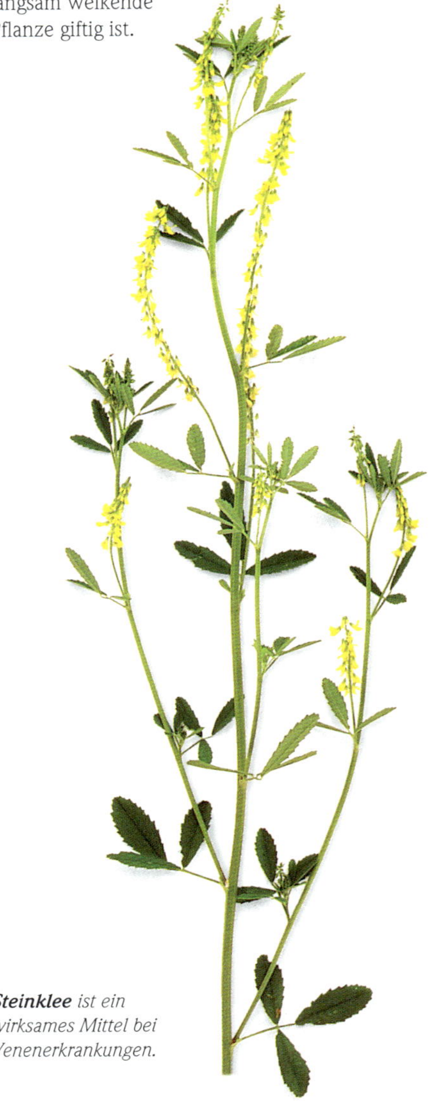

***Steinklee** ist ein wirksames Mittel bei Venenerkrankungen.*

Mentha arvensis var. *arvensis*

(Labiatae/Lamiaceae)

ACKERMINZE, BO HE (CHINESISCH)

Beschreibung: Mehrjährige, bis 60 cm hohe Pflanze mit vierkantigem Stengel, gezähnten, eiförmigen Blättern und gequirlten blaßlila Blüten in den Blattachseln.
Verbreitung & Anbau: In gemäßigten Klimaregionen der Nordhalbkugel heimisch, in China häufig angebaut. Ernte 2–3mal pro Jahr, die beste Pflanzenqualität erhält man im Frühsommer und Frühherbst.

Verwendete Teile: Sproßteile.
Inhaltsstoffe: Ätherisches Öl: Menthol (bis zu 95%), ferner Menthon, Menthylacetat, Camphen, Limonen und andere Terpene.
Geschichte & Brauchtum: In *Grandfather Lei's Discussion of Herb Preparation* wurde *Bo he* etwa im Jahr 470 zuerst erwähnt. In einem chinesischen Rezept des 15. Jahrhunderts wird sie bei blutiger Ruhr verschrieben.
Medizinische Wirkung & Anwendung: In der chinesischen Kräutermedizin (*siehe* S. 38–41) ist Ackerminze beliebt bei Erkältungen, Halsschmerzen, wundem Mund und Zunge und verschiedensten anderen Beschwerden von Zahnschmerzen bis zu Masern. Wie Echte Pfefferminze (*M.* x *piperita*, S. 112) wirkt sie fiebersenkend, gegen Katarrh und kann auch bei Durchfall und Ruhr helfen. Auch Ohrenschmerzen hat man mit dem Preßsaft behandelt. Häufig kombiniert man bei Kopfschmerzen und blutunterlaufenen oder wunden Augen *Bo he* mit *Ju hua* (*Chrysanthemum* x *morifolium*, S. 77).
Verwandte Arten: Die Japanische Minze *(M. arvensis* var. *haplocalyx)* wird zur Mentholgewinnung angebaut. Ährenminze *(M. spicata)* ist ein häufig angebautes, beliebtes Gewürz. *Siehe* auch Echte Pfefferminze (*M.* x *piperita*, S. 112) und Poleiminze (*M. pulegium*, folgender Eintrag).

Mentha pulegium

(Labiatae/Lamiaceae)

POLEIMINZE

Beschreibung: Sehr aromatische, mehrjährige, bis 40 cm hohe Pflanze mit eiförmigen Blättern und blaßlila Blüten in Quirlen.
Verbreitung & Anbau: In Europa und Westasien heimisch, eingebürgert in Nord- und Südamerika; wächst an feuchten Orten. Ernte zur Blütezeit.
Verwendete Teile: Sproßteile.
Inhaltsstoffe: Ätherisches Öl: Pulegon (27–92%), Isopulegon, Menthol und andere Terpene. Ferner Bitter- und Gerbstoffe.
Geschichte & Brauchtum: Der griechische Naturkundler Plinius (23–79) schrieb, daß Poleiminze als wertvollere Arzneipflanze als Rosen galt und daß sie verdorbenes Wasser reinige. Dioskorides stellte zur selben Zeit fest, daß Poleiminze »Menstruation und Wehen hervorruft«. John Gerard bemerkte 1597, daß »eine um den Kopf getragene Girlande aus Poleiminze eine starke Hilfe bei Schmerzen und Schwindel des Kopfes« sei. Ein Hinweis auf die traditionelle Anwendung als Flohmittel findet sich noch im Artnamen *pulegium,* der vom lateinischen *pulex*, der Floh, abgeleitet ist. In Seifen- und Reinigungsmitteln wird das Öl verarbeitet.
Medizinische Wirkung & Anwendung: Poleiminze gleicht in vieler Hinsicht der Echten Pfefferminze (*M.* x *piperita*, S. 112); sie wirkt tonisierend und verdauungsfördernd, regt die Produktion der Verdauungssekrete an, lindert Blähungen und Koliken und wird gelegentlich zum Entwurmen eingesetzt. Sie hilft bei Kopfschmerzen und leichten Atemwegsinfekten, vermindert Fieber und Katarrh. Ferner stimuliert Poleiminze kräftig die Gebärmuttermuskulatur und fördert die Periodenblutung. Äußerlich verwendet man einen Aufguß aus Poleiminze bei Juckreiz, Kribbeln (als ob Ameisen über die Haut liefen), Hautentzündungen wie Ekzemen und bei rheumatischen Erkrankungen (einschließlich Gicht).
Verwandte Arten: *Siehe* Pfefferminze (*M.* x *piperita*, S. 112) und Ackerminze (*M. arvensis*, voriger Eintrag). Die amerikanische *Hedeoma pulegioides* (Frauenminze, Flohkraut) ist zwar keine echte Minze, hat aber ähnliche Inhaltsstoffe wie Poleiminze und wird traditionell bei Erkältungen, Kopfschmerzen und verzögerter Periodenblutung angewendet.
Warnung: Das toxische isolierte ätherische Öl darf nicht innerlich angewendet werden. Poleiminze nicht während der Schwangerschaft oder bei starken Periodenblutungen verwenden.
Selbstbehandlung: Mit Verdauungsbeschwerden verbundene Kopfschmerzen & Magenverstimmung, S. 309; **Übelkeit mit Kopfschmerzen,** S. 306.

Menyanthes trifoliata

(Menyanthaceae)

FIEBERKLEE,

BITTERKLEE

Beschreibung: Mehrjährige, etwa 25 cm hohe Wasserpflanze mit dreizähligen Blättern und fransigen weißrosa Blüten in Ähren.
Verbreitung & Anbau: Heimisch in gemäßigten und arktischen Klimaregionen der Nordhalbkugel, wächst in seichtem Wasser. Die Vermehrung erfolgt durch Aussaat, Triebstecklinge oder Rhizomteilung, jeweils im Frühjahr. Ernte der Blätter im Sommer.
Verwendete Teile: Blätter.

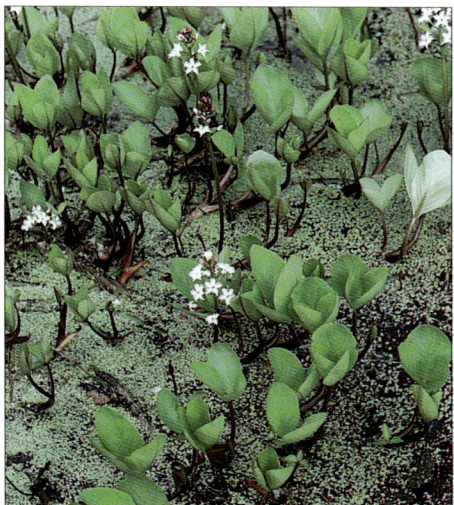

***Fieberkleeblätter** sammelt man im Sommer, wenn die Pflanze blüht.*

Inhaltsstoffe: Iridoidglykoside, Flavonglykoside, Cumarine, Phenolsäuren, Sterine, Triterpenoide, Gerbstoffe und sehr geringe Mengen an Pyrrolizidinalkaloiden. Die äußerst bitteren Iridoide regen die Produktion der Verdauungssekrete an.
Geschichte & Brauchtum: Volksmedizinisch wurde Fieberklee häufig bei der Behandlung von Rheumatismus und Arthritis angewendet, ferner bei Wassereinlagerung, Krätze und Fieber. Früher wurde er als Verfälschung oder Ersatz für Hopfen (*Humulus lupulus*, S. 102) eingesetzt.
Medizinische Wirkung & Anwendung: Der äußerst bittere Fieberklee stimuliert den Appetit und die Bildung der Verdauungssekrete. Man verwendet ihn bei träger oder schwacher Verdauung, insbesondere bei Bauchbeschwerden. Fieberklee unterstützt eine erwünschte Gewichtszunahme und gilt auch als wirksam bei rheumatischer Arthritis, speziell wenn diese mit Schwächezuständen, Gewichtsverlust und Vitalitätsmangel einhergeht. Meistens wird Fieberklee zusammen mit anderen Arzneipflanzen wie Selleriesamen (*Apium graveolens*, S. 61) und Silberweide (*Salix alba*, S. 128) verschrieben.
Warnung: Nicht anwenden bei Vorliegen von Durchfall, Ruhr oder Dickdarmentzündung. Hohe Dosierung kann Erbrechen verursachen.

Millettia reticulata

(Leguminosae/Fabaceae)

JI XUE TENG (CHINESISCH)

Beschreibung: Niedrige Pflanze mit gefiederten Blättern, büschelständigen Schmetterlingsblüten und großen Samenhülsen.
Verbreitung & Anbau: In China heimisch, im Südosten des Landes angebaut.
Verwendete Teile: Wurzel, Sprosse.
Inhaltsstoffe: Wurzel: Rotenoide (Zellatmungsgift).
Geschichte & Brauchtum: Etwa im Jahr 720 zuerst in chinesischen medizinischen Schriften erwähnt.
Medizinische Wirkung & Anwendung: In der chinesischen Pflanzenheilkunde (*siehe* S. 38–41) hält man Schmerzen oft für eine Folge schlechter oder blockierter Durchblutung. In dieser Tradition gilt *Ji xue teng* als Arzneipflanze, die die Durchblutung kräftigt, und wird hauptsächlich bei Menstruationsbeschwerden eingesetzt. Man verwendet *Ji xue teng* bei Periodenschmerzen, unregelmäßiger oder fehlender Periodenblutung (speziell bei Blutarmut). Auch bei bestimmten arthritischen Schmerzen und bei Taubheitsgefühl der Hände und Füße wird *Ji xue teng* verschrieben.
Forschungsergebnisse: Vorversuche deuten an, daß *Ji xue teng* entzündungshemmend und blutdrucksenkend wirken könnte.
Verwandte Arten: Verschiedene *Millettia*-Arten werden in Westafrika, Malaysia, Myanmar (früher Birma) und Indien als Fischgift genutzt.
Warnung: Wegen der Giftigkeit sollte man *Ji xue teng* nur unter ärztlicher Überwachung anwenden.

Mitchella repens

(Rubiaceae)

Rebhuhnbeere

Beschreibung: Immergrüne, bis 30 cm hohe, polsterbildende Pflanze mit rundlichen, glänzenden Blättern, duftenden weißen Blüten und kleinen leuchtendroten Beeren.

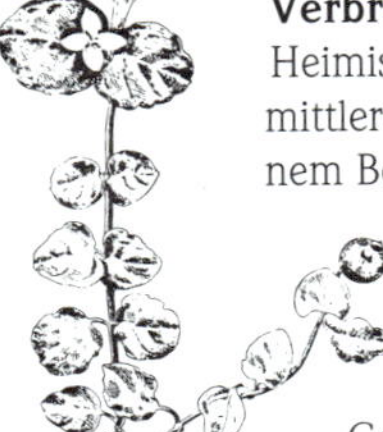

Sproßteile

Verbreitung & Anbau: Heimisch in den östlichen und mittleren USA, wächst auf trockenem Boden in Wäldern; Ernte im Spätsommer.

Verwendete Teile: Sproßteile, Früchte.

Inhaltsstoffe: Angeblich Gerbstoffe, Glykoside und Saponine.

Geschichte & Brauchtum: Zur Beschleunigung der Geburt tranken Indianerinnen häufig einen Aufguß der Rebhuhnbeere. Gelegentlich wendete man sie auch bei anderen Beschwerden an, so z. B. bei Schlaflosigkeit, rheumatischen Schmerzen und Wassereinlagerung.

Medizinische Wirkung & Anwendung: Rebhuhnbeere wird immer noch verbreitet zur Wehen- und Geburtsunterstützung eingesetzt und gilt auch als Tonikum für Gebärmutter und Eierstöcke. Man verwendet sie, um die Menstruation zu normalisieren und bei starken Periodenblutungen und -schmerzen. Auch zur Steigerung der Milchbildung hat man die Pflanze empfohlen, zieht allerdings ähnlich wirkende, aber gängigere Arzneipflanzen wie Fenchel (*Foeniculum vulgare*, S. 210) vor. Die pürierten und mit Myrrhentinktur (*Commiphora molmol*, S. 84) vermengten Beeren helfen bei wunden Brustwarzen. Als gerbstoffreiche Pflanze wurde Rebhuhnbeere auch bei Durchfall und Dickdarmentzündung empfohlen.

Warnung: Nicht in den ersten sechs Schwangerschaftswochen anwenden.

Momordica charantia

(Cucurbitaceae)

Balsambirne

Beschreibung: Einjährige, bis 2 m hohe Kletterpflanze mit tief eingeschnittenen Blättern, gelben Blüten und orangegelben Früchten.

Verbreitung & Anbau: In Südasien heimisch, heute in den Gesamttropen verbreitet; Ernte ganzjährig.

Verwendete Teile: Blätter, Früchte, Samen, Samenöl.

Inhaltsstoffe: Fettes Öl, insulinähnliches Peptid, Glykoside (Momordin und Charantin) und das Alkaloid Momordicin. Das Peptid (kleines Eiweißmolekül) erniedrigt die Zuckerkonzentration in Blut und Harn.

Geschichte & Brauchtum: In Asien, Afrika und der Karibik verwendet man Balsambirne traditionell, um Zuckerkrankheit symptomatisch zu behandeln.

Medizinische Wirkung & Anwendung: Mit der unreifen Frucht behandelt man hauptsächlich einen Altersdiabetes. Die reife Frucht wirkt tonisierend auf den Magen und leitet die Periodenblutung ein. In der Türkei setzt man sie bei der Behandlung von Magengeschwüren ein, in Westindien vielfach zum Austreiben von Würmern, bei Blasensteinen und Fieber. Der Fruchtsaft wird zum Abführen und bei Koliken eingenommen; eine Abkochung aus den Blättern hilft bei Leberbeschwerden und Dickdarmentzündung und kann auch auf erkrankte Hautstellen aufgetragen werden. Das Samenöl unterstützt die Wundheilung.

Forschungsergebnisse: In China setzte man die Samen in den 80er Jahren versuchsweise als empfängnisverhütendes Mittel ein. Möglicherweise ist die Pflanze lebertoxisch. Die Frucht senkt nachweislich die Zuckerkonzentrationen in Blut und Harn.

Verwandte Arten: Die Samen der asiatischen *M. cochinchinensis* werden als Umschlag bei Abszessen, Hämorrhoiden und Skrofulose angewendet. Nach neueren Untersuchungen hilft eine aus den Samen hergestellte Paste möglicherweise bei Psoriasis und Ringelflechte.

Warnung: Obwohl Balsambirne in niedriger Dosierung relativ ungefährlich ist, nicht länger als vier Wochen anwenden, ebensowenig bei Neigung zur Unterzuckerung.

Monarda punctata

(Labiatae/Lamiaceae)

Pferdeminze

Beschreibung: Pferdeminze ist eine mehrjährige, bis 90 cm hohe, sehr aromatische Pflanze mit behaarten, lanzettlichen Blättern und rotgefleckten, gequirlten gelben Lippenblüten in den Blattachseln.

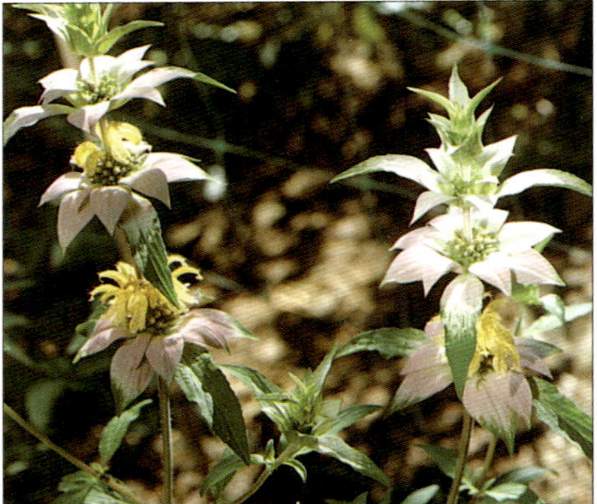

***Pferdeminze** bewirkt starkes Schwitzen und leitet die Periodenblutung ein.*

Verbreitung & Anbau: Heimisch in den östlichen bis mittleren USA, wächst an trockenen, sandigen Plätzen. Ernte zur Blütezeit im Sommer und Herbst.

Verwendete Teile: Sproßteile.

Inhaltsstoffe: Ätherisches Öl (hauptsächlich Thymol).

Geschichte & Brauchtum: Der Gattungsname *Monarda* erinnert an den spanischen Arzt Nicolas Monardes, der 1569 in seinem Kräuterbuch die heilenden Eigenschaften etlicher Neue-Welt-Pflanzen beschrieb. Traditionell behandelten die Indianer mit Pferdeminze Übelkeit und Erbrechen und verwendeten sie als schweißtreibendes Mittel bei Erkältungen. Äußerlich wurde sie als Umschlag bei Schwellungen und rheumatischen Schmerzen aufgelegt.

Medizinische Wirkung & Anwendung: Pferdeminze mit ihrem stark wirkenden ätherischen Öl wird hauptsächlich bei Beschwerden des Verdauungssystems und der oberen Luftwege eingesetzt. Ein Aufguß hilft bei Übelkeit, Verdauungsstörungen, Blähungen und Koliken und wirkt ferner fiebersenkend und gegen Katarrh. Auch in den Atemwegen ist Pferdeminze antiseptisch. Sowohl äußerlich als auch innerlich angewendet, ist sie schweißtreibend und dadurch fiebersenkend. Die Periodenblutung wird kräftig stimuliert. Äußerlich aufgetragen, wirkt Pferdeminze als »Counter-Irritans« (Gegen-Reizmittel); so hilft sie bei schmerzenden arthritischen und rheumatischen Gelenken, indem durch die erhöhte Durchblutung Stoffwechselschlacken besser abtransportiert werden.

Verwandte Arten: In Amerika galt Goldmelisse *(M. didyma)* im 19. Jahrhundert als Tonikum für junge Mütter, und deshalb wurde die Pflanze traditionell den Bräuten gegeben. Angeblich regelt sie die Periodenblutung auf milde Weise und steigert den Appetit.

Warnung: Nicht während der Schwangerschaft anwenden.

Monsonia ovata

(Geraniaceae)

Monsonia

Beschreibung: Kleine, krautige, stark verzweigte Pflanze mit winzigen länglichen Blättern und einzelnen oder paarigen, pelargonienähnlichen weißen Blüten. (Pelargonien sind unsere bekannten »Geranien«.)

Verbreitung & Anbau: In Südafrika und Namibia in wüstenähnlichem Klima heimisch. Ernte zur Blütezeit.

Verwendete Teile: Sproßteile.

Medizinische Wirkung & Anwendung: In ganz Südwestafrika behandelt man Durchfall, akute und chronische Ruhr und chronische, mit Geschwüren einhergehende Dickdarmentzündung mit Monsonia. Durch die adstringierenden Eigenschaften werden die Magen- und Darmschleimhäute verdichtet und geschützt. Wenn man die lange Tradition der Monsonia-Anwendung bedenkt, wäre es vorstellbar, eine zur Zeit allerdings noch unbewiesene antimikrobielle Wirkung anzunehmen.

Verwandte Arten: Monsonia ist ziemlich nahe mit *Pelargonium* verwandt, die als adstringierende und aromatische Arzneipflanzen (besonders *P. antidysentericum*) auch bei Magengeschwüren und Ruhr verwendet werden.

Montia perfoliata

(Portulacaceae)

WINTERPORTULAK, KUBASPINAT, POSTELEIN

Beschreibung: Einjährige, bis 10 cm hohe Pflanze mit zwei zu einer Hochblatthülle verwachsenen Blättern und fünfzähligen weißen Blüten.
Verbreitung & Anbau: Heimisch im westlichen Nordamerika; in gemäßigten Klimazonen weltweit eingebürgert, auf sauren, sandigen Böden wildwachsend; auch als Gartenpflanze. Ernte vor und während der Blütezeit.
Verwendete Teile: Sproßteile.
Inhaltsstoffe: Hoher Vitamin-C-Gehalt.

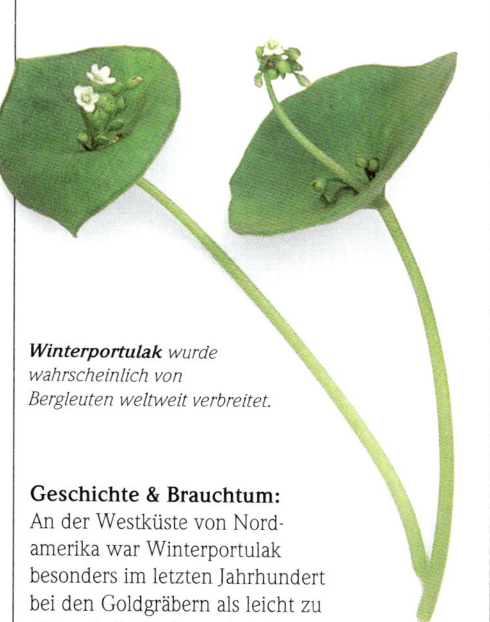

***Winterportulak** wurde wahrscheinlich von Bergleuten weltweit verbreitet.*

Geschichte & Brauchtum: An der Westküste von Nordamerika war Winterportulak besonders im letzten Jahrhundert bei den Goldgräbern als leicht zu ziehende Salatpflanze beliebt, daher der englische Name *miner's lettuce*. Möglicherweise gelangte Winterportulak auch mit Bergleuten nach Australien, wo er heute verbreitet vorkommt.
Medizinische Wirkung & Anwendung: Winterportulak wird als vitaminreiches Salatgemüse, aber auch, ähnlich wie Portulak (*Portulaca oleracea*, S. 253), zur Frühjahrskur und als wirksames harntreibendes Mittel genutzt.

Morinda officinalis

(Rubiaceae)

BA JI TIAN (CHINESISCH)

Beschreibung: Laubabwerfende Pflanze mit weißen Blüten und einer einen gelben Farbstoff liefernden Wurzel.
Verbreitung & Anbau: In China heimisch, in den Provinzen Guangdong, Guangxi und Fujian angebaut; Ernte der Wurzel im zeitigen Frühjahr.
Verwendete Teile: Wurzel.
Inhaltsstoffe: Morindin und Vitamin C.
Geschichte & Brauchtum: Die erste Erwähnung von *Ba ji tian* findet sich im *Klassiker der Wurzeln und Heilkräuter des gestaltenden Landmanns* (*Shen nong ben cao jing*, 1. Jahrhundert).
Medizinische Wirkung & Anwendung: Die scharfe, süßlich schmeckende *Ba ji tian* ist eine wichtige chinesische Arzneipflanze; sie regt die Nierentätigkeit an und stärkt deshalb das *Yang*. Man verwendet sie auch als sexuelles Tonikum bei männlicher Impotenz und vorzeitigem Samenerguß, bei Unfruchtbarkeit beider Geschlechter und bei verschiedenen anderen, oft hormonell bedingten Beschwerden, wie z. B. unregelmäßigen Periodenblutungen. Auch bei Erkrankungen des Lendenwirbel- und Beckenbereichs wird *Ba ji tian* verschrieben, so bei Schmerzen, Blasenkatarrh und Harnschwäche – besonders bei häufigem Harnlassen und Harninkontinenz.

Morus alba

(Moraceae)

WEISSER MAULBEERBAUM, SANG YE (CHINESISCH)

Beschreibung: Laubabwerfender, bis 15 m hoher Baum mit gesägten Blättern, kätzchenähnlichen männlichen und weiblichen Blütenständen und weißlichen Fruchtständen.
Verbreitung & Anbau: Heimisch in China, weltweit als Zierbaum und zur Seidenraupenzucht angebaut; Ernte der Blätter im Spätherbst, der Zweige im Frühsommer, der reifen Früchte im Sommer und der Wurzel im Winter.

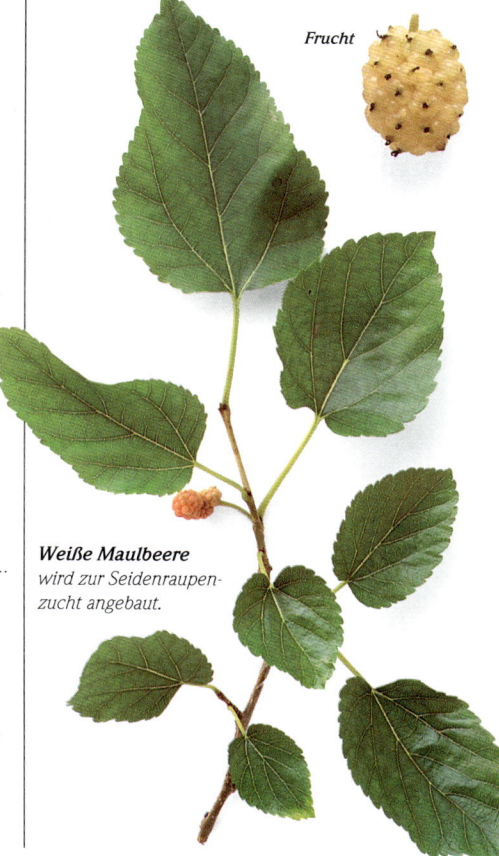

Frucht

***Weiße Maulbeere** wird zur Seidenraupenzucht angebaut.*

Verwendete Teile: Blätter, Zweige, Früchte und Wurzelrinde.
Inhaltsstoffe: Blätter: Flavonoide, Anthocyane und Artocarpin; Früchte: Vitamine A, B_2 und C.
Geschichte & Brauchtum: Seit mehr als 5000 Jahren wird der Weiße Maulbeerbaum wegen seiner Blätter *(Sang ye)* für die Seidenraupenzucht angebaut. In der chinesischen Medizin behandelt man mit dem Kot der Seidenraupen Erbrechen.
Medizinische Wirkung & Anwendung: Die Blätter des Weißen Maulbeerbaums wirken auswurffördernd, schleimlösend und hustenlockernd und werden in China bei Husten verschrieben. Auch bei Fieber, schmerzenden und entzündeten Augen, Hals- und Kopfschmerzen, Schwindel und Gleichgewichtsstörungen verwendet man die Blätter. Der reinigende und tonisierende Fruchtsaft wird oft zum Gurgeln und Mundspülen eingesetzt. Die Wurzelrinde gilt als abführend und kann bei Zahnschmerzen genommen werden. Zur Behandlung von Elephantiasis (durch Lymphstau hervorgerufenes Anschwellen der Körperteile, dann Verdickung der Haut) hat man Blattextrakte injiziert. Die Zweige wendet man bei Wassereinlagerung und Gelenkschmerzen an. Die Früchte sollen frühzeitiges Ergrauen verhindern und bei Schwindel, Ohrenklingen, verschwommener Sehschärfe und Schlaflosigkeit helfen.
Verwandte Arten: Die im Iran heimische Schwarze Maulbeere *(M. nigra)* wird wegen ihrer dunkelroten, süßen Früchte angebaut.

Murraya koenigii

(Rutaceae)

CURRYBLATT

Beschreibung: Aromatischer, bis 6 m hoher, laubabwerfender Strauch oder Baum mit stark riechenden Blättern, kleinen weißen Blütenbüscheln und schwarzen Früchten.
Verbreitung & Anbau: In subtropischen Regenwäldern großer Bereiche Südasiens heimisch; wegen der Blätter in Indien häufig angebaut.
Verwendete Teile: Blätter, Früchte.
Inhaltsstoffe: Koenigin (ein Glykosid), ätherisches Öl und Gerbstoffe.
Geschichte & Brauchtum: Ein beliebtes Gewürz der indischen Küche.
Medizinische Wirkung & Anwendung: Curryblatt wirkt positiv auf die Bildung von Verdauungssekreten und hilft bei Verdauungsstörungen, Übelkeit und Erbrechen, auch bei Durchfall und Ruhr. In Indien gelten die Blätter als haarstärkend, sie sollen frühzeitiges Ergrauen verhindern. Man kann sie auch als Umschlag bei Verbrennungen und Wunden auflegen. Auf Insektenstiche kann man den mit dem Saft der Sauren Limette *(Citrus aurantiifolia)* gemischten Fruchtsaft zur Linderung auftragen.
Verwandte Arten: Man verwendet die äußerst bitteren Blätter der Orangenraute *(M. paniculata)* bei Katarrh und, um durch Schwitzen Fieber zu senken. In China sind sie auch zur Geburtsbeschleunigung eingesetzt worden.

Musa spp.

(Musaceae)

BANANE

Beschreibung: Immergrüne, bis 9 m hohe, palmenähnliche Staude mit großen glänzendgrünen Blättern, hängenden Blütenständen und in Reihen angeordneten länglichen, zunächst grünen, später gelben Früchten.
Verbreitung & Anbau: Heimisch im indomalayischen Raum, heute in den Tropen und Subtropen verbreitet angebaut. Im allgemeinen Ernte der unreifen, später nachreifenden Früchte; Ernte der Blätter nach Bedarf.
Verwendete Teile: Früchte, Blätter, Wurzel.

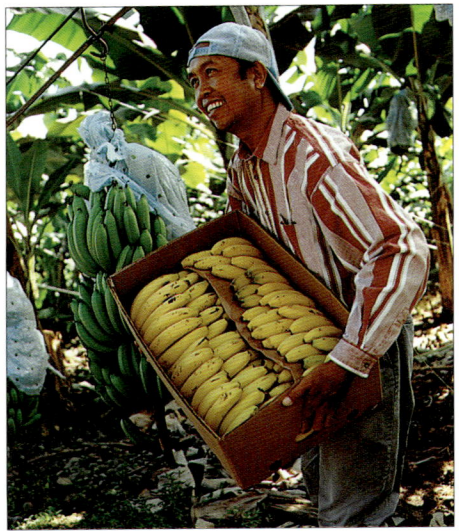

***Bananen** werden halbreif geerntet; sie sind ein gutes Mittel bei Durchfall.*

Geschichte & Brauchtum: Heutige Bananensorten sind aus vielfachen Kreuzungen alter Wildsorten entstanden; vermutlich gab es schon vor 2000 Jahren Obst- und Mehlbananen, die als sehr nahrhafte und wohlschmeckende Lebensmittel geschätzt sind.
Medizinische Wirkung & Anwendung: Unreife Bananen wirken adstringierend und werden bei Durchfall angewendet. In Kuba ist es üblich, Husten und Bronchitis mit einem Sirup aus getrockneten Bananenblättern zu behandeln. Man hat die stark adstringierende Wurzel bei Bluthusten verschrieben.

Myrica cerifera syn. *M. pensylvanica*

(Myricaceae)

WACHSGAGEL, WACHSMYRTE

Beschreibung: Immergrüner, bis 10 m hoher Strauch oder Baum mit schmalen Blättern, kleinen gelben Blüten in Kätzchen und grauen Früchten mit wachsartigem Überzug.
Verbreitung & Anbau: Heimisch in Küstengebieten der östlichen und südlichen USA bis Texas; Ernte der Wurzelrinde im Herbst oder Frühjahr.
Verwendete Teile: Wurzelrinde.
Inhaltsstoffe: Triterpene (darunter Taraxerol, Taraxeron und Myricadiol), Flavonoide, Gerbstoffe, Phenole, Harze und Gummen. Myricadiol hat einen schwachen Effekt auf Kalium- und Natriumspiegel. Myricitrin wirkt antibakteriell.
Geschichte & Brauchtum: Nordamerikanische Siedler lobten den medizinischen Nutzen der Wachsgagel. 1737 stand in einem Bericht, daß die Pflanzen »Wind austreiben und alle durch Erkältung verursachten Schmerzen lindern, deshalb bei Koliken, Lähmungen, Zuckungen, Fallsucht und vielen anderen Erkrankungen gut sind«. Von 1916–1936 wurde die Wurzelrinde im *US National Formulary* aufgeführt.
Medizinische Wirkung & Anwendung: Wachsgagel stimuliert den Kreislauf, das Schwitzen und hält bakterielle Infekte in Schach. Sie hilft bei Erkältungen, Grippe, Husten und Halsschmerzen, erhöht die Widerstandskräfte und wirkt zusammenziehend und austrocknend auf die Schleimhäute. Bei aufgelockertem Zahnfleisch und zum Gurgeln bei Halsschmerzen verwendet man einen Aufguß. Die adstringierenden Eigenschaften sind vorteilhaft bei Reizdarm und Reizkolon. Auch starken Scheidenausfluß kann man mit einem Aufguß aus Wachsmyrte behandeln. Äußerlich kann man eine Paste aus der getrockneten Wurzelrinde bei Geschwüren und wunden Stellen anwenden.
Warnung: Nicht während der Schwangerschaft anwenden.

Myroxylon pereirae syn. *M. balsamum* var. *pereirae*

(Leguminosae/Fabaceae)

PERUBALSAMBAUM, RINDENBALSAM

Beschreibung: Immergrüner, bis 15 m hoher Baum mit grauer Rinde, gefiederten Blättern mit Öldrüsen, weißen Schmetterlingsblüten und gelben Samenhülsen.
Verbreitung & Anbau: Heimisch in Mittelamerika, wächst in tropischen Wäldern; angebaut in Mittel-, Südamerika und Indien. Der Balsam (das Harzöl) wird durch Einschnitte in die Rinde gewonnen.
Verwendete Teile: Harzöl.
Inhaltsstoffe: Harzöl: 50–65% ätherisches Öl (hauptsächlich Benzylbenzoat und Benzylcinnamat) und Harze.
Medizinische Wirkung & Anwendung: Perubalsam wirkt stark antiseptisch und fördert die Regeneration von verletztem Gewebe. Am häufigsten wendet man ihn innerlich an, um bei Bronchitis, Emphysem und Bronchialsthma Auswurf zu fördern und den Katarrh zu mildern. Auch Halsschmerzen und Durchfall kann man mit Perubalsam behandeln. Äußerlich setzt man ihn bei Hautbeschwerden ein.
Verwandte Arten: Die Inkas nutzten den Balsam verwandter Arten bei Fieber und Erkältungen.
Warnung: Perubalsam kann allergische Hautreaktionen hervorrufen.

Myrtus communis

(Myrtaceae)

GEMEINE MYRTE

Beschreibung: Immergrüner, bis 3 m hoher Strauch mit dunkelgrünen Blättern, weißen Blüten und blauschwarzen Früchten.
Verbreitung & Anbau: Im Mittelmeerraum heimisch und wegen des ätherischen Öls angebaut; Ernte der Blätter im Frühjahr.
Verwendete Teile: Blätter, ätherisches Öl.
Inhaltsstoffe: Gerbstoffe, Flavonoide und ätherisches Öl (hauptsächlich α-Pinen, Cineol und Myrtenol).
Geschichte & Brauchtum: Im alten Griechenland war Myrte der Göttin der Liebe, Aphrodite, geweiht; Bräute schmückten sich mit Myrtenblättern. Auch heute ist der Myrtenkranz noch ein Hochzeitssymbol.
Medizinische Wirkung & Anwendung: Die adstingierenden, tonisierenden und antiseptischen Myrtenblätter werden äußerlich zur Wundheilung eingesetzt; innerlich helfen sie bei Erkrankungen des Verdauungs- und Harnwegsystems. Das isolierte ätherische Öl wirkt antiseptisch und gegen Katarrh und wird deshalb bei Atemwegserkrankungen verwendet.
Warnung: Das isolierte ätherische Öl darf innerlich nur unter ärztlicher Überwachung angewendet werden.

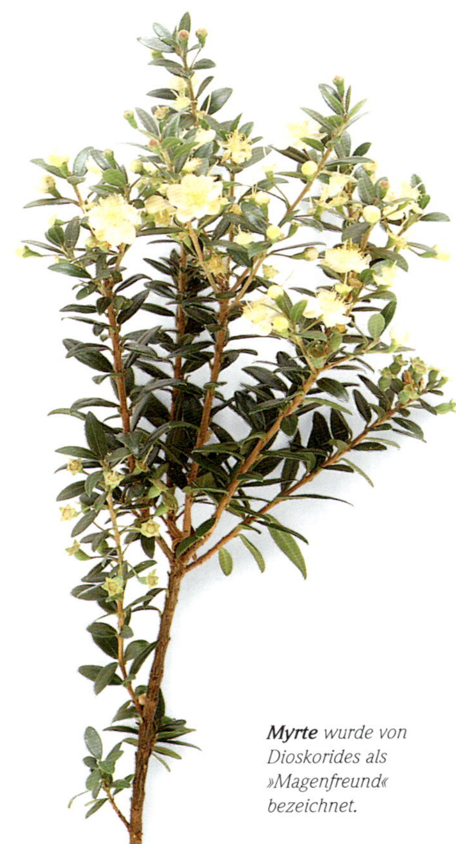

***Myrte** wurde von Dioskorides als »Magenfreund« bezeichnet.*

Nasturtium officinale

(Cruciferae/Brassicaceae)

BRUNNENKRESSE

Beschreibung: Mehrjährige, kriechende, bis 60 cm hohe Pflanze mit gefiederten Blättern, vierzähligen weißen Blüten in Trauben und kleinen, sichelförmigen Schoten.
Verbreitung & Anbau: Weltweit in gemäßigten Klimazonen heimisch, wächst an oder in sauberem, fließendem Wasser. Häufig wildwachsend, vielfach auch als Salatkraut angebaut. Zur Anzucht als Topfpflanze werden Wurzelstecklinge in Wasser gezogen. Die Ernte erfolgt vor der Blüte im Sommer.
Verwendete Teile: Sproßteile.
Inhaltsstoffe: Vitamine A, B_1, B_2, C und E; Mineralstoffe (besonders Jod, Eisen und Phosphor).
Geschichte & Brauchtum: Brunnenkresse ist eine Nahrungs- und Heilpflanze mit langer Tradition. Angeblich befahlen die alten Griechen den Einfältigen, »Kresse zu essen«, da sie den Ruf hatte, die Heilung von Hirnstörungen zu fördern. Der griechische Geschichtsschreiber Xenophon (5. Jahrhundert v. Chr.) sah andere Eigenschaften und empfahl den Persern, ihren Kindern Brunnenkresse zu geben, um sie besonders stark zu machen. In der europäischen Volksmedizin galt Brunnenkresse als Blutreinigungsmittel, das man bei Frühjahrskuren anwendete.
Medizinische Wirkung & Anwendung: Brunnenkresse ist sehr vitaminreich und wirkt entgiftend; durch den hohen Vitamin-C- und Mineralstoffgehalt ist sie besonders bei chronischen Krankheiten vorteilhaft. Man hält die Pflanze für appetitanregend, lindernd bei Verdauungsstörungen, wirksam bei chronischer Bronchitis (insbesondere bei starkter Schleimbildung), generell anregend und stark harntreibend.

Nepeta cataria

(Labiatae/Lamiaceae)

KATZENMINZE

Beschreibung: Mehrjährige, aromatische, bis 1 m hohe, behaarte Pflanze mit herzförmigen graugrünen Blättern und gequirlten weißen, purpurn gefleckten Blüten.
Verbreitung & Anbau: Heimisch in Europa, eingebürgert in Nordamerika; wächst an trockenen Schuttplätzen, Wegrändern und Felsen bis in 1500 m Höhe. Ernte zur Blütezeit.
Verwendete Teile: Sproßteile.
Inhaltsstoffe: Iridoide, Gerbstoffe, ätherisches Öl (hauptsächlich α- und β-Nepetalacton, Citronellol und Geraniol).
Geschichte & Brauchtum: Im *Irish Herbal* schrieb K'Eogh 1735: »Es fördert Harnlassen und Menstruation; es treibt das totgeborene Kind aus; es öffnet Verstopfungen in Lunge und Gebärmutter; es ist gut bei inneren Quetschungen und Kurzatmigkeit.« Katzen werden von Katzenminze unwiderstehlich angezogen.

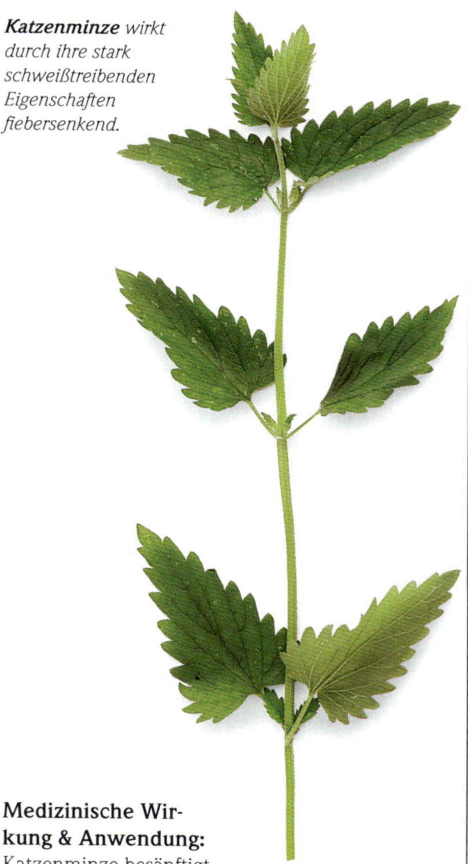

Katzenminze wirkt durch ihre stark schweißtreibenden Eigenschaften fiebersenkend.

Medizinische Wirkung & Anwendung: Katzenminze besänftigt den Magen, wirkt insgesamt beruhigend und durch den schweißtreibenden Effekt fiebersenkend. Durch ihren angenehmen Geschmack und die sanfte Wirkung ist diese Arzneipflanze für Kinder bei Erkältungen, Grippe und Fieber geeignet, insbesondere zusammen mit Holunderblüten (*Sambucus nigra*, S. 131) und mit Honig gesüßt. Katzenminze hilft bei Blähungen und beruhigt dadurch Verdauungsstörungen und Koliken, sie ist außerdem hilfreich bei verdauungsbedingten Kopfschmerzen. Eine Tinktur kann als hautreizende Einreibung bei Rheumatismus und Arthritis angewendet, eine Salbe bei Hämorrhoiden genutzt werden.
Selbstbehandlung: Infektionen des Verdauungstrakts, S. 305.

Nicotiana tabacum

(Solanaceae)

ECHTER TABAK,
VIRGINISCHER TABAK

Beschreibung: Ein- oder zweijährige, bis 2 m hohe Pflanze mit aufrechtem Stengel, großen, eiförmigen Blättern und weißen oder rosafarbenen Blüten.
Verbreitung & Anbau: Heimisch im tropischen Amerika; heute weltweit, hauptsächlich zur Rauchtabakproduktion angebaut, aber auch als Quelle eines Insektizids. Blätter für Rauchtabak werden nach der Ernte getrocknet und fermentiert.
Verwendete Teile: Blätter.
Inhaltsstoffe: Alkaloide (besonders Nikotin) und ätherisches Öl. Nikotin wirkt stimulierend und verursacht Abhängigkeit.
Geschichte & Brauchtum: Noch im 17. Jahrhundert waren die Ansichten über das Rauchen in England sehr geteilt. König James I. versuchte vergeblich, »eine Sitte, die dem Auge abscheulich, der Nase hassenswert, dem Hirn schädlich, der Lunge gefährlich ist«, zu verbieten. In Mittelamerika verschrieben die Mayas Tabak bei Asthma, krampfartigen Zuckungen und Hauterkrankungen. In vielen indianischen Kulturen ist Tabak Bestandteil der kultischen Rituale gewesen.
Medizinische Wirkung & Anwendung: Medizinisch wird Tabak nicht mehr angewendet. Die getrockneten Blätter haben eine stark insektentötende Wirkung, äußerliche Anwendung, z. B. gegen Läuse, ist jedoch nicht empfehlenswert, da Nikotin von der Haut gut aufgenommen wird.
Warnung: Tabak sollte in keiner Form angewendet werden.

Nigella sativa

(Ranunculaceae)

ECHTER SCHWARZKÜMMEL

Beschreibung: Einjährige, bis 30 cm hohe Pflanze mit aufrechtem, verzweigtem Stengel, haarförmig zerschlitzten Blättern, blaugrauen Blüten und gezähnten Balgfrüchten.
Verbreitung & Anbau: Heimisch in Westasien, in weiten Teilen Asiens und des Mittelmeerraums als Gewürz- und Gartenpflanze angebaut. Ernte der reifen Samen.
Verwendete Teile: Samen.
Inhaltsstoffe: 40% fettes Öl, Melantin (ein Saponin) und bis zu 1,4% ätherisches Öl.
Geschichte & Brauchtum: Zwar hat man Echten Schwarzkümmel im Grab von Tutenchamun gefunden, doch ist die Rolle dieser Pflanze im alten Ägypten nicht klar. Im 1. Jahrhundert berichtete der griechische Arzt Dioskorides, daß Schwarzkümmelsamen bei Kopfschmerzen, Nasenkatarrh, Zahnschmerzen und Darmwürmern genommen wurden, ferner in großen Mengen zur vermehrten Harnbildung, Einleiten der Periodenblutung und zur Förderung der Milchbildung.
Medizinische Wirkung & Anwendung: Schwarzkümmelsamen wirken, wie so viele Küchenkräuter, günstig auf das Verdauungssystem, indem sie Magenschmerzen und Krämpfe, Blähungen, Völlegefühl und Koliken lindern. Die Samen sind auch antiseptisch und werden insbesondere zum Entwurmen von Kindern genutzt. In Indien werden Schwarzkümmelsamen häufig zur Förderung der Milchbildung angewendet.
Warnung: Jungfer im Grünen *(N. damascena)* sollte nicht als Ersatz für Echten Schwarzkümmel verwendet werden.

Notopterygium incisum

(Umbelliferae/Apiaceae)

QIANG HUO (CHINESISCH)

Beschreibung: Doldenblütler mit aufrechtem, gerieftem Stengel, stark gefiederten Blättern und Blüten in dichten Dolden.
Verbreitung & Anbau: Heimisch in West- und Zentralchina. Ernte der Wurzel im Frühjahr oder Herbst.
Verwendete Teile: Wurzel.
Inhaltsstoffe: Ätherisches Öl mit Angelical.
Geschichte & Brauchtum: In China wird *Qiang huo* mindestens seit dem 2. Jahrhundert v. Chr. medizinisch genutzt; sie ist im *Klassiker der Wurzeln und Heilkräuter des gestaltenden Landmanns (Shen nong ben cao jing)* aufgeführt (1. Jahrhundert).
Medizinische Wirkung & Anwendung: *Qiang huo* wird hauptsächlich bei Erkältungen, Fieber, Kopfschmerzen, allgemeinen Schmerzen und Unwohlsein angewendet. Die scharfe und wärmende Arzneipflanze wirkt schweißtreibend und wird auch bei Hals- und Rückenschmerzen verschrieben.
Warnung: In hoher Dosierung kann *Qiang huo* zu Erbrechen führen.

Nymphaea alba

(Nymphaeaceae)

WEISSE SEEROSE

Beschreibung: Mehrjährige Wasserpflanze mit tiefreichenden Wurzeln, flachen, tellerförmigen Blättern auf langen Stengeln und großen weißen, gelegentlich rosa überlaufenen Blüten.
Verbreitung & Anbau: In Europa heimisch, im Mittelmeerraum, Nordwest-Afrika, Palästina verbreitet, wächst in ruhigen oder langsam fließenden Gewässern bis zu einer Tiefe von 2 m; Ernte des Rhizoms im Herbst.
Verwendete Teile: Rhizom, Blüten.
Inhaltsstoffe: Das Rhizom enthält Alkaloide (Nymphaein und Nupharin), Harze, Glykoside und Gerbstoffe.
Geschichte & Brauchtum: Im 17. Jahrhundert schrieb der Kräuterarzt Nicholas Culpeper: »Die Blätter und desgleichen die Blüten, entweder als Sirup oder als Eingemachtes angewendet, kühlen alle Entzündungen; der Sirup hilft, Ruhe zu finden und den Geist rasender Personen zu besänftigen, indem er übermäßig heiße Temperaturen des Kopfes kühlt.«
Medizinische Wirkung & Anwendung: Das adstringierde und antiseptische Rhizom der Weißen Seerose wirkt als Abkochung bei Ruhr oder durch Reizdarm verursachtem Durchfall. Man hat mit Weißer Seerose auch Bronchialkatarrh, Nierenschmerzen und Halsschmerzen (Gurgelmittel) behandelt. Als Spülung hilft das Rhizom bei schmerzender Scheide und Scheidenausfluß; als Umschlag bei Furunkeln und Abszessen – oft in Kombination mit Rotulme (*Ulmus rubra*, S. 144) oder Leinsamen (*Linum usitatissimum*, S. 226). Seit langem gelten die Blüten der Weißen Seerose als sexuell dämpfend. Durch ihre insgesamt auf das zentrale Nervensystem beruhigende Wirkung sind sie vorteilhaft bei Schlaflosigkeit, Angstzuständen und ähnlichen Beschwerden.

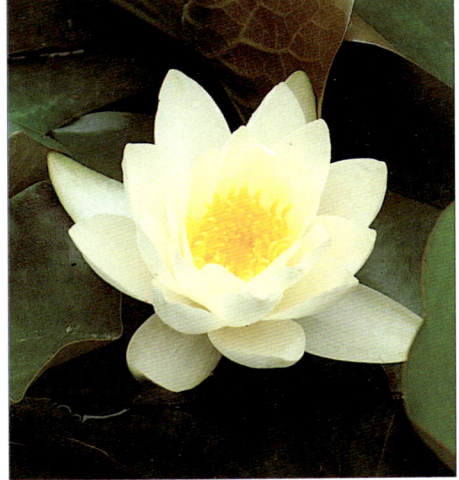

Weiße Seerosenblüten *wirken beruhigend, sie dämpfen Nervosität und Angstgefühle.*

Forschungsergebnisse: Untersuchungen belegen, daß Weiße Seerose, wie schon früher angenommen, möglicherweise sexuell dämpfend wirkt. Bei Tieren erniedrigt sie den Blutdruck.
Verwandte Arten: Die duftende amerikanische *N. odorata* ist mit der Weißen Seerose nahe verwandt und wird ähnlich genutzt. Das Rhizom der Ägyptischen Lotosblume (*N. lotus*, im tropischen Afrika und Asien heimisch, wichtigste Pflanze im alten Ägypten) wird seit dem Altertum medizinisch verwendet, so bei verschiedenen Verdauungsstörungen, Ruhr und anderen Magen-Darm-Erkrankungen.

Ocimum basilicum

(Labiatae/Lamiaceae)

BASILIKUM

Beschreibung: Sehr aromatische, einjährige, bis 50 cm hohe Pflanze mit glänzenden ovalen Blättern, vierkantigem Stengel und gequirlten kleinen weißen Blüten.
Verbreitung & Anbau: Möglicherweise in Indien heimisch, weltweit als Gewürzpflanze und Lieferant von ätherischem Öl angebaut, das je nach Wachstumsbedingungen in unterschiedlicher Menge enthalten ist. Basilikum gibt es in über 150 Varietäten. Bei Blütebeginn werden Blätter und Blütensprosse geerntet.
Verwendete Teile: Blätter, Blütensprosse, ätherisches Öl.
Inhaltsstoffe: Ätherisches Öl (bis zu 1%) mit den Hauptbestandteilen Linalool und Methylchavicol, zusätzlich Spuren von Methylzimtsäure, Cineol und anderen Terpenen.
Geschichte & Brauchtum: Dioskorides beschreibt in seiner *Materia Medica* (1. Jahrhundert), daß man in Afrika glaubte, durch den Verzehr von Basilikum den Schmerz eines Skorpionstichs beseitigen zu können. Bei den Römern nahm man Basilikum bei Blähungen, Vergiftungen, zum Harntreiben und zum Fördern der Milchbildung.
Medizinische Wirkung & Anwendung: Basilikum wirkt hauptsächlich auf das Verdauungs- und Nervensystem und wird zur Behandlung von Blähungen, Magenkrämpfen, Koliken und Verdauungsstörungen angewendet. Es verhindert oder lindert Übelkeit und Erbrechen und fördert die Abtötung von Darmparasiten. Basilikum hilft wegen seiner sanft beruhigenden Eigenschaften bei nervöser Erregbarkeit und Depressionen, Angstzuständen sowie Schlafschwierigkeiten. Auch bei Epilepsie, Migräne und Keuchhusten kann es eingesetzt werden. Traditionell wird es zur Steigerung der Milchbildung genommen. Bei äußerlicher Anwendung wirken Basilikumblätter insektenabwehrend; der Preßsaft lindert schmerzende Insektenstiche. Basilikum hat auch eine nachgewiesene antibakterielle Wirkung.
Verwandte Arten: *Siehe* auch Heiliges Basilienkraut (*O. tenuiflorum*, S. 114). Griechisches Basilikum (*O. basilicum* var. *minimum*) wirkt viel schwächer als Basilikum und wird bei krampfartigen Bauchschmerzen und Blähungen eingesetzt.
Warnung: Das isolierte ätherische Öl darf nicht innerlich angewendet werden.
Selbstbehandlung: Kleinere Bisse, Stiche & Schwellungen, S. 303.

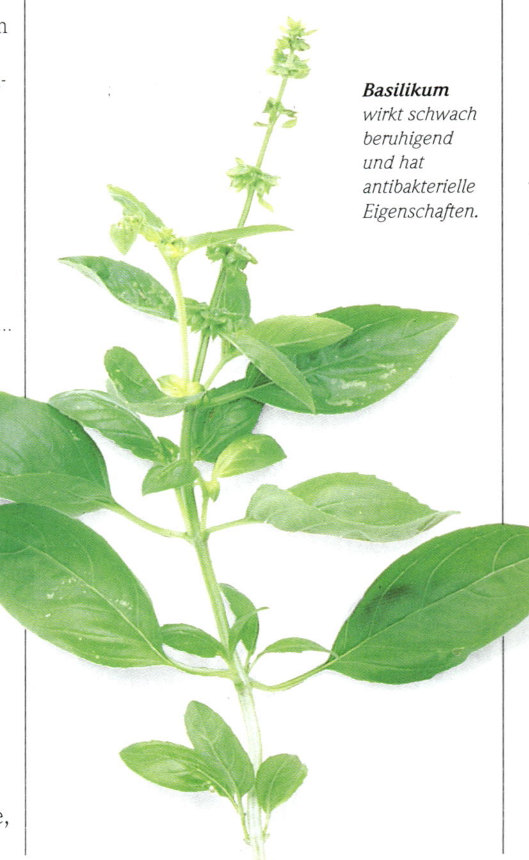

Basilikum *wirkt schwach beruhigend und hat antibakterielle Eigenschaften.*

Oenothera biennis

(Oenotheraceae)

GEMEINE NACHTKERZE

Beschreibung: Zweijährige, aufrechte, bis 1 m hohe Pflanze mit rotgeflecktem Stengel, lanzettlichen Blättern, großen, vierzähligen gelben Blüten, die sich abends öffnen, und länglichen Kapselfrüchten.
Verbreitung & Anbau: Heimisch in Nordamerika, heute weltweit in gemäßigten Klimazonen eingebürgert; wächst auf Ödland, besonders Dünen und Sandböden. Gewerbsmäßig wegen des Samenöls angebaut.
Verwendete Teile: Blätter, Stengelrinde, Blüten, Samenöl.
Inhaltsstoffe: Samenöl: reich an essentiellen Fettsäuren, insbesondere cis-Linolsäure (etwa 70%) und cis-γ-Linolensäure (etwa 9%). Die Wirkung beruht hauptsächlich auf der γ-Linolensäure, einem Vorläufer von Prostaglandin E_1. Als Antioxidationsmittel wird das Öl oft mit Vitamin E kombiniert.

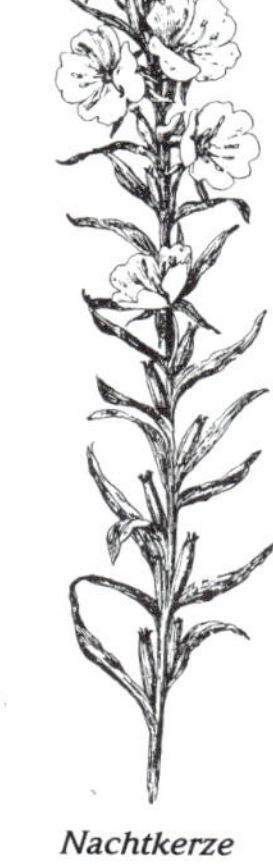

Nachtkerze

Medizinische Wirkung & Anwendung: Blüten, Blätter und Stengelrinde der Nachtkerze wirken adstringierend und beruhigend. Man hat alle drei Pflanzenteile bei Keuchhusten angewendet. Auch bei Verdauungsbeschwerden und Asthma sowie als Umschlag bei rheumatischen Erkrankungen hat man Nachtkerze eingesetzt. Äußerlich hilft das Öl bei Ekzemen, einigen anderen juckenden Hauterkrankungen und Empfindlichkeit der Brüste. Innerlich wirkt das Öl blutdrucksenkend und verhindert Blutgerinnsel. Heute ist Nachtkerzenöl ein gängiges Mittel zur Behandlung von prämenstruellen Beschwerden, so bei Spannungsgefühl in den Brüsten und Völlegefühl. Möglicherweise wirkt das Öl innerlich günstig bei Multipler Sklerose, rheumatischer Arthritis, krampfähnlichen, zeitlich begrenzten Wadenschmerzen (»Schaufensterkrankheit«) und anderen kreislaufabhängigen Beschwerden.
Warnung: Nicht bei Vorliegen einer epileptischen Erkrankung anwenden.

Olea europaea

(Oleaceae)

ECHTER ÖLBAUM, OLIVENBAUM

Beschreibung: Immergrüner, bis 10 m hoher Baum mit stark zerfurchtem grauem Stamm, kleinen, länglichen und ledrigen graugrünen Blättern, kleinen, geknäuelten gelblichen Blüten und grünen, bei Vollreife schwarzen Früchten, aus denen das Öl gewonnen wird.
Verbreitung & Anbau: Der Echte Ölbaum kommt im Mittelmeerraum verwildert vor, wird aber in den Mittelmeerländern und weltweit in klimatisch ähnlichen Gebieten angebaut. Die Ernte der Blätter erfolgt ganzjährig, die der Früchte im Spätsommer. Die Blätter der wilden Öl- bzw. Olivenbäume sollen einen höheren Wirkstoffgehalt haben.
Verwendete Teile: Blätter, Öl.
Inhaltsstoffe: Blätter: Oleuropein und andere Iridoide (Bitterstoffe mit blutdrucksenkender Wirkung); Öl: etwa 75% Ölsäure (eine einfach ungesättigte Fettsäure).
Geschichte & Brauchtum: Möglicherweise wurde die Olive zuerst in Kreta etwa um 3500 v. Chr. kultiviert. Der Baum hat viele mythologische und symbolische Bedeutungen: Der Olivenzweig ist ein Friedenssymbol; die Blätter schmückten den Sieger bei den antiken Olympischen Spielen; in einigen Religionen wurde das Öl für rituelle Salbungen genutzt. Seit dem Altertum werden die Blätter zur Wundreinigung verwendet.
Medizinische Wirkung & Anwendung: Olivenblätter wirken blutdrucksenkend und stützen die Kreislauffunktion; ferner sind sie leicht harntreibend und können bei Blasenentzündung angewendet werden. Wegen ihrer leicht blutzuckersenkenden Eigenschaften hat man sie bei Diabetes eingesetzt. Das nahrhafte Olivenöl verbessert das Gleichgewicht der körpereigenen Blutfette. Bei Gallensteinen nimmt man es traditionell teelöffelweise zusammen mit Zitronensaft. Olivenöl hat insgesamt eine Schutzwirkung für das Verdauungssystem und hilft bei trockener Haut. Es ist ein gutes, allerdings etwas klebriges Trägeröl für die äußerliche Anwendung von ätherischen Ölen.
Forschungsergebnisse: Klinische Studien haben gezeigt, daß Olivenblätter blutdrucksenkend wirken.
Selbstbehandlung: Milchschorf, S. 318; **Schwangerschaftsstreifen,** S. 317.

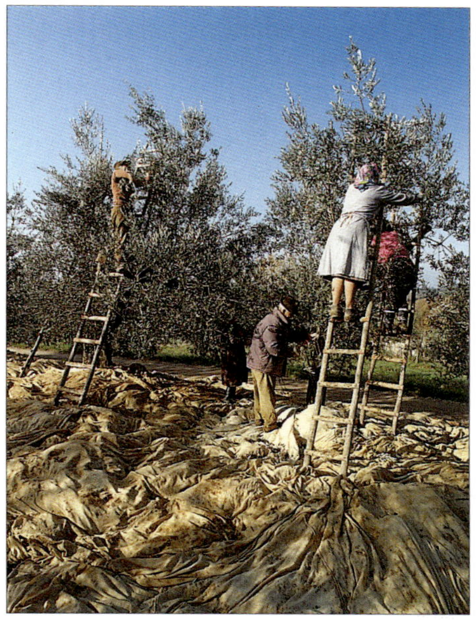

***Oliven** werden auch heute noch häufig in Olivenhainen so wie vor Jahrhunderten geerntet.*

Ononis spinosa

(Leguminosae/Fabaceae)

DORNIGE HAUHECHEL, HARNKRAUT

Beschreibung: Stachelige, mehrjährige Pflanze mit dreizählig gefiederten Blättern, rosafarbenen Blüten und kleinen, behaarten Samenhülsen.
Verbreitung & Anbau: Relativ häufige europäische Pflanze, wächst auf trockenen Grasplätzen und an Wegrändern.
Verwendete Teile: Wurzel.
Inhaltsstoffe: Phenole, Lektine, Triterpene und ätherisches Öl (hauptsächlich trans-Anethol). Das ätherische Öl der Wurzel wirkt harntreibend, das nichtflüchtige Öl harnverhaltend. Da das ätherische Öl sich mit Wasserdampf verflüchtigt, ist eine Wurzelabkochung ein Mittel gegen häufiges Harnlassen. Soll der harntreibende Effekt zum Tragen kommen, muß die Wurzel als Aufguß angewendet werden.
Geschichte & Brauchtum: Schon im alten Griechenland war die harntreibende Wirkung der Dornigen Hauhechel bekannt.
Medizinische Wirkung & Anwendung: Man verwendet die Wurzel als harntreibendes und Nierensteinen vorbeugendes Mittel. Es ist bei einer Reihe von Harnwegserkrankungen vorteilhaft, so bei Steinen, Gicht und Blasenentzündung. Bei übermäßiger Flüssigkeitseinlagerung hilft am besten (kurzfristig) ein Aufguß.

Operculina turpethum

(Convolvulaceae)

TURBITWINDE

Beschreibung: Kletterpflanze mit knollig verdickten weißen Wurzeln, ovalen Blättern, trompetenförmigen weißen Blüten und runden Früchten.
Verbreitung & Anbau: Im tropischen Indien heimisch, heute weltweit in den Tropen verbreitet. Ernte der Wurzel ganzjährig.
Verwendete Teile: Wurzel.
Inhaltsstoffe: Turbitharz (etwa 4%) und ätherisches Öl.
Geschichte & Brauchtum: In der Ayurveda-Medizin wird Turbitwurzel seit Jahrtausenden als drastisches Abführmittel eingesetzt.
Medizinische Wirkung & Anwendung: Turbitwurzel wird hauptsächlich in niedriger Dosierung zur Darmreinigung verwendet. Sie ist auch unter dem Namen »Indische Jalape« bekannt und wird insgesamt so wie die Jalape (*Ipomoea purga*, S. 222) eingesetzt, obwohl sie langsamer und nicht so drastisch wirkt. Turbitwinde sollte nur sehr vorsichtig und zusammen mit Arzneipflanzen, die Bauchkrämpfe und Blähungen lindern (z. B. Ingwer, *Zingiber officinale*, S. 153), angewendet werden. In der Ayurveda-Medizin wird Turbitwurzel zusammen mit Kurukraut (*Picrorhiza kurroa*, S. 246) verschrieben.
Warnung: Nur unter ärztlicher Überwachung und nicht in der Schwangerschaft anwenden.

Opuntia ficus-indica
(Cactaceae)
FEIGENKAKTUS, FEIGENOPUNTIE

Beschreibung: Bis zu 3 m hoher Kaktus mit großen, flach-ovalen und bedornten grünen Stengelgliedern, leuchtendgelben Blüten und rundlich fleischigen gelblichen oder purpurnen Früchten.
Verbreitung & Anbau: In Mexiko heimisch, in den Subtropen weltweit eingebürgert. Die reife Frucht wird geerntet, die Stengel je nach Bedarf.
Verwendete Teile: Blüten, Früchte, Stengel.
Inhaltsstoffe: Frucht: Schleimstoffe, Zucker, Vitamin C und andere Fruchtsäuren. Blüten: Flavonoide.

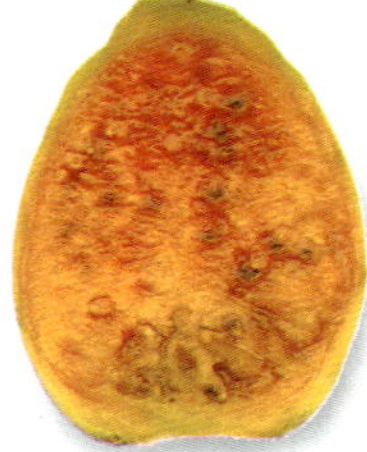
Kaktusfeige

Geschichte & Brauchtum: Die Früchte des Feigenkaktus werden zu Konfitüren verarbeitet; in Mexiko stellt man aus ihnen ein alkoholisches Getränk her. Man hat die gespaltenen Stengel als Erste-Hilfe-Maßnahme zum Schienen verletzter Gliedmaßen eingesetzt.
Medizinische Wirkung & Anwendung: Die adstringierenden Blüten des Feigenkaktus wirken blutstillend und helfen bei Erkrankungen des Magen-Darm-Trakts, insbesondere bei Durchfall, Dickdarmentzündung und Reizdarm. Man verwendet die Blüten auch bei vergrößerter Prostata. Die Früchte sind nahrhaft.

Orchis mascula
(Orchidaceae)
STATTLICHES KNABENKRAUT, SALEP

Beschreibung: Mehrjährige, bis 60 cm hohe Orchidee mit länglichen, oft rotgefleckten Blättern, aufrechtem Blütenstengel mit purpur- oder rosafarbenen Blüten und zwei Wurzelknollen (die größere ist die Tochterknolle).
Verbreitung & Anbau: Heimisch in Europa, dem Mittleren Osten und Nordafrika; wächst gewöhnlich auf Wiesen und in lichten Wäldern. Die Knollen (Salep, die Knolle aller *Orchis*-Arten) werden im Herbst gesammelt und getrocknet. In Deutschland und fast ganz Europa stehen *Orchis*-Arten unter Naturschutz und dürfen nicht gesammelt werden.
Verwendete Teile: Knolle.
Inhaltsstoffe: Etwa 48% Schleimstoffe.
Geschichte & Brauchtum: Seit der Antike werden die Knollen vieler *Orchis*-Arten medizinisch genutzt. Wegen ihrer Form, die menschlichen oder tierischen Hoden ähnelt, gelten sie seit Plinius, Dioskorides und Theophrast und nach der Signaturenlehre als Aphrodisiakum. Volkstümlich hieß es, eine Schwangere, die die größere der beiden Knollen esse, werde einen Jungen gebären (»Knabenkraut«). Die Salepknollen wurden als Gemüse verzehrt.
Medizinische Wirkung & Anwendung: Früher galten Salepknollen als aphrodisierend, heute sieht man sie als nahrhaftes Lebensmittel (aus Naturschutzgründen in Deutschland unter Sammelverbot), ähnlich wie die Kartoffel (*Solanum tuberosum*, S. 269). Gegenwärtig wird Salep medizinisch nur zur Behandlung von Durchfall und gereiztem Magen-Darm-Trakt bei Kindern eingesetzt.

Origanum majorana syn. *Majorana hortensis*
(Labiatae/Lamiaceae)
MAJORAN

Beschreibung: Aromatischer, bis 50 cm hoher Halbstrauch mit grauhaarigen ovalen Blättern und weißlichen oder purpurnen Blütenständen in den oberen Blattachseln.
Verbreitung & Anbau: Heimisch im Mittelmeerraum, Nordafrika und Westasien; als Küchengewürz und Lieferant von ätherischem Öl häufig angebaut.
Verwendete Teile: Sproßteile, ätherisches Öl.
Inhaltsstoffe: Etwa 3% ätherisches Öl (mit Sabinenhydrat, Sabinen, Linalool, Carvacrol und anderen Terpenen), Flavonoide, Kaffeesäure, Rosmarinsäure und Triterpene.
Geschichte & Brauchtum: 1597 schrieb der Pflanzenheilkundler John Gerard folgendes: »Majoran hilft bei Erkältungen des Gehirns und des Kopfes und kann nach Belieben genommen werden; in der Nase geschnupft, fördert er das Niesen und zieht viel überflüssigen Schleim heraus; im Munde gekaut, erleichtert er den Zahnschmerz.«
Medizinische Wirkung & Anwendung: Wegen der stimulierenden und krampflösenden Eigenschaften ist Majoran nicht nur als Küchengewürz, sondern auch medizinisch wertvoll. Wie Dost (*O. vulgare*, folgender Eintrag) hilft er bei Blähungen, Koliken und Atemwegsbeschwerden, scheint aber einen stärkeren Effekt als dieser auf das Nervensystem zu haben. Majoran ist ein gutes allgemeines Tonikum bei Angstzuständen, Kopfschmerzen und Schlaflosigkeit. Außerdem soll die Pflanze die Libido dämpfen.
Warnung: Während der Schwangerschaft nicht als Arznei anwenden. Das isolierte ätherische Öl darf nicht innerlich genommen werden.

Origanum vulgare
(Labiatae/Lamiaceae)
DOST, WILDER MAJORAN

Beschreibung: Aufrechte, mehrjährige, bis 80 cm hohe Pflanze mit roten Stengeln, ovalen, behaarten Blättern und rosapurpurnen Blüten in Doldenrispen.
Verbreitung & Anbau: Heimisch in Europa und Teilen Asiens, in Nordamerika eingebürgert, wächst auf trockenen Wiesen, Felsfluren und an Waldrändern. Ernte zur Blütezeit.
Verwendete Teile: Sproßteile, ätherisches Öl.
Inhaltsstoffe: Ätherisches Öl (mit Carvacrol, Thymol, β-Bisabolen, Caryophyllen, Linalool und Borneol), Gerbstoffe, Harz, Sterine und Flavonoide. Carvacrol und Thymol haben antibakterielle und pilzhemmende Eigenschaften.
Geschichte & Brauchtum: Dost wurde von den alten Griechen häufig verwendet und spielte in der Medizin eine wichtigere Rolle als Majoran (*O. majorana*, *siehe* vorhergehender Eintrag). K'Eogh schrieb im 18. Jahrhundert, Dost habe »eine trockene, heiße Natur. Er ist gut bei Magen- und Herzschmerzen und hilft auch bei Husten, Rippenfellentzündung, Verstopfungen in Lunge und Gebärmutter, auch erquickt er Kopf und Nerven.«
Medizinische Wirkung & Anwendung: Dost hilft bei Blähungen und regt den Gallenfluß an. Wegen seiner stark antiseptischen Wirkung kann man ihn bei Atemwegserkrankungen wie Husten, Mandelentzündung, Bronchitis und Asthma einsetzen. Dost gilt auch als nützlich zum Einleiten der Menstruation. Das verdünnte Öl kann bei Zahn- oder Gelenkschmerzen aufgetragen werden.
Warnung: Während der Schwangerschaft nicht als Arznei anwenden. Das isolierte ätherische Öl darf nicht innerlich genommen werden; äußerlich kann es Hautreizungen verursachen.

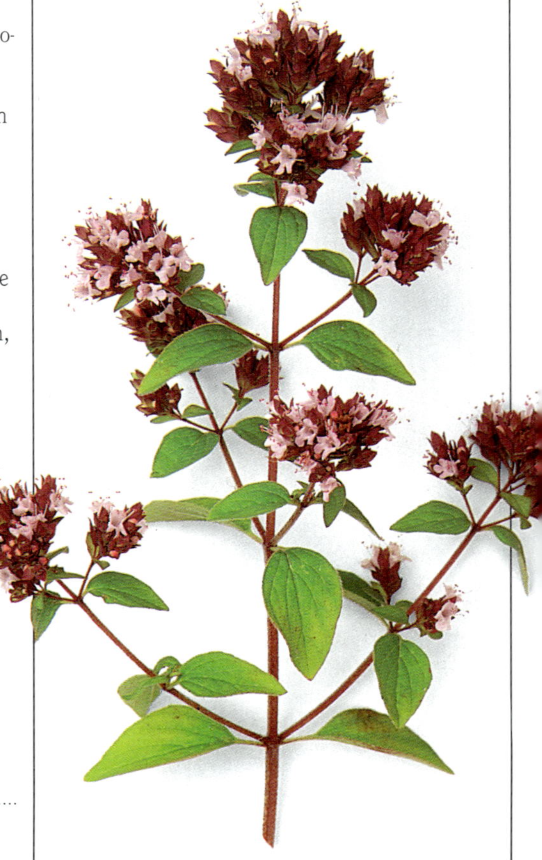
***Dost** enthält ätherisches Öl, das, richtig verdünnt, ein traditionelles Zahnschmerzmittel ist.*

Orthosiphon aristatus

(Labiatae/Lamiaceae)

KATZENBART, JAVATEE

Beschreibung: Etwa 1 m hoher Strauch mit spitzen Blättern und lilafarbenen Blüten mit sehr langen Staubgefäßen.
Verbreitung & Anbau: Heimisch in Südostasien und Australien, heute als Arzneipflanze angebaut; Ernte ganzjährig nach Bedarf.
Verwendete Teile: Blätter.
Inhaltsstoffe: Flavone (darunter Sinensetin), Orthosiphonin (ein Glykosid), ätherisches Öl und große Mengen an Kalium.
Geschichte & Brauchtum: Möglicherweise haben die langen Staubgefäße zum Namen »Katzenbart« geführt.
Medizinische Wirkung & Anwendung: Katzenbart wird in den deutschen, französischen, Schweizer, holländischen und indonesischen Arzneibüchern aufgeführt. Er erhöht die Ausscheidung von stickstoffhaltigen Stoffwechselschlacken durch die Nieren und wird häufig zum Harntreiben und bei folgenden Nierenerkrankungen eingesetzt: Infekten, Steinen und schlechter Funktion aufgrund chronischer Entzündung, ferner bei Blasen- und Harnröhrenentzündung sowie bei Gicht und Rheuma.
Verwandte Arten: Der javanische *O. stamineus* ist eine sehr ähnliche Art.

Paeonia officinalis

(Paeoniaceae)

ECHTE PFINGSTROSE

Beschreibung: Mehrjährige, bis 60 cm hohe Pflanze mit knolligen Wurzeln, aufrechtem Stengel, länglichen, dreifach gefiederten Blättern und großen, wunderschönen roten Blüten mit gelben Staubfäden; viele Gartenformen.
Verbreitung & Anbau: In Südeuropa heimisch, wächst in Wäldern und auf Bergwiesen; häufig als Gartenpflanze kultiviert. Ernte der Wurzel im Herbst.
Verwendete Teile: Wurzel.
Inhaltsstoffe: Vermutlich Paeonin, ätherisches Öl, Gerbstoffe und Harz.
Geschichte & Brauchtum: Seit Hippokrates (470–375 v. Chr.) hat man Epilepsie mit Pfingstrose behandelt. Plinius (23–79) schrieb über sie folgendes: »Diese Pflanze hält die boshaften Traumbilder fern, welche die Faune im Schlaf über uns herabsenken.« Im 13. Jahrhundert empfahl der arabische Kräuterarzt Ibn Al Baitar, Kindern eine Kette aus Pfingstrosensamen um den Hals zu hängen, um epileptische Anfälle zu verhindern. Dioskorides (40–90) schrieb, daß Pfingstrose die Periodenblutung und das Ausstoßen der Nachgeburt anrege. Mrs. Grieve berichtete in *A Modern Herbal* (1931), daß »im Altertum die Pfingstrose als göttlichen Ursprungs galt, aus dem Mond hervorgegangen, und in den Nächten zum Schutz von Hirten und Herden leuchtet«.

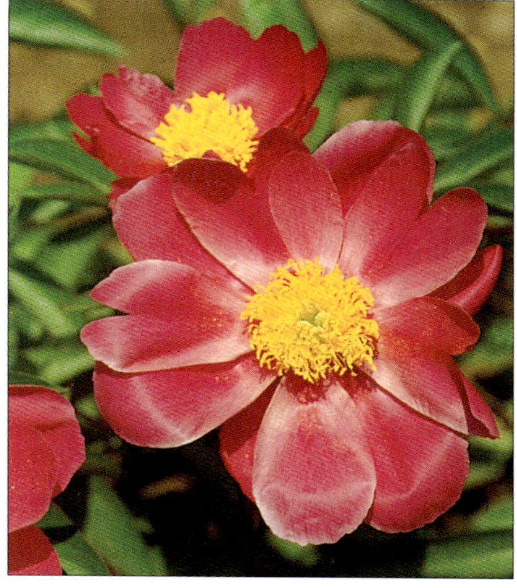

Pfingstrose (Paeonia) *ist nach dem griechischen Götterarzt Paeon benannt.*

Medizinische Wirkung & Anwendung: Heute wird die Pfingstrose in der europäischen Pflanzenheilkunde selten verwendet; sie gilt als krampflösend und beruhigend. Die Wurzel kann bei Keuchhusten und nervösen Reizungen eingesetzt werden; gelegentlich nimmt man aus den Wurzeln hergestellte Zäpfchen bei Anal- und Darmkrämpfen.
Verwandte Arten: Chinesische Pfingstrose (*Paeonia lactiflora*, S. 115) wird in der chinesischen Kräutermedizin häufig genutzt.
Warnung: Nur unter ärztlicher Überwachung und nicht in der Schwangerschaft anwenden.

Panax notoginseng

(Araliaceae)

SAN QI (CHINESISCH)

Beschreibung: Laubabwerfende, bis 1 m hohe Staude mit aufrechtem Stengel, gefiederten Blättern, kleinen grünlichen Blüten und beerenähnlichen Früchten.
Verbreitung & Anbau: In China heimisch, heute aber als Wildpflanze selten; in Süd- und Zentralchina kommerziell angebaut. Ernte der Wurzel vor der Blüte oder nach der Fruchtreife.
Verwendete Teile: Wurzel.
Inhaltsstoffe: Steroidsaponine (darunter Arasaponin A und B) und Dencichin (ein Flavonoid).
Geschichte & Brauchtum: Obwohl *San qi* in der chinesischen Kräutermedizin ein so wichtiges Tonikum ist, wurde es erst 1578 im *Compendium of Materia Medica* von Li Shizen erwähnt. Er nannte die Wurzel »wertvoller als Gold«. In der Literatur wird *P. notoginseng* oft mit *P. pseudoginseng* verwechselt.
Medizinische Wirkung & Anwendung: Wie Ginseng (*P. ginseng*, S. 116) wirkt *San qi* tonisierend auf die Nebennierenrinde, insbesondere auf die Bildung von Corticosteroiden und männlichen Geschlechtshormonen. *San qi* verbessert auch die Durchblutung der Herzkranzgefäße und wird deshalb bei Arteriosklerose, Bluthochdruck und Angina pectoris (beklemmende Herzschmerzen) eingesetzt. Innnerliche Blutungen fast jeder Art können mit *San qi* behandelt werden. Äußerlich kann man es als Umschlag zur Wundheilung anwenden.
Forschungsergebnisse: Klinische Studien in China haben die *San qi* schon lange zugeschriebenen blutstillenden Eigenschaften voll bestätigt. In Versuchen wurde die blutgerinnende Wirkung der Pflanze nachgewiesen. Eine andere chinesische Studie zeigte, daß *San qi* die Durchblutung der Herzkranzgefäße verbessert und die Symptome von Angina pectoris vermindert sowie den Blutdruck senkt.
Warnung: Nicht während der Schwangerschaft anwenden. Die Pflanze kann schädigende Auswirkungen auf den Fötus haben.

Panax quinquefolius

(Araliaceae)

AMERIKANISCHER GINSENG

Beschreibung: Laubabwerfende, bis 30 cm hohe Staude mit glattem Stengel, länglich-oval gefiederten Blättern, kleinen grünlichen Blüten und nierenförmigen scharlachroten Früchten.
Verbreitung & Anbau: In nordamerikanischen Wäldern heimisch; durch Raubbau aber heute an den Wildstandorten selten; in Wisconsin (USA), China und Frankreich angebaut. Ernte der Wurzel im Herbst.
Verwendete Teile: Wurzel.
Inhaltsstoffe: Steroidsaponine, darunter Panaquilon.
Geschichte & Brauchtum: Nordamerikanische Indianer haben in Amerikanischem Ginseng möglicherweise ein Mittel für die weibliche Fruchtbarkeit gesehen. Von der Mitte des 18. Jahrhunderts an wurde das Sammeln von Ginseng zu Exportzwecken (nach China) beinahe zum »Goldrausch«; Siedler berichteten, daß sie ganze Indianerdörfer fast verwaist fanden, da alle Bewohner Ginseng sammelten. Die Ojibwa-Indianer versuchten immer, die geernteten Pflanzen durch Neuaussaat zu ersetzen; dieses Vorgehen war jedoch die Ausnahme, und gegen Ende des 19. Jahrhunderts wurde Amerikanischer Ginseng selten.
Medizinische Wirkung & Anwendung: Die Wirkung des Amerikanischen Ginseng ist vermutlich ähnlich, aber schwächer als die des Chinesischen Ginseng (*P. ginseng*, S. 116). Amerikanischer Ginseng erhöht die Belastungsfähigkeit bei allen Arten von Streß. Die traditionelle chinesische Medizin wendet ihn als *Yin*-Tonikum bei Schwächezuständen, Fieber, Keuchen und Husten an.
Verwandte Arten: *Siehe* Ginseng (*P. ginseng*, S. 116), *San qi* (*P. notoginseng*, voriger Eintrag) und Teufelsbusch (*Eleutherococcus senticosus*, S. 92).
Warnung: Nicht während der Schwangerschaft anwenden.

Papaver rhoeas

(Papaveraceae)

KLATSCHMOHN,

FELDMOHN, FEUERMOHN

Beschreibung: Zarte, einjährige, bis 90 cm hohe Pflanze mit behaartem Stengel und stark zerteilten Stengel- und Rosettenblättern, vierzähligen roten Blüten mit schwarzen Staubgefäßen und kleiner, verkehrt eiförmiger Samenkapsel.

Verbreitung & Anbau: Heimisch in Europa, Nordafrika und den gemäßigten Klimaregionen Asiens, eingebürgert in Nord- und Südamerika; wächst auf Äckern und Ödland.

Verwendete Teile: Blüten.

Inhaltsstoffe: Alkaloide (darunter Papaverin, Rhoeadin, Isorhoeadin und andere), Meconsäure, Mecocyanin, Schleim- und Gerbstoffe. Die Alkaloide gleichen chemisch denen des Schlafmohns (*P. somniferum*, folgender Eintrag), wirken aber anders.

Geschichte & Brauchtum: Der irische Kräuterarzt K'Eogh schrieb 1735, daß Klatschmohn »eine kühlende und erfrischende Natur hat. Wenn man eine Abkochung von fünf oder sechs Kapseln in Wein trinkt, wird Schmerz gestillt und Schlaf gefördert ... die zerquetschten grünen Samenkapseln können bei Furunkeln, heißen Geschwüren und brennenden Fiebern angewendet werden.« Die Pflanze war im *British Pharmacopoeia Codex* (1949) aufgeführt.

Medizinische Wirkung & Anwendung: Klatschmohnblüten wirken leicht schmerzstillend und beruhigend und werden in der europäischen Kräutermedizin seit langem, insbesondere für Kinder und ältere Menschen, eingesetzt. Man nutzt sie hauptsächlich als mildes Schmerzmittel und bei Reizhusten, aber auch bei nervöser Überaktivität. Die Pflanze kann bei Schlaflosigkeit, allgemeiner Reizbarkeit, Husten (besonders krampfartigem Husten) und Asthma angewendet werden, meistens in Form eines Sirups.

Verwandte Arten: *Siehe* auch Schlafmohn (*P. somniferum*, folgender Eintrag), Mexikanischer Stachelmohn (*Argemone mexicana*, S. 169), Kalifornischer Mohn (*Eschscholzia californica*, S. 205) und Großes Schöllkraut (*Chelidonium majus*, S. 185).

Warnung: Nur unter ärztlicher Überwachung anwenden. Außer den Samen sind alle Teile der Pflanze potentiell giftig.

Papaver somniferum

(Papaveraceae)

SCHLAFMOHN,

GARTENMOHN

Beschreibung: Kräftige, einjährige, bis 1 m hohe, graugrün überlaufene Pflanze mit großen, tief geteilten Blättern, sehr großen violetten oder purpurnen Blüten und kugeligen Samenkapseln (mit den in der Küche verwendbaren Samen).

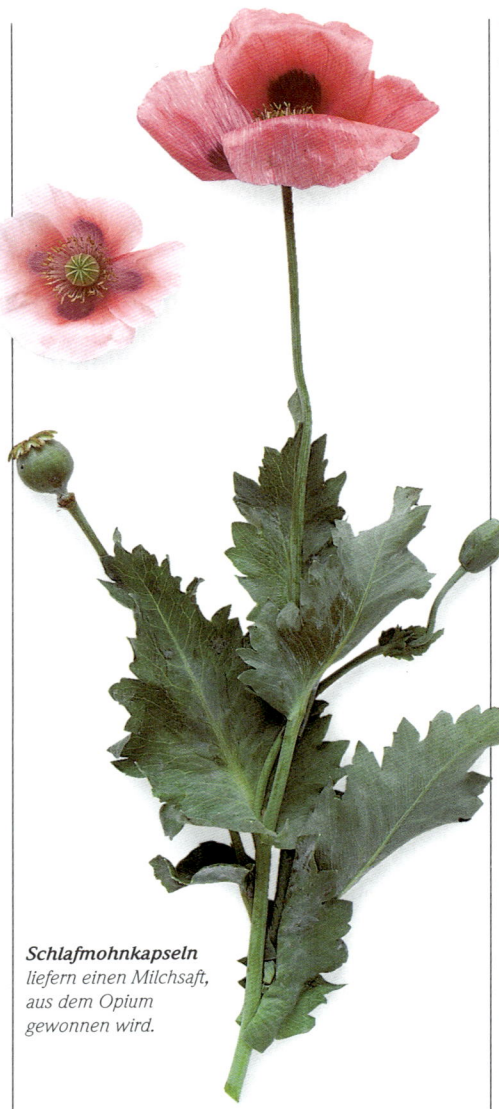

***Schlafmohnkapseln** liefern einen Milchsaft, aus dem Opium gewonnen wird.*

Verbreitung & Anbau: Wahrscheinlich im westlichen Mittelmeerraum heimisch, heute weltweit eingebürgert und kultiviert: legal zur Gewinnung von Morphin und Codein für die Medizin, illegal zur Produktion von Opium und Heroin. Die unreifen Samenkapseln werden während des Sommers angeritzt, um am nächsten Tag den weißen Milchsaft abzusammeln, der anschließend getrocknet wird.

Verwendete Teile: Milchsaft (Latex).

Inhaltsstoffe: Mehr als 40 verschiedene Opiumalkaloide, darunter Morphin (bis zu 20%), Narcotin (etwa 5%), Codein (etwa 1%) und Papaverin (etwa 1%); ferner Meconsäure, Proteine, Schleimstoffe, Zucker, Harze und Wachse. Die Wirkung vieler Opium-Alkaloide ist gut untersucht: Morphin ist eines der stärksten Schmerzmittel und wird in der Schulmedizin verbreitet zur Schmerzlinderung, insbesondere bei unheilbaren Erkrankungen, eingesetzt. Codein ist ein schwächeres Schmerzmittel, das vielfach bei Kopfschmerzen und anderen Schmerzzuständen verwendet wird, symptomatisch auch bei Durchfall. Codein ist ein wichtiges Mittel zur Hustenreizstillung. Die stark suchtbildenden Eigenschaften von Opium sind gut nachgewiesen.

Geschichte & Brauchtum: Seit mindestens 4000 Jahren wird Schlafmohn wegen seiner medizinischen Eigenschaften angebaut; vor etwa 3000 Jahren wurde er in Griechenland eingebürgert und verbreitete sich von dort aus über ganz Europa. In China war er bis zum 7. Jahrhundert unbekannt, in Japan sogar bis zum 15. Jahrhundert. Schlafmohn wird in den assyrischen Kräuterbüchern erwähnt (etwa 1700 v. Chr.), und Dioskorides (40–90) schrieb, daß »eine Abkochung der Blätter und Blütenköpfe, getrunken und auf den Kopf aufgetragen, unvergleichlich in ihren schlaffördernden Fähigkeiten ist. Die pürierten und mit Mehl vermischten Blütenköpfe ergeben ein nützliches Pflaster bei Entzündungen und Wundrose [Erysipel, eine bakterielle Hautinfektion].«

Medizinische Wirkung & Anwendung: Opium (der getrocknete Milchsaft) ist ein stark betäubendes, schmerzstillendes und krampflösendes Mittel und bei den vielfältigsten Schmerzen verwendet worden. In den wichtigsten kräuterkundlichen Tradtionen gilt es als »kaltes« Mittel, das die körperlichen Funktionen vermindert und nervöse Nerven, Schmerzen und Husten beruhigt oder unterdrückt. Wegen seines suchtbildenden Potentials wird Opium im allgemeinen nur eingesetzt, wenn schwächere Schmerzmittel versagen. Es ist auch ein wirksames Mittel bei Durchfall und starkem Husten.

Forschungsergebnisse: Viele Forschungsergebnisse haben die oben aufgezählten Eigenschaften bestätigt.

Verwandte Arten: *Siehe* auch Klatschmohn (*P. rhoeas*, voriger Eintrag), Mexikanischer Stachelmohn (*Argemone mexicana*, S. 169), Kalifornischer Mohn (*Eschscholzia californica*, S. 205) und Großes Schöllkraut (*Chelidonium majus*, S. 185).

Warnung: Schlafmohn darf nur unter ärztlicher Überwachung angewendet werden. In den meisten Ländern unterliegt er gesetzlichen Bestimmungen.

Parietaria officinalis syn. *P. erecta*

(Urticaceae)

AUFRECHTES GLASKRAUT

Beschreibung: Einjährige, bis zu 70 cm hohe Pflanze mit dunkelgrünen Blättern, unauffälligen grünlichen Blüten und kleinen dunklen Früchten.

Verbreitung & Anbau: Heimisch im Mittelmeerraum, nördlich bis Mitteleuropa; wächst an Schuttplätzen und Mauern. Ernte zur Blütezeit.

Verwendete Teile: Sproßteile.

Inhaltsstoffe: Flavonoide und Gerbstoffe.

Geschichte & Brauchtum: Seit mehr als 2000 Jahren wird Glaskraut als harntreibendes und hustenlinderndes Mittel sowie als Balsam für Wunden und Verbrennungen genutzt.

Medizinische Wirkung & Anwendung: Man verwendet Aufrechtes Glaskraut hauptsächlich als harntreibende, schleimhautschützende und die Bildung von Nierensteinen verhindernde Arzneipflanze. In der europäischen Pflanzenheilkunde schreibt man ihr eine nierenstärkende und schützende Funktion zu. Man hat Glaskraut bei

Erkrankungen wie Nieren- und Nierenbeckenentzündung, Nierensteinen und damit verbundenen Nierenkoliken, Blasenentzündung und Ödemen (Wassereinlagerung) verschrieben. Gelegentlich wird es auch als Abführmittel genutzt.
Warnung: Nicht bei Heuschnupfen und anderen Allergien anwenden.

Paullinia cupana syn. *P. sorbilis*

(Sapindaceae)

Guaranastrauch

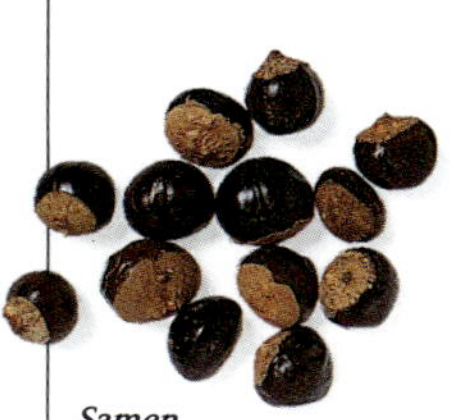

Samen

Beschreibung: Verholzte, bis 10 m hohe Kletterpflanze mit gefiederten Blättern, rispenständigen, unauffälligen gelben Blüten und birnenförmigen Früchten, die kleine glänzendbraune Samen enthalten.
Verbreitung & Anbau: Heimisch in tropischen Regenwäldern des brasilianischen Amazonasgebiets, in Brasilien auch angebaut. Ernte der reifen Früchte.
Verwendete Teile: Samen.
Inhaltsstoffe: Methylxanthine (darunter bis zu 7% Koffein, zusammen mit Theobromin und Theophyllin), ferner Gerbstoffe und Saponine. Methylxanthine wirken anregend, harntreibend und kurzzeitig gegen Müdigkeit.
Geschichte & Brauchtum: Guarana wird in Brasilien traditionell durch Rösten, Zerquetschen und Trocknen der Samen zubereitet. Die hierbei entstehenden »Kuchen« werden als Tee aufgegossen und bei Müdigkeit oder Durchfall getrunken. Mancherorts ist Guarana seit neuestem eine beliebte Alternative zu Kaffee. Industriell wird er zur Koffeingewinnung genutzt.
Medizinische Wirkung & Anwendung: Guarana wird medizinisch ähnlich wie Kaffee (*Coffea arabica*, S. 190) bei Kopfschmerzen und Migräne sowie zum Auffrischen von Energiereserven verwendet. Er verursacht bei Langzeit- oder übermäßigem Genuß dieselben Probleme wie Kaffee – kurzzeitige Anregung, aber langfristige Hemmung der körpereigenen Erholung. Der Langzeitkonsum ist wegen des hohen Gerbstoffgehalts von Guarana sogar noch weniger empfehlenswert, da die Fähigkeit des Darms zur Nährstoffverwertung durch die Gerbstoffe gehemmt wird. Dennoch ist Guarana geeignet, um kurzfristig Energien freizusetzen oder Kopfschmerzen, die durch Ruhe nicht verschwinden, zu behandeln. Aufgrund der adstringierenden Eigenschaften hilft Guarana bei chronischem Durchfall.
Verwandte Arten: *P. yoco* aus dem kolumbianischen Amazonasgebiet dient den eingeborenen Stämmen zur Fiebersenkung sowie als anregendes und nach Malaria-Anfällen eingesetztes Mittel.
Warnung: Nicht bei Vorliegen von Herz-Kreislauf-Erkrankungen oder Bluthochdruck anwenden.

Pausinystalia johimbe syn. *Corynanthe johimbe*

(Rubiaceae)

Yohimbe

Beschreibung: Immergrüner, bis 30 m hoher Baum mit rötlichbrauner Rinde, länglich-elliptischen Blättern und büschelständigen, kleinen gelben Blüten.
Verbreitung & Anbau: In den Wäldern Westafrikas heimisch, insbesondere in Kamerun, Kongo und Gabun. Ernte der Rinde ganzjährig.
Verwendete Teile: Rinde.
Inhaltsstoffe: Etwa 6% Indolalkaloide (darunter Yohimbin), Farbstoffe und Gerbstoffe. In mäßiger Dosierung regen die Alkaloide die Hirnfunktion an, sind aber in höherer Dosierung toxisch.
Geschichte & Brauchtum: In Westafrika, besonders bei den Bantu-Stämmen, gilt Yohimbe als Aphrodisiakum für Männer und als schwach halluzinogenes Mittel.
Medizinische Wirkung & Anwendung: In der Pflanzenheilkunde wird Yohimbe wegen ihrer potentiellen Giftigkeit wenig genutzt. In Westafrika verwendet man sie häufig als Stimulans und bei Impotenz. Auch in der Schulmedizin wird Yohimbin bei der Behandlung von Impotenz eingesetzt.
Warnung: Nur unter ärztlicher Aufsicht anwenden. In einigen Ländern unterliegt Yohimbe gesetzlichen Bestimmungen.

Peganum harmala

(Zygophyllaceae)

Harmelraute, Steppenraute

Beschreibung: Harmelraute ist eine stark verzweigte, mehrjährige, bis 50 cm hohe Pflanze mit tief eingeschnittenen schmalen Blättern, fünfzähligen weißen Blüten und rundlichen, dreifächrigen Samenkapseln.

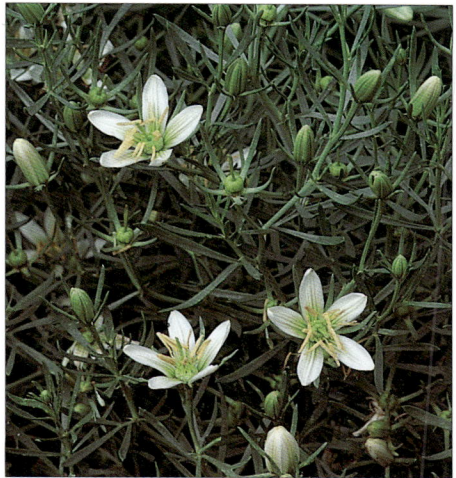

***Harmelraute** wächst in warmem Klima und diente im Mittleren Osten als Giftpflanze.*

Verbreitung & Anbau: Heimisch im Mittleren Osten, Nordafrika und Südosteuropa; in anderen subtropischen Gegenden, auch in Australien, eingebürgert; wächst auf salzhaltigen Böden in Halbwüsten. Die Früchte und Samen werden nach der Reife gesammelt (aus den Früchten werden durch Pressung Öl und Farbstoff gewonnen).
Verwendete Teile: Samen, Wurzel.
Inhaltsstoffe: Bis zu 4% Indolalkaloide (darunter Harmin, Harmalin und Harmalol), die in ihrer Wirkung den Alkaloiden aus der Ayahuasca-Liane (*Banisteria caapi*, S. 174), Yohimbe (*Pausinystalia johimbe*, voriger Eintrag) und Passionsblume (*Passiflora incarnata*, S. 117) ähneln. Harmin ist zum Dämpfen des Zitterns bei der Parkinson-Krankheit eingesetzt worden.
Geschichte & Brauchtum: Im Mittleren Osten hat man Harmelraute seit dem Altertum zu Vergiftungen eingesetzt. Sie war den griechischen Ärzten Dioskorides (40–90) und Galen (131–201) sowie dem arabischen Arzt Avicenna (Ibn Sina, 980–1037) bekannt und wurde auch zum Entwurmen und zum Einleiten der Periodenblutung angewendet.
Medizinische Wirkung & Anwendung: Wegen ihrer potentiellen Giftigkeit wird Harmelraute heute, trotz ihrer langen Tradition als Rauschmittel und angebliches Aphrodisiakum, in der westlichen Pflanzenheilkunde selten angewendet. Man hat die Samen bei Augenerkrankungen und zur Steigerung der mütterlichen Milchbildung genommen. Die Wurzel ist in Zentralasien ein beliebtes Arzneimittel bei Rheumatismus und nervösen Störungen.
Warnung: Die giftige Pflanze darf unter keinen Umständen angewendet werden.

Pergularia extensa

(Asclepiadaceae)

Pergularia, Decksunge

Beschreibung: Mehrjährige Kletterpflanze mit breit eiförmigen Blättern und kleinen weißgrünlichen Blüten.
Verbreitung & Anbau: Heimisch in Indien; Ernte der Sproßteile ganzjährig.
Verwendete Teile: Sproßteile.
Inhaltsstoffe: Harz und Bitterstoffe sowie Pflanzensterine.
Medizinische Wirkung & Anwendung: Pergularia soll bitter, auswurffördernd, harntreibend und abführend wirken und wird in der indischen Pflanzenheilkunde an verschiedenen Stellen eingesetzt. Sie wird bei Bronchitis und Asthma verschrieben, ferner um starke Perioden- oder Gebärmutterblutungen zu beenden. Der Blatt-Preßsaft kann bei schmerzenden und geschwollenen Zysten und rheumatischen Gelenken aufgetragen werden. Auch innerlich kann der Saft bei Rheuma eingenommen werden, im allgemeinen zusammen mit Ingwer (*Zingiber officinale*, S. 153).

Petasites hybridus

(Compositae/Asteraceae)

GEMEINE PESTWURZ

Beschreibung: Mehrjährige, bis 1 m hohe, behaarte Pflanze mit großen, herzförmigen Blättern und rötlichvioletten Blütenköpfen in großen Trauben.
Verbreitung & Anbau: Heimisch in Europa, Nord- und Westasien, wächst an feuchten Stellen; Ernte der Sproßteile im Sommer, der Wurzel im Frühjahr oder Herbst.
Verwendete Teile: Sproßteile, Wurzel.
Inhaltsstoffe: Pyrrolizidinalkaloide (darunter Senecionin), Sesquiterpenlactone, ätherisches Öl, Pektin, Schleimstoffe und Inulin (in der Wurzel). Pyrrolizidinalkaloide sind lebertoxisch.
Geschichte & Brauchtum: Der Gattungsname *Petasites* ist vom lateinischen Wort *petasus*, was übersetzt »Reisehut« bedeutet, abgeleitet – auf dem Land war es üblich, die Pestwurzblätter als Kopfbedeckung zu benutzen. Nicholas Culpeper schrieb 1652 in seinem *English Physitian*, daß die Wurzel »durch ihre schweißtreibende Eigenschaft sehr nützlich bei Pest und pestbringenden Fiebern« sei.
Medizinische Wirkung & Anwendung: Pestwurz wirkt tonisierend und auswurffördernd, krampflösend und schmerzstillend, insbesondere auf Magen, Gallengänge und Zwölffingerdarm. Man hat Pestwurz hauptsächlich bei Atemwegserkrankungen wie Bronchitis, Asthma und Keuchhusten angewendet. Sie stärkt die Verdauung und hilft besonders gut bei Verdauungsstörungen, die auf einen blockierten Gallenfluß zurückgehen. Außerdem hat man Pestwurz bei Harnwegsentzündungen sowie äußerlich als Umschlag zur Heilung von Wunden und Hautausschlägen eingesetzt.

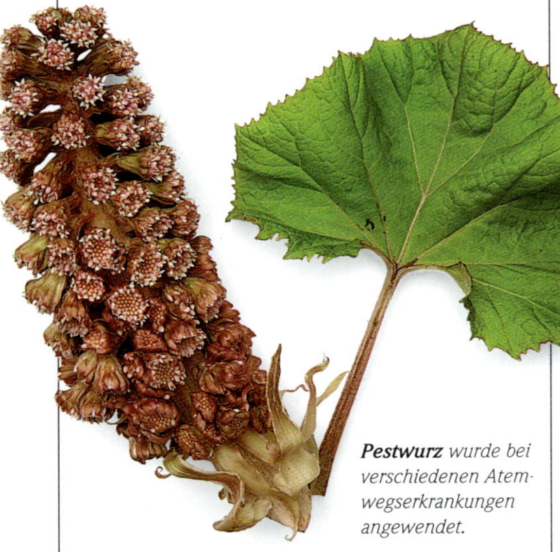

Pestwurz *wurde bei verschiedenen Atemwegserkrankungen angewendet.*

Warnung: Wegen ihres Gehalts an giftigen, krebserregenden Pyrrolizidinalkaloiden soll die Gemeine Pestwurz nicht innerlich angewendet werden.

Petroselinum crispum

(Umbelliferae/Apiaceae)

PETERSILIE, BITTERSILCHE

Beschreibung: Zweijährige, bis 30 cm hohe Pflanze mit dreifach fiederschnittigen, glatten oder krausen leuchtendgrünen Blättern, kleinen weißlichen Doldenblüten, kleinen, gerippten Früchten und charakteristischem Geruch.
Verbreitung & Anbau: Im Mittelmeerraum heimisch; heute in vielen Ländern eingebürgert und weltweit als nahrhaftes Gewürzkraut angebaut. Ernte der Blätter nach Bedarf, der Früchte bei beginnender Reife.
Verwendete Teile: Blätter, Wurzel, Samen.
Inhaltsstoffe: Ätherisches Öl (mit etwa 20% Myristicin, etwa 18% Apiol und vielen anderen Terpenen), ferner Flavonoide, Phthalide, Cumarine (darunter Bergapten), die Vitamine A, C und E und hohe Eisenkonzentrationen. Die Flavonoide wirken entzündungs- und oxidationshemmend. Myristicin und Apiol haben harntreibende Eigenschaften. Das isolierte ätherische Öl lindert krampfartige Bauchschmerzen und Blähungen und regt die Gebärmutter kräftig an.
Geschichte & Brauchtum: Im alten Griechenland und Rom war Petersilie eher als harntreibendes, verdauungsförderndes Tonikum und menstruationsförderndes Mittel (sie wurde auch zu Abtreibungen genutzt) denn als Gewürzkraut bekannt. In Rom brachte man die Petersilie mit Persephone, der Göttin der Unterwelt, in Zusammenhang und nutzte sie bei Begräbniszeremonien. Mit den Römern kam die Petersilie nach Mitteleuropa und wurde bereits im *Capitulare de villis* Karls des Großen genannt. Der charakteristische Petersiliengeruch überdeckt andere starke Gerüche – insbesondere Knoblauchgerüche –, vielleicht ist Petersilie deshalb zum Garnieren von Speisen so beliebt.
Medizinische Wirkung & Anwendung: Die frischen Persilienblätter sind eine sehr vitamin- und mineralstoffreiche Nahrungsergänzung. Die stark harntreibenden Samen (wesentlich stärker als die Blätter) können bei Gicht, rheumatischen und arthritischen Erkrankungen anstelle von Selleriesamen (*Apium graveolens,* S. 61) genommen werden. Beide Arzneipflanzen fördern den Abtransport von Stoffwechselschlacken aus den entzündeten Gelenken und die anschließende Ausscheidung über die Niere. In der Pflanzenheilkunde wird die Petersilienwurzel häufiger als die Samen oder Blätter verschrieben. Die Wurzel hilft bei Blähungen, Blasenentzündung und rheumatischen Erkrankungen. Auch zum Einleiten einer verzögerten Periodenblutung sowie bei Periodenschmerzen wird Petersilie eingesetzt.
Warnung: In üblicher Dosierung ist Petersilie eine sichere Arzneipflanze, übermäßige Mengen der Samen sind jedoch giftig. Die Samen dürfen nicht während der Schwangerschaft und nicht bei Vorliegen einer Nierenerkrankung angewendet werden.

Peumus boldus

(Monimiaceae)

BOLDO

Beschreibung: Stark aromatischer, sehr verzweigter, immergrüner, bis 6 m hoher Baum oder Strauch mit eiförmigen, ledrigen, nach Pfefferminze oder Kampfer duftenden Blättern, männlichen oder weiblichen weißlichen Blüten in Trauben und kleinen gelbgrünen Früchten.

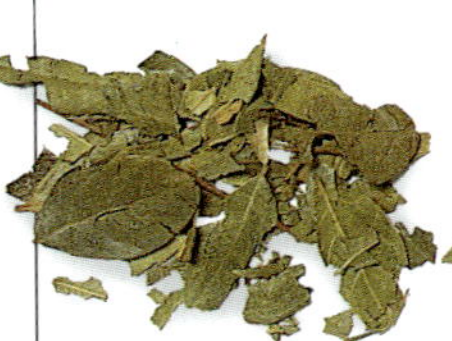

Getrocknete Blätter

Verbreitung & Anbau: Heimisch in Chile und Peru, im Mittelmeergebiet und an der Westküste Nordamerikas eingebürgert; wächst an trockenen Standorten in den Anden, wo er auch häufig angebaut wird. Ernte der Blätter ganzjährig.
Verwendete Teile: Blätter.
Inhaltsstoffe: 0,7% Isochinolinalkaloide (darunter Boldin), ferner ätherisches Öl und Flavonoide.
Geschichte & Brauchtum: Boldo ist ein traditionelles tonisierendes Mittel der eingeborenen Araukaner in Chile. Auch die Früchte werden verzehrt.
Medizinische Wirkung & Anwendung: Boldo regt die Leber und die Gallenbildung an und gilt deshalb als Mittel bei Gallensteinen sowie Leber- und Gallenschmerzen. Normalerweise wendet man Boldo, als Tinktur oder Aufguß zubereitet, jeweils für die Dauer von einigen Wochen an. In den Harnwegen wirkt Boldo leicht antiseptisch und schleimhautschützend und hilft beispielsweise bei Blasenentzündung. In der angloamerikanischen pflanzenheilkundlichen Tradition kombiniert man Boldo bei Gallensteinen mit Berberitze (*Berberis vulgaris,* S. 175) und Schneeflockenstrauch (*Chionanthus virginicus,* S. 186).
Warnung: Nicht während der Schwangerschaft und nicht bei Vorliegen von schweren Leber- und Gallenleiden anwenden. In einigen Ländern unterliegt Boldo gesetzlichen Bestimmungen.

Phaseolus vulgaris

(Leguminosae/Fabaceae)

BOHNE, GARTENBOHNE

Beschreibung: Einjährige, bis 4 m hohe Kletterpflanze (Stangenbohne) oder etwa 50 cm hohe Pflanze (Buschbohne) mit großen, dreizählig gefiederten Blättern, weißen, bläulichen oder gelben Blütentrauben und Samenhülsen mit nierenförmigen Samen.
Verbreitung & Anbau: Die Heimat sind möglicherweise die tropischen Anden, heute nur in Kultur bekannt, weltweit in den unterschiedlichsten Sorten angebaut. Ernte der reifen Bohnen im Sommer.

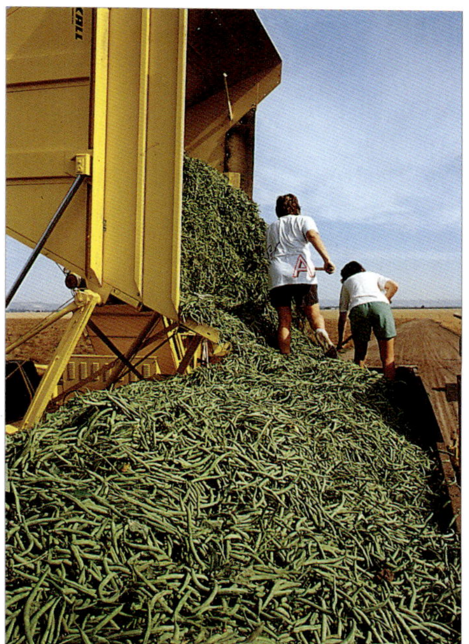

Gartenbohnen *werden weltweit als Stangenbohnen oder Buschbohnen kultiviert.*

Verwendete Teile: Bohnenhülsen, Bohnen.
Inhaltsstoffe: Allantoin, Zucker, Leucin, Tyrosin, Arginin und Inositol, ferner trypsinhemmende Substanzen.
Geschichte & Brauchtum: Die von den Indianern Süd- und Mittelamerikas angebaute Gartenbohne gelangte im 16. Jahrhundert über Südeuropa nach Deutschland.
Medizinische Wirkung & Anwendung: Weltweit sind Gartenbohnen eine wichtige Nahrungspflanze, werden aber auch medizinisch genutzt. Die Hülsen (»Bohnenschalen«) wirken mäßig harntreibend; sie werden als Aufguß angewendet und erhöhen die Harnmenge sowie den Abtransport von Stoffwechselschlacken. Außerdem sollen Bohnenschalen den Blutzuckerspiegel senken, doch ist die Wirkung sehr gering und nicht genügend gesichert. Ein aus Samen hergestelltes Mehl kann, auf Ekzeme aufgetragen, den Juckreiz lindern und die Haut austrocknen.
Warnung: Rohe Bohnensamen sind wegen ihres Gehalts an trypsinhemmenden Substanzen, die nur durch längeres Kochen zerstört werden können, giftig.

Phellodendron amurense

(Rutaceae)

KORKBAUM,

HUANG BAI (CHINESISCH)

Beschreibung: Laubabwerfender, bis 12 m hoher Baum mit gefiederten, siebenzähligen Blättern, büschelständigen grünen Blüten und runden Früchten.
Verbreitung & Anbau: In China, Japan und Kroea heimisch, in Nordostchina angebaut. Die Rinde zehnjähriger Bäume wird im Frühjahr geerntet.
Verwendete Teile: Rinde.
Inhaltsstoffe: Isochinolinalkaloide (darunter Berberin), Sesquiterpenlactone und Pflanzensterine. Durch seinen Alkaloidgehalt wirkt Korkbaum antibiotisch.
Geschichte & Brauchtum: *Huang bai* ist im *Klassiker der Wurzeln und Heilkräuter des gestaltenden Landmanns* (*Shen nong ben cao jing,* 1. Jahrhundert) aufgeführt und galt als vorsichtig anzuwendende Arzneipflanze.
Medizinische Wirkung & Anwendung: Als sehr bittere Arzneipflanze wird *Huang bai* in der chinesischen Kräutermedizin eingesetzt, um »feuchte Hitze zu trocknen«. Man verschreibt ihn bei akutem Durchfall und Ruhr, Gelbsucht, Scheideninfektionen (auch Trichomoniasis) und gewissen Hauterkrankungen. Auch bei Harnwegsbeschwerden wie häufigem Harnlassen, Schmerzen und Infekten wird Korkbaum therapeutisch angewendet.
Forschungsergebnisse: Laut klinischen Studien in China ist die Rinde möglicherweise bei Hirnhaut- und Bindehautentzündung wirksam.
Verwandte Arten: *P. chinense,* auch aus China, wird ähnlich genutzt.
Warnung: Nur unter ärztlicher Überwachung und nicht in der Schwangerschaft anwenden.

Physalis alkekengi syn. *P. franchetii*

(Solanaceae)

LAMPIONBLUME,

BLASENKIRSCHE

Beschreibung: Mehrjährige, bis 80 cm hohe Pflanze mit eiförmigen Blättern, weißen Blüten und fleischigen orangeroten Früchten, die ein papierartiger, lampionähnlicher orangeroter Kelch umschließt.
Verbreitung & Anbau: Heimisch in Mittel- und Südeuropa sowie in Nordchina, Japan und Korea; wächst an Wegrändern und feuchten Stellen. Ernte der reifen Frucht im Sommer.
Verwendete Teile: Frucht.
Inhaltsstoffe: Früchte: Flavonoide, Pflanzensterine, Vitamin A (Carotin) und Vitamin C. Wurzel: Steroidalkaloide.
Geschichte & Brauchtum: Der griechische Arzt Dioskorides (1. Jahrhundert) empfahl die Lampionblume zum Harntreiben und bei Gelbsucht. In Spanien stellte man aus den Früchten einen »Medizinalwein« her, der zur Behandlung von Flüssigkeitseinlagerung und Erkrankungen der Harnwege diente. In einigen Gegenden Europas wurde die Frucht früher gegessen.
Medizinische Wirkung & Anwendung: Lampionblume ist ein gutes harntreibendes Mittel. Sie wird in der europäischen Pflanzenheilkunde traditionell bei Nieren- und Blasensteinen, Flüssigkeitseinlagerung und Gicht angewendet. Man hat sie auch zur Fiebersenkung eingesetzt.
Warnung: Nur vollreife Früchte dürfen verwendet werden; unreife Früchte und der Rest der Pflanze sind giftig.

Phytolacca decandra syn. *P. americana*

(Phytolaccaceae)

KERMESBEERE

Beschreibung: Mehrjährige, bis 3 m hohe, aufrechte, gabelig verzweigte, krautige Pflanze mit eiförmigen bis lanzettlichen Blättern, vielblütigen grünweißen Blütentrauben und später schwarzvioletten, saftigen Früchten.
Verbreitung & Anbau: Heimisch in Nordamerika, heute im Mittelmeerraum, in Deutschland in Weinbaugebieten eingebürgert; wächst an feuchten Stellen und auf Ödland. Ernte der Wurzel im Spätsommer.
Verwendete Teile: Wurzel.
Inhaltsstoffe: Triterpensaponine, Lektine, Proteine, Harze und Schleimstoffe. Die Triterpensaponine sind stark entzündungshemmend; die Proteine sollen antiviral wirken; die Lektine regen die Zellteilung an.
Geschichte & Brauchtum: Nordamerikanische Indianer und europäische Siedler nutzten die Wurzel der Kermesbeere verbreitet als Umschlag bei Hauterkrankungen, wunden Stellen, Geschwüren und Geschwulsten. Innerlich verwendete man sie zur Schmerzstillung und um Erbrechen auszulösen. Der stark rote Farbstoff aus den Beeren diente früher als Lebensmittelfarbstoff und wurde auch Rotwein und Portwein zur Verstärkung der Farbe zugesetzt.
Medizinische Wirkung & Anwendung: Man verwendet die Wurzeltinktur innerlich bei rheumatischen und arthritischen Erkrankungen. Auch bei Atemwegsinfekten, z. B. Halsschmerzen und Mandelentzündung, sowie bei geschwollenen Drüsen und chronischen Infekten hat man die Wurzel eingesetzt. Gelegentlich wird die Wurzel bei Schmerzen und Entzündungen der Eierstöcke und Hoden verschrieben, ferner zum Auflösen von Lymphstauungen, so daß der Abtransport von Stoffwechselschlacken verbessert wird. Als Salbe oder Umschlag trägt man Kermesbeere bei wunden und entzündeten Brustwarzen und Brüsten, Akne, Haarbalgentzündung, Pilzerkrankungen und Krätze auf.
Warnung: Bei Überdosierung stark giftig. Nur unter ärztlicher Überwachung und nicht in der Schwangerschaft anwenden.

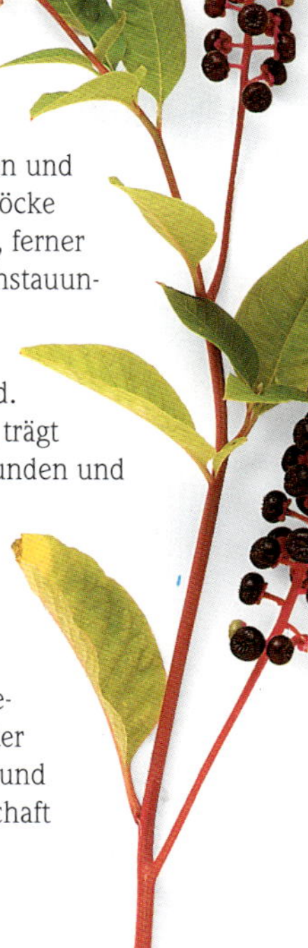

Kermesbeere *enthält in der Wurzel Proteine mit antiviraler Wirkung.*

Picrasma excelsa & Quassia amara

(Simaroubaceae)

BITTERHOLZ, QUASSIAHOLZBAUM

Beschreibung: Laubabwerfender, bis 30 m hoher Baum *(Picrasma)* oder bis 5 m hoher Strauch *(Quassia)* mit weißem, leicht spaltbarem Holz, gefiederten Blättern, kleinen gelben bzw. roten Blüten und erbsengroßen schwarzen Früchten.
Verbreitung & Anbau: *Picrasma* ist auf den Westindischen Inseln heimisch (Jamaika-Bitterholz), *Quassia* in Guayana, besonders Surinam, und in Nordbrasilien bis Panama (Surinam-Bitterholz). Beide werden für medizinische Zwecke angebaut und ganzjährig geerntet.
Verwendete Teile: Holz.
Inhaltsstoffe: Quassine (ein Bitterstoffgemisch), Alkaloide, Scopoletin (ein Cumarin), Vitamin B_1. Einige Quassiabitterstoffe wirken zelltötend und gegen Leukämie.
Geschichte & Brauchtum: Quassiaholz wurde zuerst 1756 aus der damals holländischen Provinz Surinam importiert. Der Gattungsname soll an Quassi, einen eingeborenen Medizinmann, erinnern, der den Europäern als erster von der Heilwirkung des Bitterholzes berichtete.
Medizinische Wirkung & Anwendung: Das äußerst bittere Bitterholz unterstützt und stärkt ein schwaches Verdauungssystem. Es wirkt anregend auf den Gallenfluß, die Sekretion von Speichel und Magensäure und den gesamten Verdauungsprozeß. Gewöhnlich wird Bitterholz zur Anregung des Appetits, besonders bei Anorexia, verschrieben. Wegen der bitteren Eigenschaften hat man es bei Malaria und anderen fieberhaften Erkrankungen, in der Karibik auch bei Ruhr verwendet. Es wurde volksmedizinisch als Wurmmittel genutzt. Eine Abkochung dient zur Insektenabwehr (daher früher auch »Fliegenholz«).
Warnung: Zu hohe Dosierung kann Magenreizungen und Erbrechen auslösen.

Picrorhiza kurroa

(Scrophulariaceae)

KURUKRAUT

Beschreibung: Mehrjährige, behaarte Pflanze mit gesägten elliptischen Blättern und Ähren weißer oder lilafarbener Blüten.
Verbreitung & Anbau: Heimisch in den Gebirgen von Indien, Nepal und Tibet. Ernte des Rhizoms im Herbst.
Verwendete Teile: Rhizom.
Inhaltsstoffe: Kutkin, ein bitteres Glykosid (bestehend aus Picrosid I–III und Kutkosid), ferner Cucurbitacine und Apocynin. Apocynin wirkt stark entzündungshemmend und verringert die Blutgerinnungsneigung.
Geschichte & Brauchtum: Seit der Frühzeit wird Kurukraut in der Ayurveda-Medizin als abführende, gallefördernde und bittertonisierende Arzneipflanze eingesetzt und in so unterschiedlichen Fällen wie Schlangenbissen und Leberentzündung gegeben.
Medizinische Wirkung & Anwendung: In Indien wird Kurukraut als bitteres Tonikum genutzt, im ganzen ähnlich wie Gelber Enzian (*Gentiana lutea,* S. 97). Man verwendet es bei einer Vielzahl von Verdauungs- und Leberbeschwerden, so bei ungenügender Magensäuresekretion, Verdauungsstörungen, Gelbsucht, Leberentzündung, Leberzirrhose und Verstopfung. In China behandelt man hauptsächlich chronischen Durchfall und Ruhr mit Kurukraut. Es hilft auch bei Asthma, akuten und chronischen Infekten, geschwächtem Immunsystem und Autoimmunerkrankungen einschließlich Schuppenflechte und Vitiligo (Scheckhaut). Die traditionelle Anwendung bei Leberkrankheiten ist begründet; möglicherweise wird sich Kurukraut zu einem wichtigen Lebermittel entwickeln.
Forschungsergebnisse: 1992 zeigten indische Untersuchungen, daß *Picrorhiza*-Extrakte die Abwehrkräfte steigerten und spezifisch gegen *Leishmania donovani,* einen einzelligen Parasiten, den Erreger der Tropenkrankheit Leishmaniose, wirkten. Nach indischen Forschungsergebnissen könnte Kurukraut auch bei Autoimmunerkrankungen und bei geschwächtem Immunsystem von Nutzen sein.
Verwandte Arten: Die chinesische Kräutermedizin verwendet *P. scrophulariaeflora* alternativ zu Kurukraut.
Warnung: Nur unter ärztlicher Überwachung anwenden.

Pimenta officinalis syn. *P. dioica*

(Myrtaceae)

PIMENTBAUM, NELKENPFEFFER

Beschreibung: Aromatischer, immergrüner, bis 12 m hoher Baum mit länglichen, ledrigen Blättern, Büscheln kleiner weißer Blüten und winzigen grünen, bei Reife braunen Früchten.
Verbreitung & Anbau: Heimisch in der Karibik, Mexiko und Mittelamerika; in Jamaika und der Gesamtregion verbreitet angebaut. Die Früchte werden vor der Vollreife geerntet, da der Gehalt an ätherischem Öl mit der Reife abnimmt.
Verwendete Teile: Früchte, ätherisches Öl.
Inhaltsstoffe: Etwa 4% ätherisches Öl (mit bis zu 80% Eugenol), Proteine, Lipide, die Vitamine A, C, B_1 und B_2 und Mineralstoffe.
Geschichte & Brauchtum: Piment war als Gewürz in der Karibik schon vor Ankunft der Europäer in Gebrauch und ist heute eine Zutat in vielen bekannten Saucen, Chutneys und Würzen.
Medizinische Wirkung & Anwendung: Piment hilft als verdauungsanregendes Mittel bei Blähungen und Verdauungsstörungen. Man kann ihn auch bei Durchfall anwenden. Häufig wird er mit Arzneipflanzen kombiniert, die tonisierende oder abführende Eigenschaften haben. Die Wirkungsweise von Piment ist ähnlich wie die von Gewürznelke (*Eugenia caryophyllata,* syn. *Syzygium aromaticum,* S. 95); beide wirken anregend, magenberuhigend und antiseptisch. Auch das isolierte ätherische Öl aus Piment ist magenberuhigend.
Warnung: Das isolierte ätherische Öl darf innerlich nicht ohne ärztliche Überwachung eingenommen werden. Piment während der Schwangerschaft nicht als Arzneimittel anwenden.

Pimpinella anisum

(Umbelliferae/Apiaceae)

ANIS

Beschreibung: Aufrechte, bis 60 cm hohe, einjährige Pflanze mit gefiederten, z.T. fedrigen Blättern, gelblichweißen Blüten in Dolden und rundlich eiförmigen, gerieften Früchten.
Verbreitung & Anbau: Vermutlich im östlichen Mittelmeerraum heimisch, vielerorts eingebürgert und wegen seiner Früchte als Arznei- und Gewürzpflanze angebaut.

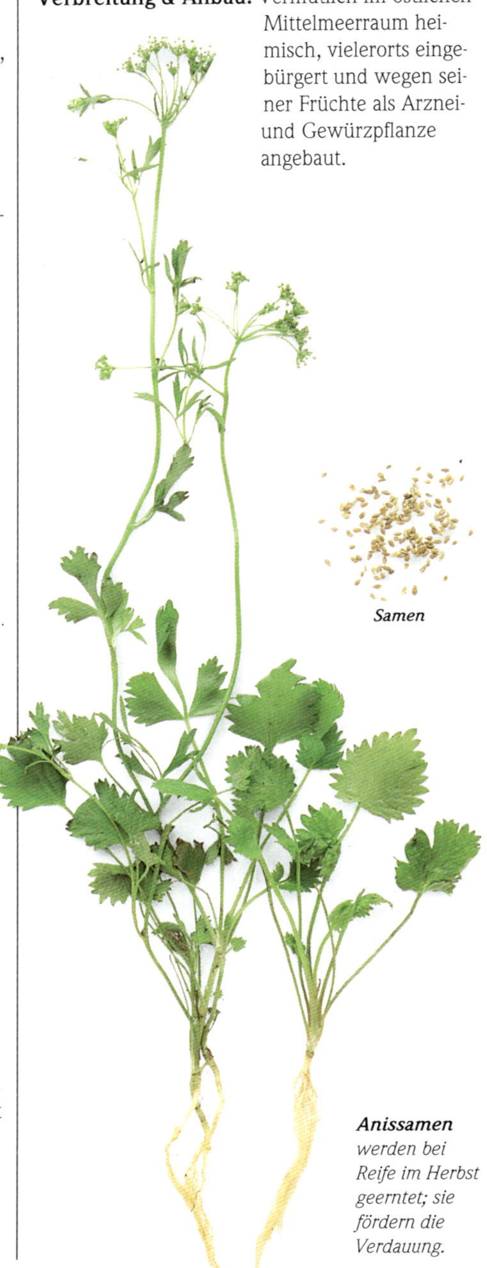

Samen

***Anissamen** werden bei Reife im Herbst geerntet; sie fördern die Verdauung.*

Verwendete Teile: Samen, ätherisches Öl.
Inhaltsstoffe: Ätherisches Öl (mit 70–90% Anethol, zusammen mit Methylchavicol und anderen Terpenen), ferner Furanocumarine, Flavonoide, Fettsäuren, Phenylpropane, Sterine und Proteine. Anethol zeigt östrogene Wirkung, die ganzen Früchte wirken nur leicht östrogen. Möglicherweise hängt damit die Anwendung von Anis als sexuelles Stimulans und zur Steigerung der Brustmilchbildung zusammen.
Geschichte & Brauchtum: In Ägypten ist Anis seit mindestens 4000 Jahren angebaut worden. Aus medizinischen Texten der Pharaonenzeit geht hervor, daß die Samen zum Harntreiben, bei Verdauungsbeschwerden und Zahnschmerzen verwendet wurden. Auch in der griechischen Antike war Anis bekannt; so schreibt Dioskorides (1. Jahrhundert), daß Anis »wärmt, trocknet und auflöst; das Atmen erleichtert, Schmerzen lindert, Harnlassen bewirkt und Durst löscht«. William Turner stellte 1551 in seinem *A New Herball* fest, daß »Anis den Atem süßer macht und Pein lindert«.
Medizinische Wirkung & Anwendung: Anissamen helfen bekanntermaßen bei Blähungen und Völlegefühl und beruhigen die Verdauung. Häufig gibt man sie Säuglingen und Kleinkindern bei Koliken; Patienten jeden Alters wenden sie bei Übelkeit und Verdauungsstörungen an. Wegen ihrer krampflösenden Eigenschaften sind sie ein wertvolles Mittel bei Periodenschmerzen, Asthma, Keuchhusten und Bronchitis. Auch durch ihre auswurffördernde Wirkung ist der Einsatz bei Atemwegserkrankungen gerechtfertigt. Anissamen sollen die mütterliche Milchbildung fördern und helfen möglicherweise bei Impotenz und Frigidität. Das ätherische Öl wird bei ähnlichen Beschwerden eingesetzt, äußerlich auch bei Läusen und Krätze.
Warnung: Das isolierte ätherische Öl darf innerlich nur unter ärztlicher Überwachung angewendet werden. Anis während der Schwangerschaft nicht als Arzneimittel einsetzen.
Selbstbehandlung: Übersäuerung & Verdauungsstörungen, S. 307; **Verdauungsstörungen, Blähungen & Koliken,** S. 318; **Magenkrämpfe,** S. 305; **Blähungen & Völlegefühl,** S. 306.

Pinguicula vulgaris

(Lentibulariaceae)

Gemeines Fettkraut

Beschreibung: Mehrjährige, bis 10 cm hohe, insektenfressende Pflanze mit fleischigen, drüsenbesetzten Blättern in grundständiger Rosette und zweilippiger violetter Blüte.
Verbreitung & Anbau: Heimisch in Europa, Marokko, Vorderasien und Nordamerika, wächst auf Mooren und feuchten Felsen. Ernte der Blätter im Hochsommer.
Verwendete Teile: Blätter.
Inhaltsstoffe: Schleimstoffe, Gerbstoffe, Benzoesäure, Zimtsäure und Valeriansäure. Zimtsäure wirkt krampflösend.
Geschichte & Brauchtum: Fettkraut wurde in der walisischen Kräutermedizin häufig als drastisches Abführmittel gebraucht. In Lappland verwendete man es, um Rentiermilch zum Gerinnen zu bringen.
Medizinische Wirkung & Anwendung: Heute wird Fettkraut in der europäischen Pflanzenheilkunde wenig verwendet; hauptsächlich setzt man es bei Husten ein, so wie Sonnentau (*Drosera rotundifolia,* S. 200; eine weitere insektenfressende Pflanze), dem es in der Wirkung ähnelt. Fettkraut hilft bei chronischem und krampfartigem Husten.
Verwandte Arten: Die ähnliche *P. grandiflora* wächst in den Pyrenäen und ist bei spastischem Husten genutzt worden.
Warnung: Nur unter ärztlicher Überwachung anwenden. Die Pflanze steht unter Naturschutz und darf in Deutschland an Wildstandorten nicht gesammelt werden.

Pinus sylvestris

(Pinaceae)

Kiefer, Föhre

Beschreibung: Bis zu 30 m hoher Nadelbaum mit rotbrauner Rinde, paarweise angeordneten Nadelblättern, gelblichen Winterknospen und spitz-eiförmigen, hängenden Zapfen.
Verbreitung & Anbau: In Europa, Nord- und Vorderasien heimisch, in Nordamerika eingebürgert. Ernte der Nadeln im Sommer. Die Stämme werden gewöhnlich beim Fällen des Baumes geerntet; Harz wird durch Anritzen der Stämme gewonnen.
Verwendete Teile: Nadelblätter, Äste, Stämme, Samen, ätherisches Öl.
Inhaltsstoffe: Nadeln: ätherisches Öl (hauptsächlich α-Pinen, aber auch β-Pinen, d-Limonen und andere Inhaltsstoffe).
Geschichte & Brauchtum: Bereits im Altertum wurde die Kiefer medizinisch verwendet; Hippokrates empfahl das Harz bei Frauenkrankheiten. Durch Destillieren des Harzes gewinnt man Terpentinöl.
Medizinische Wirkung & Anwendung: Innerlich angewendet, haben Kiefernnadeln eine leicht antiseptische Wirkung in den Atemwegen und können auch bei rheumatischen und arthritischen Beschwerden helfen. Das ätherische Öl aus den Blättern kann bei Asthma, Bronchitis und anderen Atemwegsinfekten verwendet werden, ferner bei Verdauungsproblemen wie Blähungen. Auch das dickflüssige Harz aus Ästen und Stämmen wirkt in den Atemwegen antiseptisch. Die Samen liefern ein ätherisches Öl mit harntreibenden und atmungsanregenden Eigenschaften. Man setzt die Samen bei Bronchitis, Tuberkulose und Blaseninfekten ein. Übermäßiger Scheidenausfluß kann durch eine Abkochung der Samen verringert werden.
Warnung: Nicht anwenden bei Veranlagung zu allergischen Hautreaktionen. Das isolierte ätherische Öl darf innerlich nur unter ärztlicher Überwachung eingenommen werden.

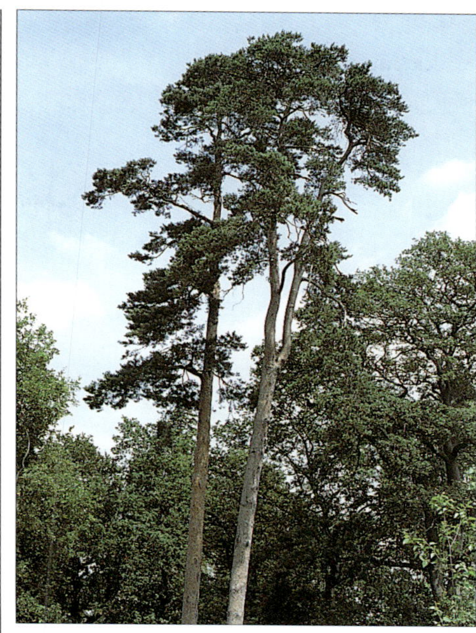

Kiefer *– Nadeln, Samen und das ätherische Öl wirken in den Atemwegen leicht antiseptisch.*

Piper angustifolium

(Piperaceae)

Matiko, Soldatenkraut

Beschreibung: Bis zu 3 m hoher Strauch mit deutlich geäderten, aromatisch duftenden, lanzettlichen Blättern, kleinen gelben Blüten in Ähren und kleinen schwarzen Früchten.
Verbreitung & Anbau: Wildwachsend in den Gebirgsregionen von Bolivien, Peru und Ekuador; in vielen Tropenländern Südamerikas angebaut. Ernte der Blätter ganzjährig.
Verwendete Teile: Blätter.
Inhaltsstoffe: Ätherisches Öl (mit Kampfer, Borneol und Azulen), Gerbstoffe, Schleimstoffe und Harze.
Geschichte & Brauchtum: Die Andenvölker nutzen Matiko bis heute zur Wundheilung und als antiseptisches Mittel für die Harnwege. Europäische Siedler lernten die Arzneipflanze im 19. Jahrhundert kennen; sie wurde offiziell in einige südamerikanische Pharmakopöen aufgenommen.
Medizinische Wirkung & Anwendung: Matiko ist ein aromatisches Anregungsmittel, das harntreibend und adstringierend wirkt und verbreitet bei Magen- und Darmerkrankungen eingesetzt wird, auch bei Magen-Darm-Geschwüren, Durchfall und Ruhr. In der südamerikanischen Pflanzenheilkunde wird Matiko häufig bei inneren Blutungen verwendet, insbesondere bei Blutungen im Verdauungstrakt – z. B. im Enddarm und bei Hämorrhoiden, ebenso bei Blutungen der Harnwege. Eine Abkochung hilft, äußerlich aufgetragen, bei kleineren Wunden, Insektenstichen und entzündeter Haut; außerdem kann sie als Mundwasser oder Dusche angewendet werden.

Piper betle

(Piperaceae)

BETELPFEFFER

Beschreibung: Mehrjährige, bis 5 m hohe Kletterpflanze mit herzförmigen Blättern, winzigen gelbgrünen Blüten und kleinen, runden Früchten.
Verbreitung & Anbau: Heimisch in Malaysia und Südindien; verbreitet in Südasien, Ostafrika, Madagaskar und der Karibik angebaut. Die Blätter werden ganzjährig nach Bedarf geerntet und zum Extrahieren oder Verzehr im ganzen im Dunklen gebleicht und getrocknet.
Verwendete Teile: Blätter, Wurzel, Früchte.
Inhaltsstoffe: Blätter: bis zu 1% ätherisches Öl (mit Cadinen, Chavicol, Chavibetol und Cineol). Die Zusammensetzung des ätherischen Öls variiert stark; malaysische Ware enthält bis zu 69% Chavicol.
Geschichte & Brauchtum: Seit Jahrtausenden wird in Indien und Südostasien der »Betelbissen« wegen seiner angenehm anregenden Wirkung gekaut. Dafür wird eine Scheibe des zerschnittenen Samens (»Nuß«) der Areca-Palme *(Areca catechu)* zusammen mit Kalk und Gewürzen in ein Betelpfefferblatt eingewickelt. Schon im *Mahavasama*, dem ältesten ceylonesischen Text, werden Betelpfefferblätter beschrieben. Durch Betelkauen werden die Zähne langfristig schwarz verfärbt (bewirkt durch Gerbstoffe der Betelnuß). Auch soll der Langzeitgenuß von Betel die Häufigkeit von Mundhöhlen- und Zungenkrebs erhöhen. Tragischerweise wird Betelkauen in vielen Gegenden heute vom Zigarettenrauchen abgelöst.
Medizinische Wirkung & Anwendung: Betelpfefferblätter werden hauptsächlich als leichtes Anregungsmittel genutzt, da sie offensichtlich ein angenehmes Wohlbefinden auslösen. Sie beeinflussen auch das Verdauungssystem, indem sie den Speichelfluß anregen, Blähungen lösen und eine Besiedlung des Darmes mit Darmparasiten verhindern. Traditionell gelten Betelblätter in vielen asiatischen Kulturen, so z. B. in der Ayurveda-Medizin, als aphrodisierend und als Tonikum für die Nerven. Die chinesische Pflanzenheilkunde nutzt die Wurzel, Blätter und Früchte gelegentlich als mildes Magenmittel. Man hat die Wurzel, zusammen mit Schwarzem Pfeffer (*Piper nigrum*, übernächster Eintrag) und Paternostererbse (*Abrus precatorius*, S. 156) eingesetzt, um Unfruchtbarkeit bei Frauen herbeizuführen.
Warnung: Wegen der erhöhten Häufigkeit von Mundhöhlenkrebs bei regelmäßigem Betelkauen muß von der Anwendung abgeraten werden.

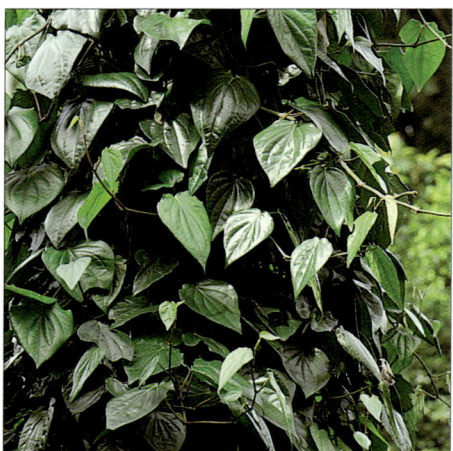

Betelpfefferblätter *werden tradtitionell zusammen mit Scheiben des Areca-Samens (Betelnuß) und Kalk gekaut.*

Piper cubeba

(Piperaceae)

KUBEBENPFEFFER

Beschreibung: Mehrjährige, immergrüne, bis 6 m hohe Kletterpflanze mit länglich-eiförmigen Blättern, kleinen, ährenständigen Blüten und runden braunen Früchten.
Verbreitung & Anbau: Heimisch in Indonesien, verbreitet im tropischen Asien angebaut, besonders im Schatten von Kaffeesträuchern (*Coffea arabica*, S. 190). Die unreifen Früchte werden geerntet. Gewürz in der indonesischen Küche.
Verwendete Teile: Früchte.
Inhaltsstoffe: Ätherisches Öl (bis zu 20%), Cubebin (ein Bitterstoff), Piperin (ein Alkaloid), Harz und fettes Öl.
Medizinische Wirkung & Anwendung: Wie andere *Piper*-Arten wirkt Kubebenpfeffer deutlich blähungs- und krampflösend. Medizinisch verwendet man die Frucht bei Harnwegsinfekten, früher auch bei Gonorrhö. Außerdem hilft die Frucht bei Verdauungsbeschwerden wie Blähungen und Völlegefühl. Gelegentlich setzt man Kubebenpfeffer bei chronischer Bronchitis als auswurfförderndes Mittel ein.
Warnung: Nicht bei Entzündungen des Verdauungssystems anwenden.

Piper nigrum

(Piperaceae)

PFEFFER (SCHWARZER UND WEISSER)

Beschreibung: Mehrjährige, bis 5 m hohe Kletterpflanze mit großen, eiförmigen Blättern, kleinen weißen Blüten in Ähren und kleinen, büschelständigen runden Früchten, deren Farbe bei der Reife von Grün zu Rot wechselt.
Verbreitung & Anbau: Heimisch in Südwestindien, heute weltweit in den Tropen angebaut. Die Früchte werden von mindestens dreijährigen Pflanzen geerntet. Schwarzer Pfeffer wird unreif geerntet und getrocknet; Weißer Pfeffer wird bei Reife gepflückt, acht Tage gewässert und dann getrocknet. Grüner Pfeffer wird unreif gepflückt und in Salzlake konserviert; er ist feuriger im Aroma als Schwarzer und Weißer Pfeffer.
Verwendete Teile: Früchte, ätherisches Öl.
Inhaltsstoffe: Ätherisches Öl (mit β-Bisabolen, Camphen, β-Caryophyllen und vielen anderen Terpenen und Sesquiterpenen), ferner bis zu 9% Alkaloide (besonders das scharf schmeckende Piperin), etwa 11% Proteine und geringe Mengen an Mineralstoffen. Weißer Pfeffer enthält nur sehr geringe Mengen an ätherischem Öl.
Geschichte & Brauchtum: Seit dem Altertum wird Pfeffer als Gewürz- und Arzneipflanze angebaut und war schon immer weltweit ein wichtiges Handelsobjekt. Angeblich soll der Westgotenkönig Alarich bei der Belagerung von Rom im Jahr 408 etwa 1300 kg Pfeffer als Lösegeld gefordert haben. In der ayurvedischen Medizin gilt Pfeffer als auswurffördernd, in der chinesischen Heilkunde als Beruhigungsmittel.
Medizinische Wirkung & Anwendung: Pfeffer schmeckt bekanntlich scharf und wirkt auf das Kreislaufsystem anregend und im Verdauungssystem antiseptisch. Normalerweise verwendet man Pfeffer, sei es allein oder zusammen mit anderen Gewürzen, um den Körper zu wärmen oder die Verdauung bei Übelkeit, Magenschmerzen, Blähungen, Völlegefühl, Verstopfung oder Appetitmangel zu verbessern. Rheumatische Schmerzen und Zahnschmerzen werden durch das isolierte ätherische Öl gelindert. Es wirkt antiseptisch, antibakteriell und fiebersenkend.
Warnung: Das isolierte ätherische Öl darf nur unter ärztlicher Überwachung innerlich angewendet werden.
Selbstbehandlung: Rückenschmerzen, S. 313.

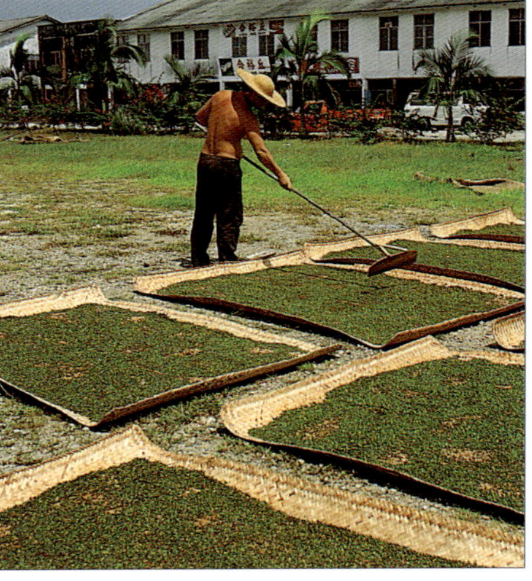

Pfeffer, *hier bei der Trocknung nach der Ernte, ist eine wertvolle Arnzei- und Gewürzpflanze.*

Piscidia erythrina syn. *P. piscipula*

(Leguminosae/Fabaceae)

PISCIDIABAUM, FISCHRINDE

Beschreibung: Laubabwerfender, bis 15 m hoher Baum oder Strauch mit gefiederten Blättern, blauen bis weißen, rotgestreiften Blüten und geflügelten Samenhülsen.
Verbreitung & Anbau: Heimisch in den südlichen USA, Mittelamerika, dem nördlichen Südamerika und der Karibik. Der Baum wird

hauptsächlich wegen seines beim Schiffsbau verwendeten Holzes angebaut. Ernte der Wurzelrinde beim Fällen des Baumes.
Verwendete Teile: Wurzelrinde.
Inhaltsstoffe: Isoflavone (darunter Lisetin, Jamaicin und Ichthynon), Piscidin (ein Saponin), β-Sitosterol und Gerbstoffe.
Geschichte & Brauchtum: Karibische und afrokaribische Eingeborene haben die pulverisierte Rinde und Zweige zum Betäuben von Fischen genutzt. Daher stammt der volkstümliche Name »Fischrinde«.
Medizinische Wirkung & Anwendung: *Piscidia* ist als Beruhigungs- und Schmerzmittel nützlich und unterbewertet. Man wendet sie hauptsächlich bei der Behandlung von Schlaflosigkeit und Übererregbarkeit an, da sie psychische Unruhe dämpft. Fischrinde wird auch bei Nerven-, Zahn- und Periodenschmerzen verschrieben. Wegen ihrer krampflösenden Eigenschaften hilft sie auch bei Muskelkrämpfen (besonders des Rückens) und spastischen Atemwegsbeschwerden wie Asthma und Keuchhusten.
Warnung: Die angegebene Dosis nicht überschreiten. Nicht während der Schwangerschaft oder bei Vorliegen von Herzerkrankungen anwenden.

Pistacia lentiscus
(Anacardiaceae)
Mastixstrauch

Beschreibung: Immergrüner, stark verzweigter, aromatischer, bis 3 m hoher Strauch mit gefiederten, ledrigen kleinen Blättern, büschelständigen rotbraunen Blüten und kugeligen roten, später schwarzen Früchten.
Verbreitung & Anbau: Im Mittelmeerraum heimisch, wächst auf Ödland und in Dickichten (Macchie); kultiviert wegen des Mastix-Harzes, das aus Stammeinschnitten im Sommer und Herbst gewonnen wird.
Verwendete Teile: Mastix-Harz.
Inhaltsstoffe: Harze (bis zu 90%, Hauptbestandteile Masticadienonsäure, Isomasticadienonsäure), ferner ätherisches Öl (hauptsächlich α-Pinen). Pinen ist antiseptisch.
Geschichte & Brauchtum: Im alten Ägypten wurden die Toten mit Mastix-Harz einbalsamiert.
Medizinische Wirkung & Anwendung: Mastix wird heute wenig verwendet, obwohl es bei Bronchialerkrankungen und Husten (auswurffördernd) sowie bei Durchfall genutzt werden könnte. Man hat auch Furunkel, Geschwüre und ähnliche Hautkrankheiten damit behandelt. Als vorläufige Füllung bei kariösen Zähnen ist eine Mischung aus Mastix und anderen Substanzen eingesetzt worden.
Verwandte Arten: Die Echte Pistazie *(P. vera)* liefert Pistazien und ist im Nordostiran, Nordafghanistan und Mittelasien heimisch. Sie wird nicht medizinisch genutzt.

Plantago major
(Plantaginaceae)
Breitwegerich

Beschreibung: Mehrjährige, etwa 25 cm hohe Pflanze mit einer Grundrosette breiter, parallelnerviger Blätter und winzigen gelbgrünlichen Blüten in langen Ähren.
Verbreitung & Anbau: Heimisch in Europa, Asien und Nordafrika, eingebürgert in Nordamerika; selten angebaut; die Blätter werden normalerweise an Wildstandorten im Sommer geerntet.
Verwendete Teile: Blätter.
Inhaltsstoffe: Iridoide (darunter Aucubin, auch aus *Euphrasia,* S. 208, bekannt), Flavonoide (darunter Apigenin), ferner Gerbstoffe, Pflanzensäuren und Schleimstoffe. Aucubin erhöht die Ausscheidung von Harnsäure durch die Niere, Apigenin und Aucubin wirken entzündungshemmend.

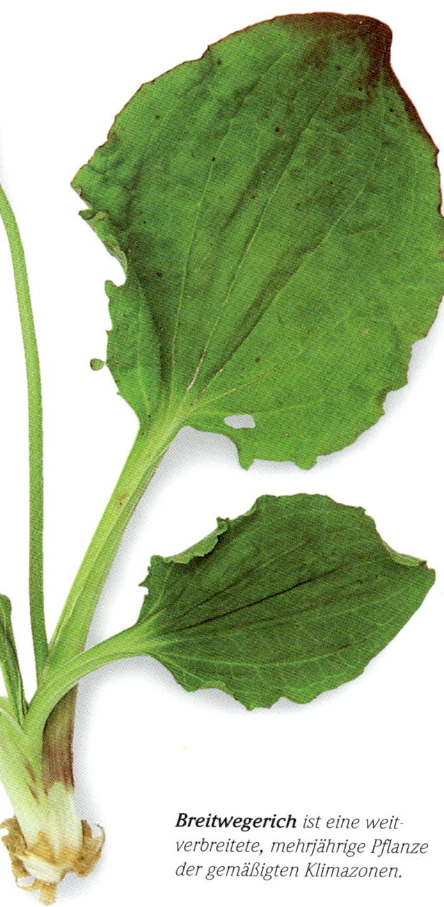

***Breitwegerich** ist eine weitverbreitete, mehrjährige Pflanze der gemäßigten Klimazonen.*

Geschichte & Brauchtum: Auf gälisch heißt Breitwegerich »die heilende Pflanze«, da man ihn in Irland bei Wunden und Prellungen anwendete. Breitwegerich hat sich im Gefolge der europäischen Siedler weltweit eingebürgert, so daß manche Indianerstämme ihn »Engländers Fuß« nannten, da er überall in den Fußstapfen der weißen Männer zu sprießen schien.
Medizinische Wirkung & Anwendung: Breitwegerich bringt Blutungen schnell zum Stillstand und fördert die Regeneration von verletztem Gewebe. Deshalb ist er eine gute Alternative zu Gemeinem Beinwell (*Symphytum officinale,* S. 136) bei der Behandlung von Prellungen und Knochenbrüchen. Als Salbe oder Lotion hilft er bei Hämorrhoiden oder Fisteln (abnorme, kanalartige Verbindungen zwischen einem inneren Organ und der Körperoberfläche) und Geschwüren. Bei innerer Anwendung wirkt Breitwegerich harntreibend, auswurffördernd und gegen Katarrh. Er wird gewöhnlich bei Magenschleimhautentzündung, Magen-Darm-Geschwüren, Durchfall, Ruhr, Reizdarm, Atemwegskatarrh und Blutungen der Harnwege verschrieben.
Verwandte Arten: Spitzwegerich *(P. lanceolata)* wird genauso wie Breitwegerich angewendet. In der chinesischen Medizin dient *Che qian cao (P. asiatica)* als Mittel zum Harntreiben und bei Katarrh.
Selbstbehandlung: Allergischer Schnupfen mit Katarrh, S. 300; **Durchfall,** S. 318.

Plumbago zeylanica
(Plumbaginaceae)
Ceylon-Bleiwurz

Beschreibung: Immergrüner, oft kletternder, bis 2 m hoher Strauch mit spitzovalen Blättern, fünfzähligen weißen Blüten in Trauben und fünfklappig aufspringenden Fruchtkapseln.
Verbreitung & Anbau: Heimisch in Südindien und Malaysia, heute in weiten Teilen Südostasiens und Afrikas eingebürgert. Ganzjährige Ernte von Blättern und Wurzeln.
Verwendete Teile: Blätter, Wurzel.
Inhaltsstoffe: Plumbagin (ein schweißtreibendes Naphthochinon).
Geschichte & Brauchtum: In Afrika wird der Preßsaft der Blätter zum Tätowieren gebraucht.
Medizinische Wirkung & Anwendung: Die scharfe Wurzel der Ceylon-Bleiwurz wirkt schweißtreibend. Traditionell wird sie in Westafrika zusammen mit Okra *(Abelmoschus esculentus)* bei Lepra angewendet. In Nepal setzt man eine Wurzelabkochung bei Kahlköpfigkeit ein. Die indische Kräutermedizin behandelt mit Blättern und Wurzel Infektionen und Verdauungsbeschwerden, so z. B. Ruhr. Eine Paste aus Blättern und Wurzel wird äußerlich auf schmerzende rheumatische Gelenke oder chronisch juckende Hautstellen aufgetragen. Sie wirkt als »Counter-Irritans«, indem sie die Haut reizt, zur Blasenbildung führt und die Durchblutung erhöht. Dadurch wird der Abtransport von Giftstoffen aus dem betroffenen Areal beschleunigt.
Verwandte Arten: Auch die Wurzel der Europäischen Bleiwurz *(P. europaea)* wirkt äußerlich reizend. Mit ihr hat man Zahnschmerzen und, als Umschlag oder Pflaster aufgetragen, Rückenschmerzen behandelt. Ähnlich wird die karibische *P. scandens* bei rheumatischen Schmerzen und Hautkrankheiten eingesetzt.
Warnung: Nur unter ärztlicher Überwachung und nicht während der Schwangerschaft anwenden. Bei innerlicher Einnahme kann die Wurzel toxisch wirken und zur Abtreibung führen.

Podophyllum peltatum

(Berberidaceae)

FUSSBLATT, MAIAPFEL

Beschreibung: Mehrjährige, bis 40 cm hohe Pflanze mit gegabeltem Stengel, zwei schildförmigen, handförmig gelappten Blättern, einer einzelnen weißen Blüte und gelben Früchten.

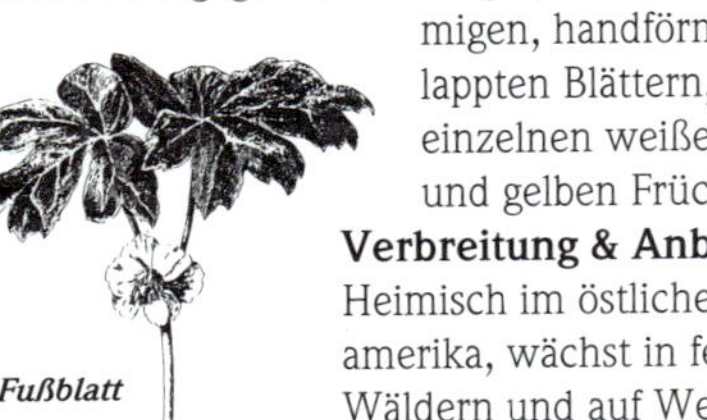

Fußblatt

Verbreitung & Anbau: Heimisch im östlichen Nordamerika, wächst in feuchten Wäldern und auf Weiden. Ernte des Rhizoms im Herbst.

Verwendete Teile: Rhizom.

Inhaltsstoffe: Lignane (besonders Podophyllotoxin), Flavonoide, Harz und Gummen. Die Lignane haben drastisch abführende Wirkung.

Geschichte & Brauchtum: Nordamerikanische Indianer nutzten die Pflanze als drastisches Abführ- und Brechmittel und zum Entwurmen. Im 19. Jahrhundert galt Fußblatt in den USA in der Schulmedizin und in der Pflanzenheilkunde als das sicherste und am leichtesten verfügbare Purgiermittel.

Medizinische Wirkung & Anwendung: Obwohl Fußblatt im 19. Jahrhundert als sicher galt, wird es heute wegen seiner zytotoxischen Eigenschaften nicht länger innerlich angewendet. Äußerlich kann man die Wurzel jedoch als Umschlag, Lotion oder Salbe zur Behandlung von Warzen einsetzen.

Forschungsergebnisse: Die Lignane aus *P. peltatum* (besonders Podophyllotoxin) hemmen die Zellteilung und wirken gegen Tumoren; ihre Antikrebs-Eigenschaften sind ausführlich untersucht. Halbsynthetische Abkömmlinge des Podophyllotoxin mit geringerer Giftigkeit versprechen hohen therapeutischen Wert.

Verwandte Arten: *P. hexandrum* aus dem Himalajagebiet besitzt möglicherweise eine ähnliche Wirkung.

Warnung: Nicht innerlich anwenden. In einigen Ländern unterliegt Fußblatt gesetzlichen Bestimmungen.

Pogostemon cablin syn. *P. patchouli*

(Labiatae/Lamiaceae)

PATSCHULIPFLANZE

Beschreibung: Behaarte und aromatische, mehrjährige, bis 1 m hohe Pflanze mit vierkantigem Stengel, ovalen Blättern und Blütentrauben mit weißen bis lilafarbenen, gequirlten Blüten.

Verbreitung & Anbau: Heimisch in Malaysia und den Philippinen, heute in den Tropen und Subtropen weltweit angebaut. Je nach Wachstumsbedingungen können Blätter und Schößlinge zwei- bis dreimal jährlich geerntet werden.

Verwendete Teile: Junge Blätter und Schößlinge, ätherisches Öl.

Inhaltsstoffe: Ätherisches Öl mit den Sesquiterpenen Patchoulol (35%) und Bulnesen sowie anderen Bestandteilen.

Geschichte & Brauchtum: In der asiatischen Medizin (chinesische, indische und arabische Schule) ist Patschuli traditionell häufig verwendet worden, am meisten als Aphrodisiakum. In Indien nutzt man das Öl verbreitet als Duft- und Insektenabwehrmittel.

Medizinische Wirkung & Anwendung: Die asiatische Pflanzenheilkunde setzt Patschuli als aphrodisierendes, gegen Depressionen wirkendes und antiseptisches Mittel ein sowie bei Kopfschmerzen und Fieber. In der Aromatherapie wendet man das ätherische Öl bei Hauterkrankungen an. Es soll einen regenerierenden Effekt auf die Hautspannung haben und bei Akne und Ekzemen helfen. Auch Krampfadern und Hämorrhoiden kann man mit dem Öl behandeln.

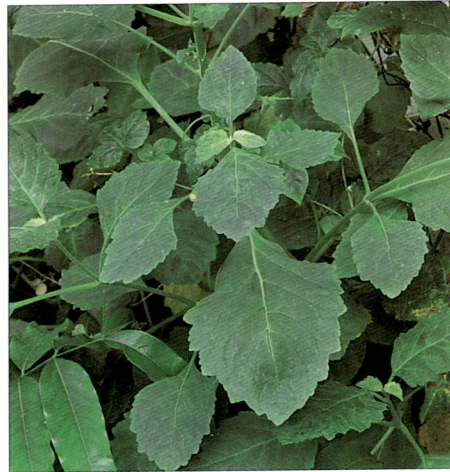

***Patschuli** liefert ein ätherisches Öl mit variabler Heilwirkung und Anwendung in der Aromatherapie.*

Warnung: Das isolierte ätherische Öl darf nicht innerlich angewendet werden.

Polygala senega

(Polygalaceae)

SENEGAWURZEL, KLAPPERSCHLANGENWURZEL

Beschreibung: Mehrjährige, etwa 40 cm hohe Pflanze mit schmalen, lanzettlichen, gesägten Blättern und rosaweißlichen Blüten in Trauben.

Verbreitung & Anbau: Heimisch im östlichen Nordamerika, in Kanada angebaut; wächst auf steinigem, trockenem, offenem Grund und in offenen Wäldern. Ernte der Wurzel im Herbst.

Verwendete Teile: Wurzel.

Inhaltsstoffe: Triterpensaponine (darunter Senegine), Phenolsäuren, Methylsalicylat, Polygalytol und Pflanzensterine. Die Triterpensaponine wirken indirekt in den Bronchien schleimlösend.

Geschichte & Brauchtum: Der Pflanzenname bezieht sich auf den nordamerikanischen Stamm der Seneca-Indianer, die die Wurzel bei Schlangenbissen anwendeten. Senegawurzel stand bei den Indianern und den europäischen Siedlern in hohem Ansehen. So schrieb Dr. Alexander Garden aus Charleston 1768: »Die Seneka ist das stärkste und wirksamste antiphlogistische [fieber- und entzündungshemmende], verdünnende Mittel unter den Arzneimittelzubereitungen.«

Medizinische Wirkung & Anwendung: In der nordamerikanischen und europäischen Pflanzenheilkunde wird Senegawurzel als auswurfförderndes Mittel bei Bronchialasthma, chronischer Bronchitis und Keuchhusten verwendet. Sie regt indirekt die Bronchienschleimhäute an, fördert dadurch das Abhusten von Schleim und lindert das Keuchen. In hohen Dosen bewirkt die Wurzel Erbrechen. Angeblich soll sie auch schweißtreibend sein und den Speichelfluß erhöhen.

Verwandte Arten: Die in China und Japan heimische *Yuan zhi (P. tenuifolia)* hat ähnliche Inhaltsstoffe und wird bei Brustkatarrhen und um »Geist und Herz zu beruhigen« angewendet. *Siehe* auch Gemeine Kreuzblume (*Polygala vulgaris*, folgender Eintrag).

Warnung: In übermäßiger Dosierung führt die Senegawurzel zu Durchfall und Erbrechen.

Polygala vulgaris

(Polygalaceae)

GEMEINE KREUZBLUME

Beschreibung: Kleine, mehrjährige Pflanze mit spitz-lanzettlichen Blättern und kleinen blauen, rosafarbenen oder weißen Blüten in Trauben.

Verbreitung & Anbau: In Europa heimisch, wächst auf Grasland und in Mooren. Ernte am Wildstandort zur Blüte.

Verwendete Teile: Sproßteile, Wurzel.

Inhaltsstoffe: Triterpensaponine, ätherisches Öl, Gaultherin und Schleimstoffe.

Geschichte & Brauchtum: Meistens wurde Kreuzblume bei Brusterkrankungen genutzt, so bei Rippenfellentzündung und trockenem Husten. In höherer Dosis ruft sie Erbrechen hervor. K'Eogh schrieb 1735 in seinem *Irish Herbal*, daß »sie eine trockene, heiße Natur hat und die Milchbildung bei stillenden Müttern fördert«. Auf letzteres weist auch der wissenschaftliche Gattungsname hin.

Medizinische Wirkung & Anwendung: Immer noch sagt man, vermutlich unbegründet, der Kreuzblume nach, sie erhöhe die mütterliche Milchbildung. Kreuzblume wird zwar heute in der europäischen Pflanzenheilkunde selten eingesetzt, ist jedoch wie Senegawurzel (*P. senega*, voriger Eintrag) wertvoll, um Atemwegserkrankungen wie chronische Bronchtitis, Bronchialasthma und Keuchhusten sowie anderen krampfartigen Husten zu behandeln. Die Kreuzblume soll schweiß- und harntreibend wirken.

Polygonatum multiflorum

(Liliaceae)

Vielblütiges Salomonssiegel

Beschreibung: Mehrjährige, etwa 50 cm hohe Pflanze mit überhängendem Stengel, wechselständigen, elliptischen Blättern, je 2–5 weißgrünen Blüten in den Blattachseln und blauschwarzen Früchten.

Verbreitung & Anbau: Heimisch in Europa und den gemäßigten Klimaregionen Asiens, auch als Gartenpflanze angepflanzt. Ernte des Rhizoms im Herbst.

Verwendete Teile: Rhizom.

Inhaltsstoffe: Steroidsaponine (ähnlich dem Diosgenin aus *Dioscorea villosa*, S. 89), Flavonoide und Vitamin A.

Geschichte & Brauchtum: Salomonssiegel wurde in der europäischen Kräutermedizin seit der Antike genutzt und schon von Dioskorides, Plinius und Galen beschrieben. Der Kräuterarzt John Gerard beschrieb es 1597 und erklärte den Namen so: »Die weiße und dicke Wurzel ist voller Auswüchse oder Knoten und gleicht an manchen Stellen dem Stempel eines Siegels, woher, so glaube ich, der Name *Sigillum Solomonis* rührt.« Als Arzneipflanze wird Salomonssiegel in China zuerst im *Klassiker der Wurzeln und Heilkräuter des gestaltenden Landmanns* erwähnt. Andere *Polygonatum*-Arten wurden in Nordamerika von den Indianern verwendet; die Penoboscot setzten Salomonssiegel bei Gonorrhö ein.

Medizinische Wirkung & Anwendung: Ähnlich wie Arnika (*Arnica montana*, S. 170) soll Salomonssiegel starke Schwellungen verhindern und zur Gewebsheilung beitragen. Als Umschlag wirkt das Rhizom adstringierend und bildet einen Schutzfilm, der zur schnelleren Heilung beitragen kann. Auch bei Tuberkulose, Menstruationsbeschwerden und als Tonikum hat man Salomonssiegel empfohlen. In der chinesischen Kräutermedizin gilt es als *Yin*-Tonikum und soll besonders bei Erkrankungen der Atemwege helfen – Halsschmerzen, trockener und Reizhusten, Bronchialkatarrh, Brustschmerzen.

Verwandte Arten: Wohlriechendes Salomonssiegel *(P. odoratum)* wird ähnlich wie *P. multiflorum* eingesetzt.

Warnung: Innerlich nur unter ärztlicher Überwachung anwenden. Die Sproßteile, insbesondere die Früchte, sind giftig und dürfen nicht gegessen werden.

Polygonum aviculare

(Polygonaceae)

Vogelknöterich, Bian xu (chinesisch)

Beschreibung: Einjährige, kriechende, bis zu 50 cm hohe Pflanze mit lanzettlichen Blättern und büschelständigen, kleinen weißen oder rosafarbenen Blüten.

Verbreitung & Anbau: Kosmopolit der gemäßigten Zonen, wächst in Unkrautfluren und an Wegen. Ernte der Pflanze ganzjährig.

Verwendete Teile: Sproßteile.

Inhaltsstoffe: Gerbstoffe, Flavonoide, Polyphenole, Kieselsäure (etwa 1%) und Schleimstoffe.

Geschichte & Brauchtum: Die chinesische Kräutermedizin verwendet Vogelknöterich seit über 2000 Jahren als harntreibendes Mittel. Auch im Westen erkannte schon der griechische Arzt Dioskorides (40–90) die harntreibenden Eigenschaften und erwähnte ferner die Wirkung bei starken Periodenblutungen und Schlangenbissen.

Medizinische Wirkung & Anwendung: Als Arzneipflanze mit adstringierenden und harntreibenden Eigenschaften verwendet man Vogelknöterich in der europäischen Pflanzenheilkunde bei Durchfall und Hämorrhoiden, zum Entwurmen, zur Blutstillung von Wunden, bei starken Periodenblutungen sowie bei Nasenbluten. Auch zur Behandlung von Lungenerkrankungen setzt man Vogelknöterich ein, da er angeblich durch seinen Kieselsäuregehalt das Bindegewebe der Lunge stärkt. In der chinesischen Medizin verschreibt man ihn bei Band- und Hakenwurmbefall, bei Durchfall und Ruhr, ferner als harntreibendes Mittel, besonders bei schmerzhaftem Harnlassen.

Forschungsergebnisse: Nach chinesischen Untersuchungen scheint die Pflanze bei Bakterienruhr zu wirken. In einer klinischen Studie an 108 Patienten, die eine Paste aus Vogelknöterich innerlich anwendeten, waren 104 innerhalb von 5 Tagen genesen.

Verwandte Arten: *Siehe* auch Schlangenknöterich (*P. bistorta*, folgender Eintrag) und *He shou wu* (*P. multiflorum*, S. 121).

Polygonum bistorta

(Polygonaceae)

Schlangenknöterich, Wiesenknöterich

Beschreibung: Mehrjährige, bis 1 m hohe Pflanze mit länglichen Blättern, kleinen rosa Blüten in dichtem, ährenförmigem Blütenstand und dunklen Nüßchen.

Verbreitung & Anbau: Heimisch in Eurasien und Nordamerika, wächst an feuchten Stellen. Ernte der Blätter im Frühjahr, der Rhizome im Herbst.

Verwendete Teile: Blätter, Rhizom.

Inhaltsstoffe: Polyphenole (darunter Ellagsäure), Gerbstoffe (15–20%), Phlobaphene, Flavonoide und Spuren des Anthrachinons Emodin.

Geschichte & Brauchtum: Schon seit langem werden die adstringierenden Rhizome des Schlangenknöterichs medizinisch angewendet. Wegen ihres hohen Stärkegehalts hat man die Rhizome in Rußland und Nordamerika nach Wässern und Rösten als Gemüse verzehrt. Außerdem kann man die jungen, zarten Blätter in Salaten oder gekocht ähnlich wie Spinat *(Spinacia oleracea)* verwenden.

Medizinische Wirkung & Anwendung: Von allen Arzneipflanzen wirkt Schlangenknöterich fast am stärksten adstringierend und wird deshalb zum Zusammenziehen von Geweben und zum Blutstillen eingesetzt. Als Mundspülung und Gurgelwasser hilft er bei aufgelockertem Zahnfleisch, Mundgeschwüren und Halsschmerzen. Schlangenknöterich wirkt auch bei kleineren Verbrennungen und Wunden sowie bei übermäßigem Scheidenausfluß (als Spülung); ferner bei Hämorrhoiden und Analfissuren (als Salbe). Innerlich verwendet man Schlangenknöterich bei Magen-Darm-Geschwüren, chronischer Dickdarmentzündung sowie bei Ruhr und Reizdarm, die mit Durchfällen einhergehen. Gelegentlich wird die Pflanze auch bei Harnwegserkrankungen (z. B. Blasenentzündung) und Katarrhen der oberen Luftwege eingesetzt.

Verwandte Arten: Der europäische Pfefferknöterich *(P. hydropiper)* kann bei starken Periodenblutungen verwendet werden. *Siehe* auch Vogelknöterich (*P. aviculare*, voriger Eintrag).

Warnung: Innerlich nicht länger als jeweils 3–4 Wochen anwenden.

Selbstbehandlung:
Durchfall, S. 307.

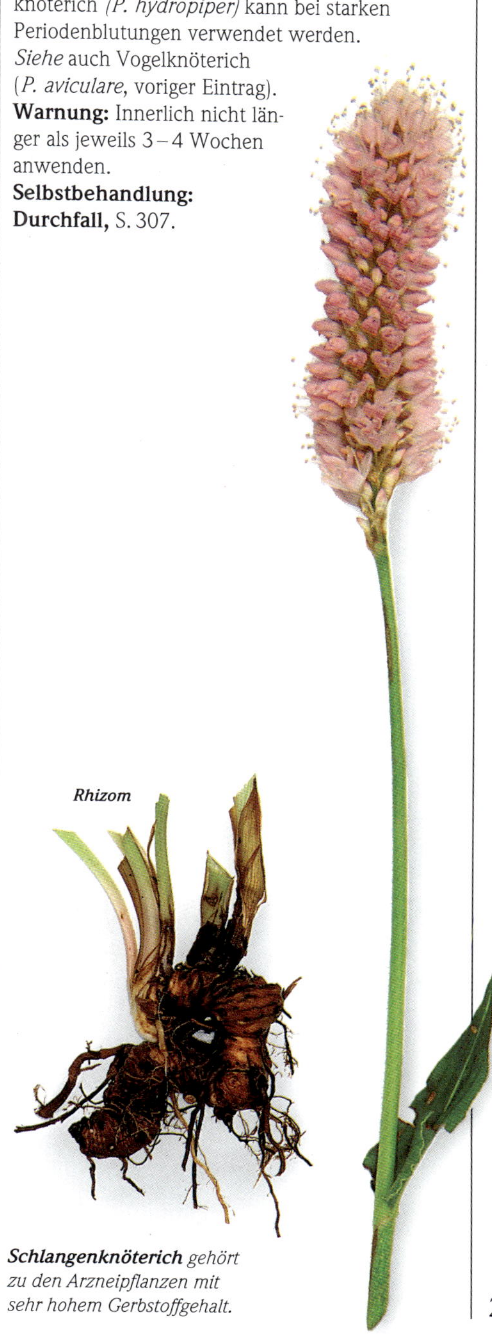

Schlangenknöterich *gehört zu den Arzneipflanzen mit sehr hohem Gerbstoffgehalt.*

Polymnia uvedalia

(Compositae/Asteraceae)

POLYMNIE

Beschreibung: Mehrjährige, bis 3 m hohe Pflanze mit großen, dreilappigen Blättern und gelben Blüten.
Verbreitung & Anbau: Heimisch in den östlichen USA, wächst auf schweren Böden. Ernte der Wurzel im Herbst.
Verwendete Teile: Wurzel.
Geschichte & Brauchtum: Nordamerikanische Indianer nutzten die Polymnie als anregendes und abführendes Mittel. Sie war im 19. Jahrhundert eine allgemein beliebte Arzneipflanze und wurde insbesondere bei Mastitis (Brustdrüsenentzündung) genommen.
Medizinische Wirkung & Anwendung: Polymnie war traditionell als Kräftigungsmittel ein beliebter Bestandteil von Haarlotionen. Auch heute noch nutzt man sie auf diese Art, verwendet die Wurzel aber häufiger innerlich bei gutartigen Drüsenschwellungen, insbesondere bei Mastitis. Die Wurzel soll günstig auf Magen, Leber und Milz wirken und kann bei Verdauungs- und Leberstörungen eingesetzt werden. Die Polymnie hat abführende und möglicherweise schmerzstillende Eigenschaften.

Polypodium vulgare

(Polypodiaceae)

TÜPFELFARN, ENGELSÜSS

Beschreibung: Etwa 30 cm hoher Farn mit kriechendem Wurzelstock (Rhizom) und gefiederten Wedeln mit rundlichen braunen Sporenbehältern (Sori) auf der Blattunterseite.
Verbreitung & Anbau: Heimisch in gemäßigten Klimazonen der Nordhalbkugel sowie in Südafrika und Hawaii; wächst auf kalkarmen Böden an schattigen Standorten. Die Vermehrung erfolgt durch Sporen im Spätsommer oder durch Teilung im Frühjahr. Ernte des Rhizoms im Herbst.
Verwendete Teile: Rhizom.
Inhaltsstoffe: Steroidsaponine (insbesondere das süß schmeckende Osladin), Ecdysteroide, Phloroglucine, ätherisches Öl, fettes Öl und Gerbstoffe.
Geschichte & Brauchtum: Engelsüß wird in Europa seit dem Altertum medizinisch genutzt. Da es ähnlich wie die Mistel (*Viscum album*, S. 281) oft auf Bäumen, z. B. Stieleichen (*Quercus robur*, S. 258) wächst, glaubte man, daß die Pflanze deshalb großen Heilwert habe. Dioskorides berichtete im 1. Jahrhundert, daß Tüpfelfarn zum Abführen von Schleim verwendet werde und außerdem Bestandteil eines Pflasters sei, das man bei ausgerenkten Fingern und Geschwüren zwischen den Fingern anwende. Hildegard von Bingen erwähnt Engelsüß in ihrer *Physica* unter dem Namen Steinfarn als Arzneipflanze. Wird in alten Kräuterbüchern auch Süßwurz genannt.

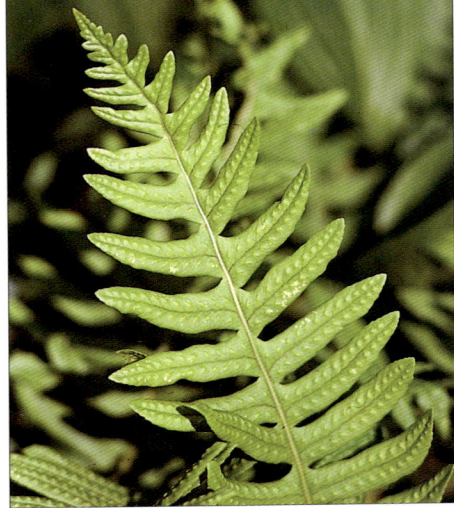

***Tüpfelfarn** wächst häufig in Wäldern und auf Felsen in Europa und Asien.*

Medizinische Wirkung & Anwendung: Tüpfelfarn regt den Gallenfluß an und wirkt leicht abführend. Traditionell hat man ihn in der europäischen Pflanzenheilkunde bei Leberentzündung und Gelbsucht eingesetzt, ferner bei Verdauungsstörungen und Appetitlosigkeit. Tüpfelfarn hilft auch auf sichere Weise bei kindlicher Verstopfung. Außerdem hat er auswurffördernde, unterstützende und leicht anregende Wirkung auf die Atemwege. Man kann ihn bei Katarrhen, Bronchitis, Rippenfellentzündung und trockenem Reizhusten verwenden. Das Rhizom läßt sich gut mit Echtem Eibisch (*Althaea officinalis*, S. 163) kombinieren.
Warnung: Bei äußerlicher Anwendung kann Tüpfelfarn bei übermäßigem Gebrauch Hautausschläge hervorrufen.

Pomaderris elliptica

(Rhamnaceae)

HAUTKAPSEL, KUMARHOU

Beschreibung: Verzweigter, bis 3 m hoher Baum mit glänzenden Blättern und büschelständigen gelblichweißen Blüten.
Verbreitung & Anbau: Heimisch in Neuseeland.
Verwendete Teile: Sproßteile.
Medizinische Wirkung & Anwendung: Die Hautkapsel ist eine traditionelle Arzneipflanze der Maori, die damit verschiedenste Krankheiten behandelt haben. Am häufigsten wird sie bei Atemwegserkrankungen wie Asthma und Bronchitis angewendet. Man hat Kumarhou jedoch auch zur Behandlung von Verdauungsstörungen und Sodbrennen, Diabetes und Nierenbeschwerden eingesetzt. Die Pflanze gilt als entgiftend und »blutreinigend« und wird bei Hautausschlägen und wunden Stellen genutzt, dazu rechnet man auch durch Hautkrebs verursachte Hautläsionen.

Populus x *candicans* syn. *P.* x *gileadensis*

(Salicaceae)

ONTARIO-PAPPEL

Beschreibung: Laubabwerfender, bis 25 m hoher Baum mit herzförmigen Blättern, harzigen Laubknospen und männlichen und weiblichen Kätzchen.
Verbreitung & Anbau: In gemäßigten Klimazonen der Nordhalbkugel als Forst- und Zierbaum angebaut, gelegentlich auch eingebürgert. Ernte der Laubknospen und der Rinde von jungen Zweigen im Frühjahr.
Verwendete Teile: Laubknospen, Stammrinde.
Inhaltsstoffe: Knospen: Flavonoide, Phenolglykoside (darunter Salicin) und Fettsäuren. Die schmerzstillenden, entzündungshemmenden und fiebersenkenden Eigenschaften von Salicin ähneln der Acetylsalicylsäure (Aspirin).
Geschichte & Brauchtum: Pappelknospen (in diesem Fall der Schwarzpappel, *P. nigra*) werden seit Jahrtausenden zum Lindern von Hautentzündungen und -reizungen genutzt. Nicholas Culpeper schrieb im 17. Jahrhundert: »Die Populeon genannte Salbe, die größtenteils aus dieser Pappel besteht, ist einzigartig bei Hitze und Entzündung im ganzen Körper und mäßigt die Hitze von Wunden: Sie wird sehr viel zum Austrocknen der Muttermilch in der Brust gebraucht.«
Medizinische Wirkung & Anwendung: Pappelknospen sind häufig in Hustenzubereitungen enthalten. Wegen ihrer auswurffördernden, antiseptischen und schmerzstillenden Eigenschaften helfen sie ausgezeichnet bei Halsschmerzen, trockenem Reizhusten, Bronchitis und anderen Atemwegserkrankungen. In Frankreich und Deutschland trägt man eine Salbe aus Pappelknospen bei Hautabschürfungen, kleinen Wunden, rissiger und juckender Haut, Sonnenbrand, Frostbeulen und Hämorrhoiden auf. Äußerlich kann diese »Pappelsalbe« auch bei schmerzenden rheumatischen Gelenken und Muskelzerrungen angewendet werden.
Die Pflanze soll die mütterliche Milchbildung verringern, wie Culpeper berichtete.

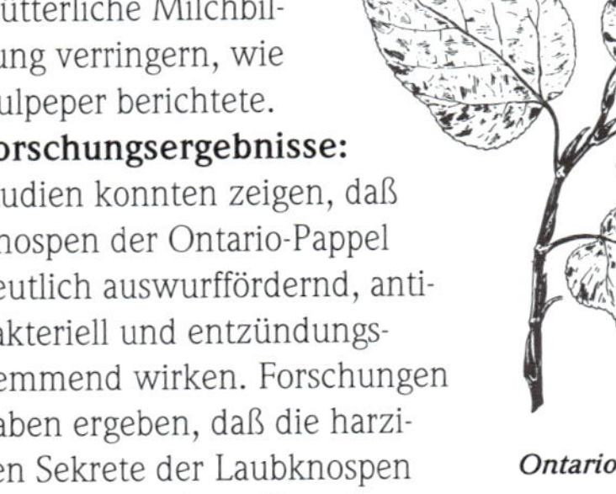

Ontario-Pappel

Forschungsergebnisse: Studien konnten zeigen, daß Knospen der Ontario-Pappel deutlich auswurffördernd, antibakteriell und entzündungshemmend wirken. Forschungen haben ergeben, daß die harzigen Sekrete der Laubknospen dieser und anderer Pappelarten chemische Ähnlichkeit mit Propolis, einer natürlichen antibiotischen Substanz, die Bienen beim Bau der Waben verwenden, aufweisen.
Warnung: Obwohl nicht sicher bewiesen ist, daß Pappelknospen die Milchbildung hemmen, sollten stillende Mütter sie zur Vorsicht nicht innerlich nehmen. Nicht bei Vorliegen einer Acetylsalicylsäure-Allergie anwenden
Selbstbehandlung: Husten, S. 310.

Populus tremuloides

(Salicaceae)

Amerikanische Espe

Beschreibung: Laubabwerfender, ausladender, bis 20 m hoher Baum mit leicht klebrigen Laubknopsen und runden, fein gesägten Blättern, die im Wind zittern.

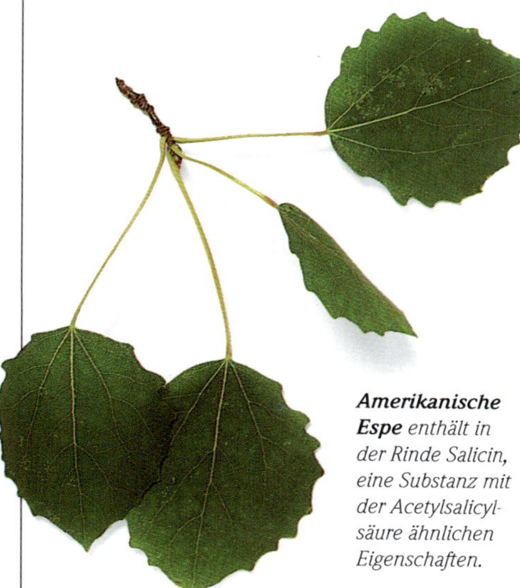

***Amerikanische Espe** enthält in der Rinde Salicin, eine Substanz mit der Acetylsalicylsäure ähnlichen Eigenschaften.*

Verbreitung & Anbau: Heimisch in Nordamerika, wächst an feuchten Flußufern in Tälern, Hecken und Gebüschen; in gemäßigten Klimazonen verbreitet angebaut. Ernte der Rinde im zeitigen Frühjahr.

Verwendete Teile: Rinde.

Inhaltsstoffe: Rinde: Phenolglykoside (darunter Salicin und Populin) und Gerbstoffe. Die Salicylate Salicin und Populin haben fiebersenkende, schmerzstillende und entzündungshemmende Eigenschaften ähnlich der Acetylsalicylsäure (Aspirin).

Geschichte & Brauchtum: Die Ojibwa-Indianer behandelten Ohrenschmerzen mit einer öligen Zubereitung, die sie aus Amerikanischer Espe und Bärenfett zusammenmischten. Auch andere nordamerikanische Indianerstämme nutzten die Rinde vielfältig, so auch als Augenspülung bei entzündeten Augen.

Medizinische Wirkung & Anwendung: Amerikanische Espe hat wie die Weidenrinde (*Salix alba*, S. 128) anerkannte entzündungshemmende und schmerzstillende Eigenschaften. Sie wird häufig bei arthritischen und rheumatischen Schmerzen angewendet. Man setzt sie auch zur Fiebersenkung ein, besonders bei gleichzeitigem Vorliegen von rheumatischer Arthritis. Die anregende Rinde der Espe dient als Tonikum bei Appetitlosigkeit und andereren Schwächezuständen. Wegen der deutlich adstringierenden und antiseptischen Wirkung hilft die Rinde auch bei Durchfall und Reizdarm sowie bei Harnwegsinfektionen.

Verwandte Arten: Nicht zu verwechseln mit *P. tremula*, der in Europa bis Asien heimischen Zitterpappel.

Warnung: Nicht bei Vorliegen einer Acetylsalicylsäure-Allergie anwenden.

Poria cocos syn. *Sclerotium cocos*

(Polyporaceae)

Fu ling, »Indian Bread«

Beschreibung: Unterirdischer Pilz mit bis zu 30 cm Durchmesser, runzeliger brauner Oberhaut und weißem Inneren.

Verbreitung & Anbau: Heimisch in Nordindien, Zentralchina, Japan und Nordamerika; gewöhnlich auf Kiefernwurzeln. Ernte vom Hochsommer bis zum zeitigen Frühjahr.

Verwendete Teile: Inneres Gewebe des Pilzes.

Inhaltsstoffe: β-Pachyman, β-Pachymanase und Pachymasäure.

Geschichte & Brauchtum: Seit mehr als 2000 Jahren wird *Fu ling* in der chinesischen Kräutermedizin verwendet. Es war Bestandteil vieler tonisierender Zubereitungen, insbesondere der »Abkochung der vier Herrscher« – hier zusammen mit Ginseng (*Pananx ginseng*, S. 116), *Bai zhu* (*Atractylodes macrocephala*, S. 172) und Asiatischem Süßholz (*Glycyrrhiza uralensis*, S. 215). Der Arzt Wang Ji (1463–1539) verschrieb sie bei Syphilis.

Medizinische Wirkung & Anwendung: *Fu ling* wird in der chinesischen Pflanzenheilkunde häufig als harntreibendes und tonisierendes Mittel genutzt und gilt als Arznei, die »Feuchtigkeit entzieht« (*siehe* S. 38–42). Es wird bei verschiedenen Beschwerden der Harnwege verschrieben, so auch bei Flüssigkeitseinlagerung und Schwierigkeiten beim Harnlassen. Wegen seiner beruhigenden und dämpfenden Wirkung auf das Nervensystem ist *Fu ling* bestens geeignet bei streßabhängigen Zuständen, z. B. Ängstlichkeit, Spannungskopfschmerzen, Herzklopfen und Schlafstörungen. Wie viele andere tonisierende Arzneipflanzen auch, unterstützt *Fu ling* die Genesung nach langwierigen Krankheiten.

Forschungsergebnisse: Obwohl *Fu ling* traditionell als harntreibend gilt, konnten chinesische Studien mit Versuchstieren und Versuchspersonen dies nicht bestätigen.

Portulaca oleracea

(Portulacaceae)

Portulak

Beschreibung: Einjährige, fleischige, bis 15 cm hohe Pflanze mit kleinen, dicken, abgerundeten Blättern und winzigen gelben Blüten.

Verbreitung & Anbau: Heimisch in Europa und Asien; heute weltweit eingebürgert und eine der am weitesten verbreiteten Pflanzen; wächst oft in Wassernähe. Ernte im gesamten Sommer.

Verwendete Teile: Sproßteile.

Inhaltsstoffe: Schleimstoffe, organische Pflanzensäuren, Zucker, Vitamine A, B_1 und C, Calcium. Chinesische, im Westen allerdings nicht bestätigte Untersuchungen führen auch Noradrenalin und Dopamin auf.

Geschichte & Brauchtum: Mindestens seit 2000 Jahren wird Portulak in Europa, Iran und Indien medizinisch genutzt; als Gemüse hat man ihn vermutlich schon wesentlich früher verzehrt. Im alten Rom verwendete man Portulak bei Kopf- und Magenschmerzen, bei Ruhr, Darmwürmern und Schlangenbissen.

Medizinische Wirkung & Anwendung: Bei der Behandlung von Erkrankungen der Harnwege und des Verdauungstrakts gilt Portulak seit langem als wertvolle Arzneipflanze. Durch die harntreibende Wirkung des Preßsafts lindert sie Blasenkrankheiten, z. B. Beschwerden beim Harnlassen. Bedingt durch den Gehalt an Schleimstoffen, beruhigt Portulak den Magen-Darm-Trakt, z. B. bei Durchfall und Ruhr. Die chinesische Kräutermedizin verwendet Portulak sehr ähnlich sowie zusätzlich bei Blinddarmentzündung. In China nutzt man ihn auch als Gegenmittel bei Wespenstichen und Schlangenbissen. Eine Spülung mit dem Preßsaft oder mit einer Abkochung lindert Hautkrankheiten wie Furunkel und Karbunkel und wirkt auch fiebersenkend.

Forschungsergebnisse: Klinische Studien in China zeigen, daß Portulak möglicherweise leicht antibiotische Eigenschaften aufweist. In einer Untersuchung erwies sich der Preßsaft als bei Hakenwürmern wirksam. Nach anderen Studien könnte Portulak bei Bakterienruhr hilfreich sein. Injizierte Pflanzenextrakte lösen starke Gebärmutterkontraktionen aus, während oral eingenommener Preßsaft das Gegenteil bewirken soll.

Warnung: Während der Schwangerschaft nicht medizinisch einsetzen.

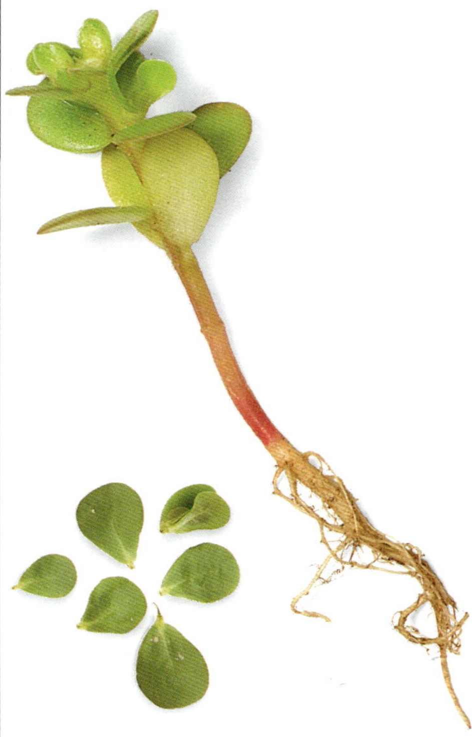

***Portulak** ist eine gute Quelle für Vitamine und Calcium; er hat auch antibiotische Eigenschaften.*

Potentilla anserina

(Rosaceae)

GÄNSEFINGERKRAUT, KRAMPFKRAUT

Beschreibung: Mehrjährige, bis 40 cm hohe Pflanze mit gefiederten, tief gesägten Blättern (oberseits grün, unterseits silberhaarig) und fünfzähligen gelben Blüten.
Verbreitung & Anbau: Fast weltweit heimisch, wächst an Gräben, Wegrändern und auf Ödland. Ernte der Sproßteile und Wurzel im Spätsommer, der Wurzel auch im Herbst.
Verwendete Teile: Sproßteile, Wurzel.
Inhaltsstoffe: 2 – 10% Ellagitannine, Flavonoide, Cholin und Bitterstoffe.
Geschichte & Brauchtum: Der Arzt William Withering, der im 18. Jahrhundert die herzstärkenden Eigenschaften von Fingerhut (*Digitalis purpurea*, S. 199) entdeckte, empfahl, bei Malariaschüben alle drei Stunden einen Teelöffel getrockneter Blätter zu nehmen. Früher galt Gänsefingerkraut als krampflösend und wurde bei Koliken und Periodenschmerzen angewendet; heute werden diese Eigenschaften allerdings bezweifelt.
Medizinische Wirkung & Anwendung: Heutige Naturheilkundler schätzen die adstringierende Wirkung von Gänsefingerkraut am wichtigsten ein. Es ist ein gutes Gurgelmittel bei Halsschmerzen und hilft bei Durchfall. Es ist zwar weniger adstringierend als die nahe verwandte Blutwurz (*P. erecta*, folgender Eintrag), wirkt aber auch sanfter im Magen-Darm-Trakt. Äußerlich verwendet man Gänsefingerkraut als Lotion oder Salbe bei blutenden Hämorrhoiden.

Potentilla erecta syn. *P. tormentilla*

(Rosaceae)

BLUTWURZ, RUHRWURZ

Beschreibung: Mehrjährige, niederliegende, bis 10 cm hohe Pflanze mit meistens fünfzählig gefiederten Blättern, vierzähligen Blüten und innen rot gefärbtem Wurzelstock.
Verbreitung & Anbau: Heimisch in gemäßigten Klimazonen Eurasiens, wächst auf Wiesen, Mooren und in lichten Wäldern. Ernte der Sproßteile im Sommer, der Wurzel im Herbst.
Verwendete Teile: Sproßteile, Wurzel.
Inhaltsstoffe: 15 – 20% Gerbstoffe, darunter Catechine, Ellagitannine und Phlobaphene.
Geschichte & Brauchtum: Nach Nicholas Culpeper war der Anatom Andreas Vesalius (1514 – 1564) »der Meinung, daß eine Abkochung dieser Wurzel nicht weniger wirksam bei Syphilis sei als Pockholz [*Guaiacum officinale*, S. 216] oder Chinarinde [*Cinchona* spp., S. 79]«. Er behauptete auch, die Pflanze sei »hervorragend, um alle möglichen Blutungen und Körpersäfte bei Mann oder Frau zu stillen, sei es Nase, Mund, Bauch oder irgendeine Wunde in den Adern oder sonstwo«.
Medizinische Wirkung & Anwendung: Blutwurz enthält sogar noch mehr Gerbstoffe als Eichenrinde (*Quercus robur*, S. 258); alle Teile der Pflanze sind sehr adstringierend und werden entsprechend eingesetzt. Sie ist ein gutes Gurgelmittel bzw. geeignet für Spülungen bei Halsentzündungen, Mundgeschwüren und entzündetem Zahnfleisch. Auch bei mit Durchfall verbundenen Darmbeschwerden wie Reizdarm, normaler und chronischer Dickdarmentzündung, bei Ruhr und Blutungen des Enddarms kann Blutwurz verwendet werden. Äußerlich hilft sie als Lotion oder Salbe insbesondere bei blutenden Hämorrhoiden. Als Lotion dient sie der Blutstillung von Hautwunden und schützt verletzte oder verbrannte Hautbereiche.

Primula veris

(Primulaceae)

SCHLÜSSELBLUME

Beschreibung: Mehrjährige, bis 10 cm hohe Frühlingsblume mit einer Grundrosette leicht gekräuselter, länglicher Blätter und aufrechten Stengeln mit doldigen leuchtendgelben Blütenständen.
Verbreitung & Anbau: Heimisch in Europa und Westasien, wächst auf Wiesen und in feuchten Laubwäldern, oft auf Kalkböden. Ernte der Blüte und Blätter im Frühjahr und Sommer, der Wurzel im Herbst. Aus Naturschutzgründen darf die Pflanze nicht an Wildstandorten gesammelt werden.
Verwendete Teile: Blüten, Blätter, Wurzel.
Inhaltsstoffe: Triterpensaponine, Flavonoide, Phenole (Salicylsäureabkömmlinge), Gerbstoffe und Spuren von ätherischem Öl. Die Flavonoide (hauptsächlich in den Blüten) wirken oxidations- und entzündungshemmend und krampflösend. Die Triterpensaponine (besonders in der Wurzel vorkommend, 5 – 10%) wirken stark auswurffördernd.
Geschichte & Brauchtum: Schlüsselblumen sind ein Frühjahrssymbol und heißen auf spanisch oder italienisch *primavera* (Frühling). Im 16. Jahrhundert schrieb der Kräuterarzt William Turner: »Einige Frauen streuen die Blüten der Schlüsselblume in weißen Wein, und nachdem ... waschen sie ihr Gesicht mit diesem Wasser, um ... es schön zu machen in den Augen der Welt statt in den Augen Gottes, den zu erzürnen sie sich nicht scheuen.«
Medizinische Wirkung & Anwendung: Die Schlüsselblume ist eine wertvolle, aber zu wenig gewürdigte Arzneipflanze. Die Wurzel wirkt stark auswurffördernd, da sie indirekt zu einer Schleimverflüssigung und damit zu leichterem Abhusten führt. Man nimmt sie bei chronischem Husten, insbesondere bei chronischer Bronchitits und erkältungsbedingter Bronchienverengung. Die Wurzel gilt auch als leicht harntreibend, antirheumatisch und gerinnungsverzögernd. Die Blätter haben eine ähnliche, aber schwächere Wirkung als die Wurzel. Die Blüten sollen beruhigend sein und werden bei Überaktivität und Schlaflosigkeit empfohlen, besonders bei Kindern. Wegen ihrer krampflösenden und entzündungshemmenden Eigenschaften sind Schlüsselblumenblüten bei der Behandlung von Asthma und anderen allergischen Erkrankungen potentiell wertvoll.
Warnung: Nicht während der Schwangerschaft, bei Vorliegen einer Allergie gegen Acetylsalicylsäure oder bei Einnahme von gerinnungshemmenden Medikamenten anwenden. Übermäßige Dosierung von Schlüsselblume kann Erbrechen und Durchfall auslösen.

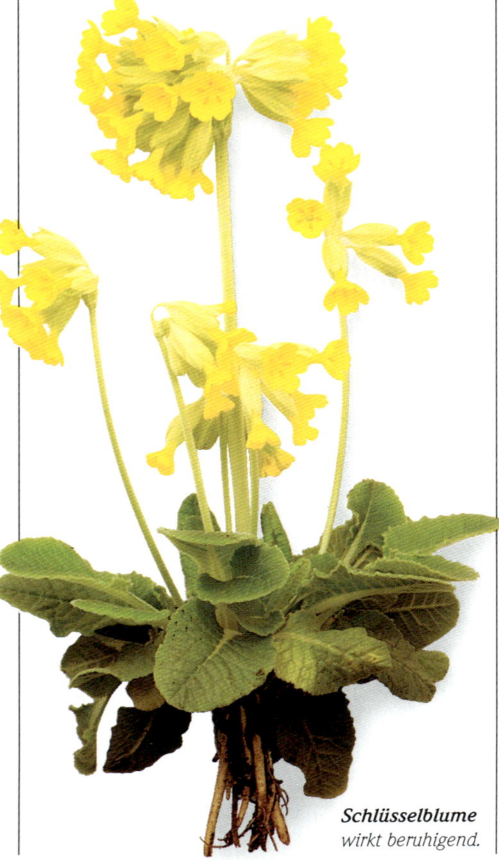

Schlüsselblume *wirkt beruhigend.*

Prunus armeniaca

(Rosaceae)

APRIKOSENBAUM

Beschreibung: Kräftiger, laubabwerfender, bis 10 m hoher Buam mit ovalen, fein gesägten Blättern, fünfzähligen, büschelständigen weißen, gelegentlich rosafarbenen Blüten und leicht gesprenkelten gelben bis hellroten Steinfrüchten.
Verbreitung & Anbau: Heimisch von Turkestan bis Nordchina, auch in Japan; heute weltweit als Obstbaum in gemäßigt-warmem Klima angebaut. Ernte im Spätsommer.
Verwendete Teile: Früchte, Fruchtkerne und Rinde.

Inhaltsstoffe: Fruchtfleisch: Fruchtzucker, Vitamine und Eisen; Fruchtkerne: bis zu 8% Amygdalin (anderer Name: Laetril, ein cyanogenes Glykosid, aus dem bei Spaltung Benzaldehyd und Blausäure entstehen); Rinde: Gerbstoffe.
Geschichte & Brauchtum: In Indien und China wird die Aprikose seit mehr als 2000 Jahren geschätzt. Angeblich soll der Arzt Dong Feng (Ende des 2. Jahrhunderts) sein Honorar in Form von Aprikosenbäumen gefordert haben.
Medizinische Wirkung & Anwendung: Aprikosenfrüchte sind nahrhaft, reinigend und leicht abführend. Eine Abkochung der adstringierenden Rinde hilft bei entzündeter und gereizter Haut. Trotz ihres Gehalts an hochgiftiger Blausäure werden kleine Mengen der Fruchtkerne in China traditionell bei Husten, Asthma und Keuchen sowie bei übermäßiger Schleimbildung und Verstopfung verschrieben. Das aus den Fruchtkernen (Samen) isolierte Laetril hat man in der westlichen Medizin als äußerst umstrittenes Krebsmittel verwendet. Die Fruchtkerne liefern auch ein fettes Öl, das dem Mandelöl ähnelt und häufig in der Kosmetik eingesetzt wird.
Forschungsergebnisse: Chinesische Versuchsreihen zeigen, daß eine Paste aus Aprikosensamen bei Scheideninfektionen hilft.

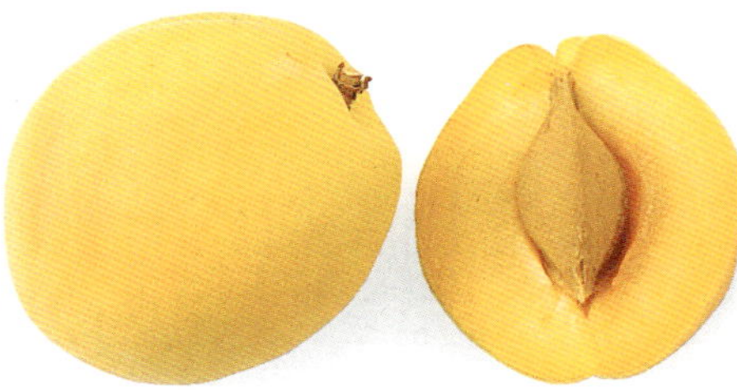

***Aprikosenkerne** dienen der Gewinnung von Laetril, das ein umstrittenes Krebsmittel darstellte.*

Warnung: Aprikosensamen sind hochgiftig und dürfen, außer in allerkleinster Menge, nicht verzehrt werden.

Prunus avium

(Rosaceae)

Süsskirsche, Vogelkirsche

Beschreibung: Laubabwerfender, bis 8 m hoher Baum oder Strauch mit rötlichbrauner Rinde, oval-elliptischen Blättern, Büscheln von 2–6 weißen Blüten und fast runden roten Früchten.
Verbreitung & Anbau: Heimisch in Europa und Westasien, in Nordamerika eingebürgert, weltweit in gemäßigten Klimazonen angebaut. Ernte der Fruchtstiele und reifen Früchte im Sommer.
Verwendete Teile: Fruchtstiele, Früchte.
Inhaltsstoffe: Fruchtstiele: Phenole (darunter Salicylsäure) und Gerbstoffe; Früchte: geringe Mengen an Salicylaten und cyanogenen Glykosiden und die Vitamine A, B_1 und C; Fruchtkerne: Amygdalin (ein cyanogenes Glykosid).
Geschichte & Brauchtum: Dioskorides (1. Jahrhundert) behauptete, daß Kirschen Blähungen lösen. John Gerard (16. Jahrhundert) berichtete von der französischen Sitte, Kirschen im Haus aufzuhängen, um Fieber abzuwenden.
Medizinische Wirkung & Anwendung: Die adstringierenden und harntreibenden Fruchtstiele der Kirsche werden seit langem in der europäischen Kräutermedizin verwendet. Man hat sie bei Blasenentzündung, Nierenentzündung, Harnverhalten und arthritischen Erkrankungen, insbesondere Gicht, verschrieben. Kirschen können ein hilfreicher Bestandteil einer Spezialdiät bei arthritischen Beschwerden sein. Wegen ihres hohen Zuckergehalts wirken sie leicht abführend.
Warnung: Die giftigen Fruchtkerne dürfen nicht verzehrt werden.

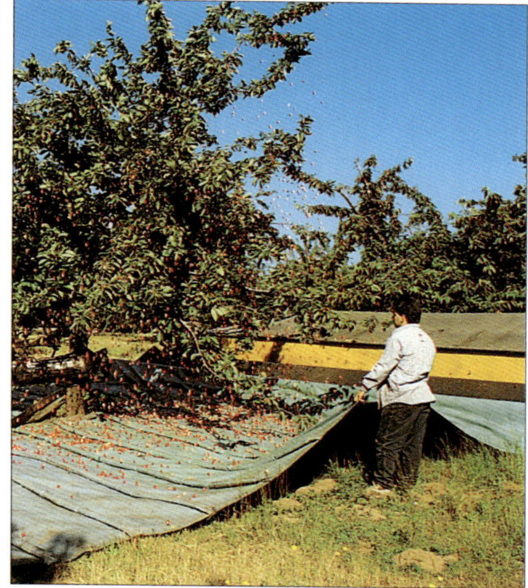

***Süßkirschen.** Die Früchte und Fruchtstiele werden seit der Antike medizinisch genutzt.*

Prunus mume

(Rosaceae)

Wu mei, Japanische Aprikose

Beschreibung: Laubabwerfender, bis 10 m hoher Baum mit spitzovalen bis elliptischen Blättern, weißen Blüten und gelben Früchten.
Verbreitung & Anbau: Heimisch in China, wildwachsend und angebaut in den südlichen und östlichen Provinzen. Ernte der Frucht vor Sommerbeginn.
Verwendete Teile: Frucht.
Inhaltsstoffe: Fruchtsäuren und Zucker, Vitamin C und Pflanzensterine.
Medizinische Wirkung & Anwendung: Die sauer schmeckende, adstringierende *Wu mei* wird in der chinesischen Medizin bei Durchfall und Ruhr, zur Blutstillung und bei Husten angewendet. Sie kann auch gegen Hakenwurmbefall eingesetzt werden. Äußerlich trägt man ein Pflaster aus Fruchtfleisch auf, um die Narbenheilung nach Entfernen von Hühneraugen oder Warzen zu beschleunigen.
Forschungsergebnisse: Chinesische Laborversuche deuten an, daß die Frucht der Japanischen Aprikose antibiotische Eigenschaften hat.

Prunus serotina

(Rosaceae)

Spätblühende Traubenkirsche

Beschreibung: Laubabwerfender, bis 30 m hoher Baum mit elliptischen bis länglichen Blättern, weißen Blüten und blauschwarzen Früchten.
Verbreitung & Anbau: Heimisch in Nordamerika, wächst in großen Teilen der USA; in Mitteleuropa als Holzlieferant angebaut. Ernte der Rinde im Spätsommer und Frühherbst.
Verwendete Teile: Innere Rinde.
Inhaltsstoffe: Prunasin (ein cyanogenes Glykosid, aus dem bei Spaltung Blausäure entsteht), Benzaldehyd, Eudesmansäure, Cumarine und Gerbstoffe. Prunasin vermindert den Hustenreflex.
Geschichte & Brauchtum: Die Frauen der Cherokee nahmen die Rinde der Spätblühenden Traubenkirsche bei Wehenschmerzen. Andere Indianerstämme verwendeteten sie bei Husten und Erkältungen, bei Hämorrhoiden und Durchfall. Die europäischen Siedler übernahmen dieses Wissen, und so war die Rinde im 19. Jahrhundert ein verbreitetes Arzneimittel.
Medizinische Wirkung & Anwendung: Die Rinde der Spätblühenden Traubenkirsche ist Bestandteil einiger Pharmakopöen. Sie wird in der anglo-amerikanischen Tradition viel verwendet und wirkt bei chronischem trockenem Husten und Reizhusten. Zusammen mit Huflattich (*Tussilago farfara*, S. 277) ist sie ein gutes Heilmittel bei Asthma und Keuchhusten. Die adstringierende Rinde hilft auch bei Verdauungsstörungen und Reizdarm, besonders wenn diese Beschwerden nervösen Ursprungs sind.
Warnung: In höherer Dosierung ist die Rinde der Spätblühenden Traubenkirsche äußerst giftig.

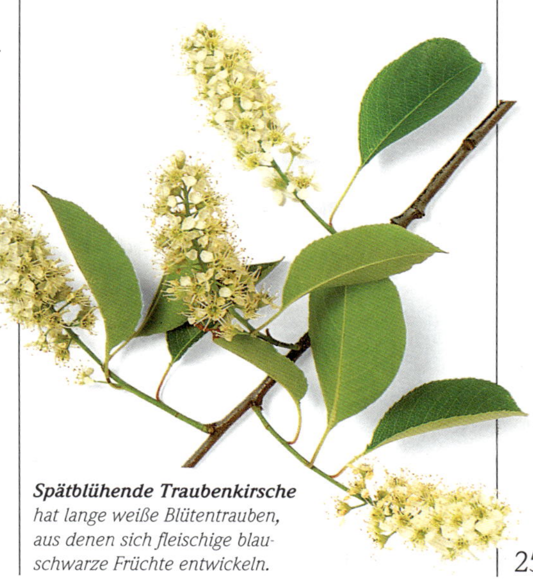

***Spätblühende Traubenkirsche** hat lange weiße Blütentrauben, aus denen sich fleischige blauschwarze Früchte entwickeln.*

Psoralea corylifolia

(Leguminosae/Fabaceae)

HARZKLEE, BU GU ZHI

Beschreibung: Mehrjährige, bis 90 cm hohe Pflanze mit ovalen Blättern, gelben Schmetterlingsblüten und schwarzen Samenhülsen mit gelbschwarzen Samen.
Verbreitung & Anbau: Heimisch in Süd- und Südostasien, angebaut in China und Indien. Ernte der reifen Frucht im Herbst.
Verwendete Teile: Samen.
Inhaltsstoffe: Psoralin, Isopsoralin und Bavachin.
Geschichte & Brauchtum: *Bu gu zhi* galt in China traditionell als tonisierendes Mittel. Es wurde zuerst um 490 in *Grandfather Lei's Discussion of Herb Preparations* aufgeführt.
Medizinische Wirkung & Anwendung: *Bu gu zhi* gilt in China als *Yang*-Tonikum und wird bei Impotenz, vorzeitigem Samenerguß und zur Steigerung der Vitalität genommen. Die Samen werden auch bei Schwachsinn und bei anderen Beschwerden, die einen »Nieren-*Yang*-Mangelzustand« spiegeln, angewendet, z. B. Rückenschmerzen, häufiges Harnlassen, Harninkontinenz und Bettnässen. Äußerlich setzt man Harzklee auch in Indien bei Hautleiden wie Schuppenflechte, Alopezie (Haarverlust) und Vitiligo (Scheckhaut) ein. In Vietnam wird eine aus Samen hergestellte Tinktur bei rheumatischen Erkrankungen genutzt.
Forschungsergebnisse: Nach chinesischen Untersuchungen soll Harzklee bei Hautkrankheiten wie Vitiligo helfen.
Warnung: Bei äußerer Anwendung kann eine Photosensibilisierung der Haut erfolgen, die »Sonnenallergien« auslöst.

Pterocarpus marsupium

(Leguminosae/Fabaceae)

PADOUK, KINO

Beschreibung: Ansehnlicher, laubabwerfender, bis 16 m hoher Baum mit Fiederblättern (jeweils mit 5–7 ovalen, ledrigen Einzelfiedern) und vielen kleinen gelben oder weißen Blüten.
Verbreitung & Anbau: Heimisch in Sri Lanka, Indien, Malaysia und den Philippinen, wächst in tropischen Regenwäldern. Padouk wird wegen seines Holzes und des aus Stammeinschnitten ganzjährig gewonnenen Blutungssafts (»Kino«) angebaut.
Verwendete Teile: Blutungssaft.
Inhaltsstoffe: Gerbstoffe, Flavonoide und Marsupsin.
Medizinische Wirkung & Anwendung: Padouk wirkt stark adstringierend und zieht die Schleimhäute des Magen-Darm-Trakts zusammen; er hilft bei chronischem Durchfall, durch Infekte bewirkten Darmreizungen und Dickdarmentzündung. Kino schmeckt zwar unangenehm, ist aber ein gutes Mundwasser und Gurgelmittel. In Asien wendet man ihn verbreitet als Spülung bei übermäßigem Scheidenausfluß an.

Pueraria lobata syn. *P. thunbergiana*

(Leguminosae/Fabaceae)

KOPOUBOHNE, GE GEN (CHINESISCH)

Beschreibung: Laubabwerfende, bis 30 m hohe Kletterpflanze mit dreizählig gefiederten Blättern, windenden Ranken und purpurnen Schmetterlingsblüten in Ähren.
Verbreitung & Anbau: Heimisch in China, Japan und Ostasien, in den südlichen USA eingebürgert; angebaut in den Zentral- und Ostprovinzen Chinas. Ernte der Wurzel im Frühjahr oder Herbst.

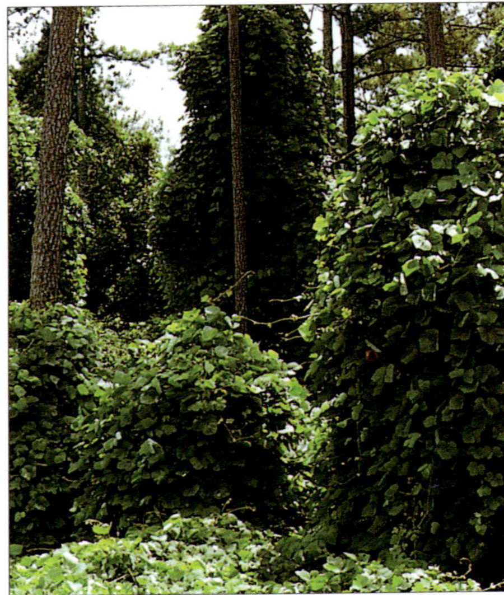

***Kopoubohne** wird in China bei Alkoholismus eingesetzt und ist Bestandteil eines »Kater«-Mittels.*

Verwendete Teile: Wurzel.
Inhaltsstoffe: Isoflavonoide, Puerarin, Daidzein und Pflanzensterine. Daidzein hat östrogene Eigenschaften.
Geschichte & Brauchtum: Seit dem 6. Jahrhundert v. Chr. gilt *Ge gen* in China als Mittel bei Muskelschmerzen und Masern. Zhang Zhongjing (etwa 150–219), mit dem Beinamen »Der Weise der Medizin«, empfahl *Ge gen*, wenn der Patient »einen steifen Rücken und steife Muskeln hat, schwer atmet und unter Blähungen leidet«.
Medizinische Wirkung & Anwendung: Die Kopoubohne wird in China häufig bei Masern angewendet – oft zusammen mit *Sheng ma (Cimicifuga foetida)*. Insbesondere bei fiebrigen Muskel- und Rückenschmerzen setzt man *Ge gen* ein, zumal wenn Hals und oberer Rücken betroffen sind. Die Wurzel hilft bei Kopfschmerzen, Schwindel oder Taubheitsgefühlen, die von Bluthochdruck ausgelöst werden. Sie wird auch bei Durchfall und Ruhr genutzt. Man verschreibt eine Rezeptur aus *Ge gen* und *Ju hua* (*Chrysanthemum* x *morifolium*, S. 77) bei Alkoholvergiftung, »Kater« und Akoholismus.
Forschungsergebnisse: Nach chinesischen Untersuchungen soll Kopoubohne die Durchblutung des Gehirns bei Patienten mit Arteriosklerose verbessern sowie Schmerzen und Steifheit des Halses lindern. Forschungen in den USA deuten an, daß sie die Alkoholsucht verringern kann.
Verwandte Arten: Die nahe verwandten Arten *P. mirifica* und *P. tuberosa* sind auf ihre vermutlich empfängnisverhütende Wirkung hin untersucht worden.

Pulmonaria officinalis

(Boraginaceae)

ECHTES LUNGENKRAUT

Beschreibung: Mehrjährige, bis 30 cm hohe Pflanze mit großen, borstigen, spitzovalen, weißgefleckten Blättern und rosa bis blauvioletten Blüten.
Verbreitung & Anbau: Heimisch in Teilen Europas und des Kaukasus, wächst in feuchten, lichten Wäldern. Die Vermehrung erfolgt durch Aussaat im Frühjahr oder Teilung im Herbst bzw. Frühjahr. Ernte der Blätter im Spätfrühjahr.
Verwendete Teile: Blätter.
Inhaltsstoffe: Allantoin, Flavonoide, Gerb- und Schleimstoffe, Saponine und Vitamin C. Enthält keine Pyrrolizidinalkaloide im Gegensatz zu anderen *Boraginaceae*.
Geschichte & Brauchtum: Nach der mittelalterlichen Signaturenlehre, die den Pflanzen ihre Heilwirkung nach der Ähnlichkeit mit dem betroffenen Organ zuordnete, war Lungenkraut bei Brustleiden angezeigt, da die Blätter dem Lungengewebe ähneln.
Medizinische Wirkung & Anwendung: Wegen seines hohen Schleimstoffgehalts eignet sich Lungenkraut bei Atemwegserkrankungen, insbesondere bei chronischer Bronchitits. Es läßt sich gut mit Huflattich (*Tussilago farfara*, S. 277) kombinieren und wird bei chronischem

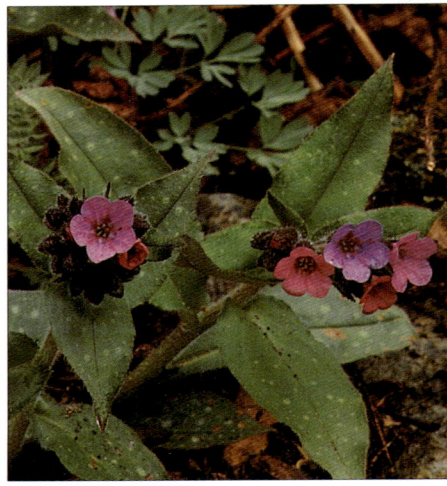

***Lungenkrautblätter** mit ihren Flecken galten nach der Signaturenlehre als Lungenheilmittel.*

Husten (auch Keuchhusten) angewendet sowie bei Asthma. Man kann Lungenkraut auch bei Halsschmerzen und Katarrhen einsetzen. Früher wurde es bei durch Tuberkulose verursachtem Bluthusten verschrieben. Man hat die adstringierenden Lungenkrautblätter äußerlich zum Blutstillen genutzt.
Warnung: In einigen Ländern unterliegt Lungenkraut gesetzlichen Bestimmungen.

Pulsatilla chinensis

(Ranunculaceae)

Chinesische Küchenschelle, Bai tou weng (chinesisch)

Beschreibung: Mehrjähriger, bis 25 cm hoher Frühjahrsblüher mit aufrechten seidenhaarigen Stengeln, gefiederten Blättern, glockenförmigen Blüten und fedrigen Fruchtständen.
Verbreitung & Anbau: Heimisch in der Mongolei, in China und Japan. Ernte der Wurzel entweder vor der Blüte im Frühjahr oder im Herbst.
Verwendete Teile: Wurzel.
Inhaltsstoffe: Das Glykosid Ranunculin zersetzt sich beim Welken in die Lactone Protoanemonin (zuerst) und Anemonin (später); ferner Pulsatosid und Anemonol. Protoanemonin ist antibiotisch und reizend, kommt aber in der getrockneten Wurzel nicht mehr vor.
Geschichte & Brauchtum: *Bai tou weng* wurde zuerst im *Klassiker der Wurzeln und Heilkräuter des gestaltenden Landmanns* (*Shen nong ben cao jing,* 1. Jahrhundert) aufgeführt.
Medizinische Wirkung & Anwendung: Chinesische Küchenschelle soll entgiftend und fiebersenkend wirken. Meistens wendet man eine Abkochung bei Magen-Darm-Infekten an. Mit der Wurzel werden auch Malaria und Scheideninfektionen behandelt.
Forschungsergebnisse: Nach chinesischen Untersuchungen soll die Wurzel potentiell bei Amöbenruhr wirksam sein.
Verwandte Arten: *Siehe* Gewöhnliche Küchenschelle (*Anemone pulsatilla,* syn. *Pulsatilla vulgaris,* S. 165).
Warnung: Nur unter ärztlicher Überwachung anwenden.

Punica granatum

(Punicaceae)

Granatapfelbaum

Beschreibung: Laubabwerfender, bis 6 m hoher Baum oder Strauch mit bedornten Ästen, büschelständigen, länglichen Blättern, großen scharlachroten Blüten und großen runden Früchten mit ledriger Schale, rötlichem Fruchtfleisch und vielen Samen.

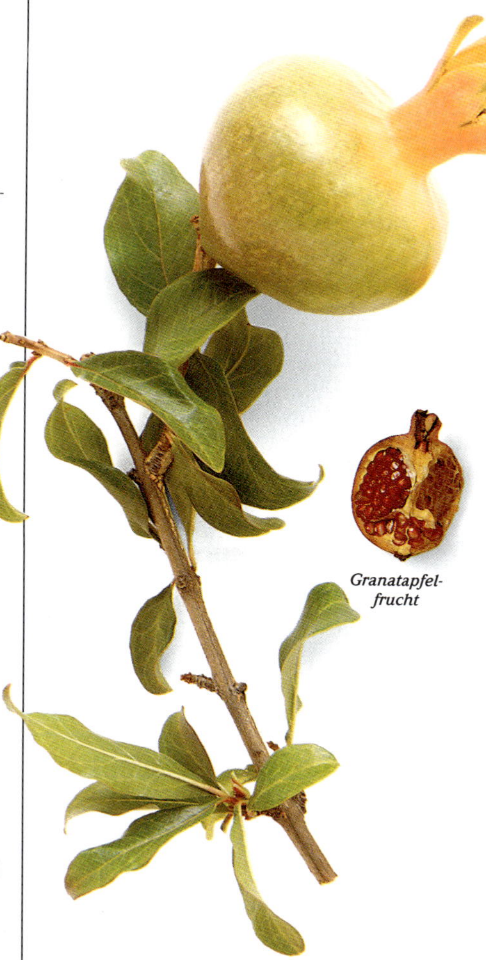

Granatapfel *mit seiner ledrigen Haut und den granatähnlichen Samen galt in der griechischen Mythologie als Fruchtbarkeitssymbol.*

Verbreitung & Anbau: Heimisch in Vorderasien, eingebürgert im Mittelmeerraum; wegen der Früchte häufig angebaut. Ernte von Früchten und Rinde im Herbst.
Verwendete Teile: Fruchtschale, Rinde, gelegentlich auch die Blüten. (Das Fruchtfleisch wird medizinisch nicht genutzt.)
Inhaltsstoffe: Fruchtschale und Rinde: Pelletierinalkaloide, Ellagitannine (bis zu 25%) und Triterpene. Die Alkaloide sind hochgiftig. Blüten: Gerbstoffe.
Geschichte & Brauchtum: Angeblich brachte der Pharao Tuthmosis den Granatapfel etwa 1500 v. Chr. von Asien nach Ägypten. Der schon im Altertum kultivierte Baum galt wegen seiner leuchtendroten Blüten als Symbol der Liebe, die Früchte als Sinnbild der Fruchtbarkeit. Er war wegen seiner Frucht, aber auch als Wurmmittel geschätzt. Der griechische Arzt Dioskorides (40–90) kannte die wurmtreibenden Eigenschaften des Granatapfels, sie gerieten aber dann in Europa fast 1800 Jahre lang in Vergessenheit. Erst im frühen 19. Jahrhundert interessierten sich englische Ärzte in Indien wieder für den Granatapfel und untersuchten ihn, nachdem ein indischer Kräuterarzt mit Hilfe von Granatapfel einen Engländer von Bandwürmern geheilt hatte.
Medizinische Wirkung & Anwendung: Fruchtschale und Stammrinde des Granatapfels gelten als spezifische Mittel bei Bandwurmbefall. Die Alkaloide lähmen die Darmparasiten, so daß sie sich von der Darmwand lösen. Wendet man eine Abkochung der Fruchtschale oder Rinde und unmittelbar danach ein starkes Abführmittel an, so werden die Würmer abgeführt. Mit der stark adstringierenden Fruchtschale und Rinde hat man gelegentlich auch Durchfall behandelt. In Spanien setzt man den Fruchtsaft bei verdorbenem Magen und Blähungen ein. (Das Fruchtfleisch dient überwiegend zur Herstellung von erfrischenden Getränken.)
Warnung: Pelletierinalkaloide sind stark giftig. Fruchtschale und Rinde dürfen nur unter ärztlicher Aufsicht angewendet werden. In einigen Ländern unterliegen Granatapfelarzneien (besonders Rindenextrakte) gesetzlichen Bestimmungen.

Pygeum africanum

(Rosaceae)

Pygeum

Beschreibung: Immergrüner, bis zu 35 m hoher Baum mit länglichen Blättern, weißen Blüten und roten Früchten.
Verbreitung & Anbau: Heimisch in Afrika. Die Pflanze wird immer noch an Wildstandorten gesammelt, wegen Versorgungsengpässen wurden jedoch inzwischen Plantagen angelegt.
Verwendete Teile: Rinde.
Inhaltsstoffe: Phytosterine (β-Sitosterol), Triterpene (Ursolsäure und Oleanolsäure), langkettige Alkohole (n-Tetracosanol) und Gerbstoffe.
Geschichte & Brauchtum: In Afrika wird das harte Holz geschätzt und oft zum Karrenbau verwendet; die Rinde wird bei Harnwegserkrankungen eingesetzt.
Medizinische Wirkung & Anwendung: Für die Schulmedizin in Frankreich ist der fettlösliche Extrakt der Pygeumrinde das Mittel der Wahl bei vergrößerter Prostata. Eine Rinden-Abkochung kann eine chronische Prostataentzündung lindern und im Falle einer mangelhaften Prostatafunktion dazu beitragen, männliche Unfruchtbarkeit rückgängig zu machen. Möglicherweise ist Pygeum in Kombination mit anderen Arzneipflanzen ein Mittel bei Prostatakrebs.
Forschungsergebnisse: Französische Untersuchungen der 60er Jahre konnten die positive Wirkung von Pygeum-Extrakten auf die Prostata nachweisen, insbesondere die Verstärkung der Drüsensekretion und Senkung der Cholesterinspiegel in der Prostata. In Frankreich wird Pygeum in 81% der Fälle von Prostatavergrößerung verschrieben – im Gegensatz zu vielen westlichen Ländern, in denen operative Methoden eingesetzt werden.
Verwandte Arten: Die Samen der verwandten asiatischen Art *P. gardneri* werden als Fischgift eingesetzt.
Warnung: Nur unter ärztlicher Überwachung anwenden.

Quercus robur

(Fagaceae)

STIELEICHE

Beschreibung: Langsamwachsender und langlebiger, laubabwerfender, bis zu 45 m hoher Baum mit länglichen, gelappten Blättern, langen Kätzchenblüten und langgestielter Frucht (Eichel).

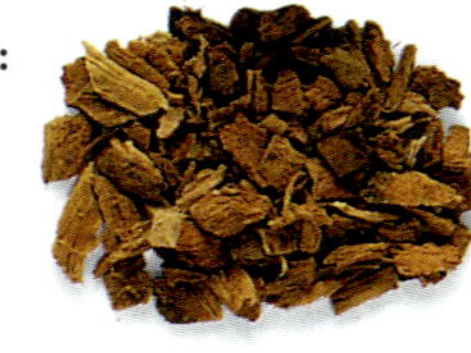

Eichenrinde

Verbreitung & Anbau: Auf der Nordhalbkugel heimisch, wächst in Wäldern, Feldgehölzen und Hecken; wegen des sehr harten Holzes angebaut. Ernte der Rinde im Frühjahr, der Früchte im Herbst.

Verwendete Teile: Rinde, Gallen (durch Insekten oder Pilze hervorgerufene, rundliche Wucherung des Pflanzengewebes).

Inhaltsstoffe: Rinde: 15–20% Gerbstoffe (darunter Katechingerbstoffe, Ellagitannin und Gallussäure); Eichengallen: etwa 50% Gallotannin.

Geschichte & Brauchtum: Die Eiche war den Druiden heilig.; sie war Thor, dem Gott des Donners, geweiht. In der europäischen Kräutermedizin wurde sie wegen ihrer adstringierenden Rinde, Blätter und Eicheln geschätzt. Die Rinde wurde auch zum Gerben von Leder und zum Räuchern von Fisch genutzt. Früher wurde Eichenholz beim Schiffsbau verwendet; riesige Wälder wurden abgeholzt, um die europäischen Flotten zu bauen.

Medizinische Wirkung & Anwendung: Die Rinde der Stieleiche wird als Abkochung zum Gurgeln bei Halsschmerzen und Mandelentzündung eingesetzt. Man kann sie auch als Spülung, Lotion oder Salbe bei Hämorrhoiden, Afterrissen (Analfissuren), kleineren Verbrennungen und anderen Hautbeschwerden anwenden. Seltener setzt man eine Abkochung bei Durchfall, Ruhr oder Enddarmblutungen ein. Pulverisierte Eichenrinde soll man angeblich bei Nasenpolypen geschnupft haben. Sie wird bei nässenden Ekzemen zum Austrocknen der befallenen Bereiche aufgetragen. Die stark adstringierenden Eichengallen werden in geringerer Dosierung anstelle von Eichenrinde verwendet.

Warnung: Eichenrinde darf innerlich nicht länger als 4 Wochen angewendet werden.

Selbstbehandlung: Hämorrhoiden, S. 302.

Quillaja saponaria

(Rosaceae)

SEIFENBAUM, PANAMAHOLZ

Beschreibung: Immergrüner, bis 20 m hoher Baum mit ovalen, glänzenden Blättern, weißen Blüten und sternförmigen Früchten.

Verbreitung & Anbau: Heimisch in Chile und Peru; heute in Indien und Kalifornien zu medizinischen und industriellen Zwecken angebaut. Ernte der Rinde ganzjährig.

Verwendete Teile: Innere Rinde (Seifenrinde).

Inhaltsstoffe: Bis zu 10% Triterpensaponine, Calciumoxalat und Gerbstoffe. Die Saponine wirken stark auswurffördernd und können zu Entzündungen des Magen-Darm-Trakts führen.

Geschichte & Brauchtum: Die Andenvölker in Chile und Peru nutzten Seifenrinde traditionell als Seifenersatz zur Körper- und Kleiderwäsche. Medizinisch ist die Rinde als auswurfförderdes Mittel eingesetzt worden.

Medizinische Wirkung & Anwendung: Seifenrinde hat eine lange Tradition als auswurfförderndes Mittel bei Atemwegserkrankungen. Sie hilft bei Bronchitis, besonders zu Krankheitsbeginn. Wie andere saponinhaltige Arzneipflanzen regt Seifenrinde indirekt (über eine Reizung des Nervus vagus im Magen) eine Schleimverflüssigung in den Luftwegen an und erleichtert damit das Abhusten des Schleimes. Seifenrinde ist bei in den Atemwegen festsitzendem Schleim angezeigt, sollte aber nicht bei trockenem Reizhusten angewendet werden. Auch äußerlich wird Seifenrinde eingesetzt, so z. B. in Antischuppen-Haarwaschmitteln.

Warnung: Wegen der Reizwirkung im Magen-Darm-Trakt innerlich nur unter ärztlicher Überwachung anwenden.

Ranunculus ficaria

(Ranunculaceae)

SCHARBOCKSKRAUT

Beschreibung: Mehrjährige, bis 15 cm hohe, bodendeckende Pflanze mit kleinen Wurzelknollen, glänzenden, herzförmigen Blättern und glänzenden leuchtendgelben Blüten.

Verbreitung & Anbau: Heimisch in Europa, Westasien und Nordafrika, das Scharbockskraut wächst in Wäldern und Wiesen. Ernte zur Blüte im zeitigen Frühjahr.

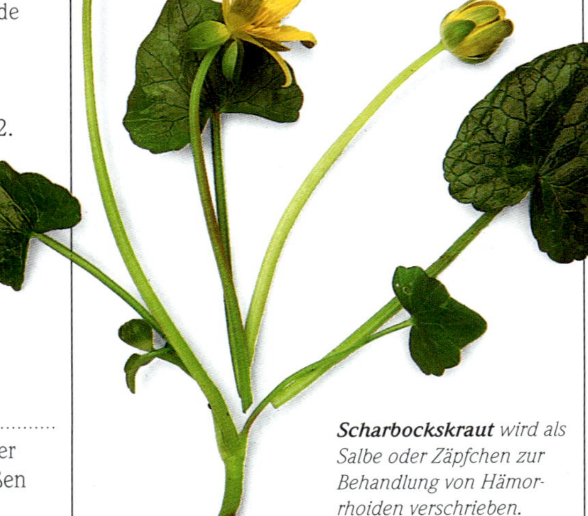

Scharbockskraut *wird als Salbe oder Zäpfchen zur Behandlung von Hämorrhoiden verschrieben.*

Verwendete Teile: Sproßteile.

Inhaltsstoffe: Saponine, Ranunculin (zersetzt sich zu Protoanemonin und Anemonin), Gerbstoffe und Vitamin C. Protoanemonin ist antibiotisch und reizend, kommt aber in der getrockneten Pflanze nicht mehr vor.

Geschichte & Brauchtum: Seit dem Altertum wird Scharbockskraut bei Hämorrhoiden und Geschwüren verwendet. Der griechische Arzt Dioskorides (1. Jahrhundert) beschrieb, daß die Pflanze zu Blasen auf der Haut führt, bei Krätze und Nagelgeschwür (Umlauf) hilft und eine »wäßrige Natur« hat. Nicholas Culpeper berichtete 1652 vom mittelalterlichen Aberglauben, daß allein das Tragen von Scharbockskraut auf dem Körper zur Heilung von Hämorrhoiden führte.

Medizinische Wirkung & Anwendung: Scharbockskraut hilft als Salbe oder Zäpfchen bei Hämorrhoiden.

Verwandte Arten: In der Kräutermedizin hat man etliche andere *Ranunculus*-Arten verwendet, obwohl sie alle mehr oder weniger giftig und reizend sind. Die nordamerikanischen Meskawi-Indianer schnupften die gelben Blüten- und Fruchtblätter von *R. delphinifolius*, um Niesreiz auszulösen. Sie vermischten sie mit anderen Pflanzen, um Atemwegserkrankungen wie Katarrh und Schnupfen zu behandeln.

Warnung: Wegen des Gehalts an giftigem Protoanemonin nicht innerlich anwenden.

Selbstbehandlung: Hämorrhoiden, S. 302.

Raphanus sativus

(Cruciferae/Brassicaceae)

RETTICH, LAI FU ZI (CHINESISCH)

Beschreibung: Einjährige, bis zu 1 m hohe Pflanze mit langer, dicker Pfahlwurzel, borstigen, tief fiederspaltigen Blättern, blaßvioletten bis lilafarbenen Blüten und walzenförmigen Schoten.

Verbreitung & Anbau: Angeblich in Südasien heimisch; weltweit werden verschiedene Züchtungen für medizinische und Nahrungszwecke angebaut. Ernte der Wurzel im Herbst.

Verwendete Teile: Wurzel.

Inhaltsstoffe: Glucosinolate (Senfölglykoside), die bei Spaltung ein flüchtiges Senföl mit Rapahnin und anderen Inhaltsstoffen ergeben, außerdem Vitamin C. Senföle wirken antibiotisch.

Geschichte & Brauchtum: Herodot (etwa 485–425 v. Chr.) berichtete, daß die Erbauer der ägyptischen Pyramiden in Rettichen, Zwiebeln und Knoblauch entlohnt wurden. In Ägypten wurde Rettich als Gemüse und Arzneimittel genutzt. Im alten Rom behandelte man Hauterkrankungen mit Rettichöl. In China wurde der Rettich in der *Tang Materia Medica* (659) als verdauungsanregendes Mittel aufgeführt.

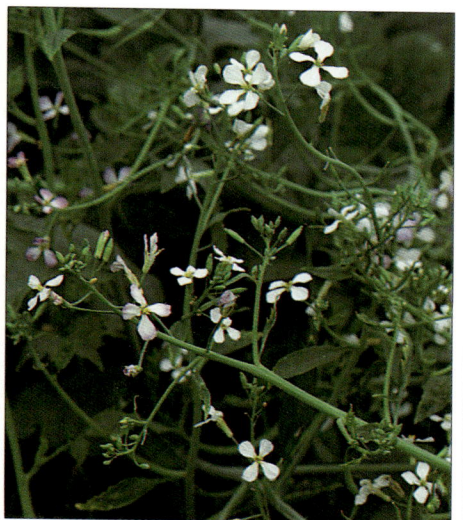

Rettich *wird in China seit dem 7. Jahrhundert zur Verdauungsförderung eingesetzt.*

Medizinische Wirkung & Anwendung: Rettich regt Appetit und Verdauung an. Das Radieschen (*R. sativus* var. *sativus*) wird in Salaten und als Appetithappen angeboten. Der Preßsaft des Rettichs wirkt bei von Blähungen begleiteten Verdauungsstörungen und bei Verstopfung, da er anregend und abführend ist und die Gallenbildung direkt beeinflußt. Insgesamt führt der Verzehr von Rettich meistens zu einer Verdauungsverbesserung, jedoch reagieren manche Personen empfindlich auf seine Schärfe und drastische Wirkung. In China ißt man Rettich bei aufgetriebenem Leib. Die ohne Fett gebratene Wurzel verwendet man bei Atemwegsbeschwerden.
Warnung: Rettichgenuß kann bei magenempfindlichen Personen Verdauungsstörungen auslösen. Patienten mit Magenschleimhautentzündungen, Magen-Darm-Geschwüren oder Schilddrüsenleiden sollten Rettich nicht anwenden. Eine Rettichkur sollte nicht länger als 3 – 4 Wochen dauern.

Rauvolfia serpentina

(Apocynaceae)

RAUWOLFIA, INDISCHE SCHLANGENWURZEL, SARPAGANDHA (HINDI)

Beschreibung: Immergrüner, bis 1 m hoher Strauch mit gequirlten, elliptischen Blättern, winzigen rosafarbenen und weißen Röhrenblüten und leuchtendroten Früchten.
Verbreitung & Anbau: Heimisch in großen Teilen Süd- und Südostasiens (darunter Indien, Indonesien, Malaysia); häufig, insbesondere in Indien und den Philippinen, zu medizinischen Zwecken angebaut. Die Wurzeln von mindestens 18 Monate alten Pflanzen werden im Spätwinter geerntet.
Verwendete Teile: Wurzel.
Inhaltsstoffe: Komplexe Mischung von Indolalkaloiden, darunter Reserpin, Rescinnamin, Ajmalin und Yohimbin. Ajmalin wirkt gegen Herzrhythmusstörungen.
Geschichte & Brauchtum: Rauwolfia wird im ältesten Text der Ayurveda-Medizin, dem *Caraka Samhita* (etwa 700 v. Chr.), aufgeführt. Mindestens seit dieser Zeit nutzt man in Indien einen Tee, der aus der ganzen Pflanze zubereitet wurde, als Mittel gegen Geisteskrankheiten wie Irrsinn und Hysterie, aber auch gegen Ruhe- und Schlaflosigkeit. Man sagt, daß Mahatma Gandhi diesen Tee wegen seiner beruhigenden Wirkung regelmäßig getrunken habe. 1785 beschrieb man in Europa die Eigenschaften von Rauwolfia als Arzneipflanze, aber erst seit 1946 hat die westliche Schulmedizin die Wirksamkeit von Rauwolfia erkannt. Seitdem wird die ganze Pflanze und noch mehr das isolierte Reserpin von der Schulmedizin verbreitet bei Bluthochdruck und Störungen des Nervensystems eingesetzt.
Medizinische Wirkung & Anwendung: Rauwolfia ist ein gutes Mittel bei Bluthochdruck und Angstzuständen. Die Wurzel wirkt deutlich beruhigend und dämpfend auf das sympathische Nervensystem. Durch diese Aktivitätsverminderung bewirkt Rauwolfia eine Blutdrucksenkung. Auch Angstzustände und Schlaflosigkeit sowie ernstere psychische Beschwerden wie Psychosen kann man mit Rauwolfia behandeln. Da sie langsam wirkt, dauert es eine Weile, bis der gewünschte Effekt eintritt.
Forschungsergebnisse: Seit den 30er Jahren sind Rauwolfia und ihre Alkaloide ausführlich untersucht worden. Bereits 1974 wurde in der medizinischen Fachzeitschrift *The Lancet* auf die möglichen Nebenwirkungen hingewiesen. Rauwolfia sollte bei bestimmungsgemäßem Gebrauch und niedriger Dosierung keine ernsthaften Nebenwirkungen haben.
Verwandte Arten: In der afrikanischen Volksmedizin wird *R. vomitoria* als beruhigendes, aphrodisierendes und krampflösendes Mittel eingesetzt.
Warnung: Nur unter ärztlicher Überwachung anwenden. In einigen Ländern unterliegt Rauwolfia gesetzlichen Bestimmungen.

Rhamnus frangula syn. *Frangula alnus*

(Rhamnaceae)

FAULBAUM

Beschreibung: Laubabwerfender, bis zu 5 m hoher und winterharter Strauch oder Baum mit glatter brauner Rinde, verkehrt-eiförmigen Blättern, weißen Blüten im Spätfrühjahr und kleinen, runden, zuerst grünen, zuletzt schwarzen Früchten.
Verbreitung & Anbau: Heimisch in Europa, Teilen Asiens und Afrikas, eingebürgert im nordöstlichen Teil Nordamerikas; wächst in feuchten Wäldern. Im Spätfrühjahr und Frühsommer wird die Rinde von mindestens 3 – 4jährigen Bäumen geerntet, getrocknet und vor der Verwendung mindestens 1 Jahr gelagert.
Verwendete Teile: Rinde.
Inhaltsstoffe: 3 – 7% Anthrachinone (darunter Frangulin und Emodin), Anthrone, Anthranole, Armepavin (ein Alkaloid), Gerbstoffe und Flavonoide. Anthrone und Anthranole lösen Erbrechen aus; nach längerer Lagerung läßt ihre Wirksamkeit nach. Die Anthrachinone aus Faulbaum und nahe verwandten Arten werden im Enddarm in die aktiven Anthrone umgewandelt und bewirken etwa 8 – 12 Stunden später eine Stuhlentleerung.
Geschichte & Brauchtum: Der nahe verwandte Kreuzdorn *(R. catharticus)* mit ähnlichen medizinischen Eigenschaften wird von Nicholas Culpeper (17. Jahrhundert) wie folgt beschrieben: . . . »führt Galle und Schleim ab und die wäßrigen Säfte von solchen, die die Wassersucht haben, und stärkt die inneren Teile wieder durch Verfestigen«.
Medizinische Wirkung & Anwendung: Faulbaum wirkt abführend und purgierend (drastisch abführend), er wird gewöhnlich bei chronischer Verstopfung angewendet. Nach der Trocknung und mindestens einjähriger Lagerung ist Faulbaum deutlich schwächer in der Wirkung als Senna-Kassie (*Cassia senna*, S. 72) oder Kreuzdorn *(R. catharticus)*. Besonders bei geschwächter Enddarmmuskulatur und geringer Gallenbildung ist Faulbaum sehr vorteilhaft. Bei Verkrampfungen des Enddarms sollte Faulbaum nicht verwendet werden.
Verwandte Arten: Amerikanischer Faulbaum *(R. purshianus)* wächst in den Wäldern der nordamerikanischen Pazifikküste und wird medizinisch ähnlich wie Faulbaum genutzt. Kreuzdorn (*R. catharticus*, Europa) wird heute hauptsächlich in der Veterinärmedizin verwendet.
Warnung: Nur mindestens 1 Jahr gelagerte Rinde anwenden, da frische Rinde drastisch abführend wirkt. Auch die Beeren sind ein drastisches Abführmittel. Da Anthrachinone möglicherweise gentoxisch sind, darf ihr Einsatz nur kurzzeitig und nicht in der Schwangerschaft vorgenommen werden.

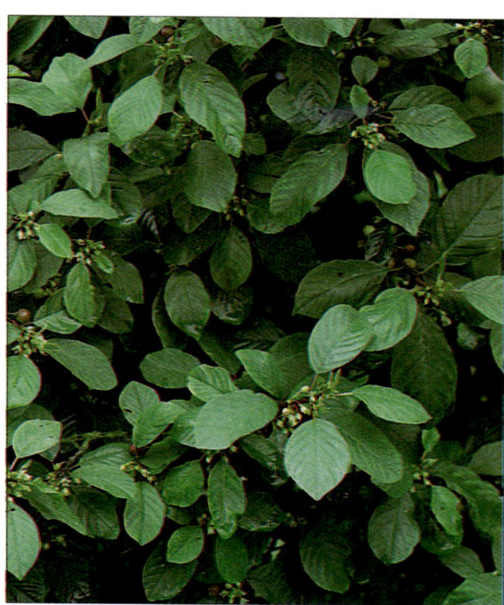

Faulbaumrinde *ist frisch giftig, kann aber nach einjähriger Lagerung als Abführmittel eingesetzt werden.*

Rhus glabra

(Anacardiaceae)

SCHARLACHSUMACH

Beschreibung: Laubabwerfender, bis 2 m hoher Strauch mit sparrigen Ästen, paarig gefiederten Blättern, großen Rispen rotgrünlicher Blüten und dunkelroten, behaarten Früchten.
Verbreitung & Anbau: Heimisch in Nordamerika, wächst an Waldrändern, Hecken, Zäunen und auf Ödland. Die Vermehrung erfolgt durch Aussaat im Herbst, durch halbreife Stecklinge im Sommer oder durch Winterstecklinge im Winter. Ernte der Wurzelrinde im Herbst, der reifen Früchte im Spätsommer.
Verwendete Teile: Wurzelrinde, Früchte.
Inhaltsstoffe: Gerbstoffe; weitere Inhaltsstoffe unbekannt.
Geschichte & Brauchtum: Nordamerikanische Indianer nutzten Scharlachsumach und verwandte Arten bei Hämorrhoiden, Blutungen des Enddarms, Ruhr, Geschlechtskrankheiten und Nachgeburtsblutungen. John Josselyn, ein Naturforscher aus Neuengland, schrieb im 17. Jahrhundert: »Die Engländer kochen [die Pflanze] gewöhnlich in Bier und trinken sie bei Erkältungen, so wie es die Indianer tun, von denen sie diese Arznei übernommen haben.«
Medizinische Wirkung & Anwendung: Die adstringierende Wurzelrinde des Scharlachsumachs wird oft als Abkochung eingesetzt. Man nimmt sie zur Behandlung von Durchfall und Ruhr, verwendet sie äußerlich bei übermäßigem Scheidenausfluß und Hautausschlägen und gurgelt bei Halsschmerzen. Die Früchte wirken harntreibend, fiebersenkend und sollen bei Altersdiabetes nützen. Auch die Früchte sind adstringierend und dienen zum Gurgeln bei Mund- und Rachenbeschwerden.
Verwandte Arten: Gewürzsumach *(R. aromatica)* hat einen ähnlichen Anwendungsbereich. Giftsumach *(R. toxicodendron)* wurde früher in der Kräutermedizin bei rheumatischen Erkrankungen, Lähmungen und einigen Hautleiden eingesetzt; er ist sehr stark hautreizend und verursacht schwere Hautausschläge.

Ribes nigrum

(Saxifragaceae)

SCHWARZE JOHANNISBEERE

Beschreibung: Laubabwerfender, unangenehm riechender, aufrechter, bis 1,5 m hoher Strauch mit großen 3–5lappigen Blättern, kleinen grünlich-weißen Blüten und schwarzen Früchten in Trauben.
Verbreitung & Anbau: Heimisch in den gemäßigten Klimazonen Europas, West- und Zentralasiens und des Himalaja; wegen der süßsauren Früchte angebaut. Ernte der Blätter im Frühsommer, der reifen Beeren im Hochsommer.
Verwendete Teile: Blätter, Früchte.

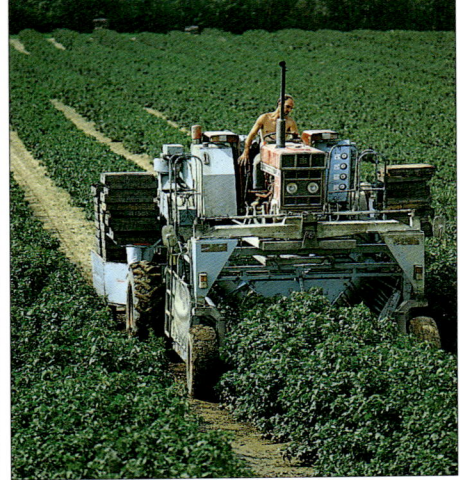

***Schwarze Johannisbeeren** werden im Sommer geerntet. Sie sind reich an Vitamin C.*

Inhaltsstoffe: Blätter: ätherisches Öl, Gerbstoffe und Vitamin C; Früchte: Anthocyane (um die 0,3%), Flavonoide, Pektin, Gerbstoffe, Vitamin C und Kalium.
Medizinische Wirkung & Anwendung: In Europa setzt man die Blätter der Schwarzen Johannisbeere als harntreibendes Mittel ein, das durch seine flüssigkeitsausschwemmende Wirkung das Blutvolumen verringert und so zu einer Blutdrucksenkung beiträgt. Auch bei Halsschmerzen und Mundgeschwüren setzt man die Blätter zum Gurgeln ein. Laut französischen Wissenschaftlern sollen die Blätter die Cortisonsekretion durch die Nebennierenrinde erhöhen und so die Aktivität des sympathischen Nervensystems anregen. Diese Wirkung könnte bei der Behandlung von streßbedingten Beschwerden vorteilhaft sein. Wegen ihres hohen Vitamin-C-Gehalts stärken die Beeren bzw. ihr Saft die Abwehrkräfte und helfen so bei Erkältungen und Grippe. Laut der Aussage des Kräuterspezialisten R. F. Weiss ist der Saft »so gut wie, wenn nicht besser als Zitronensaft [*Citrus limon*, S. 81] für Kranke mit Lungenentzündung, Grippe usw«. Der Saft hilft auch bei Durchfall und Verdauungsstörungen. Frischer oder sterilisierter Saft ist wirkungsvoller als Fruchtsaftkonzentrate.

Ricinus communis

(Euphorbiaceae)

WUNDERBAUM, CHRISTUSPALME, RIZINUS

Beschreibung: Immergrüner, bis 10 m hoher Strauch (bei uns viel kleiner und einjährig gezogen) mit großen, handförmig geteilten Blättern, weiblichen grünen Blüten und stacheligen roten Früchten.
Verbreitung & Anbau: Möglicherweise ist der Wunderbaum in Ostafrika heimisch, heute wird er weltweit in heißen Klimazonen angebaut, besonders in Afrika und Südasien. Ganzjährig werden die fast reifen Früchte gesammelt und bis zur Verarbeitung in der Sonne getrocknet.
Verwendete Teile: Samenöl (das bekannte Rizinusöl), Samen.
Inhaltsstoffe: Samen: etwa 45–55% fettes Öl (hauptsächlich Glyceride der Ricinolsäure), Ricin (ein hochgiftiges Lektin) und Ricinin (ein Alkaloid). Die Rizinussamen sind äußerst giftig (2 Samen sind die tödliche Dosis für einen Erwachsenen), doch gehen die Toxine nicht in das gepreßte Öl über.
Geschichte & Brauchtum: Seit etwa 4000 Jahren wird Rizinusöl medizinisch genutzt. Noch bis in unser Jahrhundert war es üblich, Kindern regelmäßig Rizinusöl zu geben, um eine problemfreie Verdauung zu garantieren. Wegen seines unangenehmen Geschmacks war es der Schrecken mancher Kindheit.
Medizinische Wirkung & Anwendung: Rizinusöl ist als stark wirkendes (in höherer Dosierung drastisches) Abführmittel bekannt, das etwa 3–5 Stunden nach der Einnahme wirkt. Das Öl ist so effektiv, daß es routinemäßig in Vergiftungsfällen zum Entleeren des Verdauungstrakts eingesetzt wird. Rizinusöl ist gut hautverträglich und wird auch medizinischen und kosmetischen Zubereitungen zugefügt. In Indien massiert man die Brüste nach der Entbindung mit dem Öl, um die Milchbildung anzuregen. Bei geschwollenen und schmerzenden Gelenken verwendet man in der indischen Kräutermedizin einen Umschlag aus Rizinussamen. In China nutzt man die zerquetschten Samen bei Gesichtslähmungen.
Warnung: Die hochgiftigen Samen dürfen nicht verzehrt oder gelutscht werden (manchmal in Halsketten verarbeitet). Rizinusöl darf nicht während der Schwangerschaft und sollte zur Behandlung von Verstopfung nicht öfter als einmal in 2–3 Wochen angewendet werden.

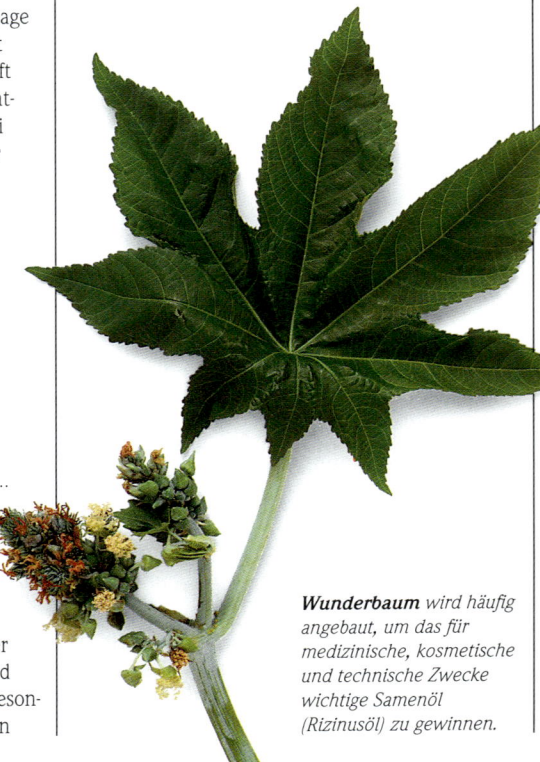

***Wunderbaum** wird häufig angebaut, um das für medizinische, kosmetische und technische Zwecke wichtige Samenöl (Rizinusöl) zu gewinnen.*

Rosa canina

(Rosaceae)

HUNDSROSE

Beschreibung: Laubabwerfender, rankender, bis 3 m hoher Strauch mit gebogenen Stacheln, 5–7zählig gefiederten Blättern, rosafarbenen bis weißen Blüten und scharlachroten Früchten (Hagebutten).
Verbreitung & Anbau: Heimisch in Europa und den gemäßigten Klimazonen Asiens und Nordafrikas, wächst in Hecken, Gebüschen und auf Ödland. Ernte der Früchte im Herbst.
Verwendete Teile: Früchte (Hagebutten).

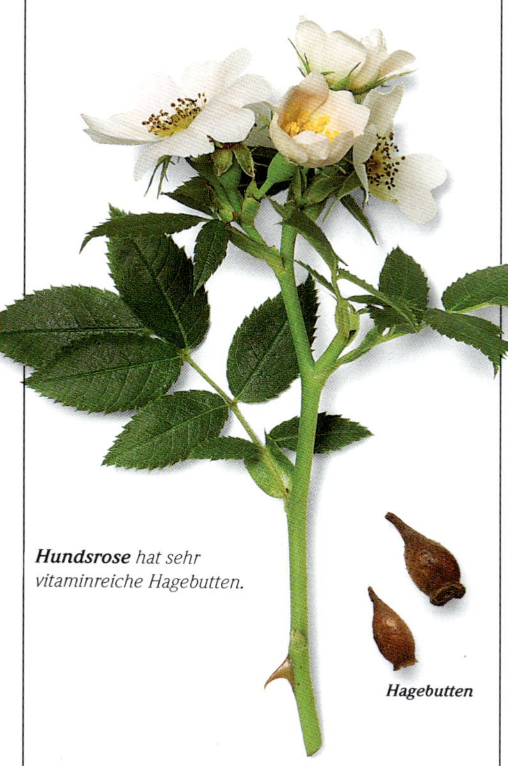

***Hundsrose** hat sehr vitaminreiche Hagebutten.*

Inhaltsstoffe: Die Vitamine C (bis zu 1,25%), A, B_1, B_2, B_3 und K; Flavonoide, Gerbstoffe (2–3%), Saccharose, Pektin, Pflanzensäuren, Polyphenole, Carotinoide, ätherisches Öl und Vanillin.
Geschichte & Brauchtum: Im Mittelalter waren die Hagebutten der Hundsrose eine beliebte Süßigkeit. Hundsrose war nicht so geschätzt wie die angepflanzten Rosen (*R. gallica*, folgender Eintrag), in der Volksmedizin galt sie aber als Quelle eines verbreiteten Mittels bei Brustleiden.
Medizinische Wirkung & Anwendung: Die Hagebutten der Hundsrose haben einen sehr hohen Vitamingehalt. Ein Sirup daraus ist bei Kindern beliebt. Die getrockneten Hagebutten werden häufig sogenannten Früchtetees zugesetzt, die durstlöschend und vitaminspendend sind und auch gern, gesüßt mit Honig, bei Erkältungen getrunken werden. Wegen ihres Gerbstoffgehalts sind Hagebutten ein leichtes Durchfallmittel. Sie wirken schwach harntreibend und lindern die Symptome von Magenentzündungen.

Rosa gallica

(Rosaceae)

ESSIGROSE

Beschreibung: Mehrjähriger, bis 1,5 m hoher Strauch mit glattem Stamm, scharfen Stacheln, 5–7zählig gefiederten Blättern, duftenden rosafarbenen Blüten und scharlachroten Hagebutten. (Halbgefüllte, tiefrosa oder rote Blüten bei der »Apothekerrose«, *R. gallica 'Officinalis'*)
Verbreitung & Anbau: Heimisch in Mitteleuropa bis Kleinasien, bereits sehr früh als Gartenrose angepflanzt. Ernte der Blüten im Sommer.
Verwendete Teile: Blüten, ätherisches Öl.
Inhaltsstoffe: Ätherisches Öl: Geraniol, Nerol, Citronellol, Geranylsäure und andere Terpene sowie viele andere Substanzen.
Geschichte & Brauchtum: Im 13. Jahrhundert wurde die »Apothekerrose« *(R. gallica 'Officinalis')* in Provins bei Paris gezogen. Die Damaszenerrose (*R.* x *damascena*) wurde schon vor mindestens 3000 Jahren im Mittleren und Nahen Osten kultiviert. Die griechische Dichterin Sappho (6. Jahrhundert v. Chr.) pries die Rose als »Königin der Blumen«. In Rom wurde sie bei Festlichkeiten verwendet, Rosenblütenblätter dienten als Nahrung, während der arabische Arzt Avicenna (Ibn Sina, 980–1037) Rosenwasser zubereitete. Im Mittelalter und in der Renaissance galt die Rose als Mittel bei Depressionen.
Medizinische Wirkung & Anwendung: Die Rose wird in der Pflanzenheilkunde heute wenig eingesetzt; vielleicht ist es Zeit für eine Neubewertung ihrer medizinischen Eigenschaften. Das ätherische Öl (Rosenöl) wird in der Aromatherapie als sanft beruhigendes, antidepressives und entzündungshemmendes Mittel sehr gern verwendet. Rosenblütenblätter und ihre Zubereitungen wirken ähnlich. Sie senken auch einen hohen Cholesterinspiegel. Das schwach adstringierende Rosenwasser dient zur Spülung entzündeter und schmerzender Augen.
Warnung: Das isolierte ätherische Öl darf innerlich nur unter ärztlicher Überwachung angewendet werden.

Rubia tinctorum

(Rubiaceae)

KRAPP, FÄRBERRÖTE

Beschreibung: Immergrüne, mehrjährige, bis 1 m hohe Pflanze mit gequirlten, feingezähnten, lanzettlichen Blättern, weißgrünlichen Blüten und schwarzen Früchten mit je 2 Samen.
Verbreitung & Anbau: Heimisch in Südeuropa, Westasien und Nordafrika, wächst auf Ödland, in Hecken und auf Schutt. Ernte der Wurzel im Herbst.
Verwendete Teile: Wurzel.
Inhaltsstoffe: Anthrachinonderivate (darunter Ruberythrinsäure, Alizarin und Purpurin), Asperulosid (ein Iridoid), Harz und Calcium.
Geschichte & Brauchtum: Schon immer ist Krapp hauptsächlich als Farbstoff genutzt worden – die vergorene Wurzel liefert ein stark rotes Pigment, das zum Färben von Stoffen diente. In der Antike verwendete man Krappwurzel medizinisch bei Gelbsucht, Ischias und Lähmungen, ferner zum Harntreiben. Die Beschreibung des irischen Kräuterarztes K'Eogh (18. Jahrhundert) zeigt, daß Krapp zu seiner Zeit ähnlich eingesetzt wurde: »Die Wurzeln öffnen Verstopfungen von Leber und Galle, Nieren und Gebärmutter ... und treiben das Wasser.« Beim Verzehr geht die typische Krappfarbe auf Knochen, Milch und Harn über. Vermutlich glaubte man deshalb, daß er harntreibend sei.
Medizinische Wirkung & Anwendung: Seit dem 19. Jahrhundert ist Krapp kaum mehr in Gebrauch; heute wird er nur selten bei Nieren- und Blasensteinen verwendet. Innere Anwendung wird wegen der möglichen gentoxischen Wirkung der Anthrachinone heute nicht mehr empfohlen.

Rubus fruticosus

(Rosaceae)

ECHTE BROMBEERE

Früchte

Beschreibung: Dorniger, ausgebreiteter, bis 4 m großer Strauch mit handförmig gefiederten Blättern, weiß bis blaßrosa Blüten und schwarzen Früchten. 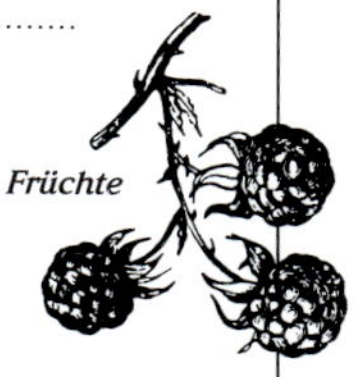
Verbreitung & Anbau: Heimisch in Europa, eingebürgert in Nord- und Südamerika und Australien; wächst gewöhnlich auf Ödland, in Hecken und Wäldern. Ernte der Blätter im Sommer, der Beeren im Sommer und Herbst.
Verwendete Teile: Blätter, Früchte.
Inhaltsstoffe: Blätter: Gerbstoffe, Flavonoide und Gallussäure. Früchte: Anthocyane, Pektin, Fruchtsäuren und Vitamin C.
Geschichte & Brauchtum: Schon im 1. Jahrhundert empfahl Dioskorides Extrakte aus reifen Brombeeren zum Gurgeln bei Halsschmerzen. Seit langem nutzt man in der europäsichen Volksmedizin Brombeerblätter zum Waschen und Blutstillen von Wunden. Gebogenen Brombeerausläufern, an beiden Enden bewurzelt, wurden magische Kräfte zugesprochen. So wurden in England Kinder mit Hernien unter solchen Brombeerbögen hindurchgeschoben.
Medizinische Wirkung & Anwendung: Die stark adstringierenden Brombeerblätter kann man zur Mundspülung bei aufgelockertem Zahnfleisch und Mundgeschwüren, als Gurgelwasser bei Halsschmerzen und als Abkochung bei Durchfall und Hämorrhoiden einsetzen. Auch zerkaute Beeren sind ein angenehmes Gurgelmittel, das man sogar herunterschlucken kann.
Verwandte Arten: *Siehe* Himbeere (*R. idaeus*, folgender Eintrag).

Rubus idaeus

(Rosaceae)

HIMBEERE

Beschreibung: Laubabwerfender, bis 2 m hoher, bedornter Strauch mit hellgrünen, 3–7zählig gefiederten Blättern, weißen Blüten und roten Früchten.
Verbreitung & Anbau: Heimisch in Europa und Asien, heute in vielen gemäßigten Klimaregionen eingebürgert und angebaut. Ernte der Blätter im Frühsommer, der Früchte je nach Reife im Sommer.
Verwendete Teile: Blätter, Früchte.
Inhaltsstoffe: Blätter: Polypeptide, Flavonoide und Gerbstoffe; Früchte: Pektin, Fruchtzucker, Fruchtsäuren und die Vitamine A, B_1 und C.
Geschichte & Brauchtum: Der irische Kräuterarzt K'Eogh faßte 1735 den Nutzen von Himbeerblüten und -früchten wie folgt zusammen: »Das Auflegen der zerdrückten Blüten, gemischt mit Honig, hilft bei Entzündungen der Augen, brennendem Fieber und Furunkeln ... Die Frucht ist gut für das Herz und Krankheiten des Mundes.« Seit Jahrhunderten hat man Himbeerblätter, meist als Tee, verwendet, um die Geburt zu beschleunigen.
Medizinische Wirkung & Anwendung: Noch heute setzt man Himbeerblätter für einen leichteren Geburtsverlauf ein. Die genaue Wirkungsweise ist nicht bekannt, möglicherweise werden die längs verlaufenden Uterusmuskeln gestärkt, so daß die Kontraktionen der Gebärmutter kräftiger werden und so die Geburt beschleunigen. Eine Abkochung aus Himbeerblättern hilft bei Durchfall. Auch äußerlich werden die Blätter als adstringierendes Mittel eingesetzt – als Augenspülung bei Bindehautentzündung, als Mundwasser bei wunden Stellen im Mund-Rachen-Raum oder als Lotion bei Geschwüren, Wunden oder übermäßigem Scheidenausfluß. Die Frucht ist reich an Nährstoffen und wirkt leicht adstringierend.
Warnung: In den ersten Schwangerschaftsmonaten nicht als Arznei anwenden.
Selbstbehandlung: Geburtsvorbereitung, S. 317.

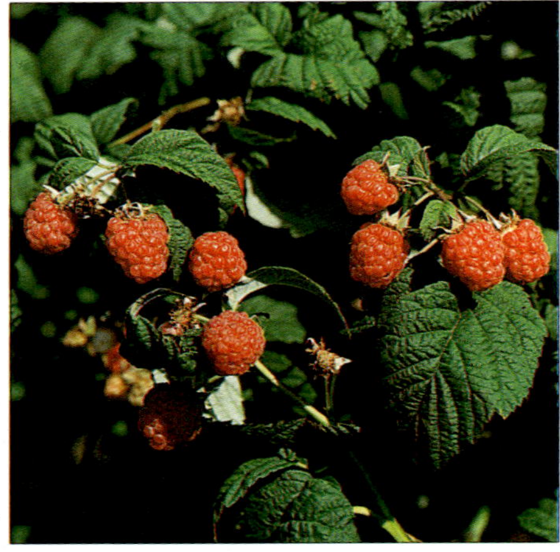

Himbeere. *Blätter und Früchte werden seit der Antike als adstringierendes Mittel genutzt.*

Rumex acetosella

(Polygonaceae)

KLEINER SAUERAMPFER

Beschreibung: Mehrjährige, niedrige Pflanze mit pfeilförmigen Blättern und endständigen Ähren mit kleinen grünen Blüten, die sich zur Fruchtreife rot verfärben.
Verbreitung & Anbau: Weltweit in gemäßigten Klimazonen verbreitet, wächst auf Ödland und in Wiesen. Ernte im Frühsommer.
Verwendete Teile: Sproßteile.
Inhaltsstoffe: Oxalate, ein Gerbstoff, Vitamin C. Oxalate wirken reizend, abführend und lösen Erbrechen aus.
Geschichte & Brauchtum: Kleiner Sauerampfer wird als Gemüse und für Salate verwendet. Außerdem ist er Bestandteil eines als »Essiac« bekannten Antikrebsmittels der nordamerikanischen Indianer; weitere Zutaten sind Große Klette (*Arctium lappa*, S. 62), Rotulme (*Ulmus rubra*, S. 144) und Medizinalrhabarber (*Rheum palmatum*, S. 124). Westliche Pflanzenheilkundler erfuhren zu Beginn dieses Jahrhunderts von der Rezptur, als eine kanadische Krankenschwester von der Genesung einer Patientin mit Brustkrebs berichtete, die diese Zubereitung angewendet hatte. Seitdem hatte Essiac ein sehr wechselhaftes Schicksal; trotz verschiedener Anläufe sind bisher noch keine klinischen Studien unternommen worden, die die Wirksamkeit von Essiac belegt hätten.
Medizinische Wirkung & Anwendung: Kleiner Sauerampfer wirkt entgiftend, da der frische Preßsaft deutlich harntreibend ist. Außerdem ist er, wie andere Ampfergewächse auch, leicht abführend. Zur Langzeitbehandlung bei chronischen Erkrankungen, z. B. des Magen-Darm-Trakts, hat die Pflanze einen gewissen Stellenwert.
Verwandte Arten: Auch Großer Sauerampfer *(R. acetosa)*, eine europäische verwandte Art, wird wegen seiner entgiftenden Wirkung genommen. *Siehe* auch Krauser Ampfer (*R. crispus*, S. 126) und Medizinalrhabarber (*Rheum palmatum*, S. 124).
Warnung: Wegen seines Oxalatgehalts sollte Sauerampfer nicht in größerer Menge und von Personen, die zu Nierensteinen neigen, gar nicht verzehrt werden.

Ruscus aculeatus

(Liliaceae)

STECHENDER MÄUSEDORN

Beschreibung: Immergrüne, buschige, mehrjährige, bis 1 m hohe Pflanze mit ledrigen, blattähnlichen, scharf zugespitzten Zweigen, weißgrünlichen Blüten und leuchtendroten Früchten.
Verbreitung & Anbau: Heimisch in großen Teilen Europas, im Mittelmeerraum und am Schwarzen Meer, wächst in Wäldern, Gebüschen und an Trockenhängen; steht unter Naturschutz und darf deshalb an Wildstandorten nicht gesammelt werden. Ernte der kultivierten Pflanze zur Fruchtzeit im Herbst.
Verwendete Teile: Sproßteile, Rhizom.
Inhaltsstoffe: Steroidsaponine (mit Ruscogenin und Neoruscogenin als Grundsubstanzen) mit ähnlicher Struktur wie Diosgenin aus der Wilden Yamswurzel (*Dioscorea villosa*, S. 89). Sie wirken entzündungshemmend und verdichtend in den Beinvenen.
Geschichte & Brauchtum: Mäusedorn wurde in der Antike verbreitet genutzt und von Dioskorides (1. Jahrhundert) als harntreibend und menstruationsauslösend beschrieben. Er hielt die Pflanze auch bei Blasensteinen, Gelbsucht und Kopfschmerzen für wirksam. Metzger benutzten Mäusedorn zum Fegen und um abhängendes Fleisch vor Mäusen zu schützen.
Medizinische Wirkung & Anwendung: Heute wird Mäusedorn selten angewendet, er könnte jedoch in Hinblick auf seine Wirkung bei Krampfadern und Hämorrhoiden eine Renaissance erleben. In der europäischen Volksmedizin gelten Sproßteile und Rhizom als harntreibend und leicht abführend.
Warnung: Nicht bei Bluthochdruck anwenden.

Ruta graveolens

(Rutaceae)

WEINRAUTE

Beschreibung: Mehrjährige, sehr aromatische, immergrüne bis 1 m hohe Pflanze mit fleischigen dreilappigen Blättern, gelbgrünen fünfzähligen Blüten und rundlicher Samenkapsel.
Verbreitung & Anbau: Heimisch im Mittelmeerraum, wächst an offenen, sonnigen Stellen; weltweit häufig als Garten- und Arzneipflanze gezogen. Ernte der Sproßteile im Sommer.
Verwendete Teile: Sproßteile.
Inhaltsstoffe: Etwa 0,5% ätherisches Öl (darunter 50–90% 2-Undecanon), Flavonoide (darunter Rutin), Furanocumarine (mit Bergapten), etwa 1,4% Furanochinolinalkaloide (mit Arborinin, Skimmianin und anderen). Rutin wirkt stärkend und verdichtend in den inneren Gefäßwänden, ferner blutdrucksenkend.
Geschichte & Brauchtum: Im alten Griechenland und Ägypten wurde Weinraute verwendet, um die Periodenblutung anzuregen, zur Abtreibung und zur Stärkung der Sehfähigkeit. Weinraute wurde auch zum Schönen von minderwertigem Wein eingesetzt.
Medizinische Wirkung & Anwendung: Weinraute wird hauptsächlich zum Auslösen der Periodenblutung eingesetzt. Sie regt die Gebärmuttermuskulatur und den Menstruationsfluß an. In der europäischen Kräutermedizin hatte Weinraute ein breites Anwendungsspektrum: Hysterie, Fallsucht, Gleichgewichtsstörungen, Koliken, Darmwürmer, Vergiftungen und Augenbeschwerden. Letzteres ist begründet, da ein Aufguß bei angestrengten und müden Augen als Spülung hilft und angeblich auch das Seh-

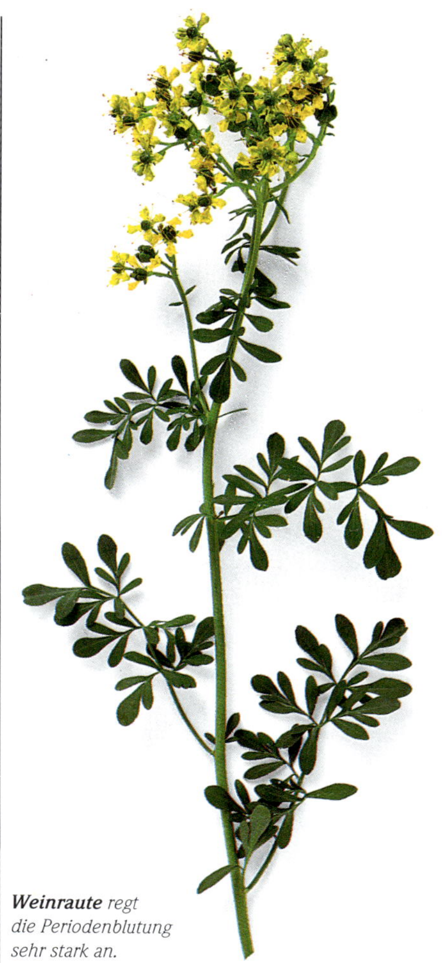

***Weinraute** regt die Periodenblutung sehr stark an.*

vermögen verbessert. Man hat Weinraute bei etlichen weiteren Erkrankungen verwendet, so bei Multipler Sklerose und Fazialislähmung (Lähmung der Gesichtsmuskeln).
Verwandte Arten: Die verwandte *R. chalepensis* aus dem Mittelmeergebiet wird zum Entwurmen, Einleiten der Periodenblutung und bei schmerzenden Augen genutzt.
Warnung: Weinraute ist in übermäßiger Dosierung giftig. Die frische Pflanze löst häufig Hautausschläge aus, deshalb Handschuhe tragen. Innerlich angewendet, kann sie zu Photosensibilisierung führen, die »Sonnenlallergien« auslöst.

Salvia sclarea

(Labiatae/Lamiaceae)

Muskatellersalbei

Beschreibung: Zweijährige, bis zu 1 m hohe Pflanze mit vierkantigem Stengel, runzeligen, grauhaarigen Blättern und großen, verzweigten Blütenständen mit vielen weißlich-violetten Blüten.
Verbreitung & Anbau: Heimisch im Mittelmeergebiet und Vorderasien, heute wegen ihres ätherischen Öls in Frankreich und Rußland angebaut; wächst an sonnigen, trockenen Stellen. Ernte im Sommer des zweiten Jahres.
Verwendete Teile: Sproßteile, Samen, ätherisches Öl.
Inhaltsstoffe: 0,1% ätherisches Öl (hauptsächlich mit Linalylacetat und Linalool), Diterpene und Gerbstoffe.
Geschichte & Brauchtum: Muskatellersalbei galt einerseits als schwächer wirksame Version des Gartensalbei (*S. officinalis*, S. 130), andererseits als Arzneipflanze mit eigenem Wirkungsspektrum. Früher wurden die Samen häufig bei Augenbeschwerden eingesetzt. Auch Nicholas Culpeper empfahl 1652 eine Abkochung der Samen zum Ziehen von Splittern und Dornen. In Deutschland wurde Muskatellersalbei früher dem Wein zugesetzt, um ihm den Musakteller-geschmack zu verleihen.
Medizinische Wirkung & Anwendung: Als krampflösende und aromatische Arzneipflanze wird Muskatellersalbei heute hauptsächlich bei Verdauungsbeschwerden wie Blähungen und Verdauungsstörungen verwendet. Sie gilt auch als stärkend und beruhigend und hilft bei Periodenschmerzen und prämenstruellen Beschwerden. Wegen ihrer östrogenen Eigenschaft wirkt sie bei niedrigem Östrogenspiegel am besten. Deshalb kann Muskatellersalbei als Mittel bei Beschwerden der Wechseljahre dienen, insbesondere bei Hitzewallungen.
Warnung: Das isolierte ätherische Öl darf nicht innerlich genommen werden. Nicht in der Schwangerschaft anwenden.

Sanguinaria canadensis

(Papaveraceae)

Kanadische Blutwurz

Beschreibung: Mehrjährige, bis 15 cm hohe Pflanze mit handförmigen Blättern und einzelstehenden weißen, 8–12zähligen Blüten.

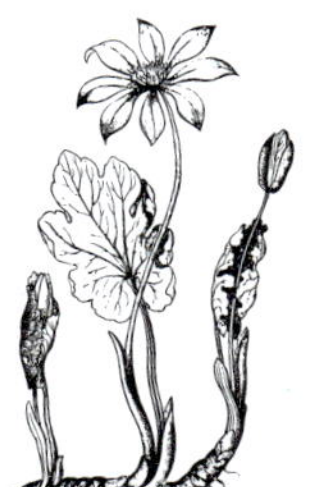

Blutwurz

Verbreitung & Anbau: Heimisch im nordöstlichen Nordamerika, wächst in schattigen Wäldern; auch als Gartenpflanze angepflanzt. Ernte des Rhizoms im Sommer und Herbst.
Verwendete Teile: Rhizom.
Inhaltsstoffe: Isochinolinalkaoide (Sanguinarin mit 1%, Berberin und andere). Sanguinarin wirkt stark auswurffördernd mit antiseptischen und örtlich betäubenden Eigenschaften.
Geschichte & Brauchtum: Kanadische Blutwurz war ein traditionelles Mittel der nordamerikanischen Indianer bei Fieber und Rheuma, zum Aulösen von Erbrechen und bei kultischen Handlungen. Der rote Saft des Rhizoms ist als »Rouge« genutzt worden. Blutwurz wurde von 1820–1926 als auswurfförderndes Mittel in der *Pharmacopoeia of the United States* aufgeführt.
Medizinische Wirkung & Anwendung: Heute wird Kanadische Blutwurz in der Pflanzenheilkunde hauptsächlich als auswurfförderndes Mittel verwendet, das ein Abhusten von Schleim aus den Luftwegen fördert. Sie wird bei chronischer Bronchitits und (wegen ihrer krampflösenden Wirkung) auch bei Keuchhusten und Asthma verschrieben. Man kann Blutwurz auch zum Gurgeln bei Halschmerzen einsetzen, ferner als Spülung oder Salbe bei Pilz- und Virenerkrankungen der Haut, z. B. Fußpilz und Warzen. In USA wird die Blutwurz in Zahnpasta und Mundwässern verwendet.
Warnung: Wegen ihres Gehalts an Alkaloiden löst Kanadische Blutwurz außer in geringer Dosis Erbrechen und Vergiftungserscheinungen aus. Nur unter ärztlicher Überwachung, nicht während der Schwangerschaft oder Stillzeit und nicht bei Vorliegen eines Glaukoms (Grüner Star) anwenden.

Sanguisorba officinalis

(Rosaceae)

Grosser Wiesenknopf

Beschreibung: Mehrjährige, bis 60 cm hohe Pflanze mit langstieligen, meist dreizehnzähligen Fiederblättern und kugeligen dunkelroten Blütenständen.
Verbreitung & Anbau: Heimisch in Europa, Nordafrika und den gemäßigten Klimaregionen Asiens, wächst auf feuchten Wiesen, besonders im Bergland; als Futterpflanze und Salatkraut angebaut. Ernte im Sommer.
Verwendete Teile: Sproßteile, Wurzel.
Inhaltsstoffe: Gerbstoffe, Sanguisorbin (ein Triterpen) und Gummen.
Geschichte & Brauchtum: Wiesenknopf ist in Europa schon seit langem als Futterpflanze und Zutat beim Bierbrauen genutzt worden. Wie der lateinische Name andeutet, hat man ihn auch zur Wundheilung verwendet: *sanguis* bedeutet »Blut«; *sorbeo* »ich schlürfe ein«. Auch in der chinesischen Medizin wird die Pflanze zum Stillen von Blutungen eingesetzt.
Medizinische Wirkung & Anwendung: Auch heute noch dient der Große Wiesenknopf zum Stillen oder Verlangsamen einer Blutung. Bei starken Perioden- und Gebärmutterblutungen wendet man ihn sowohl in der europäischen als auch in der chinesischen Volksmedizin innerlich an. Eine Lotion oder Salbe wirkt äußerlich bei Hämorrhoiden, Verbrennungen, Wunden und Ekzemen. Als adstringierende Arzneipflanze wird Wiesenknopf bei verschiedenen Magen-Darm-Beschwerden eingesetzt, so bei Durchfall, Ruhr und chronischer Dickdarmentzündung, insbesondere bei Blutungen.
Forschungsergebnisse: Nach chinesischen Untersuchungen soll die ganze Pflanze bei Verbrennungen wirksamer sein als der daraus isolierte Gerbstoffextrakt. Patienten mit Ekzem zeigten nach Behandlung mit einer Salbe aus *Sanguisorba*-Wurzel und Vaseline deutliche Besserung.

Sanicula europaea

(Umbelliferae/Apiaceae)

SANIKEL, HEILDOLDE

Beschreibung: Mehrjährige, bis 40 cm hohe Pflanze mit langstieligen, handförmig gelappten, glänzenden Blättern und grünlich-weißen oder hellrosa Blüten in kleinen, kugeligen Döldchen.
Verbreitung & Anbau: Heimisch in großen Teilen Europas, West- und Zentralasiens, wächst in Wäldern, besonders an schattigen, feuchten Stellen. Ernte im Sommer.
Verwendete Teile: Sproßteile.
Inhaltsstoffe: Bis zu 13% Saponine, Allantoin, ätherisches Öl, Gerbstoffe, Chlorogen- und Rosmarinsäure, Schleimstoffe und Vitamin C. Allantoin fördert die Heilung von verletztem Gewebe, Rosmarinsäure wirkt entzündungshemmend.
Geschichte & Brauchtum: Die früheste überlieferte Beschreibung der Heilkräfte von Sanikel stammt von Hildegard von Bingen (1098–1179). Im 15. und 16. Jahrhundert war Sanikel als Arzneipflanze sehr beliebt. Der englische Kräuterarzt Nicholas Culpeper schrieb im 17. Jahrhundert über die Fähigkeit von Sanikel, »alle frischen Wunden schnell zu heilen sowie jegliches Geschwür, Eiterbeulen oder innere Blutungen«, und verglich seine Eigenschaften mit denen von Gemeinem Beinwell (*Symphytum officinale*, S. 136) und Gemeiner Braunelle (*Prunella vulgaris*, S. 122).
Medizinische Wirkung & Anwendung: Sanikel wird heute in der Pflanzenheilkunde wenig eingesetzt, ist aber möglicherweise unterbewertet, bedenkt man seine seit langem nachgesagte Fähigkeit, Wunden zu heilen und innere Blutungen zu stillen. Er kann bei Magen- oder Darmblutungen, Bluthusten oder Nasenbluten verwendet werden. Ferner kann er bei Durchfall und Ruhr, Bronchienbeschwerden, Katarrh und Halsschmerzen helfen. Traditionell gilt Sanikel als entgiftend und ist innerlich auch bei Hautproblemen angewendet worden. Äußerlich kann Sanikel als Umschlag oder Salbe bei Wunden, Verbrennungen, Frostbeulen, Hämorrhoiden und entzündeter Haut eingesetzt werden.

Santalum album

(Santalaceae)

SANDELHOLZBAUM

Beschreibung: Immergrüner, halbparasitischer, bis 10 m hoher Baum mit lanzettlichen Blättern, rispenständigen blaßgelben bis purpurnen Blüten und kleinen, fast schwarzen Früchten.
Verbreitung & Anbau: Heimisch im östlichen Indien; wegen seines Holzes und des ätherischen Öls in Südostasien angebaut. Ernte ganzjährig.
Verwendete Teile: Holz (weißes Sandelholz), ätherisches Öl.
Inhaltsstoffe: 3–6% ätherisches Öl, das hauptsächlich aus den Sesquiterpenen α- und β-Santalol besteht; ferner Harz und Gerbstoffe.
Geschichte & Brauchtum: Seit Jahrtausenden wird der Duft des Sandelholzes in China und Indien hoch geschätzt. Das Holz wird oft als Räucherwerk verbrannt und spielt in Ritualen der Hindus eine Rolle. Das Kernholz wird meistens zur Parfümgewinnung genutzt, ist aber in China bereits etwa 500 n. Chr. medizinisch eingesetzt worden.

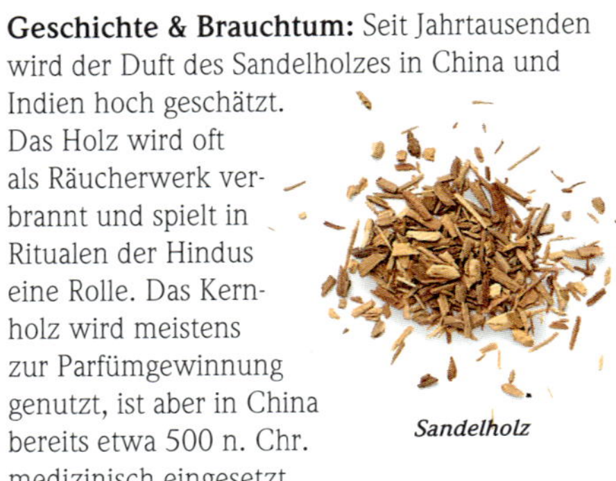

Sandelholz

Medizinische Wirkung & Anwendung: Sandelholz und das ätherische Öl haben eine antiseptische Wirkung und werden bei Erkrankungen des Urogenitaltrakts wie Blasenentzündung und Gonorrhö verwendet. In der Ayurveda-Medizin nutzt man eine Paste des Holzes, um Ausschläge und juckende Haut zu lindern. In China gilt Sandelholz als wirksam bei Brust- und Leibschmerzen.
Warnung: Das isolierte ätherische Öl darf nicht innerlich angewendet werden.

Saponaria officinalis

(Caryophyllaceae)

SEIFENKRAUT

Beschreibung: Mehrjährige, bis 1 m hohe Pflanze mit lanzettlichen Blättern und büschlig gehäuften, fünfzähligen, röhrenförmigen zartrosa Blüten.

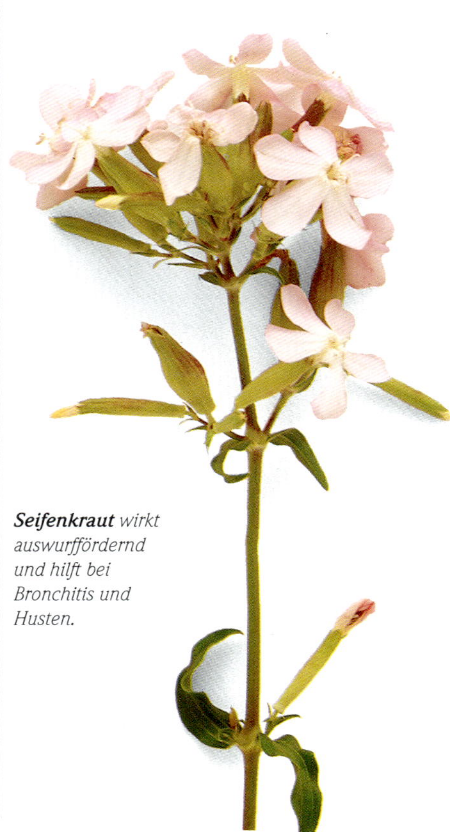

***Seifenkraut** wirkt auswurffördernd und hilft bei Bronchitis und Husten.*

Verbreitung & Anbau: Heimisch in großen Teilen Europas und Westasiens, eingebürgert in Nordamerika; wächst in offenen Wäldern, an Ufern und auf Ödland, als Gartenpflanze häufig angebaut. Ernte des Krauts zur Blüte im Sommer, der Wurzel im Herbst.
Verwendete Teile: Wurzel, Sproßteile.
Inhaltsstoffe: Die ganze Pflanze enthält Saponine (etwa 5%), Harz und Spuren von ätherischem Öl.
Geschichte & Brauchtum: Meistens ist Seifenkraut als Seifenersatz, besonders zum Waschen von Kleidung, verwendet worden, denn erst seit etwa 1800 gibt es industriell hergestellte Seife. Möglicherweise dachte der griechische Arzt Dioskorides (40–90) an Seifenkraut, als er eine Pflanze zum Waschen von Wolle beschrieb. Er behauptete, daß die Wurzel der Pflanze harntreibend und auswurffördernd sei und daß man sie bei Husten, Asthma und »Leiden der Leber« anwende. Culpeper beschreibt das Seifenkraut 1653 als ein zuverlässiges Mittel zur Behandlung von Syphilis. Der holländische Arzt Boerhaave (1668–1738) empfahl Seifenkraut zur Behandlung von Gelbsucht.
Medizinische Wirkung & Anwendung: Seifenkraut wird innerlich hauptsächlich als auswurfförderndes Mittel eingesetzt. Die Saponine wirken durch Reizung des Nervus vagus im Magen und führen reflektorisch zur Bildung eines flüssigeren Schleims in den Atemwegen. Daher verschreibt man Seifenkraut bei Bronchitis, Husten und einigen Formen von Asthma. Man kann es auch bei anderen Beschwerden, z. B. bei rheumatischen und arthritischen Schmerzen, verwenden. Eine Wurzelabkochung und – etwas schwächer – ein Aufguß der Sproßteile hilft bei Ekzemen und anderen juckenden Hautleiden.
Warnung: Seifenkraut ist potentiell giftig; innerlich nur unter ärztlicher Überwachung anwenden.

Sargassum fusiforme

(Sargassaceae)

BEERENTANG,

HAI ZAO (CHINESISCH)

Beschreibung: Braune Meeresalge mit langen, dünnen Verzweigungen.
Verbreitung & Anbau: Wächst entlang der Küsten Chinas und Japans, manchmal in großen Beständen. Wird ganzjährig aus dem Meer und an der Küste geerntet.
Verwendete Teile: Ganze Pflanze.
Inhaltsstoffe: Alginsäure, Mannitol, Kalium und Jod.
Geschichte & Brauchtum: Der chinesische Arzt Wang Tao empfahl im 8. Jahrhundert *Hai zao* bei Kropf (Schilddrüsenvergrößerung aufgrund von Jodmangel). *Hai zao* ist auch ein Gemüse in der chinesischen und japanischen Küche.
Medizinische Wirkung & Anwendung: Beerentang wird ähnlich wie der europäische Blasentang (*Fucus vesiculosus*, S. 211) verwendet.

Man verschreibt ihn in der chinesischen Medizin hauptsächlich bei durch Jodmangel verursachten Schilddrüsenerkrankungen. Auch bei anderen Erkrankungen, die mit einer Vergrößerung der Schilddrüse einhergehen, z. B. Hashimoto-Thyreoiditis (diffuse Schilddrüsenentzündung), wird *Hai zao* eingesetzt. Außerdem wird Beerentang bei Skrofulose (Tuberkulose der Halslymphknoten) und Ödemen (Flüssigkeitseinlagerung im Gewebe) angewendet.
Forschungsergebnisse: Nach den Ergebnissen chinesischer Untersuchungen soll *Hai zao* pilztötende und mäßig gerinnungshemmende Wirkung haben.
Verwandte Arten: In der chinesischen Medizin wird *S. pallidum* alternativ zu *S. fusiforme* eingesetzt.
Warnung: Bei Schilddrüsenerkrankungen darf Beerentang nur unter ärztlicher Überwachung angewendet werden.

Sarothamnus scoparius syn. *Cytisus scoparius*

(Leguminosae/Fabaceae)

BESENGINSTER

Beschreibung: Laubabwerfender, bis zu 2 m hoher Strauch mit schmalen, gerieften grünen Ästen, kleinen dreizähligen Blättern und leuchtendgelben Schmetterlingsblüten.

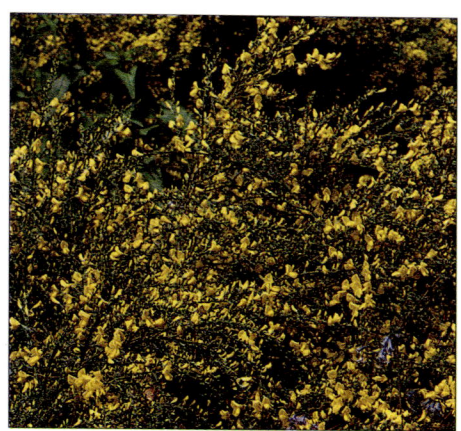

***Besenginster** kann unter ärztlicher Kontrolle zur Regulierung des Herzschlags angewendet werden.*

Verbreitung & Anbau: Heimisch in Europa, in vielen gemäßigten Klimazonen eingebürgert; wächst auf sauren Böden, auf Heiden, an Rainen und in offenen Wäldern. Ernte der Blütensprosse vom Frühjahr bis zum Herbst.
Verwendete Teile: Blütensprosse.
Inhaltsstoffe: Chinolizidinalkaloide (besonders Spartein und Lupanin), Phenyläthylamine (darunter Tyramin), Isoflavone (z. B. Genistein), Flavonoide, ätherisches Öl, Kaffee- und p-Cumarsäure, Gerbstoffe und Pigmente. Spartein wird bei Herzrhythmusstörungen eingesetzt; die Isoflavone haben östrogene Eigenschaften.
Geschichte & Brauchtum: Deutscher und wissenschaftlicher Name (*scopa* heißt »Besen« auf Latein) spielen auf den früher alltäglichen Gebrauch dieser Pflanze an. In den antiken naturwissenschaftlichen Schriften wird Besenginster nicht erwähnt, jedoch in mittelalterlichen Kräuterbüchern. Im walisischen *Physicians of Myddfai* (12. Jahrhundert) wird er bei Harnverhalten empfohlen: »Suche Besenginstersamen, mahle sie zu feinem Puder, vermische sie mit einem Getränk und trinke dieses. Tu dies, bis du ganz gesund bist.« Auch die englischen Könige aus der Linie der Plantagenet erhielten ihren Namen, da sie sich einen Ginsterzweig (*planta genista* heißt »Ginsterpflanze« auf Latein) als Wappenpflanze wählten. Man hat Ginsterspitzen pikant eingelegt und als Würze ähnlich wie Kapern (*Capparis spinosa*, S. 180) genutzt.
Medizinische Wirkung & Anwendung: Besenginster dient hauptsächlich als Mittel bei unregelmäßigem, schnellem Herzschlag (Rhythmusstörungen). Die Pflanze hemmt die Erregungsbildung am Herzen, indem sie die Übertragung der elektrischen Impulse verlangsamt und reguliert. Besenginster wirkt auch stark harntreibend, regt die Urinbildung an und verhindert so Flüssigkeitseinlagerungen. Da er außerdem Gebärmutterkontraktionen hervorruft, hat man ihn zum Stillen von Blutungen nach der Entbindung eingesetzt.
Warnung: Innerlich nur unter ärztlicher Überwachung und nicht in der Schwangerschaft oder bei Bluthochdruck anwenden. In einigen Ländern unterliegt Besenginster gesetzlichen Bestimmungen.

Satureja montana

(Labiatae/Lamiaceae)

WINTERBOHNENKRAUT

Beschreibung: Aromatischer, bis 40 cm hoher, halbimmergrüner Halbstrauch mit lanzettlichen Blättern und rosaweißen Blüten in Rispen.
Verbreitung & Anbau: Heimisch in Südeuropa, wächst an sonnigen, trockenen Stellen; häufig als Gartenpflanze gezogen. Ernte der Blütensprosse im Sommer.
Verwendete Teile: Blütensprosse, ätherisches Öl.
Inhaltsstoffe: Etwa 1,6% ätherisches Öl, Hauptbestandteile Carvacrol, p-Cymen, Linalool und Thymol.
Geschichte & Brauchtum: Die Ärzte der Antike, Dioskorides und Galen, ordneten Winterbohnenkraut als »erhitzend und trocknend« ein und schrieben ihm ähnliche medizinische Eigenschaften wie Gartenthymian (*Thymus vulgaris*, S. 142) zu.
Medizinische Wirkung & Anwendung: Meistens wird Winterbohnenkraut als Küchengewürz genutzt, es wird jedoch auch medizinisch eingesetzt. Winterbohnenkraut wirkt bei Blähungen und Koliken und beruhigt die Verdauung. Wegen seiner wärmenden Eigenschaften wird es bei Atemwegserkrankungen und Bronchitis angewendet. Das stark antibiotische ätherische Öl hilft z. B. bei Pilzinfektionen wie Soor (Candidose), darf aber nur stark verdünnt eingesetzt werden (maximal 5%).
Verwandte Arten: Das ähnliche Gartenbohnenkraut *(S. hortensis)* hat ein etwas schwächeres ätherisches Öl. Auch Wilder Steinquendel (*Calamintha ascendens*, S. 179) ist nahe verwandt.
Warnung: Das isolierte ätherische Öl darf innerlich nur unter ärztlicher Überwachung und nicht in der Schwangerschaft angewendet werden.

***Winterbohnenkraut** hilft bei Blähungen, Verdauungsstörungen und Koliken.*

Saussurea lappa syn. *S. costus*

(Compositae/Asteraceae)

KOSTUSPFLANZE

Beschreibung: Mehrjährige, bis 3 m hohe, aufrechte Pflanze mit herzförmigen Blättern und blauschwarzen Blütenköpfen.
Verbreitung & Anbau: Heimisch auf dem indischen Subkontinent, hauptsächlich in den Gebirgsregionen von Kaschmir. Ernte der Wurzel im Herbst.
Verwendete Teile: Wurzel, ätherisches Öl.
Inhaltsstoffe: Ätherisches Öl (mit Monoterpenen, Sesquiterpenen, Costunolid und Aplotaxen), Saussureamin (ein Alkaloid) und Harz. Saussureamin wirkt dämpfend auf das parasympathische Nervensystem.
Geschichte & Brauchtum: In der indischen Medizin verwendet man die Kostuswurzel seit mindestens 2500 Jahren; sie ist auch nach China und in den Mittleren Osten ausgeführt worden. Die duftende Wurzel wird häufig als Fixativ in der Parfümindustrie eingesetzt. Man schätzt sie in Indien als Aphrodisiakum und als Mittel, um frühzeitiges Ergrauen zu verhindern.
Medizinische Wirkung & Anwendung: Die indische Ayurveda-Medizin und die Unani-Tibb-Tradition verwenden die Kostuspflanze als kräftigendes, anregendes und antiseptisches Mittel. Gewöhnlich setzt man die Wurzel zusammen mit anderen Arzneipflanzen bei Atemwegserkrankungen ein, z. B. Bronchitis, Asthma und Husten. Auch Cholera wird mit ihr behandelt.
Warnung: Das isolierte ätherische Öl darf nicht innerlich angewendet werden.

Schizonepeta tenuifolia

(Labiatae/Lamiaceae)

JING JIE (CHINESISCH)

Beschreibung: Mehrjährige, bis 8 m hohe Pflanze mit vierkantigem Stengel, lanzettlichen Blättern und kleinen, gequirlten Blüten.
Verbreitung & Anbau: Heimisch im Fernen Osten, in Ostchina häufig angebaut. Ernte der Sproßteile im Herbst.
Verwendete Teile: Sproßteile.
Inhaltsstoffe: Ätherisches Öl, hauptsächlich mit Menthon und Limonen.
Medizinische Wirkung & Anwendung: *Jing jie* gilt in der chinesischen Volksmedizin als aromatische und wärmende Pflanze. Man verwendet sie bei Hautbeschwerden wie Furunkeln und Juckreiz. *Jing jie* wirkt auch schweißtreibend und wird bei Fieber und Verkühlungen sowie bei Masern eingesetzt. Oft wird sie mit Ackerminze (*Mentha arvensis* var. *arvensis*, S. 232) kombiniert.
Forschungsergebnisse: Chinesische Untersuchungen haben bestätigt, daß *Jing jie* die Durchblutung der oberen Hautschichten erhöht.

Scolopendrium vulgare syn. *Phyllitis scolopendrium*

(Aspleniaceae)

HIRSCHZUNGE

Beschreibung: Immergrüner, bis 60 cm hoher Farn mit langen, zungenförmigen Wedeln und unterseits Sporenbehältern in strichförmigen Lagern.
Verbreitung & Anbau: Heimisch in großen Teilen von Europa, Nordafrika, Vorderasien, Japan und Nordamerika; wächst im Schatten in Wäldern, an Felsen und Mauern. Ernte der Wedel in Sommer.
Verwendete Teile: Wedel.
Inhaltsstoffe: Gerb- und Schleimstoffe, Isoflavone vom Astragalintyp.

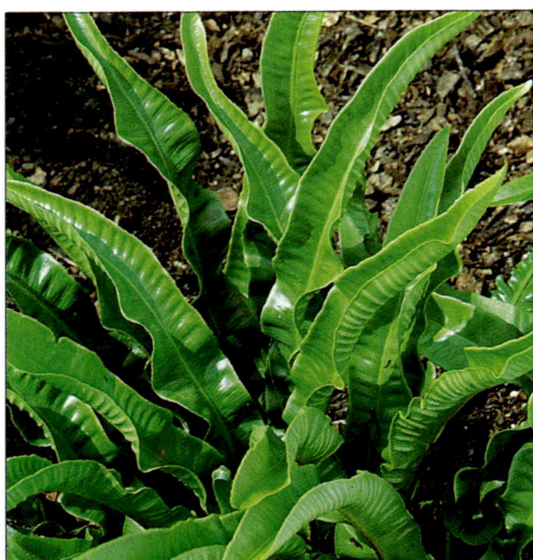

Hirschzunge *wächst in schattigen Wäldern und ist auf der Nordhalbkugel verbreitet.*

Geschichte & Brauchtum: Seit mindestens 2000 Jahren wendet man Hirschzunge bei Durchfall und Ruhr an. In Wales und im Schottischen Hochland nutzte man sie traditionell als Umschlag bei Wunden, Verbrühungen und Verbrennungen sowie als Salbe bei Hämorrhoiden. Die Ainu in Japan haben die getrockneten Wedel geraucht.
Medizinische Wirkung & Anwendung: Früher war Hirschzunge wegen ihrer wundheilenden Eigenschaften geschätzt, heute nutzt man sie hauptsächlich als schwach adstringierendes Mittel. Gelegentlich wird sie bei Durchfall und Reizdarm eingesetzt. Leber- und Milzfunktion werden positiv beeinflußt. Hirschzunge wirkt anscheinend auswurffördernd, sie ist auch schwach harntreibend.

Scrophularia nodosa

(Scrophulariaceae)

KNOTIGE BRAUNWURZ

Beschreibung: Knotige Braunwurz ist eine mehrjährige, aufrechte, bis 1 m hohe Pflanze mit vierkantigem Stengel, ovalen Blättern, kleinen bräunlichen, rundlichen Blüten in Scheinrispen und grünen Kapselfrüchten.
Verbreitung & Anbau: Heimisch in Europa, großen Teilen Asiens und Neufundlands, wächst an feuchten Stellen in Wäldern, an Ufern und Gräben. Ernte der Sproßteile zur Blüte im Sommer.
Verwendete Teile: Sproßteile.
Inhaltsstoffe: Iridoidglykoside (darunter Aucubin, Harpagosid, Acetylharpagid), Flavonoide, herzwirksame Glykoside und Phenolsäuren. Harpagosid und Harpagid sollen für die antiarthritische Wirkung verantwortlich sein.
Geschichte & Brauchtum: Der wissenschaftliche Gattungsname *Scrophularia* erinnert an die altüberlieferte Anwendung der Pflanze bei Skrofulose (Tuberkulose der Halslymphknoten). Die unter der Haut sichtbar angeschwollenen Lymphknoten ähneln dem knolligen Rhizom der Braunwurz; deshalb galt die Pflanze nach der Signaturenlehre (das Äußere der Pflanze zeigt die Krankheiten an, die sie heilen kann; *siehe* S. 16) als geeignetes Mittel bei Skrofulose. Im 16. und 17. Jahrhundert hielt man Knotige Braunwurz in der Tat für ein Allheilmittel bei allen möglichen Schwellungen und Geschwülsten.
Medizinische Wirkung & Anwendung: Die die »Entschlackung« unterstützende Braunwurz wird bei verschiedenen Hauterkrankungen angewendet. Bei chronischen Hautkrankheiten wie Ekzemen und Psoriasis (Schuppenflechte) nimmt man sie innerlich als Aufguß oder trägt sie äußerlich auf. Äußerlich beschleunigt sie auch das Abheilen von Wunden, Verbrennungen, Hämorrhoiden und Geschwüren. Bis heute verwendet man in Europa Knotige Braunwurz noch zur Behandlung von Brustdrüsenentzündung, geschwollenen Lymphknoten und Geschwülsten. Sie wirkt auch schwach harntreibend, ferner angeblich entwurmend.
Verwandte Arten: Die europäische Wasser-Braunwurz *(S. aquatica)* sowie die nordamerikanische *S. marilandica* haben ähnliche Eigenschaften. In China behandelt man mit *S. ningopoensis* Infekte und nutzt sie zum Entgiften.
Warnung: Nicht bei Vorliegen einer Herzerkrankung anwenden.

Selenicereus grandiflorus

(Cactaceae)

KÖNIGIN DER NACHT

Beschreibung: Verzweigte, kriechende oder kletternde, bis 5 m lange Kaktee mit säulenförmigen Stengeln mit Luftwurzeln, großen, nur nachts geöffneten weißen Blüten (Durchmesser 20 cm) und ovalen roten Früchten.
Verbreitung & Anbau: Heimisch in Mexiko und Mittelamerika; heute selten wildwachsend, meist als Zier- und Arzneipflanze angebaut. Blüten und junge Sproßteile werden im Sommer geerntet.
Verwendete Teile: Blüten, junge Sproßteile.

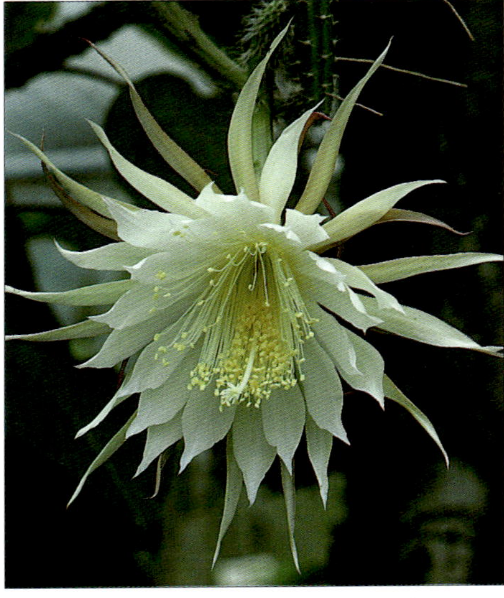

Königin der Nacht *hat beachtliche Blüten, die sich erst abends öffnen und sich in der Morgendämmerung wieder schließen.*

Inhaltsstoffe: Königin der Nacht enthält Alkaloide (darunter Cactin), Flavonoide (Isorhamnetin) und Farbstoffe. Die herzstärkende Wirkung von Cactin soll der der herzwirksamen Glykoside gleichen (*siehe* Fingerhut, *Digitalis*-Arten, S. 199).
Medizinische Wirkung & Anwendung: Wegen des geringen Angebots wird Königin der Nacht heute selten eingesetzt, ist aber ein wertvolles Herzmittel. Sie regt die Herzfunktion an, indem sie seine Kontraktionskraft erhöht, gleichzeitig aber die Frequenz erniedrigt. Man verschreibt die Pflanze bei den verschiedensten Herz- und Kreislaufstörungen, so auch bei Angina pectoris (beklemmende Herzschmerzen) und

niedrigem Blutdruck oder auch als Tonikum zur Genesung nach einem Herzanfall. In der Karibik verwendet man den Preßsaft der ganzen Pflanze zum Entwurmen; Sprosse und Blüten der Königin der Nacht nutzt man bei der Behandlung rheumatischer Erkankungen.
Warnung: Nur unter ärztlicher Aufsicht anwenden. Überdosierung kann Magenbeschwerden und Halluzinationen auslösen.

Sempervivum tectorum

(Crassulaceae)

ECHTE HAUSWURZ

Beschreibung: Mehrjährige, bis 10 cm hohe Pflanze mit fleischigen Blättern in einer Rosette und Blütensprossen mit Gruppen von glockenförmigen rötlichen Blüten.
Verbreitung & Anbau: Heimisch in Mittel- und Südeuropa, vor allem in Gebirgen; wächst auf Felsrasen. Vielerorts als Gartenpflanze gezogen und eingebürgert. Ernte der Blätter im Sommer. Die Pflanze steht unter Naturschutz und darf an Wildstandorten nicht gesammelt werden.
Verwendete Teile: Blätter und daraus hergestellter Preßsaft.
Inhaltsstoffe: Gerb- und Schleimstoffe, Äpfel- und Ameisensäure.
Geschichte & Brauchtum: Der Gattungsname *Sempervivum* (immerlebend) weist auf die Widerstandsfähigkeit der Pflanze hin. Karl der Große (742–814) befahl seinen Untertanen im *Capitulare de villis*, Hauswurz aufs Dach zu pflanzen, da sie angeblich Blitzschläge abwehrte. Dieser Brauch hat sich lange gehalten.
Medizinische Wirkung & Anwendung: Die kühlenden und adstringierenden Blätter und ihr Preßsaft werden äußerlich bei vielen Hautbeschwerden aufgetragen, darunter bei Verbrennungen, Wunden, Furunkeln und Hühneraugen. Wie viele andere sowohl adstringierende als auch lindernde Mittel zieht Hauswurz einerseits die Haut zusammen, andererseits macht sie sie weich. Traditionell hat man die Blätter bei Zahnschmerzen gekaut und den Preßsaft bei Nasenbluten geschnupft. Hauswurz wird äußerlich noch verwendet, jedoch nicht innerlich, da höhere Dosen Erbrechen auslösen.
Warnung: Nicht innerlich anwenden.

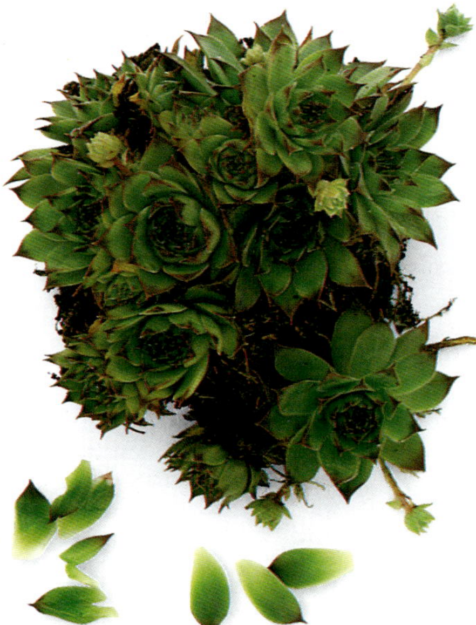

***Echte Hauswurz** hat schleim- und gerbstoffhaltige Blätter mit hautlindernder Wirkung.*

Senecio aureus

(Compositae/Asteraceae)

GOLDENES KREUZKRAUT

Beschreibung: Aufrechte, mehrjährige, bis 1 m hohe Pflanze mit lanzettlichen Blättern und gelben, margeritenähnlichen Blütenköpfen in Rispen.
Verbreitung & Anbau: Heimisch im östlichen Nordamerika, wächst in Sümpfen, an feuchten Stellen und Flußufern. Ernte der Sproßteile im Sommer.
Verwendete Teile: Sproßteile.
Inhaltsstoffe: Ätherisches Öl, Pyrrolizidinalkaloide (darunter Senecionin und Otosenin), Gerbstoffe und Harz. Pyrrolizidinalkaloide sind stark lebertoxisch und kanzerogen.
Geschichte & Brauchtum: Die Catawba-Indianer in Nordamerika verwendeten die Wurzel des Goldenen Kreuzkrauts als allgemeines Mittel bei Frauenleiden, speziell zum Lindern von Wehenschmerzen.
Medizinische Wirkung & Anwendung: Bis vor kurzem nutzte man Goldenes Kreuzkraut in der anglo-amerikanischen Pflanzenheilkunde so wie ehedem – zum Einleiten der Periodenblutung und zur Linderung von Beschwerden der Wechseljahre. Heute wird die Pflanze aber nur mehr zur äußeren Anwendung empfohlen, insbesondere als Spülung bei übermäßigem Scheidenausfluß.
Verwandte Arten: *Siehe* Jakobskreuzkraut (*S. jacobaea*, folgender Eintrag).
Warnung: Wegen des Gehalts an Pyrrolizidinalkaloiden rät das Bundesgesundheitsministerium von der Anwendung ab.

Senecio jacobaea

(Compositae/Asteraceae)

JAKOBSKREUZKRAUT

Beschreibung: Zwei- oder mehrjährige, bis etwa 1 m hohe Pflanze mit gelappten, gefiederten Blättern und dichten Doldenrispen leuchtendgelber, margeritenähnlicher Blütenköpfe.
Verbreitung & Anbau: Heimisch in großen Teilen Asiens, Europas und Nordafrikas, eingebürgert in Nord- und Südamerika und Australien; gedeiht auf Grasland und an Rainen; gefürchtetes Acker- und Weideunkraut. Ernte der Sproßteile im Sommer.
Verwendete Teile: Sproßteile.
Inhaltsstoffe: Ätherisches Öl, Pyrrolizidinalkaloide (darunter Seneciphyllin, Senecionin und Jacobin), Gerbstoffe und Harz. Pyrrolizidinalkaloide sind stark lebertoxisch und kanzerogen.
Geschichte & Brauchtum: Jakobskreuzkraut ist für Rinder und Schafe sehr giftig und wird von ihnen auf der Weide normalerweise gemieden. Früher hat man die Pflanze zur Fiebersenkung durch Schwitzkuren verschrieben.
Medizinische Wirkung & Anwendung: Heute wird Jakobskreuzkraut innerlich nicht mehr eingesetzt, äußerlich jedoch manchmal noch als Umschlag, Salbe oder Lotion zum Lindern von Schmerzen und Entzündungen aufgetragen. Zu den Anwendungsgebieten gehören Rheumatismus, rheumatoide Arthritis und neuralgische Beschwerden wie Ischias.
Forschungsergebnisse: Holländische Untersuchungen haben 1994 gezeigt, daß unter Lichtmangel gezogenes Jakobskreuzkraut deutlich geringere Mengen an Pyrrolizidinalkaloiden bildet.
Verwandte Arten: Graublättriges Greiskraut (*S. cineraria*, syn. *Cineraria maritima, siehe* S. 188) wurde traditionell bei Grauem Star verwendet. *Siehe* auch Goldenes Kreuzkraut (*S. aureus*, voriger Eintrag).
Warnung: Wegen des Gehalts an Pyrrolizidinalkaloiden rät das Bundesgesundheitsministerium von der Anwendung ab.

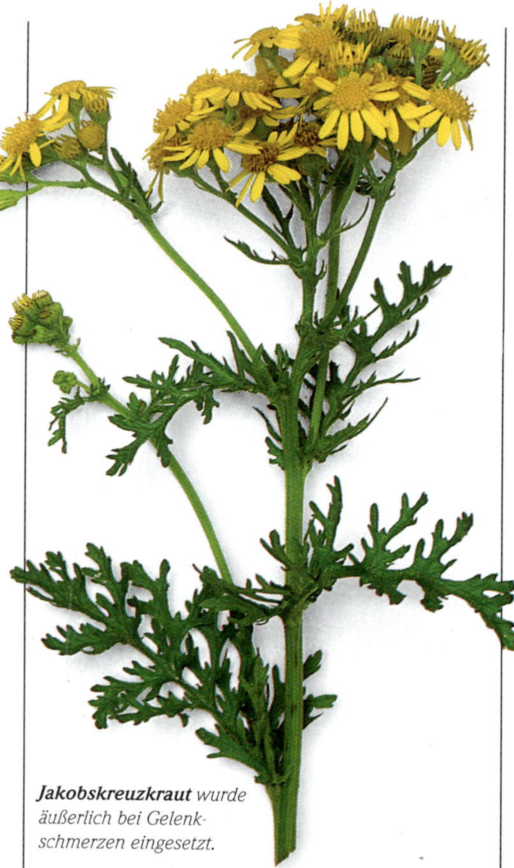

***Jakobskreuzkraut** wurde äußerlich bei Gelenkschmerzen eingesetzt.*

Sesamum indicum
(Pedaliaceae)
SESAM,
HEI ZHI MA (CHINESISCH)

Beschreibung: Einjährige, aufrechte, bis 2 m hohe Pflanze mit lanzettlich-ovalen Blättern, weißen, rosa- oder lilafarbenen Blüten und länglichen Fruchtkapseln mit vielen kleinen grauen Samen.
Verbreitung & Anbau: Nur in Kultur bekannt, weltweit in den Tropen und Subtropen angebaut. Die Wurzel wird im Sommer geerntet, die Samen, wenn die Samenkapseln sich braunschwarz verfärbt haben.
Verwendete Teile: Samen, Samenöl, Wurzel.
Inhaltsstoffe: Samen: sehr nahrhaft, bis zu 55% Öl, das hauptächlich aus ungesättigten Fettsäuren besteht (je etwa 43% Öl- und Linolsäure); 26% Protein, Niacin, Vitamin E, Folsäure und Mineralstoffe (besonders Calcium).
Geschichte & Brauchtum: Sesam war eine der Pflanzenarten, die man in Tutenchamuns (ägyptischer König etwa von 1347–1339 v. Chr.) Grab fand. Im alten Ägypten verzehrte man die Samen und preßte auch Öl, das als Brennstoff für Lampen und zur Salbenzubereitung diente. Auch in Indien und China ist Sesam schon seit Jahrtausenden gegessen und genutzt worden.
Medizinische Wirkung & Anwendung: In China wird Sesam hauptsächlich als Nahrungspflanze und zum Würzen verwendet, doch setzt man ihn auch ein, um »Mangelzustände« zu beheben, insbesondere solche, die die Leber und Niere beeinflussen. Die Samen werden bei Beschwerden wie Schwindel und Tinnitus (Ohrenklingen) verschrieben. Sesamsamen wirken als »Gleitmittel« im Verdauungstrakt und gelten deshalb als Mittel bei »trockener« Verstopfung. Sie regen die mütterliche Milchbildung deutlich an. Sesamöl ist gut für die Haut und dient als Grundstoff von Kosmetika. Weit verbreitet ist die volksmedizinische Verwendung der Wurzelabkochung bei Husten und Asthma.
Forschungsergebnisse: Experimentelle Tierstudien haben ergeben, daß Sesamsamen den Blutzuckerspiegel senken und den Spiegel des Reservekohlenhydrats Glykogen erhöhen.

Smilax spp.
(Liliaceae)
SARSAPARILLE

Beschreibung: Verholzte, bis 5 m hohe Kletterpflanze mit breit eiförmigen Blättern, Kletterranken und kleinen grünlichen Blüten.
Verbreitung & Anbau: Heimisch von Mexiko bis zum nördlichen Südamerika. Die Sarsaparille-Wurzel stammt von verschiedenen *Smilax*-Arten. Ernte ganzjährig.
Verwendete Teile: Wurzel.
Inhaltsstoffe: 1–3% Steroidsaponine, Phytosterine (darunter β-Sitosterol), etwa 50% Stärke, Harz und Mineralstoffe.
Geschichte & Brauchtum: Sarsaparille wurde 1563 von Amerika nach Spanien gebracht und als Heilmittel für Syphilis angepriesen, wie es angeblich in der Karibik mit einigem Erfolg angewendet worden war. Diese Behauptungen waren maßlos übertrieben, und das Interesse an der Pflanze schwand. In Mexiko hat man traditionell verschiedenste Hauterkrankungen mit Sarsaparille behandelt. Sarsaparille-Wurzel wurde dem sogenannten Wurzelbier (in USA und Kanada verbreitet) vor Aufkommen der künstlichen Aromastoffe zugesetzt.
Medizinische Wirkung & Anwendung: Die entzündungshemmende und reinigende Sarsaparille hilft bei Hauterkrankungen wie Ekzemen, Psoriasis (Schuppenflechte) und allgemeinem Juckreiz, ferner bei Rheuma, rheumatischer Arthritis und Gicht. Sie hat stärkende und androgene Eigenschaften, die eine gößere Muskelmasse bewirken und möglicherweise bei Impotenz genutzt werden könnten. Wegen der zusätzlich progesteronen Wirkung kann man Sarsaparille bei prämenstruellen Beschwerden und Wechseljahrsproblemen wie Schwäche und Depressionen einsetzen. In Mexiko wird die Wurzel immer noch häufig als Stärkungsmittel und Aphrodisiakum verwendet. Amazonas-Indianer nutzen Sarsaparille zur Steigerung der Männlichkeit und bei Beschwerden der Wechseljahre.
Forschungsergebnisse: Chinesische Versuche deuten an, daß Sarsaparille möglicherweise bei Leptospirose (einer seltenen, von Ratten auf den Menschen übertragenen Krankheit) wirken könnte. Man hat die Wurzel zusammen mit fünf anderen Arzneipflanzen auch bei Syphilis-Patienten eingesetzt. Angeblich waren 90% der akuten Fälle anschließend geheilt.

Solanum dulcamara
(Solanaceae)
BITTERSÜSSER NACHTSCHATTEN

Beschreibung: Mehrjährige, bis 4 m hohe, oft kletternde Pflanze mit schlanken, halbverholzten Stengeln, ovalen, z. T. tief eingeschnittenen Blättern, dunkelvioletten Blüten mit gelben Staubbeuteln und ovalen roten Früchten.
Verbreitung & Anbau: Heimisch in Europa, Nordafrika und Teilen Asiens, eingebürgert in Nordamerika; häufige Pflanze, wächst an Hecken, Gräben und in Wäldern. Ernte der Stengelstücke im Frühjahr oder Herbst, der Wurzelrinde im Herbst.
Verwendete Teile: Stengelstücke (sogenannte *stipites dulcamarae*), Wurzelrinde.
Inhaltsstoffe: Steroidalkaloide (darunter Solasonin, Solamarin und Solanin), Steroidsaponine und etwa 10% Gerbstoffe.
Geschichte & Brauchtum: 1735 charakterisierte der irische Kräuterarzt K'Eogh Bittersüßen Nachtschatten wie folgt: »Er hat eine heiße, trockene Natur. Eine Abkochung in Wein … öffnet Verstopfungen der Leber und Milz und ist deshalb gut bei Gelbsucht. Er heilt auch alle innerlichen Wunden, Prellungen und Risse, denn er löst geronnenes Blut auf, so daß es mit dem Harn ausgeschieden wird.« Der schwedische Naturforscher Carl von Linné (1707–1778) hielt Bittersüßen Nachtschatten für wertvoll bei Fieber und entzündlichen Erkrankungen.
Medizinische Wirkung & Anwendung: Bittersüßer Nachtschatten wirkt anregend, auswurffördernd, harntreibend, entgiftend und antirheumatisch. Innerlich angewendet, scheint er bei Hautbeschwerden wie Ekzemen, Juckreiz, Psoriasis (Schuppenflechte) und Warzen gut zu helfen; dies gilt auch für eine Abkochung aus den Stengelstücken. Bei Asthma, chronischer Bronchitis und rheumatischen Erkrankungen sowie Gicht kann man Bittersüßen Nachtschatten einsetzen.
Warnung: Wegen des Gehalts an giftigen Alkaloiden nur unter ärztlicher Überwachung anwenden.

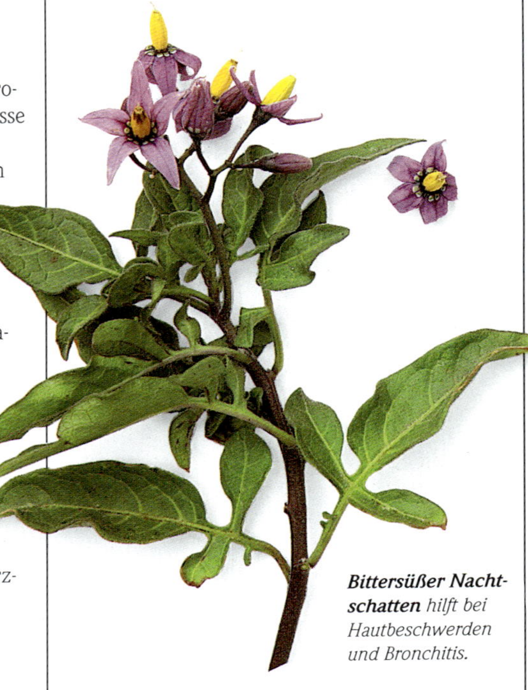

Bittersüßer Nachtschatten *hilft bei Hautbeschwerden und Bronchitis.*

Solanum melongena
(Solanaceae)
AUBERGINE, EIERFRUCHT

Beschreibung: Aufrechte, bis 70 cm hohe Staude, mehrjährig (in kaltem Klima nur einjährig), mit leicht wolligen Blättern, violetten Blüten und großen schwarzvioletten oder weißen Früchten.
Verbreitung & Anbau: Heimisch in Indien und Südostasien; heute weltweit in den Tropen und Subtropen (bzw. in kälterem Klima unter Glas) angebaut. Ernte der reifen Früchte im Sommer oder Herbst.

Verwendete Teile: Früchte, Fruchtsaft, Blätter.
Inhaltsstoffe: Früchte: Proteine, Kohlenhydrate und die Vitamine A, B_1, B_2 und C.
Geschichte & Brauchtum: In Süd- und Ostasien hat man die Aubergine seit altersher als Gemüse angebaut.
Medizinische Wirkung & Anwendung: Auberginen (Früchte) senken den Cholesterinspiegel des Bluts und sind als Bestandteil einer Spezialdiät zur Blutdrucksenkung geeignet. Die frische Frucht kann als Umschlag bei Hämorrhoiden aufgetragen werden; üblicher ist aber ihre Verwendung in Öl oder als Salbe. Ein lindernder, erweichender Umschlag aus den Blättern hilft bei Verbrennungen, Abszessen, Lippenbläschen und ähnlichen Beschwerden.
Warnung: Die giftigen Auberginenblätter dürfen nur äußerlich angewendet werden.

Solanum tuberosum

(Solanaceae)

KARTOFFEL

Beschreibung: Mehrjährige (meistens einjährig gezogene), bis 1 m hohe, verzweigte Pflanze mit gefiederten Blättern, weiß bis lilafarbenen Blüten, gelbgrünen Früchten und dicken Knollen (Kartoffeln).
Verbreitung & Anbau: Heimisch in den Anden in Chile, Bolivien und Peru; heute in vielen Züchtungen weltweit angebaut. Die Knollen wilder Kartoffelsorten werden im Spätherbst, die der meisten Züchtungen vom Sommer bis in den Herbst geerntet.
Verwendete Teile: Knolle.
Inhaltsstoffe: Kartoffelknolle: Stärke, große Mengen der Vitamine A, B_1, B_2, C und K, Mineralstoffe (besonders Kalium) und meistens geringe Mengen an Steroidalkaloiden. Diese bewirken eine Verminderung der Verdauungssekrete, insbesondere der Magensäure.
Geschichte & Brauchtum: Die Quechua- und Aymara-Indianer der Zentralanden bauten viele unterschiedliche Kartoffelarten und -sorten an. Im frühen 16. Jahrhundert wurde die Kartoffel über Spanien nach Europa eingeführt. Erst im 18. Jahrhundert wurde sie zu einem festen Bestandteil der europäischen Ernährung. Das Kochwasser von Kartoffeln hat keine nachweisliche medizinische Wirkung, soll aber gut zum Silberputzen sein.
Medizinische Wirkung & Anwendung: In Maßen angewendet, kann Kartoffelpreßsaft Schmerzen und Übersäuerung bei Magengeschwüren lindern. Preßsaft oder pürierte rohe Kartoffeln können äußerlich bei schmerzenden Gelenken, Kopf- und Rückenschmerzen, Hautausschlägen und Hämorrhoiden helfen. In Indien verwendet man Kartoffelschalen bei geschwollenem Zahnfleisch und Verbrennungen.
Verwandte Arten: Die Wurzel des brasilianischen *S. insidiosum* wird als harntreibendes und magenstärkendes Mittel genutzt.
Warnung: Außer den Knollen sind alle Teile der Pflanze giftig. Da auch roher Kartoffelsaft in übermäßiger Dosierung giftig ist, sollte täglich höchstens der Preßsaft einer großen Kartoffel getrunken werden. Ergrünte Knollen enthalten deutlich höhere Alkaloidmengen; durch Schälen und Abgießen des Kochwassers wird ein Großteil entfernt.

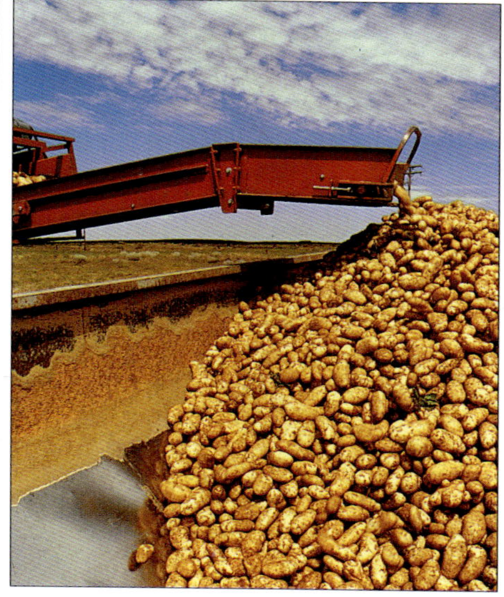

***Kartoffel** ist eine sowohl für die Ernährung als auch für die Medizin wichtige Pflanze.*

Solanum xanthocarpum

(Solanaceae)

KANTAKARI

Beschreibung: Mehrjährige, bis 1 m hohe, stark verzweigte und stachelige Pflanze mit ovalen Blättern, violetten Blüten und gelben Früchten.
Verbreitung & Anbau: Heimisch im tropischen Asien, wächst auf Ödland. Ernte von Wurzel und Blättern nach Bedarf, Samenernte bei Reife.
Verwendete Teile: Blätter, Samen, Wurzel.
Inhaltsstoffe: Steroidalkaloide vom Solasodintyp.
Medizinische Wirkung & Anwendung: In der Ayurveda-Medizin verwendet man die Blätter von Kantakari bei Blähungen und Verstopfung. Bei Hals- und Zahnfleischerkrankungen nutzt man sie auch zum Gurgeln. Die auswurffördernden und gegen Katarrh wirksamen Samen können bei Asthma und Bronchialkatarrh eingesetzt werden. Schlangenbisse und Skorpionstiche werden mit der Wurzel behandelt.
Warnung: Nur unter ärztlicher Überwachung anwenden.

Solidago virgaurea

(Compositae/Asteraceae)

ECHTE GOLDRUTE

Beschreibung: Mehrjährige, bis 70 cm hohe Pflanze mit gezähnten Blättern und gelben, margeritenähnlichen Blütenköpfen in Rispen.
Verbreitung & Anbau: Heimisch in Europa, Nordafrika und Teilen Asiens, eingebürgert in Nordamerika; wächst auf offenen Plätzen, in Wäldern und auf Magerrasen. Ernte zur Blüte im Sommer.
Verwendete Teile: Sproßteile.
Inhaltsstoffe: Saponine, Diterpene, Phenolglucoside (salicylsäureähnliche Substanzen), Acetylene, Cinnamate, Flavonoide, Gerbstoffe, Hydroxybenzoate und Inulin. Die Saponine hemmen die Vermehrung von Pilzen und Bakterien; die Phenolglucoside wirken entzündungshemmend.
Geschichte & Brauchtum: Der Kräuterarzt John Gerard schrieb 1597, daß »Goldrute allen anderen Kräutern zur Stillung blutender Wunden überlegen ist«.
Medizinische Wirkung & Anwendung: Die antioxidative, adstringierende und harntreibende Goldrute ist ein gutes Mittel für Harnwegserkrankungen, und zwar bei schwereren und leichteren Fällen, z. B. bei Nierenentzündung und auch bei Blasenentzündung. Angeblich soll Goldrute auch die Austreibung von Nieren- und Blasensteinen fördern. Die Saponine wirken gezielt gegen *Candida*-Pilzinfektionen, die Erreger von Scheiden- und Mundsoor. Goldrute hilft auch bei Halsschmerzen, chronischem Schnupfen und Durchfall. Wegen ihrer sanften Wirkung verwendet man die Pflanze auch bei kindlichen Magen-Darm-Infekten. Äußerlich kann man sie als Mundwasser oder als Spülung bei Soor einsetzen.
Verwandte Arten: Kanadische Goldrute *(S. canadensis)* hat ähnliche Eigenschaften.
Selbstbehandlung: Allergischer Schnupfen mit Katarrh, S. 300; **Harnwegsinfekte,** S. 314.

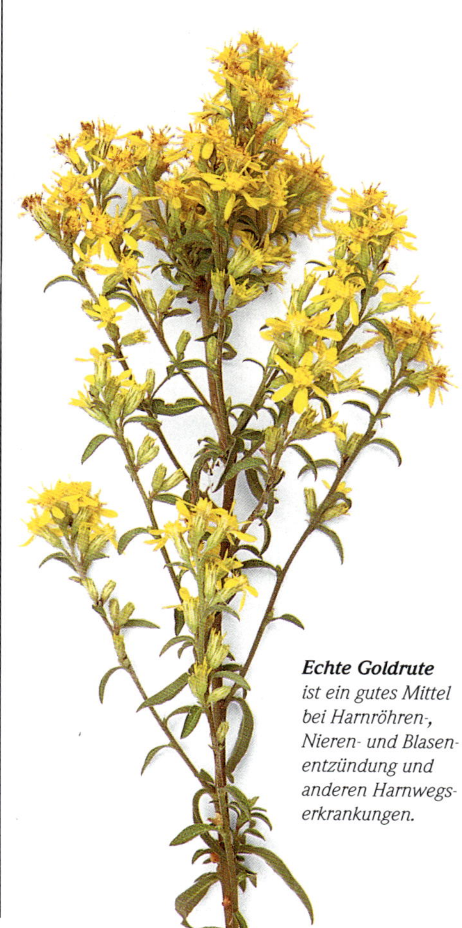

***Echte Goldrute** ist ein gutes Mittel bei Harnröhren-, Nieren- und Blasenentzündung und anderen Harnwegserkrankungen.*

Sorbus aucuparia

(Rosaceae)

EBERESCHE,

VOGELBEERBAUM

Beschreibung: Laubabwerfender, bis 12 m hoher Baum mit rötlicher Rinde, gefiederten Blättern, kleinen weißen Blüten in Doldenrispen und roten Früchten.

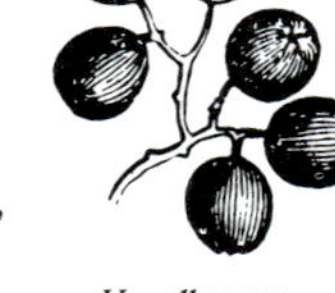

Vogelbeeren

Verbreitung & Anbau: Heimisch in Europa und Teilen Asiens; wächst in Wäldern, auch als Zierbaum angebaut. Ernte der Früchte im Herbst.
Verwendete Teile: Früchte.
Inhaltsstoffe: Früchte: Gerbstoffe, Sorbitol, Äpfel- und Sorbinsäure, Zucker und Vitamin C; Samen: cyanogene Glykoside, bei deren Spaltung die giftige Blausäure freigesetzt wird.
Geschichte & Brauchtum: Im schottischen Hochland galt Eberesche als verläßliches Gegenmittel bei Hexerei. Die Hochländer pflanzten gewöhnlich eine Ebersche neben ihr Haus, und die Kuhhirten glaubten, daß sie ihr Vieh vor bösen Mächten schützten, wenn sie einen Ebereschenstock bei der Trift benutzten. Seit jeher stellt man aus den Früchten Eingemachtes und alkoholische Getränke her.
Medizinische Wirkung & Anwendung: Die adstringierende Vogelbeere wird meistens in Form von Gelee oder als Aufguß bei Durchfall oder Hämorrhoiden verwendet. Außerdem kann man den Aufguß als Gurgelwasser bei Halsschmerzen oder zur Spülung bei Hämorrhoiden und übermäßigem Scheidenausfluß einsetzen.
Warnung: Die giftigen Samen müssen vor der Anwendung von Eberesche als Arznei- oder Nahrungsmittel entfernt werden.

Spigelia marilandica

(Loganiaceae)

MARYLANDISCHE SPIGELIE

Beschreibung: Mehrjährige Pflanze mit ovallanzettlichen Blättern, Trauben leuchtend rosaroter Blüten und Kapselfrüchten.
Verbreitung & Anbau: Heimisch in den südlichen USA, gedeiht auf trockenem, nährstoffreichem Boden in Waldlichtungen und an Waldrändern. Ernte der Wurzel im Herbst.
Verwendete Teile: Wurzel.
Inhaltsstoffe: Alkaloide (hauptsächlich Spigelein), ätherisches Öl, Gerbstoffe und Harz. Spigelein löst Erbrechen aus und reizt den Magen.
Geschichte & Brauchtum: Bei den nordamerikanischen Indianern war Spigelie zum Entwurmen weit verbreitet. Die Creek und Cherokee sammelten sie für den Handel mit weißen Siedlern. Ende des 18. Jahrhunderts wurde Spigelienwurzel zu einem der wichtigsten Entwurmungsmittel in Europa und Nordamerika.
Medizinische Wirkung & Anwendung: Heute verwendet man Spigelienwurzel ausschließlich zum Entwurmen, insbesondere bei Band- und Spulwürmern. Man verschreibt sie zusammen mit anderen Arzneipflanzen wie Senna-Kassie (*Cassia senna*, S. 72) und Fenchel (*Foeniculum vulgare*, S. 210), um sicherzustellen, daß sowohl Würmer als auch die Spigelienwurzel selbst schnell abgeführt werden, damit keine Toxine aus dem Darm resorbiert werden.
Verwandte Arten: Verschiedene *Spigelia*-Arten werden zum Entwurmen eingesetzt, so die brasilianische *S. flemmingania* und *S. anthelmia* aus der Karibik, Venezuela und Kolumbien. Zusätzlich enthält *S. anthelmia* Isochinolinalkaloide und wird bei Herzkrankheiten eingesetzt.
Warnung: Besonders die frische Pflanze ist äußerst giftig; nur unter ärztlicher Überwachung anwenden.

Stachys officinalis syn. *S. betonica, Betonica officinalis*

(Labiatae/Lamiaceae)

BETONIE,

HEILZIEST, FLOHBLUME

Beschreibung: Mehrjährige, bis 60 cm hohe Pflanze mit gezähnten, elliptischen Blättern in einer Rosette und rosafarbenen oder weißen Ährenblüten auf aufrechten Stengeln.
Verbreitung & Anbau: Heimisch in Europa und Westasien, wächst in Wiesen, Wäldern und auf Heiden. Ernte der Sproßteile zur Blüte im Sommer.
Verwendete Teile: Sproßteile.

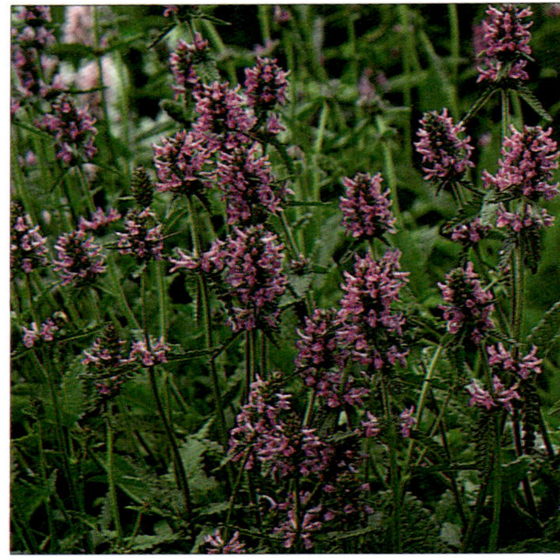

Betonie *ist ein altes Kopfschmerzmittel. Das griechische* Stachys *bedeutet »Ähre« und bezieht sich auf den Blütenstand.*

Inhaltsstoffe: Alkaloide (darunter Stachydrin und Betonicin), ferner Betaine, Cholin und Gerbstoffe.
Geschichte & Brauchtum: Seit der Antike gilt Betonie als Allheilmittel. Der Leibarzt des Kaisers Augustus, Antonius Musa (63 v. – 14 n. Chr.), behauptete, der Heilziest könne 47 Krankheiten heilen. Besonders als Kopfschmerzmittel war die Pflanze geschätzt.
Medizinische Wirkung & Anwendung: Betonie ist ein gutes Mittel bei Kopf- und Gesichtsschmerzen – auch wenn sie heute nicht mehr als Allheilmittel gilt. Sie wirkt schwach beruhigend und hilft bei nervlicher Anspannung, Streß und Überaktivität. Man verwendet Heilziest bei »verschlissenem Nervenkostüm«, prämenstruellen Beschwerden, schlechtem Gedächtnis und Anspannung. Die adstringierende Pflanze hilft zusammen mit anderen Arzneipflanzen wie Beinwell (*Symphytum officinale*, S. 136; sollte jedoch aufgrund der Pyrrolizidinalkaloide nicht innerlich genommen werden) und Lindenblüten (*Tilia* spp., S. 275) bei zugeschwollenen und schmerzenden Nebenhöhlen. Sie kann allein oder zusammen mit Schafgarbe (*Achillea millefolium*, S. 54) Nasenbluten stillen. Als schwache Bitterstoffpflanze regt sie das Verdauungssystem und die Leber an und hat eine insgesamt stärkende Wirkung auf den Körper.
Warnung: Nicht während der Schwangerschaft anwenden.

Stellaria media

(Caryophyllaceae)

VOGELMIERE

Beschreibung: Einjährige, stark verzweigte, etwa 15 cm hohe Pflanze mit behaarten Stengeln, ovalen Blättern und sternförmigen weißen Blüten.
Verbreitung & Anbau: Heimisch in Europa und Asien, heute ein Kosmopolit, wächst auf Ödland und gilt generell als Unkraut. Ernte mancherorts fast ganzjährig.
Verwendete Teile: Sproßteile.
Inhaltsstoffe: Triterpensaponine, Cumarine, Flavonoide, Fruchtsäuren und Vitamin C. Möglicherweise wirken die Saponine juckreizmindernd.
Geschichte & Brauchtum: Der griechische Arzt Dioskorides (40 – 90) beschrieb die Anwendungsmöglichkeiten von Vogelmiere wie folgt: »Sie mag mit Nutzen zusammen mit Getreidemehl bei Entzündungen der Augen aufgetragen werden. Der Saft kann auch bei Ohrenschmerzen ins Ohr eingeführt werden.« Zusätzlich zu ihrer medizinischen Verwendung ist Vogelmiere ein nahr- und schmackhaftes Gemüse.
Medizinische Wirkung & Anwendung: Man setzt Vogelmiere als Preßsaft, Umschlag, Salbe oder Creme hauptsächlich bei juckender Haut ein. In gewissen Fällen kann diese Pflanze sogar dort, wo andere Mittel versagen, starken Juckreiz lindern. Häufig verwendet man Vogelmiere bei Ekzemen, Unterschenkelgeschwüren und Nesselfieber (Urtikaria). Ein Aufguß der frischen oder getrockneten Pflanze kann als Badezusatz bei Entzündungen helfen, z. B. bei rheumatischen Gelenken, oder die Gewebsheilung fördern. Man kann Vogelmiere auch innerlich bei Bronchialerkrankungen nehmen. In kleinen Mengen unterstützt sie die Verdauung.

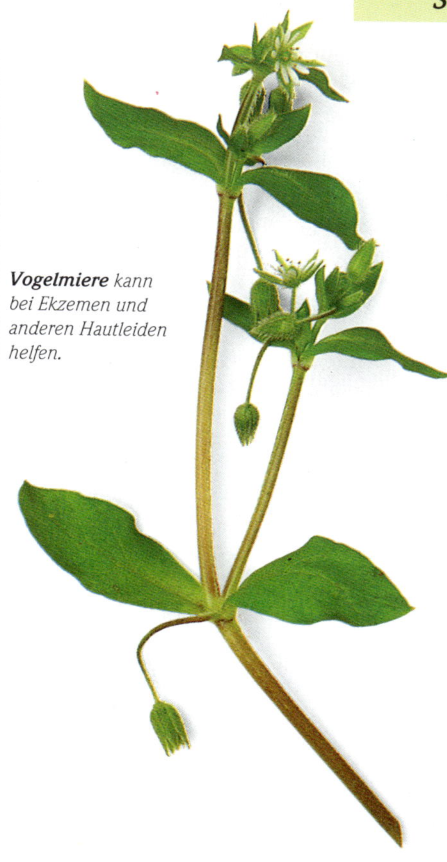

Vogelmiere kann bei Ekzemen und anderen Hautleiden helfen.

Warnung: In übermäßiger Dosierung löst Vogelmiere Durchfall und Erbrechen aus. Nicht in der Schwangerschaft anwenden.
Selbstbehandlung: Ekzeme, S. 300; **Windelausschlag & entzündete Hautausschläge,** S. 318; **Nesselfieber,** S. 303.

Stillingia silvatica

(Euphorbiaceae)

STILLINGIE

Beschreibung: Stillingie ist eine mehrjährige, bis 1,2 m hohe Pflanze mit ledrigen Blättern, gelben Blüten ohne Blütenkronblätter und dreifächrigen Früchten.
Verbreitung & Anbau: Heimisch in den südwestlichen USA, wächst auf Sandböden. Ernte der Wurzel im Herbst.
Verwendete Teile: Wurzel.
Inhaltsstoffe: Alkaloide, Diterpenester, fettes Öl, ätherisches Öl, Harz und Gerbstoffe. Die frische Wurzel soll am wirksamsten und giftigsten sein.
Geschichte & Brauchtum: Nordamerikanische Indianer verwendeten die Stillingie als drastisches Abführmittel, bei Hautausschlägen und bei Syphilis. Unmittelbar nach der Geburt tranken die Frauen der Creek entweder eine Wurzelabkochung oder badeten mit einem Aufguß als Badezusatz. Von 1831–1926 wurde die Stillingie in der *Pharmacopoeia of the United States* aufgeführt.
Medizinische Wirkung & Anwendung: Stillingie scheint generell entgiftend zu wirken. Innerlich wendet man sie bei Verstopfung, Furunkeln, nässendem Ekzem und Skrofulose (Tuberkulose der Halslymphknoten) an. Die Stillingie wird auch bei Bronchitis und Rachenentzündungen genommen. Äußerlich wird sie als Lotion bei Hämorrhoiden, Ekzemen und Psoriasis (Schuppenflechte) aufgetragen.
Warnung: Nur unter ärztlicher Überwachung anwenden; auch geringe Dosierung löst Erbrechen und starken Durchfall aus. Wegen ihrer starken Giftigkeit wird die Anwendung von Stillingie nicht empfohlen.

Strophanthus kombe

(Apocynaceae)

KOMBE-STROPHANTHUS

Beschreibung: Verholzte, bis 10 m hohe Kletterpflanze mit elliptischen Blättern, großen gelben bis weißen, trompetenförmigen Blüten und langen, schlanken Kapselfrüchten.
Verbreitung & Anbau: Heimisch in Ostafrika; wird an Wildstandorten im Regenwald gesammelt und auch kommerziell angebaut. Samenernte bei Kapselreife.
Verwendete Teile: Samen.
Inhaltsstoffe: Bis zu 10% herzwirksame Glykoside (Strophanthine), die die Förderleistung des Herzens verbessern. *Siehe* Fingerhut (*Digitalis*-Arten, S. 199).
Geschichte & Brauchtum: Strophanthus ist ein schnelles, immer wirksames Gift, sogar in geringer Dosis. In Afrika dient er seit langem als Pfeilgift.
Medizinische Wirkung & Anwendung: Bei Herzkrankheiten kann man Strophanthus so wie Fingerhut verschreiben, doch werden die Herzglykoside aus Strophanthus nicht so gut resorbiert. Ein Fachmann empfahl ihn (niedrig dosiert) als mildes herzstärkendes Mittel, besonders zusammen mit Echtem Baldrian (*Valeriana officinalis*, S. 146) und Tollkirsche (*Atropa belladonna*, S. 66). Wie die meisten Pflanzen mit Herzglykosiden wirkt Strophanthus stark harntreibend.
Verwandte Arten: In Nigeria hat man Schlangenbisse mit den verwandten westafrikanischen Arten *S. gratus* und *S. hispidus* behandelt. In Untersuchungen konnten bei beiden gerinnungshemmende Eigenschaften nachgewiesen werden.
Warnung: Der stark giftge Strophanthus darf nur unter ärztlicher Überwachung angewendet werden.

Strychnos nux-vomica

(Loganiaceae)

BRECHNUSS

Beschreibung: Immergrüner, bis 15 m hoher Baum mit glänzenden, ovalen Blättern, weißen Röhrenblüten und gelben Früchten mit je 5–8 scheibenförmigen Samen.
Verbreitung & Anbau: Heimisch in Südostasien; wird an Wildstandorten gesammelt und kommerziell angebaut. Ernte der reifen Samen.
Verwendete Teile: Samen.
Inhaltsstoffe: Die Samen der Brechnuß enthalten 3% Indolalkaloide (hauptsächlich Strychnin sowie viele andere Alkaloide), Loganin, Chlorogensäure und fettes Öl. Strychnin ist ein tödliches Gift, das stärkste Krämpfe auslöst.
Geschichte & Brauchtum: Die Samen der Brechnuß kamen im 15. Jahrhundert nach Europa, möglicherweise zunächst als Gift für Wild und Nagetiere. 1640 wurden die Samen zum ersten Mal medizinisch als Anregungsmittel eingesetzt.
Medizinische Wirkung & Anwendung: Obwohl Brechnuß wegen ihrer Giftigkeit selten innerlich angewendet wird, kann sie besonders bei älteren Personen als gutes anregendes Nervenmittel dienen. In der chinesischen Kräutermedizin werden die Samen äußerlich eingesetzt, um Schmerz zu stillen und verschiedene Arten von Geschwülsten und Lähmungen (einschließlich Gesichtslähmung) zu behandeln. Brechnuß ist ein gebräuchliches homöopathisches Mittel, das hauptsächlich bei Verdauungsbeschwerden, Kälteempfindlichkeit, Reizbarkeit und Melancholie verschrieben wird.
Forschungsergebnisse: In einer chinesischen klinischen Studie wurden 15000 Patienten mit Gesichtslähmung (Fazialislähmung) äußerlich mit einer Paste aus Brechnuß behandelt. Bei mehr als 80% trat eine Besserung ein.
Verwandte Arten: Viele andere *Strychnos*-Arten sind genauso giftig und als Pfeilgifte genutzt worden, z. B. *S. malaccensis* aus Südostasien. *S. unguacha* hat eßbare Früchte; *S. ligustrina* aus Indonesien wird bei Fieber, Darmwürmern und Schlangenbissen eingesetzt.
Warnung: Brechnuß darf nur in homöopathischer Dosierung angewendet werden. Die Pflanze und Strychnin unterliegen in den meisten Ländern gesetzlichen Bestimmungen.

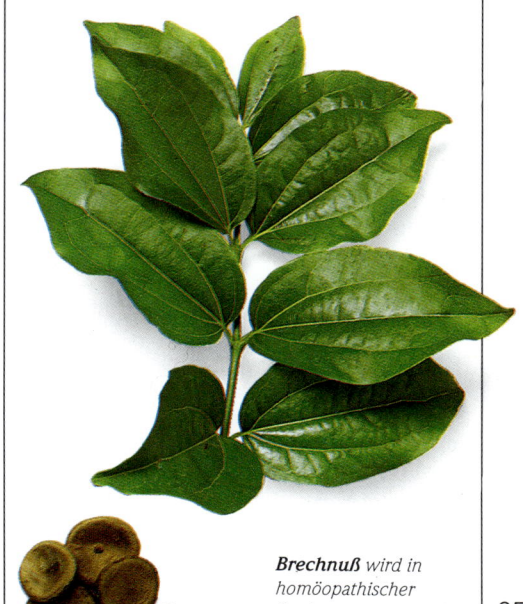

Brechnuß wird in homöopathischer Dosierung angewendet.

Styrax benzoin
(Styracaceae)
STORAX-BENZOEBAUM

Beschreibung: Laubabwerfender, buschiger, bis 9 m hoher Baum mit spitz-ovalen Blättern und glockenförmigen weißen Blüten, die in Trauben stehen.
Verbreitung & Anbau: Heimisch in Sumatra, Westjava und auf der Malaiischen Halbinsel, wildwachsend in tropischen Regenwäldern, auch kommerziell angebaut wegen des Harzes, das aus Stammeinschnitten mindestens siebenjähriger Bäume gewonnen wird.
Verwendete Teile: Harz (Sumatra-Benzoe, Benzoeharz).
Inhaltsstoffe: Unterschiedliche Mengen an Zimtsäure-, Benzoesäure- und Sumaresinolsäure-Estern, freie Säuren (z. B. Benzoesäure), Benzaldehyd und Vanillin.
Medizinische Wirkung & Anwendung: Benzoeharz wirkt stark antiseptisch und adstringierend und wird äußerlich zur Behandlung von Wunden und Geschwüren angewendet, um das Gewebe zu desinfizieren und zusammenzuziehen. Innerlich hilft Benzoeharz bei Bauchgrimmen, fördert das Abhusten und wirkt antiseptisch in den Harnwegen. Benzoeharz ist im englischen »Friar's Balsam« enthalten, einer antiseptischen und auswurffördernden Zubereitung, die man als Dampfbad bei Halsschmerzen, Schnupfen, Husten, Bronchitis und Asthma inhaliert.

Symplocarpus foetidus
(Araceae)
STINKKOHL

Beschreibung: Mehrjährige, bis 15 cm hohe, übelriechende Pflanze mit dickem, knolligem Wurzelstock, kohlähnlichen Blättern und vielblütigem Ährenblütenstand, der von einem Hüllblatt umgeben ist.
Verbreitung & Anbau: Heimisch in Teilen von Ostasien und Nordamerika, wächst in feuchten Wiesen und Sümpfen. Wurzel und Rhizom werden im Herbst oder zeitigen Frühjahr geerntet.
Verwendete Teile: Wurzel und Rhizom.
Inhaltsstoffe: Ätherisches Öl, Serotonin und Harze.
Geschichte & Brauchtum: Die Winnebago- und Dakota-Indianer behandelten Asthma und Bronchitis mit der auswurffördernden und krampflösenden Wurzel. Sie wurde auch als Umschlag zur Wundheilung eingesetzt, ferner bei Kopfschmerzen und um Splitter und Dornen zu ziehen. Im 19. Jahrhundert war Stinkkohl in Nordamerika ein sehr gebräuchliches Heilmittel.
Medizinische Wirkung & Anwendung: Auch heute noch wird Stinkkohl hauptsächlich als auswurffördernde Arzneipflanze bei Asthma, Bronchitis und Keuchhusten angewendet. Er hilft auch bei Erkrankungen der oberen Luftwege wie Schnupfen und Heuschnupfen. Seltener setzt man ihn bei Epilepsie, Kopfschmerzen, Schwindel, rheumatischen Erkrankungen und zur Blutstillung ein.

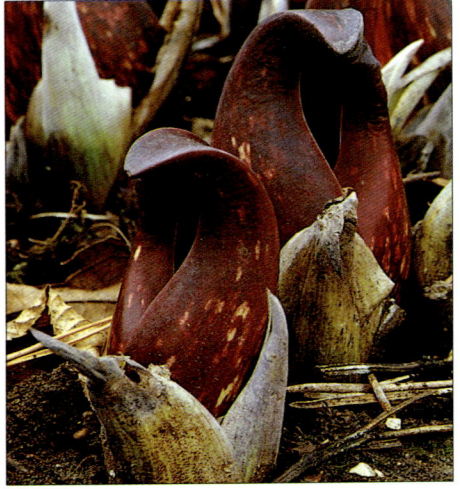

***Stinkkohl** ist eine übelriechende Pflanze mit einer stark auswurffördernden Wirkung.*

Warnung: Das Berühren von frischem Stinkkohl kann Hautblasen hervorrufen; Überdosierung löst Übelkeit, Erbrechen, Kopfschmerzen und Benommenheit aus.

Tamarindus indica
(Leguminosae/Fabaceae)
TAMARINDE

Beschreibung: Immergrüner, bis 25 m hoher Baum mit weichen Fiederblättern, Trauben von orangegelben Blüten und spröden graubraunen Hülsenfrüchten mit bis zu 12 runden Samen und breiartigem Fruchtmark.

Frucht

Verbreitung & Anbau: Heimisch in Ostafrika, heute weltweit in den Tropen kultiviert, so in der Karibik, Indien, Südostasien und China.
Verwendete Teile: Früchte (Fruchtmark).
Inhaltsstoffe: 16–18% Pflanzensäuren (darunter Nicotinsäure), ätherisches Öl (mit Geranial, Geraniol und Limonen), Zucker, Pektin, 0,8% Kalium und Fette. Die frühere Annahme, daß Tamarinde auch Vitamin C enthalte, hat sich nicht bestätigt.
Geschichte & Brauchtum: Das Fruchtmark der Tamarinde wurde früher von Seeleuten zur Ergänzung ihrer eintönigen Diät als Mittel gegen Skorbut gegessen; doch scheint es, als ob Tamarinde gar kein Vitamin C enthält. Das Fruchtmark ist Bestandteil vieler Chutneys und Würzen, insbesondere der Worcestershire Sauce.
Medizinische Wirkung & Anwendung: Das nahrhafte und reinigende Fruchtmark der Tamarinde verbessert die Verdauung, hilft bei Blähungen, wirkt mild abführend und lindert Halsschmerzen. In der Ayurveda-Medizin verwendet man es zur Appetitanregung, zur Kräftigung des Magens sowie bei Verstopfung. Mit Kreuzkümmel und Zucker gemischt, gilt es jedoch als Mittel bei Ruhr. In Südindien bereitet man daraus eine Suppe bei Erkältungen und anderen hartnäckigen Atemwegserkrankungen zu. In der chinesischen Medizin wird Tamarinde als kühlende Arzneipflanze gesehen, die zur Behandlung von »Sommer-Hitze« geeignet ist. Ferner verschreibt man sie bei Appetitmangel, Übelkeit und Schwangerschaftserbrechen sowie bei Verstopfung.
Selbstbehandlung: **Halsschmerzen,** S. 311.

Tanacetum vulgare
(Compositae/Asteraceae)
RAINFARN, WURMKRAUT

Beschreibung: Mehrjährige, stark aromatische, bis 1 m hohe Pflanze mit doppelt gefiederten Blättern und flachen gelben Blütenköpfen in Doldenrispen.

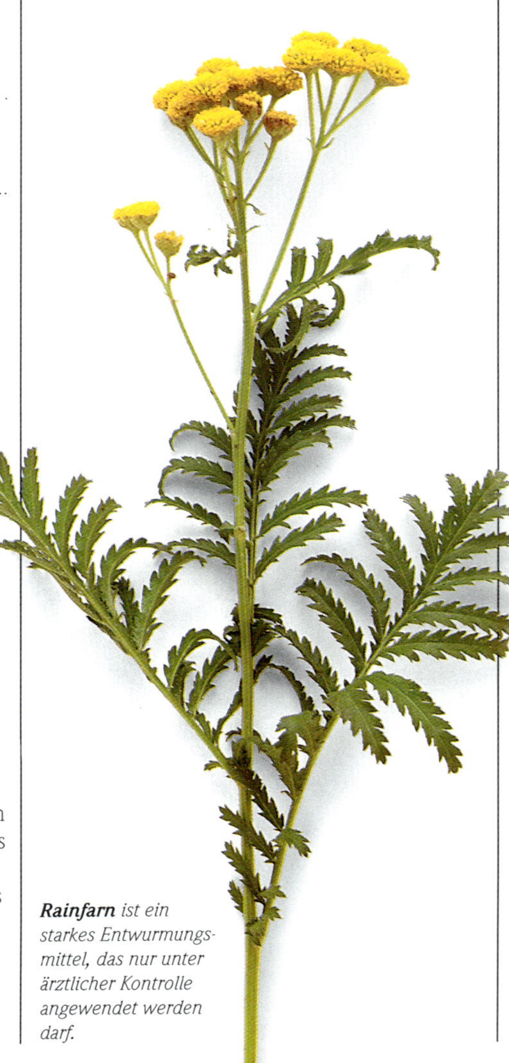

***Rainfarn** ist ein starkes Entwurmungsmittel, das nur unter ärztlicher Kontrolle angewendet werden darf.*

Verbreitung & Anbau: Heimisch in Europa und Teilen Asiens, eingebürgert in Nordamerika, wächst auf Ödland, an Wegrändern und in Wassernähe. Die Blütensprosse werden zu Beginn der Blütezeit geerntet.
Verwendete Teile: Blütensprosse.
Inhaltsstoffe: Ätherisches Öl mit beträchtlichen Mengen an Thujon und Kampfer, ferner Sesquiterpenlactone, Flavonoide und Harz. Das isolierte ätherische Öl wirkt stark menstruationsanregend. Thujon ist ein starkes Nervengift.
Geschichte & Brauchtum: In den heute noch existierenden Texten der Antike wird Rainfarn nicht erwähnt, häufig jedoch in mittelalterlichen Kräuterbüchern. Besonders Hildegard von Bingen (12. Jahrundert) führt ihn als Arzneipflanze auf, und seit dieser Zeit ist er als Wurmmittel gebräuchlich. In England verzehrte man in der Fastenzeit »Wurmkraut-Pudding«. John Gerard beschrieb ihn im 16. Jahrhundert als »angenehm im Geschmack und gut für den Magen«.
Medizinische Wirkung & Anwendung: Wegen seiner Giftigkeit wird Rainfarn heute wenig verwendet. Wenn überhaupt, wird er zum Entwurmen eingesetzt, in geringerem Maße zum Einleiten der Periodenblutung. Rainfarn tötet äußerlich Krätze, Flöhe und Läuse ab, doch besteht Vergiftungsgefahr selbst beim Auftragen auf die Haut, da die Monoterpene leicht resorbiert werden.
Warnung: Nur unter ärztlicher Überwachung und nicht in der Schwangerschaft anwenden. Wegen des Gehalts an giftigem Thujon wird die innere und äußere Anwendung nicht mehr empfohlen. Die ganze Pflanze und das isolierte ätherische Öl unterliegen in einigen Ländern gesetzlichen Bestimmungen.

Taxus baccata
(Taxaceae)
EIBE

Beschreibung: Immergrüner, bis 25 m hoher, langsam wachsender Baum mit rostbrauner Rinde und flachen dunkelgrünen Nadelblättern. Weibliche Bäume bilden rote Früchte mit fleischigem Samenmantel.
Verbreitung & Anbau: Heimisch in Europa, Kleinasien (mit Iran) und Nordwestafrika; Wildbestände selten, häufig angepflanzt, gedeiht auf kalkreichem Boden. Ernte der Nadelblätter im Frühjahr. In Deutschland unter Naturschutz.
Verwendete Teile: Nadelblätter.
Inhaltsstoffe: Gemisch von Terpenalkaloiden (Taxine; darunter das Diterpenalkaloid Taxol), Lignane, Gerbstoffe und Harz.
Geschichte & Brauchtum: Die giftige Eibe war den Druiden heilig, die in ihr ein Symbol der Unsterblichkeit sahen. Sie pflanzten die Eibe an heiligen Stätten, und die Christen führten diesen Brauch fort. Besonders in England wachsen auf vielen alten Kirchhöfen uralte Eiben, einige angeblich älter als 1000 Jahre. Im Mittelalter wurden die besten Langbogen und auch Zauberstäbe aus Eibenholz gefertigt.

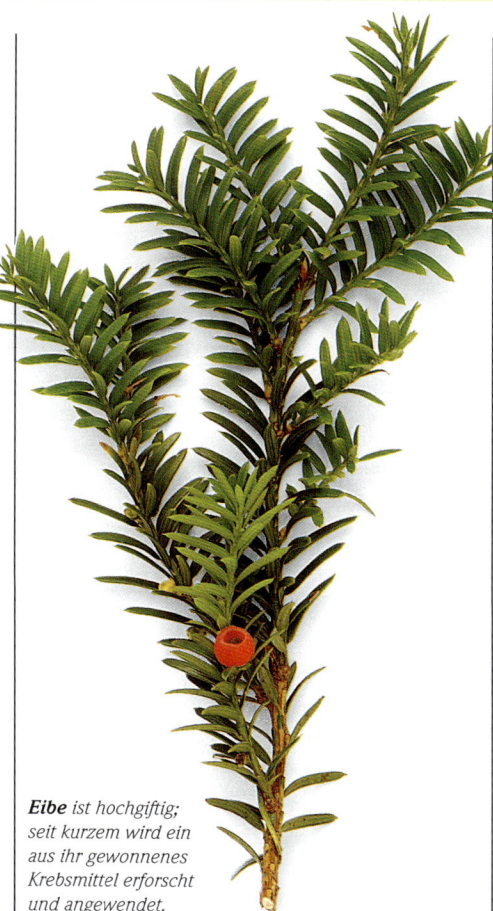

***Eibe** ist hochgiftig; seit kurzem wird ein aus ihr gewonnenes Krebsmittel erforscht und angewendet.*

Medizinische Wirkung & Anwendung: Man hat Eibe in niedriger Dosierung bei Rheuma und Harnwegserkrankungen eingesetzt; sie ist jedoch so giftig, daß eine sichere Behandlung unmöglich ist.
Forschungsergebnisse: Taxol hemmt die Zellteilung und ist deshalb seit den 80er Jahren in der Krebsforschung intensiv auf seine Möglichkeiten zur Krebsbehandlung untersucht worden; der Inhaltsstoff wird heute bei bestimmten Fällen von Eierstock- und Brustkrebs angewendet. Der Taxolgehalt in den Eibennadelblättern ist sehr gering (am höchsten in der Pazifischen Eibe, *T. brevifolia*), doch kann man Taxol mittlerweile halbsynthetisch aus Vorstufen herstellen, die in relativ hoher Konzentration in Eiben vorkommen.
Warnung: Eibe ist äußerst giftig, unter keinen Umständen anwenden.

Terminalia bellirica
(Combretaceae)
BELLIRICA-MYROBALANE

Beschreibung: Immergrüner Baum mit büschelständigen ovalen Blättern, kleinen grünlichen, unangenehm riechenden Blüten in Ähren und behaarten braunen Früchten.
Verbreitung & Anbau: Heimisch in Indien, Malaysia und den Philippinen, wildwachsend in Wäldern und wegen der adstringierenden Früchte, die reif und unreif geerntet werden, angebaut.
Verwendete Teile: Früchte.
Inhaltsstoffe: Gerbstoffe und Anthrachinone.
Medizinische Wirkung & Anwendung: Die adstringierende, stärkende und abführende Bellirica-Myrobalane wird hauptsächlich bei Verdauungs- und Atemwegsbeschwerden eingesetzt. In der indischen Pflanzenheilkunde wird die reife Frucht bei Durchfall und Verdauungsstörungen, die unreife Frucht zum Abführen bei Verstopfung verwendet. Häufig nimmt man diese Myrobalane auch bei Infekten der oberen Luftwege, die mit Halsschmerzen, Heiserkeit und Husten einhergehen. Äußerlich wird die Frucht als Lotion bei schmerzenden Augen aufgetragen.
Verwandte Arten: Viele *Terminalia*-Arten werden in adstringierenden Arzneimitteln und als Holzlieferanten genutzt. *Siehe* Chebula-Myrobalane (*T. chebula*, folgender Eintrag).
Warnung: Nicht während der Schwangerschaft anwenden.

Terminalia chebula
(Combretaceae)
CHEBULA-MYROBALANE

Beschreibung: Immergrüner, bis 20 m hoher Baum mit eiförmigen Blättern, weißen Blüten in endständigen Trauben und kleinen fünfflügligen Früchten.
Verbreitung & Anbau: Heimisch in Iran, Pakistan, Indien, China und Malaysia. Ernte der reifen Frucht.
Verwendete Teile: Früchte.
Inhaltsstoffe: Anthrachinone, Gerbstoffe, Chebulinsäure, Harz und fettes Öl.
Geschichte & Brauchtum: In der indischen Medizin wird die Chebula-Myrobalane seit Jahrtausenden verwendet und gilt als erstklassiges Mittel bei unterschiedlichsten Verdauungsbeschwerden.
Medizinische Wirkung & Anwendung: Die Chebula-Myrobalane wirkt abführend sowie adstringierend und reguliert auf schonende Weise die Stuhlentleerungen, ohne den Enddarm zu reizen. Man kann sie ähnlich wie Medizinalrhabarber (*Rheum palmatum*, S. 124) bei Durchfall und Ruhr einsetzen. Durch die Gerbstoffe werden die Darmschleimhäute vor Reizung und Infektion geschützt, eine erhöhte Sekretion in den Darm wird verhindert. Außerdem helfen die Früchte gegen Übersäuerung des Magens und bei Sodbrennen. Ein Aufguß dient als Mundwasser und zum Gurgeln, als Lotion bei schmerzenden und entzündeten Augen sowie als Spülung bei Scheidenentzündung und übermäßigem Scheidenausfluß.
Warnung: Nicht während der Schwangerschaft anwenden.

Teucrium chamaedrys

(Labiatae/Lamiaceae)

EDELGAMANDER

Beschreibung: Bis 24 cm hoher Halbstrauch mit holziger Wurzel, ovalen, gezähnten dunkelgrünen Blättern und rosafarbenen Lippenblüten in Ähren.

Verbreitung & Anbau: Heimisch in Europa, Nordafrika und Westasien, wächst auf trockenem, steinigem Boden. Ernte der Sproßteile im Sommer.

Verwendete Teile: Sproßteile.

Inhaltsstoffe: Iridoidglykoside (darunter Harpagid), Diterpene, ätherisches Öl (60% Caryophyllen), Gerbstoffe und Polyphenole.

Geschichte & Brauchtum: Dioskorides (40–90) berichtete, daß Edelgamander in Norditalien eine beliebte Arzneipflanze war, die bei Husten und Asthma angewendet wurde und deren frische Blätter man gegen die Pest verzehrte.

Medizinische Wirkung & Anwendung: Lange Zeit wurde der Aufguß aus Edelgamander bei Gicht, Rheuma, Magenbeschwerden, Fieber und Katarrh eingesetzt. Man hat die Pflanze auch bei Abmagerungskuren genutzt; sie ist auch oft Bestandteil von »Medizinalweinen«. Als Mundwasser hat man Edelgamander bei entzündetem Zahnfleisch und als Lotion zur Wundheilung verwendet.

Verwandte Arten: Der verwandte südafrikanische *T. capense* hilft bei Hämorrhoiden, das europäische Amberkraut *(T. marum)* bei Gallenblasen- und Magenbeschwerden; der heimische Salbeigamander *(T. scordonia)* wird ähnlich wie Edelgamander eingesetzt.

Warnung: Langzeitanwendung von Edelgamander ist möglicherweise leberschädigend. Französische Naturheilkundler verzichten freiwillig auf die Pflanze. Bis zur endgültigen Klärung wird empfohlen, auf die Verwendung anderer Arzneipflanzen zurückzugreifen.

Theobroma cacao

(Sterculiaceae)

KAKAOBAUM

Beschreibung: Immergrüner, bis 8 m hoher Baum mit heller Rinde, ovalen, glänzenden Blättern, kleinen, stammbürtigen gelben Blüten und großen, gurkenförmigen gelblichroten Beerenfrüchten, die etwa 50 von Fruchtmark umgebene Samen enthalten.

Verbreitung & Anbau: Heimisch im nördlichen Südamerika, heute weltweit in den Tropen angebaut. Ernte der Früchte zweimal jährlich. Die Samen (Kakaobohnen) werden entweder fermentiert oder geröstet, von den Schalen befreit und der eigentliche Samenkern in verschiedenen Schritten weiter bis zur Kakaobutter und dem Kakopulver verarbeitet.

Verwendete Teile: Samen.

Inhaltsstoffe: Samen: Xanthinalkaloide (1–4% Theobromin, etwa 0,2% Koffein), fettes Öl und viele aromabildende Inhaltsstoffe, 6% Catechingerbstoffe; ferner sehr geringe Mengen an Endorphinen (körpereigene schmerzstillende Substanzen).

Geschichte & Brauchtum: Schon die Mayas, Inkas und Azteken schätzten Kakao; »Schokolade« leitet sich vom aztekischen *chócolatl* ab. 1528 gelangten die ersten Kakaofrüchte nach Spanien; schon im 17. Jahrhundert war Kakao als erfrischendes und angeblich aphrodisierendes Getränk in Europa bekannt und beliebt. So gab es um 1700 allein in London 2000 Kakaohäuser.

Medizinische Wirkung & Anwendung: Obwohl Kakao meistens als anregendes und nahrhaftes Getränk genutzt wird, ist seine zentralerregende Wirkung auch therapeutisch nutzbar. Die Samen werden in Mittelamerika und der

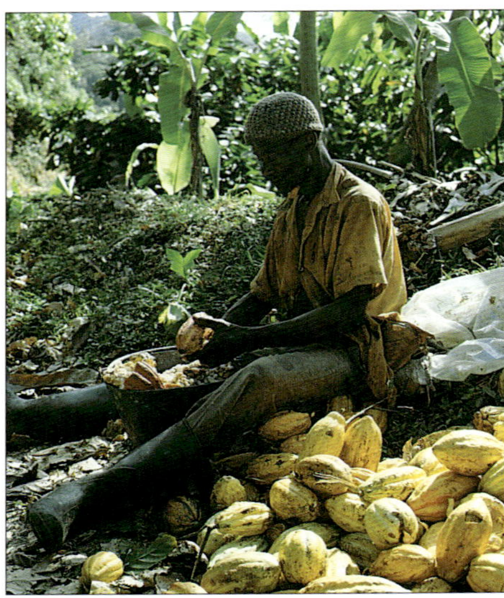

Kakao *wird weltweit in den Tropen angebaut. Die Samen dienen zur Kakaogewinnung.*

Karibik als stärkendes Herz- und Nierenmittel angewendet, das bei Angina pectoris (beklemmende Herzschmerzen) und zum Harntreiben eingesetzt wird. Kakaobutter (das fette Öl) ist ein guter Lippenschutz und dient als Grundlage für Zäpfchen und Pessare.

Forschungsergebnisse: 1994 zeigten argentinische Untersuchungen, daß Kakaoextrakte gegen Bakterien, die Furunkel und Blutvergiftung verursachen, wirksam sein können.

Thuja occidentalis

(Cupressaceae)

LEBENSBAUM

Beschreibung: Immergrüner, bis 10 m hoher Baum mit schuppenähnlichen Blättern, männlichen und weiblichen Blütenständen und kleinen, eiförmigen Zapfen.

Verbreitung & Anbau: Heimisch in den nordöstlichen USA, wächst an feuchten Stellen und Flußufern; beliebter Zierbaum in Europa. Ernte der Blätter im Sommer.

Verwendete Teile: Blätter.

Inhaltsstoffe: Ätherisches Öl (mit bis zu 60% Thujon), Flavonoide, Wachse, Schleim- und Gerbstoffe.

Geschichte & Brauchtum: Viele nordamerikanische Indianerstämme schätzten Lebensbaum als Mittel bei Fieber, Kopfschmerzen, Husten, geschwollenen Händen und rheumatischen Beschwerden. Man verbrannte ihn als Rauchfeuer zur Geruchserzeugung und um böse Geister zu vertreiben. Im 19. Jahrhundert nutzten die Eklektiker Lebensbaum bei Bronchitis, Rheuma und Gebärmutterkrebs. Lange Zeit behandelte man auch die Nebenwirkungen der Pockenimpfung mit dieser Pflanze.

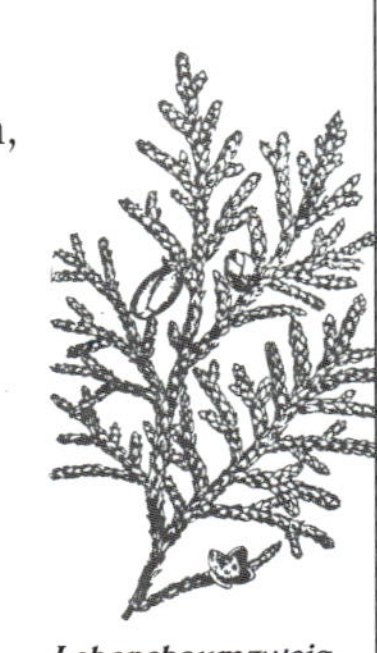

Lebensbaumzweig

Medizinische Wirkung & Anwendung: Die antivirale Wirkung von Lebensbaum ist nachgewiesen; man verwendet ihn innerlich und äußerlich bei Warzen und Polypen (gestielte Geschwulst). Er ist auch Bestandteil einer alternativen Krebstherapie, besonders bei Gebärmutterkrebs. Der auswurffördende und bei Katarrhen wirksame Lebensbaum hilft bei akuter Bronchitis und anderen Atemwegsinfekten. Die Pflanze leitet die Periodenblutung ein und kann bei verzögerter Menstruation angewendet werden, allerdings nicht bei starken Periodenschmerzen. Lebensbaum wirkt harntreibend und wird bei akuter Blasenentzündung und kindlichem Bettnässen eingesetzt. Extrakte können als sogenanntes Counter-Irritans bei schmerzenden Gelenken und Muskeln aufgetragen werden und durch die Reizung und erhöhte Durchblutung zur Linderung beitragen. Sie werden heute auch als Immunstimulans zur Erkältungsprophylaxe eingesetzt.

Warnung: Nur unter ärztlicher Überwachung und nicht in der Schwangerschaft oder Stillzeit anwenden.

Selbstbehandlung: Warzen, S. 304.

Thymus serpyllum

(Labiatae/Lamiaceae)

FELDTHYMIAN, QUENDEL

Beschreibung: Schwach aromatische, mehrjährige, bis 7 cm hohe, rasenbildende Pflanze mit kleinen, ovalen Blättern und rundlichen Blütenständen aus rotvioletten Blüten.

Verbreitung & Anbau: Heimisch in Europa, wächst an trockenen, grasigen Plätzen, auf Heiden und an Felsen. Ernte zur Blütezeit.

Verwendete Teile: Blütensprosse.

Inhaltsstoffe: Ätherisches Öl (mit Thymol, Carvacrol und Linalool), Flavonoide, Kaffeesäure, Gerbstoffe und Harz. Die Eigenschaften des ätherischen Öls sind ähnlich, aber schwächer als die des Gartenthymianöls (*T. vulgaris,* S. 142).

Geschichte & Brauchtum: Nicholas Culpeper empfahl im 17. Jahrhundert, Feldthymian bei inneren Blutungen, Husten und Erbrechen zu nehmen. Er bemerkte, daß »er Kopf, Magen, Lenden [Harnwege] und Gebärmutter stärkt, Wind abführt und den Stein bricht«. Der schwedische Naturforscher Carl von Linné (1707–1778) behandelte Kopfschmerzen und »Kater« mit dieser Pflanze.
Medizinische Wirkung & Anwendung: Wie der nahe verwandte Gartenthymian (*T. vulgaris*, S. 142) wirkt auch Feldthymian stark antibiotisch bei Bakterien- und Pilzinfektionen. Man verwendet ihn bei Grippe, Erkältungen, Halsschmerzen, Husten, Keuchhusten, Atemwegsinfekten und Bronchitis, und zwar als Aufguß oder Sirup. Durch seine abschwellenden Eigenschaften hilft Feldthymian auch bei verstopfter Nase, Nebenhöhlenentzündung, Mittelohrkatarrh und ähnlichen Beschwerden. Mit dieser Arzneipflanze hat man auch Faden- und Spulwürmer bei Kindern behandelt, ferner Blähungen und Koliken. Wegen seiner krampflösenden Wirkung kann man ihn gut bei Periodenschmerzen verwenden. Äußerlich kann man einen Umschlag bei Brustdrüsenentzündung (Mastitis) auftragen und einen Aufguß als Spülung bei Wunden und Geschwüren einsetzen. Feldthymian wird auch für Kräuterbäder und -kissen genutzt.
Verwandte Arten: Siehe Gartenthymian (*T. vulgaris*, S. 142).
Warnung: Zum Entwurmen bei Kindern nur unter ärztlicher Überwachung anwenden.

Tilia spp.

(Tiliaceae)

LINDE

Beschreibung: Laubabwerfender, bis zu 30 m hoher Baum mit glatter grauer Rinde, herzförmigen Blättern, einem Blütenstand mit langem, flügelähnlichem Tragblatt und mehreren hellgelben Blüten
Verbreitung & Anbau: In verschiedenen Arten auf der Nordhalbkugel heimisch; wächst in Wäldern, häufig als Zierbaum angepflanzt. Ernte der Blüten im Sommer.
Verwendete Teile: Blüten.
Inhaltsstoffe: Flavonoide (besonders Quercetin und Kämpferol), Kaffeesäure und andere Säuren, Schleimstoffe (etwa 3%), Gerbstoffe, ätherisches Öl (0,02 – 0,1%) und Spuren von benzodiazepinähnlichen Substanzen. Die Flavonoide stärken den Kreislauf.
Geschichte & Brauchtum: Aus der griechischen Mythologie kennen wir die Nymphe Philyra, die von Saturn in Gestalt eines Pferdes vergewaltigt wurde und schließlich den Kentaur Chiron gebar. Sie war von dem Aussehen ihres Sohnes so erschüttert, daß sie die Götter um Verwandlung ihrer Gestalt bat und zu einer Linde (griechisch *philyra*) wurde.
Medizinische Wirkung & Anwendung: Linde wirkt krampflösend, schweißtreibend und beruhigend und hilft bei Spannungs- und Erkältungskopfschmerzen sowie bei Schlaflosigkeit. Lindenblüten sind ein hervorragendes Mittel bei Streß und Panikzuständen, z. B. nervösem Herzschlag. Durch ihre fiebersenkenden und abschwellenden Eigenschaften lindern sie Grippe- und Erkältungssymptome. Lindenblüten werden häufig bei Bluthochdruck angewendet, insbesondere, wenn dieser durch emotionale Faktoren ausgelöst wurde. Auch bei hohem systolischem Blutdruck, der mit Arteriosklerose verbunden ist, werden Lindenblüten in Langzeitbehandlung eingesetzt. In Frankreich verwendet man eine Lotion aus Lindenblüten, um juckende Haut zu lindern.

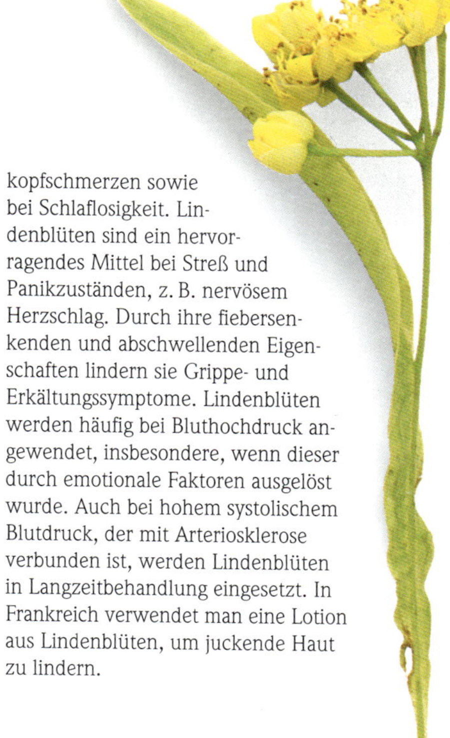

***Lindenblüten** verschiedener Arten, auch von* Tilia europaea, *werden in der Pflanzenheilkunde eingesetzt.*

Tragopogon pratensis

(Compositae/Asteraceae)

WIESENBOCKSBART

Beschreibung: Zweijährige, aufrechte, bis 60 cm hohe Pflanze mit schmalen Blättern und großen, einzelnen Blütenköpfen, gefolgt von löwenzahnähnlichen »Pusteblumen«.
Verbreitung & Anbau: Heimisch in Europa und Teilen Westasiens, wächst an trockenen, grasigen Plätzen. Ernte der Wurzel im Herbst.
Verwendete Teile: Wurzel.
Inhaltsstoffe: Inulin, Inositol, Mannitol und Pflanzensterine.
Geschichte & Brauchtum: Bocksbart wurde lange als schwarzwurzelähnliches Gemüse verzehrt und von John Gerard 1597 als »sehr schmack- und nahrhafte Speise« angepriesen.
Medizinische Wirkung & Anwendung: Wiesenbocksbart gilt wie der verwandte Löwenzahn (*Taraxacum offcinale*, S. 140) als gutes Leber- und Gallenblasenmittel. Er scheint entgiftend zu wirken und regt möglicherweise Appetit und Verdauung an. Wegen des hohen Inulingehalts ist er beonders für Diabetiker geeignet. Da Inulin nicht aus Glucose, sondern aus Fructose aufgebaut ist, erhöht es den Blutzuckerspiegel nicht.
Verwandte Arten: Die Haferwurzel (*T. porrifolius*) ist als Wintergemüse in Südeuropa gebräuchlich. Sie wirkt reinigend und wird bei Arteriosklerose und Bluthochdruck angewendet.

Trifolium pratense

(Leguminosae/Fabaceae)

WIESENKLEE, ROTKLEE

Beschreibung: Mehrjährige, bis 40 cm hohe Pflanze mit behaartem, aufrechtem Stengel, dreizähligen (selten vierzähligen) Blättern mit weißer, halbmondförmiger Zeichnung und rosaroten bis purpurnen Schmetterlingsblüten in eiförmigen Köpfen.
Verbreitung & Anbau: Heimisch in Europa bis Mittelasien, weltweit eingebürgert; verbreitet zur Heuproduktion und zur Bodenverbesserung durch Stickstoff-Fixierung angebaut. Die Vermehrung erfolgt durch Aussaat oder Teilung, jeweils im Frühjahr. Ernte der Blütenköpfe zu Blühbeginn.
Verwendete Teile: Blütenköpfe.
Inhaltsstoffe: Flavonoide und Isoflavonoide, Phenolsäuren (wie Salicylsäure), Sitosterin, Stärke und Fettsäuren. Die Flavonoide in den Blütenköpfen und Blättern haben östrogene Wirkung.
Geschichte & Brauchtum: Nach der Signaturenlehre (das Äußere der Pflanze zeigt die Krankheiten an, die sie heilen kann, *siehe* S. 16) deutete die halbmondförmige Zeichnung auf den Blättern auf Wirksamkeit bei Katarakten (Grauem Star) hin. Bei Brustkrebs hat man eine Abkochung auf die betroffene Stelle aufgetragen, um ein Herauswachsen des Tumors aus dem Körper zu fördern.
Medizinische Wirkung & Anwendung: Wiesenklee wird bei Hauterkrankungen angewendet, üblicherweise zusammen mit anderen Arzneipflanzen wie Großer Klette (*Arctium lappa*, S. 62) und Krausem Ampfer (*Rumex crispus*, S. 126). Wegen der auswurffördernden Wirkung wird er auch bei krampfartigem Husten eingesetzt. Möglicherweise kann Wiesenklee mit seinen östrogenen Eigenschaften bei Beschwerden der Wechseljahre helfen.
Forschungsergebnisse: Es gibt wenige wissenschaftliche Untersuchungen zum Wiesenklee, doch ist seine empfängnisverhütende Wirkung bei Schafen bekannt.

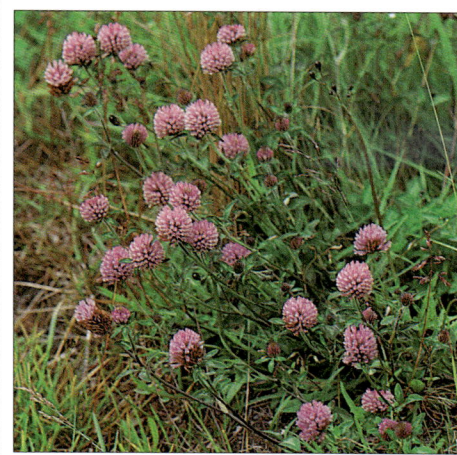

***Wiesenklee** ist an Wegrändern häufig, wird aber auch als Futterpflanze angebaut.*

Trigonella foenum-graecum

(Leguminosae/Fabaceae)

BOCKSHORNKLEE, GRIECHISCH HEU

Beschreibung: Sehr aromatische, einjährige, etwa 80 cm hohe Pflanze mit dreizähligen Blättern, gelblichweißen Schmetterlingsblüten und länglichen Samenhülsen mit langem Schnabel.
Verbreitung & Anbau: Heimisch in Nordafrika und den östlichen Mittelmeerländern, wächst auf Ödland; häufig angebaut, besonders in Indien. Ernte der Samen im Herbst.

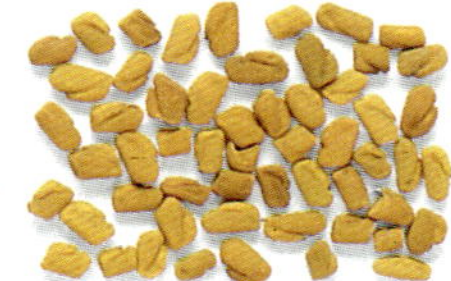

Bockshornkleesamen

Verwendete Teile: Samen.
Inhaltsstoffe: Ätherisches Öl, Alkaloide (darunter Trigonellin), vom Diosgenin abgeleitete Saponine; Flavonoide, Schleimstoffe (etwa 27%), Protein (etwa 25%), fettes Öl (etwa 8%), die Vitamine A, B_1 und C und Mineralstoffe.
Geschichte & Brauchtum: Im Papyrus Ebers (um 1500 v. Chr.) ist eine Rezeptur zur Behandlung von Brandwunden überliefert, die auch Bockshornklee enthält. Im alten Ägypten wurden die Samen auch zur Geburtseinleitung genutzt. Der griechische Arzt Hippokrates (5. Jahrhundert v. Chr.) hielt Griechisch Heu für eine wichtige beruhigende Arzneipflanze. Dioskorides (40–90) empfahl sie bei allen möglichen Frauenleiden, so auch bei Entzündung der Gebärmutter, der Scheide und der äußeren weiblichen Geschlechtsteile.
Medizinische Wirkung & Anwendung: Bockshornklee ist als Arzneipflanze für die verschiedensten Anwendungsgebiete sehr gebräuchlich und dies ganz besonders in Nordafrika, dem Mittleren Osten und Indien. Man verschreibt die nahrhaften Samen während der Genesung und zur Gewichtszunahme, besonders bei Anorexie. Sie wirken auch fiebersenkend und werden sogar von manchen dem Chinin für ebenbürtig gehalten. Ihre lindernden Eigenschaften helfen bei Magenschleimhautentzündung und Magengeschwüren. Bockshornklee wird auch zur Geburtseinleitung und zur Steigerung der mütterlichen Milchbildung verwendet. Ferner soll er antidiabetisch wirken und den Cholesterinspiegel des Blutes senken. Äußerlich kann man die Samen als Paste bei Abszessen, Furunkeln, Geschwüren und Verbrennungen auftragen oder als Spülung bei übermäßigem Scheidenausfluß einsetzen. Außerdem beseitigen die Samen Mundgeruch und verbessern einen abhandengekommenen Geschmackssinn. In China setzt man Bockshornklee als Pessar (Scheidenzäpfen) bei Gebärmutterhalskrebs ein.
Forschungsergebnisse: In Tierexperimenten konnte gezeigt werden, daß Bockshornklee Leberkrebs hemmt, Gebärmutterkontraktionen anregt und antidiabetisch wirkt.
Warnung: Nicht während der Schwangerschaft anwenden.

Trillium erectum

(Liliaceae)

WALDLILIE, DREIBLATT

Beschreibung: Mehrjährige, bis 40 cm hohe Pflanze mit aufrechtem Stengel, 3 gewellten Blättern und einer zentralen, unangenehm riechenden, roten bis gelben Blüte.
Verbreitung & Anbau: Heimisch in Nordamerika, wächst in schattigen Wäldern. Ernte des Rhizoms nach dem Laubfall im Herbst.
Verwendete Teile: Rhizom.
Inhaltsstoffe: Saponine (z. B. Trillin), Gerbstoffe, Harz, fettes Öl und Spuren von ätherischem Öl.
Geschichte & Brauchtum: Die nordamerikanischen Indianer verwendeten verschiedene *Trillium*-Arten, um die Geburt zu beschleunigen, bei unregelmäßigen Periodenblutungen und starken Periodenschmerzen sowie bei übermäßigem Scheidenausfluß; als Umschlag wurde Waldlilie bei wunden Brustwarzen eingesetzt.
Medizinische Wirkung & Anwendung: Waldlilie vermindert bei starken Periodenblutungen oder Zwischenblutungen die Blutungsintensität. Man setzt sie auch bei durch Gebärmuttermyome verursachten Blutungen ein. Ferner verwendet man sie bei Blutungen in den Harnwegen, seltener bei Bluthusten. *Trillium* ist auch heute noch ein wertvolles Mittel zur Geburtserleichterung. Eine Spülung hilft bei übermäßigem Scheidenausfluß und Soor.
Warnung: Während der Schwangerschaft nur unter ärztlicher Überwachung anwenden.

Tropaeolum majus

(Tropaeolaceae)

KAPUZINERKRESSE

Beschreibung: Einjährige, bis 3 m hohe Kletterpflanze mit wuchernden Stengeln, rundlichen Blättern und roten bis gelben, trompetenförmigen Blüten mit langem Sporn.
Verbreitung & Anbau: Heimisch in Peru, wächst an sonnigen Stellen; heute weltweit als Garten- und Salatpflanze gezogen. Ernte im Sommer.
Verwendete Teile: Blüten, Blätter, Samen.
Inhaltsstoffe: Glucosinolate (darunter Glycotropaeolin), Spilanthol, Myrosinase (ein Enzym, das die Glucosinolate spaltet), Oxalsäure und Vitamin C.
Geschichte & Brauchtum: Kapuzinerkresse wird in den Anden seit langem volksmedizinisch als desinfizierendes und wundheilendes sowie als auswurfförderndes Mittel bei Atemwegserkrankungen eingesetzt.
Medizinische Wirkung & Anwendung: Alle Teile der Kapuzinerkresse scheinen antibiotisch zu sein, insbesondere den nach Verletzung freigesetzten Senfölen kommt diese Eigenschaft zu.

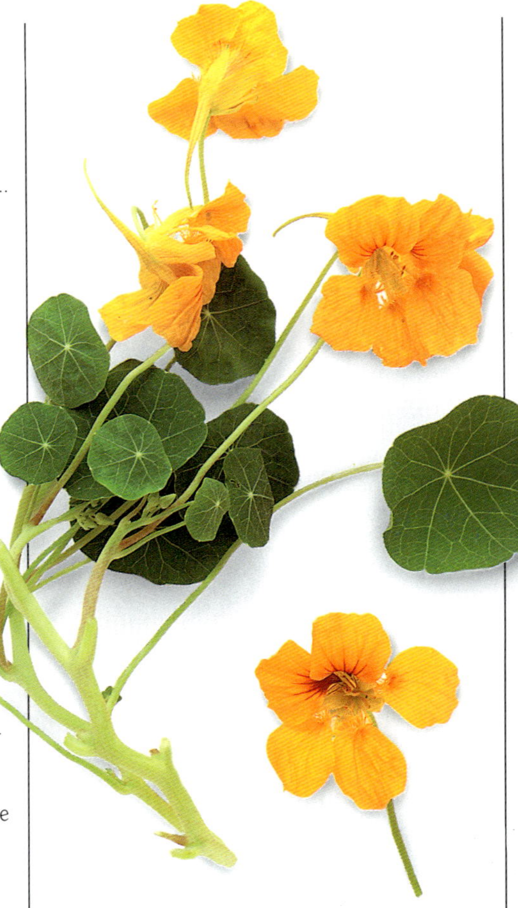

***Kapuzinerkresse** hat Blüten mit antibiotscher Wirkung und kann zur Wundheilung verwendet werden.*

Zur Erhöhung der Infektionswiderstandsfähigkeit kann man einen Aufguß anwenden, ferner bei Bronchien- und Nasenkatarrh. Anscheinend vermindert das Mittel die Katarrhbildung und regt das Abhusten von Schleim an. Außerdem ist Kapuzinerkresse als wirksame antiseptische Spülung für äußerliche Anwendungen geeignet. Innerlich hat man den Preßsaft bei Skrofulose (Tuberkulose der Halslymphknoten) verwendet. Die scharf schmeckenden Blätter und Blüten der Kapuzinerkresse (und der Preßsaft) enthalten viel Vitamin C und sinde ein schmackhafte Salatzutat; die gemahlenen Samen haben drastisch abführende Eigenschaften.

Tsuga canadensis

(Pinaceae)

KANADISCHE HEMLOCKTANNE

Beschreibung: Immergrüner, bis 30 m hoher Baum mit braunrötlicher Rinde, kurzen, schmalen Nadelblättern und kleinen männlichen und weiblichen Blütenzapfen.
Verbreitung & Anbau: Heimisch im östlichen Nordamerika, wächst in Wäldern und an feuchten Stellen. Die Rinde wird ganzjährig von ausgewachsenen Bäumen geerntet.

Verwendete Teile: Rinde.
Inhaltsstoffe: Ätherisches Öl (mit α-Pinen, Bornylacetat und Cadinen), 10–14% Gerbstoffe und Harz.
Geschichte & Brauchtum: Vielleicht haben Indianer dem Forscher und Seefahrer Jacques Cartier 1535 die Hemlocktanne gegeben, als er den St. Lorenz-Strom bis in die Gegend von Montreal hinauffuhr. Er und seine Mannschaft waren an Skorbut erkrankt, erholten sich aber schnell, nachdem sie eine Abkochung der Blätter und Rinde eingenommen hatten. Viele nordamerikanische Indianer behandelten Wunden mit der Rinde.
Medizinische Wirkung & Anwendung: Die Rinde der Hemlocktanne besitzt eine adstringierende und antiseptische Wirkung. Bei Durchfall, Dickdarmentzündung, Entzündung von Darmdivertikeln (Ausstülpungen der Darmwand) und Blasenentzündung kann man eine Abkochung anwenden. Äußerlich nutzt man sie als Spülung bei übermäßigem Scheidenausfluß, Soor und Gebärmuttervorfall; ferner als Mundspülung und Gurgelwasser bei Zahnfleischentzündung und Halsschmerzen, und schließlich wird sie zum Reinigen und Zusammenziehen von Wunden eingesetzt.

Tussilago farfara
(Compositae/Asteraceae)
HUFLATTICH

Beschreibung: Mehrjährige, bis 30 cm hohe Pflanze mit großen, herzförmigen Blättern und Blütenstengeln, die von violett überlaufenen Schuppenblättern bedeckt sind und je einen gelben Blütenkopf tragen.
Verbreitung & Anbau: Heimisch in Europa und Westasien, eingebürgert in Nordamerika; wächst auf lehmigen Böden, häufig an Wegrändern und auf Ödland. Ernte der Blütenköpfe im zeitigen Frühjahr, der Blätter im Sommer.
Verwendete Teile: Blütenköpfe und Blätter.
Inhaltsstoffe: Flavonoide, etwa 8% Schleimstoffe (bestehen aus Polysacchariden), 10% Gerbstoffe, geringe Mengen an Pyrrolizidinalkaloiden (PA), Vitamin C und Zink. Pyrrolizidinalkaloide sind lebertoxisch. Die Polysaccharide wirken immunstimulierend, die Flavonoide entzündungshemmend und krampflösend.

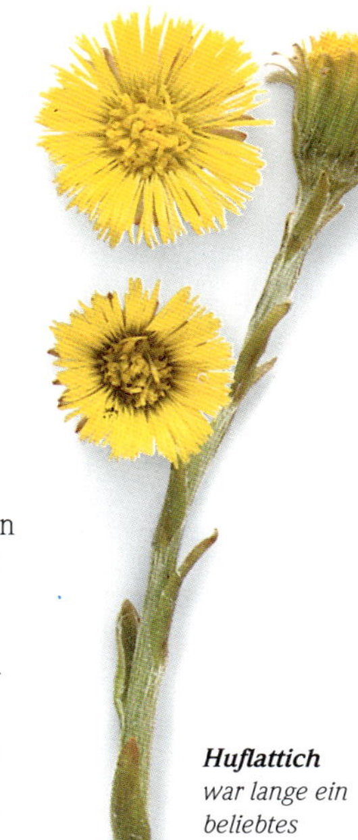

Huflattich *war lange ein beliebtes Hustenmittel.*

Geschichte & Brauchtum: Seit mindestens 2500 Jahren kennt man Huflattich als Hustenmittel und hat ihn auch geraucht, um leichter durchatmen zu können. Der griechische Arzt Dioskories (40–90) empfahl ihn bei trockenem Husten und »für solche [Personen], die nur noch aufrecht stehend atmen können«.
Medizinische Wirkung & Anwendung: Der schleimhautschützende und auswurffördende Huflattich war eines der beliebtesten Mittel bei Atemwegserkrankungen in Europa, bis durch den Nachweis von PA die Anwendung eingeschränkt werden mußte. In Europa werden die Blätter gegenüber den Blüten (die höhere Konzentrationen an PA enthalten) bevorzugt, in China zieht man jedoch die Blüten vor. Blätter und Blüten verwendet man als Abkochung bei Brusterkrankungen. Als Sirup oder medizinische Zigarette wirkt Huflattich bei Asthma. Auch bei krampfartigem Husten wird er gezielt eingesetzt; besonders wirksam ist er in Kombination mit Süßholz (*Glycyrrhiza glabra*, S. 99), Gartenthymian (*Thymus vulgaris*, S. 142) und Spätblühender Traubenkirsche (*Prunus serotina*, S. 255). In China gilt Huflattich als »wärmende« Pflanze, die bei Husten und Keuchen hilft.
Forschungsergebnisse: Extrakte aus der ganzen Pflanze stärken nachweislich das Immunsystem. In einer chinesischen Studie zeigten von 36 Patienten mit Bronchialasthma 75 % nach Huflattichanwendung eine Besserung, doch war diese nur kurzfristig.
Warnung: Wegen des Gehalts an PA dürfen Huflattichblüten nicht angewendet werden. Aus diesem Grund ist auch eine Langzeitanwendung (länger als 4 Wochen) der Blätter nicht zu empfehlen. Schwangere und stillende Frauen sowie Kinder unter 6 Jahren sollten Huflattich überhaupt nicht verwenden. In einigen Ländern unterliegt Huflattich gesetzlichen Bestimmungen.

Tylophora asthmatica
(Asclepiadaceae)
BRECHSCHWALBENWURZ

Beschreibung: Mehrjährige, windende Kletterpflanze mit lanzettlichen Blättern, grünlichen Blüten und vielen flachen Samen.
Verbreitung & Anbau: Heimisch auf dem indischen Subkontinent, Wildstandorte im indischen Flachland. Ernte der Blätter zur Blüte.
Verwendete Teile: Blätter.
Inhaltsstoffe: Alkaloide (darunter Tylophorin), Flavonoide, Sterine und Gerbstoffe. Tylophorin hat entzündungs- und krebshemmende Eigenschaften.
Geschichte & Brauchtum: In der Ayurveda-Medizin wird Brechschwalbenwurz seit langem zum Auslösen von Erbrechen, zur Auswurfförderung sowie bei Ruhr und Rheuma eingesetzt.
Medizinische Wirkung & Anwendung: Brechschwalbenwurz gilt als spezifisches Asthmamittel, das Asthmasymptome bis zu drei Monate lindern kann. Sie hilft auch bei Heuschnupfen und wird bei akuten allergischen Beschwerden wie Ekzemen und Nesselfieber verschrieben. Auch bei chronischer Erschöpfung und anderen Störungen des Immunsystems könnte Brechschwalbenwurz ein brauchbares Mittel sein. Möglicherweise wirkt sie bei rheumatischer Arthritis, vielleicht sogar bei Krebserkrankungen.
Forschungsergebnisse: Ausführliche Laborversuche und klinische Studien in Indien konnten zeigen, daß Brechschwalbenwurz bei Asthma wirksam ist. Untersuchungen in den 70er Jahren belegten, daß Patienten nach 6tägiger Anwendung von Brechschwalbenwurz bis zu 12 Wochen keine weiteren Asthmaanfälle erlitten. Es traten jedoch Nebenwirkungen auf, z. B. Reizungen des Verdauungssystems. Schon der englische Name *Indian Lobelia* weist nicht nur auf die Ähnlichkeit der positiven Wirkungen (Behandlung von Asthma), sondern auch der Nebenwirkungen von *Lobelia*-Arten hin (*siehe Lobelia inflata*, S. 108).
Warnung: Brechschwalbenwurz nur unter ärztlicher Überwachung anwenden.

Typha spp.
(Typhaceae)
PU HUANG (CHINESISCH), ROHRKOLBEN

Beschreibung: Kräftige, aufrechte, bis 2 m hohe, mehrjährige Pflanze mit langen, schmalen, grasähnlichen Blättern und zylindrischem Blütenkolben, die männlichen strohfarbenen Blüten an der Spitze, die weiblichen dunkelbraunen darunter.
Verbreitung & Anbau: Heimisch in gemäßigten und tropischen Klimazonen; wächst in Sümpfen, Gräben und an Ufern von Seen und Teichen, wird auch angebaut. Der Pollen wird von der blühenden Pflanze abgeschüttelt.
Verwendete Teile: Pollen (Blütenstaub).
Inhaltsstoffe: Isorhamnetin, Pentacosan und Pflanzensterine.
Geschichte & Brauchtum: In Europa dichteten die Küfer früher die Faßdauben mit Rohrkolbenblättern *(T. angustifolia)* ab. Der leicht entzündliche Pollen wurde bei der Feuerwerksherstellung verwendet. In Notzeiten hat man das stärkehaltige Rhizom verzehrt.
Medizinische Wirkung & Anwendung: In der chinesischen Kräutermedizin hat man den adstringierenden *Pu huang (T. angustata)* hauptsächlich zur inneren oder äußeren Blutstillung eingesetzt. Mit Honig vermischt, kann man den Pollen auf Wunden und wunde Stellen auftragen oder verzehren, um fast alle inneren Blutungen zu stillen, von Nasenbluten über Gebärmutterblutungen bis hin zu blutigem Harn. Heute verwendet man den Pollen auch bei Angina pectoris (auf Sauerstoffmangel beruhende, in Arm oder Brust ausstrahlende Herzschmerzen). In der europäischen Volksmedizin wurde Rohrkolben anscheinend nicht genutzt.
Warnung: Nicht während der Schwangerschaft anwenden.

Uncaria rhynchophylla

(Rubiaceae)

GOU TENG (CHINESISCH)

Beschreibung: Mehrjährige, bis 10 m hohe Kletterpflanze mit gegenständigen, lanzettlichen Blättern, Klimmhaken (Dornen) und zusammengesetzten Blütenständen.
Verbreitung & Anbau: Heimisch in China und Südostasien, in den südlichen und östlichen Provinzen Chinas angebaut. Ernte von Stengeln und Dornen im Herbst und Winter.
Verwendete Teile: Stengel, Dornen.
Inhaltsstoffe: Alkaloide (darunter Rhynchophyllin, Corynoxein, Isorhynchophyllin und Hirsutin) und Nicotinsäure.
Geschichte & Brauchtum: Gou teng wird in der chinesischen Medizin zuerst in den *Miscellaneous Records* (um 500) erwähnt.
Medizinische Wirkung & Anwendung: *Gou teng* wirkt beruhigend und krampflösend und wird hauptsächlich bei Zittern, spastischen Anfällen, Krämpfen, Kopfschmerzen und Schwindel angewendet. Man verschreibt *Gou teng* auch bei kindlichen Krampfanfällen. In der chinesischen Kräutermedizin wird er so charakterisiert: Er »bricht [innerliche] Winde und verhindert Zittern«. Ferner wird er in China zur Blutdrucksenkung und zum Verringern übermäßigen »Leberfeuers« eingesetzt.
Forschungsergebnisse: Versuche an Labortieren zeigten, daß *Gou teng* blutdrucksenkend und deutlich dämpfend wirkt.
Verwandte Arten: Wie *Gou teng* enthält die Gambirliane *(U. gambir)* einen blutdrucksenkenden Inhaltsstoff; ferner Catechin, das die Leber vor Infektionen schützt. Die Pflanze dient als adstringierendes Mittel.
Warnung: Nur unter ärztlicher Überwachung anwenden.

Urginea maritima syn. *Scilla maritima*

(Liliaceae)

MEERZWIEBEL

Beschreibung: Zwei geographische Rassen mit sehr großer, entweder weißer oder roter Zwiebel, mit grundständigen, sehr großen Blättern und einzelnem, bis zu 1,5 m hohem, traubenförmigem Blütenstand mit vielen weißlichen Blüten; herbstblühend.
Verbreitung & Anbau: Heimisch im Mittelmeerraum, Portugal und auf den Kanarischen Inseln; auch in Kultur. Hauptsächlich die weiße Zwiebel (nicht die rote) wird im Spätsommer geerntet.
Verwendete Teile: Zwiebel.
Inhaltsstoffe: Herzwirksame Glykoside (0,15–2,4% Bufadienolide, darunter Scillaren A), Flavonoide, Anthocyane und Schleimstoffe. Die Herzglykoside sind stark harntreibend und recht schnell wirksam. Sie reichern sich, anders als die Herzglykoside aus Fingerhut (*Digitalis purpurea*, S. 199), nicht so stark an. Aus der roten Zwiebel wird Rattengift hergestellt.

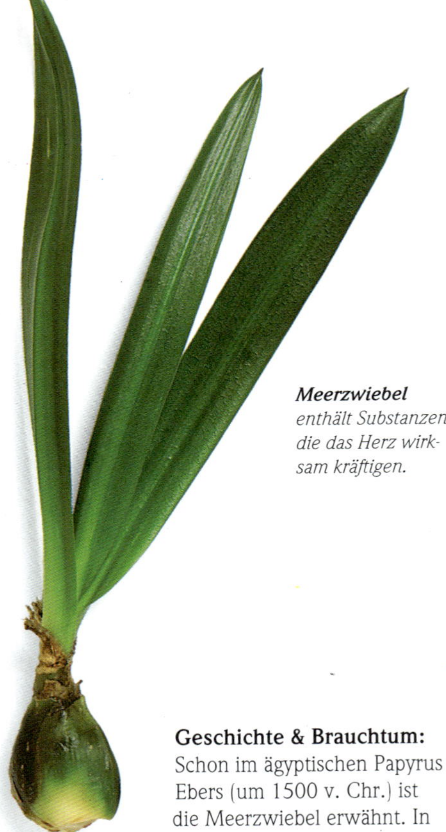

Meerzwiebel *enthält Substanzen, die das Herz wirksam kräftigen.*

Geschichte & Brauchtum: Schon im ägyptischen Papyrus Ebers (um 1500 v. Chr.) ist die Meerzwiebel erwähnt. In Griechenland wendeten Pythagoras und Hippokrates sie im 6. bzw. 5. Jahrhundert v. Chr. an. Dioskorides (40–90) empfahl sie zum Harntreiben, um Erbrechen auszulösen und als Mittel bei Asthma und Schlangenbiß. Die weiße Zwiebel wurde medizinisch häufiger verwendet, die rote Rasse aber von der mittelalterlichen Medizinischen Schule in Salerno (Italien) vorgezogen.
Medizinische Wirkung & Anwendung: Meerzwiebel wirkt harntreibend, Erbrechen auslösend, herzstärkend und auswurffördernd und wird medizinisch vielfältig angewendet. Sie hilft bei Flüssigkeitseinlagerung. Da sich die Herzglykoside nicht so stark anreichern, kann man sie alternativ zu Fingerhut bei Herzschwäche einsetzen. In niedriger Dosierung dient Meerzwiebel als wirksames auswurfförderndes Mittel; in höherer Dosierung löst sie Brechreiz aus. Sie ist auch in homöopathischen Zubereitungen enthalten.
Warnung: Die stark giftige Meerzwiebel darf nur unter ärztlicher Überwachung angewendet werden.

Vaccinium myrtillus

(Ericaceae)

HEIDELBEERE

Beschreibung: Laubabwerfender, bis 40 cm hoher Strauch mit aufrechten, stark verzweigten Sprossen, spitz-ovalen Blättern und kleinen rosaweißlichen Blüten sowie runden, bei Reife blauschwarzen Früchten.
Verbreitung & Anbau: Heimisch in Europa, Nordasien und Nordamerika, wächst auf Heiden, Mooren und in lichten Wäldern. Ernte der Blätter und Früchte im Sommer.
Verwendete Teile: Früchte, Blätter.
Inhaltsstoffe: Frucht: etwa 0,5% Anthocyane, die Vitamine B_1 und C, Provitamin A, 7% Gerbstoffe und Pflanzensäuren. Die Anthocyane kräftigen die Blutgefäße.
Geschichte & Brauchtum: Seit vorgeschichtlicher Zeit sind Heidelbeeren als nahrhafte Frucht geschätzt worden.
Medizinische Wirkung & Anwendung: Wegen ihres Fruchtzuckergehalts wirken reife Heidelbeeren leicht abführend. Die getrocknete Frucht ist jedoch deutlich stopfend und antibakteriell. Eine Abkochung der getrockneten Früchte hilft bei kindlichem Durchfall. Wegen des hohen Anthocyangehalts ist Heidelbeere ein potentiell wertvolles Mittel bei Krampfadern, Hämorrhoiden und Kapillarschwäche. Die Abkochung dient als Mundwasser. Man kann die Blätter bei Frühdiabetesstadien einsetzen, doch sind sie kein Ersatz für eine schulmedizinische Behandlung. Ferner sind die Blätter ein Mittel bei Harnwegsinfekten.
Verwandte Arten: Preiselbeere *(V. vitis-idaea)*, Cranberry *(V. macrocarpon)* und Bärentraube (*Arctostaphylos uva-ursi*, S. 168) wirken alle antiseptisch in den Harnwegen.
Warnung: Nicht länger als jeweils 3 Wochen anwenden.

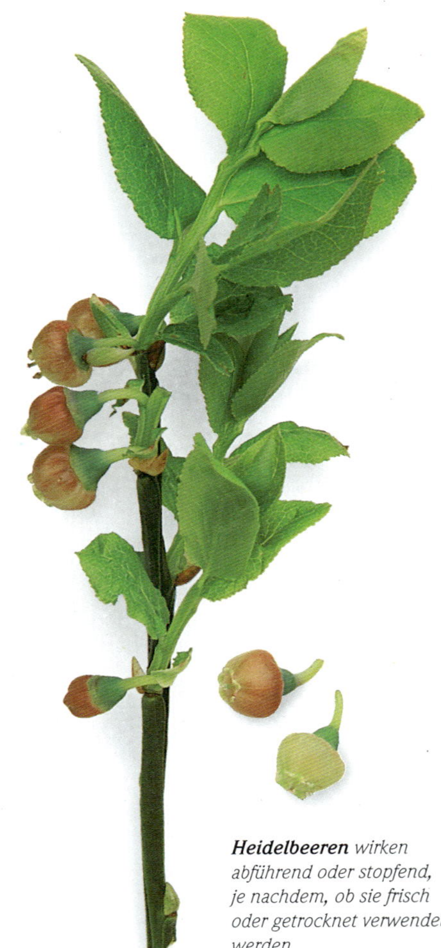

Heidelbeeren *wirken abführend oder stopfend, je nachdem, ob sie frisch oder getrocknet verwendet werden.*

Veratrum viride

(Liliaceae)

AMERIKANISCHE NIESWURZ

Beschreibung: Mehrjährige, bis 2,5 m hohe Pflanze mit ovalen Blättern mit Längsfalten und grünen, kurzstieligen Blüten.
Verbreitung & Anbau: Heimisch im nördlichen Nordamerika östlich der Rocky Mountains, wächst an feuchten Stellen und in Sümpfen. Ernte des Wurzelstocks im Herbst.
Verwendete Teile: Wurzelstock.
Inhaltsstoffe: Steroidalkaloide und andere Alkaloide sowie Chelidonsäure. Einige der Alkaloide wirken blutdrucksenkend und peripher gefäßerweiternd. Man hat sie in der Schulmedizin bei Bluthochdruck und beschleunigtem Herzschlag eingesetzt.
Geschichte & Brauchtum: Die Irokesen verwendeten Nieswurz bei Katarrh, die Cherokee bei rheumatischen Schmerzen, und den europäischen Siedlern diente sie zum Entlausen. Auch Lungenentzündung, Gicht, Rheuma und Fieber sind mit Nieswurz behandelt worden.
Medizinische Wirkung & Anwendung: Die hochgiftige Amerikanische Nieswurz wird heute in der Pflanzenheilkunde selten angewendet. Sie tötet Insekten wirksam ab, kann aber selbst bei unverletzter Haut Nebenwirkungen haben, da die Alkaloide leicht resorbiert werden. Die Pflanze ist in homöopathischen Zubereitungen zum Verlangsamen des Herzschlags enthalten.
Verwandte Arten: Die Frauen der Schoschonen und anderer nordamerikanischer Indianerstämme nutzten *V. californicum* (an der Pazifikküste heimisch) als empfängnisverhütendes Mittel; drei Wochen nahmen sie täglich eine Wurzelabkochung ein, um endgültige Unfruchtbarkeit zu erzeugen. Die europäische Weiße Nieswurz (*V. album*, Germer) hat ähnliche Inhaltsstoffe und Anwendungsgebiete wie die amerikanische Art. Chinesische Arten (darunter *V. nigrum*) werden zum Auslösen von Brechreiz, als auswurfförderndes Mittel und äußerlich zum Abtöten von Insekten eingesetzt.
Warnung: Alle *Veratrum*-Arten sind äußerst giftig und dürfen nur unter ärztlicher Überwachung verwendet werden (auch nicht als Niespulver, wie das ihr volkstümlicher Name suggerieren könnte).

Verbascum thapsus

(Scrophulariaceae)

KLEINBLÜTIGE KÖNIGSKERZE

Beschreibung: Zweijährige, bis 2 m hohe, aufrechte Pflanze mit leicht behaarten, graugrünen, lanzettlich-ovalen Blättern und ährigen Blütenständen mit leuchtendgelben Blüten.

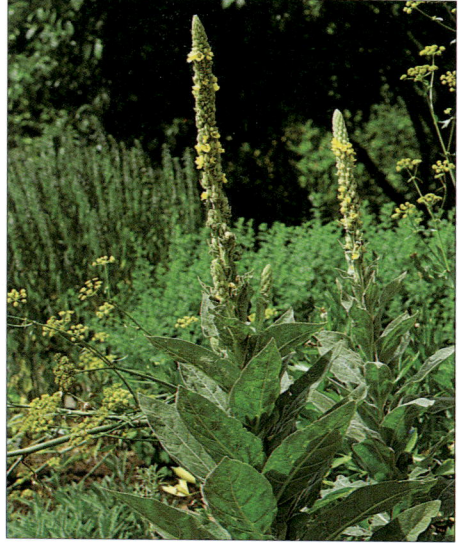

Königskerze *ist ein gutes auswurfförderndes Mittel bei Husten und anderen Atemwegserkrankungen.*

Verbreitung & Anbau: Heimisch in Europa, West-, Mittel- und Ostasien; vielerorts in gemäßigten Klimazonen eingebürgert; wächst auf Ödland und an Wegrainen. Ernte der Blätter und Blüten im Sommer.
Verwendete Teile: Blätter, Blüten.
Inhaltsstoffe: Schleimstoffe, Flavonoide, Triterpensaponine, ätherisches Öl und Gerbstoffe.
Geschichte & Brauchtum: Königskerze war früher als Heil-, aber auch als Zauberpflanze hoch geschätzt. Im 16. Jahrhundert äußerte der Kräuterarzt John Gerard seine Zweifel an den Zauberkräften: »Einige denken, daß dieses Kraut, am Körper getragen, gegen die Fallsucht hilft ... welches ein falscher und Aberglaube ist.« Er bestätigte jedoch den Nutzen der Königskerze als Hustenmittel.
Medizinische Wirkung & Anwendung: Kleinblütige Königskerze hilft bei Husten und Katarrh, insbesondere bei Luftröhrenentzündung und Bronchitis. Ein Aufguß aus Blättern und Blüten vermindert die Bildung von Schleim und stimuliert sein Abhusten. Königskerze läßt sich gut mit anderen auswurffördernden Pflanzen wie Huflattich (*Tussilago farfara*, S. 277) und Gartenthymian (*Thymus vulgaris*, S. 142) kombinieren. Äußerlich wirkt Königskerze erweichend und fördert die Wundheilung. In Deutschland legt man die Blüten in Olivenöl ein und nutzt das erhaltene fette Öl bei Ohrinfekten und Hämorrhoiden.

Veronica officinalis

(Scrophulariaceae)

ECHTER EHRENPREIS

Beschreibung: Mehrjährige, kriechende, bis 50 cm hohe, behaarte Pflanze mit ovalen Blättern und dunkel geäderten blaßblauen Blüten.
Verbreitung & Anbau: Heimisch in Europa und Nordamerika, häufige Pflanze auf Heiden und trockenen Grasplätzen. Ernte im Sommer.
Verwendete Teile: Sproßteile.
Inhaltsstoffe: Iridoidglykoside (darunter Aucubin), Acetophenonglucoside und Flavonoide (darunter Apigenin und Scutellarin).
Geschichte & Brauchtum: Ehrenpreis galt früher als gutes harntreibendes und auswurfförderndes Mittel, das häufig zur Behandlung von Katarrhen, Husten und chronischen Hautbeschwerden eingesetzt wurde. Auch bei nervöser Erschöpfung, die durch geistige Anspannung oder Konzentration ausgelöst wurde, hat man Ehrenpreis verwendet. Doch bemerkte 1935 der französische Phytotherapeut Leclerc, daß »der Aufguß nicht besser wirkt als das dafür benutzte heiße Wasser«.
Medizinische Wirkung & Anwendung: Heute wird Ehrenpreis selten angewendet, da er wenig therapeutischen Nutzen haben soll.

Viburnum prunifolium

(Caprifoliaceae)

AMERIKANISCHER SCHNEEBALL

Beschreibung: Laubabwerfender, bis 5 m hoher Strauch oder buschiger Baum mit gesägten, glänzenden, ovalen Blättern, Trugdolden weißer Blüten und blauschwarzen Früchten.
Verbreitung & Anbau: Heimisch im mittleren und südlichen Nordamerika, wächst in Wäldern. Die Rinde der Zweige wird im Frühjahr oder Herbst, die Wurzelrinde nur im Herbst geerntet.
Verwendete Teile: Rinde, Wurzelrinde.
Inhaltsstoffe: Cumarine (darunter Scopoletin und Aesculetin), Salicin, Viburnolide, Pflanzensäuren, Spuren von ätherischem Öl und Gerbstoffe.
Geschichte & Brauchtum: Die Catawba-Indianer wendeten *V. prunifolium* bei Ruhr an. Im 19. Jahrhundert galt die Rinde als gebärmutterkräftigend, die Abkochung diente verbreitet als Mittel bei Uterusblutungen.
Medizinische Wirkung & Anwendung: Der krampflösende und adstringierende Amerikanische Schneeball gilt als spezifisches Mittel bei Periodenschmerzen. Ähnlich wie im letzten Jahrhundert setzt man die Rinde auch bei anderen Frauenleiden ein, beispielsweise bei Gebärmuttervorfall, starken Blutungen in den Wechseljahren, morgendlicher Übelkeit während der Schwangerschaft und drohender Fehlgeburt. Durch die krampflösenden Eigenschaften hilft Schneball in Fällen, in denen die Gallengänge, das Verdauungssystem oder die Harnwege durch Koliken oder andere krampfartige Schmerzen in Mitleidenschaft gezoden werden.
Verwandte Arten: Die Menominee-Indianer verwendeten das nahe verwandte *V. rufidulum* bei Krämpfen und Koliken. Siehe auch Gemeiner Schneeball (*V. opulus*, S. 148).
Warnung: Nicht anwenden bei Vorliegen einer Allergie gegen Acetylsalicylsäure (Aspirin).
Selbstbehandlung: Periodenschmerzen, S. 315.

Vinca minor

(Apocynaceae)

KLEINES IMMERGRÜN

Beschreibung: Niederliegender, weit kriechender, bis 45 cm hoher Halbstrauch mit sich bewurzelnden Ausläufern, glänzenden, elliptischen Blättern und an der Basis röhrigen, strahlenförmigen blauvioletten Blüten.
Verbreitung & Anbau: Heimisch in Europa und Kleinasien, wächst an Hecken und Waldrändern; beliebte Gartenpflanze. Ernte der Blätter im Frühjahr.
Verwendete Teile: Blätter.
Inhaltsstoffe: Etwa 7% Indolalkaloide (darunter Vincamin, Vincin und Vincaminin), Vincarubin (ein Bisindolalkaloid) und Gerbstoffe. Vincamin erhöht die Blut- und Sauerstoffversorgung des Gehirns.
Geschichte & Brauchtum: Im 2. Jahrhundert beschrieb der römische Schriftsteller Apuleius in seinem *Herbarium* den Nutzen des Kleinen Immergrüns »bei der Teufelskrankheit und dämonischer Besessenheit sowie gegen Schlangen und wildes Getier«. Er erwähnte auch die speziellen Ernterituale: »Dieses Kraut sollst du pflücken, indem du sagst: ›Ich bitte dich, *vinca pervinca*, du mit so vielen nützlichen Tugenden Begabte, übertrage deine Tugenden auf mich, so daß ich beschützt und immer glücklich bin und nicht Schaden nehme durch Gift oder Wasser.‹ Wenn du dieses Kraut pflückst, wirst du rein sein von aller Unreinheit; du sollst es pflücken, wenn der Mond neun Nächte alt ist.«
Medizinische Wirkung & Anwendung: Kleines Immergrün wird als adstringierende sowie als blutstillende Arzneipflanze angewendet. Als adstringierendes Mundwasser hilft es bei Halsschmerzen, Zahnfleischentzündung und Mundgeschwüren. Es wirkt bei inneren Blutungen, starken Periodenblutungen und Nasenbluten. Seit dem Nachweis von Vincamin in den Blättern behandelt man Arteriosklerose und Demenz, die auf ungenügender Durchblutung des Gehirns beruht, mit Kleinem Immergrün.
Verwandte Arten: Großes Immergrün *(V. major)* wirkt ähnlich adstringierend. *Siehe* auch Tropisches Immergrün (*V. rosea,* syn. *Catharanthus roseus*, folgender Eintrag).
Warnung: Nicht während der Schwangerschaft anwenden.

Vinca rosea syn. *Catharanthus roseus*

(Apocynaceae)

TROPISCHES IMMERGRÜN

Beschreibung: Bis 80 cm hoher Halbstrauch mit glänzenden, ovalen Blättern und weißen bis rosafarbenen, strahlenförmigen, fünfzähligen Blüten.
Verbreitung & Anbau: Vermutlich in Madagaskar heimisch, heute weltweit in den Tropen, zum Teil auch Subtropen eingebürgert. Kommerziell als Gartenpflanze kultiviert. Ernte der Sproßteile und der Wurzel im Sommer.
Verwendete Teile: Sproßteile, Wurzel.
Inhaltsstoffe: Über 70 verschiedene Indolalkaloide, darunter Vinblastin, Vincristin, Alstonin, Ajmalicin, Leucocristin und Reserpin.
Medizinische Wirkung & Anwendung: In der philippinischen Volksmedizin wird *Catharanthus* als Diabetesmittel genutzt. In der Karibik verwendet man die Blüten als lindernde Augenspülung.
Forschungsergebnisse: Die traditionelle Anwendung als Mittel bei Diabetes hat zur intensiven Untersuchung der Eigenschaften von *Catharanthus* geführt. Vincristin und Vinblastin sind zwei hochwirksame Krebsmittel, die zu den medizinisch wichtigsten, aus Pflanzen isolierten Substanzen der letzten 40 Jahre zählen. Vincristin gehört zur Standardbehandlung bei Morbus Hodgkin (tödlich verlaufende Krankheit der Lymphknoten) und Vinblastin bei Leukämie im Kindesalter. Man hat zwar nachgewiesen, daß Spezialextrakte aus Tropischem Immergrün blutzuckersenkend wirken, möglicherweise sind einfache Zubereitungen der ganzen Pflanze jedoch unwirksam.
Warnung: Nur unter ärztlicher Überwachung anwenden.

Viola odorata

(Violaceae)

DUFTVEILCHEN

Beschreibung: Mehrjährige, kriechende, bis 15 cm hohe Pflanze mit herzfömigen Blättern und wohlriechenden blauvioletten, selten weißen, fünfzähligen Blüten.
Verbreitung & Anbau: Heimisch in großen Teilen Europas und Asiens, wächst an Hecken und in lichten Wäldern; häufig in Gärten gezogen und verwildert. Ernte der Blüten und Blätter im Frühjahr, der Wurzel im Herbst.
Verwendete Teile: Blüten, Blätter, Wurzel.
Inhaltsstoffe: Phenolglykoside (Methylsalicylate), Saponine (darunter Violin), Flavonoide und Schleimstoffe.
Geschichte & Brauchtum: In der klassischen Mythologie wurde Veilchen mit dem Tod assoziiert, doch kannten die Ärzte der Antike es auch als wirksames Mittel bei Husten und um Erbrechen auszulösen. Im 17. Jahrhundert stellte der Kräuterarzt Nicholas Culpeper fest: »Alle Veilchen sind kühl und feucht, während sie grün sind, und werden genutzt, um jegliche falsche Temperatur oder Körperhitze, sei sie innerlich oder äußerlich, zu kühlen.«
Medizinische Wirkung & Anwendung: Die Blüten und Blätter des Duftveilchens wirken schwach auswurffördernd und schleimhautschützend und sind leicht schweißtreibend. Häufig werden sie als Aufguß oder Sirup bei Husten sowie Katarrhen der oberen und unteren Luftwege eingesetzt. In der britischen Naturheilkunde werden sie bei Brust- und Magenkrebs verwendet. Die Wurzel ist wesentlich stärker auswurffördernd und löst in höherer Dosierung sogar Brechreiz aus.
Verwandte Arten: Das Hundsveilchen *(V. canina)* wird ähnlich wie Duftveilchen angewendet. In China wird *V. yedoensis* bei heißen Schwellungen und Geschwülsten, bei Mumps und Abszessen verschrieben. *Siehe* auch *V. tricolor*, folgender Eintrag.

Viola tricolor

(Violaceae)

GEWÖHNLICHES STIEFMÜTTERCHEN

Beschreibung: Ein- bis mehrjährige, bis zu 40 cm hohe Pflanze mit ovalen, gebuchteten Blättern und hübschen, kleinen gelb-violetten »Stiefmütterchenblüten«.
Verbreitung & Anbau: Heimisch in Europa, Nordafrika und Teilen Asiens, eingebürgert in Nord- und Südamerika; wächst auf Äckern, Dünen und Wiesen bis hinauf in Gebirgsregionen; in zahlreichen Züchtungen auch als Gartenpflanze kultiviert. Ernte der Sproßteile im Sommer.
Verwendete Teile: Sproßteile.
Inhaltsstoffe: Flavonoide, Methylsalicylate, Schleimstoffe, Gummen, Harz und Saponine.
Geschichte & Brauchtum: 1735 schrieb K'Eogh im *Irish Herbal*, daß Stiefmütterchenblüten »krampfartige Zuckungen bei Kindern heilen, Lunge und Brust reinigen und sehr gut bei Fiebern, innerlichen Entzündungen und Wunden sind«.
Medizinische Wirkung & Anwendung: In der westlichen Pflanzenheilkunde gilt Gewöhnliches Stiefmütterchen als reinigendes Mittel bei Hautbeschwerden, z. B. Ekzemen. Ein Aufguß dient auch zum Spülen bei Juckreiz. Wegen seiner auswurffördernden Eigenschaften wird Stiefmütterchen bei Bronchitis und Keuchhusten verwendet. Durch die harntreibende Wirkung hilft es bei Rheuma, Blasenentzündung und Schwierigkeiten beim Harnlassen.

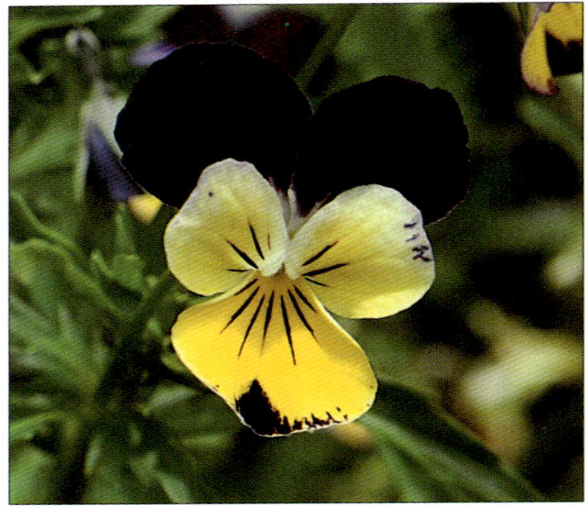

Gewöhnliches Stiefmütterchen *ist eine Wildpflanze, die in gemäßigten Klimazonen vorkommt, sie wird auch als Gartenpflanze gezogen.*

Selbstbehandlung: Nesselfieber, S. 303.

Viscum album

(Loranthaceae)

MISTEL

Beschreibung: Parasitischer, immergrüner Halbstrauch, der auf der Wirtspflanze Büsche von bis zu 3 m Durchmesser bildet; mit schmalen, ledrigen Blättern, 3–5 gelblichen Blüten in den Blattachseln und weißlicher, klebriger Frucht.

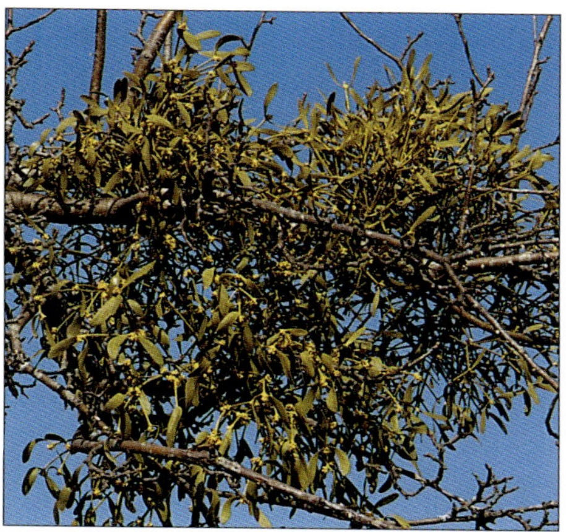

***Mistel** war den Kelten heilig, wie bei Asterix und Obelix nachzulesen ist.*

Verbreitung & Anbau: Heimisch in Europa und Nordasien, wächst auf Laub- und Nadelbäumen, die Laubholzmistel insbesondere auf Apfelbäumen (*Malus* spp.) und Pappeln (*Populus* spp.). Ernte im Herbst.
Verwendete Teile: Blätter, Zweige, Früchte.
Inhaltsstoffe: Glykoproteine, Polypeptide (Viscotoxine), Flavonoide, Kaffeesäure und andere Säuren, Lignane, Acetylcholin; in den Früchten Polysaccharide. Viscotoxine hemmen Tumorwachstum und regen die Widerstandskräfte an.
Geschichte & Brauchtum: In der nordischen Mythologie wurde Baldur, der Friedensgott, mit einem Mistelzweig erschlagen. Danach wurde die Pflanze der Liebesgöttin geweiht und das Küssen unter einem Mistelzweig zu einem beliebten Brauch.
Medizinische Wirkung & Anwendung: Die Mistel wird hauptsächlich angewendet, um Blutdruck und Herzfrequenz zu senken, Angstzustände zu lindern und Schlaf zu fördern. In niedriger Dosierung hilft sie auch bei Panikattacken, Kopfschmerzen und Konzentrationsschwäche. Man verschreibt Mistel auch bei Ohrenklingen (Tinnitus) und epileptischen Anfällen, ferner bei kindlicher Überaktivität. In der anthroposophischen und homöopathischen Medizin werden Mistelextrakte bei Krebs injiziert.
Forschungsergebnisse: Viele Untersuchungen haben sich mit der angeblichen Antikrebswirkung von Mistel beschäftigt. Zweifellos hemmen manche Inhaltsstoffe, insbesondere Viscotoxin, die Vermehrung von Tumorzellen, doch ist der Wert der ganzen Pflanze bei der Krebsbehandlung umstritten.
Warnung: Mistel, besonders Mistelfrüchte, sind hochgiftig, deshalb nur unter ärztlicher Überwachung anwenden.

Vitis vinifera

(Vitaceae)

WEINSTOCK,

ECHTE WEINREBE

Beschreibung: Laubabwerfende, verholzte Kletterpflanze mit verzweigten Ranken und handförmig gelappten Blättern, kleinen blaßgrünen Blüten in Trauben und saftigen grünen bis schwarzvioletten Beerenfrüchten.
Verbreitung & Anbau: Heimisch in Südeuropa (bis Süddeutschland) sowie Teilen Westasiens und Nordwestafrikas; hauptsächlich als Kultur bekannt, in gemäßigt-warmen Klimaregionen weltweit als Tafelobst und zur Weinproduktion angebaut. Ernte der Blätter im Sommer, der Früchte im Herbst.
Verwendete Teile: Blätter, Früchte, Fruchtsaft.
Inhaltsstoffe: Blätter: Flavonoide, Gerbstoffe, Inositol, Carotinoide, Cholin und Zucker; Früchte: Wein- und Äpfelsäure, Zucker, Pektin, Gerbstoffe, Flavonglykoside, Anthocyane (in dunklen Trauben und ihren Blättern), die Vitamine A, B_1, B_2 und C sowie Mineralstoffe. Die Anthocyane wirken gefäßverdichtend.
Geschichte & Brauchtum: Angeblich brachten die Römer die Weinreben und ihre Kultur nach Deutschland, doch finden sich noch heute im Oberrheintal einige Wildvorkommen der Wilden Weinrebe. 1652 empfahl Nicholas Culpeper die Weinrebe als Mundwasser und schrieb, daß »die Asche der verbrannten Äste kohlschwarze Zähne schneeweiß machen wird, wenn ihr sie nur jeden Morgen damit reibt. Es ist der feinste Baum unter der Sonne, dem Körper des Menschen sehr zuträglich, und das ist der Grund, daß Weingeist das beste Stärkungsmittel unter allen Gewächsen ist.«
Medizinische Wirkung & Anwendung: Weinblätter, besonders dunkle Blätter, wirken adstringierend und entzündungshemmend. Als Aufguß wendet man sie bei Durchfall, starken Perioden- und Gebärmutterblutungen, ferner als Spülung bei Mundgeschwüren und bei übermäßigem Scheidenausfluß an. Dunkle Blätter und Trauben helfen bei Krampfadern, Hämorrhoiden und Kapillarschwäche. Der Blutungssaft der Zweige wird zur Augenspülung genutzt. Die nahrhaften und schwach abführenden Weintrauben stärken den kranken Körper, besonders bei Erkrankungen des Magen-Darm-Trakts und der Leber. Die getrockneten Früchte (Rosinen oder Korinthen) wirken schwach auswurffördernd und beruhigend und deshalb etwas hustenerleichternd. Weinessig ist adstringierend, kühlend und lindernd für die Haut.

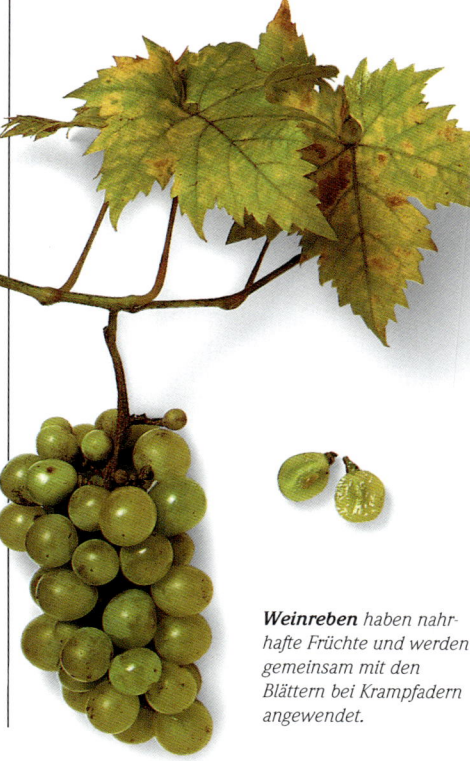

***Weinreben** haben nahrhafte Früchte und werden gemeinsam mit den Blättern bei Krampfadern angewendet.*

Ziziphus jujuba

(Rhamnaceae)

BRUSTBEERBAUM,

JUJUBE, DA ZAO (CHINESISCH)

Beschreibung: Laubabwerfender, bis 8 m hoher, bedornter Baum mit länglichen, fein gesägten Blättern, kleinen gelblichen Blüten in Trugdolden und rötlichbraunen oder schwarzen ovalen Früchten.
Verbreitung & Anbau: Heimisch in China, Japan und Südostasien, in tropischen und subtropischen Gebieten Asiens und im Mittelmeerraum verbreitet angebaut und eingebürgert. Ernte der Früchte im Frühherbst.
Verwendete Teile: Früchte.
Inhaltsstoffe: Saponine, Flavonoide, Zucker, Schleimstoffe, die Vitamine A, B_2 und C, Calcium, Phosphor und Eisen.
Geschichte & Brauchtum: In der chinesischen Medizin wird die süße, angenehm schmeckende und sehr nahrhafte Jujube seit mindestens 2500 Jahren verwendet. Sie wird im *Classic of Odes*, einer chinesischen Lyrikanthologie aus dem 6. Jahrhundert v. Chr., erwähnt.
Medizinische Wirkung & Anwendung: Die Brustbeere ist eine köstliche Frucht und eine wirksame Arzneipflanze. Sie hilft bei Gewichtszunahme, kräftigt die Muskeln und erhöht die Ausdauer. In der chinesischen Medizin verschreibt man *Da zao* als *Qi*-Tonikum zur Verbesserung der Leberfunktion. Jujube wirkt schwach beruhigend und antiallergen und wird bei Reizbarkeit und Rastlosigkeit gegeben. Man verwendet sie auch zur Geschmacksverbesserung bei unangenehm schmeckenden Zubereitungen.
Forschungsergebnisse: In Japan hat man nachgewiesen, daß Jujube das Immunsystem stärkt. Labortiere in China zeigten Gewichtszunahme und erhöhte Ausdauer nach Fütterung mit einer Abkochung aus Brustbeeren. In einer klinischen Studie erhielten 12 Patienten mit Lebererkrankungen allabendlich Jujube, Erdnüsse und braunen Zucker. Nach 4 Wochen hatten sich die Leberwerte gebessert.
Verwandte Arten: *Z. spinosa* mit beruhigender Wirkung wird in der chinesischen Medizin zum »Nähren des Herzens und Beruhigen des Geistes« eingesetzt.

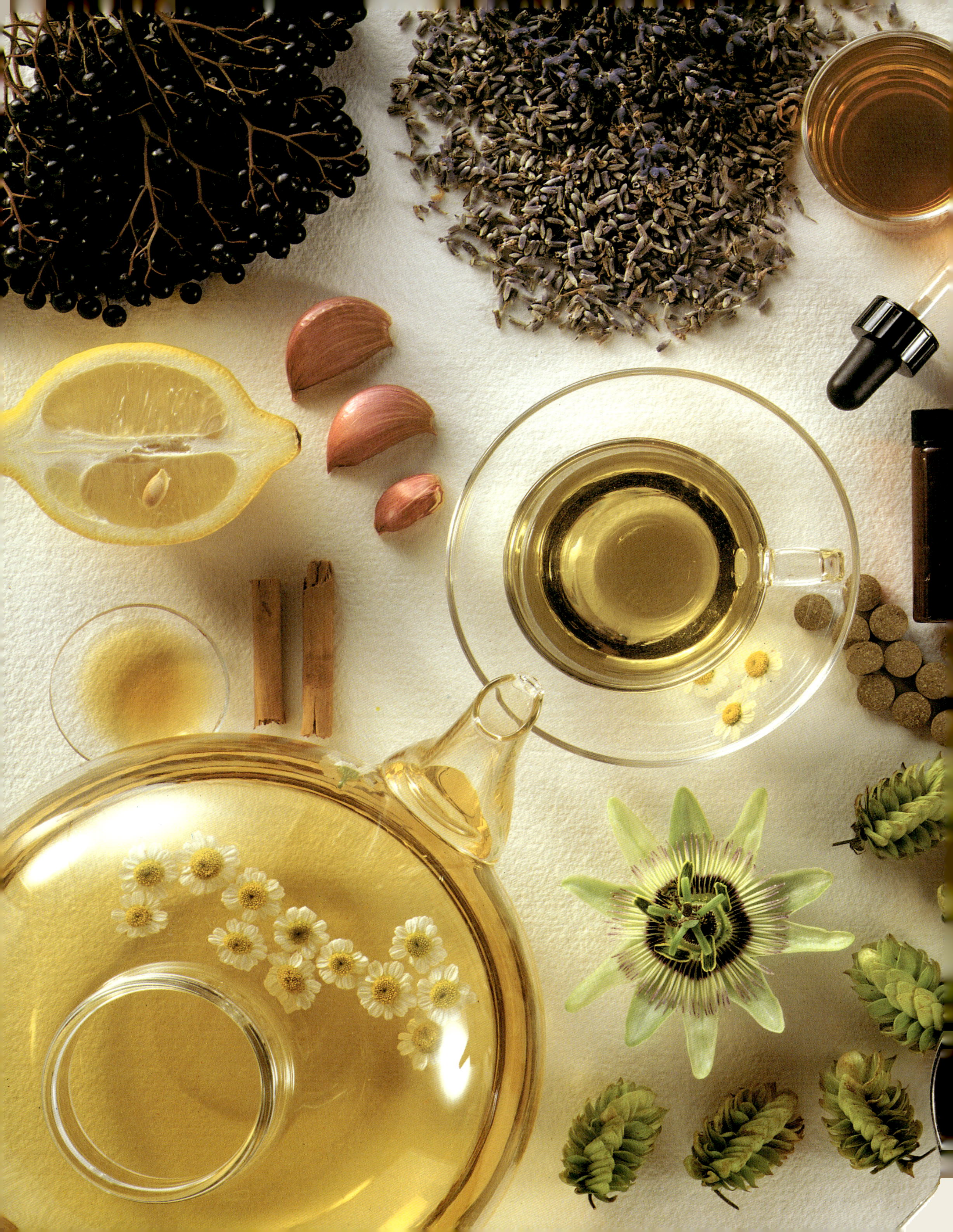

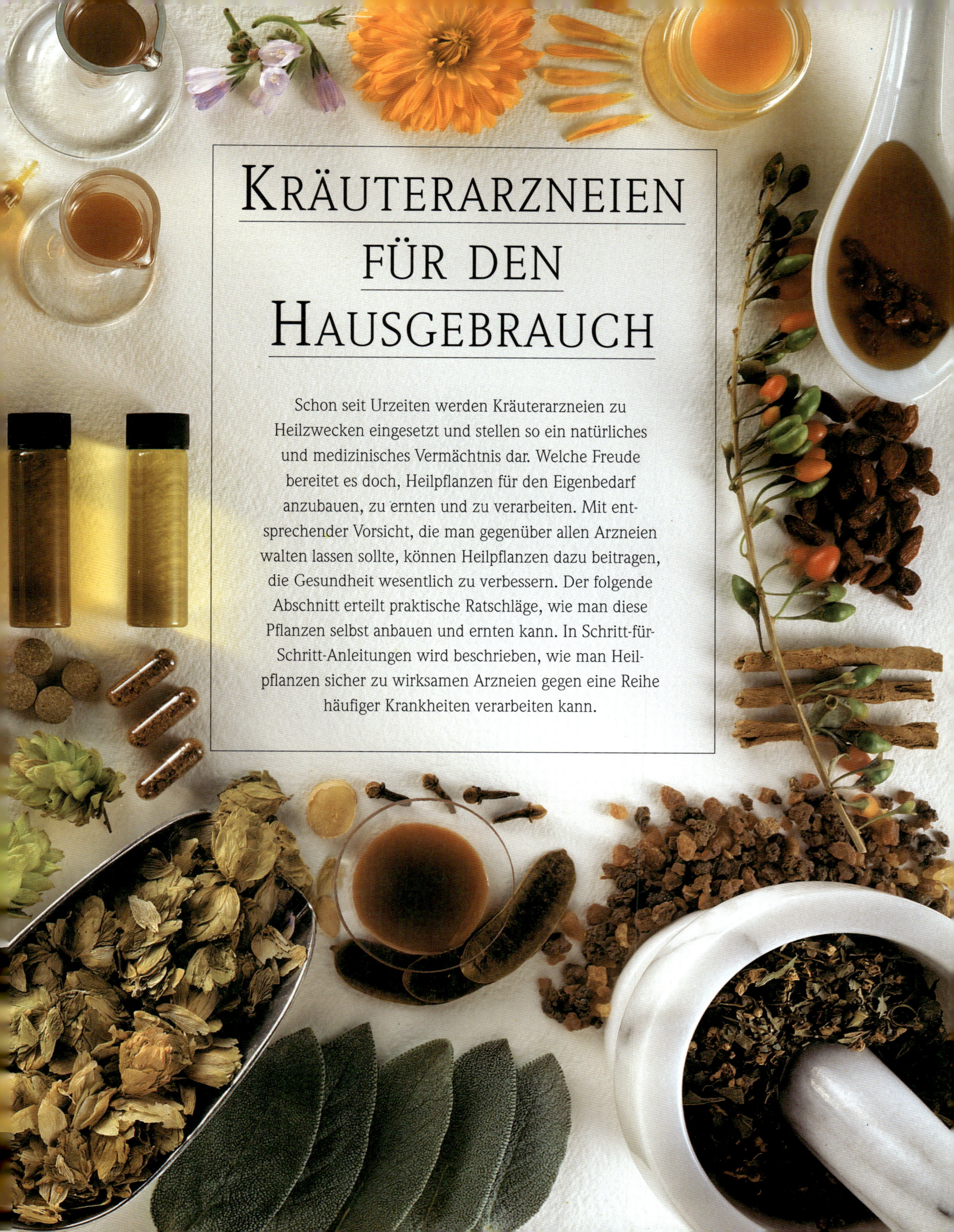

Kräuterarzneien für den Hausgebrauch

Schon seit Urzeiten werden Kräuterarzneien zu Heilzwecken eingesetzt und stellen so ein natürliches und medizinisches Vermächtnis dar. Welche Freude bereitet es doch, Heilpflanzen für den Eigenbedarf anzubauen, zu ernten und zu verarbeiten. Mit entsprechender Vorsicht, die man gegenüber allen Arzneien walten lassen sollte, können Heilpflanzen dazu beitragen, die Gesundheit wesentlich zu verbessern. Der folgende Abschnitt erteilt praktische Ratschläge, wie man diese Pflanzen selbst anbauen und ernten kann. In Schritt-für-Schritt-Anleitungen wird beschrieben, wie man Heilpflanzen sicher zu wirksamen Arzneien gegen eine Reihe häufiger Krankheiten verarbeiten kann.

Der Anbau von Heilpflanzen

Der Anbau von Heilpflanzen mag zwar zeitaufweniger sein, als wenn man diese kauft, doch dafür wird man durch das Gefühl entschädigt, seine eigenen Kräuterarzneien selbst produziert zu haben. Viele Heilpflanzen lassen sich leicht ziehen, sogar als Zimmerpflanzen auf dem Fensterbrett, so daß der Nachschub an frischem Kräutermaterial ganzjährig gewährleistet ist.

Der Heilpflanzengarten

Bei der Planung eines solchen Gartens müssen viele Faktoren – verfügbarer Platz, Lage, Boden und Klima – berücksichtigt werden. Als erste Orientierung finden sich in der Tabelle unten Angaben über die zehn verbreitetsten und nützlichsten Arzneipflanzen für gemäßigtes Klima. Einige können auch im Haus gezogen werden, wie z. B. Gartenthymian (*Thymus vulgaris*, S. 142) und Gartensalbei (*Salvia officinalis*, S. 130). Auch das Anpflanzen etlicher weiterer Arzneipflanzen wie Kamille (*Chamomilla recutita*, S. 76), Frauenmantel (*Alchemilla xanthochlora*, S. 161) und Lavendel (*Lavandula officinalis*, S. 107), die gut in gemäßigtem Klima gedeihen, ist lohnenswert. Bei Fragen zur Pflege der Pflanzen oder ihrer Eignung für den jeweiligen Standort sollte man sich in einer guten Gärtnerei oder Baumschule beraten lassen.

GARTENPFLANZEN

Im eigenen Garten sollte man eine Auswahl winterharter Kräuter anpflanzen, die sich leicht ziehen lassen und viel Blattmaterial zur Ernte bilden. Empfindlichere Arten besser an geschützte, sonnige Plätze oder in Pflanzbehälter setzen.

TOPFPFLANZEN

Viele Arzneipflanzen, z. B. Pfefferminze (*Mentha* x *piperita*, S. 112), gedeihen gut in Töpfen, Hängeampeln oder Blumenkästen; doch muß man darauf achten, daß sie nicht austrocknen, und durch regelmäßiges Umpflanzen einem verdichteten, verfilzten Wurzelballen entgegenwirken. Kälteempfindliche Pflanzen wie Lorbeer (*Laurus nobilis*, S. 224) müssen an frostfreien, je nach Bedarf kühlen oder wärmeren Plätzen überwintert werden.

PFLANZEN IM HAUS

Besitzer von Gewächshäusern, Wintergärten oder Blumenfenstern können sich in der Kultur von ungewöhnlicheren und exotischen Arzneipflanzen versuchen, wie z. B. Zitronengras (*Cymbopogon citratus*, S. 196). Man kann sie zu medizinischen Zwecken oder als Küchenkräuter kultivieren oder aber Jungpflanzen anziehen, die man später ins Freie pflanzt. Empfindliche Pflanzen wie Heiliges Basilienkraut (*Ocimum tenuiflorum*, S. 114) gedeihen im Haus; einige Zimmerpflanzen wie Aloe (*Aloe vera*, S. 57) wirken in Wohnräumen als »Luftreiniger«.

Heilpflanzen einkaufen

Besondere Sorten oder bestimmte Arten von Arzneipflanzen kann man am besten in Spezialgärtnereien für Kräuter kaufen. Schon vor dem Einkauf sollte man wissen, welche Pflanzen benötigt werden. Ist ein Anbau zu medizinischen Zwecken geplant, so sollte man die tatsächliche Heilpflanzenart stets einer weitergezüchteten Varietät oder Ziersorte vorziehen.

Anbau

Bei der Planung des Gartens und der Auswahl der Kräuter sollte man folgende Faktoren berücksichtigen.

STANDORT

Die meisten Arzneipflanzen bevorzugen eine sonnige Lage und einen verhältnismäßig wasserdurchlässigen Boden. Durch Anpflanzen von Windschutzhecken läßt sich ein Standort verbessern. Empfindliche und nicht zuverlässig winterharte Kräuter sollten an geschützte, sonnige Stellen gesetzt werden. Ehemalige Industrieflächen sind wegen möglicher Altlasten zur Kräuteranzucht ungeeignet.

TEMPERATUR

Einige Pflanzen gedeihen nur innerhalb bestimmter Temperaturbereiche; insbesondere Kräuter, die aus dem Mittelmeerraum stammen, sind in Deutschland oft nicht zuverlässig winterhart – so Rosmarin (*Rosmarinus officinalis*, S. 125), der selbst in den Weinbaugebieten häufig erfriert. Bei langen, starken Frostperioden muß man empfindliche Pflanzen abdecken, um sie vor Frosttrocknis und zusätzlicher Auskühlung durch kalte Winde zu schützen. Das Frühjahr ist meist die beste Pflanzzeit. Oft ist die Überwinterung im Gewächshaus oder an kühlen Stellen im Haus die einzige Möglichkeit, subtropische Pflanzen in unserem Klima zu kultivieren. Andere Kräuter gedeihen ganzjährig an warmen, sonnigen Standorten im Haus.

BODEN

Seine Beschaffenheit hängt von den jeweiligen Anteilen an Sand, Schluff und Tonpartikeln ab. Sandige Böden sind gut wasserdurchlässig, benötigen aber viel Dünger; Tonböden können unter Staunässe leiden und eine Drainage erfordern.

PFLANZENSCHNITT

Der Schnitt dient zum Entfernen von abgestorbenem Holz, zur Korrektur der Form und Größe und um ein gesundes Wachstum zu erzielen – eine wichtige Gartenarbeit, die für jedes Gehölz zur richtigen Jahreszeit und in korrekter Weise durchgeführt werden muß. Das Entfernen abgeblühter Teile regt besonders Sträucher zu neuem Wachstum an. Auch Krankheiten und Schädlinge werden durch regelmäßiges Schneiden und Aufräumen im Garten in Schach gehalten.

Empfehlenswerte Arzneipflanzen für den Anbau

ART	PFLANZZEIT	VERMEHRUNG	KULTURANLEITUNG	MEDIZINISCHE ANWENDUNG
Aloe (*Aloe vera*, S. 57)	Frühjahr/Herbst	Brutorgane	■ Sonniger Standort im Haus; ggfs. umtopfen; nicht zuviel gießen	■ Frisches Pflanzengel bei kleineren Verbrennungen & Wunden
Gemeiner Beinwell (*Symphytum officinale*, S. 136)	Frühjahr/Herbst	Samen/Teilung	■ Warmer, sonniger Standort; feuchter Boden	■ Salbe oder Umschlag bei Verstauchungen und Prellungen (nur Blatt nehmen)
Mutterkraut (*Tanacetum parthenium*, S. 139)	Herbst/Frühjahr	Samen/Steckling/Teilung	■ Sonniger Standort; gut drainierter bis trockener, steiniger Boden	■ Frisches Blatt oder Tinktur bei Kopfschmerzen & Migräne
Zitronenmelisse (*Melissa officinalis*, S. 111)	Frühjahr/Herbst	Samen/Steckling/Teilung	■ Sonniger Standort, feuchter Boden; Rückschnitt nach der Blüte	■ Aufguß bei Angst, Schlafstörung & nervösem »Magen«; Lotion bei Lippenbläschen
Ringelblume (*Calendula officinalis*, S. 69)	Frühjahr/Herbst	Samen	■ Sonniger Standort; gut drainierter Boden; Verblühtes entfernen	■ Creme bei Schnitt- und Schürfwunden, entzündeter Haut; Aufguß bei Pilzinfektion
Echte Pfefferminze (*Mentha* x *piperita*, S. 112)	Frühjahr/Herbst	Steckling/Teilung	■ Sonniger Standort; feuchter Boden; darf nicht austrocknen	■ Aufguß bei Verdauungsstörung & Kopfschmerz; Lotion bei Hautjucken
Rosmarin (*Rosmarinus officinalis*, S. 125)	Frühjahr/Herbst	Samen/Steckling	■ Sonniger, geschützter Standort; Winterschutz; bedingt winterhart	■ Aufguß als anregendes Nerventonikum & bei Verdauungsschwäche
Gartensalbei (*Salvia officinalis*, S. 130)	Herbst/Frühjahr	Samen/Steckling/Ableger	■ Sonniger, geschützter Standort; gut drainierter bis trockener Boden	■ Aufguß bei Halsschmerzen, Mundgeschwüren und Durchfall
Tüpfel-Johanniskraut (*Hypericum perforatum*, S. 104)	Frühjahr/Herbst	Samen/Teilung	■ Sonniger/halbschattiger Stand; gut drainierter bis trockener Boden	■ Tinktur bei Depression & Menopause; Ölextrakt als Antiseptikum & Wundheilung
Gartenthymian (*Thymus vulgaris*, S. 142)	Frühjahr/Herbst	Samen/Steckling/Teilung	■ Sonniger Standort; gut drainierter Boden; evt. mit Kies mulchen	■ Aufguß bei Husten, Erkältung & Atemwegsinfektionen; Lotion bei Pilzinfektionen

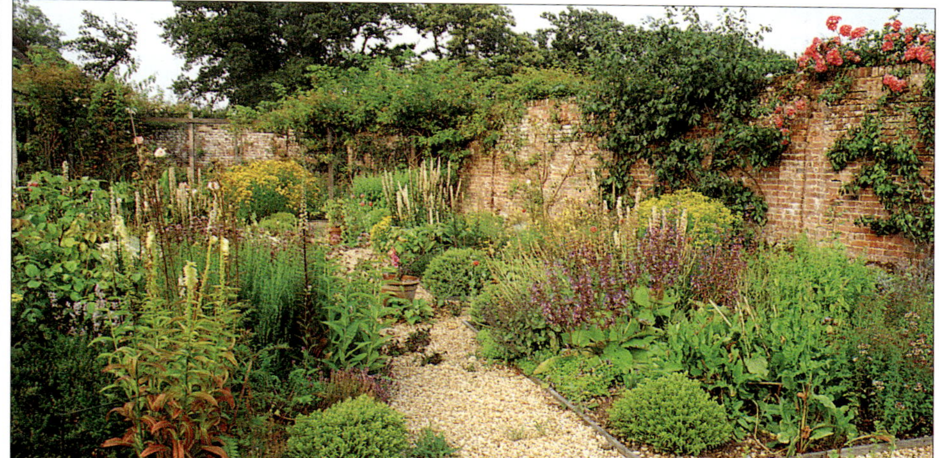

Ein planmäßig angelegter Kräutergarten *bildet einen farbenfrohen Bereich voller aromatischer Düfte, der zusätzlich die ganze Familie mit frischen Kräutern für Küche und Hausapotheke versorgt.*

WÄSSERN
Frisch gepflanzte Kräuter müssen gut angegossen werden; später sollte je nach Bedarf etwa einmal wöchentlich abends oder morgens gründlich gewässert werden (das ist besser als täglich nur wenig zu gießen). Da viele Kräuter, insbesondere die mediterranen, ihre »heilsamen« Wirkstoffe eher bei Trockenheit bilden, sollte man nicht übergießen. Pflanzen mit trockenem Wurzelballen müssen vor dem Setzen gründlich gewässert werden.

JÄTEN & DÜNGEN
Da »Unkräuter« mit den ausgepflanzten Kräutern um Wasser und Nährstoffe konkurrieren, sollte man Beete und Kübel möglichst frei von Wildwuchs halten. Andererseits darf man den meisten Heilpflanzen (besonders solchen aus dem Mittelmeerraum) nur wenig Dünger und feuchten Mulch geben, weil sie damit weniger Wirkstoffe bilden. Sandböden allerdings regelmäßig düngen.

KRANKHEITEN & SCHÄDLINGE
Pflanzenkrankheiten und Schädlinge dürfen nur mit den Methoden des Biogärtners bekämpft werden. So können Blattläuse mit Seifenwasser oder Knoblauchbrühe (dafür Knoblauchschalen 2 Tage in Wasser extrahieren) besprüht werden. Kranke Pflanzen isolieren, um eine weitere Ansteckung zu verhindern.

Vermehrungsmethoden

Unter den vielen Vermehrungsmethoden sollte man die für die jeweilige Pflanze beste wählen (eine erschöpfende Darstellung ist hier nicht möglich; ein gutes Gartenbuch gibt ausführlichere Informationen). Vor dem Auspflanzen muß der Boden vorbereitet sein, dabei muß man die Ansprüche der betreffenden Pflanze an Boden, Standort und Jahreszeit sowie den Platzbedarf berücksichtigen.

SAMEN/AUSSAAT
Eine Aussaat ist entweder in Pflanzgefäßen oder auf vorbereiteten Beeten im Freien möglich. Ihr Zeitpunkt muß so auf die Jahreszeit abgestimmt werden, daß man die Sämlinge später bei ausreichend erwärmtem Boden und warmem Wetter auspflanzen kann. Ein- und zweijährige Pflanzen lassen sich meistens leicht aus Samen ziehen und wachsen im Sommer kräftig weiter. Mehrjährige Pflanzen keimen teils einfach, teils sehr schwierig und unter Spezialbedingungen (z. B. Teufelsbusch, *Eleutherococcus senticosus*, S. 92). Vor dem Samenkauf unbedingt über Keimbedingungen informieren.

AUSSAAT IN PFLANZGEFÄSSEN

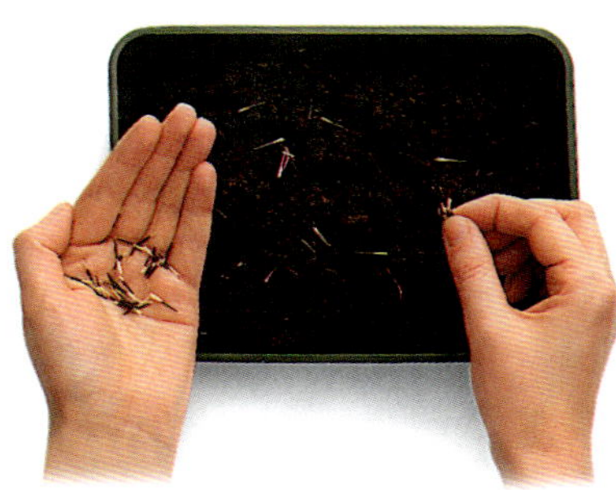

1 *Eine Schale mit gut durchfeuchteter Aussaaterde vorbereiten, die Samen gleichmäßig aussäen, bei größeren Samen eventuell mit einer dünnen Schicht Erde bedecken. Schale mit einer Glasscheibe abdecken oder in eine Plastiktüte hüllen und an einen warmen Ort stellen (bis zu 21 °C).*

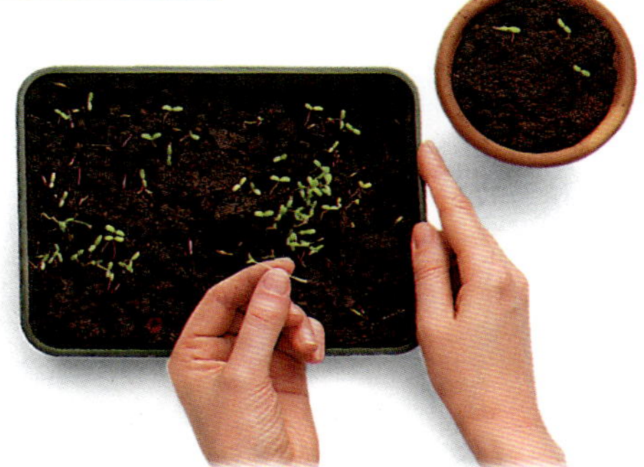

2 *Sobald die Samen Keime getrieben haben, die Sämlinge pikieren. Dazu teilt man sie vorsichtig, faßt sie dabei an den Keimblättern und setzt sie einzeln in vorbereitete Töpfe oder Schalen mit Jungpflanzenerde. Sämlinge vorsichtig andrücken und wässern; sie dürfen nicht austrocknen.*

STECKLINGE
Sie sind sehr beliebt und ideal zur Verbreitung verholzter mehrjähriger Heilpflanzen. Meist nimmt man Triebstecklinge, doch können einige Pflanzen auch durch Blattstecklinge oder Wurzelschnittlinge vermehrt werden. Am besten sind junge, kräftige Pflanzen. Steckling mit einem sauberen, scharfen Messer kurz unterhalb eines Stengelknotens abschneiden. Die unteren Blätter entfernen, Stecklingsende (u.U.) in ein Bewurzelungshormon tauchen, in Stecklingserde pflanzen und für ausreichende Luftfeuchtigkeit (Plastiktüte) sorgen. Bei einigen Pflanzen ist diese Vermehrungsmethode sehr schwierig (z. B. Erikagewächsen).

TEILUNG
Viele Stauden können auf diese Weise einfach vermehrt werden. Die frühjahrsblühenden Stauden werden im Herbst, herbstblühende im Frühjahr geteilt. Man nimmt eine kräftige Pflanze vorsichtig auf, entfernt überaltertes Material, trennt sie mit der Grabgabel in kleinere Teilstücke und pflanzt diese wieder ein.

GEKAUFTE PFLANZEN
Kräuter in Töpfen vom Markt oder Supermarkt kann man austopfen und aufteilen; später pflanzt man die Sämlinge in kleinen Gruppen in eigene Töpfe ein. Auch frische Rhizome, z. B. Ingwer (*Zingiber officinale*, S. 153), oder Brutzwiebeln wie Knoblauchzehen (*Allium sativum*, S. 56) können in Töpfe oder in der richtigen Jahreszeit auf vorbereitete Beete ins Freie gesetzt werden.

ABLEGER
Beim Ablegen oder Absenken fördert man die Wurzelbildung an einem Schößling oder biegsamen Ast, indem man ihn auf der Unterseite leicht einschneidet und die Pflanze an dieser Stelle mit Erde anhäufelt, so daß der Vegetationspunkt nicht bedeckt ist. Sobald der Ableger Wurzeln bildet und oberirdisch weiterwächst, kann man ihn abtrennen und in einen eigenen Topf pflanzen. Bei einigen verholzten Kräutern, z. B. Salbei (*Salvia officinalis*, S. 130), kann man die gesamte Pflanzenbasis mit gut wasserdurchlässiger Erde anhäufeln; Triebe nach erfolgter Wurzelbildung von der Mutterpflanze abtrennen und einzeln verpflanzen.

Frische Ingwerrhizome *bilden rasch viele neue Triebe, wenn man sie unter warmen (über 21 °C), feuchten Bedingungen auspflanzt.*

BRUTORGANE
Die meisten Kräuter mit Zwiebeln oder Knollen (z. B. Knoblauch, *Allium sativum*, S. 56) bilden Brutorgane, die man während der Ruhezeit von der Mutterpflanze abtrennen und auspflanzen kann.

Ernte & Verarbeitung

Obwohl man manche Kräuter ganzjährig ernten kann, haben die meisten eine spezielle Wachstumsperiode, in der man sie auch ernten muß, um sie anschließend sofort zu verarbeiten oder für später zu konservieren. Die Erntezeiten der einzelnen Pflanzen stehen – jeweils artenweise – auf den Seiten 54–281. Da Heilpflanzen rasch verwelken und dann ihre Wirkstoffe verlieren, muß man sie schnell verarbeiten. Nur einwandfreie Pflanzen ernten, die keinerlei Anzeichen von Krankheit, Insektenfraß oder Umweltverschmutzung aufweisen.

Ernte von Wildpflanzen

Wildpflanzen bilden eine natürliche Gratisquelle für Kräuterarzneien und vermitteln dem Sammler zudem das Gefühl, eine alte Tradition zu pflegen. Da Wildkräuter stets am natürlichen Standort gedeihen, enthalten sie oft auch mehr Wirkstoffe als Gartenarten.

PFLANZENBESTIMMUNG

Die exakte Bestimmung ist überaus wichtig; hierzu einen Bestimmungsführer zu Rate ziehen, da sich viele Pflanzen ähneln. Im Zweifelsfall lieber eine Pflanze stehen lassen als sich schlimmstenfalls selbst zu vergiften.

ÖKOLOGIE & NATURSCHUTZ

Häufige Arten wie die Brennessel (*Urtica dioica*, S. 145) kann man an fast allen Standorten bedenkenlos ernten. Doch gibt es etliche Arten, die aufgrund des Rückgangs ihres Lebensraums gefährdet sind und deren Vorkommen daher stark rückläufig ist. In Gesamtdeutschland und den einzelnen Bundesländern zeigen die sog. Roten Listen besondere Gefährdungsstufen einzelner Pflanzen an. Der Gesetzgeber hat daher zahlreiche gefährdete Pflanzen unter Schutz gestellt (dies gilt auch für die Schweiz und Österreich). Wer sie oder Teile der Pflanzen trotzdem pflückt, kann mit erheblichen Bußgeldern bestraft werden. Eine Reihe von Arten sind darüber hinaus durch Verordnungen der EU oder internationale Abkommen auch über die deutschen Staatsgrenzen hinaus geschützt.
Naturschutzgebiete innerhalb Deutschlands sind am grüngerandeten Dreiecksschild mit Seeadler oder Eule und der Aufschrift »Naturschutzgebiet« zu erkennen; hier gilt generelles Pflückverbot selbst solcher Pflanzen (auch Brennessel), die normalerweise nicht gesetzlich geschützt sind. Jedes gute botanische Bestimmungsbuch nennt die geschützten Arten. Änderungen sind den Informationsschriften der mit dem Naturschutz beauftragten Behörden zu entnehmen. Der gesetzliche Schutz gilt übrigens unabhängig von einer lokalen Häufigkeit. Pflanzen an Autostraßen, Flughäfen, gedüngten Feldern oder im Windschatten von Fabriken sollten nicht gesammelt werden, da sie möglicherweise mehr Schadstoffe und Umweltgifte als medizinische Wirkstoffe enthalten.

Ernte im Garten

Kulturpflanzen liefern einen regelmäßigen Nachschub frischer Kräuter aus kontrolliertem Anbau. Die Ernte kann man beispielsweise mit dem Zurechtschneiden einer Pflanze kombinieren, indem man unerwünschte Sprosse und Zweige entfernt und damit buschiges Wachstum herbeiführt. Stauden so zurückschneiden, daß sie leicht wieder nachwachsen können. Einige Heilpflanzen, etwa Zitronenmelisse (*Melissa officinalis*, S. 111), können 2–3 mal im Jahr geerntet werden.

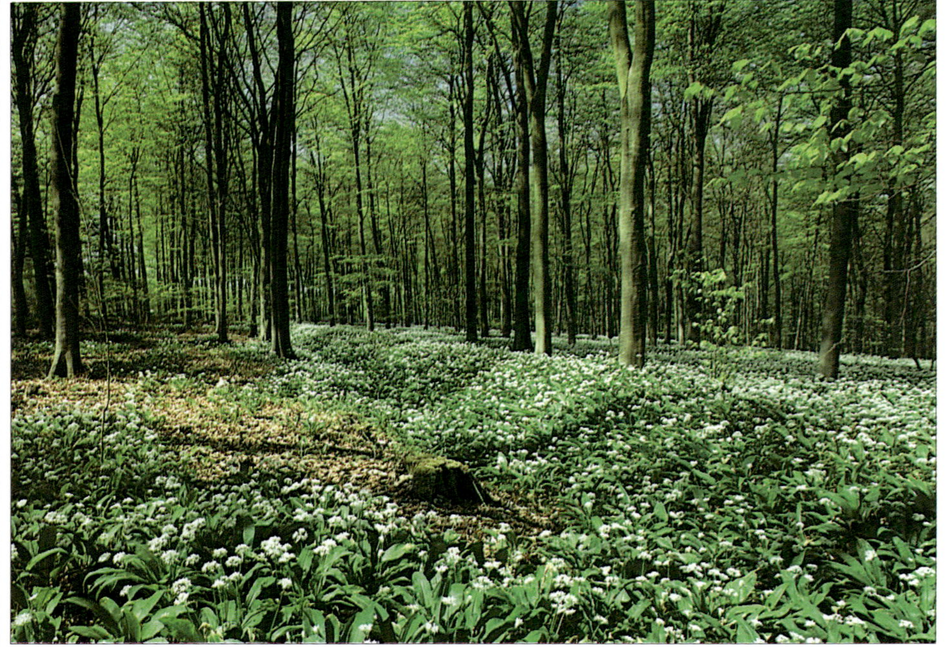

***Bärlauch** wächst in dichten Trupps in schattigen Auenwäldern. Im Frühsommer werden seine Knollen und Sproßteile wegen ihrer antibiotischen Eigenschaften geerntet.*

Allgemeine Hinweise

Vor der Ernte einen genauen Vorgehensplan erstellen, damit nur Kräuter in Spitzenqualität geerntet werden, die dann möglichst rasch verarbeitet werden müssen, um so ihre Wirkstoffe zu erhalten.

AUSRÜSTUNG

Zum Sammeln von Kräutern am besten ein Holztablett oder einen offenen Korb nehmen, damit die Pflanzen nicht gedrückt werden und nicht so schnell welken. In Wald und Flur hierzu besser einen Stoffrucksack oder Leinenbeutel verwenden.
Zum Bestimmen der Kräuter stets einen Pflanzenführer einstecken. Pflanzen mit Messer oder Schere sauber abschneiden, um sie geringstmöglich zu verletzen, und die Kräuter danach wenig anfassen. Zur Ernte nesselnder, stacheliger oder reizauslösender Pflanzen, wie z. B. der Weinraute (*Ruta graveolens*, S. 262), Handschuhe tragen, um sich vor einer möglichen Allergie zu schützen.

WORAUF MAN ACHTEN SOLLTE

Als Frischmaterial nur einwandfreie Pflanzen ernten, die keinerlei Anzeichen von Krankheit, Insektenfraß oder Umweltverschmutzung aufweisen. Auf jedwede Art verletzte Pflanzen unbedingt wegwerfen, da sie Krankheiten und Schimmelpilze auf getrockenetes Kraut übertragen können. Kleingeschnittenes Pflanzenmaterial nicht miteinander mischen, da hierbei hohe Verwechslungsgefahr besteht.

RICHTIGER ERNTEZEITPUNKT

Bei trockenem Wetter ernten, am besten an einem sonnigen Morgen, nachdem der Tau verdunstet ist. Wenn man die Pflanze auf dem Höhepunkt ihrer Reife bei optimaler Witterung pflückt, ist gewährleistet, daß sie eine hohe Konzentration an Wirkstoffen besitzt. Sofern unter den Einzelbeiträgen auf S. 54–281 nichts Gegenteiliges steht, pflückt man Blätter unmittelbar nach dem Öffnen ihrer Knospen (Frühjahr–Sommer), Blüten zu Beginn der Blüte und Früchte kurz vor der Reife, während Wurzeln erst im Herbst geerntet werden, wenn die Pflanze ihre Reservestoffe zur Überwinterung unter die Erde zurückzieht. Rindenstücke mit äußerster Vorsicht ernten, damit der Baum oder Strauch keinen Schaden nimmt – in der Regel ist die Ernte im Frühjahr oder Herbst.

MEDIZINISCH ERWÜNSCHTE TEILE

Häufig können einzelne Teile derselben Pflanze, z. B. Samen und Blätter, unterschiedliche Wirkung zeigen. Beim Ernten also darauf achten, daß nur die medizinisch erwünschten Teile gesammelt werden.

RASCHE VERARBEITUNG

Nur soviel Pflanzenmaterial ernten, wie direkt im Anschluß verarbeitet werden kann. Der Grund ist einfach gesagt: Frisches Pflanzenmaterial, besonders Blüten- und Blattknospen, welkt rasch und verliert dann oft sofort seine Wirkstoffe. Vor allem aromatische Kräuter, die ihren Duft in die Luft oder auf die Haut abgeben, können ihre ätherischen Öle innerhalb von Stunden verlieren. Salat- und Küchenkräuter am besten sofort verzehren, um ihre Nährstoffe möglichst gut auszunutzen; im Kühlschrank sind sie jedoch jedoch, locker in einen luftigen Plastikbeutel gefüllt, einige Tage haltbar.

Verarbeitung

Kräuter lassen sich leicht konservieren – am einfachsten geschieht dies durch Trocknen an der Luft oder im Ofen. Hierzu eignet sich ein trockener, warmer und staubfreier Platz, am besten ein Trockenschrank. Kräuter zum Trocknen nie auf bedrucktes Papier (Zeitungspapier) ausbreiten. Getrocknete Kräuter kann man mehrere Monate in einem dunklen Schraubdeckelglas oder braunen Papiertüten aufbewahren (*siehe* S. 288).

SPROSSTEILE

Hierzu zählen alle oberirdisch wachsenden Pflanzenteile: Blüten, Blätter, Stengel, Beeren und Samen. Kurz nachdem die Pflanze zu blühen begonnen und die meiste Kraft in ihr oberirdisches Wachstum gesteckt hat, schneidet man ihre Stengel in der Regel 5–10 cm über dem Boden ab. Stauden schneidet man in größerem Abstand vom Boden ab, um auch in späteren Jahren ernten zu können. Größere Blüten und Blätter aussortieren und getrennt trocknen, kleinere läßt man am Stengel trocknen.

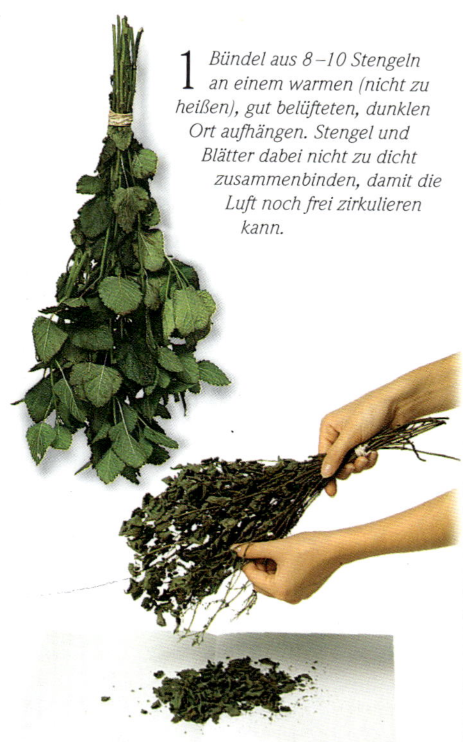

1 Bündel aus 8–10 Stengeln an einem warmen (nicht zu heißen), gut belüfteten, dunklen Ort aufhängen. Stengel und Blätter dabei nicht zu dicht zusammenbinden, damit die Luft noch frei zirkulieren kann.

2 Sobald die Stengel spröde getrocknet, aber noch nicht strohtrocken sind, Blätter, Blüten, Fruchtstände (Samen) und kleinere Stengel über einem großen Bogen weißem Papier abtrennen.

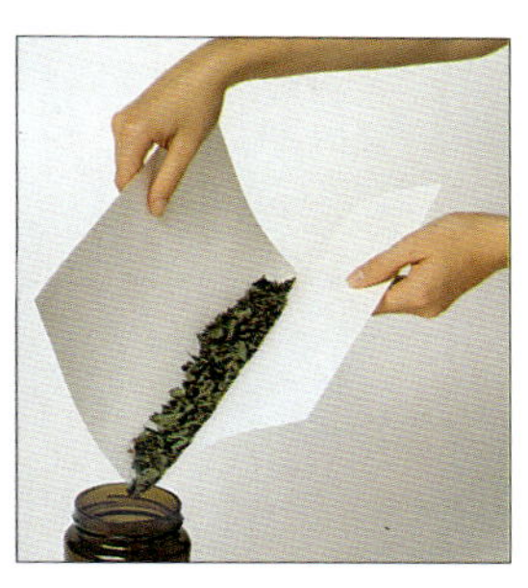

3 Vorsichtig die abgetrennten trockenen Pflanzenteile mit Hilfe des Papiers in ein dunkles Schraubdeckelglas oder eine braune Papiertüte füllen.

GROSSE BLÜTEN

Vielfach werden die Blüten geerntet, sobald sich ihre Knospen geöffnet haben – meist im Frühjahr oder Sommer. Manchmal werden nur bestimmte Blütenteile benötigt, wie etwa die Blütenblätter der Ringelblume (*Calendula officinalis*, S. 69), während für andere Arzneiformen die gesamte Blüte verarbeitet wird.

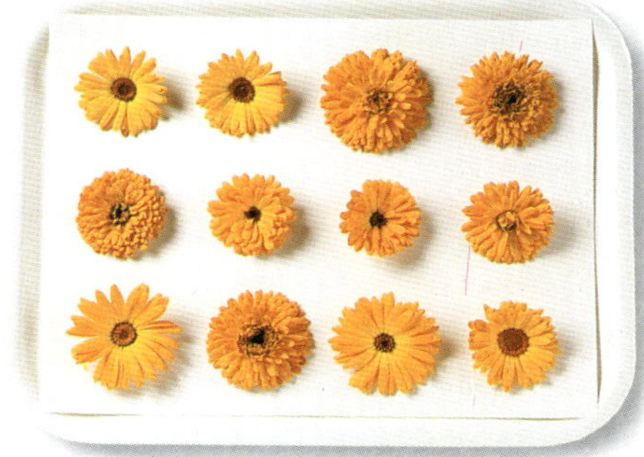

1 Große Blütenköpfe vom Stengel abtrennen, Insekten, Erde oder Staub entfernen. An einem trockenen Ort auf saugfähigem Papier (Küchenkrepp) so ausbreiten, daß die Luft dazwischen noch frei zirkulieren kann.

2 Die getrockneten Blütenköpfe, wie links unter 3 beschrieben, aufbewahren. Die Blütenblätter von Ringelblumen vorher vom Blütenboden abdrehen.

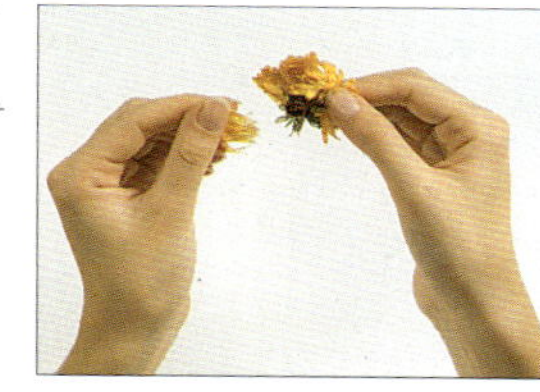

KLEINE BLÜTEN

Kleine Blüten wie beim Lavendel (*Lavandula angustifolia*, S. 107) können am Stengel getrocknet und dann abgetrennt werden. Stengel mit den Blüten nach unten in einer Papiertüte oder über einem Tablett aufhängen. Bei weichen Stengeln wie bei großen Blüten verfahren.

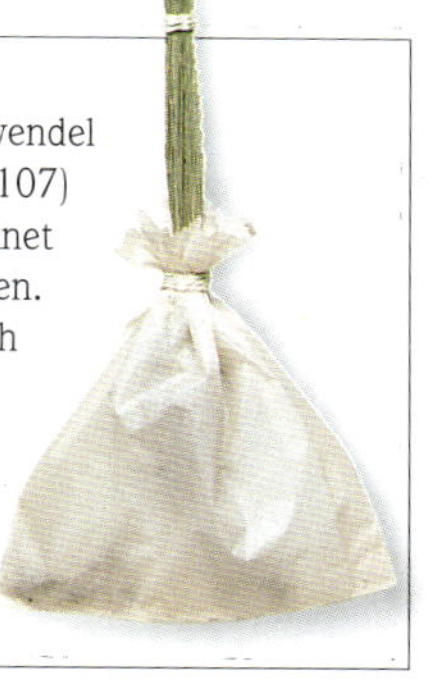

UNTERIRDISCHE PFLANZENTEILE

Wurzeln, Rhizome, Knollen und Zwiebeln werden im Herbst gesammelt, nachdem die Sproßteile abgestorben beziehungsweise ohne Wirkstoffe sind und bevor der Boden voller Wasser oder gefroren ist. Viele Wurzeln kann man auch noch in den ersten Frühjahrsmonaten ernten, bevor sie ihre Kraft an die Sproßteile abgeben. Tief um die Wurzel herum in die Erde graben und sie behutsam aus der Erde hebeln. Manche Pfahlwurzeln kann man nur schwierig vollständig ausgraben; in solchen Fällen soviel abschneiden, wie gerade benötigt wird, und die restliche Wurzel wieder eingraben.

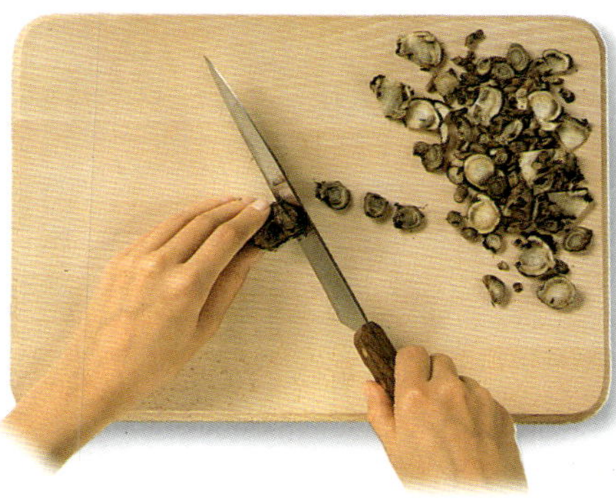

1 Anhaftende Erde abklopfen, Wurzelteile unter warmem Wasser gründlich waschen und säubern; dabei nicht benötigte Seitenwurzeln und faule Stellen abschneiden. Mit einem scharfen Messer in feine Scheiben oder Stücke schneiden.

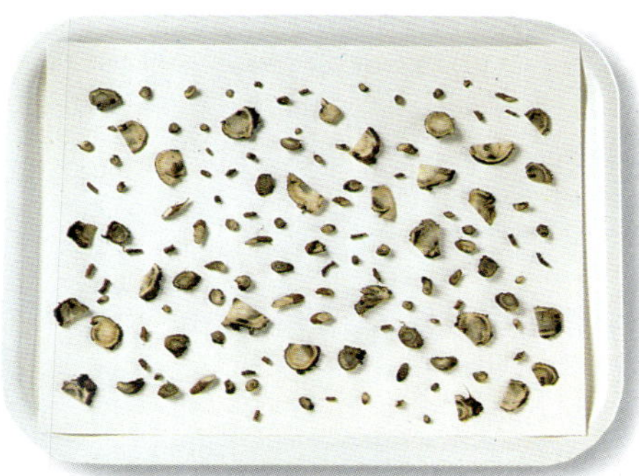

2 Auf einem mit Küchenkrepp ausgelegten Tablett ausbreiten. 2–3 Stunden in einen warmen (ausgeschalteten) Ofen mit leicht geöffneter Tür schieben. Zum restlichen Trocknen an einen warmen Ort stellen.

FRÜCHTE & BEEREN

Sie werden im Frühherbst geerntet, wenn sie reif, aber noch immer fest sind. Überreife Früchte trocknen meist nicht sehr gut. Früchte und Beeren können einzeln oder samt Stengel geerntet werden.

Tablett mit Küchenkrepp *auslegen, Beeren darauf ausbreiten. 3–4 Stunden bei leicht geöffneter Tür in den warmen (ausgeschalteten) Ofen stellen. Zum restlichen Trocknen an einen warmen, dunklen Ort bringen, gelegentlich wenden. Schimmelige Beeren oder Früchte wegwerfen.*

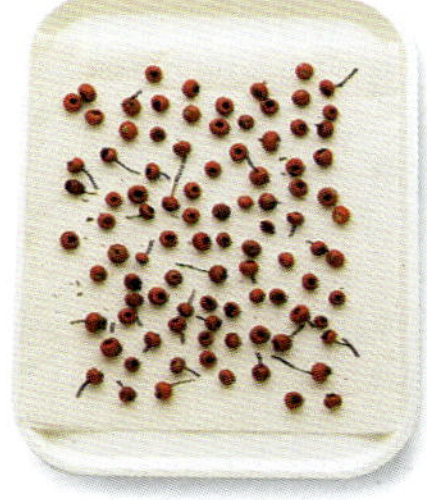

SAMEN

Im Spätsommer, bevor die Samen ausgestreut werden, reife Schoten, Samenkapseln oder Stengel mit ungeöffneten Fruchtständen sammeln.

Bei sehr kleinen Samen *die Stengel als kleines Bündel kopfüber in eine Papiertüte stecken oder – wie hier – frei über einem mit Papier ausgelegten Tablett aufhängen. Trocknen lassen, dann vorsichtig schütteln. Größere Samen von Hand auslesen.*

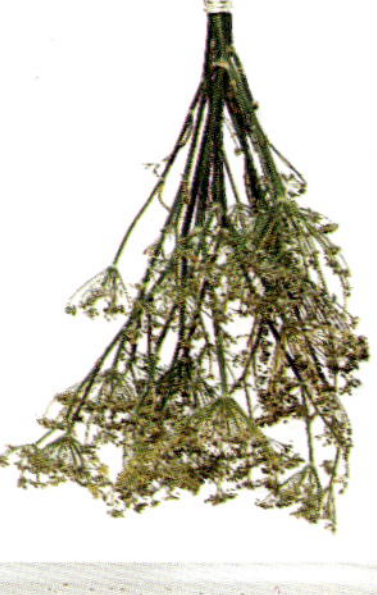

PFLANZENSAFT & PFLANZENGEL

Pflanzensaft nur aus dem eignen Garten ernten. Beste Erntezeiten sind das Frühjahr, »wenn die Säfte steigen«, und der Herbst, wenn sie wieder »fallen«. Von manchen Bäumen, wie z. B. der Hängebirke (*Betula pendula*, S. 176), kann man große Mengen Saft abzapfen, obwohl das natürlich die Vitalität des Baumes schwächt. Man bohrt ein tiefes Loch in den Baumstamm – jedoch nicht tiefer als ein Viertel seines Stammdurchmessers – und setzt einen Becher an den unteren Bohrlochrand. Im Frühling sprudelt der Saft literweise; wenn etwa 1 Liter Saft entnommen wurde, muß das Bohrloch unbedingt mit Wachs oder Baumkleber abgedichtet werden, damit der Baum nicht zuviel Saft verliert. Den Milchsaft von Pflanzen wie Löwenzahn (*Taraxacum officinale*, S. 140) gewinnt man durch Ausdrücken der Stengel über einer Schüssel. Bei allen diesen Vorgängen unbedingt Handschuhe tragen, da manche Baum- oder Milchsäfte aggressiv sind und Allergien auslösen können. Aloe-Gel (*Aloe vera*, S. 57) gewinnt man, indem man Aloeblätter der Länge nach öffnet, die Ränder nach außen biegt und das Gel herausstreicht (*siehe* unten).

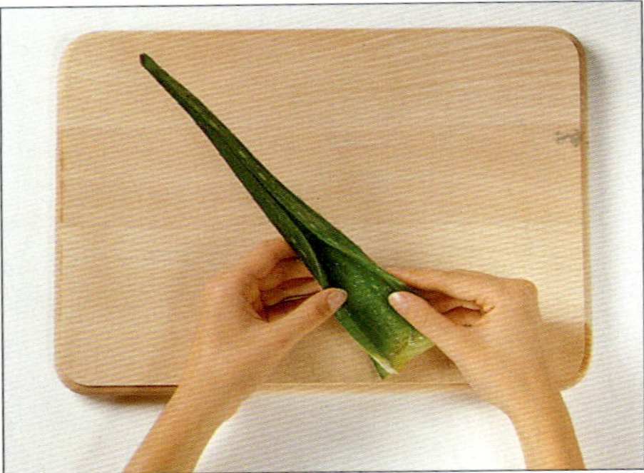

1 *Mit Fingern und Daumen beider Hände in ein Aloeblatt hineinfassen und dieses der Länge nach aufreißen und die Ränder nach außen biegen.*

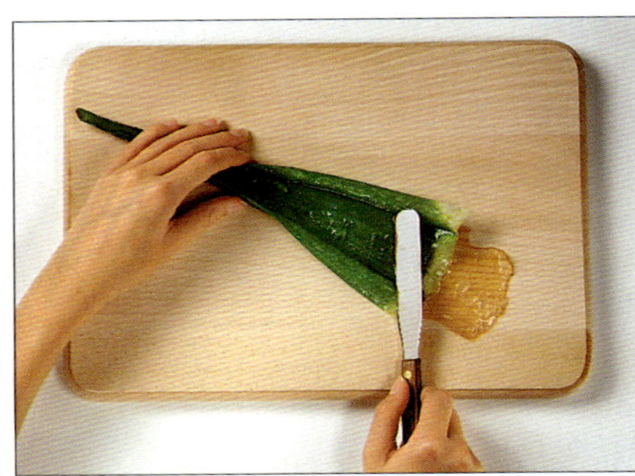

2 *Durch Ausstreichen der Blattinnenseite mit einem Messerrücken wird das Gel gewonnen. Sofort verwenden, es kann nicht aufbewahrt werden.*

RINDE

Nur die Rinde von eigenen Bäumen und Sträuchern ernten, denn die Pflanzen können bei zu häufigem Entrinden oder Entfernen von Rindenbändern eingehen. Es ist am besten, die Rinde von äußeren Zweigen und Ästen zu sammeln, die sowieso im nächsten Frühjahr zurückgeschnitten werden; dabei entsteht der geringste Schaden. Beste Erntezeit ist der Herbst, wenn die Säfte nicht mehr steigen. Die Rinde von Insekten, Flechten, Moos und Schmutz befreien, in kleine Stücke schneiden und auf einem Tablett trocknen lassen.

Weitere Möglichkeiten, Kräuter zu konservieren

Außer durch einfaches Trocknen an der Luft können Kräuter und ihre Wirkstoffe auch mittels anderer Methoden konserviert werden.

ENTFEUCHTEN

Sehr wirksam, aber auch teuer ist die Anschaffung eines Entfeuchtungsapparats, der den Pflanzen buchstäblich allen Saft entzieht. Man stellt das Gerät am besten in eine kleine, nahezu luftdicht verschlossene Kammer, in der die Kräuter in lockeren Bündeln hängen oder auf Drahtgittern ausgebreitet sind. Die Trocknung erfolgt hierbei sehr rasch, und da keine Wärmezufuhr stattfindet, gehen kaum Wirkstoffe verloren.

TIEFGEFRIEREN

Durch das Tiefgefrieren bleiben zwar Farbe und Geschmack erhalten, doch eignet sich dieses Verfahren besser für Küchen- als für Heilkräuter. Ganze Zweiglein von Kräutern wie Petersilie (*Petroselinum crispum*, S. 244) und Salbei (*Salvia officinalis*, S. 130) können in Kunststoffbeuteln eingefroren werden. Auftauen vor Gebrauch ist nicht erforderlich, da die gefrorenen Blätter leicht zerbröselt werden können. Auch Vogelmiere (*Stellaria media*, S. 270) kann eingefroren werden, sie hilft äußerlich bei juckenden und nässenden Hautkrankheiten. Viele Pflanzen kann man entsaften, den Saft in Eiswürfelbehältern einfrieren und je nach Bedarf auftauen.

TROCKNEN IN DER MIKROWELLE

Selbstverständlich kann man Kräuter auch im Mikrowellengerät trocknen. Die kleingeschnittenen Teile auf Küchenkrepp ausbreiten und entsprechend der mitgelieferten Bedienungsanleitung (Schaltstufen) trocknen. Der Vorgang dauert möglicherweise nur 2–3 Minuten, doch sollte man alle 30 Sekunden die Kräuter herausnehmen und wenden, damit sie gleichmäßig trocknen.

Getrocknete Kräuter einkaufen

Trockenkräuter erhält man außer in Apotheken auch in Reformhäusern, Drogerien, Tee- und Bioläden und anderen Fachgeschäften. Der Vorteil beim Ladenkauf besteht darin, daß man die Kräuter vor dem Kaufen prüfen kann. Demgegenüber bieten spezielle Heilpflanzenversender den Vorteil, daß sie meist einen größeren Warenumschlag haben und die Kräuter folglich frischer sind. Heilpflanzen müssen von erstklassiger Güte sein, um die beste medizinische Wirkung zu erbringen. Beim Einkauf sollten folgende Aspekte berücksichtigt werden:

- Nie in der Sonne gelagerte Kräuter oder solche aus hellen Glasbehältern kaufen, denn Sonnenlicht zerstört die Wirkstoffe, die Kräuter sind in ihrer Wirkung gemindert.
- Qualitativ hochwertige, aromatische Kräuter sollten intensiv duften und schmecken.
- Auf möglichen Pilz- oder Schädlingsbefall durch unzureichende Trocknung oder mögliche Verfälschung (Hinweise sind Heu oder Reste anderer medizinisch nutzloser Pflanzen) achten.
- Kräuter verlieren im Laufe der Zeit ihre Farbe. Beim Kauf auf farbkräftiges, gut getrocknetes und gelagertes Material achten, das nicht zu alt sein sollte. Ringelblumenblüten (*Calendula officinalis*, S. 69), die intensiv gelb-orange leuchten, ergeben gute Arzneien; wenn sie jedoch seit 18 Monaten im Regal stehen, sehen sie nur noch blaß und gelblichgrau aus.

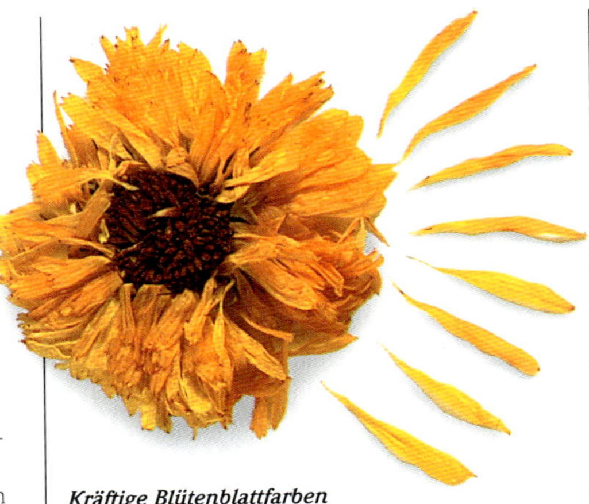

Kräftige Blütenblattfarben *sind ein Hinweis auf einen hohen Wirkstoffgehalt.*

Kräuter aufbewahren

Getrocknete Kräuter müssen unbedingt richtig gelagert werden, sonst hat man nicht viel davon. Blätter, Blüten, Wurzeln und andere Pflanzenteile werden am besten in sterilisierten dunklen Glasbehältern mit luftdicht schließenden Schraubdeckeln aufbewahrt; oder man lagert sie in neuen braunen Papiertüten an einem trockenen, dunklen Ort. Von einer Lagerung in Metall- und Kunststoffbehältern sei generell abgeraten, da sie das Aroma der Kräuter beeinflussen können. Bei trockener, kühler Lagerung sind Heilkräuter bis zu 12 Monate nach Ernte haltbar, bei Aufbewahrung in der Tiefkühltruhe (in Gefrierbeuteln) bis zu 6 Monate. Behälter, in denen Kräuter aufbewahrt werden, sollten mit folgenden Angaben beschriftet sein: Name, Fundort, Erntedatum, ggfs. Konzentration der Arzneiform. Auf Pilz- oder Schädlingsbefall achten; bei ersten Anzeichen alles kontaminierte Material in einen Plastikbeutel füllen, dicht verschließen und wegwerfen. Den Behälter sterilisieren und die restlichen Kräuter auf Anzeichen einer Kontamination prüfen.

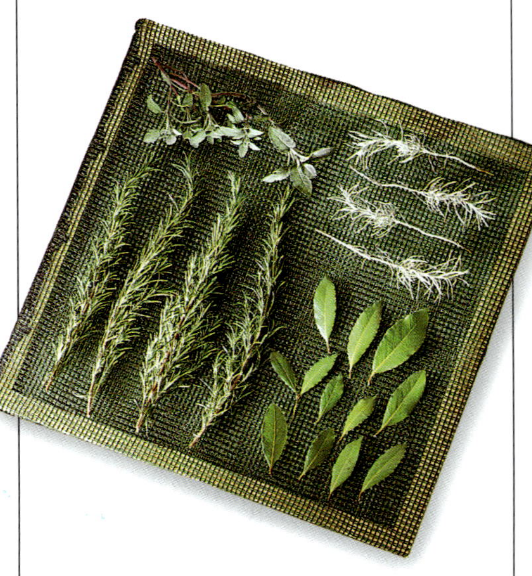

Ein Trocknungsgitter *ist aus einem Holzrahmen und Maschendraht leicht selbst gebaut.*

HERSTELLUNG VON KRÄUTERARZNEIEN

In der Vergangenheit wurden Heilpflanzen zu einer erstaunlichen Vielfalt von Arzneiformen verarbeitet – neben Aufguß, Abkochung und Tinktur gab es Sauerhonig und Elixier. Auf den nächsten Seiten wird die Herstellung gewöhnlicher Kräuterarzneiformen in Schritt-für-Schritt-Anleitungen erläutert. Dies ist nicht sehr schwer, jedoch zeitaufwendig – wem allerdings dazu Zeit oder Geräte fehlen, der kann jederzeit gebrauchsfertige Rezepturen kaufen (siehe *Freiverkäufliche Arzneimittel*, S. 299).

PFLANZENBESTIMMUNG

Vor der Verwendung selbst gesammelter Heilpflanzen ist deren exakte Bestimmung unerläßlich. Im Zweifelsfall sollte man das fragliche Kraut besser nicht nehmen, und schon manche falsche Bestimmung hat zu Vergiftungen geführt. So werden z. B. die Blätter des Roten Fingerhuts (*Digitalis purpurea*, S. 199) oft mit denen des Beinwells (*Symphytum officinale*, S. 136) verwechselt.

GERÄTE & HILFSMITTEL

Töpfe aus Emaille, Edelstahl und Jenaglas verwenden sowie Edelstahlmesser, Holzspatel, Nylon- oder Plastiksiebe. Eine kleine Weinpresse erleichtert die Herstellung von Tinkturen. Geräte aus Aluminium besser nicht einsetzen, da dieses toxische Metall von pflanzlichen Säuren gelöst wird und dann mit der Arznei in den Körper gelangen kann.

STERILISIEREN

Alle Geräte, die zur Herstellung von Kräuterarzneien gebraucht werden, müssen mindestens 30 Minuten in einer verdünnten Sterilisierlösung, wie sie zum Beispiel für Babyfläschchen üblich ist, sterilisiert werden. Anschließend mit kochendem Wasser auswaschen und im heißen Ofen trocknen lassen oder in der Spülmaschine reinigen. Diese Hygienemaßnahme schützt die Arzneien, insbesondere Sirup und Creme, vor Schimmelbefall.

ABWIEGEN & ABMESSEN

Zum Abwiegen reicht meist eine einfache mechanische Küchenwaage, obwohl elektronische Geräte einfacher und genauer sind. Wer Schwierigkeiten hat, auf seiner Waage kleinere Menge – etwa 10 g – abzuwiegen, sollte bei seinen Rezepturen die doppelte Menge (20 g) abwiegen und dann die Menge halbieren. Das Abmessen von Gramm und Liter ist wesentlich einfacher. Dazu kann ein gewöhnlicher Küchen-Meßbecher genommen werden, allerdings sind geradwandige (zylindrische) Glasbehälter noch genauer. Winzige Flüssigkeitsmengen werden tropfenweise abgemessen (siehe *Arzneien abmessen* rechts).

AUFBEWAHRUNG

Die einzelnen Arzneizubereitungen können unterschiedlich lang aufbewahrt werden, bis sie ihre medizinische Wirkung verlieren. Ein Aufguß sollte täglich frisch zubereitet, eine Abkochung innerhalb von 48 Stunden aufgebraucht werden. Beide müssen kühl oder im Kühlschrank lagern. Tinkturen und andere flüssige Arzneiformen wie Sirup oder ätherisches Öl gehören in dunkle Glasflaschen, in denen sie bei kühler, dunkler Lagerung mehrere Monate oder gar Jahre haltbar sind. Salbe, Creme und Kapseln ebenfalls in lichtundurchlässigen Glasgefäßen, ggfs. auch in speziell dafür vorgesehenen Kunststoffbehältern (in Apotheken erhältlich), aufbewahren (siehe auch *Kräuter aufbewahren* S. 288). Für alle Gefäße gilt: Sie sollten einen luftdicht schließenden Schraubverschluß besitzen.

ARZNEIEN ABMESSEN

1 ml	=	20 Tropfen
5 ml	=	1 TL (Teelöffel)
20 ml	=	1 EL (Eßlöffel)
70 ml	=	1 Sherryglas
150 ml	=	1 Tasse oder Weinglas

Nie die empfohlenen Mengenangaben der verwendeten Kräuter oder die angegebene Dosis überschreiten. Obwohl es sich bei diesen Maßangaben nur um Annäherungswerte handelt, sind sie genau auf die jeweiligen Rezepturen abgestimmt und in diesem Buch als Standards zu verstehen. Wie viele Tropfen 1 Milliliter ergeben, hängt von der Größe der Pipette bzw. Tropfpipette ab. Zur Kontrolle kann man die Anzahl Tropfen zählen, die 1 Teelöffel (= 5 ml) füllen, und die Tropfendosierung dementsprechend ändern. (In diesem Buch entsprechen 100 Tropfen 5 ml.)

Erste-Hilfe-Ausrüstung

Durch Ergänzung einer konventionellen Hausapotheke mit Kräuterarzneien sind Sie und Ihre Familie gegen Unfälle und plötzliche Erkrankungen gut gewappnet. Die folgenden dreizehn Kräuterarzneien sind in Apotheken, Reformhäusern, Drogerien und Bioläden erhältlich. Darüber hinaus lassen sich manche der genannten Arzneiformen auch selbst herstellen, wie auf den folgenden Seiten beschrieben wird. *Bei jeder Heilpflanze auf die angegebenen Warnhinweise achten.*

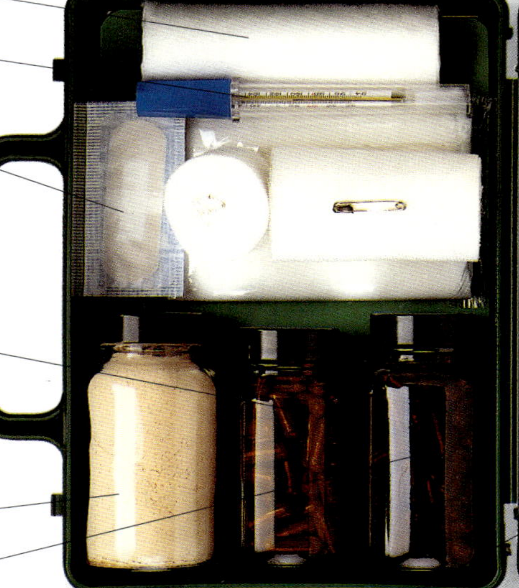

Notverband

Thermometer

Pflaster

Mutterkraut (*Tanacetum parthenium*, S. 139), Kapseln gegen Kopfschmerzen und Migräne

Rotulme (*Ulmus rubra*, S. 144), Pulver gegen Husten & Magenverstimmung

Sonnenhut (*Echinacea* spp., S. 90), Kapseln gegen Erkältung, Grippe & Infektionen

Lavendel (*Lavandula angustifolia*, S. 107), ätherisches Öl gegen Insektenstiche, Verbrennungen & Kopfschmerzen

Teebaum (*Melaleuca alternifolia*, S. 110), ätherisches Öl wirkt antiseptisch & pilztötend

Baldrian (*Valeriana officinalis*, S. 146), Tabletten gegen Streß & Schlafstörungen

Beinwell (*Symphytum officinale*, S. 136), Salbe bei Quetschung, Verstauchung & Knochenbrüchen

Ringelblume (*Calendula officinalis*, S. 69), Creme gegen entzündete Wunden, Hautausschlag & Sonnenbrand

Myrrhe (*Commiphora molmol*, S. 84), Tinktur gegen Halsschmerzen & Akne

Thymian (*Thymus vulgaris*, S. 142), Sirup gegen Husten, Erkältung & Bronchitis

Zaubernuß (*Hamamelis virginiana*, S. 100), Destillat für Schnitt- & Schürfwunden

Arnika (*Arnica montana*, S. 170), Creme gegen schmerzende Quetschungen & Muskelschmerzen

Knoblauch (*Allium sativum*, S. 56), Kapseln gegen Infekte; Öl (aus Kapseln) gegen Ohrenschmerzen

Aufguss

Ein Aufguß (auch Infus genannt) ist die einfachste Methode, um zarte oberirdische Pflanzenteile, vor allem Blätter und Blüten, medizinisch, aber auch als erfrischendes, wiederbelebendes Getränk zu nutzen. Der Aufguß kann wie ein Tee mal aus einem einzigen Kraut und mal aus mehreren kombiniert zubereitet werden. Er wird je nach Anweisung heiß oder kalt getrunken.

STANDARDMENGE

Pro Tasse: 1 TL (2–3 g) getrocknetes oder 2 TL (4–6 g) frisches Kraut (bzw. Kräutermischung) auf 1 Tasse Wasser (ergibt 1 Dosis)

Pro Kanne: 20 g getrocknetes oder 30 g frisches Kraut (bzw. Kräutermischung) auf 500 ml Wasser.

STANDARDDOSIS

3–4mal täglich (insgesamt 500 ml).

AUFBEWAHRUNG

Kühl und in verschlossenem Gefäß bis zu 24 Stunden haltbar.

Der medizinische Wert vieler Heilpflanzen besteht primär in ihrem Gehalt an ätherischen Ölen, die sich verflüchtigen, wenn man vergißt, das Gefäß abzudecken – wie dies z. B. oft bei der Kamille (*Chamomilla recutita*, S. 76) passiert. Am besten eine Teekanne mit Deckel verwenden oder bei kleineren Mengen Becher oder Tasse mit einer Untertasse abdecken. Sehr praktisch sind die handelsüblichen Kräuterteetassen, die einen gelochten Einsatz für den Kräuteraufguß sowie einen Deckel besitzen. Nur Wasser nehmen, das gerade gekocht hat. Beliebte Kräutertees wie Kamillentee werden häufiger wegen ihres Geschmacks, seltener wegen ihres medizinischen Nutzens getrunken; hiervon kann man getrost 5–6 Tassen täglich trinken. Andere Kräuter, wie etwa Schafgarbe (*Achillea millefolium*, S. 54), wirken stärker, sie sollten in geringerer Dosis eingenommen werden; wiederum andere Heilpflanzen wie Mutterkraut (*Tanacetum parthenium*, S. 139) sind so stark, daß sie sich nicht für einen Aufguß eignen. Stets auf die empfohlene Dosis und Kräutermenge achten, da jeder Aufguß medizinisch wirkt und bei falscher Dosierung Nebenwirkungen auslösen kann.

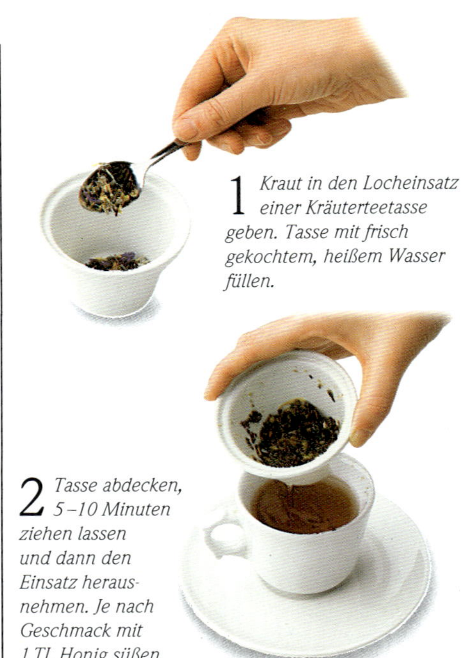

1 *Kraut in den Locheinsatz einer Kräuterteetasse geben. Tasse mit frisch gekochtem, heißem Wasser füllen.*

2 *Tasse abdecken, 5–10 Minuten ziehen lassen und dann den Einsatz herausnehmen. Je nach Geschmack mit 1 TL Honig süßen.*

KANNENAUFGUSS

Teekanne anwärmen, Kraut hineingeben. Mit frisch gekochtem Wasser auffüllen, Deckel aufsetzen und 10 Minuten ziehen lassen. Einen Teil des Aufgusses in eine Tasse abseihen, je nach Geschmack mit Honig süßen.

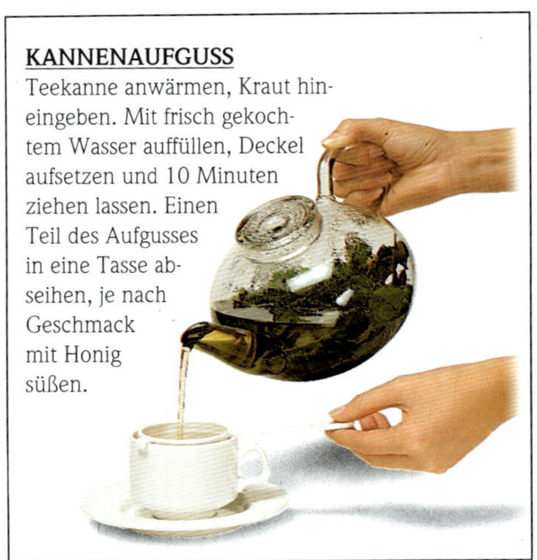

Abkochung

Um die Wirkstoffe aus Beeren, Rinde, Ästchen oder Wurzeln zu extrahieren, muß man schon etwas mehr Aufwand betreiben als bei Blättern und Blüten. Bei einer Abkochung (Dekokt) werden diese härteren Teile in heißem Wasser geköchelt. Hierzu kann man frisches oder getrocknetes Material nehmen, das zuvor in kleinere Stücke geschnitten oder gebrochen wird. Eine Abkochung kann wie ein Aufguß heiß oder kalt getrunken werden.

STANDARDMENGE

20 g getrocknetes oder 40 g frisches Kraut (bzw. Kräutermischung) auf 750 ml kaltes Wasser, auf 500 ml einköcheln lassen (ergibt 3–4 Dosen).

STANDARDDOSIS

3–4 Dosen (insgesamt 500 ml) täglich.

AUFBEWAHRUNG

Kühl und in verschlossenem Gefäß bis zu 48 Stunden haltbar.

In erster Linie wird eine Abkochung aus Beeren, Rinde, Ästchen oder Wurzeln hergestellt, mitunter werden aber auch Blüten und Blätter verwendet. Empfindliche Zutaten wie diese sollten erst dann zugegeben werden, wenn man die Hitze abgeschaltet hat und die fertige Abkochung bereits abzukühlen beginnt. Anschließend abseihen und wie empfohlen anwenden.

CHINESISCHE ABKOCHUNG

In der TCM stellen Abkochungen die Hauptdarreichungsform für Kräuterarzneien dar. Große Mengen Heilpflanzen werden oft zur Herstellung hochkonzentrierter Flüssigkeiten verwendet; oder die Abkochung wird so weit eingedampft, daß nur noch etwa 200 ml übrig bleiben. Auch dies erhöht die Konzentration der Abkochung – ein wünschenswerter Effekt etwa bei der adstringierenden Rinde von Gummiarabikumbaum (*Acacia arabica*, S. 156) oder Stieleiche (*Quercus robur*, S. 258), deren Abkochung äußerlich als Zahnfleischspülung oder Waschlotion für nässende Wunden verwendet wird. (Nicht trinken!)

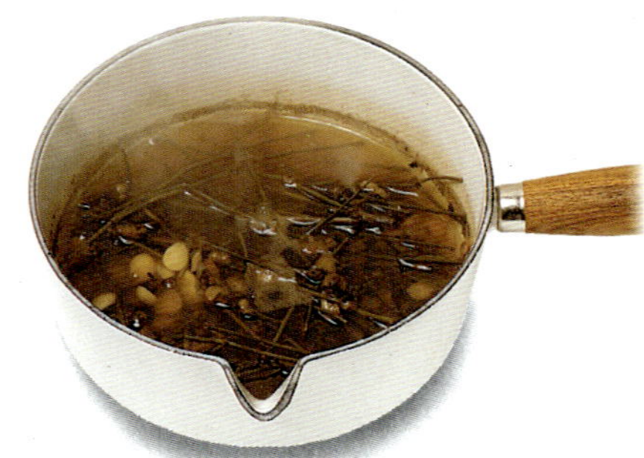

1 *Kräuter in einen Topf geben, mit kaltem Wasser bedecken und zum Kochen bringen. 20–30 Minuten köcheln lassen, bis die Flüssigkeit um ein Drittel reduziert ist.*

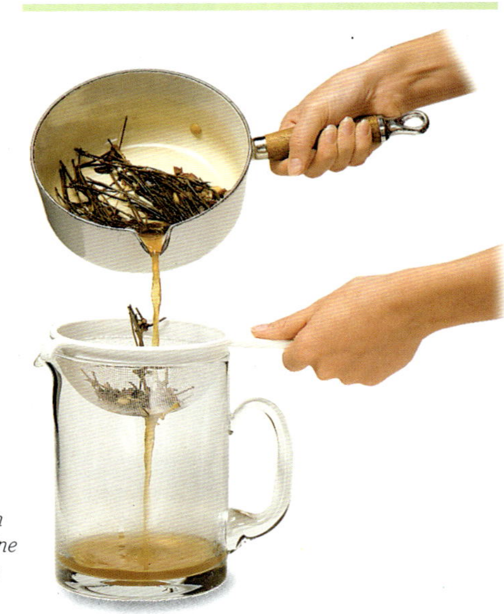

2 *Die Flüssigkeit durch ein Sieb in einen Krug abseihen. Benötigte Menge in eine Tasse gießen, den Krug dann verschließen und kühl aufbewahren.*

Tinktur

Tinkturen werden durch Extraktion mit Alkohol hergestellt, das besagt, man läßt ein Kraut in Ethanol einweichen, so daß alle Wirkstoffe herausgelöst werden; Tinkturen sind daher in ihrer Wirkung stärker als Abkochungen oder Aufgüsse, die nur wasserlösliche Wirkstoffe enthalten. Eine Tinktur kann bis zu 2 Jahre verwendet werden. Obwohl man Tinkturen vor allem in der Pflanzenheilkunde Europas, Amerikas und Australiens einsetzt, spielen sie weltweit in der Kräutermedizin eine sehr wichtige Rolle.

STANDARDMENGE
200 g getrocknetes oder 300 g frisches, kleingehacktes Kraut (bzw. Kräutermischung) auf 1 l Alkohol. Ideal ist 35–40%iger Wodka, obwohl Rum bittere oder schlecht schmeckende Kräuter besser überdeckt.

STANDARDDOSIS
2–3mal täglich 5 ml (= 1TL), in 25 ml Wasser oder Saft verdünnt.

AUFBEWAHRUNG
Kühl und in sterilisierten, dunklen Glasfläschchen bis zu 2 Jahre haltbar.

Tinkturen sind starke Arzneimittel, deshalb ist es wichtig, die empfohlene Dosis einzuhalten. Zur Herstellung solllten niemals Industriealkohole wie Methanol, Isopropanol oder Spiritus verwendet werden, da diese hochgiftig sind.

ALKOHOLARME TINKTUREN
Mitunter sind Alkoholtinkturen nicht angeraten, z. B. bei Schwangerschaft oder Gastritis. Zur Reduzierung des Alkohols 5 ml Tinktur in ein kleines Glas kochendheißes Wasser geben, 5 Minuten stehen lassen, so daß der Alkohol verdunstet. Für alkoholfreie Tinkturen statt Alkohol Essig oder Glyzerin als Auszugsmedium verwenden.

MISCHUNGSVERHÄLTNIS
Tinkturen werden in unterschiedlichen Konzentrationen hergestellt. In Deutschland werden laut DAB die meisten Tinkturen im Verhältnis 1:5 (1 Teil Kraut zu 5 Teilen Alkohol) gemischt.

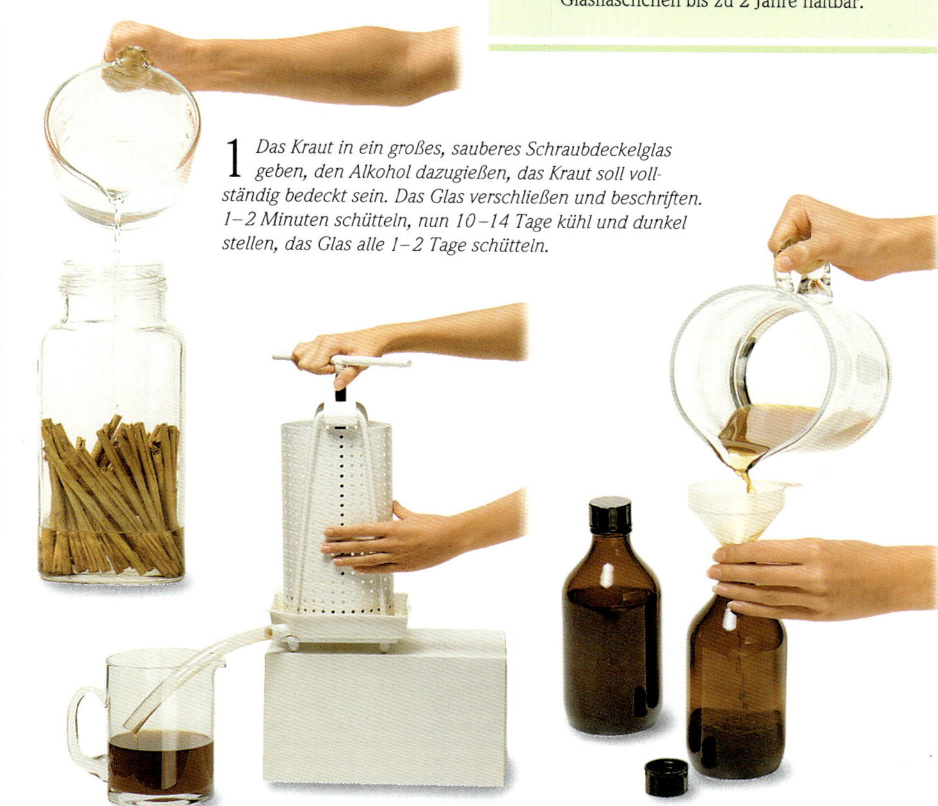

1 *Das Kraut in ein großes, sauberes Schraubdeckelglas geben, den Alkohol dazugießen, das Kraut soll vollständig bedeckt sein. Das Glas verschließen und beschriften. 1–2 Minuten schütteln, nun 10–14 Tage kühl und dunkel stellen, das Glas alle 1–2 Tage schütteln.*

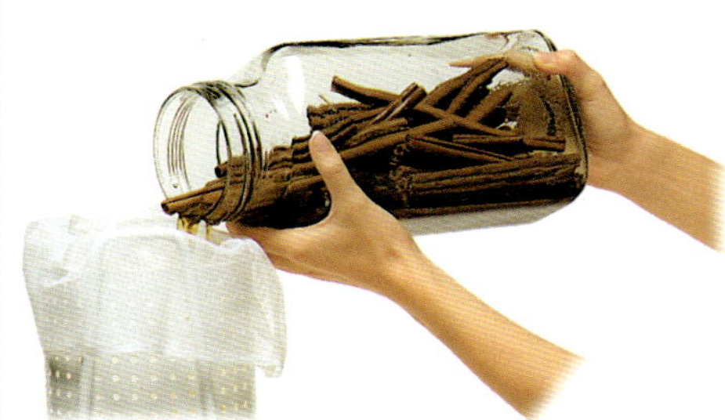

2 *Eine Weinpresse mit einem Passiertuch auslegen, das Kräuter-Alkohol-Gemisch hineingießen und die Flüssigkeit im Krug auffangen.*

3 *Langsam pressen, bis nichts mehr herausrinnt. (Statt Presse evtl. Saftbeutel verwenden.) Preßrückstände wegwerfen.*

4 *Tinktur durch einen Trichter in saubere, dunkle Glasflaschen umfüllen. Volle Flaschen fest verkorken oder zuschrauben und beschriften.*

Kapseln & Pulver

Pulverisierte Heilkräuter lassen sich leicht in Kapselform, aber auch über das Essen gestreut oder in Wasser gerührt einnehmen. Als äußerliche Anwendung kommen Hautpuder oder, mit Tinkturen gemischt, Breiumschläge in Frage (*siehe* S. 294).

STANDARDMENGE
Kapseln Nr. 00 (fassen 250 mg Pulver) füllen.

STANDARDDOSIS
2mal täglich 2–3 Kapseln.

AUFBEWAHRUNG
Kühl und luftdicht verschlossen in dunklen Glasfläschchen 3–4 Monate haltbar.

Pulverkapseln sind die einfachste Form eines einzeldosierten Arzneimittels. Für das Kräuterpulver gilt: Je höher die Feinpulvrigkeit, desto besser die Güte. Man erhält es wie auch die erforderlichen Hartgelatine-Steckkapseln in Apotheken, Reformhäusern und Fachgeschäften. Rotulmenpulver (*Ulmus rubra*, S. 144) ist eine optimale Basis für Umschläge (*siehe* S. 294), während sich adstringierende Kräuterarzneien wie Zaubernuß (*Hamamelis virginiana*, S. 100) zur Behandlung nässender Wunden eignen und auch gut unter Salben (*siehe* S. 294) für Hämorrhoiden oder Krampfadern gemischt werden können.

KAPSELN HERSTELLEN

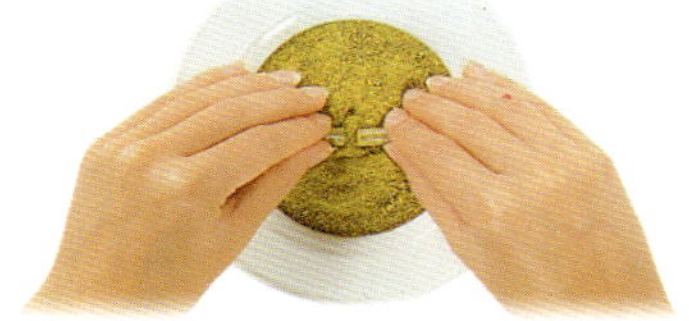

1 Das *Pulver in eine Untertasse oder Kapselschale schütten, beide Kapselhälften durch das Pulver ziehen und auf diese Weise füllen.*

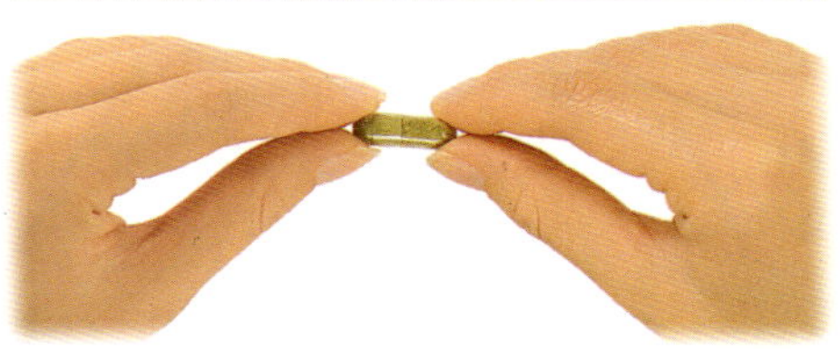

2 *Wenn die Kapselhälften voll sind, vorsichtig zusammenstecken, ohne Pulver zu verschütten; Kapseln trocken lagern.*

Belebende Weine (Medizinalweine)

Mit belebenden Medizinalweinen, die weder eine reine Arznei noch pure Gaumenfreude darstellen, kann man auf angenehme Weise wieder zu Kräften kommen, aber auch die Verdauung anregen. Ihre Herstellung ist einfach: Man setzt tonisierende Heilpflanzen oder Bitterkräuter mehrere Wochen in Rot- oder Weißwein an.

STANDARDMENGE
100 g getrocknete oder 200 g frische tonisierende Kräuter oder 25 g Bitterkräuter und 1 l Rot- bzw. Weißwein.

STANDARDDOSIS
1 Sherryglas (70 ml) täglich vor einer Mahlzeit trinken.

AUFBEWAHRUNG
In einem Steinguttopf mit Auslaufhahn bzw. einem sterilisierten Schraubdeckelglas aufbewahren. 3–4 Monate haltbar. Die Kräuter müssen stets vom Wein bedeckt sein. Bei Schimmelbildung die Arznei wegwerfen.

Medizinalweine werden am besten in einem großen Steingutgefäß angesetzt, das unten einen Zapfhahn hat. So kann man Wein entnehmen, ohne die Kräuter aufzuwirbeln. Auch ein innen glasiertes Ton- oder Keramikgefäß ist geeignet. Damit die Kräuter bedeckt bleiben, muß man Wein nachgießen, obwohl dadurch die tonisierende Wirkung des Weins nach und nach abnehmen kann. Bei Kontakt mit Luft besteht die Gefahr, daß die Kräuter schimmeln und die Arznei unwirksam und gesundheitsgefährdend wird.

KRÄUTERWEINE
Sie entstehen durch Vergärung von Kräutern – auf die gleiche Weise, wie Wein aus vergorenen Trauben entsteht. Mit der richtigen Ausrüstung ist das kein Problem; durch den Gärprozeß verändern sich jedoch die Wirkstoffe mancher Heilkräuter, oft sogar zu deren Nachteil.

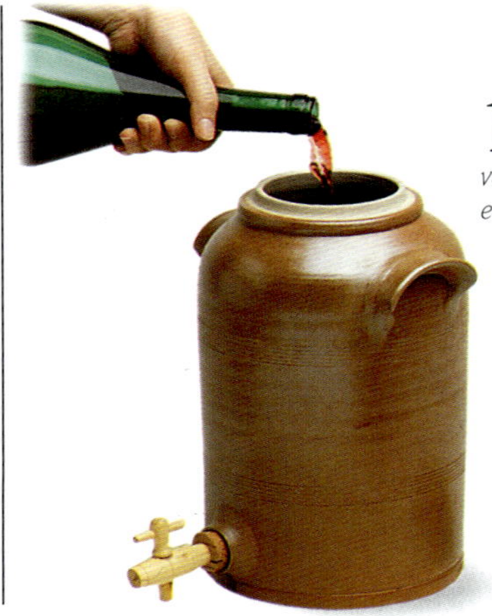

1 *Das Kraut in ein großes, sauberes Keramikgefäß geben, mit Wein aufgießen, bis alles völlig bedeckt ist. Das Gefäß fest verschließen, einmal vorsichtig schütteln und stehen lassen.*

2 *Den Wein mindestens 2, besser noch bis zu 6 Wochen reifen lassen, dann eine Dosis abzapfen oder entnehmen. Regelmäßig Wein nachgießen.*

Sirup

Mit Hilfe von Honig oder nicht raffiniertem Zucker (= Rohzucker bzw. brauner Zucker) lassen sich Aufgüsse oder Abkochungen in Sirup oder »Likör« verwandeln und so effektiv haltbar machen. Beide schmecken nicht nur angenehm, sondern sie haben zusätzlich eine lindernde Wirkung und werden deshalb gerne als Hustensaft oder bei Halsschmerzen eingesetzt. Durch seinen süßen Beigeschmack, der den Sirup bei Kindern so beliebt macht, werden zudem die aus den Kräutern extrahierten Bitterstoffe übertönt.

STANDARDMENGE
500 ml Aufguß oder Abkochung (*siehe* S. 290), zubereitet unter maximalen Zieh- bw. Köchelzeiten (*siehe* links); 500 g Honig oder Rohzucker.

STANDARDDOSIS
3mal täglich 5–10 ml (= 1–2 TL).

AUFBEWAHRUNG
Kühl und in verkorkten dunklen Glasflaschen bis zu 6 Monate haltbar.

Ein Sirup wird aus gleichen Teilen Aufguß/Abkochung und Honig/Zucker hergestellt. Aufguß bzw. Abkochung, die für einen Sirup zubereitet werden, müssen so lange wie möglich ziehen bzw. köcheln, um das Maximum an Wirkstoffen herauszuholen – Aufguß mindestens 15 Minuten, Abkochung mindestens 30 Minuten. Die weichen Kräuter anschließend durch ein Sieb oder Passiertuch abseihen und gut auspressen, um möglichst viel Flüssigkeit zu gewinnen. Kleinere Mengen Reintinktur können dem abgekühlten Sirup zugesetzt werden, um seine Wirkung noch zu steigern.

SIRUP AUF TINKTURBASIS
Anstelle von Aufgüssen oder Abkochungen kann man zur Siruprherstellung auch Tinkturen nehmen. Dafür muß – anders als bei Sirup aus Aufguß oder Abkochung – separat eine Zuckerlösung zubereitet werden: 500 g Honig oder Rohzucker mit 250 ml Wasser mischen, sanft erhitzen, bis Honig oder Zucker vollständig gelöst ist und die Mischung dick wird. Vom Herd nehmen, abkühlen lassen; anschließend jeweils 1 Teil Tinktur (oder Tinkturengemisch) mit 3 Teilen Sirup mischen und in Flaschen füllen, wie rechts angegeben.

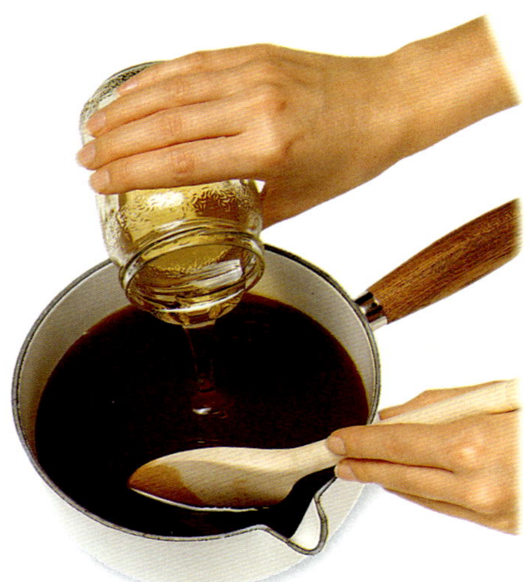

1 *Aufguß bzw. Abkochung in einen Stieltopf füllen, Zucker oder Honig zufügen. Langsam unter ständigem Rühren erhitzen, bis der Honig bzw. Zucker vollständig gelöst und eine sirupartige Konsistenz erreicht ist. Vom Herd nehmen, abkühlen lassen.*

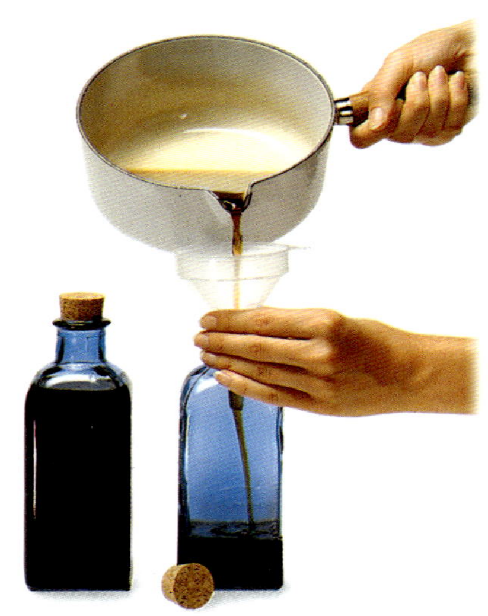

2 *Den abgekühlten Sirup durch einen Trichter in sterilisierte Flaschen füllen, kühl und dunkel lagern. Die Flaschen stets mit Korken verschließen, da Sirup leicht gärt und eine Schraubdeckelflasche möglicherweise explodieren könnte.*

ÖLEXTRAKT

Bei einer Ölextraktion werden die fettlöslichen Wirkstoffe einer Heilpflanze herausgelöst. Dabei unterscheidet man zwei Verfahren: die Heißextraktion und die Kaltextraktion. Die Extrakte beider Verfahren werden äußerlich als Massageöl verwendet oder Salben bzw. Cremes zugefügt. Ölextrakt und ätherisches Öl dürfen nicht verwechselt werden; das ätherische Öl ist ein natürlicher Bestandteil einer Pflanze mit spezifischen medizinischen Eigenschaften und einem besonderen Aroma. Einem Ölextrakt können jedoch ätherische Öle zugesetzt werden, um seine medizinische Wirkung zu erhöhen.

STANDARDMENGE

250 g getrocknetes oder 500 g frisches Kraut auf 750 ml Oliven-, Sonnenblumen- oder anderes hochwertiges Pflanzenöl.

AUFBEWAHRUNG

Luftdicht in sterilisierten dunklen Glasflaschen bis zu 1 Jahr haltbar; die Qualität kann nach 6 Monaten abnehmen.

Heißextrakt

Bei der Heißextraktion werden die wertvollen ätherischen Öle von Heilpflanzen in heißem Öl herausgelöst. Die Temperatur darf dabei 50–80°C nicht übersteigen. Das Erhitzen erfolgt am besten im Wasserbad. Obgleich ein Heißextrakt bis zu 1 Jahr lagerfähig ist, zeigt er frisch seine beste Wirkung. Werden Heißextrakte nur sporadisch benötigt, dann unter Einhaltung des Kräuter-Öl-Verhältnisses einfach kleinere Mengen bereiten, als im Standard angegeben. Anstelle einer Presse kann ein Krug verwendet werden. Den etwas abgekühlten Extrakt durch das Passiertuch herausdrücken, wie unten beim *Kaltextrakt* gezeigt.
Sehr wirksame Heißextrakte ergeben beispielsweise Ingwer (*Zingiber officinale*, S. 153), Cayennepfeffer (*Capsicum frutescens*, S. 70) und Pfeffer (*Piper nigrum*, S. 248). Diese Öle werden bei rheumatischen und arthritischen Beschwerden in die Haut massiert, wo sie die Durchblutung fördern und die Muskulatur lockern. Andere Heißextrakte, etwa aus Beinwellblättern (*Symphytum officinale*, S. 136), fördern die Wundheilung. Bei Ohrenschmerzen und Ohrentzündung hilft ein Heißextrakt aus der Kleinblütigen Königskerze (*Verbascum thapsus*, S. 279), während Vogelmierensalbe (*Stellaria media*, S. 270) aus einem Heißextrakt hergestellt werden kann (*siehe* S. 294).

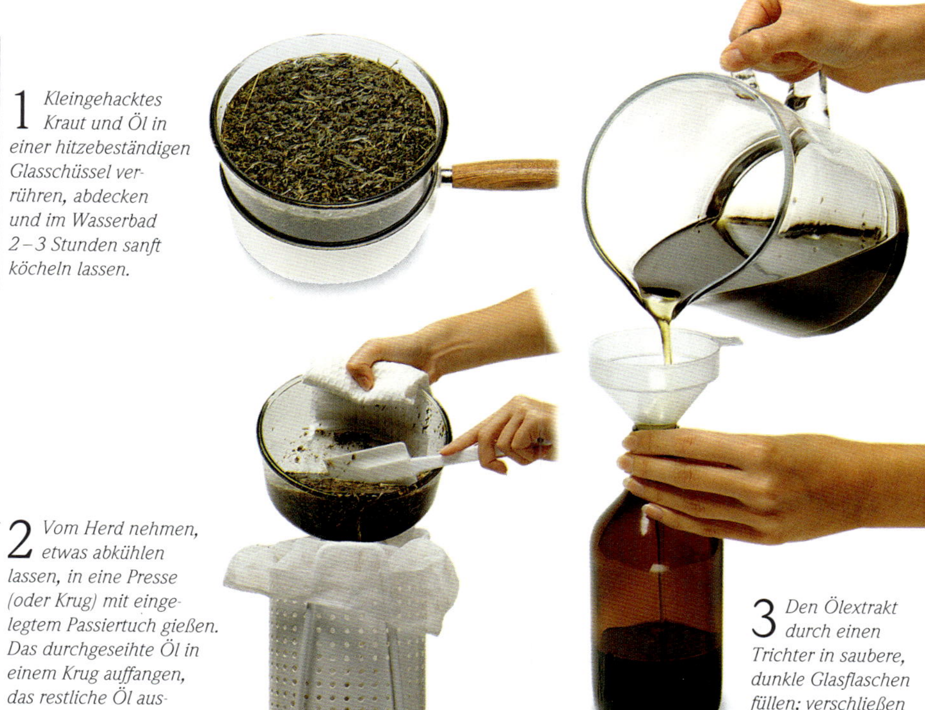

1 *Kleingehacktes Kraut und Öl in einer hitzebeständigen Glasschüssel verrühren, abdecken und im Wasserbad 2–3 Stunden sanft köcheln lassen.*

2 *Vom Herd nehmen, etwas abkühlen lassen, in eine Presse (oder Krug) mit eingelegtem Passiertuch gießen. Das durchgeseihte Öl in einem Krug auffangen, das restliche Öl ausdrücken.*

3 *Den Ölextrakt durch einen Trichter in saubere, dunkle Glasflaschen füllen; verschließen und beschriften.*

Kaltextrakt

Die Kaltextraktion wird vor allem dann angewendet, wenn es sich um Pflanzen mit sehr geringem, aber besonders wertvollem Ölanteil handelt. Dafür wird allein die Wärme des Sonnenlichts genutzt. Die Herstellung eines Kaltextraktes ist sehr zeitaufwendig; hierzu wird ein großes Einmachglas mit Kräutern und Öl gefüllt und einige Wochen auf die Fensterbank gestellt. Die Wirkstoffe werden durch das Sonnenlicht herausgelöst und wandern ins Öl – eine sehr geeignete Methode für einen Ölextrakt aus frischen Kräutern, insbesondere aus Blüten. Kaltextrakte aus Johanniskraut (*Hypericum perforatum*, S. 104), Ringelblume (*Calendula officinalis*, S. 69) und Steinklee (*Melilotus officinalis*, S. 232) sind wohl die häufigsten Beispiele. Johanniskrautöl wirkt entzündungshemmend und schmerzlindernd; man kann es äußerlich anwenden, nach Absprache mit dem Arzt evtl. auch innerlich bei Magen-Darm-Geschwüren. Für den Kaltextrakt empfiehlt sich Olivenöl, da es selten ranzig wird. Je nach Intensität der Sonneneinstrahlung und Dauer der Extraktion erhöht sich die Wirkstoffkonzentration. Diese läßt sich zusätzlich erhöhen, indem man dem extrahierten Öl frische Kräuter zusetzt und das Verfahren wiederholt.

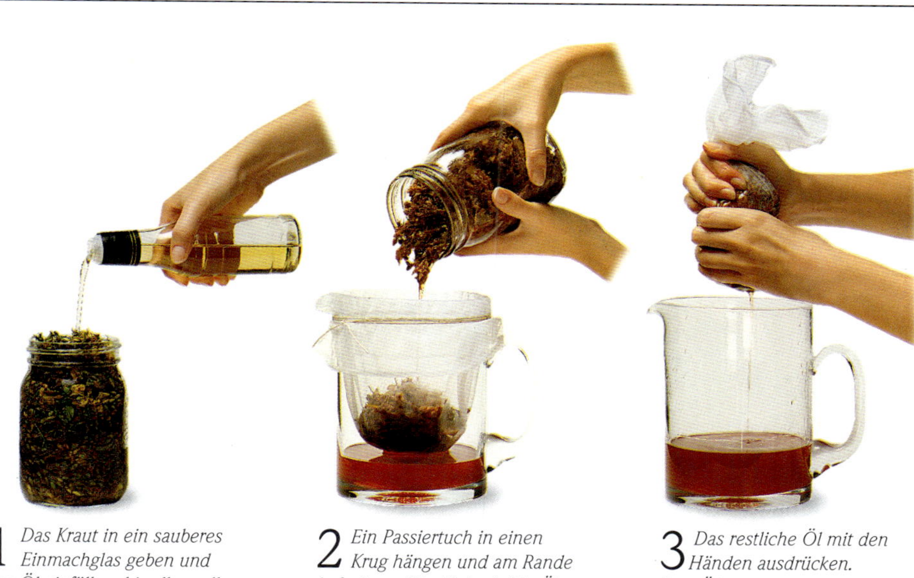

1 *Das Kraut in ein sauberes Einmachglas geben und das Öl einfüllen, bis alles vollständig bedeckt ist. Das Glas gut verschließen, kräftig durchschütteln und an einen sonnigen Platz (Fensterbank) stellen; 2–6 Wochen stehen lassen.*

2 *Ein Passiertuch in einen Krug hängen und am Rande befestigen (Bindfaden). Die Öl-Kräuter-Mischung hineingießen (oder eine Presse wie bei der Heißextraktion oben verwenden). Das Öl durch das Tuch ablaufen lassen.*

3 *Das restliche Öl mit den Händen ausdrücken. Den Ölextrakt in dunkle Glasflaschen umfüllen, diese beschriften und lagern. Alternativ den Vorgang mit dem extrahierten Öl und frischen Kräutern wiederholen.*

SALBE

Salben bestehen aus Öl oder Fett, das zusammen mit den Heilkräutern erhitzt wurde und – im Gegensatz zu einer Creme – kein Wasser enthält. Daher bilden Salben separate Schichten auf der Haut; sie schützen vor Verletzungen und Entzündungen von betroffenen Hautbereichen und transportieren Wirkstoffe, etwa ätherische Öle, zu den verletzten Stellen. Von großem Nutzen sind Salben u. a. bei Hämorrhoiden oder wunder Haut, die vor Feuchtigkeit geschützt werden muß, z. B. rissige Lippen und Windelausschlag.

STANDARDMENGE
60 g getrocknetes oder 150 g frisches Kraut (bzw. Kräutermischung) auf 500 g Vaseline oder Paraffinwachs.

STANDARDANWENDUNG
3mal täglich kleine Mengen auftragen.

AUFBEWAHRUNG
In sterilisierten dunklen Schraubdeckelgläsern bis zu 3 Monate haltbar.

Salben sind homogen aussehende Zubereitungen, die für Haut und Schleimhäute bestimmt sind. Sie werden aus verschiedenen Salbengrundlagen zubereitet, deren Konsistenz je nach Wirkstoffen und deren Mengenverhältnis variiert. Eine einfache, weiche Allzwecksalbe läßt sich aus Vaseline oder Paraffinwachs herstellen (weitere Methoden werden unten erläutert). Vaseline ist wasserundurchlässig und bildet so eine Schutzschicht auf der Haut. Je nach Bedarf können einzelne, fein zerkleinerte Kräuter oder Kräutermischungen der Salbe vor dem Abfiltern beigemengt werden, aber auch ätherische Öle.

UNTERSCHIEDLICHE KONSISTENZEN

Eine feste, relativ fettfreie Salbe läßt sich leicht verstreichen und ist beispielsweise bei einem Lippenbalsam erwünscht. In Eigenproduktion läßt sich diese Variante wie folgt herstellen: 140 g Kokosnußöl mit 120 g Bienenwachs im Wasserbad (in einer feuerfesten Glasschüssel, in einen Topf mit kochendem Wasser gestellt) oder in einem doppelwandigen Kochtopf schmelzen, 100 g Kräuterpulver einrühren und 90 Minuten köcheln lassen. Durchseihen und in Gläser füllen.

Eine weichere Salbe, wie sie bei Hautausschlägen benötigt wird, erhält man durch eine Kombination von Olivenöl und Bienenwachs. 60 g Bienenwachs mit 500 ml Olivenöl in einer feuerfesten Glasschüssel schmelzen und 120 g getrocknete oder 300 g frische Kräuter (alles fein gehackt) einrühren. Abdecken und 3 Stunden in den warmen Backofen stellen, anschließend durchseihen und in Gläser füllen. Diese Salbe kann auch aus 500 ml Heißextrakt (*siehe* S. 293) und 60 g geschmolzenem Bienenwachs hergestellt werden.

1 *Vaseline oder Wachs in einer Glasschüssel im Wasserbad schmelzen; die feingehackten Kräuter zugeben, 15 Minuten unter ständigem Rühren köcheln lassen.*

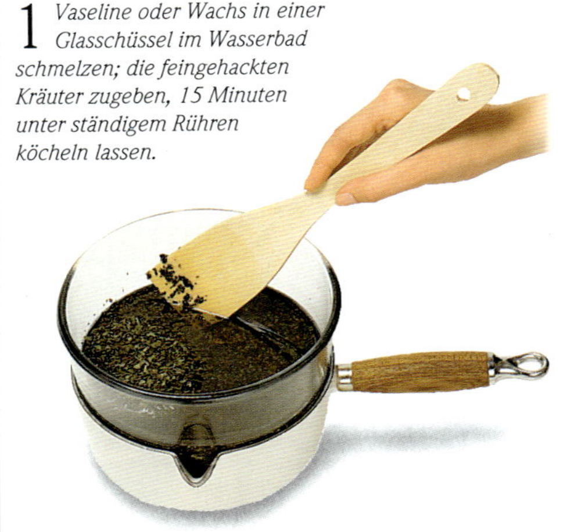

2 *Ein Passiertuch in einen Krug hängen und am äußeren Rand mit Bindfaden befestigen. Die Kräutermischung hineingießen und die Flüssigkeit durch das Tuch ablaufen lassen.*

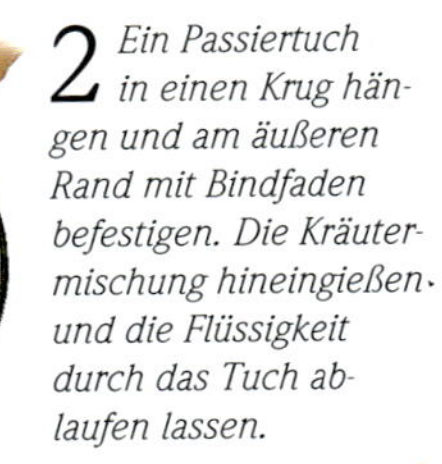

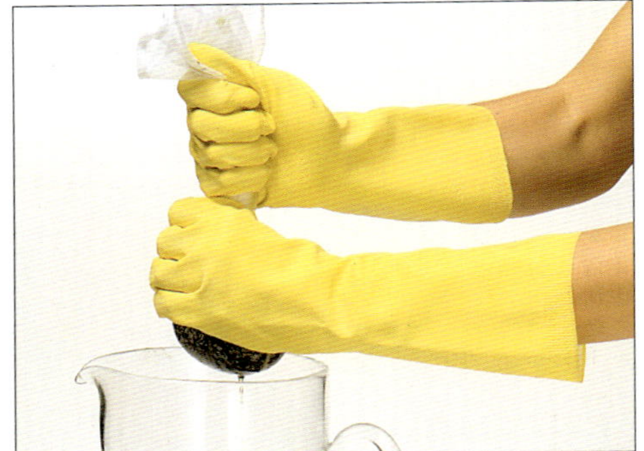

3 *Gummihandschuhe anziehen und die Reste der heißen Salbenmasse durch das Passiertuch in den Krug drücken, um möglichst viel flüssiges Salbenmaterial zu gewinnen.*

4 *Die noch flüssige Salbe sofort in die Gläser umfüllen, sie erstarrt sehr rasch. Deckel locker auflegen, nach dem Erkalten Deckel aufschrauben und beschriften.*

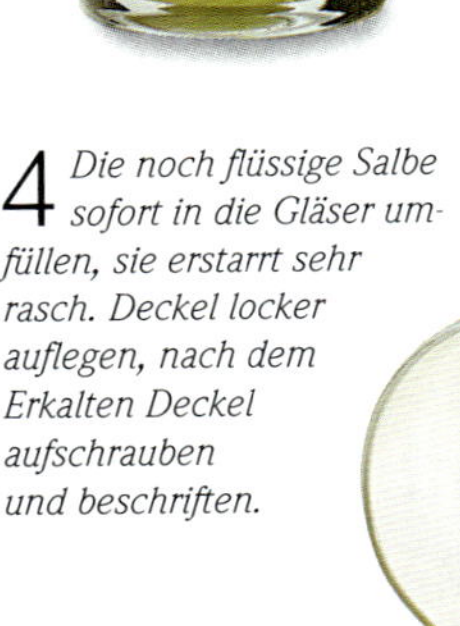

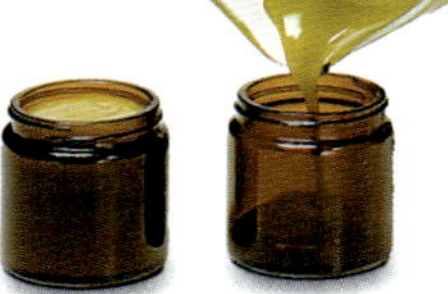

UMSCHLAG

Umschläge sind Mischungen aus frischen, getrockneten oder pulverisierten Kräutern, die auf einen erkrankten Bereich aufgelegt werden. Man verwendet sie bei Neuralgien, Muskelschmerzen, Verstauchungen, Knochenbrüchen und um Eiter herauszuziehen.

STANDARDMENGE
Genug Kräuter, um die betroffene Stelle abzudecken.

STANDARDANWENDUNG
Alle 2 – 3 Stunden einen neuen Umschlag anlegen. So oft wie nötig wiederholen.

Ein Braunellenumschlag (*Prunella vulgaris*, S. 122) hilft bei Verstauchungen und Knochenbrüchen, während ein Johanniskrautumschlag (*Hypericum perforatum*, S. 104) Muskel- und Nervenschmerzen lindert.

FURUNKEL & INFIZIERTE WUNDEN

Für einen eiterziehenden Breiumschlag wird Rotulmenpulver (*Ulmus rubra*, S. 144) mit Ringelblumen- (*Calendula officinalis*, S. 69) und Myrrhentinktur (*Commiphora molmol*, S. 84) versetzt.

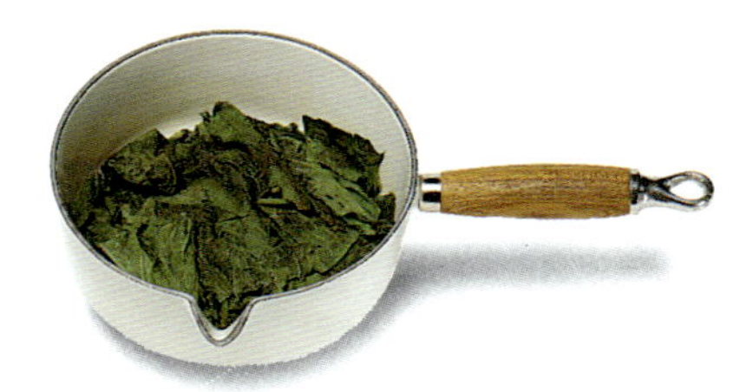

1 *Das Kraut 2 Minuten köcheln lassen. Ausdrücken, betroffenen Bereich mit etwas Öl einreiben, damit der Umschlag nicht festklebt, die warmen Kräuter auflegen.*

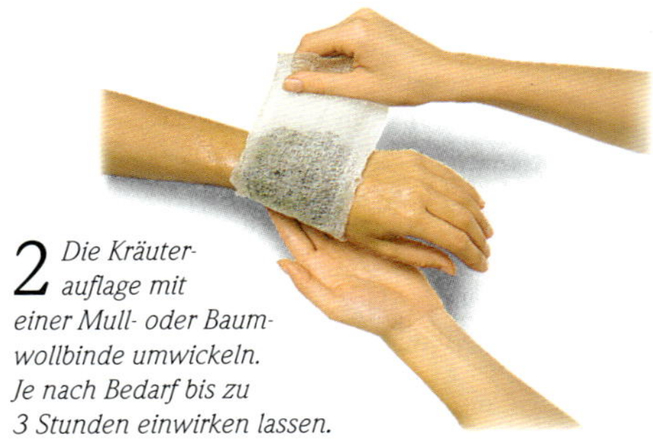

2 *Die Kräuterauflage mit einer Mull- oder Baumwollbinde umwickeln. Je nach Bedarf bis zu 3 Stunden einwirken lassen.*

CREME

Zur Herstellung einer Creme müssen Wasser und Öl bzw. Fett in einer Emulsion vereinigt werden. Dies muß mit Sorgfalt und Geduld erfolgen; denn geht man dabei überstürzt vor, trennen sich ölige und wäßrige Phasen wieder. Im Gegensatz zur Salbe dringt eine Creme leicht in die Haut ein, sie kühlt und wirkt hautlindernd, während sie gleichzeitig zuläßt, daß die Haut ganz normal schwitzt und atmet. Cremes sind jedoch nicht lange haltbar und sollten daher am besten in luftdichten dunklen Schraubgläschen im Kühlschrank aufbewahrt werden.

STANDARDMENGE
30 g getrocknetes oder 75 g frisches Kraut (bzw. Kräutermischung), 150 g Emulsionswachs, 70 g Glyzerin und 80 ml Wasser.

STANDARDANWENDUNG
2–3mal täglich eine kleine Menge (erbsgroß) auf den betroffenen Bereich auftragen.

AUFBEWAHRUNG
Luftdicht und kühl in sterilisierten dunklen Schraubdeckelgläsern bis zu 3 Monate haltbar.

Jeweils nur soviel Creme zubereiten, wie im akuten Fall benötigt wird. In kleinen Mengen können Tinkturen, Pulver und ätherische Öle einer Creme unmittelbar vor oder nach dem Abfüllen in die Gläschen zugesetzt werden. Der Zusatz von ätherischem Öl, z. B. 1 ml Teebaumöl (*Melaleuca alternifolia*, S. 110) auf 100 ml Creme, sorgt dafür, daß diese länger haltbar bleibt und nicht schimmelt. 5 ml Borax erfüllen den gleichen Zweck. Anderen Creme-Rezepturen werden Aufgüsse, Tinkturen oder Ölextrakte zugefügt.

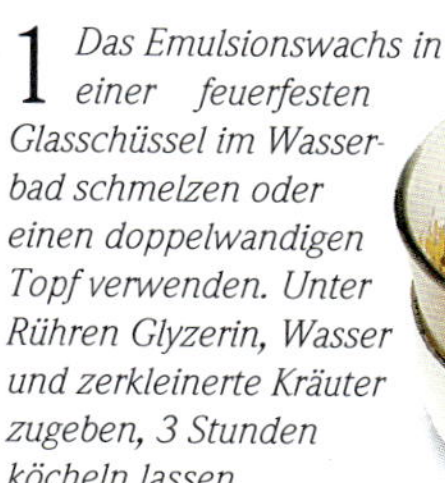

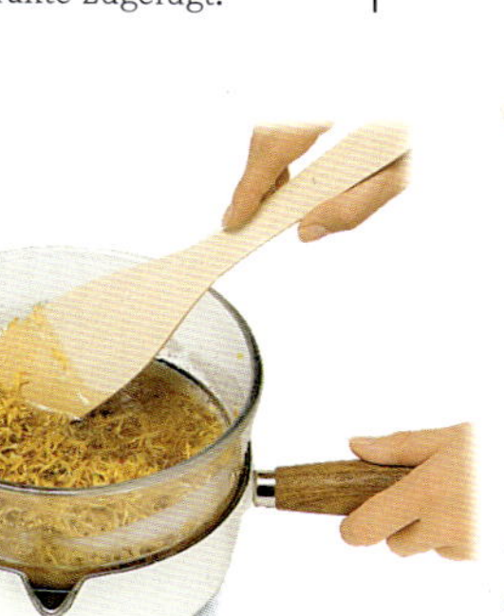

1 *Das Emulsionswachs in einer feuerfesten Glasschüssel im Wasserbad schmelzen oder einen doppelwandigen Topf verwenden. Unter Rühren Glyzerin, Wasser und zerkleinerte Kräuter zugeben, 3 Stunden köcheln lassen.*

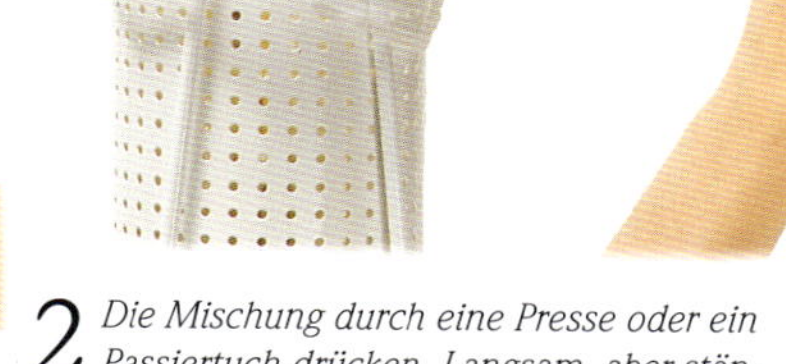

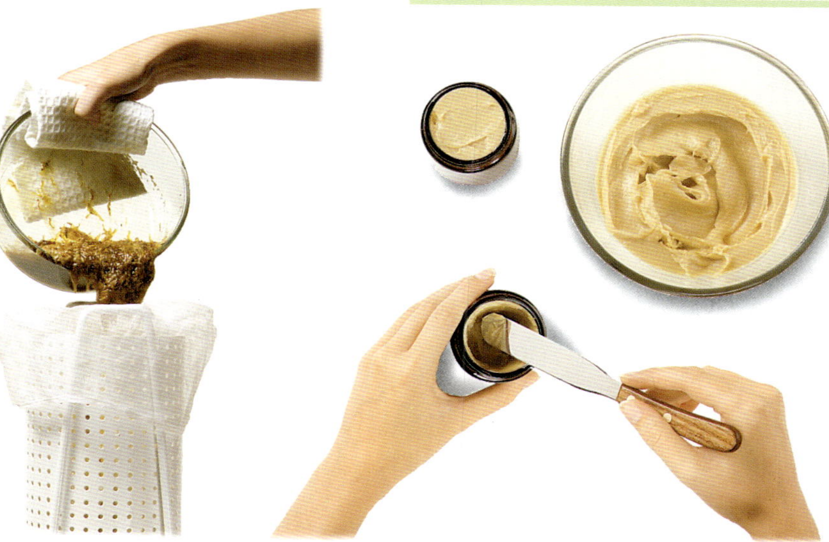

2 *Die Mischung durch eine Presse oder ein Passiertuch drücken. Langsam, aber ständig rühren, bis die Creme abkühlt und erstarrt.*

3 *Mit einem kleinen Messer oder Spatel die erstarrte Creme in dunkle Gläschen streichen. Den Deckel aufschrauben und sofort in den Kühlschrank stellen.*

KOMPRESSE & LOTION

Eine Lotion ist eine Kräuterzubereitung auf Wasserbasis, wie z. B. Aufguß, Abkochung oder verdünnte Tinktur, die zum Baden oder Waschen entzündeter oder überreizter Haut verwendet wird. Unter einer Kompresse versteht man ein mit Lotion durchtränktes Tuch, das auf die Haut gelegt wird. Mit Hilfe von Lotionen und Kompressen lassen sich Kräuterarzneien leicht äußerlich anwenden. Besonders hilfreich sind sie bei Schwellungen, schmerzhaften Quetschungen, Entzündungen, Kopfschmerzen sowie als Kühlung bei Fieber.

STANDARDMENGE FÜR DIE LOTION
500 ml Aufguß oder Abkochung, bzw. 25 ml Tinktur in 500 ml Wasser.

STANDARDANWENDUNG FÜR KOMPRESSEN ODER LOTIONEN
Je nach Bedarf anwenden. Heiße Kompresse oder Lotion erneuern, wenn diese abkühlt, umgekehrt kalte Kompresse oder Lotion wechseln, sobald diese warm und trocken geworden ist.

AUFBEWAHRUNG VON LOTIONEN
Im Kühlschrank in sterilisierten Schraubdeckelflaschen bis zu 2 Tage haltbar.

Chronische Schwellungen und Quetschungen aufgrund einer Unfall- oder Sportverletzung lassen sich – sofern die Haut unverletzt ist – mit einer heißen Kompresse kurieren. Eine kalte Kompresse kann hervorragend Entzündungen lindern, bei Fieber kühlen und Kopfschmerz erleichtern. Um die maximale Wirkung zu erzielen, sollte man heiße wie kalte Kompressen öfters wechseln.

LOTION AUFTRAGEN

Entsprechend der Vorschrift einen Aufguß oder eine Abkochung bereiten (*siehe* S. 290) und gut durchseihen; oder eine Tinktur mit Wasser verdünnen. Ein sauberes Stück Stoff (oder Waschlappen) mit der Lotion tränken und gründlich auswringen. Anschließend den erkrankten oder verletzten Bereich behutsam mit dem Tuch abtupfen (besser als auf die Haut legen wie bei einer Kompresse).

KOMPRESSE AUFLEGEN

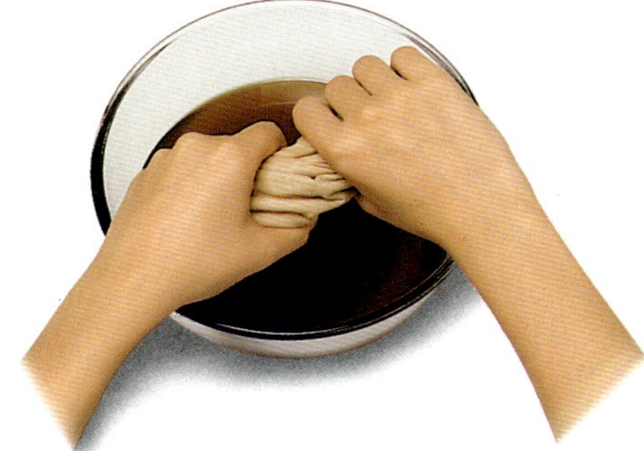

1 *Hände gründlich waschen und weiches Stück Stoff oder sauberen Waschlappen in die Lotion tauchen, auswringen. Vor dem Auflegen die betroffene Stelle mit Öl einreiben, damit nichts festklebt.*

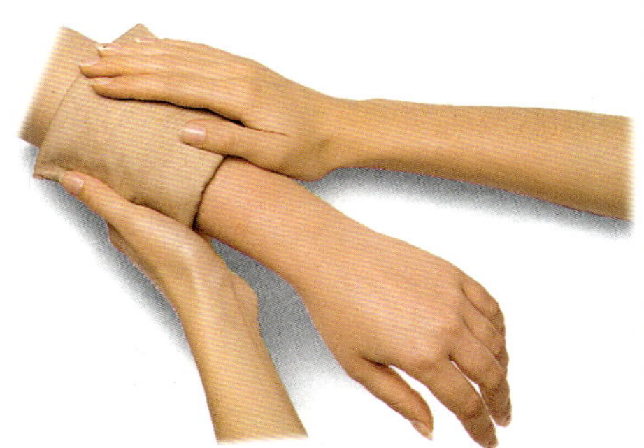

2 *Die Kompresse auf die betroffene Stelle drücken. Bei Schmerzen und Schwellungen die Kompresse mit Plastikfolie abdecken und fixieren; 1–2 Stunden einwirken lassen. Kompresse bei Bedarf erneuern.*

Weitere Zubereitungen

Verschiedene Kräuterarzneien eigen sich für jeweils unterschiedliche Krankheiten. Die meisten der folgenden Zubereitungen wirken örtlich begrenzt. Inhalationen z. B. lindern Atemwegserkrankungen; Gurgelwasser und Mundspülungen erleichtern Halsschmerzen und Mundgeschwüre; Massageöle helfen bei schmerzenden Muskeln; Bäder schaffen bei entzündlichen Hauterkrankungen Erleichterung.

Inhalation

Eine Inhalation eignet sich gut gegen Beschwerden, die durch Katarrh, entzündete Nebenhöhlen, Heuschnupfen und Bronchialasthma hervorgerufen werden. Die Kombination aus Dampf und antiseptischen Wirkstoffen »fegt« die Atemwege in ihrer Gesamtheit frei.
Herstellung: 1 l frisch gekochtes Wasser in eine große Schüssel gießen, 5 – 10 Tropfen ätherisches Öl hineinträufeln und umrühren. Oder einen Aufguß aus 25 g Kraut auf 1 l Wasser bereiten, 15 Minuten ziehen lassen und in die Schüssel gießen. Den Kopf über die Schüssel halten, ein Handtuch über beides ziehen und die Dämpfe etwa 10 Minuten inhalieren bzw. bis der Aufguß abkühlt. Nach einer Dampfinhalation möglichst 15 Minuten in einem geheizten Raum bleiben, damit sich die Atemwege an die kühlere Luft gewöhnen und der gelöste Schleim ausfließen kann.

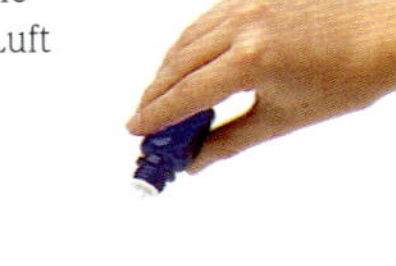

Eine Inhalation *mit ätherischen Ölen lindert viele Atemwegserkrankungen.*

Gurgelwasser & Mundspülung

Gurgelwasser und Mundspülung besitzen meist adstringierende Wirkstoffe, die die Mund- und Rachenschleimhaut zusammenziehen und deshalb bei Entzündungen des Mund- und Rachenraums eine heilende Wirkung zeigen. Adstringierende Kräuterarzneien wie Ratanhia (*Krameria triandra*, S. 223) und Myrrhe (*Commiphora molmol*, S. 84) werden durch die Zugabe von etwas Süßholz (*Glycyrrhiza glabra*, S. 99) oder einer Prise Cayennepfeffer (*Capsicum frutescens*, S. 70) schmackhafter und wirken zudem besser gegen Halsschmerzen. Da Gurgelwasser und Mundspülungen aus Aufgüssen, Abkochungen oder verdünnten Tinkturen bereitet werden, können sie entsprechend der jeweiligen Anweisung auch geschluckt werden; bei innerer Anwendung auf die maximal erlaubte Tagesdosis achten.

Herstellung: Einen Aufguß bereiten (*siehe* S. 290), 15 – 20 Minuten stehen lassen, damit mehr adstringierende Wirkstoffe gelöst werden. Abseihen, gurgeln oder mit gut 150 ml den Mund spülen. Alternativ eine Abkochung (*siehe* S. 290) oder 5 ml Tinktur, in 100 ml heißem Wasser verdünnt, genauso verwenden. Wenn nichts dagegenspricht, so oft wie gewünscht wiederholen.

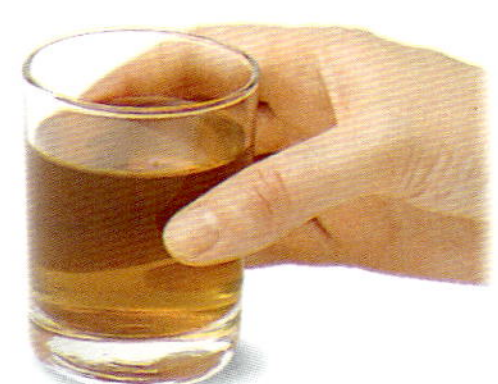

Ein Aufguß *aus antiseptischen Kräutern hilft bei Halsschmerzen und Mundgeschwüren als Gurgelwasser oder Mundspülung.*

Zäpfchen

Zäpfchen (Suppositorien) sind torpedoförmige Arzneimittel aus Hartfett, die ätherische Öle oder feine Pulver enthalten. Man nimmt sie, wenn für die Wirkstoffe die Gefahr besteht, im Magen-Darm-Trakt verdaut zu werden, ohne den Wirkort erreicht zu haben. Zäpfchen können entweder als Stuhlzäpfchen in den Enddarm oder als Vaginalzäpfchen in die Scheide eingeführt werden, wo die Körpertemperatur sie schmelzen läßt. Die Wirkstoffe werden über die Darm- oder Scheidenschleimhaut resorbiert und entfalten rasch ihre Wirkung. Zäpfchen am besten immer in Apotheken o.ä. kaufen.
Herstellung: Zäpfchengußformen verwenden oder selbst formen. Dafür 24 Fingerhüte mit Haushaltsfolie ausschlagen. 10 g weiche Seife, 50 ml Glyzerin und 40 ml denaturierten Spiritus mischen und in die Form gießen. Hin und her schwenken, so daß sich eine Wandung bildet; den Rest ausschütten und die Form hart werden lassen. 20 g Kakaobutter schmelzen, vom Herd nehmen und 30 Tropfen ätherisches Öl bzw. 5 g Pulver untermischen; in die Formen gießen und 3 Stunden erhärten lassen, bevor man die Zäpfchen aus der Form nimmt. Kühl und in einem mit Wachspapier ausgeschlagenen Topf aufbewahren, bis zu 3 Monate haltbar.

Ätherische Öle

Ätherische Öle können bei einer Massage leichtere Schmerzen lindern. Ein ätherisches Öl nie pur verwenden, sondern stets einem Trägeröl zusetzen, um die Haut nicht zu reizen. Verdünnte ätherische Öle sind nicht lange haltbar, deshalb erst kurz vor der Anwendung kleine Mengen mischen.
Massageöl: 5 – 10 Tropfen ätherisches Öl mit 1 EL Trägeröl (Weizenkeim- oder Mandelöl) mischen, sanft in die Haut einmassieren.
Duftlampe: 5 – 10 Tropfen reines ätherisches Öl mit Wasser mischen, 30 Minuten verdampfen lassen.

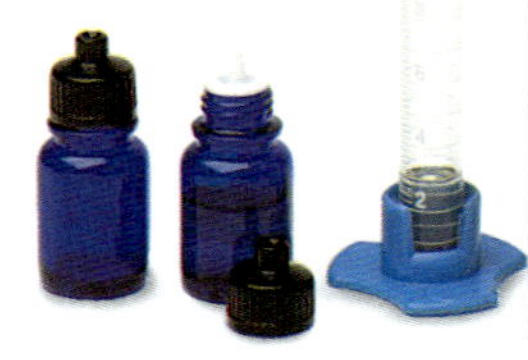

Ätherisches Öl *wird in Bädern, Duftlampen und zur Massage eingesetzt, um Anspannungen und Streß zu lindern.*

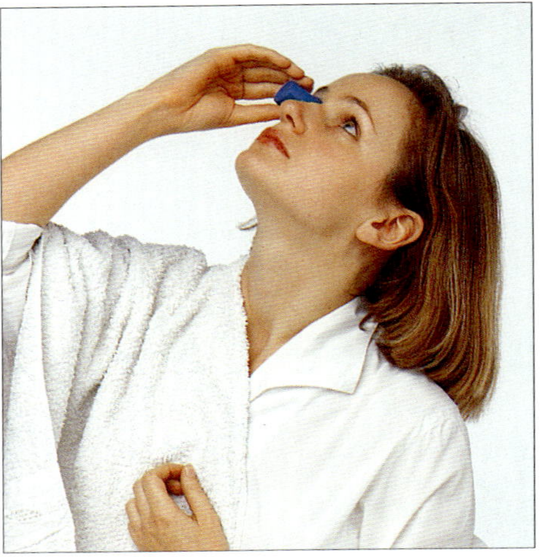

Zur Durchführung eines Augenbades *muß der Kopf in den Nacken gelegt werden.*

Bäder & Waschungen

Kräuterbäder und -waschlösungen lindern vielerlei Leiden, einschließlich Gliederreißen und verstopfte Nebenhöhlen. Sie werden aus verdünnten ätherischen Ölen oder Aufgüssen bereitet. Augenbäder helfen bei wunden, entzündeten oder überanstrengten Augen.
Kräuterbad: 500 ml abgeseihten Aufguß (*siehe* S. 290) oder 5 – 10 Tropfen ätherisches Öl ins einlaufende Badewasser geben.
Hautwaschung: Aufguß bereiten, abseihen und betroffene Stellen damit waschen.
Augenbad: Kleine Menge eines Aufgusses (evtl. Kräuterteebeutel) bereiten und die Flüssigkeit vorsichtig in eine sterilisierte Augenwanne abseihen. Oder 2 – 3 Tropfen Tinktur in eine mit frisch abgekochtem Wasser gefüllte Augenwanne geben. Abkühlen lassen und die Augenwanne fest aufs Auge setzen. Den Kopf nach hinten neigen und das Auge unter fortgesetztem Liderzwinkern baden. Bis zu 3mal täglich wiederholen.
Warnung: Augenbäder sollten immer nur schwach konzentriert werden, um eine Augenreizung zu vermeiden. Stets frisch abgekochtes Wasser verwenden, das in einem sterilen Gefäß abgekühlt ist. Augenbadbehandlung nicht länger als 2 – 3 Wochen durchführen. Um bei häufiger Anwendung zu verhindern, daß Salze und Mineralstoffe aus den Augen ausgeschwemmt werden, jedem Augenbad eine winzige Prise Salz zufügen.

Kaltauszug

Durch Hitze werden die Wirkstoffe mancher Heilpflanzen zerstört, so daß sich zu deren Gewinnung ein Kaltauszug (Mazeration) anbietet.
Herstellung: 500 ml kaltes Wasser über 25 g Kraut gießen und über Nacht stehen lassen. Abseihen und wie eine Abkochung verwenden.

Säfte

Die Säfte, die aus manchen Heilpflanzen extrahiert werden, können sowohl innerlich wie äußerlich angewendet werden.
Herstellung: Pflanze am besten mit Hilfe eines Entsafters, notfalls einer Küchenmaschine, zerkleinern. Zur Gewinnung des Saftes den Pflanzenbrei durch ein Passiertuch drücken. Einige Pflanzen müssen dazu allerdings gekocht werden.

Krankheitsvorbeugende Pflanzen

Heilpflanzen sind nicht nur für die Behandlung von Krankheiten nützlich. Obwohl dies ihr Hauptverwendungszweck ist, werden doch manche Kräuter für eine entschlackende Frühjahrskur oder als nahrhafte Frischkost eingesetzt. Zur Krankheitsvorbeugung und Stabilisierung der Gesundheit können sie daher auch von gesunden, ausgeglichenen Menschen verzehrt werden.

Kräuter für die Gesundheit

Ursprünglich wurden Kräuterarzneien in allen Naturheiltraditionen eher zur Erhaltung der Gesundheit als zur Bekämpfung einer Krankheit eingesetzt. Anders als heutzutage, wurde in der Vergangenheit der geistige Aspekt von Gesundsein und Kranksein gleichwertig zum körperlichen Aspekt berücksichtigt. Kräuterarzneien können allerdings nur dann als ergänzender Faktor zur Lebensweise gesundheitserhaltend wirken, wenn diese eine ausgewogene Ernährung, ausreichende körperliche Aktivität und eine positive, entspannte Grundeinstellung gegenüber Alltagsstreß einschließt. Die Mittel können oft bis ins hohe Alter wirken. Stärkende Kräuter wie Ginseng (*Panax ginseng*, S. 116) erhöhen die Widerstandskraft gegen körperlichen und seelischen Streß, während Thymian (*Thymus vulgaris*, S. 142) offenbar den Alterungsprozeß verlangsamt. So schützen viele in diesem Buch genannte Pflanzen (*siehe* S. 54–281) Körper und Geist vor den Unwägbarkeiten des Lebens.

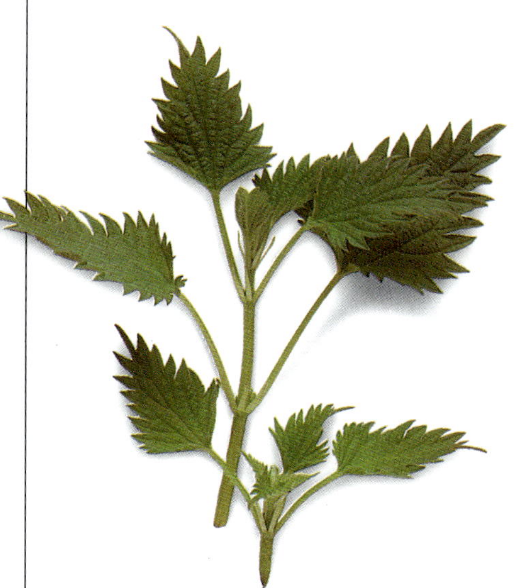

***Brennesselblätter** eignen sich ganz ausgezeichnet für stärkende Frühjahrskuren – roh als Salat oder gekocht als Gemüse oder Suppe –, nicht zuletzt aufgrund ihres hohen Eisengehalts.*

Manche grünblättrigen Frühjahrspflanzen, wie etwa die Brennessel (*Urtica dioica*, S. 145), sind klassische »Stärkungskräuter« nach den langen Wintermonaten. Frühlingskräuter sind nicht nur sehr nahrhaft, sondern wirken auch auf den Körper entschlackend, indem sie ihn von angesammelten Abfallprodukten befreien. Heute kann man einige Kräuter leicht ganzjährig bekommen, so daß die Zufuhr vitaler Nährstoffe nicht unterbrochen wird und die Ernährung stets ausgewogen bleibt.

Vitamine & Mineralstoffe

Jede Pflanze enthält in winzigen Mengen Vitamine und Mineralstoffe, und viele besitzen zudem noch medizinale Eigenschaften. Einige enthalten so viele Vitamine, Mineralstoffe und andere Nährstoffe, daß sie als »natürliche Nahrungsergänzung« bezeichnet werden. Ein Beispiel ist die Brunnenkresse (*Nasturtium officinale*, S. 237), die neben den Vitaminen A, B_1, B_2, C und E auch noch reich an Jod, Eisen und Phoshor ist. Darüber hinaus besitzt sie antibiotische Eigenschaften. Hier nun eine Liste mit besonders vitamin- und mineralstoffhaltigen Pflanzen.

VITAMINE

Provitamin A (Beta-Carotin) & Vitamin A: Möhre (*Daucus carota*, S. 198), Krauser Ampfer (*Rumex crispus*, S. 126), Aprikose (*Prunus armeniaca*, S. 254)
Vitamine B_1 & B_2: Bocksdorn (*Lycium chinense*, S. 109), Aubergine (*Solanum melongena*, S. 268)
Vitamin B_6: Sojabohne (*Glycine max*, S. 215), Kartoffel (*Solanum tuberosum*, S. 269)
Vitamin B_{12}: Chinesische Angelika (*Angelica sinensis*, S. 60)
Vitamin C: Petersilie (*Petroselinum crispum*, S. 244), Zitrone (*Citrus limon*, S. 81), Schwarze Johannisbeere (*Ribes nigrum*, S. 260)
Vitamin E: Samenöle, besonders von Butternuß (*Juglans cinerea*, S. 222), Baumwolle (*Gossypium herbaceum*, S. 216)
Vitamin K: Luzerne (*Medicago sativa*, S. 232), Roßkastanie (*Aesculus hippocastanum*, S. 159)

MINERALSTOFFE

Calcium: Sesamsamen (*Sesamum indicum*, S. 268), Sellerie (*Apium graveolens*, S. 61), Hagebutte (*Rosa canina*, S. 261),
Eisen: Alle grünen Kräuter, z. B. Petersilie (*Petroselinum crispum*, S. 244), Kohl (*Brassica oleracea*, S. 178), Brennessel (*Urtica dioica*, S. 145)
Germanium: Knoblauch (*Allium sativum*, S. 56)
Jod: Algen einschließlich Blasentang (*Fucus vesiculosus*, S. 211)
Kalium: Löwenzahn (*Taraxacum officinale*, S. 140), Mais (*Zea mays*, S. 152), Schwarze Johannisbeere (*Ribes nigrum*, S. 260)
Kupfer: Kakao (*Theobroma cacao*, S. 274)
Mangan: Sojabohne (*Glycine max*, S. 215)
Phosphor: Brunnenkresse (*Nasturtium officinale*, S. 237), Selleriesamen (*Apium graveolens*, S. 61)
Selen: Knoblauch (*Allium sativum*, S. 56)
Silicium: Ackerschachtelhalm (*Equisetum arvense*, S. 202), Brennessel (*Urtica dioica*, S. 145)
Zink: Kürbiskerne (*Cucurbita pepo*, S. 194), Huflattich (*Tussilago farfara*, S. 277)

***Brunnenkresse** ist eine wahre »Vitamin- und Mineralstoffbombe«. Der scharfe Geschmack läßt ihre antibiotische Wirkung vermuten.*

Geschmack & Farbe beim Kochen

Die meisten Pflanzen, die Lebensmittelzubereitungen geschnitten, gehackt, gepreßt oder gerieben zugefügt werden, haben die Aufgabe, die Speisen geschmacklich oder optisch zu verbessern, sie sind aber zugleich von medizinaler Bedeutung – so der verdauungsfördernde Rosmarin (*Rosmarinus officinalis*, S. 125), in der europäischen Küche ein traditionelles Gewürz für rotes Fleisch. Zitrone (*Citrus limon*, S. 81), weltweit in allen Küchen genutzt, wirkt stark antiseptisch; sie ist ein wirksames Mittel bei Erkältung und Mageninfektionen und beugt Lebensmittelvergiftungen vor.

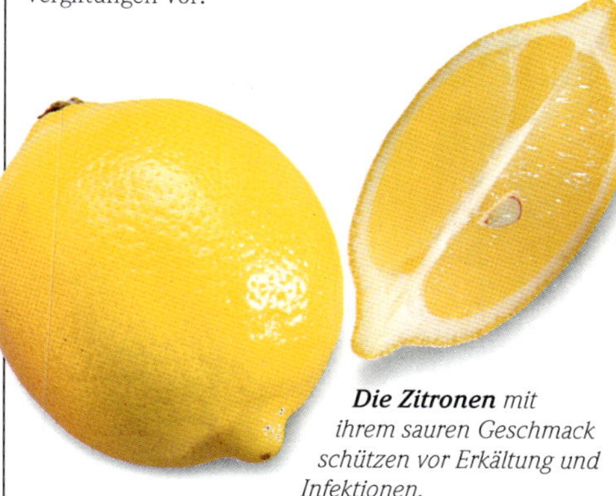

***Die Zitronen** mit ihrem sauren Geschmack schützen vor Erkältung und Infektionen.*

Die Chinesen unterscheiden nicht zwischen »Speise« und »Arznei«; »medizinale Nahrung« ist einfach alles das, was dem Körper konstitutionell gut tut. Tonisierende Kräuter mit starker Wirkung wie Chinesische Angelika (*Angelica sinensis*, S. 60), Ginkgobeeren (*Ginkgo biloba*, S. 98) und Amerikanischer Ginseng (*Panax quinquefolius*, S. 241) stecken voller Aroma und tauchen deshalb als beliebte Zutaten regelmäßg in chinesischen Rezepten auf. In ganz Südostasien, Indien und Afrika verleihen Kräuter und scharfe Gewürze den Speisen Farbe, Geschmack und medizinischen Wert. Speziell auf den Magen-Darm-Trakt wirken Küchenkräuter, wie beispielsweise (gemahlene) Gelbwurzel (*Curcuma longa*, S. 88), Kardamomsamen (*Elettaria cardamomum*, S. 91) und Ingwer (*Zingiber officinale*, S. 153), dessen Wurzel vornehmlich frisch gerieben wird.

Arzneien für alltägliche Beschwerden

Das Wissen der Kräuterheilkunde nimmt stetig zu, da immer mehr Menschen Kräuterarzneien den pharmazeutischen Drogen vorziehen. Die nachfolgend aufgelisteten Mittel ermöglichen eine einfache, unkomplizierte Behandlung vieler alltäglicher Beschwerden; doch auch mit ihnen muß man – wie mit allen Medikamenten – vorsichtig umgehen. Sämtliche Empfehlungen sind deutlich formuliert, im Zweifelsfall sollte immer ärztlicher Rat eingeholt werden (*siehe* S. 320).

Wichtige Informationen

Vor jeder Verwendung von Kräuterarzneien unbedingt die folgenden Erläuterungen lesen.

DOSIERUNG

■ Mit Ausnahme der *Säuglinge & Kinder* (S. 318) sind alle Dosierungen für Erwachsene angegeben.

■ Nie die angegebene Dosis überschreiten; eine doppelte Dosis zeigt *nicht* zwangsläufig die doppelte Wirkung.

■ Vor Einnahme einer Kräuterarznei auf die Warnhinweise im Pflanzenteil achten (*siehe* S. 54–281).

■ Sofern nicht anders angegeben, gegen dieselbe Krankheit nie gleichzeitig mehr als 2 Kräuterarzneien innerlich bzw. 1 innerlich und 1 äußerlich anwenden. Alternative Mittel aus anderen Heilpflanzen sind durch ein Blatt-Piktogramm voneinander getrennt. Bei Angabe verschiedener Arzneiformen (z. B. Tinktur oder Aufguß) ist die an erster Stelle genannte vorzuziehen.

BEHANDLUNGSDAUER

Arzneien bis zum Abklingen der Symptome einnehmen. Sollte innerhalb von 2–3 Wochen keine Besserung eintreten, sich der Zustand verschlechtert haben oder generell Zweifel bestehen, so muß ein Arzt hinzugezogen werden (*siehe* S. 320).

ÄRZTLICHER RAT

■ Es ist jeweils vermerkt, wenn ärztlicher Rat einzuholen ist.

■ Wenn ein Mittel länger als 3 Wochen eingenommen wird, sollte ein Arzt aufgesucht werden.

SÄUGLINGE & KINDER

■ Ohne ärztliche Abklärung niemals Säuglingen unter 6 Monate Kräuterarzneien (oder andere Medikamente) verabreichen.

■ Im Abschnitt *Säuglinge & Kinder* (S. 318) werden Dosierungen für Kinder angegeben. Ansonsten können die Mittel an Kinder unter 12 Jahre verabreicht werden nach folgender Dosierung:

■ 6–12 Monate: 1/10 der Erwachsenendosis

■ 1–6 Jahre: 1/3 der Erwachsenendosis

■ 7–12 Jahre: 1/2 der Erwachsenendosis

ÄLTERE MENSCHEN

Aufgrund der altersbedingten Stoffwechselverlangsamung braucht ein älterer Mensch möglicherweise eine geringere Dosis. Personen über 70 sollten nur 3/4 der Erwachsenendosis nehmen.

SCHWANGERSCHAFT

■ Während der ersten 3 Schwangerschaftsmonate – außer in Notfällen – auf sämtliche Medikamente (Kräuterarzneien und andere) verzichten.

■ Alkoholische Tinkturen meiden.

■ Die im Abschnitt *Schwangerschaft* (S. 317) genannten Kräuterarzneien können bedenkenlos genommen werden, ebenso viele Mittel an anderer Stelle in diesem Buch. Aber: *Immer die Warnhinweise für das Mittel und die entsprechende Heilpflanze (S. 54–281) beachten.*

■ Im einzelnen gilt es, folgende Kräuter zu meiden: Alant (*Inula helenium*, S. 105), Bukkostrauch (*Barosma betulina*, S. 67), Chinesische Angelika (*Angelica sinensis*, S. 60), Chinesische Pfingstrose (*Paeonia lactiflora*, S. 115), Dan shen (*Salvia miltiorrhiza*, S. 129), Eisenkraut (*Verbena officinalis*, S. 147), Ginseng (*Panax ginseng*, S. 116), Herzgespann (*Leonurus cardiaca*, S. 225), Hirtentäschel (*Capsella bursa-pastoris*, S. 181), Krauser Ampfer (*Rumex crispus*, S. 126), Lebensbaum (*Thuja occidentalis*, S. 274), Medizinalrhabarber (*Rheum palmatum*, S. 124), Mutterkraut (*Tanacetum parthenium*, S. 139), Myrrhe (*Commiphora molmol*, S. 84), Poleiminze (*Mentha pulegium*, S. 233), Schafgarbe (*Achillea millefolium*, S. 54), Senna-Kassie (*Cassia senna*, S. 72), Silberkerze (*Cimicifuga racemosa*, S. 78), Süßholz (*Glycyrrhiza glabra*, S. 99), Teufelskralle (*Harpagophytum procumbens*, S. 101), Wacholder (*Juniperus communis*, S. 223), Wermut (*Artemisia absinthium*, S. 63), Wilde Yamswurzel (*Dioscorea villosa*, S. 89), Zahnwehholz (*Zanthoxylum fraxineum*, S. 151).

■ Auch medizinale Dosen folgender Kräuter meiden: Anis (*Pimpinella anisum*, S. 246), Cayennepfeffer (*Capsicum frutescens*, S. 70), Engelwurz (*Angelica archangelica*, S. 166), Gartensalbei (*Salvia officinalis*, S. 130), Sellerie (*Apium graveolens*, S. 61).

■ Ätherische Öle meiden, einschließlich Kamillen- (*Chamomilla recutita*, S. 76) und Thymianöl (*Thymus vulgaris*, S. 142).

VERSCHRIEBENE MEDIKAMENTE

Manche Kräuterarzneien treten mit pharmazeutischen Drogen in Wechselwirkung. Vor selbständiger Einnahme einer Kräuterarznei immer den Arzt fragen, ob diese sich mit den bereits verschriebenen Medikamenten verträgt. Verschriebene Medikamente nicht eigenständig absetzen.

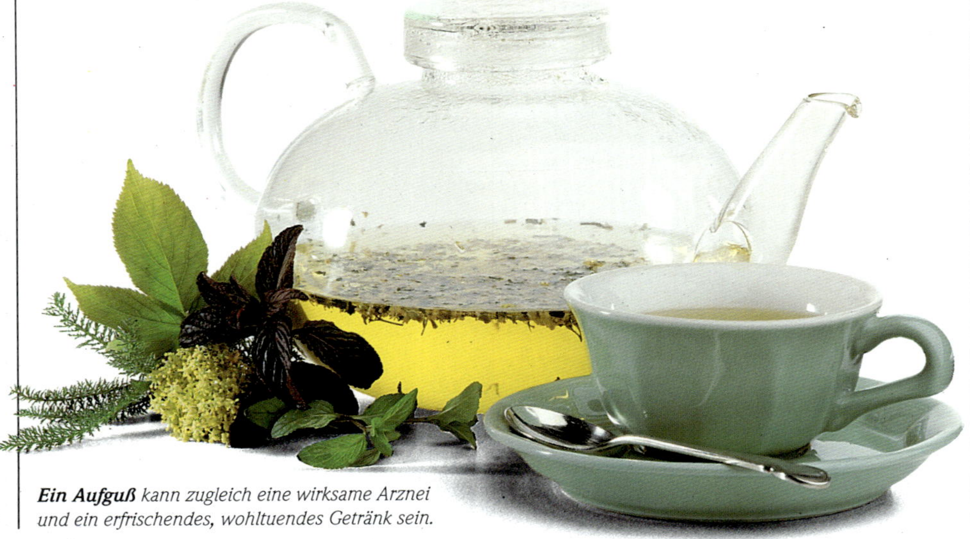

***Ein Aufguß** kann zugleich eine wirksame Arznei und ein erfrischendes, wohltuendes Getränk sein.*

Kräuterzubereitungen

■ Alle Mengenangaben beziehen sich auf getrocknete Kräuter (sofern nicht anders angegeben).

■ Werden unterschiedliche Teile einer Pflanze (Blätter, Blüten) verwendet, wird genau gesagt, welche benötigt werden. Nur diese Teile nehmen. Keine als Saatgut verkaufte Samen verwenden.

■ Sofern nicht anders angegeben, gelten für die Zubereitungen folgende Standardmengen getrocknetes Kraut:

Aufguß: 1 TL Kraut auf 1 Tasse Wasser oder 20 g Kraut auf 500 ml Wasser (ergibt 3–4 Portionen). Luftdicht verschließbares Gefäß verwenden, damit die ätherischen Öle nicht entweichen können. Herstellung *siehe* S. 290.

Abkochung: 20 g Kraut auf 750 ml Wasser. Herstellung *siehe* S. 290.

Inhalation: 5–10 Tropfen ätherisches Öl auf 1 Liter dampfend heißes Wasser. Herstellung *siehe* S. 296.

Lotion: 500 ml Aufguß oder Abkochung; oder 25 ml Tinktur, in 500 ml Wasser verdünnt. Herstellung *siehe* S. 295.

Tabletten oder Kapseln: Viele Kräuterarzneien gibt es frei verkäuflich in beiden Arzneiformen. Einnahme gemäß Packungsbeilage. Zur Herstellung von Kaspeln 250 mg Kräuterpulver pro Kapsel nehmen (*siehe* S. 291).

Tinktur: 1 Teil Kraut auf 5 Teile Alkohol; Herstellung *siehe* S. 291. Manche Tinkturen gibt es gebrauchsfertig zu kaufen. Tinktur mit kaltem Wasser einnehmen, sofern nicht anders angegeben. Mitunter erfolgen Mengenangaben innerhalb einer gewissen Bandbreite, z. B. 20–40 Tropfen. In solchen Fällen mit der kleinsten Menge beginnen und je nach Bedarf um 5–10 Tropfen pro Dosis erhöhen.

MASSEINHEITEN

1 ml	=	20 Tropfen
5 ml	=	1 TL (Teelöffel)
20 ml	=	1 EL (Eßlöffel)
70 ml	=	1 Sherryglas
150 ml	=	1 Tasse oder Weinglas

ÄTHERISCHE ÖLE

Sofern nicht ärztlich empfohlen, ätherische Öle niemals innerlich einnehmen. Zum äußerlichen Gebrauch werden ätherische Öle mit einem Trägeröl (z. B. Sonnenblumen- oder Mandelöl) im Verhältnis 1:20 gemischt, z. B. 5 Tropfen ätherisches Öl mit 1 TL (= 5 ml) Trägeröl. Für Heilbäder 5–10 Tropfen reines ätherisches Öl in das einlaufende Badewasser geben. Zur Verwendung in Massageölen *siehe* S. 296.

WEITERE INFORMATIONEN

Für weitere Zubereitungen, Abwiegen & Abmessen und Geräte *siehe* S. 289–296.

Selbstbehandlung

Dieser Abschnitt enthält Ratschläge zur richtigen Lebensweise, Ernährung und Bewegung. Selbstverständlich greifen diese Empfehlungen nicht kurzfristig, sondern wirken nur auf lange Sicht. Sie verstehen sich als Ergänzung zur angeratenen Kräutertherapie. Richtige Ernährungsweise und gute körperliche Fitneß schützen den Körper vor Infektionskrankheiten und Kreislaufbeschwerden und steigern die Chancen für eine rasche, erfolgreiche Genesung. Kräuter mit hohem Vitamin- und Mineralstoffgehalt sind auf S. 297 aufgeführt.

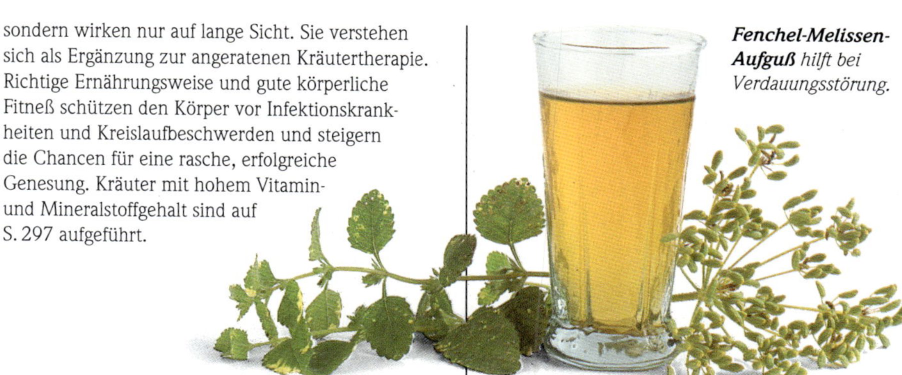

***Fenchel-Melissen-Aufguß** hilft bei Verdauungsstörung.*

Freiverkäufliche Arzneimittel

Außer in Apotheken und Reformhäusern kann man viele gebrauchsfertige Kräuterarzneiformen auch über Naturkosmetikfachgeschäfte, Bioläden oder den Versandhandel (neuerdings auch übers Internet) beziehen. Tabletten, ätherische Öle, Salben, Zäpfchen und sogar Tinkturen lassen sich am bequemsten fix und fertig kaufen, während man einen Aufguß, Sirup oder eine Abkochung durchaus am besten selbst bereitet. Belladonna-Pflaster nur gebrauchsfertig kaufen.

Vor dem Kauf einer Kräuterarznei genau die auf der Packung aufgeführten Inhaltsstoffe durchlesen. (In manchen Ländern ist auf der Verpackung von Kräuterarzneien eine eigene Zulassungsnummer angegeben, es handelt sich dann um ein zuverlässig geprüftes Mittel.) Die Arznei immer entsprechend den Vorgaben auf der Packung einnehmen und nicht die empfohlene Höchstdosis überschreiten. Beim Kauf von Arzneiformen auf seriöse Marken und Hersteller achten. Viele kommerziell gefertigte ätherische Öle werden aus synthetischen Komponenten hergestellt; sie sind medizinisch kaum oder gar nicht verwendbar. Siehe auch *Getrocknete Kräuter einkaufen*, S. 288.

Register der Erkrankungen

Die einzelnen Krankheiten mit passenden Rezepturen werden unter den aufgelisteten Seitenzahlen abgehandelt.

Akne, 305
Allergien, 300–301
Allergischer Schnupfen, 300
Altersbeschwerden, 319
Anämie (Blutarmut), 301
Angst, 302, 308
Anspannung, 308
Appetitverlust & Erbrechen, 306
Arteriosklerose, 301
Arthritis, 313
Asthma (leichtes), 301
Atembeschwerden, 301
Atemwegserkrankungen, 310–312
Bindehautentzündung, 310
Bisse & Stiche (kleinere), 303
Blähungen, 306
Blähungen & Koliken bei Kindern, 318
Blasenentzündung, 314
Blutergüsse, Quetschungen, 304
Bluthochdruck, 301
Bluthochdruck im Alter, 319
Blutungen, 306
Bronchitis, 310
Brust, empfindliche, 315
Brustwarzen, wunde, 315
Candidamykose, 314
Depressionen, 308
Durchfall, 307
Durchfall bei Kindern, 318
Ekzeme, 300
Erbrechen, 306
Erkältungen, 311
Erkältung, Katarrh & tiefer Husten bei Kindern, 318
Erkrankungen des Bewegungsapparates, 312–313
Fieber, 311
Flüssigkeitsretention, 315
Fortpflanzungs- & Menstruationsbeschwerden, 315–316
Frostbeulen & kalte Gliedmaßen, 302
Fruchtbarkeitsprobleme, 316
Furunkel, 305
Fußpilz, 304
Geburtsvorbereitung, 317
Gedächtnisschwund & Konzentrationsschwäche, 319
Gelenkschmerzen & -steife, 313
Genesung, 308
Genesung im Alter, 319
Gicht, 313
Grippe, 311
Gürtelrose, 304
Halsschmerzen, 311
Hämorrhoiden, 302
Harnwegs- & Pilzinfektionen, 314
Hautausschläge, 303
Hautausschläge bei Kindern, 318
Hautkrankheiten, 303–305
Herz-Kreislauf-Erkrankungen, 301–302
Herzklopfen, 302
Heuschnupfen, 300
Husten, 310, 318
Hyperaktivität, 308, 309
Impotenz, 316
Infektionen des Verdauungstraktes, 305
Infektionen im Alter, 319
Ischias, 313
Katarrh, 300, 312
Kater, 309
Knochenbrüche, 312
Koliken, 318
Konzentrationsschwäche, 319
Kopfschmerzen, 306, 308, 309
Kopfschmerzen bei Kindern, 318
Krampfadern, 302
Krämpfe (Muskelkrämpfe), 312
Kreislaufprobleme im Alter, 319
Kurzatmigkeit, 301
Leber- und Stoffwechselfunktion, schwache, 319
Libido, schwache, 316
Lippenherpes, 304
Magen-Darm-Krankheiten & Verdauungsstörungen, 305–307
Magengeschwür, 313
Magenkrämpfe, 305
Mandelentzündung, 311
Mattigkeit, 309
Menstruationsbeschwerden, 315
Migräne, 309
Milchschorf, 318
Morgendliche Übelkeit in der Schwangerschaft, 317
Mundgeschwüre, 306
Muskelschmerzen & Krämpfe, 312
Muskelverspannung, 308
Nasenbluten, 310
Nebenhöhlenbeschwerden, 300, 309, 312
Nervenkrankheiten & Streßbeschwerden, 308–309
Nervenschmerzen, 308
Nervöse Erschöpfung, 308, 309
Nesselausschlag, Nesselfieber, 303
Neuralgie, 308
Ödeme in der Schwangerschaft, 317
Ohrenschmerzen, 312
Ohrenschmerzen bei Kindern, 318
Panikanfälle, -attacken, 302, 308
Periodenblutung, starke, 301, 315
Periodenschmerzen, 315
Pilzinfektionen, 314
Pilzinfektionen der Haut, 304
Prämenstruelle Spannung, 315
Prostatavergrößerung, 315
Quetschungen, Blutergüsse, 304
Reisekrankheit, 306
Rheumatismus, 312
Rückenschmerzen, 313
Samenerguß, vorzeitiger, 316
Säuglinge & Kinder, 318
Schlaflosigkeit, 309, 313
Schlaflosigkeit bei Kindern, 318
Schmerzlinderung, 308
Schwangerschaft, 317
Schwangerschaftsstreifen, 317
Schwellungen, 303
Sodbrennen in der Schwangerschaft, 317
Sonnenbrand, 303
Soor, 314
Stenoseatmung, siehe *Kurzatmigkeit,* 301
Stiche, 303
Streß, 302, 308, 319
Übelkeit, 306
Übersäuerung, 307, 313
Unfruchtbarkeit, 316
Unregelmäßiger Zyklus, 315
Verbrennungen (kleinere), 303
Verbrühungen, 303
Verdauung, schlechte, 306
Verdauungsbeschwerden, streßbedingte, 308
Verdauungsbeschwerden im Alter, 319
Verdauungsstörungen, 307
Verdauungsstörungen bei Kindern, 318
Verstauchungen, 312
Verstopfung, 307, 317
Verstopfung bei Kindern, 318
Vitalität, Erhaltung, 319
Völlegefühl, 306
Warzen, 304
Wechseljahrsbeschwerden, 316
Windelausschlag, 318
Windpocken, 304
Wunden, 304
Zahnen, 318
Zahnfleischbeschwerden, 306
Zahnschmerzen, 308

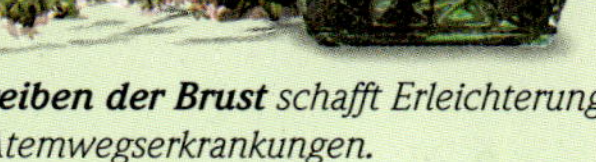

***Einreiben der Brust** schafft Erleichterung bei Atemwegserkrankungen.*

ALLERGIEN

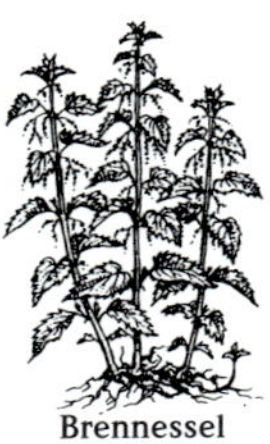
Brennessel
(Urtica dioica)

Allergien entstehen, wenn das körpereigene Immunsystem auf bestimmte Allergene (d. h. Reizstoffe, wie z. B. Pollen, Insektengifte, Nahrungsmittel, Chemikalien) überreagiert. Diese Stoffe lösen eine Reaktion bei solchen Menschen aus, die hierfür überempfindlich oder genetisch veranlangt sind. Langzeitbehandlungen sehen vor, den Kontakt mit dem Allergen (sofern bekannt) zu vermeiden und gleichzeitig die Überempfindlichkeit des Körpers zu senken (Hyposensibilisierung). Kräuterarzneien können einige akute Allergien lindern und dazu beitragen, daß allergische Reaktionen zunehmend schwächer ausfallen. Siehe auch *Hautausschläge*, S. 303.

Sofort den Arzt aufsuchen

- Wenn eine lebensbedrohliche Allergie (z. B. Asthmaanfall) vorliegt. Bei solchen Leiden vor Einnahme von Kräutermitteln stets einen Arzt hinzuziehen!
- Wenn sich der Zustand des Allergikers nach Einnahme einer Kräuterarznei verschlechtert!

Allergischer Schnupfen, einschließlich Heuschnupfen

Allergische Rhinitis (allergischer Schnupfen) ist der medizinische Sammelbegriff für Allergien auf Reizstoffe wie Pollen, Staub- oder Schwebstoffe. Während ein allergischer Schnupfen ganzjährig auftreten kann, ist der Heuschnupfen auf die Zeit von Grasblüte und Pollenflug begrenzt. Symptome sind u. a. häufiges Niesen, reichlicher Nasenschleimfluß, verstopfte Nebenhöhlen, tränende, gerötete Augen, gelegentlich auch asthmatische Atmung. Leichte Allergien können Sie gut selbst behandeln, bei schwereren allergischen Formen sollten Sie einen Arzt oder Naturheilkundler aufsuchen, der Ihnen Mittel wie Meerträubel (*Ephedra sinica*, S. 93) verschreiben kann. Siehe auch *Katarrh, Nebenhöhlenbeschwerden & Ohrenschmerzen*, S. 312.

ERNÄHRUNG

Essen Sie wenig oder gar keine Nahrungsmittel, die Schleimbildung fördern, wie z. B. Milchprodukte, Eier, Zucker, hochausgemahlenes Mehl, fette Speisen, Alkohol.

ALLGEMEINE MITTEL

Kräuter: Brennessel (*Urtica dioica*, S. 145), Holunder (*Sambucus nigra*, S. 131)
Rezeptur: Brennesselaufguß zubereiten und über 3 Monate hinweg täglich 3–4 Tassen trinken. Oder eine Abkochung aus beiden Kräutern (je 1 TL Kraut auf 2 Tassen heißes Wasser) zubereiten und täglich ebenfalls über 3 Monate hinweg portionsweise trinken.

Kraut: Baikal-Helmhaut (*Scutellaria baicalensis*, S. 133)
Rezeptur: Abkochung zubereiten und täglich 2 Tassen trinken.

HEUSCHNUPFEN

Kraut: Holunder (*Sambucus nigra*, S. 131)
Rezeptur: Aufguß zubereiten, davon während der Heuschnupfenperiode täglich 2–3 Tassen trinken, am besten bereits einige Monate vorher.

ALLERGISCHER SCHNUPFEN MIT KATARRH

Kräuter: Augentrost (*Euphrasia officinalis*, S. 208), Breitwegerich (*Plantago major*, S. 249), Goldrute (*Solidago virgaurea*, S. 269), Durchwachsener Wasserdost (*Eupatorium perfoliatum*, S. 206)
Rezeptur: Aufguß aus nur einem oder der Mischung aus allen genannten Kräutern herstellen; davon bis zu 3 Tassen täglich trinken.
Hinweis: Besonders bei starkem, wäßrigem Nasenschleim geeignet.

Kräuter: Sonnenhut (*Echinacea* spp., S. 90), Eibisch (*Althaea officinalis*, S. 163), Holunder (*Sambucus nigra*, S. 131), Gartenthymian (*Thymus vulgaris*, S. 142)
Rezeptur: Täglich 1 TL zu gleichen Teilen von jeder Tinktur mit warmem Wasser einnehmen.
Hinweis: Besonders bei dickem gelbgrünem Nasenschleim und vereiterten Nebenhöhlen geeignet.

Ekzeme

Ekzeme, die durch gerötete, entzündete Haut gekennzeichnet sind, rufen Hautreizungen, -schuppungen und winzige Bläschen hervor. Obwohl Ekzeme häufig allergisch bedingt sind, können sie auch vererbt sein, nach langanhaltendem Kontakt mit dem Reizstoff oder auch aus völlig unbekannten Ursachen auftreten. Man sollte am besten einen Arzt oder Naturheilkundigen zu Rate ziehen, da sich Ekzeme sehr schwierig selbst behandeln lassen. Die nachfolgend aufgeführten Mittel können jedoch bereits nach einwöchiger Anwendung Linderung schaffen. Zwei dieser Mittel können gleichzeitig verwendet werden: Vogelmiere vermindert Wundsein und Juckreiz, während Hafer als Badezusatz lindernd wirkt. Siehe auch *Hautausschläge*, S. 303.

SELBSTBEHANDLUNG

Um ein Kratzen zu verhindern, sollte der entzündete Bereich mit einem saugfähigen Stoff (z. B. Verbandmull) abgedeckt werden.

Warnung: Sollte keine Besserung eintreten oder sich der Zustand gar verschlechtern, so muß ein Arzt hinzugezogen werden!

ALLGEMEINE MITTEL

Kräuter: Echte Pfefferminze (*Mentha* x *piperita*, S. 112), Vogelmiere (*Stellaria media*, S. 270)
Rezeptur 1: Zur Herstellung der Pfefferminzlotion 1 TL Kraut mit 1 Tasse Wasser aufbrühen. 10 Minuten ziehen lassen, abseihen und abkühlen lassen. Entzündete Hautbereiche 2–3mal täglich behutsam mit der Lotion abtupfen.
Rezeptur 2: Vogelmierensalbe, -creme oder frischen Pflanzenpreßsaft bis zu 5mal täglich auf die betroffenen Hautbereiche auftragen.
Oder: Zusätzlich 2 Tropfen Minzöl zu je 1 TL der o. a. Rezepturen geben.

Kraut: Asiatischer Wassernabel (*Centella asiatica*, S. 74)
Rezeptur: Betroffenen Bereich 2–3mal täglich mit Wassernabelpulver einpudern; oder aus Pulver und Wasser eine dicke Paste mischen und 1–2mal täglich auf die entzündete Haut auftragen.

EKZEM MIT NÄSSENDER HAUT

Kraut: Zaubernuß (*Hamamelis virginiana*, S. 100)
Rezeptur: Salbe oder Lotion (besser!) bis zu 5mal täglich auftragen; oder eine Abkochung aus 2 TL Blättern und 1 Tasse Wasser herstellen. 15 Minuten ziehen lassen, abseihen und abkühlen lassen. Das Ekzem damit bis zu 5mal täglich behandeln.

Kraut: Echte Kamille (*Chamomilla recutita*, S. 76)
Rezeptur: 50 g Kraut mit 750 ml Wasser überbrühen. Nach dem Abkühlen direkt auf die juckenden Stellen auftragen; oder den heißen Aufguß in ein warmes Bad geben und das Ekzem darin 20 Minuten baden.

Kraut: Hafer (*Avena sativa*, S. 172)
Rezeptur: Ein Musselin- oder Gazebeutelchen mit gemahlenem Hafer füllen und in den heißen Wasserstrahl des einlaufenden Bades hängen. 5–10 Minuten darin entspannen.

Leichtes Asthma, Stenoseatmung & Kurzatmigkeit

Asthma wird normalerweise durch eine allergische Reaktion auf Substanzen wie Pollen, Staub, Tierhaar oder bestimmte Nahrungsmittel ausgelöst, kann aber auch infolge einer Infektion entstehen. Die aufgeführten Arzneien lindern die akuten Symptome; zur Diagnose der zugrundeliegende Ursachen oder vor Langzeitbehandlungen sollte jedoch stets ein Arzt oder Naturheilkundler befragt werden. Alle empfohlenen Mittel können parallel zu konventionellen Arzneien eingenommen werden. Kräuter wie Große Brennessel, Gartenthymian, Gemeiner Schneeball und Sonnenhut erleichtern die Atmung, während die ätherischen Öle der Kamille entzündungshemmend wirken.

Warnung: Bei Asthma stets einen Arzt hinzuziehen. Keinesfalls sollten Steroidmedikamente oder Asthmasprays eigenständig abgesetzt werden. Man kann diese Mittel »ausschleichen«, d. h. nach und nach die Dosis verringern, jedoch stets unter ärztlicher Anleitung.

STENOSEATMUNG & KURZATMIGKEIT

Kräuter: Brennessel (*Urtica dioica*, S. 145), Gartenthymian (*Thymus vulgaris*, S. 142)
Rezeptur: Einen Aufguß aus je 15 g beider Kräuter mit 750 ml Wasser zubereiten und über den Tag verteilt trinken.

Kraut: Echte Kamille (*Chamomilla recutita*, S. 76)
Rezeptur: 2 gehäufte TL Kraut mit 1 Tasse Wasser überbrühen, Aufguß 10 Minuten in einem geschlossenen Topf ziehen lassen. Deckel abnehmen, die Kamillendämpfe inhalieren; anschließend abseihen und den Tee trinken.
Oder: Zur Dampfinhalation können auch ätherische Kamillenöle verwendet werden, ggfs. auch 2 Tropfen Kamillenölkonzentrat in ein Taschentuch träufeln und einatmen.

Kraut: Baikal-Helmkraut (*Scutellaria baicalensis*, S. 133)
Rezeptur: Abkochung zubereiten und bis zu 2 Tassen täglich trinken.

ATEMBESCHWERDEN & BRUSTBEKLEMMUNG

Kraut: Schneeball (*Viburnum opulus*, S. 148)
Rezeptur: 1 TL Tinktur mit Wasser 3 Tage täglich bis zu 8mal einnehmen; anschließend Dosis senken auf maximal 1 TL bis zu 3mal täglich über 7 Tage hinweg.

LEICHTES BRONCHIALASTHMA INFOLGE VON ERKÄLTUNGEN & BRUSTINFEKTION

Kraut: Sonnenhut (*Echinacea* spp., S. 90)
Rezeptur: Täglich 2–3mal Kapseln, Tabletten oder ½ TL Tinktur mit etwas Wasser einnehmen.

HERZ- & KREISLAUFERKRANKUNGEN

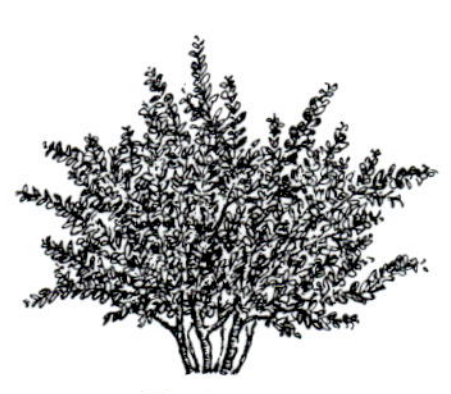
Zaubernuß
(Hamamelis virginiana)

Um bei guter Gesundheit zu bleiben, müssen alle Teile und Organe des Körpers gut durchblutet werden; das Blut versorgt alle Zellen mit Sauerstoff und Energie und entfernt gleichzeitig Stoffwechselschlacken. Bei Durchblutungsstörungen kann der Körper mit Bluthochdruck reagieren, wodurch auf lange Sicht das Herz stark belastet wird. Fettarme, ballaststoffreiche Kost und regelmäßige körperliche Bewegung halten Herz und Kreislauf fit und verhindern Fettablagerungen in den Arterien und folglich eine Gefäßverstopfung. Unter den zahlreichen Kräutern, die einer solchen Arteriosklerose vorbeugen, nimmt Knoblauch (*Allium sativum*, S. 56) eine Spitzenposition ein.

Sofort den Arzt aufsuchen

- Bei heftigem Stechen in der Brust.
- Bei mehrminütigem Herzrasen.
- Bei stark entzündeten, geschwollenen oder geschwürigen, schlaffen Venen sowie bei dunkelroter Haut- oder Venenverfärbung.
- Bei Ohnmacht, starker Benommenheit mit Schwächezustand, taubem oder Kribbelgefühl in jeglichem Teil des Körpers.

Anämie

Unter den verschiedenen bekannten Formen der Anämie (Blutarmut) lassen sich solche, die auf Eisenmangel beruhen, durch heftige Monatsblutungen oder starken Blutverlust hervorgerufen wurden, gut mit Kräuterarzneien behandeln. Bittere Kräuter wie Enzian fördern die Aufnahme von Nährstoffen aus dem Blut, und Brennesseln liefern viel Eisen. Generell sollten mehr Kräuter mit hohem Eisengehalt verzehrt werden; siehe *Vitamine & Mineralstoffe*, S. 297.

Warnung: Vor jeglicher Eigenbehandlung sollte die vorliegende Form einer Anämie ärztlich abgeklärt werden.

ALLGEMEINE MITTEL

Kräuter: Gelber Enzian (*Gentiana lutea*, S. 97), Wermut (*Artemisia absinthium*, S. 63)
Rezeptur: ½ Stunde vor dem Essen 2–5 Tropfen einer von beiden Tinkturen mit etwas Wasser.
Warnung: Schwangere sollten Wermut meiden.

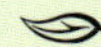

Kraut: Chirettakraut (*Swertia chirata*, S. 135)
Rezeptur: 3mal täglich vor den Mahlzeiten 5–10 Tropfen Tinktur mit etwas Wasser einnehmen.

ANÄMIE DURCH STARKE PERIODENBLUTUNG

Kraut: Brennessel (*Urtica dioica*, S. 145)
Rezeptur: Einen Aufguß aus 25 g Kraut mit 750 ml Liter Wasser zubereiten und über den Tag verteilt trinken.
Siehe auch *Starke Periodenblutungen* – Vierkräutersuppe, S. 315.

Bluthochdruck & Arteriosklerose

Schwacher Bluthochdruck (Hypertonie Phase I) und beginnende Arteriosklerose können von einer Behandlung mit Kräuterarzneien profitieren. Knoblauch »verdünnt« das Blut, wirkt Fettablagerungen entgegen und senkt den Blutdruck; Buchweizen und Ginkgo regen den Blutkreislauf an, senken den Blutdruck und verhindern Arteriosklerose; Ingwer wirkt kreislaufanregend, insbesondere in den Kapillaren.

Warnung: Bei Kreislauferkrankungen Arzt hinzuziehen, insbesondere, wenn bereits entsprechende Medikamente eingenommen werden.

ALLGEMEINE MITTEL

Kräuter: Knoblauch (*Allium sativum*, S. 56), Buchweizen (*Fagopyrum esculentum*, S. 208)
Rezeptur: Eines der Kräuter täglich in Tablettenform einnehmen oder 1–2 Zehen Knoblauch frisch essen.
Hinweis: Wird Knoblauch regelmäßig verzehrt, schützt er besser als in Arzneiform.

Kraut: Ginkgo (*Ginkgo biloba*, S. 98)
Rezeptur: Tabletten oder ½ TL Flüssigextrakt mit Wasser täglich über jeweils 2–3 Monate hinweg einnehmen.

Kraut: Ingwer (*Zingiber officinale*, S. 153)
Rezeptur: Täglich ¼ TL frischen Ingwer in die Speisen reiben.

▷

Herzklopfen & Panikanfälle

Unter Herzklopfen oder -rasen versteht man einen schnellen oder unregelmäßigen Herzschlag. Mögliche Ursachen sind Streß, Angst oder Nervenanspannung, mitunter aber auch ein Übermaß an Koffein, das man in Form von Kaffee, Cola oder Tee zu sich genommen hat. In seltenen Fällen kann Herzklopfen der Hinweis auf ein echtes Herzleiden sein. Meist ist das Hauptsymptom ein Angstzustand, der sich als plötzliches, intensives, panikartiges Angstgefühl äußert. Lindenblüten und Baldrianwurzel entspannen und beruhigen das Nervensystem und vermindern akute Angstzustände.

Warnung: Sofort einen Arzt aufsuchen, wenn das Herzklopfen über mehrere Minuten anhält.

HERZKLOPFEN

Kraut: Lindenblüten (*Tilia* spp., S. 275)
Rezeptur: 20 g Lindenblüten mit 750 ml Wasser überbrühen. In 3–4 Portionen aufteilen und über den Tag verteilt trinken.

Kraut: *Dan shen* (*Salvia miltiorrhiza*, S. 129)
Rezeptur: Eine Abkochung bereiten und 1 Woche täglich 3–4 Portionen trinken; oder 2–3 Wochen täglich die halbe Dosis einnehmen.
Warnung: *Dan shen* nicht in Kombination mit Blutgerinnungs- oder Thrombozytenaggregationshemmern und nicht während der Schwangerschaft einnehmen.

PANIKANFÄLLE

Kräuter: Linde (*Tilia* spp., S. 275), Baldrian (*Valeriana officinalis*, S. 146)
Rezeptur: Einen Aufguß aus 1 TL Lindenblüten und ½ TL Baldrianpulver auf 1 Tasse Wasser zubereiten. Täglich 4 Tassen trinken.

Kräuter: Herzgespann (*Leonurus cardiaca*, S. 225), Linde (*Tilia* spp., S. 275)
Rezeptur: Einen Aufguß aus Herzgespann oder aus je ½ TL beider Kräuterarzneien auf 1 Tasse Wasser zubereiten. Täglich jeweils bis zu 4 Tassen trinken.
Warnung: Herzgespann nicht während der Schwangerschaft einnehmen.

Kalte Gliedmaßen & Frostbeulen

Durchblutungsstörungen können unangenehme und schmerzhafte Frostbeulen an Fingern und Zehen hervorrufen. Kräuter und körperliche Bewegung regen den Kreislauf an und erhöhen die »Wärmezufuhr«, wodurch mehr Blut in die Hände und Füße strömt. Scharfe, bittere Kräuter wie Cayennepfeffer oder Ingwer regen die arterielle Durchblutung an und verhindern so kalte Gliedmaßen und Frostbeulen.

KÖRPERLICHE BEWEGUNG

Aerobische Übungen tragen oft wesentlich zur Verbesserung dieses Leidens bei.

Warnung: Wenn Finger und Zehen häufig taub und kalt sind, sollte unbedingt ein Arzt aufgesucht werden.

SCHLECHTE DURCHBLUTUNG DER HÄNDE & FÜSSE

Kraut: Cayennepfeffer (*Capsicum frutescens*, S. 70)
Rezeptur: In der kalten Jahreszeit Cayennepfeffer-Tabletten einnehmen.
Oder: 1 Prise Cayennepfeffer oder Chilisauce oder Sambal Oelek zu jeder Hauptmahlzeit geben.
Warnung: Nicht während der Schwangerschaft einnehmen.

Kräuter: Schneeball (*Viburnum opulus*, S. 148), Zahnwehholz (*Zanthoxylum fraxineum*, S. 151)
Rezeptur 1: Eine Abkochung aus 15 g Schneeball und 750 ml Wasser zubereiten und in 3 Portionen täglich trinken.
Rezeptur 2: 5 g Zahnwehholz und 10 g Schneeball mischen und mit 750 ml Wasser eine Abkochung zubereiten. In 3 Portionen täglich trinken.
Warnung: Zahnwehholz nicht während der Schwangerschaft einnehmen.

FROSTBEULEN

Kräuter: Ingwer (*Zingiber officinale*, S. 153), Zitrone (*Citrus limon*, S. 81), Sonnenhut (*Echinacea* spp., S. 90)
Rezeptur (innerlich): Täglich ¼ TL frischen Ingwer in die Speisen reiben oder täglich 1 Sherryglas Ingwerwein (S. 292) trinken.
Rezeptur (äußerlich): 2mal täglich frischen Ingwer, unverdünnten Zitronensaft oder reinen Sonnenhutpreßsaft auf nicht offene Frostbeulen träufeln.
Hinweis: Die äußere Anwendung verhindert Frostbläschenbildung und nässende Frostbeulen. Sollten die Beulen aufbrechen, kann die Behandlung fortgesetzt werden – doch die wunden Stellen brennen nun.

Krampfadern & Hämorrhoiden

Krampfadern entstehen infolge von Venenschwäche oder -stau; hierdurch sacken die dünnen Gefäßwände aus, so daß sich die Venen erweitern und sich Blut ansammelt. Verstopfung ist ein häufiger Grund für Hämorrhoiden. Beide Gefäßleiden lassen sich durch viele Kräuterarzneien lindern. Zaubernußdestillat eignet sich als hervorragendes Adstringens, und Schafgarbe ist zugleich adstringierend, heilend und entzündungshemmend.

SELBSTBEHANDLUNG

Jede Selbstbehandlung sollte vor allem den Venenstau reduzieren. Bei Krampfadern keine beengende Kleidung im Hüftbereich und an den Beinen tragen. Hömorrhoidalbeschwerden können durch regelmäßigen Stuhlgang erleichtert werden (siehe *Verstopfung & Durchfall*, S. 307).

Warnung: Krampfadern nie einreiben oder massieren.

KRAMPFADERN

Kräuter: Zaubernuß (*Hamamelis virginiana*, S. 100), Ringelblume (*Calendula officinalis*, S. 69)
Rezeptur: Täglich 1–2mal Zaubernußdestillat, -salbe oder -creme behutsam auf die betroffenen Stellen auftragen, oder die Cremes beider Kräuter zu gleichen Teilen mischen und 1–2mal täglich auftragen.
Hinweis: Ein besonders geeignetes Mittel für schmerzhafte Krampfadern.

Kraut: Schafgarbe (*Achillea millefolium*, S. 54)
Rezeptur (äußerlich): Krampfadern mit einem kalten Aufguß betupfen oder 1–2mal täglich Salbe auftragen.
Rezeptur (innerlich): Einen Aufguß zubereiten und 10 Minuten stehen lassen. Bis zu 10 Wochen täglich 1–2 Tassen trinken.
Warnung: Schafgarbe nicht während der Schwangerschaft einnehmen.

HÄMORRHOIDEN

Kräuter: Zaubernuß (*Hamamelis virginiana*, S. 100), Scharbockskraut (*Ranunculus ficaria*, S. 258), Stieleiche (*Quercus robur*, S. 258), Ringelblume (*Calendula officinalis*, S. 69)
Rezeptur 1: Entweder Zaubernußdestillat bzw. -salbe oder Scharbockskrautsalbe 1–2mal täglich auftragen.
Rezeptur 2: 1 TL Stieleichenrindenpulver mit 2½ EL Ringelblumensalbe mischen und 1–2mal täglich auftragen.

SCHLECHT GÄNGIGER STUHL & SCHMERZHAFTE HÄMORRHOIDEN

Kraut: Rotulme (*Ulmus rubra*, S. 144)
Rezeptur: Entweder »Rotulmensuppe« (siehe *Übersäuerung & Verdauungsstörungen*, S. 307) oder Tabletten einnehmen.

Kraut: Wegerich (*Plantago* spp., S. 120)
Rezeptur: 1–2 TL Samen über Nacht in 1 Tasse Wasser einweichen und 2mal täglich einnehmen.

Hautkrankheiten

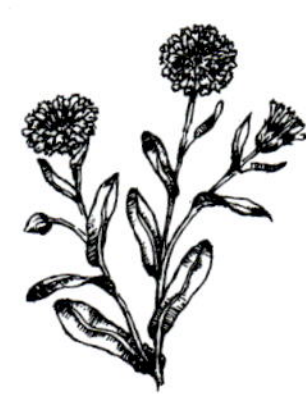
Ringelblume
(Calendula officinalis)

Die Haut als größtes Organ des Körpers schützt diesen nach außen vor Hitze, Kälte, Infektionen und Verletzungen. Obwohl sie regelmäßig ihre äußerste Zellschicht abstößt und erneuert, muß die Haut stets gereinigt und gepflegt werden, um gesund zu bleiben. Die Gesundheit des ganzen Organismus entscheidet letztlich, wie widerstands- und regenerationsfähig die Haut insgesamt ist. Während kleinere Hautleiden rasch auf äußere Behandlung ansprechen, müssen schwere oder chronische Hautkrankheiten von innen und meist auch vom Facharzt behandelt werden. Siehe auch *Ekzeme*, S. 300.

Sofort den Arzt aufsuchen

- Wenn sich Sommersprossen, Leberflecken, Muttermale oder Warzen auffällig verändern.
- Bei plötzlichen Schwellungen oder Allergien.
- Bei Verbrennungen, einschließlich Sonnenbrand.
- Bei bestehender oder Verdacht auf Gürtelrose.
- Wenn Furunkel sich nicht öffnen oder nicht abheilen.
- Bei gravierenden Wunden, Quetschungen, Blutergüssen, Stichen und Bißwunden.

Kleinere Bisse, Stiche & Schwellungen

Entzündete, geschwollene Hautbereiche entstehen oft nach Bißverletzungen und Insektenstichen. Obwohl meist sehr schmerzhaft, verschwinden die akuten Beschwerden wie Jucken, Rötung und Entzündung für gewöhnlich nach wenigen Stunden. Diese Symptome werden durch die hier genannten Kräuterarzneien abgeschwächt. Wirksame Linderung erhält man jedoch bei gleichzeitiger innerlicher und äußerlicher Anwendung. Lavendel hilft gegen Hautreizung und hält Insekten fern, Aloe kühlt, und sowohl Ringelblume wie Johanniskraut wirken entzündungshemmend. Sonnenhut regt das Immunsystem an, und Brennesssel wirkt antiallergisch.

Warnung: Bei bestehender oder möglichem Verdacht auf eine Allergie bzw. bei Insektenstichen im Mund oder Rachen und entsprechender Erstickungsgefahr muß ein Notarzt geholt werden. Auch können manche Insektenstiche oder Bisse (Schlangenbisse) giftig sein und sofortige ärztliche Behandlung verlangen.

ÄUSSERLICH ANWENDBARE MITTEL

Kraut: Lavendel (*Lavandula angustifolia*, S. 107)
Rezeptur: Frische Blätter, reinen Preßsaft oder ätherisches Öl auf und um die Stich- oder Bißwunde herum auftragen.
Zusatzeffekt: Hält weitere Insekten ab.

Kräuter: Basilikum (*Ocimum basilicum*, S. 238), Heiliges Basilienkraut (*Ocimum tenuiflorum*, S. 114), Salbei (*Salvia officinalis*, S. 130), Thymian (*Thymus vulgaris*, S. 142)
Rezeptur: Frischen Preßsaft aus den Blättern eines dieser Kräuter auftragen.

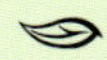

Kräuter: Aloe (*Aloe vera*, S. 57), Ringelblume (*Calendula officinalis*, S. 69), Johanniskraut (*Hypericum perforatum*, S. 104)
Rezeptur: Entweder Aloe-Gel, Ringelblumensalbe, -creme, -lotion bzw. -tinktur oder Johanniskrautöl auftragen. Zur Herstellung von Ringelblumenlotion 2 gehäufte EL Ringelblumen mit 1 Tasse Wasser überbrühen. Abseihen, abkühlen lassen und anschließend auftragen.
Oder: Zusätzlich jeweils 5 Tropfen ätherisches Lavendelöl (*Lavandula angustifolia*, S. 107) oder Kamillenöl (*Chamomilla recutita*, S. 76) auf 1 TL der o. a. Rezepturen geben.
Warnung: Schwangere sollten kein Kamillenöl verwenden.
Hinweis: Ersatzweise kann auch frisch gepreßter Zitronensaft (*Citrus limon*, S. 81) genommen werden.

INNERLICH ANWENDBARE MITTEL

Kraut: Brennessel (*Urtica dioica*, S. 145)
Rezeptur: Einen Aufguß zubereiten und 3 Tassen täglich trinken; oder 3 Tage 3mal täglich 1 TL Tinktur mit etwas Wasser einnehmen.

Kraut: Sonnenhut (*Echinacea* spp., S. 90)
Rezeptur: Tabletten oder Kapseln einnehmen.

Hautausschläge, kleinere Verbrennungen & Sonnenbrand

Diese Hautbeschwerden verursachen größere Schmerzen als eine tatsächliche Behinderung, heilen aber meist gut von alleine ab; Kräuterarzneien können diesen Prozeß jedoch beschleunigen.
Nesselausschlag ist meist eine allergische Reaktion, die in seltenen Fällen jedoch auch durch Kälte, Hitze oder Sonnenlicht ausgelöst wird. Sie hält nur wenige Stunden an, tritt aber häufig wieder auf. Sehr wirksam läßt sie sich mit Vogelmierencreme in Kombination mit einem der aufgeführten innerlich wirksamen Arzneien behandeln.
Hautausschläge haben vielerlei Ursachen, wie etwa Allergien, Entzündungen, Hautreizung, Bisse, Stiche und Temperaturveränderungen. Mit Hilfe der genannten Mittel klingen Juckreiz und Schwellungen ab.
Kleinere Verbrennungen sprechen meist gut auf Kräuterarzneien an, doch können sie auch tiefere Gewebeschichten befallen haben, die sich dann rasch entzünden. Vor Anwendung einer Kräuterarznei die verbrannte Stelle mit kaltem, sauberem Wasser waschen und mindestens 3 Stunden mit einem kalten Wickel (Tuch mehrfach in kaltes Wasser tauchen) kühlen.

Warnung: Bei Infektionen Arzt aufsuchen.

NESSELAUSSCHLAG, NESSELFIEBER

Kräuter: Brennessel (*Urtica dioica*, S. 145), Stiefmütterchen (*Viola tricolor*, S. 280), Ringelblume (*Calendula officinalis*, S. 69)
Rezeptur (innerlich): 1 Woche über den Tag verteilt einen Aufguß aus je 5 g dieser drei Kräuter und 750 ml Wasser Wasser trinken. Sollten die Symptome nicht abklingen, 1 weitere Woche fortsetzen.

Kräuter: Löwenzahn (*Taraxacum officinale*, S. 140), Krauser Ampfer (*Rumex crispus*, S. 126), Klette (*Arctium lappa*, S. 62)
Rezeptur (innerlich): Abkochung aus je 5 g dieser drei Wurzeln und 750 ml Wasser bereiten. Mindestens 1 Woche täglich 2 Tassen trinken.
Warnung: Krausen Ampfer nicht während der Schwangerschaft einnehmen.

Kraut: Vogelmiere (*Stellaria media*, S. 270)
Rezeptur (äußerlich): Creme nach Bedarf auftragen.

ENTZÜNDETE HAUTAUSSCHLÄGE

Kräuter: Ringelblume (*Calendula officinalis*, S. 69), Beinwell (*Symphytum officinale*, S. 136)
Rezeptur: Täglich 2–4mal Ringelblume oder Beinwell als Salbe, Creme oder Lotion auf die entzündeten Stellen auftragen. Für die Lotionen einen Aufguß zubereiten, abseihen, abkühlen lassen und dann auftragen.
Warnung: Beinwell nicht auf offene Wunden auftragen.

NÄSSENDE HAUT

Kräuter: Aloe (*Aloe vera*, S. 57), Zaubernuß (*Hamamelis virginiana*, S. 100)
Rezeptur: Aloe-Gel oder Zaubernußdestillat bzw. -salbe täglich 2–4mal auf die nässenden Stellen auftragen.

KLEINERE VERBRENNUNGEN & SONNENBRAND

Kräuter: Aloe (*Aloe vera*, S. 57), Lavendel (*Lavandula angustifolia*, S. 107)
Rezeptur: Je nach Bedarf Aloe-Gel oder reines ätherisches Lavendelöl auf die betroffenen Stellen auftragen.

Kraut: Ringelblume (*Calendula officinalis*, S. 69)
Rezeptur: 1gehäuften EL Kraut mit 1 Tasse Wasser überbrühen. Abseihen, abkühlen lassen und als Lotion auf die verbrannten Stellen auftragen. ▷

VOR EINNAHME JEGLICHER KRÄUTERARZNEI *SIEHE* S. 289–298.

Kleinere Wunden & Blutergüsse

Blutergüsse, kleinere Riß-, Stich- und Schnittverletzungen kommen täglich vor, und die hier genannten Kräuterarzneien sind daher ideale Hausmittel. Zaubernuß ist ein sehr gutes Adstringens bei kleineren Wunden, Blutergüssen und Schwellungen, sie beruhigt und schützt die betroffenen Bereiche. Arnika läßt schmerzhafte Schwellungen und Ergüsse zurückgehen; beide Mittel lassen sich gut miteinander kombinieren. Zur Wundreinigung eignet sich Aloe-Gel; diese Pflanze fördert wie auch Beinwell hervorragend die Wundheilung. Alte Narben lassen sich gut mit Beinwellsalbe behandeln. Siehe auch *Verstauchungen & Knochenbrüche,* S. 312.

Warnung: Bei schweren, tiefen Wunden und Verletzungen sofort einen Arzt rufen, besonders, wenn die Schmerzen nach 24 Stunden nicht merklich zurückgegangen sind.

REINIGUNG VON WUNDEN
Kraut: Schafgarbe (*Achillea millefolium*, S. 54)
Rezeptur: Eine Schafgarbenlotion zubereiten, abkühlen lassen und als Waschlösung verwenden.

Kraut: Ringelblume (*Calendula officinalis*, S. 69)
Rezeptur: Für eine Lotion 2 gehäufte TL Ringelblumen mit 1 Tasse Wasser überbrühen; alternativ unverdünnte Tinktur oder diese verdünnt in Wasser verwenden; mit je einer der drei Zubereitungen die Wunde reinigen.
Hinweis: Ringelblumentinktur brennt stark, besitzt aber eine bessere antiseptische Wirkung.

Kraut: Aloe (*Aloe vera*, S. 57)
Rezeptur: Wunde mit Aloe-Gel reinigen, anschließend mit in Gel getränktem Verband bedecken. Mehrfach wechseln.

Kraut: Zaubernuß (*Hamamelis virginiana*, S. 100)
Rezeptur: Täglich 2–3mal Zaubernußdestillat (freiverkäuflich in jeder Apotheke) auf die betroffenen Stellen auftragen.

WUNDHEILUNG
Kräuter: Beinwell (*Symphytum officinale*, S. 136), Aloe (*Aloe vera*, S. 57)
Rezeptur: Beinwellsalbe auf die Wundränder auftragen; sobald diese verschorft sind, kann ein Beinwell-Breiumschlag verwendet werden. Zur Wundreinigung kann Aloe-Gel genommen werden (*siehe* links).
Warnung: Beinwell nie auf offene Wunden auftragen.

QUETSCHUNGEN, BLUTERGÜSSE
Kräuter: Arnika (*Arnica montana*, S. 170), Zaubernuß (*Hamamelis virginiana*, S. 100)
Rezeptur: Arnikasalbe oder Zaubernußdestillat 2–3mal täglich auf Blutergüsse oder gequetschte, geschwollene Stellen auftragen.
Warnung: Arnika sollte nicht in offene Wunden gelangen.

Lippenherpes, Windpocken, Gürtelrose & Warzen

Bei diesen virusbedingten Hauterkrankungen können Kräuterarzneien Abhilfe verschaffen.
Lippenherpes wird durch das Herpes-simplex-Virus verursacht; er tritt meist auf, wenn der Körper durch eine Infektion geschwächt ist oder längere Zeit dem Wind oder Sonnenlicht ausgesetzt war. Dann bilden sich meist im Lippen- und Nasenöffnungsbereich kleine, typische Herpesbläschen.
Gürtelrose und Windpocken haben dasselbe Virus als Erreger, der am ganzen Körper Bläschen und Pusteln hervorruft. Eine ausbrechende Gürtelrose verweist auf überstrapazierte Nerven und zieht Infektionen nach sich. Neben äußerlich anwendbaren Mitteln erlangen nerven- und immunstärkende Kräuterarzneien Bedeutung.
Warzen, hervorgerufen durch das Papilloma-Virus, lassen sich schwer heilen. Mit etwas Ausdauer sind Kräuterarzneien jedoch erfolgreich.

Warnung: Bei bestehender oder Verdacht auf Gürtelrose stets einen Arzt aufsuchen. Ebenso wenn sich Warzen vergrößern oder auffällig verändern.

LIPPENHERPES, WINDPOCKEN & GÜRTELROSE
Kräuter: Sonnenhut (*Echinacea* spp., S. 90), Johanniskraut (*Hypericum perforatum*, S. 104)
Rezeptur: 2–3mal täglich ½ TL Tinktur eines der beiden Kräuter mit etwas Wasser einnehmen. Oder Sonnenhutkapseln oder -tabletten einnehmen bzw. einen Johanniskrautaufguß herstellen und täglich 1 Tasse davon trinken.

Kräuter: Knoblauch (*Allium sativum*, S. 56), Ingwer (*Zingiber officinale*, S. 153), Zitrone (*Citrus limon*, S. 81)
Rezeptur (innerlich): Täglich 1–2 frische Knoblauchzehen und 1–2 Scheiben frischen Ingwer essen.
Rezeptur (äußerlich): Bis zu 6mal täglich entweder frischen Ingwer, ½ Knoblauchzehe oder Zitronensaft auf ungeöffnete Herpes-, Gürtelrose- oder Windpockenbläschen auftragen.

Kraut: Zitronenmelisse (*Melissa officinalis*, S. 111)
Rezeptur (innerlich): Einen Aufguß bereiten und täglich bis zu 5 Tassen trinken.
Rezeptur (äußerlich): Zur Herstellung einer Lotion 1½ EL frische oder 3 TL getrocknete Blätter mit 1 Tasse Wasser überbrühen. 10 Minuten ziehen lassen, abseihen und 3–5mal täglich auf die Bläschen tupfen.

WARZEN
Kraut: Aloe (*Aloe vera*, S. 57)
Rezeptur: Bis zu 3 Monate 2–3mal täglich Aloe-Gel direkt auf die Warzen auftragen.

Kraut: Lebensbaum (*Thuja occidentalis*, S. 274)
Rezeptur: Bis zu 3 Monate die reine Tinktur 1–2mal täglich direkt auf die Warzen träufeln.

Pilzinfektionen der Haut

Hautpilzinfektionen werden leicht durch direkten Kontakt übertragen, lassen sich dafür meist aber um so schwieriger behandeln. Fußpilz ist eine Volkskrankheit, die durch einen Pilz der Gattung *Tinea* hervorgerufen wird. Der Pilz besiedelt die Haut unter und zwischen den Zehen, die infolge der Infektion aufplatzt und abschuppt. Dieses juckende, lästige Leiden läßt sich nur sehr schwer mit Hausmitteln behandeln.

SELBSTBEHANDLUNG
Füße stets sauber und trocken halten. Keine Kunstfaserstrümpfe oder beengenden Schuhe tragen.

ALLGEMEINE MITTEL
Kraut: Beinwell (*Symphytum officinale*, S. 136)
Rezeptur: Einen Breiumschlag zubereiten, täglich dick auftragen, 1–2 Stunden einwirken lassen.
Warnung: Beinwell nie auf offene Hautstellen auftragen.

Kräuter: Teebaum (*Melaleuca alternifolia*, S. 110), Gewürznelken (*Eugenia caryophyllata*, S. 95), Ringelblume (*Calendula officinalis*, S. 69), Thymian (*Thymus vulgaris*, S. 142)
Rezeptur: 5 Tropfen ätherisches Thymian-, Teebaum- oder Gewürznelkenöl mit 1 TL Ringelblumensalbe vermischen. 1–2mal täglich anwenden.
Warnung: Thymianöl nicht während der Schwangerschaft.

Kraut: Knoblauch (*Allium sativum*, S. 56)
Rezeptur: 2–3mal täglich mit ½ Knoblauchzehe einreiben.

FUSSPILZ
Kräuter: Gelbwurzel (*Curcuma longa*, S. 88), Ringelblume (*Calendula officinalis*, S. 69)
Rezeptur: ½ TL Gelbwurzelpulver mit 15 ml Ringelblumensalbe mischen und täglich zwischen und unter den Zehen eincremen.

Akne & Furunkel

Akne und Furunkel entstehen infolge lokaler Entzündungen, Hormonstörungen oder innerer Vergiftungserscheinungen, wodurch sich die Haarfollikel entzünden bzw. bei der Akne die Talgdrüsen. Beides läßt sich sowohl über die Hautoberfläche als auch innerlich behandeln.

Akne tritt ab der Pubertät auf und zeigt sich in Form von Eiterpusteln, entzündeten Bläschen und Zysten, meist im Gesicht und auf dem Rücken.

Furunkel sind große Eitereinschlüsse in der Haut, die entweder von selbst abheilen oder »reifen« und nach 1 Woche aufbrechen. Da der Körper mit Hilfe von Furunkeln Giftstoffe ausscheidet, könnten sie möglicherweise auf ein geschwächtes Immunsystem hinweisen; sie können auch Symptome von Diabetes oder einer tiefliegenden Infektion mit Bakterien sein.

Kräuter wie Teebaum und Knoblauch wirken antibiotisch und antiseptisch. Ringelblume und Beinwell fördern die Wundheilung, während Beinwell auch positiv auf vernarbtes Gewebe wirkt.

SELBSTBEHANDLUNG
Vitamin C- und Knoblauchzufuhr steigern.

Warnung: Aknepickel und Furunkel nicht anstechen oder ausdrücken, um die Infektion nicht auf weitere Hautbereiche zu übertragen. Bei häufigem Furunkelbefall einen Arzt aufsuchen.

ÄUSSERLICH ANWENDBARE MITTEL

Kräuter: Teebaum (*Melaleuca alternifolia*, S. 110), Gewürznelken (*Eugenia caryophyllata*, S. 95), Knoblauch (*Allium sativum*, S. 56)
Rezeptur: 2mal täglich 1 Tropfen reines Teebaumöl oder ätherisches Gewürznelkenöl auf die eitrige »Spitze« eines Furunkels träufeln. Oder eine Knoblauchzehe halbieren und 2mal täglich auf den betroffenen Bereichen verreiben.

Kraut: Ringelblume (*Calendula officinalis*, S. 69)
Rezeptur: 2mal täglich Salbe oder Creme bzw. einige Tropfen unverdünnte Tinktur auf die eitrigen Bereiche auftragen.

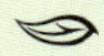

Kraut: Beinwell (*Symphytum officinale*, S. 136)
Rezeptur: 2mal täglich Beinwellsalbe oder -creme auf die eitrigen Bereiche auftragen.
Warnung: Beinwell nicht auf offene Haut auftragen.

Kraut: Zitrone (*Citrus limon*, S. 81)
Rezeptur: Unverdünnten Zitronensaft auf die eitrigen Bereiche träufeln oder 1 TL Saft mit 1 EL Wasser mischen und die Haut damit 2mal täglich reinigen.

Kräuter: Rotulme (*Ulmus rubra*, S. 144), Ringelblume (*Calendula officinalis*, S. 69), Myrrhe (*Commiphora molmol*, S. 84), Sonnenhut (*Echinacea* spp., S. 90)
Rezeptur: 1 gestrichenen TL Rotulmenpulver mit ausreichend Ringelblumen-, Myrrhe- oder Sonnenhuttinktur zu einer dicken, geschmeidigen Paste mischen. Auf bzw. um die Furunkel herum verteilen und gut abdecken. Nach 1–2 Stunden entfernen.
Hinweis: Besonders gut geeignet, um vereiterte Splitter oder Eiter aus schmerzhaften Furunkeln zu »ziehen«.

INNERLICH ANWENDBARE MITTEL

Kräuter: Löwenzahn (*Taraxacum officinale*, S. 140), Klette (*Arctium lappa*, S. 62)
Rezeptur: Abkochung aus 5 g Kletten- und 10 g Löwenzahnwurzel und 750 ml Wasser bereiten. In 3 Portionen teilen und im Laufe des Tages trinken.

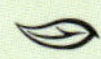

Kraut: Sonnenhut (*Echinacea* spp., S. 90)
Rezeptur: Kapseln oder Tabletten einnehmen; oder Abkochung aus 10 g Wurzel und 750 ml Wasser bereiten und über den Tag verteilt trinken.

Magen-Darm-Krankheiten, Verdauungsstörungen

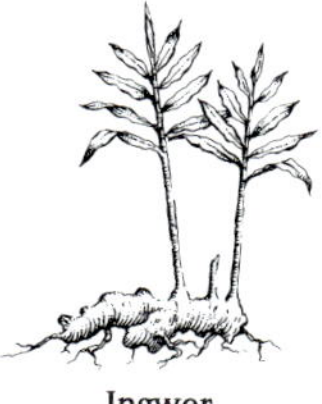
Ingwer
(*Zingiber officinale*)

Für Menschen mit chronischen Erkrankungen des Verdauungstraktes kann das Leben zur Hölle werden. Diese Erkrankungen beruhen meist auf zu geringer oder zu starker Bildung von Verdauungssekreten oder auf Infektionen der Magen-Darm-Schleimhaut, Candidapilzen, Streß oder Nervosität. Kräuterarzneien unterstützen die ineinander verflochtenen Prozesse aller Verdauungsorgane und verhindern Übersäuerung, Übelkeit und Völlegefühl. Vollwertkost kann zusätzlich von Vorteil sein, allerdings sollte die Ernährungsweise immer individuell abgestimmt werden. So machen manche Krankheiten ein Fasten unverzichtbar, während in anderen Fällen vielleicht nur bestimmte Nahrungsmittel gemieden werden müssen.

Sofort den Arzt aufsuchen

- Bei Schluckbeschwerden.
- Bei starken Schmerzen.
- Bei blutigem Erbrechen.
- Bei blutigem Stuhl.

WICHTIGER HINWEIS
Bei anhaltenden oder häufig wiederkehrenden Erkrankungen des Verdauungstraktes muß ein Arzt die Ursachen aufspüren.

Magenschmerzen

Krampfartige, ziehende Schmerzen im Bauch sind ein Zeichen für Überreizungen im Magen-Darm-Trakt. Die Gründe hierfür sind oft Fehlernährung, übermäßige nervliche Anspannung, Lebensmittelvergiftung oder Infektionen. Magenschmerzen können auch ohne erkennbaren Grund auftreten und oft Vorboten von Erbrechen oder Durchfall sein (in diesen Fällen die auf S. 306 genannten Arzneien verwenden). Knoblauch und Ringelblume eignen sich zur Bekämpfung von Viren und können Magen-Darm-Infektionen gut kurieren. Magenkrämpfe lassen sich durch entspannende Kräuter wie Kamille und Gemeiner Schneeball beseitigen. Ihre Wirkung gegen Blähungen läßt sich steigern, wenn man sie mit entblähenden Kräutern kombiniert.

Warnung: Bei anhaltenden oder häufig wiederkehrenden Magenschmerzen Arzt aufsuchen. Alle genannten Minzarten (*Mentha* spp.) eignen sich nicht für Kinder unter 5 Jahre.

MAGENKRÄMPFE

Entspannende Kräuter: Echte Kamille (*Chamomilla recutita*, S. 76), Zitronenmelisse (*Melissa officinalis*, S. 111), Schneeball (*Viburnum opulus*, S. 148)
Entblähende Kräuter: Anis (*Pimpinella anisum*, S. 246), Fenchel (*Foeniculum vulgare*, S. 210), Pfefferminze (*Mentha* x *piperita*, S. 112), Engelwurz (*Angelica archangelica*, S. 166)
Rezeptur: 3 Teile eines entspannenden mit 1 Teil eines entblähenden Krauts mischen und einen Aufguß bereiten (bei letzteren Fenchel- und Anissamen, Minzblätter oder Engelwurz-Wurzel verwenden). Täglich bis zu 5 Tassen trinken.

INFEKTIONEN DES VERDAUUNGSTRAKTES

Kraut: Knoblauch (*Allium sativum*, S. 56)
Rezeptur: Täglich 1–2 frische Knoblauchzehen essen.

Kraut: Ringelblume (*Calendula officinalis*, S. 69)
Rezeptur: 2 TL Kraut mit 750 ml Wasser überbrühen und täglich bis zu 5 Tassen trinken.

Kräuter: Schafgarbe (*Achillea millefolium*, S. 54), Pfefferminze (*Mentha* x *piperita*, S. 112), Katzenminze (*Nepeta cataria*, S. 237)
Rezeptur: Kräuter zu gleichen Teilen mischen. Aus 2 TL Kräutermischung und 1 Tasse Wasser einen Aufguß bereiten. Täglich 2 Tassen trinken.
Warnung: Schafgarbe nicht in der Schwangerschaft! ▷

VOR EINNAHME JEGLICHER KRÄUTERARZNEI *SIEHE* S. 289–298.

Übelkeit & Erbrechen, einschließlich Reisekrankheit

Übelkeit und Erbrechen können verschiedene Ursachen haben, u. a. Lebensmittelvergiftung, Infektionen, Fieber, Migräne oder Streß, sie können auch emotional bedingt oder Folge einer Reisekrankheit sein. Da es sich bei Übelkeit und Erbrechen meist nur um kurzzeitige Beschwerden handelt, können deren unangenehme Symptome gut durch Kräuterarzneien beseitigt werden. Die meisten der angegebenen Kräuter helfen auch bei Reisekrankheit.

Ingwer insbesondere, aber auch seine verwandten Arten Galgant und Gelbwurzel eignen sich hervorragend bei Übelkeit und Erbrechen. Diese Kräuterarzneien »wärmen« den Bauch und beruhigen die Verdauung.

Chirettakraut kräftigt eine schwache Verdauung und wirkt Übelkeit entgegen.

Zitrone wiederum wirkt anregend auf eine schwache und langsame Verdauung.

Bei Schwangerschaft oder Verdacht auf eine solche sollte vor Einnahme eines dieser Mittel zunächst der Abschnitt über *Morgendliche Übelkeit* (S. 317) durchgelesen werden.

Warnung: Bei anhaltender oder häufig wiederkehrender Übelkeit unbedingt einen Arzt aufsuchen. Alle genannten Minzarten (*Mentha* spp.) eignen sich nicht für Kinder unter 5 Jahre.

ÜBELKEIT & REISEKRANKHEIT

Kräuter: Ingwer (*Zingiber officinale*, S. 153), Galgant (*Alpinia officinarum*, S. 58), Gelbwurzel (*Curcuma longa*, S. 88)

Rezeptur: Aufguß aus einem der genannten Kräuter bereiten; hierzu 1–2 Scheiben frische Wurzel oder ¼–½ TL getrocknete, pulverisierte oder geriebene Wurzel mit 1 Tasse Wasser überbrühen (ideal wäre frische Wurzel). 5 Minuten ziehen lassen und noch heiß trinken. Bis zu 5 Tassen täglich trinken. Nach Geschmack 1–2 Gewürznelken (*Eugenia caryophyllata*, S. 95) hinzufügen.

Oder: Alternativ können die Mittel unter *Übelkeit mit Kopfschmerzen* (rechts) genommen werden.

Hinweis: Bei Reisekrankheit den Aufguß in einer Thermosflasche mitnehmen oder kandierten Ingwer kauen.

SCHLECHTE VERDAUUNG

Kräuter: Chirettakraut (*Swertia chirata*, S. 135), Tausendgüldenkraut (*Erythraea centaurium*, S. 204)

Rezeptur: Stündlich 2–4 Tropfen von einer der beiden Tinkturen auf die Zunge träufeln.

Kraut: Zitrone (*Citrus limon*, S. 81)

Rezeptur: Jeden Morgen frisch gepreßten, unverdünnten oder verdünnten Zitronensaft trinken.

ÜBELKEIT INFOLGE EMOTIONALER PROBLEME

Kraut: Zitronenmelisse (*Melissa officinalis*, S. 111)

Rezeptur: Einen Aufguß aus getrockneter oder 2 TL frischer Melisse pro Tasse bereiten. Täglich bis zu 5 Tassen trinken.

ERBRECHEN MIT BENOMMENHEIT & SCHWINDEL

Kraut: Schwarzer Andorn (*Ballota nigra*, S. 174)

Rezeptur: Einen Aufguß herstellen und täglich bis zu 5 Tassen trinken.

Warnung: Sollten die Symptome nicht sofort abklingen, einen Arzt aufsuchen.

ÜBELKEIT MIT KOPFSCHMERZEN

Kräuter: Pfefferminze (*Mentha* x *piperita*, S. 112), Poleiminze (*Mentha pulegium*, S. 233), Ackerminze (*Mentha arvensis* var. *arvensis*, S. 232)

Rezeptur: Aufguß aus 1 gestrichenen TL einer der drei Minzarten pro Tasse Wasser bereiten. Bis zu 4–5 Tassen täglich trinken.

Zusatzeffekt: Diese Arznei nimmt Völlegefühl und wirkt verdauungs- und appetitanregend.

Warnung: Diese Kräuter nicht Kindern unter 5 Jahre geben. Poleiminze auch nicht während der Schwangerschaft anwenden.

APPETITVERLUST & ERBRECHEN

Kraut: Glockenwinde (*Codonopsis pilosula*, S. 82)

Rezeptur: Eine Abkochung bereiten und alle 2–3 Stunden 50 ml trinken, bis das Erbrechen aufhört, aber nicht länger als 2 Tage.

Zusatzeffekt: Bei Anorexie 5 g Süßholz (*Glycyrrhiza glabra*, S. 99) oder Asiatisches Süßholz (*Glycyrrhiza uralensis*, S. 215) in die Abkochung geben.

Warnung: Süßholz nicht während der Schwangerschaft anwenden.

Blähungen & Völlegefühl

Blähungen und Völlegefühl sind häufige Magen-Darm-Beschwerden. Vorbeugend helfen bittere Kräuter wie Tausendgüldenkraut und Enzian, die die Verdauung anregen. Wirksame Mittel sind auch Kräutertees aus Fenchel, Kardamom, Anis, Zitronenstrauch oder Pfefferminze. Die unter *Allgemeine Mittel* aufgeführten Kräuter können miteinander kombiniert werden; beim Abmessen der einzelnen Kräuter jeweils proportionale Wassermengen verwenden.

Warnung: Bitterkräuter eignen sich geschmacklich nicht für Kinder unter 5 Jahre, ebensowenig alle genannten Minzarten (*Mentha* spp.).

VORBEUGUNG & SCHUTZ

Kräuter: Tausendgüldenkraut (*Erythraea centaurium*, S. 204), Gelber Enzian (*Gentiana lutea*, S. 97)

Rezeptur: 3mal täglich 5–10 Tropfen Tinktur mit etwas Wasser einnehmen.

ALLGEMEINE MITTEL

Kräuter: Fenchel (*Foeniculum vulgare*, S. 210), Anis (*Pimpinella anisum*, S. 246)

Rezeptur: Aufguß aus ¼–½ TL Fenchel- oder Anissamen pro Tasse Wasser bereiten und bis zu 5 Tassen täglich trinken.

Kraut: Malabarkardamome (*Eletteria cardamomum*, S. 91)

Rezeptur: Aufguß aus 2 zerstoßenen Samen pro Tasse Wasser herstellen. Bis zu 5 Tassen täglich trinken.

Kraut: Zitronenstrauch (*Lippia triphylla*, S. 227)

Rezeptur: Abkochung aus 1 TL getrockneten oder 2 TL frischen Blättern pro Tasse Wasser zubereiten und bis zu 5 Tassen täglich trinken.

Kraut: Pfefferminze (*Mentha* x *piperita*, S. 112)

Rezeptur: Aufguß bis zu 5 Tassen täglich trinken.

Mundgeschwüre & Zahnfleischbeschwerden

Viele Kräuter mit adstringierender Wirkung können zur Behandlung von Mundgeschwüren oder zur Kräftigung des Zahnfleischs verwendet werden. Zur Desinfizierung des Mundes ist Salbei hervorragend geeignet. Myrrhetinktur brennt zwar auf dem Zahnfleisch, beschleunigt dafür jedoch dessen Heilung.

ALLGEMEINE MITTEL

Kraut: Myrrhe (*Commiphora molmol*, S. 84)

Rezeptur: Stündlich die reine Tinktur auf Mundgeschwüre oder wundes Zahnfleisch träufeln.

Kraut: Salbei (*Salvia officinalis*, S. 130)

Rezeptur: Aufguß als Mundspülung oder Zahnfleisch mit Salbeipulver oder -blättern einreiben.

MUND- & ZUNGENGESCHWÜRE

Kräuter: Myrrhe (*Commiphora molmol*, S. 84), Sonnenhut (*Echinacea* spp., S. 90), Süßholz (*Glycyrrhiza glabra*, S. 99)

Rezeptur: Tinkturen zu gleichen Teilen mischen und dieses Gemisch unverdünnt oder verdünnt (1 Teil Tinktur auf 5 Teile Wasser) stündlich auftragen.

Verstopfung & Durchfall

Kräuter können Verstopfung und Durchfall recht gut kurieren, da sie auf natürliche Weise die Verdauung anregen. Verstopfung beruht häufig darauf, daß der Speiseplan zuwenig Obst, Gemüse und Vollwertkost enthält, während Durchfall gewöhnlich auf eine Darminfektion oder -entzündung zurückzuführen ist, z. B. durch verdorbene Lebensmittel. Auch ein Reizdarm kann gelegentlich zu Verstopfung und Durchfall führen, während eine spastische Verstopfung auf Verspannungen und Krämpfe der Darmmuskulatur beruht.

KRÄUTER

Löwenzahnwurzel, Süßholz und Krauser Ampfer sind milde Abführmittel.
Senna-Kassie ist stark abführend und sollte nur dann genommen werden, wenn andere Mittel versagt haben.
Wegerich-Samen und -Hülsen wirken darmreinigend und regen die normale Darmtätigkeit an.
Schneeball wirkt krampflösend und hilft bei spastischer Verstopfung.
Kleiner Odermennig, Madjobaum, Schlangenknöterich und Gerberakazie sind adstringierende Kräuter, durch die sich die Darmschleimhaut zusammenzieht. Sie sollten nur kurze Zeit genommen werden, da sie die Aufnahme der Nährstoffe beeinträchtigen. Am besten mischt man sie mit beruhigenden, schleimhautschützenden Kräutern wie Wegerich oder Eibisch (bei Durchfall).

ERNÄHRUNG BEI VERSTOPFUNG

Obst hat gerade im Dickdarmbereich schwach abführende Eigenschaften. Der tägliche Verzehr von Früchten wie Feigen (*Ficus carica*, S. 209), Äpfeln oder Tamarinde (*Tamarindus indica*, S. 272) regt nicht nur die Verdauung an, sondern wirkt auch Erbrechen, Blähungen und Verdauungsstörungen entgegen.

Warnung: Bei anhaltender Verstopfung oder Durchfall den Arzt aufsuchen.

VERSTOPFUNG

Kräuter: Krauser Ampfer (*Rumex crispus*, S. 126), Medizinalrhabarber (*Rheum palmatum*, S. 124)
Rezeptur: Abkochung aus 1 TL eines dieser beiden Kräuter und 1 Tasse Wasser zubereiten. Kurz vor dem Zubettgehen einnehmen.
Hinweis: Krauser Ampfer zählt zu den schwächsten Abführmitteln und sollte stets als erstes versucht werden. Zeigt er keine Wirkung, täglich eine Einzeldosis Medizinalrhabarber einnehmen, der stärker wirkt als Krauser Ampfer.
Warnung: Medizinalrhabarber und Krausen Ampfer nicht während der Schwangerschaft anwenden.

ANHALTENDE VERSTOPFUNG

Kräuter: Löwenzahn (*Taraxacum officinale*, S. 140), Süßholz (*Glycyrrhiza glabra*, S. 99), Krauser Ampfer (*Rumex crispus*, S. 126)
Rezeptur 1: Abkochung aus 20 g Löwenzahnwurzel und 750 ml Wasser bereiten und täglich trinken; alternativ die geriebene Wurzel für einen Aufguß verwenden und täglich 3–4 Tassen trinken.
Rezeptur 2: 3 TL Löwenzahnwurzel und Krauser Ampfer mit 1 TL Süßholz mischen und damit sowie 750 ml Wasser eine Abkochung bereiten. Täglich 1–2 Tassen trinken.
Warnung: Krausen Ampfer oder Süßholz nicht während der Schwangerschaft anwenden.

Kräuter: Senna-Kassie (*Cassia senna*, S. 72), Ingwer (*Zingiber officinale*, S. 153)
Rezeptur: 3–6 Kassienhülsen und 2–3 Scheibchen (1 g) frischen Ingwer in 150 ml warmem Wasser ziehen lassen. Oder Kassientabletten einnehmen. Alternativ bis zu 10 Tage nehmen.
Hinweis: Dies ist das stärkste aufgeführte Abführmittel.
Warnung: Kassie ist aufgrund ihrer stark abführenden Eigenschaften bei Langzeiteinnahme schädlich. Nicht für Kinder unter 5 Jahre und nicht für Schwangere geeignet.

SPASTISCHE VERSTOPFUNG

Kraut: Schneeball (*Viburnum opulus*, S. 148)
Rezeptur: Abkochung aus 15 g Wurzel und 750 ml Wasser zubereiten und 1–2 Tassen täglich trinken; oder 2 TL Tinktur mit etwas Wasser 1mal täglich einnehmen.

DURCHFALL

Kräuter: Kleiner Odermennig (*Agrimonia eupatoria*, S. 160), Salbei (*Salvia officinalis*, S. 130), Madjobaum (*Aegle marmelos*, S. 159), Schlangenknöterich (*Polygonum bistorta*, S. 251), Gerberakazie (*Acacia catechu*, S. 157)
Rezeptur: Die genannten Kräuter sind hier nach zunehmender adstringierender Wirkung aufgelistet. Eine Abkochung aus 1 gehäuften TL eines der Kräuter und 1½ Tassen Wasser bereiten und 15–20 Minuten köcheln lassen. Täglich bis zu 3 Tassen trinken, aber nicht länger als 3 Tage.
Hinweis: Bei Verwendung von Schlangenknöterich oder Gerberakazie (die besonders stark adstringierend wirken) diese mit schleimhautschützenden Kräuterarzneien wie Wegerichsamen (*Plantago* spp., S. 120) oder Eibischwurzel (*Althaea officinalis*, S. 163) kombinieren. Auf je 1½ Tassen Abkochung 1 TL plus 1 Prise Pfefferminze (*Mentha* x *piperita*, S. 112) oder eine andere Minzsorte (*Mentha* spp., S. 232/233) zugeben.
Warnung: Nicht länger als 3-Tage einnehmen, anschließend 3 Tage pausieren. Sollte keine Besserung eintreten, einen Arzt konsultieren. Salbei nicht während der Schwangerschaft nehmen. Minze nicht an Kinder unter 5 Jahre verabreichen.

CHRONISCHER DURCHFALL & REIZDARMSYNDROM

Kraut: Wegerich (*Plantago* spp., S. 120)
Rezeptur: 1 gehäuften TL Samen und Hülsen mit mindestens 1 Tasse Wasser 2–3mal täglich einnehmen. Oder unter das Essen mischen und mindestens 1 Tasse Wasser trinken. Samen evtl. über Nacht in kaltem Wasser einweichen.

Übersäuerung & Verdauungsstörungen

Eine Übersäuerung des Magens entsteht bei übermäßiger Bildung von Magensäure, was auf eine einseitige oder unausgewogene Ernährung hindeutet. Zum Schutz der Magen- und Darmschleimhaut vor diesem Säureüberschuß können Rotulme, Pfeilwurz oder Isländisches Moos eingenommen werden, die nach Einweichen in Wasser quellen und Pflanzenschleime bilden. Mädesüß kräftigt die Magenschleimhaut und reduziert die Übersäuerung, während sich Kamille als eine sehr vielseitige Arznei gegen unterschiedliche Magen-Darm-Leiden erwiesen hat.

ERNÄHRUNG

Säurereiche Kost meiden, beispielsweise Orangen, rotes Fleisch, Spinat und Tomaten, nach Möglichkeit auch Nikotin und Alkohol.

ALLGEMEINE MITTEL

Kräuter: Rotulme (*Ulmus rubra*, S. 144), Pfeilwurz (*Maranta arundinacea*, S. 231), Isländisches Moos (*Cetraria islandica*, S. 184)
Rezeptur 1: Einen Aufguß aus 2 gehäuften TL eines der Kräuter und 100 ml Wasser herstellen und 15 Minuten ziehen lassen. Täglich bis zu 4mal 100 ml trinken.
Rezeptur 2: Für eine »Rotulmensuppe« 1 gehäuften TL Rotulmenpulver und 3 TL kaltes Wasser mischen und in 250 ml kochendes Wasser einrühren. Mit einer Prise Zimt (*Cinnamomum verum*, S. 80) oder Muskatnuß (*Myristica fragrans*, S. 113) abschmecken. 3mal täglich 250 ml trinken.

Kräuter: Fenchel (*Foeniculum vulgare*, S. 210), Galbanum (*Ferula gummosa*, S. 209), Anis (*Pimpinella anisum*, S. 246) oder ein anderes der unter *Übelkeit & Erbrechen* (S. 306) aufgeführten Kräuter verwenden.
Rezeptur: Aufguß aus 1 gehäuften TL Fenchel- oder Anissamen oder Galbanum und 750 ml Wasser bereiten. Über den Tag verteilt trinken.

VERDAUUNGSSTÖRUNGEN, BAUCHSCHMERZEN, BLÄHUNGEN & SCHLUCKAUF

Kraut: Echte Kamille (*Chamomilla recutita*, S. 76)
Rezeptur: Aufguß in einem verschließbaren Gefäß bereiten. Bis zu 5 Tassen täglich trinken.

MAGENÜBERSÄUERUNG MIT GASTRITIS

Kraut: Mädesüß (*Filipendula ulmaria*, S. 96)
Rezeptur: Aufguß aus den Blütenständen herstellen. Täglich bis zu 5 Tassen trinken.

VOR EINNAHME JEGLICHER KRÄUTERARZNEI *SIEHE* S. 289–298.

NERVENKRANKHEITEN & STRESSBESCHWERDEN

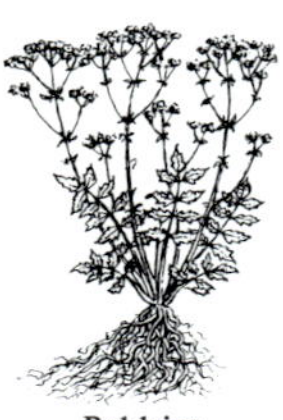

Baldrian
(Valeriana officinalis)

Die meisten Menschen können sich dem Druck des Alltags nicht entziehen, weshalb das Nervensystem ständig belastet ist und sich kaum auf natürliche Weise erholen kann. Die Langzeitfolgen dieses »Dauerstreß« sind Ängste, Nervosität, Depressionen, Schlaflosigkeit, Herzrasen und Reizbarkeit. Hier können Kräuterarzneien wunderbar Abhilfe schaffen: Sie sind eine echte »Nervennahrung«, entspannen Geist und Seele und können den Körper auf sanfte Weise mal anregen, mal beruhigen. Kopfschmerzen und Migräne sprechen gut auf Kräuterarzneien an, desgleichen Krankheiten, die unmittelbar das Nervensystem angreifen, wie beispielsweise Neuralgien.

Sofort den Arzt aufsuchen

- Bei sehr starken Kopfschmerzen, Neuralgien und Schmerzen im Brustbereich.
- Bei länger als 48 Stunden anhaltenden Kopfschmerzen, die auch nach Selbstbehandlung nicht abklingen.
- Wenn Körperteile gefühllos werden oder nicht mehr bewegt werden können.
- Wenn man doppelt sieht.
- Bei schweren Depressionen.

Angst, Depressionen & Anspannung

Viele Menschen leiden an Gefühlen wie Lustlosigkeit, Abgeschlagenheit und Kraftlosigkeit, die in direktem Zusammenhang mit anhaltenden Ängsten, Streßzuständen und Anspannungen stehen. Dagegen gibt es keine Kräuterarznei, die sofort wirkt; allerdings können viele Heilkräuter diese Symptome abschwächen und durch Stärkung des Nervensystems den Organismus allmählich wieder zu Kräften kommen lassen.

Zitronenmelisse, Helmkraut und Damiana wirken beruhigend, lösen körperliche Anspannungen und bringen Gefühle und Seele wieder ins Lot. Zitronenmelisse hilft auch bei streßbedingten Verdauungsbeschwerden, Helmkraut unterdrückt Panikanfälle, und Damiana wirkt als sanfter »Muntermacher«.

Baldrian wirkt stark beruhigend.

Ginseng und Teufelsbusch eignen sich hervorragend, um Streßsituationen in den Griff zu bekommen, wie z. B. Sportwettbewerbe, Abschlußsprüfungen oder Umzüge.

Withania wiederum wirkt tonisierend und unterstützt die körperliche Erholung nach Langzeitstreß und chronischer Krankheit.

LEBENSWEISE

Bei emotionalem Streß sind u. a. ausgewogene Ernährung, regelmäßige Bewegung und ausreichend Erholungsphasen wichtig. Yoga und Tai Chi können zusätzlich helfen.

ALLGEMEINE MITTEL

Kräuter: Zitronenmelisse (*Melissa officinalis*, S. 111), Damiana (*Turnera diffusa*, S. 143), Helmkraut (*Scutellaria lateriflora*, S. 134)
Rezeptur: Aufguß aus einem der 3 Kräuter bereiten. Bis zu 4 Tassen täglich trinken.

Kraut: Tüpfel-Johanniskraut (*Hypericum perforatum*, S. 104)
Rezeptur: Tabletten einnehmen; oder Aufguß zubereiten und bis zu 4 Tassen täglich trinken.
Hinweis: Diese Kräuterarznei zeigt möglicherweise erst nach 2–3 Wochen spürbare Wirkung.

STRESSBEDINGTE VERDAUUNGSBESCHWERDEN

Kraut: Zitronenmelisse (*Melissa officinalis*, S. 111)
Rezeptur: 1 Handvoll frische Melissenblätter mit 150 ml Wasser überbrühen oder Aufguß aus getrockneten Blättern bereiten. Bis zu 5 Tassen täglich trinken oder tägliche Dosis als Badezutat verwenden.
Hinweis: Melisse beruhigt auch Herzrasen und bewirkt tiefen, festen Schlaf.

PANIKANFÄLLE & KOPFSCHMERZEN

Kraut: Helmkraut (*Scutellaria lateriflora*, S. 134)
Rezeptur: Aufguß zubereiten; täglich bis zu 5 Tassen trinken.

CHRONISCHE BEKLEMMUNG & HYPERAKTIVITÄT

Kraut: Baldrian (*Valeriana officinalis*, S. 146)
Rezeptur: Bis zu 2 Wochen stündlich 10 Tropfen Tinktur mit etwas Wasser einnehmen.

NERVÖSE ERSCHÖPFUNG, MUSKELVERSPANNUNG & KOPFSCHMERZEN

Kraut: Glockenwinde (*Codonopsis pilosula*, S. 82)
Rezeptur: Abkochung bereiten und in gleichen Mengen über den Tag verteilt trinken; oder täglich bis zu 25 g Wurzel in Suppe oder Eintopf mitkochen.

KURZFRISTIGER STRESS

Kräuter: Ginseng (*Panax ginseng*, S. 116), Teufelsbusch (*Eleutherococcus senticosus*, S. 92)
Rezeptur: Täglich entweder Ginseng-Tabletten nehmen, 0,5–1 g Ginsengwurzel kauen oder zum Kochen verwenden. Oder täglich 2–3 g Teufelsbusch-Kapseln einnehmen.
Warnung: Nicht länger als 6 Wochen hintereinander einnehmen. Weder Schwangeren noch Kindern unter 12 Jahre verabreichen. Koffeinhaltige Getränke meiden.

LANGZEITSTRESS & GENESUNG

Kraut: Withania (*Withania somnifera*, S. 150)
Rezeptur: Abkochung aus 1 g Wurzel und 1 Tasse Wasser zubereiten und im Laufe des Tages trinken; oder 1 g Wurzel kauen.

Neuralgie (Nervenschmerzen)

Unter Neuralgie versteht man die Schmerzen, die ein entzündeter, verletzter oder eingeklemmter Nerv hervorruft. Die Schmerzen treten meist in kurzen, heftigen Anfällen auf und folgen dem Verlauf der Nervenfaser. Obgleich nur sehr schwer zu behandeln, können die folgenden Kräuterarzneien bei leichter Neuralgie hilfreich sein. Das schmerzlösende, antivirale Johanniskraut ist ein gutes Mittel bei Ischias (gereizter oder eingeklemmter Ischiasnerv) und Kopfschmerzen. Gewürznelken wirken schmerzbetäubend, Pfefferminze hingegen schmerzlindernd. Ein Liniment aus Johanniskrautwurzel kann auch helfen (siehe *Rückenschmerzen*, S. 313).

Warnung: Bei Fieber oder heftigen Zahnschmerzen mit geschwollenem Zahnfleisch zum Arzt gehen.

ALLGEMEINE MITTEL

Kräuter: Tüpfel-Johanniskraut (*Hypericum perforatum*, S. 104), Lavendel (*Lavandula angustifolia*, S. 107), Gewürznelken (*Eugenia caryophyllata*, S. 95)
Rezeptur: Reinen Johanniskraut-Ölextrakt auf die schmerzenden Stellen träufeln; oder je 20 Tropfen ätherisches Lavendel- und Gewürznelkenöl zu 50 ml Johanniskraut-Ölextrakt geben und je nach Bedarf alle 2–3 Stunden auftragen.

Kraut: Pfefferminze (*Mentha* x *piperita*, S. 112)
Rezeptur: 25 g Kraut mit 750 ml Wasser überbrühen und die schmerzenden Stellen mit der Lotion abwaschen. Oder 20 Tropfen ätherisches Pfefferminzöl zu 50 ml Trägeröl geben und schmerzende Stellen behutsam damit massieren.
Warnung: Nicht bei Kindern unter 5 Jahre anwenden.

KOPFSCHMERZEN

Kraut: Gewürznelken (*Eugenia caryophyllata*, S. 95)
Rezeptur: ½ TL Nelkenpulver mit Wasser zu einer dicken Paste mischen und auf Stirn, Schläfen und Nacken auftragen.

ZAHNSCHMERZEN

Kraut: Gewürznelken (*Eugenia caryophyllata*, S. 95)
Rezeptur: Bis zu 3 Tage 2–3mal täglich 1 Gewürznelke auf dem schmerzenden Zahn kauen oder ihn mit 1–2 Tropfen ätherischem Nelkenöl einreiben.

Kopfschmerzen & Migräne

Vor allem bei häufigem Auftreten können Kopfschmerzen und Migräne den Körper auszehren. **Kopfschmerzen** werden durch zahlreiche Faktoren wie Zahnschmerz, verspannten Nacken, überlastete Augen oder »Kater« ausgelöst. Die wahre Ursache muß erkannt und behandelt werden, was Spezialisten wie Zahnarzt, Augenarzt oder Orthopäde am besten können. Kräuterarzneien sind bei Kopfschmerzen sehr hilfreich, doch ist es oft schwer, das richtige Mittel zu finden. Nachfolgend genannte Arzneien enthalten wohltuende Kräuter, geeignet vor allem bei streßbedingtem Kopfschmerz. Während Lavendel beruhigt, wirkt Eisenkraut besonders bei nervöser Erschöpfung anregend und entspannend. Minze eignet sich, wenn der Kopfschmerz von Magen-Darm-Beschwerden begleitet wird.
Migräne ist ein spezielles Leiden. Die genannten Mittel sollen gezielt einem Migräneanfall vorbeugen als auch die auftretenden Beschwerden lindern.
Kater ist ganz bestimmt kein echtes »Nervenleiden«, sollte aber genauso behandelt werden wie jede andere leichte Vergiftung, die eine Entgiftung des Körpers und die Bekämpfung der Kopfschmerzen erforderlich macht. Auf jeden Fall viel Wasser trinken.

Warnung: Bei häufiger Migräne oder regelmäßigen Kopfschmerzen unbedingt die eigentlichen Ursachen ärztlich abklären.

ALLGEMEINES MITTEL

Kraut: Lavendel (*Lavandula angustifolia*, S. 107)
Rezeptur: Einige Tropfen reines Lavendelöl in die Schläfen massieren.

VERSPANNUNG & SCHMERZENDE NEBENHÖHLEN

Kraut: Linde (*Tilia* spp., S. 275)
Rezeptur: Aufguß aus 1 gehäuften TL Lindenblüten (oder Teebeutel) und 1 Tasse Wasser zubereiten. Bis zu 5 Tassen täglich trinken.

NERVÖSE ERSCHÖPFUNG & HYPERAKTIVITÄT

Kräuter: Eisenkraut (*Verbena officinalis*, S. 147), Baldrian (*Valeriana officinalis*, S. 146)
Rezeptur: Aufguß aus Eisenkraut bereiten und bis zu 4 Tassen täglich trinken. Oder je ½ TL von jeder Tinktur mischen und bis zu 3mal täglich mit warmem Wasser einnehmen.

Warnung: Eisenkraut nicht während der Schwangerschaft einnehmen.

MIT VERDAUUNGSBESCHWERDEN VERBUNDENE KOPFSCHMERZEN

Kräuter: Pfefferminze (*Mentha x piperita*, S. 112), Poleiminze (*Mentha pulegium*, S. 233)
Rezeptur: Aufguß aus einer der beiden Minzsorten in einem verschließbaren Gefäß bereiten; dazu jeweils entweder 1 Teebeutel, 1 kleine Handvoll frische Blätter oder 1 gestrichenen TL getrocknetes Kraut pro Tasse Wasser verwenden. 1 Woche lang täglich bis zu 5 Tassen trinken, bei 2–3wöchiger Behandlung nur 4 Tassen täglich.

Warnung: Nicht an Kinder unter 5 Jahre geben. Poleiminze auch nicht während der Schwangerschaft einnehmen.

MIGRÄNEVORBEUGUNG

Kraut: Mutterkraut (*Tanacetum parthenium*, S. 139)
Rezeptur: Bei ersten Anzeichen eines Migräneanfalls Tabletten oder 10 Tropfen Tinktur mit etwas Wasser einnehmen. Oder 1 frisches Mutterkrautblatt zwischen 2 Scheiben Brot verzehren.

Warnung: Dosis nicht wiederholen. Nicht an Kinder unter 12 Jahre verabreichen. Mutterkraut nicht während der Schwangerschaft einnehmen.

MIGRÄNE

Kraut: Helmkraut (*Scutellaria lateriflora*, S. 134)
Rezeptur: Aufguß aus 1 gehäuften TL Kraut pro Tasse Wasser zubereiten. Täglich bis zu 5 Tassen trinken.

Kraut: Rosmarin (*Rosmarinus officinalis*, S. 125)
Rezeptur: Aufguß aus 1 gestrichenen TL Kraut pro Tasse Wasser zubereiten und täglich bis zu 4 Tassen trinken.

ENTGIFTUNG BEI KATER

Kraut: Löwenzahn (*Taraxacum officinale*, S. 140)
Rezeptur: Abkochung aus 15 g Wurzel und 750 ml Wasser bereiten. Über den Tag verteilt in kleinen Mengen und kurzen Abständen trinken.

Schlaflosigkeit

Jeder Mensch leidet von Zeit zu Zeit unter Schlafbeschwerden. Hier können Kräuterarzneien sicher und schonend Abhilfe schaffen.
Beruhigende Kräuter wie Kamille, Linde, Hopfen und Passionsblume entspannen und sind ideale Mittel gegen Schlaflosigkeit, die vor dem Einschlafen eingenommen werden. Hopfen ist besonders gut, wenn man »mal richtig abschalten« will.
Stimulierende Kräuter sind bei nervöser Abgeschlagenheit und Überdrehtheit angeraten, wenn man vor Erschöpfung nicht einschlafen kann. Hafer und Ginseng sorgen für einen festen Schlaf, speziell bei nervlich angeschlagenen und übermüdeten Menschen.
Kräuter-Schlafpillen, die eine Kombination aus Baldrian, Hopfen, Passionsblume und ähnlichen Kräutern enthalten, werden oft erfolgreich bei leichten Einschlafstörungen und zum Abbau von Streß und Angstgefühlen eingesetzt.

ALLGEMEINE MITTEL

Kräuter: Echte Kamille (*Chamomilla recutita*, S. 76), Linde (*Tilia* spp., S. 275), Lavendel (*Lavandula angustifolia*, S. 107), Passionsblume (*Passiflora incarnata*, S. 117)
Rezeptur: Die o. a. Kräuter sind nach Wirksamkeit aufgelistet: Kamille wirkt am schwächsten, Passionsblume am stärksten. Man sollte mit dem schwächsten Mittel (Kamille) beginnen, und erst, wenn dies nicht hilft, zum nächststärkeren greifen. In einem geschlossenen Behälter einen Aufguß aus 1–2 gehäuften TL Kraut pro Tasse Wasser bereiten. Vor dem Einschlafen trinken. Oder 1 TL Tinktur mit Wasser bis zu 3mal nachts einnehmen.

Kräuter: Baldrian (*Valeriana officinalis*, S. 146), Hopfen (*Humulus lupulus*, S. 102), Passionsblume (*Passiflora incarnata*, S. 117)
Rezeptur 1: Tabletten einnehmen, die mindestens eines der genannten Kräuter enthalten.
Rezeptur 2: Ein Leinensäckchen mit getrocknetem Hopfen (*siehe* S. 102) füllen und in den Bezug des Kopfkissens stecken.

Warnung: Bei Depression oder Niedergeschlagenheit sollte Hopfen nicht innerlich eingenommen werden.

GEISTIGE HYPERAKTIVITÄT

Kraut: Hopfen (*Humulus lupulus*, S. 102)
Rezeptur: Zur Nacht Tinktur mit etwas Wasser einnehmen, zunächst mit 10 Tropfen beginnend, bis maximal 40 Tropfen pro Nacht.

Warnung: Bei Depression oder Niedergeschlagenheit Hopfen nicht innerlich einnehmen.

SCHLECHTER SCHLAF & NERVÖSE ERSCHÖPFUNG

Kraut: Hafer (*Avena sativa*, S. 172)
Rezeptur: Täglich etwas Hafer essen, z. B. als Brei; außerdem 3mal täglich 1 TL Haferstrohtinktur mit etwas Wasser einnehmen.

Kräuter: Ginseng (*Panax ginseng*, S. 116), Teufelsbusch (*Eleutherococcus senticosus*, S. 92)
Rezeptur: 3mal täglich 0,5–1 g Ginseng oder 2–3 g Teufelsbusch einnehmen. Kann als Wurzel gekaut oder als Suppe zubereitet werden; oder Tabletten einnehmen.

Warnung: Ginseng nur tagsüber und nicht zusammen mit Koffein einnehmen. Nicht länger als 6 Wochen einnehmen. Weder Schwangeren noch Kindern unter 12 Jahre verabreichen.

VOR EINNAHME JEGLICHER KRÄUTERARZNEI *SIEHE* S. 289–298.

Atemwegserkrankungen

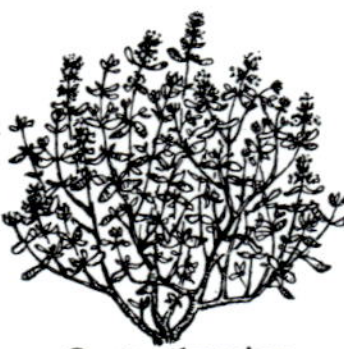

Gartenthymian
(Thymus vulgaris)

Die Atemwege reichen von der Nasenöffnung über die Nebenhöhlen bis hin zur Lunge. Die Bronchialschleimhaut, die alle Atemwege auskleidet, ist ständig Staub und Mikroorganismen ausgesetzt, die zusammen mit der Atemluft eingeatmet werden. Daher wundert es kaum, daß angesichts der zunehmenden Luftverschmutzung viele Menschen an verstopften Nasennebenhöhlen und Asthma leiden. Viele Kräuterarzneien unterstützen die natürliche Abwehrfunktion dieser Schleimhautschicht, verhindern, daß sich Keime in der Lunge festsetzen, lindern gereizte Schleimhäute und lassen Entzündungen und Allergien abklingen.

Sofort den Arzt aufsuchen

- Bei starken Atembeschwerden und Schmerzen in der Brust.
- Bei Husten, der länger als 2 Wochen andauert.
- Bei heftigen Schmerzen in den Atemwegen.
- Bei blutigem Husten.
- Bei hohem Fieber (über 39 °C).
- Bei langanhaltendem Nasenbluten (über 1 Stunde).

Husten & Bronchitis

Husten ist eigentlich eine Abwehrreaktion des Körpers auf Fremdkörper in den Bronchien. Beschaffenheit des Hustens und genauer Ort des Reizes sollten beobachtet werden; nur dann können entsprechende Kräuterarzneien den Husten lindern oder erleichtern.
Trockener Husten und Reizhusten heilen oft erst nach längerer Zeit aus.
Tief in der Brust sitzender Husten ist oft mit weißlichem, gelbem oder grünem Schleimauswurf verbunden.
Bronchitis tritt auf, wenn die Schleimhautepithelien der Atemwege in der Lunge entzündet sind, was zu tief sitzendem Husten, gelegentlicher Atemnot und erhöhter Temperatur führt.
Heilkräuter: Thymian wirkt auf den ganzen Körper antiseptisch. Süßholz ist bei Dauerhusten ein linderndes Mittel und macht alle anderen Medikamente schmackhaft. Knoblauch in großen Mengen ist gut gegen Bronchitis.

Warnung: Hält ein nicht erkältungsbedingter Husten länger als 1 Woche an, zum Arzt gehen.

ALLGEMEINES MITTEL
Kraut: Thymian (*Thymus vulgaris*, S. 142)
Rezeptur: Täglich 5 Tassen Aufguß trinken.

TROCKENER HUSTEN & REIZHUSTEN
Kräuter: Ontario-Pappel (*Populus* x *candidans*, S. 252), Thymian (*Thymus vulgaris*, S. 142), Süßholz (*Glycyrrhiza glabra*, S. 99)
Rezeptur: Aufguß aus gleichen Teilen Thymian, Pappelblüten und Süßholzpulver bereiten. Täglich bis zu 6mal ½ Tasse trinken. Oder von jeder Tinktur gleiche Teile mischen und täglich bis zu 5mal 1 TL mit Wasser nehmen. Dosis reduzieren, sobald der Husten nachläßt.
Warnung: Sind Husten und Bronchitis nach 1 Woche nicht vorbei, zum Arzt gehen. Süßholz nicht an Schwangere verabreichen.

TIEFER HUSTEN & BRONCHITIS
Kräuter: Alant (*Inula helenium*, S. 105), Eukalyptus (*Eucalyptus globulus*, S. 94), Süßholz (*Glycyrrhiza glabra*, S. 99)
Rezeptur (innerlich): Alantabkochung bereiten und 2–3 Tassen täglich trinken. 5 g Süßholzpulver zur Abkochung geben für besseren Geschmack.

Hinweis: Bei akuter Bronchitis und starkem Husten 5 g Eukalyptusblätter zur Abkochung geben.
Warnung: Alant ist für Schwangere ungeeignet.

Kräuter: Sonnenhut (*Echinacea* spp., S. 90), Knoblauch (*Allium sativum*, S. 56)
Rezeptur (innerlich): 2–3mal täglich Tabletten oder ½ TL Sonnenhuttinktur mit Wasser einnehmen. Zusätzlich 2 Knoblauchzehen essen.

Kräuter: Thymian (*Thymus vulgaris*, S. 142), Kajeputbaum (*Melaleuca leucadendra*, S. 232), Eukalyptus (*Eucalyptus globulus*, S. 94)
Rezeptur (äußerlich): Je 5 Tropfen ätherisches Eukalyptus- und Thymianöl mit 2 TL Sonnenblumen- oder Olivenöl mischen. Bis zu 2mal täglich Brust und Rücken damit einreiben. Oder 5–10 Tropfen eines der Öle 30 Minuten in einer Duftlampe verdampfen lassen.
Warnung: Thymianöl nicht während der Schwangerschaft verwenden.

Nasenbluten

Viele Kräuterarzneien genießen den Ruf, Nasenbluten zu stillen, und die meisten können das auch. Als altbewährtes Mittel gegen Nasenbluten werden manche Kräuter geschnupft.

Warnung: Bei mehrstündigem oder sehr schwerem Nasenbluten zum Arzt gehen.

VERHÜTUNG VON NASENBLUTEN
Kräuter: Augentrost (*Euphrasia officinalis*, S. 208), Brennessel (*Urtica dioica*, S. 145)
Rezeptur: Aufguß aus je 25 g Kraut und 750 ml Wasser bereiten. Bis zu 4 Tassen täglich trinken.

NASENBLUTEN
Kraut: Gefleckter Storchschnabel (*Geranium maculatum*, S. 214)
Rezeptur: Zunächst Nasenlöcher zusammenpressen und Kopf in den Nacken legen. Dann ½ TL pulverisiertes Kraut schnupfen.

Augenbeschwerden

Die hier genannten Kräuterarzneien wirken weniger auf die Augen, sondern auf die Innenhaut der Augenlider, die im Aufbau der Nasenschleimhaut stark ähnelt. Beschwerden in diesem Teil der Augen sprechen oft gut auf örtliche Behandlung mit Kräuterarzneien an. Beim Auftragen der Lotion sollten möglichst keine Krautpartikel ins Auge gelangen.

ÜBERANSTRENGTE & MÜDE AUGEN
Kräuter: Kamille (*Chamomilla recutita*, S. 76), Ju hua (*Chrysanthemum morifolium*, S. 77)
Rezeptur: Zur Herstellung einer Kompresse 1 Kamillenteebeutel überbrühen oder Umschlag aus je 15 g beider Kräuter auf 250 ml Wasser anfertigen. Abkühlen lassen, ausdrücken und Teebeutel oder Umschlag auf das Auge legen.

BINDEHAUTENTZÜNDUNG
Kräuter: Augentrost (*Euphrasia officinalis*, S. 208), Kornblume (*Centaurea cyanus*, S. 183)
Rezeptur: Aufguß aus beiden Kräutern bereiten, abseihen und lauwarm in eine Augenbadewanne geben. Augen damit behandeln (*siehe* S. 296). Nicht öfter als 2mal täglich anwenden.
Warnung: Wenn nach 3–4 Tagen keine Besserung eingetreten ist, einen Arzt aufsuchen.

Erkältungen, Grippe & Fieber

Normale Erkältungen, die jeder kennt, sind Virusinfektionen im Nasen- und Halsbereich. Eine Grippe (besser »grippaler Infekt«) schwächt den Körper weit stärker und ist u. a. von Fieber, Kopfschmerz, Gliederreißen, Schüttelfrost und Übelkeit begleitet. Beide Krankheiten strecken meist solche Menschen nieder, deren Immunsystem durch Streß und Überarbeitung geschwächt ist. Kräuterarzneien haben sich hierbei als effektiv lindernde, fiebersenkende und genesungsfördernde »Hausmittel« erwiesen.

Knoblauch, Ingwer und Zitrone bilden zusammen ein klassisches Anti-Grippe-Mittel, das auch bei Erkältung, Halsschmerzen und Mandelentzündung hilft.

Ingwer, Zimt, Nelken und Cayennepfeffer erwärmen stark und sind schweißtreibend, was bei Fieber die Körpertemperatur absenkt.

Schafgarbe und Holunder, ebenfalls schweißtreibend, ziehen die Schleimhäute in Nase und Rachen zusammen, wodurch weniger Ausfluß gebildet wird.

Durchwachsener Wasserdost und Cayennepfeffer helfen besonders bei Atemwegsinfektionen.

Wermut und Enzian sind bittere Kräuter, die den Körper kühlen und hohes Fieber senken.

ERNÄHRUNG

Leichte Kost ist bei all diesen Krankheiten angeraten; ideal sind Obst und Gemüse, letzteres am besten als Suppe. Fette und zuckerhaltige Speisen sowie Milchprodukte meiden.

SELBSTBEHANDLUNG

Waschen mit kühlem oder kaltem Wasser senkt Fieber und erhöhte Temperatur. Viel trinken, besonders bei starkem Schwitzen.

Warnung: Bei Kleinstkindern und sehr alten Menschen können sich Erkältungen rasch zu einer Lungenentzündung auswachsen. Beim Verschlechtern der Symptome einen Arzt rufen.

ALLGEMEINE MITTEL

Kräuter: Knoblauch (*Allium sativum*, S. 56), Ingwer (*Zingiber officinale*, S. 153), Zitrone (*Citrus limon*, S. 81)
Rezeptur: 1 mittelgroße Knoblauchzehe zerdrücken, ein gleich großes Stück Ingwer reiben, Saft 1 Zitrone auspressen. Alles mit 1 TL Honig mischen, 1 Tasse warmes Wasser hinzugeben, umrühren. Bis zu 3 Tassen täglich trinken.

Kräuter: Thymian (*Thymus vulgaris*, S. 142), Durchwachsener Wasserdost (*Eupatorium perfoliatum*, S. 206)
Rezeptur: Aufguß aus je ½ TL beider Kräuter und 1 Tasse Wasser bereiten. 3–4 Tassen täglich trinken.
Hinweis: Besonders wirksam bei dickem grünem Nasenschleim und verstopfter Nase.

ERKÄLTUNGEN

Kräuter: Zitrone (*Citrus limon*, S. 81), Zimt (*Cinnamomum verum*, S. 80)
Rezeptur: Frisch gepreßten Zitronensaft, pur oder mit warmem Wasser verdünnt, trinken.
Oder: 1 TL Honig und ½ TL gemahlenen Zimt dazugeben.

Kraut: Ingwer (*Zingiber officinale*, S. 153)
Rezeptur: 2–3 Scheiben (1 g) frischen Ingwer mit 1 Tasse Wasser überbrühen und 5 Minuten ziehen lassen. Bis zu 5 Tassen täglich trinken.

HOHES FIEBER

Kräuter: Schafgarbe (*Achillea millefolium*, S. 54), Durchwachsener Wasserdost (*Eupatorium perfoliatum*, S. 206), Cayennepfeffer (*Capsicum frutescens*, S. 70)
Rezeptur: Aufguß aus je 1 TL Schafgarbe und Wasserdost mit 1 Prise Cayennepfeffer auf 1 Tasse Wasser bereiten. 5 Minuten ziehen lassen, bis zu 4 Tassen täglich trinken.
Oder: 1 oder 2 der folgenden Kräuter zugeben: 2–3 Gewürznelken (*Eugenia caryophyllata*, S. 95), ½ TL gemahlenen oder frisch geriebenen Ingwer (*Zingiber officinale*, S. 153), ½ TL gemahlene oder gestoßene Zimtstange (*Cinnamomum verum*, S. 80), 1–2 zerstoßene Kardamomsamen (*Eletteria cardamomum*, S. 91), 2–3 zerstoßene Pfefferkörner (*Piper nigrum*, S. 248).
Warnung: Schafgarbe nicht während der Schwangerschaft einnehmen.

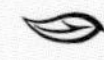

Kräuter: Wermut (*Artemisia absinthium*, S. 63), Gelber Enzian (*Gentiana lutea*, S. 97)
Rezeptur: 3mal täglich 10 Tropfen einer von beiden Tinkturen mit Wasser einnehmen.
Warnung: Schwangere sollten Wermut meiden.

LEICHTES FIEBER

Kräuter: Schafgarbe (*Achillea millefolium*, S. 54), Holunder (*Sambucus nigra*, S. 131)
Rezeptur: Aufguß aus je ½ TL Kraut und 100 ml Wasser bereiten, 10 Minuten ziehen lassen und bis zu 4 Tassen täglich trinken.
Warnung: Schwangere sollten Schafgarbe meiden.

Kraut: Zwiebel (*Allium cepa*, S. 162)
Rezeptur: 1 große Zwiebel im Ofen 40 Minuten bei 200 °C backen. Passieren, den Saft mit gleicher Menge Honig mischen und bis zu 8mal täglich 1–2 TL einnehmen.

GRIPPE MIT MUSKELSCHMERZEN & SCHMERZEN

Kräuter: Thymian (*Thymus vulgaris*, S. 142), Zitronenmelisse (*Melissa officinalis*, S. 111), Holunder (*Sambucus nigra*, S. 131)
Rezeptur: Aufguß aus je 5 g der 3 Kräuter und 750 ml Wasser bereiten. 10 Minuten ziehen lassen, bis zu 5 Tassen täglich trinken.

Kraut: Sonnenhut (*Echinacea* spp., S. 90)
Rezeptur: 2mal täglich Tabletten, Kapseln oder bis zu ½ TL Tinktur mit Wasser einnehmen. Oder Abkochung aus 5 g Wurzel und 750 ml Wasser bereiten und 2–4 Tassen täglich trinken.

Halsschmerzen & Mandelentzündung

Die oben unter *Allgemeine Mittel für Erkältungen, Grippe & Fieber* aufgeführte Knoblauch-Ingwer-Zitronen-Mischung lindert auch die Symptome von Halsschmerzen und Mandelentzündung. Wer Mut hat, kaut langsam 1 Knoblauchzehe; Salbei und Sonnenhut wirken ebenfalls antiseptisch. All diese Kräuterarzneien schwächen die Symptome und beschleunigen die Genesung.

Warnung: Mandelentzündungen bei Kindern unter 5 Jahre müssen ärztlich diagnostiziert und behandelt werden, damit keine Lungenentzündung entsteht.

HALSSCHMERZEN

Kräuter: Tamarinde (*Tamarindus indica*, S. 272), Zitrone (*Citrus limon*, S. 81)
Rezeptur: Als Gurgellösung entweder eine Abkochung aus Tamarindenfrucht oder 20 ml Zitronensaft, pur oder mit warmem Wasser verdünnt, verwenden.

Kräuter: Rosmarin (*Rosmarinus officinalis*, S. 125), Salbei (*Salvia officinalis*, S. 130), Myrrhe (*Commiphora molmol*, S. 84), Sonnenhut (*Echinacea* spp., S. 90)
Rezeptur 1: Je 1 TL aller 4 Tinkturen in 5 TL warmem Wasser verdünnen, damit gurgeln, dann schlucken (Ausnahme: Schwangere).
Rezeptur 2: Salbeiaufguß bereiten, 10 Minuten ziehen und abkühlen lassen. Damit gurgeln, dann schlucken. 5 ml Essig und 1 TL Honig verstärken seine Wirkung.
Warnung: Salbei nicht während der Schwangerschaft einnehmen.

MANDELENTZÜNDUNG

Kräuter: Sonnenhut (*Echinacea* spp., S. 90) sowie alle Kräuter unter *Halsschmerzen.*
Rezeptur: Sonnenhut einnehmen (siehe *Grippe mit Muskelschmerzen & Schmerzen*) oder eine der Gurgellösungen unter *Halschmerzen* verwenden.
Warnung: Zum Arzt gehen, wenn nach 2 Tagen keine Besserung eingetreten ist.

▷

Katarrh, Nebenhöhlenbeschwerden & Ohrenschmerzen

Ein schwerer Nasenkatarrh läßt sich nicht immer einfach behandeln; meist ist er ein Hinweis auf schlechte Luftqualität, unzureichende Ernährung oder eine Allergie. Weitere Faktoren können hierbei Form und Anatomie von Nase und Nebenhöhlen sein. In den Nebenhöhlen sammelt sich Flüssigkeit, die diese verstopfen und einen schmerzhaften Druck erzeugen kann. Ohrenschmerzen können durch lokale Infektionen – in solchen Fällen hat sich Knoblauch gut bewährt – oder Katarrh hervorgerufen werden. Lavendel ist ein gutes Mittel, um Ohrenschmerzen aller Art zu lindern.

ERNÄHRUNG
Zunächst auf alle schleimbildenden Lebensmittel verzichten, wie z. B. Milchprodukte, Eier, Gebratenes sowie Fette, Zucker und raffinierte Kohlenhydrate (Weißmehl) sowie Alkohol.

Warnung: Ohrenschmerzen, insbesondere bei Kindern, ärztlich abklären lassen.

ALLGEMEINES MITTEL
Kraut: Eukalyptus (*Eucalyptus globulus*, S. 94)
Rezeptur: Für eine Dampfinhalation 15 g Kraut oder 5–10 Tropfen ätherisches Öl mit je 750 ml Wasser überbrühen, die Dämpfe 10 Minuten inhalieren.

ALLERGIEN MIT STARKEM NASENAUSFLUSS, Z. B. HEUSCHNUPFEN
Kraut: Kamille (*Chamomilla recutita*, S. 76)
Rezeptur: 15 g Kraut oder 5–10 Tropfen ätherisches Öl mit 750 ml Wasser überbrühen und die Dämpfe 10 Minuten inhalieren.

OHRENSCHMERZEN
Kraut: Lavendel (*Lavandula angustifolia*, S. 107)
Rezeptur: 2 Tropfen ätherisches Öl auf einen Wattebausch träufeln und diesen in das schmerzende Ohr stopfen.

INFEKTIONSBEDINGTE OHRENSCHMERZEN
Kraut: Knoblauch (*Allium sativum*, S. 56)
Rezeptur: Knoblauchölkapsel aufbrechen, 2 Tropfen Öl auf einen Wattebausch träufeln und diesen ins entzündete Ohr stopfen. Oder 1 große Knoblauchzehe zerdrücken und mindestens 24 Stunden in 1 EL Oliven- oder Sonnenblumenöl ziehen lassen. Durchseihen, auf Körpertemperatur erwärmen. Wattebausch mit 2 Tropfen beträufeln und ins Ohr stopfen.

OHRENSCHMERZEN AUFGRUND VON CHRONISCHEM KATARRH
Kräuter: Sonnenhut (*Echinacea* spp., S. 90), Thymian (*Thymus vulgaris*, S. 142), Eibisch (*Althaea officinalis*, S. 163), Holunder (*Sambucus nigra*, S. 131)
Rezeptur: Die 4 Tinkturen zu gleichen Teilen mischen, davon 3mal täglich 1 TL mit Wasser einnehmen.

REICHLICHER NASENSCHLEIMFLUSS & VERSTOPFTE NEBENHÖHLEN
Siehe *Allergischer Schnupfen,* S. 300.

SCHMERZENDE NEBENHÖHLEN
Siehe *Verspannung & schmerzende Nebenhöhlen,* S. 309.

ERKRANKUNGEN DES BEWEGUNGSAPPARATES

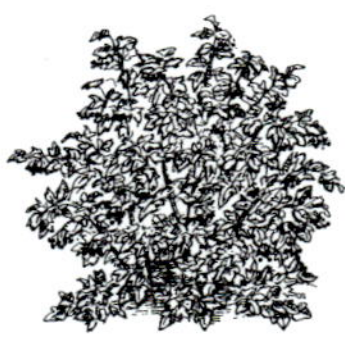
Schneeball
(Viburnum opulus)

Jede Erkrankung des Bewegungsappartes – sprich, der Muskeln und Knochen –, ob durch Unfälle, Sportverletzungen oder Verschleiß bedingt, kann die Lebensqualität beeinträchtigen. Manche läßt sich durch einfache Handgriffe beheben, doch Kräuterarzneien können Schmerzen und Entzündungen bekämpfen, Muskeln entkrampfen, den Körper entschlacken und die Heilung beschleunigen. Äußerliche Mittel wirken gut bei Rücken- und Gelenkschmerzen, Verstauchungen und Verspannungen. Viele Erkrankungen von Muskeln und Knochen zeigen bei längerer Anwendung der unten genannten Hausmittel deutliche Besserung.

Sofort den Arzt aufsuchen

- Bei starken Schmerzen.
- Bei auffälligen oder plötzlich auftretenden Gelenkschwellungen.
- Bei gebrochenen Knochen oder Verdacht darauf.
- Bei Verletzungen, die geröntgt werden sollen.

Warnung: Kinder nur äußerlich behandeln. Vor Verabreichung innerer Mittel den Arzt zu Rate ziehen.

Verstauchungen & Knochenbrüche

Kleinere Verletzungen können mit Arnika und Beinwell behandelt werden, die Quetschungen kühlen und das Abheilen beschleunigen. Möglichst rasch mit der Behandlung beginnen.

Warnung: Bei Knochenbrüchen und ernsthaften Verspannungen ist ärztliche Behandlung erforderlich.

VERSTAUCHUNGEN
Kraut: Arnika (*Arnica montana*, S. 170)
Rezeptur: Mindestens 3mal täglich Salbe oder Creme auf die betroffenen Stellen auftragen und behutsam einmassieren.
Warnung: Arnika darf nicht in offene Wunden gelangen.

KNOCHENBRÜCHE
Kraut: Beinwell (*Symphytum officinale*, S. 136)
Rezeptur: Mindestens 3mal täglich Salbe, Creme oder Ölextrakt auf den Bereich des Bruchs auftragen.
Warnung: Beinwell darf nicht in offene Wunden gelangen.

Muskelschmerzen & Krämpfe

Muskelschmerzen und Krämpfe sind völlig normale Beschwerden nach körperlicher Überanstrengung, der Schmerz sollte aber mit der Zeit abklingen. Inzwischen können schmerzlindernde Salben und Linimente, die z. B. Arnika, Thymian und Schneeball enthalten, aufgetragen werden.
Rheumatismus ist ein Sammelbegriff für Muskel- oder Gelenkschmerz und -steife; dagegen helfen die hier aufgezählten, aber auch die auf S. 313 unter *Steife & schmerzende Gelenke* genannten Mittel.

ERMÜDETE & SCHMERZENDE MUSKELN
Kraut: Arnika (*Arnica montana*, S. 170)
Rezeptur: Salbe oder Creme auftragen.
Warnung: Arnika darf nicht in offene Wunden gelangen.

Kräuter: Thymian (*Thymus vulgaris*, S. 142), Rosmarin (*Rosmarinus officinalis*, S. 125)
Rezeptur: Aufguß aus 25 g eines der beiden Kräuter und 750 ml Wasser zubereiten. 10 Minuten ziehen lassen, die betroffene Stelle 20 Minuten darin baden.
Oder: Mit Johanniskrautöl einreiben, siehe dazu *Allgemeine Mittel* für *Rückenschmerzen* (S. 313).

KRÄMPFE & MUSKELVERSPANNUNGEN
Kraut: Schneeball (*Viburnum opulus*, S. 148)
Rezeptur (innerlich): 3mal täglich 1 TL Tinktur mit Wasser einnehmen.
Rezeptur (äußerlich): Betroffenen Bereich kräftig mit reiner Tinktur einreiben.

Gelenkschmerzen & -steife, einschließlich Arthritis & Gicht

Arthritis, eine entzündliche Gelenkerkrankung, ist das häufigste Leiden, das durch Gelenkschmerzen und -steife gekennzeichnet ist. Alter und Verschleiß sind mögliche Ursachen, einige Formen der Arthritis, aber auch Gelenkerkrankungen wie Gicht beruhen auf Ansammlungen von Stoffwechselschlacken in den den Gelenken.

Teufelskralle wirkt bei geschwollenen Gelenken entzündungshemmend.

Zitronensaft reduziert den Säuregehalt im Körper.

Silberweide lindert Entzündung und Schmerzen und ist, kombiniert mit anderen Kräuterarzneien, ein gutes Mittel bei leichter bis mittlerschwerer Arthritis.

Mädesüß und Sellerie wirken in Kombination ideal bei Übersäuerung. Alle hier genannten Mittel können gefahrlos 1–2 Monate eingenommen werden.

SELBSTBEHANDLUNG

Durch eine verbesserte Körperhaltung, Angstbekämpfung sowie Einnahme der genannten Kräuterarzneien kann man arthritische Beschwerden gut in den Griff bekommen. Säurebildende Lebensmittel wie rotes Fleisch, Spinat, Tomaten und Orangen meiden. Regelmäßige (aber mäßige) Bewegung wie auch eine positive, gelassene Einstellung sind ebenfalls von Vorteil.

Warnung: Bei schwerer Arthritis einen Arzt aufsuchen. Teufelskralle, Silberkerze und Sellerie nicht während der Schwangerschaft nehmen.

ARTHRITIS & ENTZÜNDETE GELENKE

Kraut: Teufelskralle (*Harpagophytum procumbens*, S. 101)
Rezeptur: Tabletten einnehmen (siehe *Warnung*).

Kraut: Zitrone (*Citrus limon*, S. 81)
Rezeptur: 1 Zitrone auspressen, den Saft jeden Morgen pur oder mit Wasser verdünnt trinken.

Kraut: Silberweide (*Salix alba*, S. 128)
Rezeptur: Tabletten einnehmen oder Abkochung aus 10 g Wurzel und 750 ml Wasser bereiten. Je nach Bedarf in 3 Portionen über 1–2 Tage hinweg trinken.

Kräuter: Teufelskralle (*Harpagophytum procumbens*, S. 101), Sellerie (*Apium graveolens*, S. 61), Silberweide (*Salix alba*, S. 128)
Rezeptur: Abkochung aus je 8 g der 3 Kräuter und 750 ml Wasser bereiten, in 4 Portionen teilen und 2–3 Portionen täglich trinken; oder gleiche Teile der 3 Tinkturen mischen, davon 3mal täglich 1 TL nehmen (siehe *Warnung*).
Oder: Tritt eine Arthritis während der Wechseljahre auf, sollten statt Teufelskralle 8 g Silberkerze (*Cimicifuga racemosa*, S. 78) eingenommen werden.

Kraut: Tollkirsche (*Atropa belladonna*, S. 66)
Rezeptur: Zusätzlich zu den genannten Mitteln Tollkirschenpflaster auf den schmerzenden Bereich legen.

ARTHRITIS, VERBUNDEN MIT ÜBERSÄUERTEM MAGEN ODER MAGENGESCHWÜREN

Kräuter: Mädesüß (*Filipendula ulmaria*, S. 96), Sellerie (*Apium graveolens*, S. 61)
Rezeptur: Täglich bis zu 5 Tassen Mädesüßaufguß trinken; oder 2 Teile Mädesüßtinktur mit 1 Teil Sellerietinktur mischen, davon 2–3mal täglich ½ TL mit Wasser einnehmen (siehe *Warnung*).

STEIFE & SCHMERZENDE GELENKE

Kräuter: Tüpfel-Johanniskraut (*Hypericum perforatum*, S. 104), Beinwell (*Symphytum officinale*, S. 136), Lavendel (*Lavandula angustifolia*, S. 107)
Rezeptur: 2½ TL Johanniskraut- oder Beinwellölextrakt mit 20–40 Tropfen ätherischem Lavendelöl mischen; behutsam in die betroffenen Bereiche einmassieren.
Oder: Mit Johanniskrautölextrakt einreiben, siehe dazu *Allgemeine Mittel* für *Rückenschmerzen* (unten).

GICHT

Kraut: Sellerie (*Apium graveolens*, S. 61)
Rezeptur: Tabletten einnehmen oder Abkochung aus den Samen bereiten. In 3 Portionen teilen und über den Tag verteilt trinken; oder Speisen täglich mit Selleriesamen würzen (siehe *Warnung*).

Rückenschmerzen

Rückenprobleme müssen zunächst ärztlich abgeklärt werden, und der Patient bedarf längerer Ruhe. Kräuterarzneien sind insgesamt sehr hilfreich, indem sie Schmerzen lindern, Muskelverspannungen beheben und das Leben insgesamt erleichtern.

Schneeball und Zahnwehholz wirken wärmend und entspannend, vor allem beim Massieren verspannter Muskeln.

Lavendel und Johanniskraut eignen sich besonders dann, wenn sich die Beschwerden durch nervliche Anspannung verschlimmern.

Teufelskralle und Schneeball wirken entzündungshemmend und abschwellend, insbesondere auf Gelenke.

Passionsblume fördert den Schlaf, vor allem bei nervös bedingten Rückenschmerzen.

Ischias (entzündeter oder eingeklemmter Ischiasnerv und damit verbundene Schmerzen) und Neuralgien können durch eine äußere Einreibung, die Johanniskrautölextrakt enthält, gelindert werden.

Warnung: Rückenschmerzen – vor allem sehr starke oder chronische – bedürfen der Beratung durch einen Spezialisten, damit die Kräuterarzneien bestmöglichen Erfolg erzielen.

ALLGEMEINE MITTEL

Kräuter: Schneeball (*Viburnum opulus*, S. 148), Zahnwehholz (*Zanthoxylum fraxineum*, S. 151)
Rezeptur: Abkochung aus 15 g Schneeball, 5 g Zahnwehholz und 750 ml Wasser bereiten. Abseihen und die schmerzenden Bereiche damit einreiben; oder mit 1 EL Tinktur auf die gleiche Weise verfahren.
Hinweis: Besonders bei verspanntem Nacken und Lendenbereich geeignet.

Kraut: Thymian (*Thymus vulgaris*, S. 142)
Rezeptur: Aufguß aus 25 g Kraut und 750 ml Wasser in ein Bad abseihen, darin 20 Minuten entspannen.

Kräuter: Johanniskraut (*Hypericum perforatum*, S. 104), Lavendel (*Lavandula angustifolia*, S. 107), Pfeffer (*Piper nigrum*, S. 248), Rosmarin (*Rosmarinus officinalis*, S. 125), Schneeball (*Viburnum opulus*, S. 148)
Rezeptur: Zu 2 EL Sonnenblumenöl oder Johanniskrautölextrakt 20 Tropfen ätherisches Lavendelöl, je 10 Tropfen ätherisches Rosmarin- und Pfefferöl sowie 1 TL Schneeballtinktur geben; schütteln und Verspannung damit nach dem Baden oder nach Erwärmung mit einem in heißem Wasser getränkten Waschlappen (oder Handtuch bei größeren betroffenen Bereichen) einreiben.

Zusatzeffekt: Anwendung auch bei steifen Gelenken, chronischen Muskelschmerzen, Ischias und anderen eine Neuralgie verursachenden Rückenbeschwerden möglich.

RÜCKENSCHMERZEN ALS FOLGE VON GELENKENTZÜNDUNGEN

Kräuter: Silberweide (*Salix alba*, S. 128), Schneeball (*Viburnum opulus*, S. 148), Teufelskralle (*Harpagophytum procumbens*, S. 101)
Rezeptur: Gleiche Teile der 3 Wurzeln mischen und daraus Abkochung bereiten, in 6 Portionen teilen und über 2 Tage verteilt trinken. Tritt nach 7 Tagen keine Besserung ein, Abkochung in 3 Portionen teilen und bis zu 1 Woche täglich trinken.
Warnung: Teufelskralle nicht während der Schwangerschaft einnehmen.

SCHLAFLOSIGKEIT ALS FOLGE VON RÜCKENSCHMERZEN

Kräuter: Passionsblume (*Passiflora incarnata*, S. 117), Baldrian (*Valeriana officinalis*, S. 146), Schneeball (*Viburnum opulus*, S. 148)
Rezeptur: Abkochung aus je 8 g der 3 Kräuter und 750 ml Wasser bereiten, abends 1–2 Tassen trinken (Abkochung reicht für 2 Tage).

VOR EINNAHME JEGLICHER KRÄUTERARZNEI *SIEHE* S. 289–298.

Harnwegs- & Pilzinfektionen

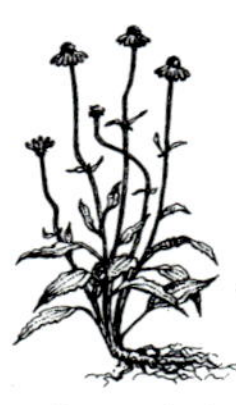
Sonnenhut (*Echinacea* spp.)

Infektionskrankheiten, insbesondere lang anhaltende oder oft wiederkehrende, sind ein Anzeichen, daß die körpereigene Immunabwehr geschwächt ist. Kleinere Infektionen an Nieren und Harnwegen kommen häufig vor, und obwohl sie oft hartnäckig sind, lassen sie sich durch Stimulierung der natürlichen Körperabwehrkräfte bekämpfen. Pilzleiden sind ebenfalls sehr hartnäckig und müssen oft ärztlich abgeklärt werden; jedoch wirken manche Kräuterarzneien, wie z. B. Knoblauch (*Allium sativum*, S. 56) und Teebaum (*Melaleuca alternifolia*, S. 110) sehr stark pilztötend. Bei chronischen Infektionen muß das gesamte Immunsystem des Körpers durch Kräuterarzneien wie Sonnenhut (*Echinacea* spp., S. 90) gestärkt werden.

Sofort den Arzt aufsuchen

- Bei Infektionen, die nicht besser werden oder sich nach Einnahme einer Kräuterarznei verschlechtern.
- Bei Fieber über 39 °C.
- Bei Nierenschmerzen.
- Bei Blut im Urin.

Harnwegsinfektionen

Eine Blasenentzündung kann zu ernsthaften Komplikationen führen, wenn sich die Infektion auf die Nieren ausdehnt. Eine leichte Blasenentzündung und andere Harnwegsinfektionen lassen sich durch antiseptisch wirkende Kräuterarzneien wie Bukko und lindernde Mittel wie Eibisch kurieren. Die gleichzeitige Einnahme von Sonnenhut oder Knoblauch erhöht die körperliche Immunabwehr. Heidelbeere oder Cranberry eignen sich ebenfalls als Mittel bei Harnwegsinfektionen.

Warnung: Bei schwerer oder wiederholter Blasenentzündung, blutigem Urin oder heftigem Schmerz im Nierenbereich muß ein Arzt aufgesucht werden.

ALLGEMEINE MITTEL

Kräuter: Bukkostrauch (*Barosma betulina*, S. 67), Mais (*Zea mays*, S. 152), Eibisch (*Althaea officinalis*, S. 163)
Rezeptur: Aufguß aus je 5 g der 3 Kräuter und 750 ml Wasser herstellen. In 4 Portionen aufteilen und über den Tag verteilt trinken.
Oder: Statt Bukko kann Wacholder (*Juniperus communis*, S. 223) oder Goldrute (*Solidago virgaurea*, S. 269) genommen werden.
Warnung: Bukko oder Wacholder nicht während der Schwangerschaft einnehmen.

Kraut: Heidelbeere (*Vaccinium myrtillus*, S. 278)
Rezeptur: Abkochung aus den Beeren bereiten und 3 – 4 Tassen täglich trinken.
Tip: Anstelle der Beerenabkochung kann auch Cranberrysaft getrunken werden.

Kräuter: Knoblauch (*Allium sativum*, S. 56), Sonnenhut (*Echinacea* spp., S. 90)
Rezeptur: Eines der beiden oder beide Kräuter in Kapsel- oder Tablettenform einnehmen.
Hinweis: Zusätzlich zu anderen Mitteln nehmen.

Pilzinfektionen

Pilzinfektionen sind weit verbreitet und lassen sich sehr schwer kurieren. Scheidensoor tritt als häufige Nebenwirkung einer Behandlung mit Antibiotika auf; hiergegen hat sich Ringelblume als verläßliches Mittel bewährt. Unangenehme Beschwerden verursacht auch die Candidamykose (vermehrter Befall des Darmepithels mit dem Hefepilz *Candida albicans*), ein leichter Befall kann jedoch durch antiseptische und antimykotische Kräuterarzneien (z. B. Knoblauch) behoben werden. Bei sämtlichen Pilzinfektionen ist es von Vorteil, das Immunsystem durch Kräuter wie Sonnenhut zu stimulieren, die infizierten Bereiche können überdies äußerlich behandelt werden.

ERNÄHRUNG

Die Rolle der Ernährung ist bei der Behandlung von Pilzinfektionen nicht unerheblich. Den Verzehr von Brot, Alkohol oder anderen Nahrungsmitteln, die Zucker oder Hefeorganismen enthalten, verringern oder gänzlich meiden.

SELBSTBEHANDLUNG

Patienten mit Candidamykose sollten ihre Darmflora verbessern, indem sie Kapseln mit *Lactobacillus acidophilus* einnehmen oder Joghurt mit lebenden Kulturen (Naturjoghurt) verzehren. Bei Scheidensoor Naturjoghurt in die Scheide streichen.

Warnung: Bei Candidamykose zum Arzt gehen, diese Infektion läßt sich oft schwer selbst behandeln.

ALLGEMEINE MITTEL

Kräuter: Sonnenhut (*Echinacea* spp., S. 90), Thymian (*Thymus vulgaris*, S. 142)
Rezeptur: 2 Teile Sonnenhuttinktur mit 1 Teil Thymiantinktur mischen, davon 2mal täglich 1 TL mit Wasser einnehmen.

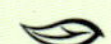

Kraut: Knoblauch (*Allium sativum*, S. 56)
Rezeptur: Täglich 1 – 2 Knoblauchzehen zerdrücken und mit Wasser schlucken oder ins Essen geben.

SCHEIDENSOOR

Kraut: Ringelblume (*Calendula officinalis*, S. 69)
Rezeptur: Aufguß bereiten und abkühlen lassen, abseihen und als Dusch- oder Waschlotion verwenden.
Oder: Aufguß ins Badewasser geben und befallenen Bereich 20 Minuten darin baden.

Kraut: Teebaum (*Melaleuca alternifolia*, S. 110)
Rezeptur: Pessare verwenden. Oder 1 – 2 Tropfen ätherisches Teebaumöl, mit 3 Tropfen Olivenöl verdünnt, auf ein Tampon geben und in die Scheide einführen. Nach 2 – 3 Stunden entfernen; nur 1mal täglich anwenden.
Warnung: Pessare und Tampons während der Schwangerschaft nur nach ärztlicher Beratung anwenden.

MUNDSOOR

Kräuter: Süßholz (*Glycyrrhiza glabra*, S. 99), Myrrhe (*Commiphora molmol*, S. 84), Sonnenhut (*Echinacea* spp., S. 90)
Rezeptur: Tinkturen der 3 Kräuter zu gleichen Teilen mischen; je nach Bedarf alle 3 – 4 Stunden 1 TL des Gemischs mit Wasser als Mundspülung verwenden.

CANDIDAMYKOSE

Kräuter: Holunder (*Sambucus nigra*, S. 131), Ringelblume (*Calendula officinalis*, S. 69), Thymian (*Thymus vulgaris*, S. 142)
Rezeptur: Aufguß aus je 8 g der 3 Kräuter und 750 ml Wasser bereiten und täglich 2 – 3 Tassen trinken.

Kraut: Ipê-Baum (*Tabebuia* spp., S. 138)
Rezeptur: Abkochung aus 12 g Rinde und 750 ml Wasser bereiten, in 3 – 4 Portionen teilen und über den Tag verteilt trinken. Oder 3mal täglich Kapseln oder ½ TL Tinktur mit Wasser einnehmen.

PILZINFEKTIONEN DER HAUT

Siehe S. 304.

Fortpflanzungs- & Menstruationsbeschwerden

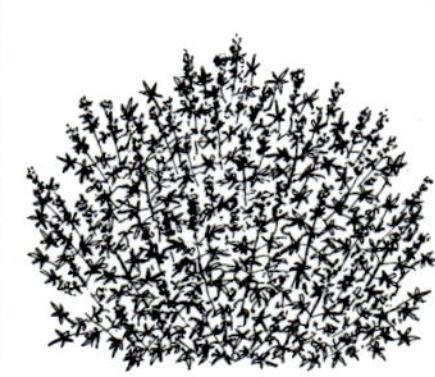
Mönchspfeffer
(Vitex agnus-castus)

In ihrer traditionellen Rolle als Heilkundige und Kräuterweiblein haben Frauen schon immer eher als Männer auf Kräuterarzneien zurückgegriffen, zumal viele dieser Mittel – wie heute bewiesen – gut auf die Fortpflanzungsorgane wirken. Kräuter wie der Mönchspfeffer enthalten Wirkstoffe, die den weiblichen Hormonen Östrogen und Progesteron ähneln und wie diese den Menstruationszyklus steuern, die Fruchtbarkeit steigern oder herabsetzen und den Körper während der Wechseljahre unterstützen. Häufige Menstruationsbeschwerden wie Krämpfe, Prämenstruelles Syndrom und starke Blutungen sprechen gut auf Eigenbehandlung mit Kräuterarzneien an. Chronische Beschwerden und Unfruchtbarkeit, sowohl bei Frauen wie bei Männern, müssen ärztlich behandelt werden.

Sofort den Arzt aufsuchen

- Bei heftigen Schmerzen im Unterbauch und Beckenbereich.
- Bei auffälligen oder plötzlichen Veränderungen der Periode (z. B. unregelmäßige, verlängerte oder starke Blutungen).

WICHTIGER HINWEIS
Bei Verdacht auf Schwangerschaft muß diese vor Einnahme jeglicher Mittel ärztlich abgeklärt werden. Siehe *Schwangerschaft*, S. 317.

Menstruationsbeschwerden

Der monatliche Zyklus kann aufgrund vielerlei Ursachen – u. a. Streß, Bewegungsmangel, Gewichtsprobleme, Nahrungsmittelallergie oder -überempfindlichkeit, die »Pille«, chronische Krankheiten, Vitamin- oder Mineralstoffmangel, übermäßiger Alkohol-, Nikotin- oder Koffeingenuß – gestört sein, meistens jedoch aufgrund hormoneller Schwankungen. Die wahren Ursachen sollten ärztlich abgeklärt werden.

Medikamenteneinnahme bei Menstruationsbeschwerden. Die aufgeführten Mittel über 2–3 Zyklen zum rechten Zeitpunkt während eines Zyklus einnehmen.

Der normale Menstruationszyklus dauert 28 Tage. Schwankt dieser ohne ersichtlichen Grund von einer Periode zur nächsten, so kann man von einem unregelmäßigen Zyklus ausgehen.

Prämenstruelle Spannung oder Syndrom (PMS) und Periodenschmerzen sind häufig, und die meisten Frauen haben bereits in der einen oder anderen Weise darunter gelitten. Typische Symptome sind empfindliche Brüste, wunde Brustwarzen und Flüssigkeitsretention.

Starke Periodenblutungen können zu Anämie führen. Wenn die Regelblutung länger als 5 Tage dauert oder alle 2 Stunden Binde oder Tampon gewechselt werden müssen, kann sie evtl. zu heftig sein. Brennessel (*Urtica dioica*, S. 145) ist besonders bei starker Blutung ein gutes Stärkungsmittel; sie enthält mehr Eisen als Spinat und läßt sich gut als schmackhaftes Gemüse verzehren.

SELBSTBEHANDLUNG
Bei der Ernährung sollten Kräuterarzneien mit viel frischem Obst und Gemüse kombiniert werden. Fette Speisen, Zucker und Alkohol möglichst meiden und ebenso das Rauchen. Regelmäßige Gymnastik, speziell Bauch- und Beckenübungen, und eine entspannte Geisteshaltung tragen zum Wohlbefinden bei. Viele Fortpflanzungsprobleme verbessern sich durch diesen einfachen Ansatz.

Warnung: Bei chronischen Menstruationsbeschwerden, insbesondere bei heftigen oder schmerzhaften Blutungen, sollte ein Arzt befragt werden.

UNREGELMÄSSIGER ZYKLUS
Kraut: Mönchspfeffer (*Vitex agnus-castus*, S. 149)
Rezeptur: Tabletten oder 2 Monate jeden Morgen nach dem Aufwachen 1,5–2 ml Tinktur mit etwas Wasser einnehmen.

Kraut: Herzgespann (*Leonurus cardiaca*, S. 225)
Rezeptur: Aufguß bereiten und über 3 Perioden hinweg täglich 1–2 Tassen trinken.
Warnung: Nicht bei starken Periodenblutungen einnehmen.

PRÄMENSTRUELLE SPANNUNG (SYNDROM)
Kräuter: Eisenkraut (*Verbena officinalis*, S. 147), Linde (*Tilia* spp., S. 275)
Rezeptur (innerlich): Aufguß aus einem der beiden Kräuter (oder Gemisch aus gleichen Teilen beider Kräuter) zubereiten. Über den Tag verteilt bis zu 5 Tassen trinken.

Kraut: Baldrian (*Valeriana officinalis*, S. 146)
Rezeptur (innerlich): Tabletten oder 20–40 Tropfen Tinktur mit Wasser bis zu 5mal täglich einnehmen.

Kraut: Rosmarin (*Rosmarinus officinalis*, S. 125)
Rezeptur (äußerlich): Aufguß aus 1 EL getrockneten oder 2 EL frischen Blättern und 1 Liter Wasser herstellen, abseihen, jeden Morgen in ein warmes Bad gießen. Oder 5–10 Tropfen ätherisches Rosmarinöl ins Badewasser geben.
Hinweis: Empfehlenswert auch Mönchspfeffer (siehe oben *Unregelmäßiger Zyklus*).

EMPFINDLICHE BRUST & WUNDE BRUSTWARZEN
Kraut: Kamille (*Chamomilla recutita*, S. 76)
Rezeptur: Kompresse aus einem Aufguß (50 g Kraut und 250 ml Wasser) bereiten. Behutsam auf die Brust legen; nach Bedarf wiederholen.

Kraut: Ringelblume (*Calendula officinalis*, S. 69)
Rezeptur: Salbe auf Brustwarzen auftragen. Stillende sollten die Brustwarzen vor dem Anlegen abwischen.

FLÜSSIGKEITSRETENTION
Kraut: Löwenzahn (*Taraxacum officinale*, S. 140)
Rezeptur: Aufguß aus Blättern bereiten, bis zu 3 Tassen täglich trinken.

STARKE PERIODENBLUTUNGEN
Kräuter: Sichuan-Liebstöckel (*Ligusticum wallichii*), Chinesische Pfingstrose (*Paeonia lactiflora*, S. 115), Chinesische Angelika (*Angelica sinensis*, S. 60), Libosch (*Rehmannia glutinosa*, S. 123)
Rezeptur: Alle Wurzeln zu gleichen Teilen mischen; Abkochung aus 15 g Gemisch und 750 ml Wasser bereiten, in 3 Portionen über den Tag verteilt trinken.
Hinweis: Jedes Kraut, separat verwendet, zeigt bereits gute Wirkung; in dieser Kombination als *Vierkräutersuppe* wirken sie jedoch am besten.

Kräuter: Hirtentäschel (*Capsella bursa-pastoris*, S. 181), Brennessel (*Urtica dioica*, S. 145)
Rezeptur: Aufguß aus je 7,5 g beider Kräuter (oder nur 15 g Hirtentäschel) und 750 ml Wasser bereiten, in 3–4 Portionen teilen, über den Tag verteilt trinken.

PERIODENSCHMERZEN
Hinweis: Die Abkochungen mit 1 gehäuften TL Kümmel (*Carum carvi*, S. 182) würzen. Vor dem Abkochen untermischen.
Kräuter: Wilde Yamswurzel (*Dioscorea villosa*, S. 89), Gemeiner Schneeball (*Viburnum opulus*, S. 148), Amerikanischer Schneeball (*Viburnum prunifolium*, S. 279)
Rezeptur: Abkochung aus 15 g einer der 3 Wurzeln und 750 ml Wasser bereiten, über den Tag verteilt in kleinen Mengen trinken. Oder bis zu 3 Tage 3–4mal täglich 2 TL Tinktur mit Wasser nehmen, dann Dosis auf 1 TL täglich über 5 Tage senken; oder Tabletten nehmen.

Kraut: Chinesische Pfingstrose (*Paeonia lactiflora*, S. 115)
Rezeptur: Abkochung aus 20 g Wurzel und 750 ml Wasser bereiten, über den Tag verteilt trinken.

▷

Fruchtbarkeitsprobleme bei Frauen

Obwohl noch nicht sehr tiefgehend klinisch untersucht, scheint es deutliche Hinweise dafür zu geben, daß bestimmte Kräuterarzneien die Fruchtbarkeit erhöhen bei gebärwilligen Frauen, die bislang aufgrund von hormonellen Schwankungen, fortgeschrittenen Alters oder zuwenig Cervikalschleim keine Kinder bekommen konnten. Sofern kein physisches Leiden, wie etwa ein blockierter Eileiter, Eierstockzysten oder Uterusvernarbungen, eine Empfängnis verhindert, sind Kräuterarzneien durchaus einen Versuch wert. Ernährung, Sport und Lebensweise sind weitere Faktoren, die eine Empfängnis begünstigen können.

UNFRUCHTBARKEIT

Kraut: Mönchspfeffer (*Vitex agnus-castus*, S. 149)
Rezeptur: Tabletten oder jeden Morgen 20–40 Tropfen Tinktur mit Wasser einnehmen (höchstens für 3 Monate).

Kraut: Chinesische Angelika (*Angelica sinensis*, S. 60)
Rezeptur: Tabletten einnehmen; oder Abkochung aus 12 g Wurzel und 750 ml Wasser bereiten, bis zu 3 Monate täglich trinken.
Warnung: Bei eintretender Schwangerschaft sofort absetzen.

SCHWACHE LIBIDO

Kraut: Schisandra (*Schisandra chinensis*, S. 132)
Rezeptur: 5 g Beeren (etwa eine kleine Handvoll) über Nacht in Wasser einweichen; Beeren abgießen, daraus Abkochung mit 250 ml Wasser bereiten. 15 Minuten ziehen lassen und diese Dosis täglich trinken.
Hinweis: Traditionsgemäß wird dieses Mittel 100 Tage genommen, um die sexuelle Energie und Vitalität zu steigern. (Die Dauer ist medizinisch unbedenklich.)

Fruchtbarkeitsprobleme bei Männern

Während der gesamten Geschichte haben Männer Kräuterarzneien gegen Impotenz eingenommen, um wieder ein gesundes Sexualleben führen zu können. Eine niedrige Spermienzahl, häufiger Grund für Zeugungsunfähigkeit, hängt oft mit Lebensweise und allgemeinem Gesundheitszustand zusammen.
Sägepalme wirkt stärkend und aufbauend, ist gut für die männlichen Geschlechtsorgane und gilt als potenzsteigernd.
Withania wirkt als vielseitiges Tonikum zwar nicht so stark wie Ginseng, kann aber trotzdem dazu beitragen, die Vitalität nach Langzeiterkrankung oder Dauerstreß wiederherzustellen.

ALLGEMEINE VITALITÄT

Kraut: Withania (*Withania somnifera*, S. 150)
Rezeptur: Täglich 2 g getrocknete Wurzel einnehmen – entweder kauen oder als Pulver mit Honig, ggfs. auch mit Wasser mischen, bis zu 6 Wochen anwenden.

IMPOTENZ & VORZEITIGER SAMENERGUSS

Kraut: Ginseng (*Panax ginseng*, S. 116)
Rezeptur: Über 6 Wochen bis zu 3mal täglich 0,5–1 g Ginseng einnehmen, entweder als Wurzel kauen oder als Kochzutat verwenden; oder Tabletten einnehmen.
Hinweis: Ginseng ist das bestbekannte Mittel gegen dieses »Männerleiden«. Aber auch Schisandrabeeren (*Schisandra chinensis*, S. 132) wirken potenzsteigernd. Beeren, wie oben unter *Schwache Libido* beschrieben, für 6 Wochen einnehmen.
Warnung: Ginseng nicht zusammen mit Koffein einnehmen.

Kraut: Sägepalme (*Sabal serrulata*, S. 127)
Rezeptur: Bis zu 6 Wochen 1–3mal täglich ½ TL Tinktur mit Wasser einnehmen.

Wechseljahrsbeschwerden

Unter Wechseljahren versteht man das Ende der Menstruation; diese Periode setzt meist zwischen dem 45. und 55. Lebensjahr ein. Wenn die Periode 2 Jahre ausbleibt, so ist dieser Lebensabschnitt in der Regel erreicht.
Östrogen- und Progesteronspiegel sinken während der Wechseljahre im allgemeinen langsam ab. Kräuterarzneien wie Mönchspfeffer, der Progesteron-Eigenschaften besitzt, sind genauso wichtig wie Mittel mit Östrogen-Eigenschaften, da beide Hormone positiv auf die Knochendichte wirken und so Osteoporose verhindern.
Der Aufrechterhaltung der Vitalität kommt während der Wechseljahre besondere Bedeutung zu, da viele Beschwerden nicht nur hormonell bedingt sind, sondern auch von Mattigkeit und Streß herrühren. Bei geistiger und körperlicher Abgeschlagenheit können manche dieser Kräuterarzneien Leib und Seele aufbauen. Johanniskraut ist ein hervorragendes Mittel bei Depressionen.
Fliegende Hitze und Nachtschweiß werden grundsätzlich durch hormonelle Veränderungen verursacht. Nervöse Abgeschlagenheit kann diese beiden Symptome allerdings verstärken.

Warnung: Bei länger andauernden oder unregelmäßigen Menstruationsblutungen sollte ein Arzt befragt werden.

HERABGESETZTE ÖSTROGEN- & PROGESTERONSPIEGEL

Kraut: Mönchspfeffer (*Vitex agnus-castus*, S. 149)
Rezeptur: Tabletten oder jeden Morgen 20–40 Tropfen Tinktur mit Wasser einnehmen.

Kraut: Falsches Einkorn (*Chamaelirium luteum*, S. 75)
Rezeptur: Tabletten sind ideal; oder 2–3mal täglich 20 Tropfen Tinktur mit Wasser einnehmen.

Kraut: Silberkerze (*Cimicifuga racemosa*, S. 78)
Rezeptur: Tabletten oder 3mal täglich 25 Tropfen Tinktur mit Wasser einnehmen.
Oder: Silberkerze läßt sich gut mit Falschem Einkorn kombinieren; gleiche Teile von beiden Tinkturen mischen und davon täglich 1,5–2 ml mit Wasser einnehmen.

DEPRESSION & VITALITÄTSVERLUST

Kraut: Tüpfel-Johanniskraut (*Hypericum perforatum*, S. 104)
Rezeptur: 3mal täglich ½ TL Tinktur mit Wasser einnehmen.

Kraut: Hafer (*Avena sativa*, S. 172)
Rezeptur: Täglich 25–50 g Hafer essen als Frühstücksgetreide oder mit anderen Speisen.
Oder: Zusätzlich Aufguß aus Haferstroh bereiten, in 3 Portionen teilen und über den Tag verteilt trinken.

FLIEGENDE HITZE & NACHTSCHWEISS

Kraut: Salbei (*Salvia officinalis*, S. 130)
Rezeptur: Aufguß bereiten und 3 Tassen trinken, entweder tagsüber oder besser zur Nacht, wo die Beschwerden hauptsächlich auftauchen.

Kräuter: Silberweide (*Salix alba*, S. 128), Silberkerze (*Cimicifuga racemosa*, S. 78)
Rezeptur: Eine der beiden Kräuterarzneien zur Nacht entweder in Tablettenform oder ½ TL Tinktur mit Wasser einnehmen.

Kraut: Chinesische Pfingstrose (*Paeonia lactiflora*, S. 115)
Rezeptur: Abkochung aus 20 g Wurzel und 750 ml Wasser bereiten, über den Tag verteilt trinken.

SCHWANGERSCHAFT

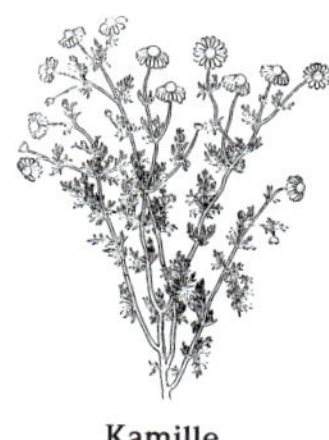
Kamille
(Chamomilla recutita)

Obwohl in vielen Kulturen Kräuterarzneien traditionsgemäß auch während der Schwangerschaft eingenommen wurden, sollten sie wirklich nur für den Notfall gedacht sein. Die 2–3wöchige Einnahme einiger Kräuter wie Kamille (*Chamomilla recutita,* S. 76), Linde (*Tilia* spp., S. 275) und Mais (*Zea mays,* S. 152) ist aus ärztlicher Sicht während der Schwangerschaft unbedenklich. Andere Kräuter dagegen, die beispielsweise die Uterusmuskulatur stimulieren und in hoher Dosis eine Fehlgeburt auslösen können, sollten nie genommen werden (siehe *Wichtige Informationen,* S. 298). In der Küche können Kräuter jedoch gefahrlos weiterhin verwendet werden.

Sofort den Arzt aufsuchen

- Bei anhaltender Übelkeit, die zu einem Eßunvermögen führt, sowie häufigem Erbrechen mit Gefahr von Dehydrierung.
- Bei häufigem, verstärktem Harndrang, der länger als 3 Tage anhält (oder nach 2 Tagen schmerzt).
- Bei Brustschmerzen mit geschwollenen Achseldrüsen oder Fieber.
- Wenn Flüssigkeitsretention nach 3 Tagen nicht abgeklungen ist.

Allgemeine Beschwerden

Während einer Schwangerschaft verändert sich der gesamte mütterliche Organismus; hier helfen gerade Hausmittel bei kleineren Beschwerden sehr gut.
Morgendliche Übelkeit findet nicht zwangsläufig nur morgens statt. Sie setzt meist in der 4.–6. Woche ein und hält bis zur 14.–16. Woche an; mögliche Ursachen sind Hormonschwankungen, niedriger Blutdruck, niedriger Blutzuckerspiegel, Nahrungsmittelallergien, unzureichende Ernährung und Streß.
Ödeme kommen während einer Schwnagerschaft oft vor. Aus den Venen, meist im Fußknöchel- und Wadenbreich, tritt Körperflüssigkeit ins umliegende Gewebe über und läßt dieses anschwellen.
Verstopfung stellt sich oft im Verlauf der Schwangerschaft ein. Der wachsende Fötus drückt auf den Darm und verhindert dessen Eigenbewegung (Peristaltik).
Sodbrennen entsteht aus demselben Grund, hier wird der Druck auf den Magen größer.
Schwangerschaftsstreifen bilden sich mitunter, da der Leib anschwillt. Sie können durch Einreiben mit Aloe-Vera-Gel oder Olivenöl minimiert werden.
Zur Geburtseinleitung ist Tee aus Himbeerblättern ein klassisches Mittel, da er die Kontraktion der Uterusmuskulatur anregt.

MITTEL WÄHREND DER SCHWANGERSCHAFT

- Während der ersten 3 Monate auf alle Kräuterarzneien – insbesonders auf ätherische Öle – verzichten, sofern nicht vom Arzt verschrieben.
- Folgende Kräuter sind für Schwangere gefährlich und sollten unter keinen Umständen eingenommen werden: Frauenwurzel (*Caulophyllum thalictroides,* S. 73), Kanadische Gelbwurzel (*Hydrastis canadensis,* S. 103), Wacholder (*Juniperus communis,* S. 223), Poleiminze (*Mentha pulegium,* S. 233), Schafgarbe (*Achillea millefolium,* S. 54) sowie therapeutische Mengen von Salbei (*Salvia officinalis,* S. 130). Auf S. 298 sind darüber hinaus weitere Kräuterarzneien aufgelistet.

MORGENDLICHE ÜBELKEIT & ERBRECHEN
Die folgenden Rezepturen sind Ausnahmen und können während der ersten 3 Monate angewendet werden.

Kraut: Kamille (*Chamomilla recutita,* S. 76)
Rezeptur: Aufguß in verschließbarem Gefäß zubereiten. In kleinen Mengen über den Tag verteilt, aber höchstens 5 Tassen täglich, trinken.

Kraut: Ingwer (*Zingiber officinale,* S. 153)
Rezeptur: Aufguß aus ½–1 TL frisch geriebenem Ingwer pro Tasse Wasser bereiten. Besser in kleinen Mengen über den Tag verteilt trinken als alles auf einmal. Höchstens 3 Tassen täglich.

Kraut: Fenchel (*Foeniculum vulgare,* S. 210)
Rezeptur: Aufguß aus ½ TL Samen pro Tasse Wasser bereiten; höchstens 3 Tassen täglich trinken.

ÖDEME
Kraut: Mais (*Zea mays,* S. 152)
Rezeptur: Aufguß bereiten und täglich bis zu 5 Tassen trinken.

VERSTOPFUNG
Kräuter: Wegerich (*Plantago* spp., S. 120), Lein (*Linum usitatissimum,* S. 226)
Rezeptur: Täglich 1–2 TL Lein- oder Wegerichsamen mit 1 großen Glas Wasser einnehmen; oder Samen über Nacht in kaltem Wasser quellen lassen, dann einnehmen.

SODBRENNEN
Kraut: Mädesüß (*Filipendula ulmaria,* S. 96)
Rezeptur: Aufguß bereiten und täglich 1–2 Tassen trinken.

KOPFSCHMERZEN & NERVOSITÄT
Kraut: Linde (*Tilia* spp., S. 275)
Rezeptur: Aufguß bereiten und täglich 3–4 Tassen trinken.

SCHLAFSTÖRUNGEN
Siehe *Schlaflosigkeit* (Kombi-Präparat aus Kamille, Linde, Lavendel und Passionsblume unter *Allgemeine Mittel*), S. 309.

GEBURTSVORBEREITUNG
Kraut: Himbeere (*Rubus idaeus,* S. 262)
Rezeptur: Aufguß aus 1 TL frisch gehackter oder getrockneter Blätter pro Tasse Wasser bereiten und 5–6 Minuten ziehen lassen. Während der letzten 10 Schwangerschaftswochen täglich 1–2 Tassen trinken.
Warnung: Aufguß nicht länger als 5–6 Minuten ziehen lassen und erst während der letzten 10 Schwangerschaftswochen trinken.

SCHWANGERSCHAFTSSTREIFEN
Kräuter: Aloe (*Aloe vera,* S. 57), Ölbaum (*Olea europaea,* S. 239)
Rezeptur: 1–2mal täglich entweder Aloe-Vera-Gel auf die Streifen auftragen oder Olivenöl kräftig in die Haut einmassieren.

ANÄMIE & BLUTHOCHDRUCK
Siehe *Herz- & Kreislauferkrankungen,* S. 301.

HÄMORRHOIDEN
Siehe *Krampfadern & Hämorrhoiden,* S. 302, sowie *Verstopfung & Durchfall,* S. 307.

RÜCKENSCHMERZEN
Siehe *Rückenschmerzen,* S. 313.

KRAMPFADERN
Siehe *Krampfadern & Hämorrhoiden,* S. 302.

SCHEIDENSOOR
Siehe *Pilzinfektionen,* S. 314.

NIEREN- & BLASENENTZÜNDUNG
Siehe *Ödeme* (links).

WUNDHEILUNG NACH DER GEBURT
Siehe *Reinigung von Wunden* sowie *Wundheilung,* S. 304.

Säuglinge & Kinder

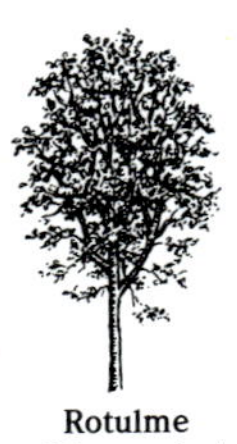
Rotulme
(Ulmus rubra)

Die folgenden Kräuterarzneien gelten als besonders beschwerdelindernd und genesungsfördernd für kranke Kinder. Die meisten Mittel werden am einfachsten als Aufguß in einem Fläschchen gegeben. Den Aufgüssen kann Honig (siehe *Warnung* rechts) zugesetzt werden, sie sollten aber besser ungesüßt gegeben werden. Die Dosierungen sind auf Ein- bis Sechsjährige abgestimmt, können aber auch je nach Altersgruppe verändert werden (*siehe* unten). Viele Mittel, die in anderen Abschnitten aufgeführt sind, eignen sich ebenfalls für Säuglinge und Kinder; für Kinder ungeeignete Kräuter sind ausdrücklich erwähnt (Hinweise zur Dosierungsänderung von Erwachsenendosen, *siehe* S. 298).

Sofort den Arzt aufsuchen

- Bei heftigem Durchfall oder Erbrechen.
- Fieber über 39 °C und Fieberkrämpfen.
- Bei Atemnot, ungewöhnlicher Benommenheit und schrillem Schreien.

Warnung: Säuglingen unter 6 Monate keine Arznei ohne ärztlichen Rat geben. Kindern unter 1 Jahr sollten nur pasteurisierten Honig erhalten, da unpasteurisierter Honig mitunter eine Lebensmittelvergiftung hervorrufen kann.

Allgemeine Beschwerden

Kinder und Säuglinge können von zahlreichen Krankheiten befallen werden.
Verdauungsstörungen, begleitet von Durchfall und Verstopfung, können bei Kleinkindern Folge einer Nahrungsmittelunverträglichkeit oder -allergie sein – besonders dann, wenn erstmalig Milchprodukte verzehrt wurden. Andere infektions- oder entzündungsbedingte Verdauungsstörungen können zu Appetitverlust führen.
Koliken sind bei Kindern oft krampfartige, heftige Bauchschmerzen; meist treten die »Dreimonatsblähungen« während der 3 ersten Lebensmonate abends nach dem Füttern auf, da die Verdauung dann schlechter arbeitet.
Windelausschlag, ein roter Ausschlag im Genitalbereich, wird durch feuchte Windeln oder andere Reizstoffe verursacht. Der Säugling muß bei jedem Windelwechsel völlig trockengelegt werden. Stoffwindeln müssen sorgfältig gewaschen sein und dürfen keine Rückstände mehr enthalten; feuchte Windeln sofort wechseln.
Milchschorf, erkennbar an einem dicken gelb-braunen Schorf auf der Kopfhaut des Säuglings, beruht auf einer Überproduktion der Kopfhauttalgdrüsen.
Kopfschmerzen, **Erkältung**, **Katarrh und tiefer Husten** sind typische Kinderbeschwerden, die meist gut auf Kräuterarzneien ansprechen.
Einschlafschwierigkeiten kommen bei Kindern des öfteren vor, obwohl sie ja mehr Schlaf benötigen als Erwachsene und meist leicht einschlafen. Zu große Aufregung, Zahnen, eine feuchte Windel, Erhitzung und Frieren können dafür sorgen, daß ein Kind mal nicht einschläft. In solchen Fällen sorgt Zitronenmelisse für einen tiefen nächtlichen Schlaf.

DOSIERUNGEN

Die Dosierungen auf dieser Seite sind für Kinder von 1–6 Jahre gedacht. Bei anderen Altersstufen folgende Änderungen vornehmen:

6–12 Monate: ⅓ der Dosis
7–12 Jahre: 1½fache Dosis

Kräuterarzneien, die an anderen Stellen des Buches aufgelistet werden, entsprechend den Vorgaben auf S. 298 kindgemäß dosieren.

VERDAUUNGSSTÖRUNGEN, BLÄHUNGEN & KOLIKEN

Die folgenden Aufgüsse eignen sich für Säuglinge über 6 Monate. Jüngere Säuglinge, die noch gestillt werden, können über die Muttermilch behandelt werden, indem ihre Mutter den Aufguß trinkt.

Kraut: Ingwer (*Zingiber officinale*, S. 153)
Rezeptur: 1–2mal täglich ¼ gestrichenen TL Pulver in ½ Tasse heißem Wasser verabreichen.

Kraut: Kamille (*Chamomilla recutita*, S. 76)
Rezeptur: Aufguß aus 1 gestrichenen TL auf 1 Tasse Wasser bereiten. Bis zu 3 Tassen täglich verabreichen.

Kräuter: Anis (*Pimpinella anisum*, S. 246), Fenchel (*Foeniculum vulgare*, S. 210)
Rezeptur: Aufguß aus 1 gestrichenen TL Fenchel- oder Anissamen auf 1 Tasse Wasser bereiten. Bis zu 2 Tassen täglich geben.

Kraut: Rotulme (*Ulmus rubra*, S. 144)
Rezeptur: 1 TL Pulver mit heißem Wasser zu einer Paste mischen, nach Wunsch mit warmem oder kaltem Wasser verdünnen und mit Zimt, Honig oder Ahornsirup abschmecken. Über den Tag verteilt bis zu 50 g Pulver in mehreren Gaben verabreichen.

VERSTOPFUNG

Kräuter: Lein (*Linum usitatissimum*, S. 226), Rotulme (*Ulmus rubra*, S. 144)
Rezeptur: Täglich 1 TL Leinsamen oder Rotulmenpulver mit 1 großen Glas Wasser geben.

DURCHFALL

Kräuter: Kleiner Odermennig (*Agrimonia eupatoria*, S. 160), Breitwegerich (*Plantago major*, S. 249)
Rezeptur: Aufguß aus 15 g eines der beiden Kräuter und 500 ml Wasser bereiten, bis zu 2 Tassen täglich verabreichen.

KOPFSCHMERZEN

Kräuter: Linde (*Tilia* spp., S. 275), Zitronenmelisse (*Melissa officinalis*, S. 111)
Rezeptur: Aufguß aus einem der beiden Kräuter bereiten und täglich 1–2 Tassen geben.

WINDELAUSSCHLAG & ENTZÜNDETE HAUTAUSSCHLÄGE

Kraut: Vogelmiere (*Stellaria media*, S. 270)
Rezeptur: Salbe 1–2mal täglich auftragen.

Kraut: Ringelblume (*Calendula officinalis*, S. 69)
Rezeptur: Bei jedem Windelwechsel Salbe oder Creme auf die gesäuberte, trockene Haut auftragen.
Hinweis: Salbe ist bei Windelausschlag am besten.

Kräuter: Ringelblume (*Calendula officinalis*, S. 69), Brennessel (*Urtica dioica*, S. 145)
Rezeptur: Aufguß aus je 1 gehäuften TL beider Kräuter und 1 Tasse Wasser bereiten, 1–2 Tassen täglich zu trinken geben.

MILCHSCHORF

Kraut: Ölbaum (*Olea europaea*, S. 239)
Rezeptur: 1–2mal täglich Olivenöl auf die befallene Kopfhaut auftragen.

ERKÄLTUNG, KATARRH & TIEFER HUSTEN

Kraut: Thymian (*Thymus vulgaris*, S. 142)
Rezeptur: Aufguß aus 1 gehäuften TL Kraut und 1 Tasse Wasser bereiten, 1–2 Tassen täglich zu trinken geben.

OHRENSCHMERZEN

Kraut: Knoblauch (*Allium sativum*, S. 56)
Rezeptur: Knoblauchölkapsel aufbrechen, 1 Tropfen Öl auf einen Wattebausch träufeln und in das entzündete Ohr stecken.

ZAHNEN

Kräuter: Kamille (*Chamomilla recutita*, S. 76), Rotulme (*Ulmus rubra*, S. 144)
Rezeptur: Kamillenaufguß geben (siehe *Verdauungsstörungen*); oder aus Aufguß und Rotulmenpulver eine Paste mixen und das Zahnfleisch damit einreiben.

EINSCHLAFSCHWIERIGKEITEN

Kräuter: Kamille (*Chamomilla recutita*, S. 76), Linde (*Tilia* spp., S. 275)
Rezeptur: Aufguß aus einem der beiden Kräuter bereiten, vor dem Zubettgehen 1–2 Tassen verabreichen.

ALTERSBESCHWERDEN

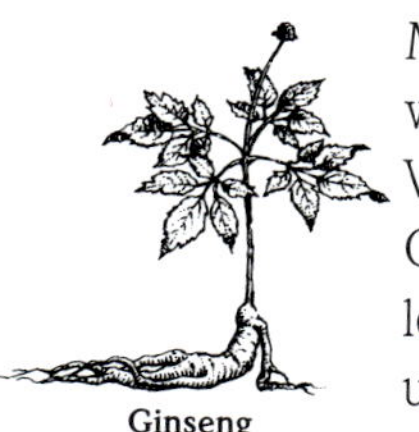
Ginseng
(Panax ginseng)

Mit zunehmendem Alter nimmt meist die Lebensenergie – das Qi, wie die Chinesen sagen – ab, und die Vitalität läßt allmählich nach. Viele Kräuterarzneien eignen sich sehr gut zur Bekämpfung der Gesundheitsprobleme, die sich bei Menschen ab Mitte 50 einstellen, wie etwa Herz-Kreislauf-Beschwerden, Verdauungsstörungen und Gedächtnisschwund. Die genannten Kräuter helfen, die Vitalität zu erhalten und jene lästigen Symptome zu verhindern oder zu verringern, die man gemeinhin mit dem Älterwerden assoziert. Selbstbehandlungsmaßnahmen gegen andere Beschwerden, die häufig in den späteren Lebensjahren auftreten, wie z. B. Arthritis, wurden in den vorhergehenden Abschnitten erwähnt.

Wichtige Hinweise

■ Bei Einnahme herkömmlicher Medikamente den Hausarzt informieren, wenn Sie Kräuterarzneien anwenden wollen. Dies gilt besonders für Senioren.
■ Alle auf dieser Seite genannten Arzneien müssen wenigstens über 3 Monate hinweg genommen werden.
■ Personen über 70 dürfen nur ¾ der Dosis einnehmen, die auf den anderen Seiten dieses Buches angegeben wurde.

Erhaltung der Vitalität

Viele Kräuter können den Körper wieder in Schwung bringen.
Thymian wird oft unterschätzt; jüngste Studien zeigten, daß er die Alterung verzögert, die Vitalität stärkt und das Risiko von Erkältungen, grippalen Infekten oder anderen Atemwegserkrankungen mindert.
Withania, eine Alternative zum Ginseng, soll ebenfalls dem Alterungsprozeß vorbeugen oder ihn verlangsamen. Ein gutes Mittel nach längerer Krankheit und gegen Ergrauen des Kopfhaars.
Ginseng nehmen in China ältere Menschen, um besser »über den Winter zu kommen«. Als ideales Stärkungsmittel für Ältere erhöht er die Vitalität und Widerstandsfähigkeit gegen Infektionen. Gut für Dauergestreßte und Genesende.

ALLGEMEINES MITTEL
Kraut: Thymian (*Thymus vulgaris*, S. 142)
Rezeptur: Standardaufguß bereiten, davon täglich 2–3 Tassen trinken.

STRESS & GENESUNG
Kraut: Withania (*Withania somnifera*, S. 150)
Rezeptur: 2–3mal täglich 1 g getrocknete Wurzel kauen oder fein gehackt mit wenig Wasser einnehmen.

Kraut: Ginseng (*Panax ginseng*, S. 116)
Rezeptur: Bis zu 3 Monate 1–2mal täglich 1 g Ginseng einnehmen. Entweder die frische oder getrocknete Wurzel kauen, als Suppenzutat verwenden oder Tabletten einnehmen. Frühestens nach 3–4 Wochen wiederholen.
Warnung: Ginseng nicht zusammen mit Koffein einnehmen.

Oder: Sollte Ginseng zu sehr anregen, kann auf täglich 3 g Glockenwinde (*Codonopsis pilosula*, S. 82) auf dieselbe Weise ausgewichen werden; dieses Kraut wirkt zwar schonender, aber genauso stärkend und belebend wie Ginseng.

NERVÖSE ERSCHÖPFUNG & STRESS
Kraut: Hafer (*Avena sativa*, S. 172)
Rezeptur: Täglich 25 g Hafer (z. B. als Brei) verzehren; oder 2mal täglich ½ TL Tinktur einnehmen.

Allgemeine Beschwerden

Altersbedingte Beschwerden benötigen eine langsamere, länger dauernde Behandlung.
Ginkgo ist der älteste Laubbaum der Erde. Seine Blätter regen die Durchblutung von Kopf und Hirn an und verbessern Gedächtnis, Konzentration und Energie. Möglicherweise senkt Ginkgo das Schlaganfallrisiko.
Knoblauch ist eine gute, dauerhafte Nahrungsergänzung, fördert Herz und Kreislauf, reguliert den Blutzucker, senkt Bluthochdruck und zu hohe Blutfettwerte und verbessert die Widerstandskräfte gegen Infektionen, speziell Bronchitis.
Libosch kräftigt, wirkt leicht anregend und senkt offenbar auch Bluthochdruck und hohe Blutfettwerte – ein gutes Mittel für Menschen mit schlechter Leberfunktion und schwachem Stoffwechsel.
Enzian unterstützt mit seinen Bitterstoffen die Aufnahme von Nährstoffen, indem er die Magensaftsekretion fördert, die im Alter nachläßt. Aperitifs, die solche Bitterstoffe enthalten, erleichtern es einem schwachen Magen, ein opulentes Mahl zu verdauen.

GEDÄCHTNISSCHWUND & KONZENTRATIONSSCHWÄCHE
Kraut: Ginkgo (*Ginkgo biloba*, S. 98)
Rezeptur: Tabletten einnehmen; diese müssen regelmäßig mindestens 3 Monate eingenommen werden, bevor eine sichtbare Besserung eintritt.

SCHLECHTE DURCHBLUTUNG & BLUTHOCHDRUCK
Kraut: Knoblauch (*Allium sativum*, S. 56)
Rezeptur: Täglich 1–2 rohe Zehen zu den Mahlzeiten verzehren; oder regelmäßig Tabletten bzw. Kapseln einnehmen.

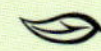

Kraut: Buchweizen (*Fagopyrum esculentum*, S. 208)
Rezeptur: Standardaufguß bereiten, davon täglich bis zu 2 Tassen trinken.

CHRONISCHE INFEKTIONEN
Kräuter: Knoblauch (*Allium sativum*, S. 56), Sonnenhut (*Echinacea* spp., S. 90)
Rezeptur: Täglich 1–2 rohe Zehen zu den Mahlzeiten verzehren oder regelmäßig beide Kräuter in Tabletten- oder Kapselform einnehmen.

SCHWACHE LEBER- & STOFFWECHSELFUNKTION
Kraut: Libosch (*Rehmannia glutinosa*, S. 123)
Rezeptur: 1–3mal täglich 5 g Wurzel kauen; oder Abkochung aus 5 g Wurzel und 250 ml Wasser bereiten, 1–3mal täglich trinken.

VERDAUUNGSBESCHWERDEN
Kraut: Gelber Enzian (*Gentiana lutea*, S. 97)
Rezeptur: 3mal täglich 30 Minuten vor den Mahlzeiten 5–10 Tropfen Tinktur mit Wasser einnehmen.
Warnung: Gelber Enzian darf bei Magenübersäuerung oder Magengeschwüren nicht genommen werden.

ARTHRITIS & RHEUMA
Siehe *Gelenkschmerzen & -steife, einschließlich Arthritis & Gicht*, S. 313.

Hinweis: Die genannten Mittel sollten höchstens 2–3 Wochen eingenommen werden. Sollte keine Besserung eintreten, einen Arzt aufsuchen.

Konsultation eines Pflanzenheilkundlers

Viele Befindlichkeitsstörungen wie Erkältung und leichte Magenverstimmung müssen nicht vom Arzt behandelt, sondern können mit Kräuterarzneien auskuriert werden. Allerdings sollte man lang anhaltende oder möglicherweise schwerwiegende Leiden, etwa ein Magengeschwür oder Gürtelrose, stets durch naturheilkundlich ausgebildete Ärzte untersuchen und behandeln lassen.

Wann sollte mit Pflanzenarzneien behandelt werden?

Nur schwer läßt sich festlegen, welche Krankheiten in einzelnen besonders gut auf Pflanzenarzneien ansprechen, da es bislang nicht sehr viele Untersuchungen – speziell klinische Studien – gibt, die sich mit dieser Thematik befaßt haben. Die umfangreichen positiven Erfahrungen, die Pflanzen- bzw. Naturheilkundler und ihre Patienten mit diesen Arzneimitteln gemacht haben, lassen allerdings vermuten, daß sich viele chronische, aber auch einige akute Krankheiten nach Gabe reiner Phytopharmaka gebessert haben. Hierunter fallen Krankheiten wie Allergien, Arthritis, Hautkrankheiten, chronische bzw. häufige Infektionen, Kreislauferkrankungen, Leberleiden, Menstruationsprobleme und andere Frauenkrankheiten sowie streßbedingte Beschwerden wie Kopfschmerz, Schlaflosigkeit und Herzrasen.

Wahl des Arztes

Hierfür gibt es keine Patentantwort, zumal bei allen sehr schwerwiegenden Krankheiten, wie etwa Krebs oder rheumatoider Arthritis, unbedingt Schulmediziner hinzugezogen werden sollten. Selbstverständlich verfügen langjährig praktizierende Ärzte über umfangreiche diagnostische Kenntnisse, während Mediziner, die sich gerade in Naturheilverfahren weitergebildet haben, den Zusatz »Naturheilverfahren« noch nicht so lange auf ihrem Arztschild führen. Mehr als 10 000 Ärzte für Naturheilverfahren haben sich im Zentralverband der Ärzte für Naturheilverfahren zusammengeschlossen. Hier läßt sich durch Nachfragen im Sekretariat des Verbandes erfahren, welche Ärzte in der Umgebung praktizieren. Letzten Endes ist es eine Frage des Vertrauens, für welchen Arzt man sich entscheidet. Viele Ärzte werden auch von zufriedenen Patienten empfohlen.

Die Konsultation

Beim ersten Besuch sollte man beachtet und gehört werden. Der Arzt sollte sich für den Patienten Zeit nehmen (etwa eine Stunde). Während dieser Zeit wird er nicht nur viele Details zur eigentlichen Krankheit wissen wollen, ob z. B. bereits Mittel gegen die Beschwerden eingenommen werden, sondern auch Fragen stellen zur allgemeinen Lebensweise, Ernährung, Lebenseinstellung, zu Sport und Beruf sowie persönlichen Ängsten. Anschließend sollte (wenn erforderlich) eine körperliche Untersuchung stattfinden, evt. werden Blut- und Urinproben entnommen, und sobald alle Werte vorliegen, kann der Arzt möglicherweise schon eine Diagnose stellen.
Ein Arzt für Naturheilverfahren wird seine Therapievorschläge in erster Linie auf natürlichen Medikamenten wie Pflanzenpräparaten aufbauen; ergänzend wird er Vorschläge zur Ernährungsweise und zur körperlichen Aktivität machen. Sollte der Patient bereits schulmedizinisch behandelt werden, muß er dies unbedingt dem Arzt mitteilen. Denn obwohl Kräuterarzneien in der Regel schonender und verträglicher sind als viele herkömmliche Medikamente, sind es dennoch ebenfalls Medikamente; und diese können in Kombination mit anderen Präparaten unerwünschte Wechsel- und Nebenwirkungen haben.
Die folgenden Konsultationen werden etwa 30 Minuten dauern und je nach Krankheit alle 4–6 Wochen stattfinden. Der Patient sollte diese Termine unbedingt einhalten, auch wenn die Beschwerden rasch abgeklungen sind, denn nur so kann er ganz sicher gehen, daß er völlig geheilt ist.

Sicherheit von Arzneipflanzen

Die meisten pflanzlichen Arzneien können in der Regel bedenkenlos eingenommen werden. Dennoch sind auch sie nicht ohne Gefahr, wie schon der mittelalterliche Arzt Paracelus erkannte: »All Ding ist Gift, es kommt nur auf die rechte Dosis an.«
Gerade homöopathische Arzneiformen können in tiefen Potenzen (d. h. niedriger Verdünnung) geringe Mengen Gift enthalten; wer dabei eigenmächtig die Dosis verdoppelt oder gar verdreifacht, läuft Gefahr, sich selbst zu vergiften. Eine britische Studie an Pflanzenarzneien und Vitaminzusätzen erbrachte, daß diese in Großbritannien zwischen 1983 und 1991 in insgesamt 49 Fällen Nebenwirkungen (die in einem Fall zum Tode führten) hatten.
Aus Meinungsumfragen geht hervor, daß mehr als 60 Prozent der deutschen Bevölkerung pflanzliche Arzneimittel einnehmen, darunter ein hoher Anteil Frauen und Personen mit höherer Schulbildung. Die bevorzugte Einnahme von Kräuterarzneien beruht vor allem auf der Annahme, daß bei dieser Arzneimittelgruppe die Gefahr von Nebenwirkungen gering ist. Auch zahlreiche Ärzte stehen der Verordnung dieser Mittel offen gegenüber. So wird in Deutschland ein Viertel des Weltmarktes an pflanzlichen Arzneimitteln umgesetzt; die Hälfte davon wird von Ärzten verordnet und von den Krankenkassen erstattet, die andere Hälfte wird in Eigenmedikation gekauft. Der Grund für das stetige Marktwachstum in diesem Arzneimittelbereich hat seine möglichen Ursache darin, daß die Anzahl chronisch kranker und alter Patienten ständig wächst und daß eine Behandlung mit herkömmlichen »synthetischen« Medikamenten oft von nicht unerheblichen Nebenwirkungen begleitet ist.

Die Ausbildung zum Pflanzenheilkundler

In Deutschland können sich Schulmediziner im Rahmen einer speziellen Ausbildung zum »Arzt für Naturheilverfahren« weiterbilden und diese Zusatzausbildung in ihrem Arztschild deklarieren. (Die Pflanzenheilkunde stellt neben den Bereichen Ernährungslehre, Entspannungstherapien, physikalische Therapien usw. nur einen Teil dieses Zweiges, weshalb es bei uns keine spezielle Ausbildung zum reinen Pflanzenheilkundler gibt.) Hingegen beschränkt sich eine Weiterbildung in Homöopathie – ebenfalls an einem entsprechenden Zusatz im Arztschild kenntlich – nur auf die Verordnung von Homöopathika. Es ist daher empfehlenswert, sich in die Hand eines Arztes für Naturheilverfahren zu begeben.
Der »Arzt für Naturheilverfahren« absolviert in Deutschland nach strengen Ausführungsbestimmungen der Länder – Gesetz zur Heilkunde ohne Approbationen – eine umfassende medizinische Grundausbildung, deren faktische Inhalte nahezu das Wissen eines Allgemeinarztes vermitteln. In England gibt es eine solche Ausbildung nicht, medizinische Fachkenntnisse werden jedoch in speziellen Pflanzenheilkundeschulungen vermittelt. Im Rahmen der EU werden zur Zeit gesetzliche Regelungen angestrebt, die die unterschiedlichen Ansätze der Pflanzenheilkunde berücksichtigen und einen sicheren Umgang mit den Naturheilverfahren garantieren werden. In Deutschland gibt es noch den »Heilpraktiker«, der mit staatlicher Erlaubnis tätig ist.

Pflanzenheilkunde weltweit

Traditionell haben Pflanzenheilkundler ihre Kenntnisse als »Lehrlinge« erworben. So der berühmte Nicholas Culpepper (1616–1654), der eine zehnjährige Lehrzeit in einer Apotheke absolvierte. Heutzutage werden in vielen Ländern Pflanzenheilkundler in erster Linie an Colleges und Universitäten ausgebildet, wo sie nicht nur in den klassischen Lehrinhalten, sondern auch klinisch unterrichtet werden.
In Großbritannien gibt es für Pflanzenheilkundler (engl. herbalists) zwei Ausbildungszentren (die Middlesex University und die School of Phytotherapy), wo sie nach einer vierjährigen Schulung mit einem akademischen Grad abschließen können. Die Ausbildung der Studenten liegt auf hohem Niveau, auf dem Lehrplan stehen u. a. medizinische Fächer wie Physiologie, Anatomie und Pathologie, aber auch Botanik, Kräuterkunde, Materia Medica, Ernährungslehre und Physiotherapie. Weiterhin müssen die Studenten mindestens 500 Stunden Klinik absolvieren, in der sie u. a. auch lernen, in welchen Situationen kräuterheilkundliche Methoden unbedingt durch die Schulmedizin abgelöst werden müssen. Die Absolventen dieser Ausbildung schließen sich im Berufsverband des National Institute of Medical Herbalists zusammen.
Neben dieser klassischen Form der westlichen Phytotherapie gewinnen fernöstliche alternative Heilverfahren wie Ayurveda und Traditionelle Chinesische Medizin (TCM) im Westen zunehmend an Beliebtheit. Um sich jedoch gegenüber der westlichen Schulmedizin behaupten zu können, müssen sich diese Disziplinen ebenfalls strengen Prüfrichtlinien unterziehen – z. B. klinischen Studien, die mit Kräuterarzneien durchgeführt werden. Dies hat beispielsweise in Deutschland dazu geführt, daß die Krankenkassen für viele klinisch geprüfte Pflanzenheilmittel die Kosten übernehmen.
Die gesetzlichen Regelungen und Anerkennungsverfahren sind weltweit sehr unterschiedlich. Im Fernen Osten jedoch kombinieren Ärzte bereitwillig Kräutermedizin, Akupunktur und andere Naturheilverfahren mit den Segnungen der westlichen Schulmedizin. Demgegenüber erklären einige US-Bundesstaaten die Verschreibung von Kräuterarzneien als illegal. In Australien ist die National Herbalists' Association of Australia (NHAA) die führende Organisation für die Naturheilkundler. In den anderen Teilen der Welt ist die Naturheilkunde nicht ausdrücklich geregelt. Deshalb ist dort Vorsicht geboten bei der Anwendung jeglicher Heilverfahren.

Glossar

Medizinische und pharmazeutische Fachbegriffe

Abkochung: (wiss. Dekokt). Wäßriger Drogenauszug, der 20 – 30 Minuten köcheln muß.
Adstringierend: Zusammenziehende Wirkung auf Haut und Schleimhäute.
Alkaloide: Stickstoffhaltige pflanzliche Inhaltsstoffe, oft mit schmerzlindernder, Halluzinationen erzeugender oder giftiger Wirkung (*siehe* S. 15).
Allergene: Natürliche und synthetische Stoffe, die eine allergische Reaktion auslösen.
Analgetisch: Schmerzbekämpfend, schmerzlösend.
Anorexie: Appetitlosigkeit, vermindertes Hungergefühl bei Infektionskrankheiten und Schwangerschaft.
Anthrachinone: Pflanzliche Wirkstoffe mit abführender Eigenschaft, die in lebenden Pflanzen meist als Glykoside vorliegen (*siehe* S. 14).
Antibiotisch: Wirksam gegen Infektionen durch Kleinsterreger (Bakterien, Pilze).
Antikoagulierend: Blutgerinnungshemmend.
Antimykotisch: Wirksam gegen Pilzinfektionen (z. B. Fußpilz).
Antioxidativ: Oxidationshemmend.
Antiseptisch: Keimabtötend.
Antiviral: Wirksam gegen Virusinfektionen.
Aphrodisiakum: Den Sexualtrieb förderndes Mittel.
Aseptisch: Keimfrei.
Ätherische Öle: Flüchtige, ölige pflanzliche Inhaltsstoffe, die u. a. durch Wasserdampfdestillation gewonnen werden (*siehe* S. 15).
Aufguß: (wiss. Infus). Wäßriger Drogenauszug mit kochendem Wasser, der 5 – 10 Minuten ziehen muß.
Ayurveda: Traditionelle altindische Medizin (*siehe* S. 34 – 37); wörtlich »Wissenschaft vom Leben«.
Bitterstoffe: Bitter schmeckende pflanzliche Inhaltsstoffe mit z. T. appetitfördernder, verdauungsanregender oder entzündungshemmender Wirkung (*siehe* S. 15).
Chinone: Pflanzliche Wirkstoffe mit *antibiotischen* Eigenschaften.
Cumarine: Charakteristisch riechende (»Heu- und Waldmeisterduft«), in höherer Menge giftige pflanzliche Wirkstoffe (*siehe* S. 14).
Derivat: Chemische Verbindung, die sich von einer bestimmten chemischen Grundsubstanz ableitet.
Diuretisch: Harntreibend.
Divertikel: Ausstülpung oder -sackung eines Hohlorgans, meist im Verdauungstrakt (z. B. Zwölffingerdarm).
Dosierung: Zeitlich und mengenmäßig exakt abgestimmte Gabe von Arzneien.
Eklektizismus: Amerikanische Form der Kräutermedizin im 19. und Anfang des 20. Jahrhunderts (*siehe* S. 48).
Emulsion: Instabiles Gemisch aus zwei nicht ineinander löslichen Flüssigkeiten (z. B. Öl und Wasser).
Expektorans: Auswurffördernde Arznei (bei Husten, Katarrh).
Fette Öle: Durch kalte oder heiße Pressung gewonnene Öle.
Fungizid: Pilzabtötend.
Galenik: Wissenschaft von der Arzneimittelherstellung und der technologischen Prüfung der Arzneimittel.
Gerbstoffe: Chemische Stoffe, die in der Lage sind, tierische Haut in Leder zu überführen. Pflanzliche G. wirken *adstringierend*, reizlindernd und entzündunghemmend (*siehe* S. 14).
Glykoside: Pflanzliche Wirkstoffe, die stets aus einer Zuckerkomponente und einem Nichtzuckeranteil (Aglykon) bestehen (*siehe* S. 15).
Halluzinogen: Substanz, die Rausch- und Wahnzustände erzeugt.
Humoralpathologie: Von Hippokrates und Sokrates begründete und von Galen wieder aufgegriffene Theorie von der Entstehung der Krankheiten (*siehe* S. 30 ff.).
Hypoglykämie: Erniedrigter Blutzuckerspiegel (»Unterzuckerung«).
Hyposensibilisierung: Behandlung, um Überempfindlichkeit des Körpers gegen ein *Allergen* zu senken.
Immunstimulans: Anregungsmittel zur körpereigenen Abwehr gegen Infektionen.
Inhalation: Therapieform, bei der medizinisch wirksame Substanzen (z. B. ätherische Öle) eingeatmet werden.
Kaltextrakt: (wiss. Mazerat). Wäßriger Drogenauszug, der bei Raumtemperatur erfolgt.
Kanzerogen: Krebsauslösend.
Karminativa: Mittel gegen Blähungen.
Kolik: Krampfartige Leibschmerzen, äußerst schmerzhaftes Zusammenziehen eines Hohlorgans, z. B. Magen, Darm und Gallenblase.
Kompresse: Nasse Auflage, die kalt oder warm verabreicht werden kann.
Laxans: Abführmittel.
Liniment: Einreibemittel, emulsionsartige Mischung aus Fetten und Zusatzstoffen (Beispiel: Kampfer in Öl).
Lotion: Flüssige Öl-in-Wasser-Emulsion zur äußerlichen Anwendung.
Morbus Crohn: Entzündliche Erkrankung des gesamten Verdauungstraktes, vor allem im Bereich des Dünndarms.
Neuralgie: Schmerzsyndrom infolge Entzündung oder Reizung von Nerven.
Ödem: Flüssigkeitsansammlung im Gewebe.
Ölextrakt: Kalter oder warmer Drogenauszug, bei dem Öl als Extraktionsmittel genommen wird, um speziell die fettlöslichen Wirkstoffe zu gewinnen.
Östrogene Eigenschaften: Wirkung ähnlich den weiblichen Geschlechtshormonen.
Pharmakopöe: Arzneibuch; amtliches Verzeichnis aller in den Apotheken zu führenden Arzneien mit Angaben zu ihrer Beschaffenheit.
Phenole: Vom Benzol abgeleitete, häufige Kohlenstoffverbindungen, die in vielen Pflanzen enthalten sind (*siehe* S. 14).
Physiomedikalismus: Spezielle amerikanische und britische Form der Kräutermedizin, die im 19. und 20. Jahrhundert entwickelt wurde (*siehe* S. 49).
Phytotherapie: Pflanzenheilkunde.
Prostaglandine: Sammelbegriff für von Arachidonsäure abgeleitete Gewebshormone, die bei Mensch und Tier (nicht bei Pflanzen) vorkommen und Schmerz sowie Entzündung steuern.
Purgiermittel: Drastisches Abführmittel.
Qi: »Fließende Lebensenergie« der *Traditionellen Chinesischen Medizin* (*TCM*, *siehe* S. 22/23, 38).
Raynaud-Krankheit: Gefäßkrämpfe in den Fingern und Zehen, die dort starke Durchblutungsstörungen hervorrufen.
Retention: Verweilen oder auch Einlagern von Substanzen im Gewebe, z. B. Flüssigkeitsretention (d. h., Wasser wird zurückgehalten).
Saponine: Giftige pflanzliche Wirkstoffe, die in Verbindung mit Wasser seifenähnlichen Schaum bilden (*siehe* S. 15).
Sedierung: Ruhigstellung durch Medikamente, Dämpfung von Schmerzen.
Signaturenlehre: Theorie, wonach die äußere Form einer Pflanze ihre medizinalen Eigenschaften widerspiegelt (*siehe* S. 22).
Soor: Auch Soormykose; Pilzbefall der Schleimhäute im Mund- oder Scheidenbereich.
Steroide: Häufige Kohlenstoffverbindungen, die u. a. als Wirkstoffe pflanzlicher oder tierischer Herkunft oft starke hormonelle Eigenschaften besitzen.
Systemisch: Ein Organsystem oder mehrere Organe in der gleichen Weise betreffend.
Terpene: Sehr vielfältige chemische Gruppe von Naturstoffen, die u. a. Bestandteile der meisten ätherischen Öle sind (*siehe* S. 15).
Tinktur: Flüssige Arznei, die durch Kaltextraktion (Mazeration) mit Wasser oder Alkohol hergestellt wird.
Tonikum: Stärkungsmittel.
Toxin: Giftstoff oder giftige Substanz .
Toxisch: Jeglicher Stoff, der giftig wirkt.
Traditionelle Chinesische Medizin: (TCM). Aus der chinesischen Volksheilkunde hervorgegangene Medizinform, die auf dem Prinzip von *Yin und Yang* beruht (*siehe* S. 38).
Trägeröl: *Fettes Öl*, das als Trägerstoff für andere fettlösliche Substanzen dient.
Vegetatives Nervensystem: Abschnitt des Nervensystems, der autonom alle lebenswichtigen Körperfunktionen wie Herzschlag, Atmung, Stoffwechsel, Verdauung, Schwitzen usw. steuert und nicht dem Willen unterliegt.
Yin und Yang: Prinzip der *Traditionellen Chinesischen Medizin (TCM)*, das auf dem dualen Gleichgewicht von Gegensatzpaaren wie weiblich und männlich, hell und dunkel, heiß und kalt usw. beruht.

Botanische Fachbegriffe

Ähre: Blütenstand mit sitzenden Blüten an unverzweigten Stengeln.
Ausläufer: (wiss. Stolone). Kriechende Stengel, die an ihrer Spitze neue Pflanzen ausbilden.
Beere: Fleischige, ein- bis mehrsamige Frucht.
Dolde: Schirmförmiger Blütenstand, dessen Einzelblüten demselben Ausgangspunkt entstammen.
Einkeimblättrige: (wiss. Monokotyledonen). Pflanzen mit nur 1 oberirdischen Keimblatt und längsgerippten Blättern.
Gegenständig: An einem Stengelknoten stehen sich 2 Blätter gegenüber.
Kapselfrucht: Aus mehreren Fruchtblättern gebildete Streufrucht mit trockener Schale.
Kelchblatt: Äußeres Blütenblatt einer doppelten Blütenhülle.
Kronblatt: Inneres Blütenblatt einer doppelten Blütenhülle.
Latex: Milchsaft verschiedener Krautpflanzen und Bäume.
Myzel: Unterirdisches, aus vielen Fäden (Hyphen) bestehendes Pilzgeflecht, aus dem der Fruchtkörper (»Pilz«) wächst.
Nuß: Einsamige Frucht mit harter Schale.
Rhizom: Ausdauernder, unterirdischer, i.d.R. horizontal wachsender Sproß mit Speicherfunktion.
Rispe: Mehrfach verzweigter Blütenstand, Einzelblüten i. d. R. gestielt.
Sammelfrucht: Aus mehreren Einzelfrüchtchen zusammengesetzte, wie 1 einzige Frucht wirkende Frucht (z. B. Himbeere).
Schließfrucht: Frucht, die sich nicht öffnet (z. B. Hagebutte).
Sproßteile: Oberirdische Pflanzenteile.
Stengelknoten: (wiss. Nodus). Meist verdickte, knotenförmige Ansatzstelle der Blätter am Stengel.
Traube: Blütenstand mit gestielten Einzelblüten, die einer Sproßachse entspringen.
Trugdolde: Schirmförmiger Blütenstand, dessen auf Stielen sitzende Einzelblüten verschiedenen Ausgangspunkten entspringen.
Wechselständig: An einem *Stengelknoten* sitzt jeweils nur 1 Blatt.
Wirtel: Quirlförmige Anordnung von mehr als 3 Blättern an einem *Stengelknoten.*
Zweihäusig: Männliche und weibliche Blüten wachsen auf verschiedenen Pflanzen einer Art.
Zweikeimblättrige: (wiss. Dikotyledonen). Pflanzen mit 2 meist oberirdischen Keimblättern und meist netznervigen Blättern.
Zwiebel: Unterirdisches, knollenförmiges Speicherorgan.

Bibliographie

Kräuterheilkunde

Bocksch, Manfred: Natürlich heilen und behandeln. Bocksch, 1995.
Bocksch, Manfred: Das praktische Buch der Heilpflanzen – Kennzeichen, Heilwirkung, Anwendung, Brauchtum. BLV Verlagsgesellschaft München, 1996.
Bruckner, Helmut: Die Kraft der Heilpflanzen – Teebaum. dtv München 1998.
Brun, Viggo/Schumacher, Trond: Traditional Herbal Medicine in Northern Thailand /Traditionelle Pflanzenheilkunde im Norden Thailands. Laufersweiler Verlag Wettenberg, 1997.
Carstens, Jutta: Heilpflanzen – Gesundheit aus der Natur. TRIAS Stuttgart, 1997.
Dapper, Heinrich: Phytotherapeutisches Grundwissen. Eine Einführung in die Pflanzenheilkunde. Innova Verlag Berlin, 1995.
Dörfler, Hans P./Roselt, Gerhard: Das große Hausbuch der Heilpflanzen. Urania Leipzig, 1997.
Ennet, Diether/Reuter, Hans. D.: Lexikon der Pflanzenheilkunde. Wirkung, Anwendung, Botanik, Geschichte. Hippokrates Verlag Stuttgart, 1997.
Fischer, Susanne: Medizin der Erde – Legenden, Mythen, Heilanwendungen und Betrachtung unserer Heilpflanzen. H. Hugendubel München, 1995.
Flück, Hans/Jaspersen-Schib, Rita: Unsere Heilpflanzen. E. Ott Verlag , 1995.
Frank, Kai U.: Altchinesische Heilungswege – Das Handbuch der fernöstlichen Naturheilkunde. W. Jopp Verlag Wiesbaden, 1991.
Götz, Josef: Heilpflanzen und ihre Inhaltsstoffe. MZ-Verlag, 1986.
● Heilpflanzen in der Behandlung von Diabetes mellitus. Redaktion: Paschinskij, W. G./Goldberg, Evgenij D. Universitätsbuchhandlung Jena, 1992.
● Heilpflanzen in der Behandlung von Magen- und Duodenalulzera. Redaktion: Paschinskij, W. G./Goldberg, Evgenij D. Universitätsbuchhandlung Jena, 1992.
● Heilpflanzen in der Hypertonie-Behandlung. Redaktion: Paschinskij, W. G./Goldberg, Evgenij D. Universitätsbuchhandlung Jena, 1992.
Heyn, Birgit: Die sanfte Kraft der indischen Naturheilkunde. Ayurveda – die Wissenschaft vom langen Leben. Scherz Verlag München, 1992.
Hoppe, A.: Drogenkunde, Bd. 1 Angiospermen. Walter de Gruyter Verlag, Berlin, 1975.
Horsch, Hanspeter: Gesundheit am Wanderweg – Heilpflanzen und Naturheilverfahren. Appenzeller Verlag Herisau, 1994.
Hunnius – Pharmazeutisches Wörterbuch. Bearb. von Burger, Arthur/Wachter, Helmut. Walter de Gruyter Verlag Berlin, 1998.
Keidel-Joura, Christina: Vom Charakter der Heilpflanzen – Mit heimischen Pflanzen Körper und Seele heilen. Droemer Knaur München, 1997.
● Das kritische Heilpflanzen-Handbuch – 10 Experten untersuchen, was Heilpflanzen wirklich können. Orac Wien1985.
Krug, Vinzenz: Die Heilende Kraft der Natur – Wirksame und natürliche Selbsthilfe mit Heilpflanzen. Krug, Vinzenz , 1996.
Lange-Ernst, Maria E.: Heilpflanzen Säfte – Natur in konzentrierter Form für Gesundheit und Wohlbefinden. Lust auf Gesundheit Verlag.
Laux, Hans/Tode, Alfred: Heilpflanzen und ihre Wirkung – Alles über die wichtigsten Rezepturen und ihre Anwendungen. Bechtermünz Verlag Augsburg, 1997
Mabey, Richard/McIntyre, Michael/Michael, Pamela/Duff, Gail/Stevens, John: Das neue BLV Buch der Kräuter – Gesundheit, Ernährung, Schönheit. BLV Verlagsgesellschaft München, 1995.
Mességué, Maurice/Bontemps, Michel: Heilpflanzen – Therapie-Lexikon. Ullstein Berlin 1991.
Miller, Light/Miller, Bryan: Ayurveda und Aromatherapie. Windpferd Verlag Aitrang, 1996.
Minker, Margaret: Die Kraft der Heilpflanzen – Echinacea. dtv München, 1998.
Monte, Tom: Die fünf Wege der Heilung – Chinesische Medizin, Ayurveda, westliche Schulmedizin, Homöopathie und Naturheilkunde. Droemer Knaur München, 1995.
Ody, Penolope: Naturmedizin Heilkräuter – Der Ratgeber für die richtige Anwendung von Heilkräutern zu Hause. BLV Verlagsgesellschaft München, 1994.
Pahlow, Mannfried: Der große GU Ratgeber Heilpflanzen. Gräfe und Unzer Verlag München, 1995.
Paulus, Ernst/Ding, Yu-he: Handbuch der traditionellen chinesischen Heilpflanzen. K. F. Haug Verlag Heidelberg, 1987.
Pelikan, Wilhelm: Heilpflanzenkunde. Der Mensch und die Heilpflanzen. Band 1, 1988; Band 2, 1982; Band 3, 1984. Verlag am Goetheanum.
Pschyrembel – Klinisches Wörterbuch. Walter de Gruyter Verlag Berlin, 1998.
Quinche, Robert: Heilpflanzen – Die Kräfte der Natur. Seehamer Verlag Weyarn, 1997.
Raff, Adolf: Erprobte Heilpflanzen – 1500 Rezepte nach alten Quellen, Überlieferungen und persönlichen Erfahrungen. K. Rohm Verlag Bietigheim-Bissingen, 1977.
Reglin, Felicitas/Wehmeyer, Petra: Spezielle Phytotherapie – Moderne Aspekte der Pflanzenheilkunde, dargestellt an ausgewählten Pflanzen und Indikationen. R. Reglin Verlag, Köln 1995.
Romagnoli, Gioia/Vasetti, Stefania: Klassische Kräuter und Heilpflanzen. Stürtz Verlag Würzburg, 1996.
Saupe, Jürgen: Der Naturdoktor – Gesundheit aus Heilpflanzen. Nauman & Göbel Köln, 1986.
Schaffner/Häfelfinger/Ernst: Heilpflanzen Kompendium – Vorkommen, Merkmale, Inhaltsstoffe, Anwendung. Naturbuch Verlag Augsburg,1986.
Schauer, Thomas/Caspari, Claus: Der große BLV Pflanzenführer. BLV Verlagsgesellschaft München, 1996.
Schiller, Reinhard: Hildegard Pflanzen-Apotheke – Heilpflanzen für ein gesundes Leben. Rezepte zur Herstellung von natürlichen Medikamenten. Praktische Hinweise für die Selbstbehandlung. Econ Verlag Düsseldorf, 1997.
Schneebeli-Graf, Ruth: Blütenland China – Botanische Berichte und Bilder II. Nutz- und Heilpflanzen: Vorkommen, Symbolik, Wirkstoffe. Birkhäuser Verlag Basel, 1995.
Schunk, Rainer: Die Heilpflanze – 120 Heilpflanzen und 40 Gewürze. Leicht verständlich dargestellt. H. Kaulfuß Verlag Abtswind, 1977.
Sengupta, Christine/Grob, Peter/Stüssi, Hans: Medikamente aus Heilpflanzen – Von der Aloe zur Zitronenmelisse: Wirkungen, Risiken, Präparate. Ein kritisch-wissenschaftlicher Ratgeber. Unionsverlag Zürich, 1991.
Staigmiller, Gertrud: Leben und Überleben mit Heilpflanzen – Ratschläge, Rezepte und Neutralisierung von Umweltgiften durch Heilpflanzen. SVG Stuttgart, 1988.
Svoboda, Robert E.: Ayurveda – Life, Health and Longevity. Arkana, London, 1992.
Teuscher, Eberhard: Biogene Arzneimittel. Wissenschaftliche Verlagsgesellschaft Stuttgart, 1997.
Vonarburg, Bruno: Natürlich gesund mit Heilpflanzen. AT Verlag Aarau, 1996.
Wagner, Hildebert: Pharmazeutische Biologie Bd. 2. Gustav Fischer Verlag, Stuttgart, 1993.
Werner, Monika: Großer GU Ratgeber Ätherische Öle. Gräfe und Unzer Verlag, München, 1996.
Widmaier, Wolfgang: Pflanzenheilkunde Band 1: Geschichte – Praxis – Rezepturen. WBV Biol.- med. Verlagsgesellschaft Schorndorf, 1986.
Widmaier, Wolfgang: Pflanzenheilkunde Band 2: Beschreibung der Pflanzen und Drogen, Rezepturen. WBV Biol.- med. Verlagsgesellschaft Schorndorf, 1988.
Willfort, Richard: Gesundheit durch Heilkräuter – Erkennung, Wirkung und Anwendung der wichtigsten einheimischen Heilpflanzen. R. Trauner Verlag Linz, 1995.
Wolters, Bruno: Agave bis Zaubernuß – Die Heilpflanzen der Indianer Nord- und Mittelamerikas. Urs Freund Verlag Greifenberg, 1995.
Zeltner, Renate: Die Kraft der Heilpflanzen – Johanniskraut. dtv München,1998.
Zoller, Andrea/Nordwig, Hellmuth: Heilpflanzen der Ayurvedischen Medizin – Ein praktisches Handbuch. K. F. Haug Verlag Heidelberg, 1997.

Geschichte der Kräuterheilkunde

Culpeper, N.: The English Physitian Enlarged. George Lawbridge, London, 1653.
Dioscurides: De Materia Medica. Weidmannsche Verlagsbuchhandlung Hildesheim, 1958.
Fehringer, Barbara: Das Speyerer Kräuterbuch mit den Heilpflanzen Hildegards von Bingen. Königshausen u. Neumann Würzburg, 1994.
Gerard, John: The Herball or Generall Historie of Plantes. John Norton, London, 1597.
Haas, Hans: Parabeln der Kräutermedizin – Geschichte der Heilpflanzenkunde. Innovations Verlagsgesellschaft Seeheim-Jugenheim, 1989.
Hartmann, Franz: Theophrastus Paracelsus von Hohenheim. M. Ullrich Verlag, 1977.
● The Herbal Remedies of Physicians of Myddfai (Meddygon Myddfai). Übersetzung: John Pughe, Llanerch Enterprises, Lampeter, 1987.
K'Eogh, J. (ed. Scott, M.): An Irish Herbal. Aquarian Press, Wellingborough, 1986.
Manniche, Lise: An Ancient Egyptian Herbal. British Museum Publications, London, 1989.
Marzell, Heinrich: Geschichte und Volkskunde der deutschen Heilpflanzen. O. Reichl Verlag, 1938/1996.
Meid, Wolfgang: Heilpflanzen und Heilsprüche – Zeugnisse gallischer Sprache bei Marcellus von Bordeaux. Universität Innsbruck, Institut Sprachwissenschaften, 1996.
● Paracelsus – Theophrast von Hohenheim. Hrsg. v. Fellmeth, Ulrich/Kotheder, Andreas. Wissenschaftliche V.-G., 1993.
Peuckert, Will E.: Theophrastus Paracelsus. G. Olms Verlag Hildesheim, 1944/1991.
Plinius der Ältere: Naturkunde /Naturalis Historia (Lat./Dt., 37 Bände). Hrsg.: v. König, Roderich/ Bayer, Karl/Hopp, Joachim. Artemis Zürich.
Plinius der Ältere: Naturkunde /Naturalis Historia (Lat./Dt.). Band 21/22: Heilmittel aus dem Pflanzenreich. Artemis Zürich, 1985.
Thomson , Samuel: A Narrative of the Life and Medical Discoveries of Samuel Thomson. Boston, 1825.
Vogel, Virgil: American Indian Medicine. University of Oklahoma Press, 1970.

CD-ROM, Video

Brendler, Thomas/Carter, Helen/Grünwald, Jörg/Jänicke, Christof/Kleu, Burghard/Murphy, Mary: Heilpflanzen on disk! Herbal remedies on disk! 1 CD-ROM. Herbalist & Doc 1996.
Brendler, Thomas/Grünwald, Jörg/Jänicke, Christof: Herbal Remedies • Heilpflanzen. 1 CD-ROM. Deutscher Apotheker Verlag Stuttgart, 1997.
Pharmatel/Ott, Theo: Heilen mit Pflanzen. 1 Videocassette. Fröbus Medien Köln, 1986.
Viehauser, Franz: Moderne Pflanzenheilkunde – Von A – Z mit Therapiehinweisen. 1 Videocassette. Video-Commerz, 1984.

Allgemeines Register

Historie, Heilpflanzenporträts, Kräuterarzneien

Fettgedruckte Seitenzahlen beziehen sich auf die Pflanzenporträts, **fett**gedruckte Stichwörter auf das Kapitel »Kräuterarzneien für den Hausgebrauch«.

A

Abelmoschus esculentus 249
Abies balsamea **156**
Abkochung herstellen 290
Ableger 285
Aborigines 44
Abrus precatorius 36, **156** 248
Absinth **63**
Abutilon indicum **156**
Acacia arabica 44, **156**, 157
 A. catechu 156, **157**
 A. decurrens 44, 156
 A. nilotica **156**
Acanthopanax gracilistylus 92
Acanthus mollis **157**
Achillea millefolium 31, **54**, 179, 270
Achyranthes aspera 157
 A. bidentata **157**
Ackerfrauenmantel **167**
Ackergauchheil **164**
Ackerlein **226**
Ackerminze **232**, 266
Ackerschachtelhalm 127, **202**
Aconitum carmichaelii 158
 A. napellus 20, **158**
Acorus calamus 37, **55**
 A. calamus var. *americanus* 55
 A. gramineus 55
Adaptogen 12
Adaptogenika 13
Aderlaß 21, 31
Adhatoda vasica **158**
Adiantum capillus-veneris **158**
 A. caudatum 158
Adonis vernalis **158**
Adonisröschen, Frühlings- **158**
Adstringenzien 13
Aegle marmelos 16, **159**
Aesculus hippocastanum **159**, 198, 232
Aframomum melegueta 43, **159**
Afrikanische Medizin 42
Agartang **213**
Agastache rugosa 40, **159**
Agathosma betulina **67**
Agave americana **160**
 A. sisalana 160
Agrimonia eupatoria **160**
 A. pilosa **160**
Agropyron repens **160**, 219
Ährenminze 112, 225, 233
Ailanthus altissima **161**
 A. glandulosa **161**
 A. malabrica 161
Ajuga chamaepitys 161
 A. decumbens 161
 A. reptans **161**
Akanthus **157**
Akupunktur 27
Alant, Echter 24, **105**, 209, 221
Alcea rosea 163, 219
Alchemilla xanthochlora **161**
Alchimie 22
Aletris farinosa **162**
Alfalfa **232**
Alkaloide 15, 24
Allium cepa 11, 56, **162**
 A. fistulosum 162
 A. sativum 17, 26, 34, 47, **56**, 162, 209
 A. ursinum 56, **162**
Alnus glutinosa **162**
Aloe 36, 42, 43, **57**, 160
 Aloe, Hundertjährige **160**
 Aloe, Kap- 57
Aloe barbadensis **57**
 A. ferox 57
 A. vera 36, 42, 43, **57**, 160
Aloysia triphylla **227**
Alpenampfer 126
Alpenhelmkraut 38, 40
Alpinia galanga 58
 A. katsumadai 58
 A. officinarum 20, 39, **58**
 A. oxyphylla 58
Alraune 30, 131, 178, **230**
Alstonia spp. 44, **163**
Althaea officinalis 32, 33, 156, 157, **163**, 167, 230, 252
 A. rosea 163, 219
 A. trisukatum 156
Amanita muscaria 16, 185
Amarant **163**
Amaranthus caudatus 163
 A. grandiflorus 163
 A. hypochondriacus **163**
 A. spinosus 163
Amberbaum, Orientalischer **227**
Amberkraut 274
Amblabaum **202**
American Indian Medicine 23, 48
Amerikanische Espe **253**
Amerikanische Eßkastanie 182
Amerikanische Heilpflanzen 46
Amerikanische Narde **168**
Amerikanische Nieswurz **279**
Amerikanische Säckelblume **183**
Amerikanische Weißesche 211
Amerikanische Zahnlilie **204**
Amerikanischer Baldrian **197**
Amerikanischer Faulbaum 259
Amerikanischer Ginseng 116, **241**
Amerikanischer Schneeball **279**
Amerikanischer Styrax 227
Ammi majus 59, **164**
 A. visnaga 17, 42, 44, **59**, 164
Ammoniacum **200**
Ammoniakpflanze **200**
Amomum villosum 159
Ampfer, Alpen- 126
 Ampfer, Krauser **126**, 262, 275
 Ampfer, Sauer- 126
Anacardium occidentale **164**
Anacyclus pyrethrum 43, **164**
Anagallis arvensis **164**
Analgetika 13
Anamirta cocculus **165**
Ananas 51, **165**
Ananas comosus 51, **165**
Andorn, Schwarzer **174**
 Andorn, Weißer **231**
Anemarrhena asphodeloides **165**
 A. nemorosa 166
 A. pratensis 166
 A. pulsatilla **165**, 257
Anethum graveolens **166**
 A. sowa 166
Angelica archangelica 31, 60, **166**, 223
 A. dahurica **166**
 A. polymorpha **60**
 A. pubescens 167
 A. sinensis 39, **60**, 65, 115, 121, 167, 190
Angelika **166**
 siehe auch Chinesische Angelika
Angosturabaum **212**
Anis 51, 182, 194, 210, **246**
Annatostrauch **177**
Annona squamosa **167**
Antalaea azadirachta **173**
Antennaria dioica 216
Anthemis cotula **167**
 A. nobilis **184**
Anthocyane 14
Anthrachinone 14
Anthriscus cerefolium **167**
Antibabypille 49
Antibiotika 10, 13, 26, 27
Antiphlogistika 13
Antiseptika 13
Aphanes arvensis **167**
Apium graveolens **61**, 233, 244
 A. graveolens var. *rapaceum* 61
Apothekerrose 261
Aprikose, Japanische **255**
Aprikosenbaum **254**
Arabischer Jasmin 222
Aralia chinensis 168
 A. cordata 168
 A. nudicaulis 168
 A. racemosa **168**
Arbutus unedo **168**
Arctium lappa 12, 18, **62**, 126, 175, 262, 275
 A. minus 62
 A. tomentosum 62
Arctostaphylos uva-ursi 67, 143, **168**, 210, 278
Areca catechu 248
Areca-Palme 248
Arenaria peploides 168
 A. rubra **168**
Argemone mexicana **169**, 242
Arisaema amurense 169
 A. consanguineum **169**
 A. heterophyllum 169
 A. speciosum 169
 A. triphyllum 169
Aristolochia bracteata 169
 A. clematitis **169**
 A. fangchi 169
 A. indica 169
 A. kaempferi 169
 A. klugii 169
 A. rotunda 169
 A. serpentaria 169
Aristoteles 16, 30
Armoracia rusticana **169**
Arnica fulgens 170
 A. montana 33, **170**
Arnika 33, **170**
Artemisia abrotanum 63, 64, **170**
 A. absinthium **63**, 64, 170
 A. annua 10, 63, **64**
 A. apiacea 64
 A. argyii 171
 A. capillaris 63, 64, **170**
 A. cina 63, 64, **170**
 A. dracunculus 63, 64, **171**
 A. lavandulaefolia 171
 A. vulgaris 63, 64, **171**
Artischocke 71, **196**
Arzt für Naturheilverfahren 33
Asclepias incarnata 171
 A. syriaca 171
 A. tuberosa 47, **171**
Ashwagandha **150**
Asiatische Medizin 25
Asiatischer Wassernabel 17, 44, 45, **74**
Asiatisches Süßholz **215**, 253
Asparagus officinalis **172**
Asperula odorata **172**
Aspidium filix-mas **201**
Aspidosperma excelsum 172
 A. quebracho-blanco **172**
Aspirin 24, 128
Astragalus membranaceus **65**
Atemwege 13
Atharvaveda 34
Ätherische Öle 15, 296
Atlaszeder 183
Atmung 12
Atractylodes macrocephala **172**, 253
Atropa belladonna 33, **66**, 198, 219, 271
Atropin 15
Aubergine 66, **268**
Aufgeblasene Lobelie 24, **108**, 148, 207
Aufguß herstellen 290
Aufrechtes Glaskraut **242**
Augenbad 296
Augentrost 177, **208**
Ausbildung 33
Australische Pflanzenheilkunde 44
Avena sativa 11, **172**
Avicenna 19, 31
Avocadobaum 48, **118**
Ayahuasca-Liane 16, 51, **174**, 243
Ayurveda 34
 Ayurvedische Arzneien 36
 Ayurvedische Medizin 25, 34
 Ayurvedischer Arzt 36
 Elemente im Ayurveda 35
Azadirachta indica 159, **173**

B

Ba ji tian **235**
Ba jiao hui xian **221**
Bacc **55**
Bachminze 112
Bacopa monnieri **173**
Bäder 296
Badianus Manuskript 46
Bai guo **98**
Bai shao yao **115**
Bai tou weng **257**
Bai zhi **166**
Bai zhu **172**, 253
Baikal-Helmkraut **133**, 134, 159, 172
Baldrian 10, 30, 117, 271
 Baldrian, Amerikanischer **197**
 Baldrian, Echter **146**, 197
Ballonpflanze 35, **181**
Ballota nigra **174**
Balsambirne 46, **234**
Balsamtanne **156**
Bambus, Rohr- **174**
Bambusa arundinacea **174**
 B. breviflora 174
Ban bian lian 108
Banane **236**
Banisteria caapi **174**, 243
Banisteriopsis caapi 16, 51
Banyanbaum **209**, 210
Baptisia tinctoria **174**
Barabang **202**
Bärenklau **157**
Bärenlauch 56, 143, **162**, 278
Bärentraube 210
 Bärentraube, Immergrüne 67, **168**
Barfußärzte 27
Barosma betulina 24, 42, **67**
 B. crenulata 67
 B. serratifolia 67
Barun **87**
Basilienkraut 35
 Basilienkraut, Heiliges **114**, 238
Basilikum 114, **238**
 Basilikum, Griechisches 238
Baumflechte **227**
Baumwacholder 223
Baumwolle **216**
Beech, Wooster 48
Beerentang **264**
Behaarte Wolfsmilch **207**
Beifuß, Einjähriger **64**
 Beifuß, Gemeiner **171**
Beinwell 12, 270
 Beinwell, Gemeiner 10, 33, **136**, 157, 249, 264
Belebende Weine herstellen 292
Bellirica-Myrobalane **273**
Bengalisches Kino 178
Benincasa cerifera **175**
 B. hispida **175**
Benzoebaum, Storax- **272**
Berberis aquifolium **175**, 176
 B. vulgaris 106, **175**, 244
Berberitze 106, **175**, 244

Bergamotte **189**
Bergwohlverleih **170**
Bertram, Römischer **164**
Berufkraut, Kanadisches 45, **203**
Besenginster **265**
Besenheide **179**
Beta vulgaris **176**
Betelbissen 248
Betelpfeffer 119, **248**
Betonica officinalis **270**
Betonie **270**
Betula pendula **176**
B. utilis 176
B. verrucosa **176**
Bezoarwurzel **200**
Bian xu **251**
Biberwurzel **169**
Bidens pilosa 177
B. tripartia **177**
Bignonia catalpa **177**
Bilsenkraut 66, **219**
Bingen, Hildegard von 20
Bioenergien 35
Bisamholz **217**
Bischofskraut **59**
Bitterdistel 71, **190**
Bittere Schleifenblume **220**
Bitterholz **146**
Bitterklee **233**
Bittermittel 13
Bitterorange **188**
Bittersilche **244**
Bitterstoffe 15
Bittersüßer Nachtschatten **268**
Bixa orellana **177**
Blasenkirsche **245**
Blasentang **211**, 264
Blaue Kardinalsblume 108
Blauer Eisenhut **158**
Blaugummibaum **94**
Bleiwurz, Ceylon- **249**
Bleiwurz, Europäischer 249
Blumenhartriegel 193
Blutroter Hartriegel 193
Blutweiderich **229**
Blutwurz **254**
Blutwurz, Kanadische **263**
Bo he **232**
Bobaum **210**
Bocksdorn 40, **109**
Bockshornklee **276**
Bohne **244**
Bohnenkraut, Garten- 265
Bohnenkraut, Winter- **265**
Boldo 50, **244**
Borago officinalis **177**, 201
Borretsch **177**, 201
Brahmi **173**
Brassica oleracea **178**
Braunalge 42
Braunelle, Gemeine **122**, 264
Braunwurz, Knotige **266**
Braunwurz, Wasser- 266
Brechnuß **271**
Brechschwalbenwurz **277**
Brechwurzel 50, **184**, 217
Breitwegerich 120, 157, **249**
Brenndolde **190**
Brennessel 31, 60, 224
Brennessel, Große **145**
Brennessel, Kleine 145
Brennessel, Pillen- 145
Bridelia ferruginea 43
Brombeere 32
Brombeere, Echte **261**
Bruchkraut, Kahles 168, **218**
Bruchweide 128
Brunnenkresse 190, **237**
Brustbeerbaum **281**
Bryonia alba 178
B. cretica ssp. *dioica* **178**
B. dioica **178**
Bu gu zhi **256**
Buchweizen **208**
Buddha 34
Bukkostrauch 24, 42, **67**
Buntfarbige Schwertlilie **222**
Buntnessel **83**
Bupleurum chinense 18, **68**
B. scorzoneraefolium **68**
Burma-Padouk 178
Büschelbohne **196**
Buschwindröschen 166
Butea monosperma **178**
Butterbaum, Indischer **230**
Butternußbaum 48, **222**

C

Caesalpina bahamensis 179
C. bonducella **178**
C. pulcherrima 179
Calamintha ascendens **179**, 265
C. officinalis **179**
C. sylvatica **179**
Calendula arvensis 69
C. officinalis 30, **69**, 120
Calluna vulgaris **179**
Camellia sinensis 11, 37, **179**, 213, 221, 222
Cananga odorata **179**
Canangium odoratum **179**
Canella alba **180**
C. winterana **180**
Cannabis sativa 19, **180**
Canon Medicinae 19
Cao dou cou 58
Capparis cyanophora 180
C. horrida 180
C. spinosa **180**, 265
Capsella bursa-pastoris **181**
Capsicum annuum 70
C. frutescens 25, 36, 47, 49, **70**, 108
Caraka 34
Caraka Samhita 17, 34
Carbenia benedicta **190**
Cardiospermum spp. 35, **181**
Carduus benedictus **190**
C. marianus 32, 68, **71**, 196
Carica papaya 11, **181**
Carrageen **187**
Carthamus tinctorius 40, **181**
Cartier, Jacques 23
Carum carvi 166, **182**, 194, 210
Cassava **231**
Cassia angustifolia 72
C. obtusifolia 72
C. senna 20, 28, 43, **72**, 211, 259, 270
Castanea dentata 182
C. sativa **182**
Castanospermum australe 29, 45
Catalpa bignonioides **177**
Catha edulis **182**
Catharanthus roseus **280**
Caulophyllum robustum 73
C. thalictroides 48, **73**
Cayennepfeffer 25, 36, 46–49, **70**, 108
Ceanothus americanus **183**
C. azureus 183
Cedrus spp. **183**
C. atlantica 183
C. deodara 183
C. libani 183
Celtis australis **183**
Centaurea cyanus **183**
C. scabiosa 183
Centaurium erythraea **204**, 214
Centella asiatica 17, 44, 45, **74**
Cephaelis ipecacuanha 50, **184**, 217
Ceratonia siliqua **184**
Cetraria islandica **184**
Ceylon-Bleiwurz **249**
Ceylon-Jasmin **203**
Ceylon-Zimtbaum **80**
Chai hu **68**
Chakras 35, 36
Chamaelirium luteum 49, **75**
Chamaemelum nobile 76, 167, **184**
Chamaenerion angustifolium **185**
Chamomilla recutita 33, **76**, 167, 185
Che qian cao 249
Che qian zi 120
Chebula-Myrobalane **273**
Cheiranthus cheiri **185**
Chelidonium majus **185**, 242
Chelone glabra **186**
Chemie 24
Chemische Arzneien 22
Chenopodium ambrosioides var. *ambrosoides* 186
C. ambrosioides var. *anthelminticum* **186**
C. bonus-henricus 186
C. quinoa 186
C. rhadinostachyum 186
Chi shao yao 115
Chili 46, 48, **70**
Chimaphila umbellata **186**
China 25
Chinarinde 50, 212, 220, 254
Chinarindenbaum 21, **79**
Chinesische Angelika 39, **60**, 65, 115, 121, 167, 190
Chinesische Drogen, Lexikon der 40
Chinesische Kräuter 40
Chinesische Kräutermedizin 18
Chinesische Küchenschelle **257**
Chinesische Lobelie 108
Chinesische Medizin 27
Chinesische Pfingstrose 40, **115**, 241
Chinesische Yamswurzel **200**
Chinesische Volksheilkunde 38
Chinesischer Fingerhut 123
Chinesischer Goldfaden **192**
Chinesisches Hasenohr 18, **68**
Chinin 11
Chinin, australisches 44
Chionanthus virginicus **186**, 244
Chirayata **135**
Chirettakraut 37, **135**
Chiropraktik 25, 49
Cholagoga 13
Cholera 28
Choleretika 13
Chondodendron tomentosum 11, 50, **187**
Chondrus crispus **187**
Chou wu tong 38, **189**
Christrose 201, **217**
Christuspalme **260**
Chronische Krankheiten 27
Chrysantheme, Gärtner- **77**
Chrysanthemum parthenium **139**
C. indicum 77
C. x *morifolium* 41, **77**, 122, 233, 228, 256
Chuan jiao 151
Chuan xiong 226
Chufa **197**
Chun pi **161**
Cichorium endivia 187
C. intybus **187**
Cimicifuga dahurica 78
C. foetida 78, 256
C. racemosa 49, **78**
Cinchona spp. 21, 50, **79**, 212, 220, 254
C. calisaya var. *ledgeriana* 79
C. officinalis 79
Cineraria maritima **188**, 267
Cinnamomum aromaticum 80
C. camphora **188**
C. cassia 39, 188
C. verum 20, 25, 36, **80**, 180
C. zeylanicum **80**
Citrullus calocynthis 188
C. lanatus **188**
Citrus aurantiifolia 175, 189, 235
C. aurantium **188**
C. aurantium var. *bergamia* **189**
C. bergamia **189**
C. limon 11, 36, **81**, 189
C. reticulata 121
Claviceps purpurea 181, 216
Clematis chinensis 189
C. vitalba **189**
Clerodendrum serratum 189
C. trichotomum 38, **189**
Cnicus benedictus 71, **190**
Cnidium monnieri **190**
Cocabissen 204
Cochlearia armoracia **169**
C. officinalis **190**
Cocillianabaum **217**
Codein 10
Codonopsis pilosula 38, 58, **82**
Coffea arabica 11, 42, **190**, 191, 221, 243
Cola acuminata 43, **191**
C. nitida 191
Colchicum autumnale **191**
Coleus amboinicus 83
C. forskohlii **83**
Collinsonia canadensis **191**
Commiphora molmol 17, 42, **84**, 231, 234
C. mukul 84
C. myrrha **84**
Conium maculatum **192**, 213
Contergan-Tragödie 26
Convallaria majalis 29, **192**
Convolvulus jalapa **222**
C. scammonia 201
Conyza canadensis 45, **203**
Copaifera spp. **192**
C. coriacea 192
C. langsdorffii 192
C. mopane 192
C. multijuga 192
C. officinalis 192
C. reticulata 192
Coptis chinensis 41, **192**, 193
C. teeta 193
C. trifolia **193**
Coriandrum sativum **193**
Cornus excelsa 193
C. florida 193
C. mas 193
C. officinalis **193**
C. sanguinea 193
Cortez, Hernando 46
Corydalis cava 85
C. gariana 85
C. solida 41, **85**, 211
C. yanhusuo **85**, 211
Corylus avellana 100
Corynanthe johimbe **243**
Cranberry 278
Crataegus spp. 45
C. laevigata 29, 33, **86**, 133
C. monogyna **86**
C. oxyacantha 129
Crateva nurvula **87**
Creme herstellen 295
Crithmum maritimum **194**
Crocus sativus **194**
Cruz, Martin de la 46
Cucurbita pepo **194**
Culcitium reflexum 51
Culpeper, Nicholas 22, 32
Cumarine 14
Cuminum cyminum **194**, 223
Cupressus sempervirens **195**
Curanderos 33
Curare 50
Curcuma amada **195**
C. domestica **88**
C. longa 20, 35, 36, **88**, 153, 195
C. zedoaria **195**
Curryblatt **235**
Cuscuta epilinum 195
C. epithymum **195**
C. europaea 195
C. reflexa 195
Cyamopsis tetragonoloba **196**
Cyanglykoside 15
Cydonia oblonga **196**
Cymbalaria muralis 226
Cymbopogon citratus 46, **196**
C. martinii 196
C. nardus 196
Cynara scolymus 71, **196**
Cyperus esculentus **197**
C. papyrus 197
C. rotundus 197
C. stolonifera 197
Cypripedium calceolus var. *pubescens* **197**
Cytisus scoparius **265**

D

Da huang **124**
Da ji **207**
Da zao **281**
Dadap **204**
Dalcini **80**
Damaszenerrose 261
Damiana 46, 49, **143**
Dan shen 40, **129**, 130, 198
Dang gui **60**
Dang shen 38, **82**
Daphne mezereum **197**
Datura innoxia 198
D. metel 198
D. stramonium **198**, 219
Daucus carota **198**
D. visnaga **59**
Decksunge **243**
Demulzentia 13
Dendranthema x *grandiflorum* **77**
Depressionen 28
Des gelben Kaisers Klassiker des Inneren 16, 38
Descartes, René 23
Desmodium ascendens 198
D. gangeticum **198**
Di huang 93, 115, **123**, 165
Diagnose in der ayurvedischen Heilkunde 36
Diagnose in der chinesischen Heilkunde 39
Dianthus caryophyllus 199
D. superbus **198**
Diaphoretika 13
Dictamnus albus **199**
Digitalis lanata 199
D. lutea **199**
D. purpurea 24, 33, 158, 185, 192, **199**, 217
Digitoxin 15
Digoxin 11, 15
Dill **166**
Dioscorea batatas **200**
D. opposita 41, 89, **200**
D. villosa 47, 49, **89**, 200
Diosgenin 49
Dioskorides 18, 30
Dipsacus fullonum **200**
Diptam, Weißer **199**
Diuretika 13
Doddridge, Joseph 48
Doldiges Winterlieb **186**
Dorema ammoniacum **200**
Dornige Hauhechel **239**
Dorstenia contrajerva **200**
D. convexa 200
D. klainei 200
Dosha 35
Dosha-Ungleichgewicht 36
Dost **240**
Dreiblatt **276**
Dreiteiliger Zweizahn **177**
Drosera peltata 201
D. rotundifolia **200**, 247
Drüsen des Endokrinums 13
Dryopteris filix-mas **201**
Du zhong **205**
Duftveilchen **280**
Dulacia inopiflora **227**
Durchwachsener Wasserdost **206**

E

Eberesche **270**
Eberraute **170**
Echinacea spp. 49, 105
E. angustifolia 24, **90**, 175
E. pallida 90
E. purpurea **90**
Echium vulgare **201**
Echte Brombeere **261**
Echte Goldrute 30, **269**
Echte Hauswurz **267**
Echte Kamille **76**, 167, 185
Echte Nelkenwurz **215**
Echte Pfefferminze **112**, 233
Echte Pfingstrose **241**
Echte Pistazie 249
Echte Waldrebe **189**
Echte Walnuß 223
Echte Weinrebe **281**
Echte Zypresse **195**
Echter Alant **105**, 221, 209
Echter Baldrian **146**, 197
Echter Ehrenpreis **279**
Echter Eibisch **163**, 230, 252
Echter Erdrauch **211**
Echter Feigenbaum **209** 210
Echter Kalmus **55**
Echter Ölbaum **239**
Echter Safran **194**
Echter Schwarzkümmel **237**
Echter Steinklee **232**
Echter Tabak **237**
Echtes Eisenkraut **147**
Echtes Labkraut **212**
Echtes Lungenkraut **256**
Echtes Tännelkraut 226
Ecklonia maxima 42
Eclipta alba **202**
E. prostrata **202**
Edelgamander **274**
Ehrenpreis, Echter **279**
Ehrenpreis, Virginianischer **226**
Eibe **273**
Eibe, Pazifische 273
Eibisch 32, 33, 156, 157, 167
Eibisch, Echter **163**, 230, 252
Eierfrucht **268**
Einjähriger Beifuß **64**
Eisenhut 20
Eisenhut, Blauer **158**
Eisenhut, Szetchuan- 158
Eisenkraut 44, 45, 149
Eisenkraut, Echtes **147**
Eklektizismus 25, 48
Elaci **91**
Elefantenapfel **208**
Elemente 30, 38, 39
Elemente im Ayurveda 35
Elettaria cardamomum 20, 36, **91**
Eleutherococcus senticosus **92**, 241
Elymus repens **160**
Embelia **202**
Embelia ribes **202**
Emblica officinalis **202**
Emmenagoga 13
Emollienzien 13
Endivie, Winter- 187
Endokrinum 12
Energie 35
Energiefluß 36
Energiezentren 35
Engelsüß **252**
Engelwurz 31, 60, **166**, 223
Engelwurz, Sibirische **166**
Entada phaseoloides **202**
Entgiftung des Körpers 12
Enzian 42
Enzian, Gelber **97**, 106, 135, 206, 214, 246
Enzian, Großblättriger **214**
Enzian, Japanischer 97
Ephedra sinica 10, 11, 16, 29, 40, 41, **93**
Ephedrin 11
Epilobium angustifolium **185**
Equisetum arvense 127, **202**
E. palustre 203
Erdbeerbaum **168**
Erdefeu **215**
Erdmandel **197**
Erdrauch 85
Erdrauch, Echter **211**
Erigeron affinis 203
E. canadensis **203**
E. philadelphicus 203
Eriodictyon californicum **203**
Ernährungsgewohnheiten 12, 36
Ernährungsweise 32
Ernte von Heilpflanzen 286
Erste-Hilfe-Ausrüstung 289
Ervatamia coronaria **203**
Eryngium maritimum **204**
Erythraea centaurea 135
E. centaurium **204**, 214
Erythrina variegata **204**
Erythronium americanum **204**
Erythroxylum coca 11, 16, 26, 50, 182, **204**
Esche, Gemeine **211**
Eschscholzia californica 48, **205**, 242
Espe, Amerikanische **253**
Essiac 262
Essigrose **261**
Eßkastanie **182**
Eßkastanie, Amerikanische 182
Estragon **171**
Eucalyptus camadulensis 45
E. globulus 44, 45, **94** 230, 232
E. smithii 94, **205**, 232
Eucommia ulmoides **205**
Eugenia caryophyllata 18, **95**, 137, 246
E. chequeri 137
E. gerrodi 137
E. uniflora 137
Eukalyptus 44, 45, **94**, 230, 232
Eukalyptusbaum **205**
Euodia rutaecarpa **208**
Euonymus atropurpurea **206**
Eupatorium cannabinum **206**
E. maculatum 207
E. occidentale 206
E. perfoliatum **206**
E. purpureum 46, 206, **206**
E. teucrifolium 206
Euphorbia atoto 207
E. hirta **207**
E. kansui 207
E. lancifolia 207
E. lathyris **207**
E. maculata 207
E. pekinensis **207**
E. pilulifera **207**
Euphrasia spp. **208**
E. officinalis 177
Europäische Lärche **224**
Europäische Medizin 30
Europäische Pflanzenheilkundler 32
Europäische Seide 195
Europäische Siedler in Nordamerika 48
Europäischer Bleiwurz 249
Europäischer Wolfstrapp 229
Europäisches Gelehrtentum 20
Evodia rutaecarpa **208**
Expektoranzien 13

F

Fächerblattbaum **98**
Fagopyrum cymosum 208
F. dibotrys 208
F. esculentum **208**
Falsches Einkorn 49, **75**
Färberdistel **181**
Färberröte **261**
Faulbaum **259**
Faulbaum, Amerikanischer 259
Feigenbaum, Echter **209** 210, 220
Feigenkaktus 45, **240**
Feigenopuntie **240**
Felberich, Gemeiner **229**
Feldmohn **242**
Feldthymian 142, **274**
Feldulme 18
Fenchel 176, 182, 194, **210**, 221, 234, 270
Feronia limonia **208**
Ferula assa-foetida 36, 200, **208**
F. galbaniflua **209**
F. gummosa 200, **209**
F. jaeschkeana 209
F. persica 209
F. silphion 209
F. sumbul 209
Fettblatt, Kleines **173**
Fettkraut, Gemeines **247**
Feuer 36
Feuermohn **242**
Feuerprinzip 35
Ficus benghalensis **209**, 210
F. carica **209**, 210, 220
F. cotinifolia 209
F. indica 209
F. lacor 209
F. religiosa 209, **210**
F. retusa 209
Fieberbaum 44, **163**
Fieberklee **233**
Filipendula ulmaria 33, **96**
Fingerhut 33
Fingerhut, Chinesischer 123
Fingerhut, Gelber **199**
Fingerhut, Roter 158, 185, **199**
Fingerhut, Wolliger 199
Fischrinde **248**
Flachs **226**
Flachsseide 195
Flavonoide 14
Fleming, Alexander 26
Fliegenholz 246
Fliegenpilz 16,185
Flohblume **270**
Flohkraut 105, 233
Flohsamen 120
Foeniculum vulgare 176, 182, 194, **210**, 221, 234, 270
Föhre **247**
Forsythia suspensa **210**
Forsythie, Hänge- **210**
Fragaria vesca **210**
Frangula alnus **259**
Frauenhaarfarn **158**
Frauenmantel **161**
Frauenminze 233
Frauenschuh **197**
Frauenwurzel 48, **73**
Fraxinus americana 211
F. chinensis 211
F. excelsior **211**
F. ornus 211
Freiverkäufliche Mittel 299
Fritillaria cirrhosa 211
F. imperialis 211
F. roylei 211
F. thunbergii 41, **211**
Frühlings-Adonisröschen **158**
Fu ling 38, 58, **253**
Fuchsschwanz **163**
Fucus vesiculosus **211**, 264
Fumaria officinalis 85, **211**
F. parviflora 211
Furanocumarine 14
Fußblatt **250**

G

Galangal **58**
Galbanum 200, **209**
Galega officinalis **212**
Galen 18, 19, 30
Galenika 30
Galgant 20, 39, **58**
Galipea cusparia **212**
G. officinalis **212**
Galium aparine **212**
G. elatum 212
G. odoratum **172**
G. orizabense 212
G. umbrosum 212
G. verum **212**
Gambirliane 278
Gan cao 68, 99, **215**
Gänsefingerkraut **254**
Gänsefuß, Wohlriechender 186
Gänsefuß, Wurmtreibender **186**
Gao ben 226
Gao liang **58**
Gardenia augusta **213**
G. campanulata 213
G. florida **213**
G. gummifera 213
G. jasminoides **213**
G. taitensis 213
G. thunbergia 213
Gardenie **213**
Garten-Pfingstrose 115

Gartenbohne **244**
Gartenbohnenkraut 265
Gartenfuchsschwanz 163
Gartenkresse 225
Gartenkresse, Virginische **225**
Gartenkürbis **194**
Gartenlattich 223
Gartenmohn **242**
Gartennelke 199
Gartensalbei 129, **130**, 263
Gartenthymian **142**, 195, 275, 277, 279
Gärtner-Chrysantheme **77**
Gaultheria procumbens **213**
Ge gen **256**
Gefingerter Lerchensporn **85**
Gefleckter Schierling **192**, 213
Gefleckter Storchschnabel **214**
Geißblatt **228**
Geißraute **212**
Gelbe Galle 30
Gelbe Rübe **198**
Gelber Enzian **97**, 106, 135, 206, 214, 246
Gelber Fingerhut **199**
Gelber Jasmin **214**
Gelbwurzel 20, 35, 36, **88**, 153, 195
Gelbwurzel, Kanadische 24, 45, 47, 49, **103**, 106, 176, 181, 193
Gelidium amansii **213**
G. cartilagineum 213
Gelsemium sempervirens **214**
Gemeine Braunelle **122**, 264
Gemeine Esche **211**
Gemeine Hortensie **219**
Gemeine Kreuzblume **250**
Gemeine Myrte **236**
Gemeine Nachtkerze **239**
Gemeine Pestwurz **244**
Gemeine Quecke **160**, 219
Gemeine Roßkastanie **159**
Gemeiner Beifuß **171**
Gemeiner Beinwell 10, 33, **136**, 157, 249, 264
Gemeiner Felberich **229**
Gemeiner Schneeball 31, 47, **148**, 166
Gemeiner Wasserdost **206**
Gemeiner Wurmfarn **201**
Gemeines Fettkraut **247**
Gemüsepaprika 70
Gentiana adsurgens 214
G. andrewsii 214
G. lutea 42, **97**, 106, 135, 206, 214, 246
G. macrophylla 97, **214**
G. scabra 97, 214
Geranium maculatum **214**
G. robertianum **214**
Gerard, John 28, 32
Gerberakazie 156, **157**
Gerbstoffe 14
Germer 279
Gerste, Vielzeilige 218
Gerste, Zweizeilige **218**
Geschmacksrichtungen 36
Gesundheit 21
Gesundheitsfürsorge 27
Geum urbanum **215**
Gewöhnliche Küchenschelle **165**, 257
Gewöhnlicher Wassernabel 74
Gewöhnliches Stiefmütterchen **280**
Gewürznelke 18, 34, 137, 246
Gewürznelkenbaum **95**
Gewürzsumach 260
Giftesche **186**
Giftlattich **223**
Giftmengen im Körper 12
Giftpflanzen 17
Giftsumach 216, 225, 260
Giftwurzel, Peruanische **200**
Gilbweiderich **229**
Ginkgo 11, 29, 33, 39, 86, **98**
Ginkgo biloba 11, 29, 33, 39, 86, **98**
Ginseng 12, 19, 25, 38, 40, 41, 45, 65, 75, 82, 92, **116**, 121, 132, 241, 253,
Ginseng, Amerikanischer 116, **241**
Ginseng, Indischer 36, 150
Ginseng, Sibirischer **92**
Gitoxin 15
Glaskraut, Aufrechtes **242**
Glaxo 29
Glechoma hederacea **215**
Glockenwinde 58, **82**
Glucosinolate 14
Glycine max 36, **215**
Glycyrrhiza glabra 34, 68, **99**, 156, 207, 215, 223, 277
G. uralensis 18, 68, 99, 207, **215**, 253
G. viscida **215**
Gnaphalium dioicum 216
G. keriense 216
G. polycephalum 216
G. uliginosum **216**
Gokulakanta **219**
Goldenes Kreuzkraut **267**
Goldfaden **193**
Goldfaden, Chinesischer **192**
Goldlack **185**
Goldmelisse 234
Goldmohn **205**
Goldrute, Echte 30, **269**
Goldrute, Kanadische 269
Gonolobus condurango **231**
Gossypium herbaceum **216**
G. hirsutum 216
Götterbaum **161**
Gotu kola **74**
Gou teng **278**
Granatapfel 37
Granatapfelbaum **257**
Graublättriges Greiskraut **188**, 267
Greiskraut, Graublättriges **188**, 267
Griechisch Heu **276**
Griechisches Basilikum 238
Grieswurzel 11, 50, **187**, **191**
Grindelia camporum 207, **216**
G. robusta var. *rigida* **216**
G. squarrosa 216
Grindeliakraut 207, **216**
Großblättriger Enzian **214**
Große Brennessel **145**
Große Käsepappel 163, **230**
Große Klette **62**, 126, 262, 275
Große Knorpelmöhre 59, **164**
Großer Sauerampfer 262
Großer Speik 107
Großer Wiesenknopf **263**
Großes Schöllkraut **185**, 242
Grüner Pfeffer 248
Guaiacum coulteri 217
G. officinale 21, **216**, 254
G. sanctum 217
Guajakbaum **216**
Guajakholz 21
Guaranastrauch 51, **243**
Guarea guara 217
G. martiana 217
G. rusbyi **217**
Gui zhi 39, 80, 188
Gummiarabikumbaum **156**, 157
Guna 36
Gundermann **215**
Günsel, Kriechender **161**
Gurgelwasser 296
Guter Heinrich 186
Guttaperchabaum **205**

H

Habichtskraut, Kleines **218**
Hafer 11, **172**
Haferwurzel 275
Hai zao **264**
Hain-Felberich 229
Haldi **88**
Hamamelis virginiana 48, **100**, 156, 227
Han lian cao **202**
Handelswege 18, 20
Hanf 19, **180**
Hängebirke **176**
Hängebirke, Himalaja- 176
Hängeforsythie **210**
Harfenkraut **83**
Harmelraute **243**
Harmoniekräuter 68
Harnkraut **186**, **239**
Harnwege 13
Harongabaum **217**
Harpagophytum procumbens 42, **101**, 161
Hartriegel **193**
Hartriegel, Blumen- 193
Hartriegel, Blutroter 193
Harungana madagascariensis **217**
H. paniculata 217
Harvey, William 23
Harzklee **256**
Haselnuß 100
Hasenohr, Chinesisches 81, **68**
Hauhechel, Dornige **239**
Hauswurz, Echte **267**
Haut 12, 13
Hautkapsel **252**
Hautwaschung 296
He shou wu 39, 41, **121**, 251
Hedeoma pulegioides 233
Hei zhi ma **268**
Heidekorn **208**
Heidekraut **179**
Heidelbeere **278**
Heildolde **264**
Heilfähigkeit des Körpers 33
Heiliges Basilienkraut **114**, 238
Heilkraft der Natur 23
Heilpflanzen, Ausländische 32
Heilpflanzen, Eigenschaften 30
Heilpflanzen einkaufen 284
Heilpflanzen und Körpersysteme 13
Heilpflanzenanbau 284
Heilpflanzenernte 286
Heilpflanzentraditionen 18
Heilpflanzenverarbeitung 286
Heilpraktiker 33
Heilziest **270**
Helianthus annuus 47, 105
Helleborus niger 201, **217**
Helmkraut 47
Helmkraut, Baikal- **133**, 134, 159, 172
Helmkraut, Virginia- 133, **134**
Helonias dioica **75**
Hemlocktanne, Kanadische **276**
Hennastrauch **225**
Hepatika 13
Herba militaris 54
Herball 28, 32
Herbstzeitlose **191**
Herniaria glabra 168, **218**
Herz 13
Herzgespann **225**
Herzglykoside 15, 24
Hexenkraut **228**
Hieracium pilosella **218**
Himalaja-Hängebirke 176
Himalajazeder 183
Himbeere 261, 262
Hinduismus 16
Hippokrates 17, 19, 30
Hippophae rhamnoides **218**
Hirschzunge **266**
Hirtentäschel **181**
Hohler Lerchensporn 85
Holismus 28
Holistisches Gesundheitssystem 35
Holunder 16, 237
Holunder, Schwarzer **131**
Holunderblüten 32
Homöopathie 23
Homöostase 12
Hong hua 40, **181**
Honig 36
Hoodia currori 42
Hopfen 31, **102**, 233
Hordeum distichon **218**
H. vulgare 218
Hormone 12
Hormonstimulierende Kräuter 13
Hortensie 127
Hortensie, Gemeine **219**
Hou po **230**
Hu 193
Huang bai **245**
Huang di nei jing 38
Huang lian 41, **192**, 193
Huang qi **65**
Huang quin **133**
Huflattich 18, 255, **277**, 279
Humoralpathologie 18, 21, 30
Humores 30
Humulus lupulus 31, **102**, 233
Hundertjährige Aloe **160**
Hundskamille **167**
Hundsrose **261**
Huo ma ren **180**
Huo po 38
Huo xiang 40, **159**
Hydrangea arborescens 127, **219**
Hydrastis canadensis 24, 45, 47, 49, **103**, 106, 176, 181, 193
Hydrocotyle asiatica **74**
H. vulgaris 74
Hygiene 21
Hygrophila spinosa **219**
Hyoscyamus albus 219
H. muticus 219
H. niger 66, **219**
Hypericum perforatum 28, 30, 78, **104**
Hyssopus officinalis 31, **220**

I

Iberis amara **220**
Ibn Cordoba 19
Ibn El Beitar 42
Ibn Sina 19
Ibogapflanze 43
Igelkopf **90**
Ilex **220**
Ilex aquifolium **220**, 221
I. guayusa 221
I. paraguariensis 50, **220**
I. paraguensis **220**
I. vomitoria 220
Illicium anisatum 221
I. religiosum 221
I. verum **221**
Immergrün, Kleines **280**
Immergrün, Tropisches **280**
Immergrüne Bärentraube 67, **168**
Immunstimulanzien 13
Immunsystem 12, 13
Imperatoria ostruthium **221**
Indian Bread **253**
Indianertabak **108**
Indien 25
Indigo, Wilder **174**
Indigofera arrecta 43
Indigostrauch 43
Indische Jalape 239
Indische Medizin 19
Indische Schlangenwurzel **259**
Indische Stachelbeere **202**
Indischer Butterbaum **230**
Indischer Ginseng 36, 150
Infektionskrankheiten 27, 28
Ingwer 20, 36, 37, 46, 58, 80, 114, **153**, 169, 177, 195, 223, 231, 239, 243
Inhalation 296
Inhaltsstoffe 10
Inhaltsstoffe, Isolierung von 24
Inkaweizen 163
Inula britannica var. *chinensis* **221**
I. helenium 24, **105**, 209, 221
I. japonica 105, **221**
Inulin 24
Ipê-Baum 51, **138**
Ipecacuanha **184**
Ipomoea batatas 222
I. pandurata 47
I. purga **222**, 239
I. tricolor 222
I. violacea 222
Iris versicolor **222**
Irländisches Moos **187**
Islamistische Medizin 19
Isländisches Moos **184**
Isolierung von Inhaltsstoffen 24
Ispaghula **120**

J

Jakobskreuzkraut 17, **267**
Jalape **222**, 239
Jalape, Indische 239
Jamaika-Bitterholz 246
Jambolanapflaume **137**
Jangida 150
Japanische Aprikose **255**
Japanische Medizin 41
Japanische Minze 233
Japanische Pflanzenheilkunde 20
Japanischer Enzian 97
Japanischer Sternanis 221
Jasmin **222**
Jasmin, Arabischer 222
Jasmin, Ceylon- **203**
Jasmin, Gelber **214**
Jasminum grandiflorum **222**
J. officinale 39
J. sambac 222
Jateorhiza calumba **106**
J. palmata 42, **106**
Javatee **241**
Ji xue teng **233**
Jiang huang **88**
Jin qian cao 229
Jin yin hua 77, **228**
Jing jie 38, **266**
Joe-Pye-Kraut **206**
Johannisbeere, Schwarze **260**
Johannisbrotbaum **184**
Johanniskraut 28–30, 78
Johanniskraut, Tüpfel- **104**
Ju hua 41, **77**, 122, 228, 233, 256
Jue ming zi 72
Juglans cinerea 48, **222**
J. nigra 223
J. regia 223
Jujube **281**
Jungfer im Grünen 237
Juniperus communis 18, 67, **223**
J. oxycedrus 223
J. rigida 223
J. sabina 223
J. virginiana 183
Justicia adhatoda **158**

K

Kaffeestrauch 11, 42, **190**, 191, 221, 243
Kahles Bruchkraut 168, **218**
Kaiserkrone 211
Kajeputbaum 110, **232**
Kakaobaum 46, **274**
Kalifornischer Mohn 48, **205**, 242
Kalium 15
Kalmus 37
Kalmus, Echter **55**
Kalomel 22
Kaltauszug 296
Kalumba 42, **106**
Kalumbawurzel 42, **106**
Kamille 33, 139
Kamille, Echte **76**, 167, 185
Kamille, Hunds- **167**
Kamille, Römische 76, 167, **184**
Kampferbaum **188**
Kampoh 20, 40
Kanadische Blutwurz **263**
Kanadische Gelbwurzel 24, 45, 47, 49, **103**, 106, 176, 181, 193
Kanadische Goldrute 269
Kanadische Hemlocktanne **276**
Kanadische Kollinsonie **191**
Kanadisches Berufkraut 45, **203**
Kaneelbaum, Weißer **180**
Kanghi **156**
Kanna 42
Kantakari **269**
Kap-Aloe 57
Kapernstrauch **180**, 265
Kapha 35, 36
Kapseln herstellen 291
Kapuzinerkresse 50, **276**
Kardamom 20, 36, **91**
Kardiotonika 13
Kardobenedikte **190**
Karibische Pflanzenheilkunde 46
Karminativa 13
Kartoffel 21, 50, 240, **269**
Kaschubaum **164**
Käselabkraut **212**
Käsepappel, Große 163, **230**
Kassie 20, 28, 43
Kassie, Senna- **72** 211, 259, 270
Kastanie, Eß- **182**
Katzenbart **241**
Katzenminze **237**
Kawapfeffer **119**
Kellerhals **197**
Kerbel **167**
Kermesbeere 47, 49, **245**
Keuschlamm **149**
Khatstrauch **182**
Khellin 14
Ki 41
Kickxia elatine 226
Kiefer **247**
Kieselsäure 15
Kino 178, **256**
Klapperschlangenwurzel **250**
Klassiker der Wurzeln und Heilkräuter des gestaltenden Landmanns 18, 40
Klatschmohn **242**
Klebkraut **212**
Kleinblütige Königskerze **279**
Kleine Brennessel 145
Kleiner Odermennig **160**
Kleiner Sauerampfer **262**
Kleines Fettblatt **173**
Kleines Habichtskraut **218**
Kleines Immergrün **280**
Klette 12, 18, 175
Klette, Große **62**, 126, 262, 275
Klettenlabkraut **212**
Knabenkraut, Stattliches **240**
Knoblauch 17, 21, 26, 34, 47, **56**, 162, 209
Knochenlehre 25
Knollensellerie 61
Knollige Schwalbenwurzel 47, **171**
Knorpelmöhre, Große 59, **164**
Knorpeltang **187**
Knöterich, Vielblütiger **121**
Knöterich, Vogel- 121
Knöterich, Wiesen- 121
Knotige Braunwurz **266**
Koffein 11
Kohl **178**
Kokain 11, 26
Kokastrauch 11, 16, 26, 50, 182, **204**
Kolabaum 43, **191**
Kolbenbärlapp **228**
Kollinsonie, Kanadische **191**
Kolombowurzel **106**
Koloquinthe 188
Kolumbus 21
Kombe-Strophanthus **271**
Komboyannites 32
Komplementärmedizin 27
Komplexe Naturarzneien 12
Kompresse 295
Kondurangostrauch **231**
Königin der Nacht **266**
Königskerze 45
Königskerze, Kleinblütige **279**
Konstitution 35
Konventionelle westliche Medizin 27
Kopaivabalsambaum **192**
Kopoubohne **256**
Korallenstrauch **204**
Koreanische Pflanzenheilkunde 41
Koriander **193**
Korkbaum **245**
Kornblume **183**
Kornelkirsche 193
Körpersäfte 30
Körpersysteme 13
Kostuspflanze **265**
Krameria cistoides 223
K. parvifolia 223
K. triandra **223**
Krampfkraut **254**
Krankenhäuser 20
Krankheiten, Keimtheorie 28
Krankheitsvorbeugende Pflanzen 297
Krapp **261**
Krätzheil **211**
Krauser Ampfer **126**, 262, 275
Kräuter aufbewahren 288
Kräuter, getrocknete, einkaufen 288
Kräuterarzneien für alltägliche Beschwerden 298 ff.
Kräuterarzneien selbst herstellen 289 ff.
Kräuterbad 296
Kräuterwein 292
Kreislauf 12, 13
Kreislaufstimulanzien 13
Kreosotbusch **224**
Kreuzblättrige Wolfsmilch **207**
Kreuzblume, Gemeine **250**
Kreuzdorn 259
Kreuzkraut, Goldenes **267**
Kreuzkraut, Jakobs- **267**
Kreuzkümmel **194**, 223
Kriechender Günsel **161**
Kubaspinat **235**
Kubebenpfeffer 119, **248**
Küchenschelle 33
Küchenschelle, Chinesische **257**
Küchenschelle, Gewöhnliche **165**, 257
Küchenzwiebel **162**
Kugelstrauch **178**
Kumarhou **252**
Kümmel 166, **182**, 194, 210
Kunigundenkraut **206**
Kürbis, Garten- **194**
Kürbis, Wachs- **175**
Kurkuma **88**
Kurukraut 239, **246**

L

Labkraut, Echtes **212**
Lactuca sativa 223
L. thunbergii 223
L. virosa **223**
Lai fu zi **258**
Lamium album **224**
Lampionblume **245**
Lapacho **138**
Lärche, Europäische **224**
Larix decidua **224**
L. europaea **224**
Larrea nitida 224
L. tridentata **224**
Laurus camphora **188**
L. nobilis **224**
Lavandula angustifolia **107**
L. latifolia 107
L. officinalis 33, **107**
L. stoechas 107
Lavendel 33, **107**
Lawsonia alba **225**
L. inermis **225**
Laxanzien 13
Laxativa 13
Lebensbaum **274**
Lebensenergie 38
Lebenserwartung 27, 37
Lebensführung 33, 36
Lebensgeist 30
Lebenskraft 22, 23
Lein (Leinsamen) 16, **226**, 238
Leinkraut **226**
Leonurus cardiaca **225**
L. heterophyllus 225
L. sibiricus 225
Lepidium oleraceum 225
L. sativum 225
L. virginicum **225**
Leptandra virginica **226**
Lerchensporn 41, 211
Lerchensporn, Gefingerter **85**
Lerchensporn, Hohler 85
Levisticum officinale **226**
Lian qiao **210**
Libanonzeder 183
Libosch **123**
Liebstöckel **226**
Lignum vitae **216**
Ligusticum levisticum **226**
L. sinense 226
L. wallichii 115, 190, 226
Limette, Saure 175, 189
Limonia limonia **208**
Linaria canadensis 226
L. vulgaris **226**
Lind, James 23
Linde 208, 270, **275**
Linum usitatissimum 16, **226**, 238
Lippia adoensis 227
L. dulcis 227
L. triphylla 50, 149, **227**
Liquidambar orientalis 34, **227**
L. styraciflua 227
Liriosma ovata **227**
Lobaria pulmonaria **227**
Lobelia cardinalis 47
L. chinensis 108
L. inflata 24, 25, 47, **108**, 148, 207
L. siphilitica 108
Lobelie 25, 47, 48
Lobelie, Aufgeblasene **108**
Lobelie, Chinesische 108
Löffelkraut **190**
Long dan cao 214
Lonicera spp. 77, **228**
L. caprifolium 228
L. japonica 228
Lophophora williamsii 47, **228**
Lorbeer **224**
Losbaum **189**
Lotion 295
Lotosblume 238
Löwenblattwurzel **73**
Löwenzahn 45, 62, 126, **140**, 187, 275
Luffa aegyptica **228**
L. cylindrica **228**
Luft 36
Luftprinzip 35
Lungenentzündung 26
Lungenkraut 16
Lungenkraut, Echtes **256**
Lungenmoos **227**
Luzerne **232**
Lycium chinense 40, **109**
Lycopodium clavatum **228**
Lycopus europaeus 229
L. virginicus **229**
Lysimachia christinae 229
L. nemorum 229
L. vulgaris **229**
Lythrum salicaria **229**

M

Ma bian cao **147**
Ma huang **93**
Macis 35, 113
Mädchenkiefer 29
Mädesüß 33, **96**
Madhuca spp. **230**
Madjobaum 16, **159**
Magengeschwür 33
Magenwurz **55**
Magnolia liliiflora 230
M. officinalis 38, **230**
Magnolie **230**
Mahasudarshana churna 135
Mahonia aquifolium **175**
Mahonie **175**, 176
Mahuabaum **230**
Maiapfel **250**
Maiglöckchen 29, **192**
Mais 21, 46, 67, **152**, 160
Maisbeulenbrand 152
Majoran **240**
Majoran, Wilder **240**
Majorana hortensis **240**
Malabarkardamome **91**
Malabarnuß **158**
Malaguetapfeffer **159**
Malaria 26
Malva sylvestris 163, **230**
Malve **230**

Mama coca 16
Mandarine 121
Mandragora officinarum 30, 131, 178, **230**
Mangelernährung 23
Manihot esculenta **231**
Maniok **231**
Mannaesche 211
Mantras 37
Mao Zedong 27
Maranta arundinacea 50, **231**
Marco Polo 20
Mariendistel 32, 68, **71**, 196
Marihuana 180
Marrubium vulgare **231**
Marsdenia cundurango **231**
M. zimapanica 231
Marylandische Spigelie **270**
Mastixstrauch **249**
Mate-Teestrauch 50, **220**
Materia Medica 18
Materie 35
Matiko 119, **247**
Matricaria recutita **76**
Maulbeerbaum, Weißer **235**
Maulbeere, Schwarze 235
Mäusedorn, Stechender **262**
Medicago sativa **232**
Medizinalrhabarber 40, **124**, 126, 175, 262, 273
Medizinalwein herstellen 292
Medizinische Traditionen 17
Medizinmänner 16, 18
Medizinschulen 20
Meerfenchel **194**
Meerrettich **169**
Meerträubel 10, 16, 29, 40, 41
Meerzwiebel **278**
Mehlblume **202**
Meisterwurz **221**
Melaleuca alternifolia 24, 44, **110**, 232
M. leucadendra 110, **232**
M. linariifolia 110
M. viridiflora 110, 232
Melia azadirachta **173**
M. indica **173**
Melilotus officinalis **232**
Melissa officinalis **111**, 227
Melisse, Zitronen- **111**
Melonenbaum **181**
Mentha aquatica 112
M. arvensis var. *arvensis* **232**, 266
M. arvensis var. *haplocalyx* 233
M. pulegium 46, 67, **233**
M. spicata 112, 225, 233
M. x *piperita* 28, **112**, 167, 233
Menyanthes trifoliata **233**
Mesembryanthemum spp. 42
Mesquitebaum 46
Metallische Gifte 22
Mexikanische Kräutermedizin 46
Mexikanischer Stachelmohn **169**, 242
Mikroorganismen 26
Milchprodukte 36
Milchsunge **203**
Millettia reticulata **233**
Mineralische Substanzen 36
Mineralstoffe 15, 297
Minze, Bach- 112
Minze, Frauen- 233
Minze, Japanische 233
Mistel 16, **281**
Mitchella repens **234**
Mittelalter, Pflanzenheilkunde 18
Mittelamerikanische Behandlungsmethoden 19
Mittelamerikanische Pflanzenheilkunde 46
Mohn, Kalifornischer 48, **205**, 242
Möhre **198**
Momordica charantia 46, **234**
M. cochinchinensis 234
Monarda didyma 234
M. punctata **234**
Mönchskappe **158**
Mönchspfeffer 31, **149**
Mongolischer Tragant **65**
Monsonia **234**
Monsonia ovata **234**
Montia perfoliata **235**
Morinda officinalis **235**
Morphium 10, 11, 24, 26
Morus alba 38, **235**
M. nigra 235
Muira-Puama-Baum **227**
Mundspülung 296
Murraya koenigii **235**
M. paniculata 235
Musa spp. **236**
Muskatbaum 20, 46, **113**
Muskatellersalbei 130, **263**
Muskatnuß 35, 113
Muskelsystem 13
Mutterharz 181, **209**, 216
Mutterkraut 77, **139**
Mutterkümmel **194**
Myrica cerifera **236**
M. pensylvanica **236**
Myristica fragrans 20, 35, **113**
Myrobalane, Bellirica- **273**
Myrobalane, Chebula- **273**
Myrobalanenbaum **141**
Myroxylon balsamum var. *pereirae* **236**
M. pereirae **236**
Myrrhenstrauch 17, 42, **84**, 231, 234
Myrte 34
Myrte, Gemeine **236**
Myrtus communis 34, **236**

N

Nachtkerze 49, 177
Nachtkerze, Gemeine **239**
Nachtkerzenöl 28
Nachtschatten, Bittersüßer **268**
Nan wu wei zi 132
Narde, Amerikanische **168**
Nasturtium officinale 190, **237**
National Institute of Medical Herbalists 25
Natternkopf **201**
Naturalis historia 30
Naturheilkunde 25
Naturheilmittel 28
Nebenwirkungen 10, 33
Nelkenpfeffer **246**
Nelkenwurz, Echte **215**
Nepeta cataria **237**
Nerium oleander 17
Nervensystem 12, 13
Nervina 13
New Jersey Tea 183
Niaulibaum 110
Nicotiana tabacum 47, 66, 108, **237**
Nieswurz, Amerikanische **279**
Nieswurz, Schwarze **217**
Nieswurz, Weiße 279
Nigella damascena 237
N. sativa **237**
Nimbaum 159, **173**
Ningpo-Braunwurz 165
Niu bang zi **62**
Niu xi **157**
Nordafrikanische Medizin 42
Nordamerikanische Pflanzenheilkunde 49
Notopterygium incisium 39, **238**
Nymphaea alba **238**
N. lotus 238
N. odorata 238

O

Ocimum basilicum 114, **238**
O. basilicum var. *minimum* 238
O. sanctum **114**
O. tenuiflorum 35, **114**, 238
Odermennig, Kleiner **160**
Odyssee, Odysseus 21
Oenothera biennis 28, 49, 177, **239**
Okra 249
Ölbaum, Echter **239**
Olea europaea **239**
Oleander 17
Ölextrakt herstellen 293
Olivenbaum **239**
Om-Symbol 23
Ononis spinosa **239**
Ontario-Pappel **252**
Operculina turpethum **239**
Ophelia chirata **135**
Opium 10
Opuntia ficus-indica 45, **240**
Orangenraute 235
Orchis mascula **240**
Orientalischer Amberbaum **227**
Origanum majorana **240**
O. vulgare **240**
Orleansstrauch **177**
Orthosiphon aristatus **241**
O. stamineus 241
Osteopathie 49
Osterluzei **169**

P

Padouk 44, **256**
Paeonia albiflora **115**
P. lactiflora 40, **115**, 241
P. officinalis 18, 115, **241**
P. suffruticosa 115
Palasabaum **178**
Panamaholz **258**
Pananx ginseng 12, 19, 38, 40, 41, 45, 65, 75, 82, 92, **116**, 121, 132, 241, 253
P. notoginseng 116, **241**
P. pseudoginseng 116, 241
P. quinquefolius 116, **241**
Panchakarma 36
Papaver rhoeas **242**
P. somniferum 11, 19, 24, 26, 42, 44, 169, 205, 219, 223, **242**
Papaya 11, **181**
Pappel, Ontario- **252**
Pappel, Schwarz- 252
Papyrus Ebers 17, 42
Papyrusstaude 197
Paracelsus 21, 22
Paradieskörnerpflanze 43, **159**
Pareira **187**
Parietaria erecta **242**
P. officinalis **242**
Passiflora incarnata **117**, 243
P. quadrangularis 117
Passionsblume **117**, 243
Pasteur, Louis 26
Paternostererbse 36, **156**, 248
Patschulipflanze 159, **250**
Paullinia cupana 51, **243**
P. sorbilis **243**
P. yoco 243
Pausinystalia johimbe **243**
Pazifische Eibe 273
Peganum harmala **243**
Pelargonium antidysentericum 234
Penicillin 19, 26
Pepulbaum 209, **210**
Pergularia **243**
Pergularia extensa **243**
Persea americana 48, **118**
Peruanische Giftwurzel **200**
Perubalsambaum **236**
Pest 21
Pestwurz, Gemeine **244**
Petasites hybridus **244**
Petersilie **244**
Petha **175**
Petroselinum crispum **244**
Peucedanum graveolens **166**
P. ostruthium **221**
Peumus boldus 50, **244**
Peyotl 47, **228**
Pfeffer 114, **248**
Pfeffer, Betel- 119
Pfeffer, Grüner 248
Pfeffer, Kubeben- 119
Pfeffer, Rausch- **119**
Pfeffer, Schwarzer 119, 178, **248**
Pfeffer, Spanischer 70
Pfeffer, Weißer **248**
Pfefferknöterich 251
Pfefferminze, Echte 28, **112**, 167, 233
Pfeilwurz 50, **231**
Pferdeminze **234**
Pfingstrose 18
Pfingstrose, Chinesische 40, **115**, 241
Pfingstrose, Echte **241**
Pfingstrose, Garten- 115
Pflanze als ganzes 11
Pflanze, Nahrungsmittel und Medizin 11
Pflanzenheilkunde 27
Pflanzenheilkunde des Mittelalters 18
Pflanzlicher Synergismus 29
Pharmacopoeia of the United States 25
Pharmazeutische Industrie 26
Phaseolus vulgaris **244**
Phellodendron amurense **245**
P. chinense 245
Phenole 14
Phyllitis scolopendrium **266**
Physalis alkekengi **245**
P. franchetii **245**
Physiomedikalismus 48
Phytolacca americana 47, 49, **245**
P. decandra **245**
Phytotherapie 33
Picrasma excelsa **246**
Picrorhiza kurroa 239, **246**
P. scrophulariaeflora 246
Pillenbrennessel 145
Pilosella officinarum **218**
Pimenta dioica **246**
P. officinalis **246**
Pimentbaum **246**
Pimpinella anisum 51, 182, 194, 210, **246**
Pinguicula grandiflora 247
P. vulgaris **247**
Pinus parviflora 29
P. sylvestris **247**
Piper angustifolium 119, **247**
P. betle 119, **248**
P. cubeba 119, **248**
P. methysticum 44, **119**
P. nigrum 114, 119, 178, **248**
P. sanctum 119
Piscidia erythrina **248**
P. piscipula **248**
Piscidiabaum **248**
Pistacia lentiscus **249**
P. vera 249
Pistazie, Echte 249
Pitta 35, 36
Plantago spp. **120**
P. afra 120
P. arenaria 120
P. asiatica 120, 249
P. indica 120
P. lanceolata 249
P. major 120, 157, **249**
P. ovata 120, 196
P. psyllium 120
Plasmodium 26
Plectranthus barbatus **83**
Plinius der Ältere 30
Plumbago europaea 249
P. scandens 249
P. zeylanica **249**
Pneuma 30
Pockholz **216**, 254
Podophyllum hexandrum 250
P. peltatum **250**
Pogostemon cablin 159, **250**
P. patchouli **250**
Poleiminze 46, 67, **233**
Polianthes tuberosa 213
Polygala senega **250**
P. tenuifolia 250
P. vulgaris **250**
Polygonatum multiflorum **251**
P. odoratum 251
Polygonum aviculare 121, **251**
P. bistorta 121, **251**
P. cuspidatum 121
P. hydropiper 251
P. multiflorum 39, 41, **121**, 251
Polymnia uvedalia **252**
Polymnie **252**

Polypodium vulgare **252**
Polysaccharide 14
Pomaderris elliptica **252**
Pomeranze **188**
Populus nigra 252
P. tremula 253
P. tremuloides **253**
P. x *candicans* **252**
P. x *gileadensis* **252**
Poria cocos 38, 58, **253**
Portulaca oleracea **253**
Portulak 235, **253**
Postelein **235**
Potentilla anserina **254**
P. erecta **254**
P. tormentilla **254**
Prachtnelke **198**
Prakriti 35
Prana 23, 36
Preiselbeere 278
Primula veris 33, **254**
Progesteron 49
Prosopis juliflora 46
Prunella grandiflora 122
P. vulgaris **122**, 264
Prunkwinde 47, 222
Prunus armeniaca **254**
P. avium **255**
P. mume **255**
P. serotina **255**, 277
Psoralea corylifolia **256**
Pterocarpus marsupium 44, 178, **256**
Ptychopetalum olacoides **227**
Pu gong ying 140
Pu huang **277**
Pueraria lobata **256**
P. mirifica 256
P. thunbergiana **256**
P. tuberosa 256
Pulicaria dysenterica 105
Pulmonaria officinalis 16, **256**
Pulsatilla chinensis **257**
P. vulgaris 33, **165**, 257
Pulsschlag 36
Pulver verarbeiten 291
Punarvasu Atreya 34
Punica granatum 37, **257**
Purgierwinde 201
Purpurdost 46, **206**
Pygeum **257**
Pygeum africanum 43, **257**
P. gardneri 257

Q

Qi 23, 38, 41
Qiang huo 39, **238**
Qin jiao 97, **214**
Qing hao 10, **64**
Qu mai **198**
Quassia amara **246**
Quassiaholzbaum **246**
Quebracho, Weißer **172**
Quecke, Gemeine **160**, 219
Quecksilber 21
Quendel **274**
Quendelseide **195**
Quercus robur 156, 254, **258**
Quillaja saponaria 51, **258**
Quinoa 163, 186
Quitte **196**

R

Radieschen 259
Rahmapfel **167**
Rainfarn 31, 77, 139, **272**
Ranunculus delphinifolius 258
R. ficaria **258**
Raphanus sativus **258**
R. sativus var. *sativus* 259
Rasa 36
Ratanhia **223**
Rauschpfeffer 44, **119**
Rauvolfia serpentina **259**
R. vomitoria 259
Rauwolfia **259**
Rebhuhnbeere **234**
Regenwälder 50
Rehmannia 193
Rehmannia glutinosa 93, 115, **123**, 165, 193
R. lutea 123
Reismelde 186
Relaxanzien 13
Ren shen **116**
Reserpin 44
Rettich **258**
Reynoutria japonica 121
Rhabarber 124
Rhamnus catharticus 259
R. frangula **259**
R. purshianus 259
Rheum officinale 124
R. palmatum 40, **124**, 126, 175, 262, 273
R. palmatum var. *tanguticum* 124
R. rhaponticum 124
Rhus aromatica 260
R. glabra **260**
R. toxicodendron 216, 225, 260
Ribes nigrum **260**
Ricinus communis 17, 34, **260**
Riesengranadilla 117
Riesenhülse **202**
Rigveda 34
Rindenbalsam **236**
Ringelblume 30, **69**, 120
Rishis 34
Rizinus **260**
Rohrbambus **174**
Rohrkolben **277**
Römische Kamille 76, 167, **184**
Römischer Bertram 43, **164**
Rosa spp. 227
R. canina **261**
R. gallica **261**
R. gallica ‚officinalis' 261
R. x *damascena* 261
Rose 227
Rosmarin 31, **125**, 225
Rosmarinus officinalis 31, **125**, 225
Roßkastanie 198, 232
Roßkastanie, Gemeine **159**
Rotbeerige Zaunrübe **178**
Rote Rübe **176**
Roter Fingerhut 24, 192, **199**, 217
Rotes Sandkraut **168**
Rotklee **275**
Rotulme 46, 48, **144**, 231, 238, 262
Rotwurzel-Salbei **129**
Rou dou kou **113**
Rou gui 80
Rubia tinctorum **261**
Rubus fruticosus 32, **261**
R. idaeus 261, **262**
Ruhrwurz **254**
Rumex acetosa 262
R. acetosella 126, **262**
R. alpinus 126
R. crispus **126**, 262, 275
R. obtusifolius 126
Rundblättriger Sonnentau **200**
Runzelwurzel **162**
Ruprechtskraut **214**
Ruscus aculeatus **262**
Rush, Benjamin 22
Ruta chalepensis 263
R. graveolens 177, 199, 220, **262**

S

Saatgerste **218**
Sabal japa 127
S. minor 127
S. serrulata **127**
Säckelblume, Amerikanische **183**
Sadebaum 223
Safran, Echter **194**
Safranwurz **195**
Säfte 296
Säftelehre 18
Sägepalme 46, **127**
Salbe herstellen 294
Salbei 20, 21, 32
Salbei, Garten- 129, **130**
Salbei, Muskateller- 130
Salbei, Rotwurzel- **129**
Salbei, Spanischer 130
Salbeigamander 274
Salep **240**
Salicylsäure 14, 24, 128
Salix acmophylla 128
S. alba 24, **128**, 233, 253
S. fragilis 128
S. nigra 128
Salomonssiegel, Vielblütiges **251**
Salomonssiegel, Wohlriechendes 251
Salvia divinorum 129
S. lavandulifolia 130
S. miltiorrhiza 40, **129**, 130, 198
S. officinalis 20, 32, 129, **130**, 263
S. sclarea 130, **263**
Sambucus nigra 16, 32, **131**, 237
San qi 116, **241**
Sandbirke **176**,
Sanddorn **218**
Sandelholzbaum **264**
Sandkraut, Rotes **168**
Sang ye 38, **235**
Sanguinaria canadensis **263**
Sanguisorba officinalis **263**
Sanicula europaea **264**
Sanikel **264**
Santakraut **203**
Santalum album **264**
Santeria 47
Saponaria officinalis **264**
Saponine 15
Sargassum fusiforme **264**
S. pallidum 265
Sarothamnus scoparius **265**
Sarpagandha **259**
Sarsaparilla 19
Sarsaparilla, Wilde 168
Sarsaparille **268**
Satureja hortensis 265
S. montana **265**
Sauerampfer 126
Sauerampfer, Großer 262
Sauerampfer, Kleiner **262**
Sauerdorn **175**
Sauerstoff 12
Saure Limette 175, 189, 235
Saussurea costus **265**
S. lappa **265**
Schafgarbe 31, **54**, 179, 270
Schamanen 16
Schamanismus 47
Schamanistische Kulturen Südamerikas 51
Scharbockskraut **258**
Scharlachsumach **260**
Scheinbeere **213**
Scheinmyrte **165**
Schierling, Gefleckter **192**, 213
Schildblume **186**
Schisandra 38, **132**, 190
Schisandra chinensis 38, **132**, 190
S. sphenanthera 132
Schizonepeta tenuifolia 38, **266**
Schlafkraut **219**
Schlafmohn 10, 11, 19, 24, 26, 42, 44, 169, 205223, **242**
Schlagkräutlein 161
Schlangenknöterich **251**
Schlangenwurzel, Indische **259**
Schlangenwurzel, Virginische 169
Schleifenblume, Bittere **220**
Schleim 30
Schleime 14
Schlüsselblume 33, **254**
Schmalblättriges Weidenröschen **185**
Schmerzwurz 178
Schnapsknöpfe **228**
Schneeball, Amerikanischer **279**
Schneeball, Gemeiner 31, 47, **148**, 166
Schneeflockenstrauch 244
Schneeflockenstrauch, Virginischer **186**
Schöllkraut, Großes **185**, 242
Schönmalve **156**
Schopflavendel 107
Schulmedizin, Vorherrschaft der 26
Schwalbenwurzel, Knollige 47, **171**
Schwammgurke **228**
Schwarze Galle 30
Schwarze Johannisbeere **260**
Schwarze Maulbeere 235
Schwarze Nieswurz **217**
Schwarze Walnuß 223
Schwarze Weide 128
Schwarzer Andorn **174**
Schwarzer Holunder **131**
Schwarzer Pfeffer 119, 178, **248**
Schwarzerle **162**
Schwarzkümmel, Echter **237**
Schwarznessel **174**
Schwarzpappel 252
Schwertlilie, Buntfarbige **222**
Scilla maritima **278**
Sclerotium cocos **253**
Scolopendrium vulgare **266**
Scrophularia aquatica 266
S. marilandica 266
S. ningopoensis 165, 266
S. nodosa **266**
Scutellaria baicalensis 38, 40, **133**, 134, 159, 172
S. galericulata 134
S. lateriflora 47, 133, **134**
S. macrantha **133**
S. minor 134
Seerose, Weiße **238**
Seide, Europäische 195
Seide, Flachs- 195
Seide, Quendel- 195
Seidelbast **197**
Seifenbaum 51, **258**
Seifenkraut **264**
Selbstheilungskräfte des Körpers 22, 33
Selenicereus grandiflorus **266**
Sellerie **61**, 233, 244
Sempervivum tectorum **267**
Senecio aureus **267**
S. cineraria **188**, 267
S. jacobaea 17, **267**
Senegawurzel **250**
Senna alexandrina **72**
Senna-Kassie **72**, 211, 259, 270
Serenoa repens **127**
S. serrulata 46
Sesam **268**
Sesamum indicum **268**
Sesquiterpene 15
Sha ren 159
Shan yao 41, 89, **200**
Shan zhu yu **193**
Shang han lun 25
She chuang zi **190**
Shen nong ben cao jing 18, 40
Sheng di huang 123
Sheng jian **153**
Sheng ma 78, 256
Shi chang pu 55
Shiva 16, 17
Shou wu pian 121
Shou wu teng 121
Shu di huang 123
Si gua luo **228**
Sibirische Engelwurz **166**
Sibirischer Ginseng **92**
Sichuan-Liebstöckel 115
Siegesbeckia pubescens 189
Signaturenlehre 16, 22
Silberkerze 49, **78**
Silberweide 24, **128**, 233
Silybum marianum **71**, 196
Singabera **153**
Sirup herstellen 292
Sisalagave 160
Skabiosen-Flockenblume 183
Skelettsystem 13
Skorbutkraut **190**
Smilax spp. 19, **268**
Sojabohne 36, **215**

Solanum dulcamara **268**
S. insidiosum 269
S. melongena 66, **268**
S. tuberosum 21, 50, 240, **269**
S. xanthocarpum **269**
Soldatenkraut 54, **247**
Solidago canadensis 269
S. virgaurea 30, **269**
Sonnenblume 46, 47, 105
Sonnenhut 24, 49, **90**, 105, 175
Sonnentau 247
Sonnentau, Rundblättriger **200**
Sorbus aucuparia **270**
Spanischer Pfeffer 70
Spanischer Salbei 130
Spargel **172**
Spasmolytika 13
Spätblühende Traubenkirsche **255**, 277
Speik, Großer 107
Spergularia rubra **168**
Sphagnum spp. 26
Spigelia anthelmia 270
S. flemmingania 270
S. marilandica **270**
Spigelie, Marylandische **270**
Spillbaum **206**
Spinacia oleracea 251
Spinat 251
Spindelstrauch **206**
Spirea ulmaria 96
Spiritus vitalis 30
Spitzwegerich 249
Stachelbeere, Indische **202**
Stacheliger Wasserfreund **219**
Stachelmohn, Mexikanischer **169**, 242
Stachys betonica **270**
S. officinalis **270**
Stattliches Knabenkraut **240**
Stechapfel **198**, 219
Stechender Mäusedorn **262**
Stechginster 195
Stechmücke 26
Stechpalme **220**, 221
Stecklinge 285
Steinklee, Echter **232**
Steinquendel, Wilder **179**, 265
Stellaria media **270**
Steppenraute **243**
Sternanis, Japanischer 221
Sternanisbaum **221**
Sternwurzel **162**
Steroide 26
Steroidsapogenine 15
Stiefmütterchen 33
Stiefmütterchen, Gewöhnliches **280**
Stieleiche 156, 254, **258**
Stillingia silvatica **271**
Stillingie **271**
Stimulanzien 13
Stinkasant 36, 200, **208**
Stinkender Storchschnabel **214**
Stinkesche **208**
Stinkkohl **272**
Stockrose 163, 219
Stomachika 13
Storax-Benzoebaum **272**
Storchschnabel, Gefleckter **214**
Storchschnabel, Stinkender **214**
Stranddistel **204**
Strauchpäonie 115
Strophanthus gratus 271
S. hispidus 271
S. kombe **271**
Strophanthus, Kombe- **271**
Strychnos ligustrina 271
S. malaccensis 271
S. nux-vomica **271**
S. unguacha 271
Styrax 34, **227**
Styrax, Amerikanischer 227
Styrax benzoin **272**
Su xian hua 39, **222**
Suan zhoa ren 41
Suchtkraut **212**
Südamerikanische Behandlungsmethoden 19
Südamerikanische Pflanzenheilkunde 50
Südlicher Zürgelbaum **183**
Suiko 41
Sumpf-Ruhrkraut **216**
Sumpfschachtelhalm 203
Surinam-Bitterholz 246
Susruta Samhita 34
Süßholz 18, 34, 68, **99**, 156, 207, 215, 223, 277
Süßholz, Asiatisches **215**, 253
Süßkartoffel 222
Süßkirsche **255**
Süßsack **167**
Swasthya 34
Swertia chirata 37, **135**
S. japonica 135
Symphytum officinale 10, 12, 33, **136**, 157, 249, 264, 270
Symplocarpus foetidus **272**
Synergismus 29
Synthetische Medikamente 28, 32
Syphilis 21, 26
Syzygium aromaticum 34, **95**, 246
S. cumini **137**
Szetchuan-Eisenhut 158

T

Tabak 47, 66, 108
Tabak, Echter **237**
Tabak, Virginischer **237**
Tabebuia spp. **138**
T. impetiginosa 51, 138
T. incana 138
T. insignis var. *monophylla* 138
T. neochrysantha 138
Tabernaemontana coronaria **203**
Tabernanthe iboga 43
Tamarinde 46, **272**
Tamarindus indica **272**
Tamus communis 178
Tanacetum parthenium 31, 77, **139**
T. vulgare 77, 139, **272**
Tännelkraut, Echtes 226
Taraxacum monogolicum 140
T. officinale 45, 62, 126, **140**, 187, 275
Taubnessel, Weiße **224**
Tausendgüldenkraut 135, **204**, 214
Taxus baccata **273**
T. brevifolia 273
TCM 27, 38
Teebaum 24, 44, **110**, 232
Teekraut 186
Teestrauch 11, 37, **179**, 213, 221
Temperamente 30
Terminalia arjuna **141**
T. belerica 141, **273**
T. chebula 141, **273**
Teucrium capense 274
T. chamaedrys **274**
T. marum 274
T. scordonia 274
Teufelsbusch **92**, 241
Teufelsdreck **208**
Teufelskralle 42, **101**, 161
Teufelszwirn **195**
The English Physitian 22, 32
Thea sinensis **179**, 213
Theobroma cacao **274**
Theorie der fünf Elemente 39
Theorie der vier Körpersäfte 30, 31
Thlaspi bursa-pastoris **181**
Thomson, Samuel 25, 48
Thuja occidentalis **274**
Thymian 33, 46, 179
Thymian, Feld- 142, **274**
Thymian, Garten- **142**, 195, 275, 277, 279
Thymol 14
Thymus serpyllum 142, **274**
T. vulgaris 33, 46, **142**, 179, 195, 275, 277, 279
Tian nan xing **169**
Tilia spp. 208, 270, **275**
Tinktur herstellen 291
Tödlicher Nachtschatten 66
Tollkirsche 33, **66**, 198, 219, 271
Tonika 13
Topnaar 42
Torfmoos 26
Traditionelle chinesische Medizin 27, 38, 40, 45
Tragant, Mongolischer **65**
Tragopogon porrifolius 275
T. pratensis **275**
Traubenkirsche, Spätblühende **255**, 277
Tridoshas 35
Trifolium pratense **275**
Trigonella foenum-graecum **276**
Trillium erectum **276**
Triterpensapogenine 15
Trompetenbaum **177**
Tropaeolum majus 50, **276**
Tropisches Immergrün **280**
Trotula 20
Tsuga canadensis **276**
Tuberose 213
Tubocurarin 11
Tulsi **114**
Tüpfel-Johanniskraut **104**
Tüpfelfarn **252**
Turbitwinde **239**
Turnera diffusa 46, 49, **143**
T. diffusa var. *aphrodisiaca* **143**
T. opifera 143
T. ulmifolia 143
Tussilago farfara 18, 255, **277**, 279
Tylophora asthmatica **277**
Typha spp. **277**
T. angustata 277
T. angustifolia 277

U

Ulex europaeus 195
Ulme, Rot- **144**
Ulme, Weiß- 144
Ulmus americana 144
U. minor 18
U. rubra 46, 48, **144**, 231, 238, 262
Umschlag 294
Unani Tibb 34, 37
Uncaria gambir 278
U. rhynchophylla **278**
Universitäten 20
Urginea maritima **278**
Urtica dioica 31, 60, **145**, 224
U. pilulifera 145
U. urens 145
Ustilago maydis 152
Utricularia spp. 160

V

Vaccinium macrocarpon 278
V. myrtillus **278**
V. vitis-idaea 278
Vakruti 36
Valeriana capensis 146
V. hardwickii 146
V. officinalis 10, 30, 117, **146**, 197, 271
V. uliginosa 146
V. wallichii 146
Varunabaum **87**
Vata 35, 36,
Veda 17, 34
Venushaar **158**
Verarbeitung von Heilpflanzen 287
Veratrum album 279
V. californicum 279
V. nigrum 279
V. viride **279**
Verbascum thapsus 45, **279**
Verbena domingensis 147
V. officinalis 44, 45, **147**, 149
Verdauung 12
Verdauungsorgane 13
Veronica officinalis **279**
V. virginica **226**
Viburnum opulus 31, 47, **148**, 166
V. prunifolium 148, **279**
V. rufidulum 279
Vielblütiger Knöterich **121**
Vielblütiges Salomonssiegel **251**
Vielzeilige Gerste 218
Vierkräutersuppe 40, 115
Vinca minor **280**
V. rosea **280**
Vincristin 15
Viola odorata **280**
V. tricolor 33, **280**
Virginia-Helmkraut 133, **134**
Virginianischer Ehrenpreis **226**
Virginische Gartenkresse **225**
Virginische Schlangenwurzel 169
Virginischer Schneeflockenstrauch **186**
Virginischer Tabak **237**
Virginischer Wacholder 183
Virginischer Wolfstrapp **229**
Vis medicatrix naturae 23
Viscum album **281**
Vitamine 15, 297
Vitamin C 23
Vitex agnus-castus 31, **149**
Vitis vinifera **281**
Vogel, Virgil 23, 48
Vogelbeerbaum **270**
Vogelkirsche **255**
Vogelknöterich 121, **251**
Vogelmiere **270**

W

Wacholder 18, 67, **223**
Wacholder, Virginischer 183
Wachsgagel **236**
Wachskürbis **175**
Wachsmyrte **236**
Wahoorinde **206**
Walderdbeere **210**
Waldlilie **276**
Waldmeister **172**
Waldrebe, Echte **189**
Walnuß, Echte 223
Walnuß, Schwarze 223
Wandelklee **198**
Wang Lu 25
Wanzenkraut **78**
Wasser-Braunwurz 266
Wasserdost, Durchwachsener 206, **206**
Wasserdost, Gemeiner **206**
Wasserfreund, Stacheliger **219**
Wassermelone **188**
Wassernabel, Asiatischer 17, 44, 45, **74**
Wassernabel, Gewöhnlicher 74
Wasserprinzip 35, 36
Wasserretention 24
Wasserschlauch 160
Wassersucht 24
Weberkarde **200**
Wegerich **120**, 196
Wegwarte **187**
Wei ling xian 189
Wei qi 65
Weide 253
Weide, Bruch- 128
Weide, Schwarze 128
Weide, Silber- **128**
Weidenröschen, Schmalblättriges **185**
Weinraute 177, 199, 220, **262**
Weinrebe, Echte **281**
Weinstock **281**
Weißdorn 29, 33, 45, **86**, 129, 133
Weiße Nieswurz 279
Weiße Seerose **238**
Weiße Taubnessel **224**
Weißer Andorn **231**
Weißer Diptam **199**
Weißer Kaneelbaum **180**
Weißer Maulbeerbaum **235**
Weißer Pfeffer **248**
Weißer Quebracho **172**
Weißer Zimt **180**
Weißesche, Amerikanische 211
Weißulme 144
Weltgesundheitsorganisation 27, 37, 43
Wermut **63**, 170
Westliche Medizin 27
Wiesenalant **221**
Wiesenbocksbart **275**

Wiesenklee **275**
Wiesenknopf, Großer **263**
Wiesenknöterich 121, **251**
Wiesenküchenschelle 166
Wilde Sarsaparilla 168
Wilde Yamswurzel **89**, 200
Wilder Indigo **174**
Wilder Majoran **240**
Wilder Steinquendel **179**, 265
Winter-Endivie 187
Winterbohnenkraut **265**
Winterlieb, Doldiges **186**
Winterportulak **235**
Winterzwiebel 162
Wirkstoffe 10, 14
Wirkungsweise isolierter Substanzen 26
Wirkungsweise von Heilpflanzen 13
Wissenschaft und Medizin 26
Wissenschaftliche Medizin 23
Withania 36, **150**
Withania somnifera 36, **150**
Withering, William 24
Wodu 47
Wohlbefinden 37
Wohlriechender Gänsefuß 186
Wohlriechendes Salomonssiegel 251
Wolfsmilch, Behaarte **207**
Wolfsmilch, Kreuzblättrige **207**
Wolfstrapp, Europäischer 229
Wolfstrapp, Virginischer **229**
Wolliger Fingerhut 199
Wu jia pi 92
Wu mei **255**
Wu wei zi **132**
Wu xing 38
Wu zhu yu **208**
Wucherblume 139
Wunden 24
Wunderbaum 17, 34, **260**
Wundheilkräuter 13
Wurmfarn, Gemeiner **201**
Wurmkraut **170**, **272**
Wurmtreibender Gänsefuß **186**
Wurzelteilung 285

X

Xia ku cao **122**
Xian he cao 160
Xin yi hua 230
Xuan fu hua 105, **221**

Y

Yamswurzel 47, 49
Yamswurzel, Chinesische **200**
Yamswurzel, Wilde **89**, 200
Yan hu suo **85**
Yang 38, 41
Ye hu hua 77
Yerba dulce 227
Yi phi ren 58
Yin 38, 41
Yin chen hao **170**
Yin und Yang 38, 39
Yin-Tonikum 21
Ylang-Ylang **179**
Yohimbe **243**
Ysop 31, **220**
Yu mi shu **152**
Yuan zhi 250

Z

Zahnlilie, Amerikanische **204**
Zahnstocherkraut 17, 42, 44, **59**, 164
Zahnwehholz 46, **151**
Zanthoxylum americanum **151**
Z. capense 151
Z. clavaherculis 151
Z. fraxineum 46, **151**
Z. simulans 151
Z. zanthoxyloides 151
Zäpfchen herstellen 296
Zauberkräfte 16
Zaubernuß 48, **100**, 156, 227
Zaubersprüche 17
Zaunrübe, Rotbeerige **178**
Zea mays 21, 46, 67, **152**, 160
Zeder **183**
Zhe bei mu 41, **211**
Zhi mu **165**
Zhi shi 189
Zhi zi **213**
Zichorie **187**
Zimt 20, 25, 36, 180
Zimt, Weißer **180**
Zimtbaum, Ceylon- **80**
Zimtkassie 80
Zingiber officinale 20, 36, 37, 58, 80, 114, **153**, 169, 177, 195, 223, 231, 239, 243
Zinnkraut **202**
Zitrone 11, 36, **81**, 189
Zitronengras 46, **196**
Zitronenmelisse **111**, 227
Zitronenstrauch 50, 149, **227**
Zitterpappel 253
Zitwer **170**
Zitwerwurzel **195**
Ziziphus jujuba 41, **281**
Z. spinosa 41, 281
Zuckerrübe **176**
Zürgelbaum, Südlicher **183**
Zweihäusiges Katzenpfötchen 216
Zweizahn, Dreiteiliger **177**
Zweizeilige Gerste **218**
Zwiebel 11, 56, **162**
Zymbelkraut 226
Zypresse, Echte **195**

Register der Krankheiten und Beschwerden

mit Zuordnung der Heilpflanzen

Dieses Register umfaßt alle erwähnten Krankheitsbilder mit den anwendbaren Heilpflanzen. **Fett** gedruckte Seitenzahlen beziehen sich auf die Selbstbehandlung, einschließlich der dort beschriebenen Heilpflanzen und Rezepturen.

A

Addison-Krankheit
Süßholz *(Glycyrrhiza glabra)* 99
AIDS
siehe HIV
Akne & Furunkel 305
Ju hua *(Chrysanthemum x morifolium)* 77
Krauser Ampfer *(Rumex crispus)* 126
Lian qiao *(Forsythia suspensa)* 210
Alkoholvergiftung
Mariendistel *(Carduus marianus)* 71
Allergien 300
Gelbwurzel *(Curcuma longa)* 88
Allergischer Schnupfen, einschließlich Heuschnupfen 300
Meerträubel *(Ephedra sinica)* 93
Altern, vorzeitiges
He shou wu *(Polygonum multiflorum)* 121
Mehlblume *(Eclipta prostata)* 202
Altersbeschwerden 319
siehe auch Bluthochdruck; Herz- & Kreislauferkrankungen; Magen-Darm-Krankheiten & Verdauungsstörungen; Gelenkschmerzen & -steife; Lebererkrankungen; Gedächtnisschwund & Konzentrationsschwäche
Amblabaum *(Emblica officinalis)* 202
Jujube *(Ziziphus jujuba)* 281
Mongolischer Tragant *(Astragalus membranaceus)* 65
Sägepalme *(Sabal serrulata)* 127
Vielblütiger Knöterich *(Polygonum multiflorum)* 121
Winterportulak *(Montia perfoliata)* 235
Altersdiabetes
Artischocke *(Cynara scolymus)* 196
Balsambirne *(Momordica charantia)* 234
Büschelbohne *(Cyamopsis tetragonoloba)* 196
Geißraute *(Galega officinalis)* 212
Altersdiabetes & Hyperglykämie
Balsambirne *(Momordica charantia)* 234
Gartenbohne *(Phaseolus vulgaris)* 244
Geißraute *(Galega officinalis)* 212
Heiliges Basilienkraut *(Ocimum tenuiflorum)* 114
Jambolanapflaume *(Syzygium cumini)* 137
Knoblauch *(Allium sativum)* 56
Alzheimer-Krankheit
Ginkgobaum *(Ginkgo biloba)* 98
Anämie (Blutarmut) 301
Mongolischer Tragant *(Astragalus membranaceus)* 65
Withania *(Withania somnifera)* 150
Angina pectoris
siehe Herz- & Kreislauferkrankungen
Angst 308
siehe auch Streß
Basilikum *(Ocimum basilicum)* 238
Hopfen *(Humulus lupulus)* 102
Jasmin *(Jasminum grandiflorum)* 222
Passionsblume *(Passiflora incarnata)* 117
Anorexie
siehe Appetitlosigkeit
Appetitlosigkeit, Appetitverlust 306
Bitterholz *(Picrasma excelsa)* 246
Bockshornklee *(Trigonella foenum-graecum)* 276
Echter Kalmus *(Acorus calamus)* 55
Fieberklee *(Menyanthes trifoliata)* 233
Gelber Enzian *(Gentiana lutea)* 97
Kolombowurzel *(Jateorhiza palmata)* 106
Kondurangostrauch *(Marsdenia cundurango)* 231
Liebstöckel *(Levisticum officinale)* 226
Lorbeer *(Laurus nobilis)* 224
Muskatbaum *(Myristica fragrans)* 113
Rettich *(Raphanus sativus)* 258
Arteriosklerose
siehe Bluthochdruck & Arteriosklerose
Arthritis
siehe auch Gelenkschmerzen & -steife; Rheumatismus **313, 319**
Cayennepfeffer *(Capsicum frutescens)* 70
Gelbwurzel *(Curcuma longa)* 88
Gemeiner Schneeball *(Viburnum opulus)* 148
Guajakbaum *(Guaiacum officinale)* 216
Lorbeer *(Laurus nobilis)* 224
Rauschpfeffer *(Piper methysticum)* 119
Schwarzer Holunder *(Sambucus nigra)* 131
Walderdbeere *(Fragaria vesca)* 210
Wilde Yamswurzel *(Dioscorea villosa)* 89
Asthma, leichtes 301
Aufgeblasene Lobelie *(Lobelia inflata)* 108
Behaarte Wolfsmilch *(Euphorbia hirta)* 207
Brechschwalbenwurz *(Tylophora asthmatica)* 277
Gartensalbei *(Salvia officinalis)* 130
Grindelie *(Grindelia camporum)* 216
Huflattich *(Tussilago farfara)* 277
Zahnstocherkraut *(Ammi visnaga)* 59
Atembeschwerden 301
Atemwegserkrankungen 301, 310
siehe auch Allergischer Schnupfen, einschließlich Heuschnupfen; Asthma; Bronchitis; Erkältungen, Grippe & Fieber; Husten; Keuchhusten
Alant, Echter *(Inula helenium)* 105
Aufgeblasene Lobelie *(Lobelia inflata)* 108
Augentrost (*Euphrasia* spp.) 208
Bellirica-Myrobalane *(Terminalia bellirica)* 273
Bittersüßer Nachtschatten *(Solanum dulcamara)* 268
Buntnessel *(Coleus forskohlii)* 83
Echtes Lungenkraut *(Pulmonaria officinalis)* 256
Gartenthymian *(Thymus vulgaris)* 142
Gundermann *(Glechoma hederacea)* 215
Heiliges Basilienkraut *(Ocimum tenuiflorum)* 114
Kanadische Blutwurz *(Sanguinaria canadensis)* 263
Kiefer *(Pinus sylvestris)* 247
Kleines Habichtskraut *(Hieracium pilosella)* 218
Kostuspflanze *(Saussurea lappa)* 265
Ontario-Pappel *(Populus x candicans)* 252
Rotulme *(Ulmus rubra)* 144
Rundblättriger Sonnentau *(Drosera rotundifolia)* 200

Santakraut *(Eriodyction californicum)* 203
Seifenkraut *(Saponaria officinalis)* 264
Styrax *(Liquidambar orientalis)* 227
Ysop *(Hyssopus officinalis)* 220
Weißer Andorn *(Marrubium vulgare)* 231
Zahnstocherkraut *(Ammi visnaga)* 59
Zhe bei mu *(Fritillaria thunbergii)* 211
Augenbeschwerden 310
siehe auch Bindehautentzündung; Grauer Star; Grüner Star; Nachtblindheit
Chirettakraut *(Swertia chirata)* 109
Kanadische Gelbwurzel *(Hydrastis canadensis)* 103
Ausschlag
siehe Hautausschläge

B

Behçet-Krankheit
Herbstzeitlose *(Colchicum autumnale)* 191
Beklemmung
siehe Angst
Benommenheit
siehe Schwindel
Bettnässen
Kalifornischer Mohn *(Eschscholzia californica)* 205
Bisse, kleinere, Stiche & Schwellungen 303
Ceylon-Zimtbaum *(Cinnamomum verum)* 80
Teebaum *(Melaleuca alternifolia)* 110
Bindehautentzündung 310
Graublättriges Greiskraut *(Cineraria maritima)* 188
Trompetenbaum *(Bignonia catalpa)* 177
Blähungen bei Säuglingen & Kindern 318
Blähungen & Völlegefühl 306
Echter Kalmus *(Acorus calamus)* 55
Hou po *(Magnolia officinalis)* 230
Ingwer *(Zingiber officinale)* 153
Kantakari *(Solanum xanthocarpum)* 269
Koriander *(Coriandrum sativum)* 193
Kubebenpfeffer *(Piper cubeba)* 248
Pimentbaum *(Pimenta officinalis)* 246
Poleiminze *(Mentha pulegium)* 233
Blasenentzündung 314
siehe auch Harnwegsinfektionen
Europäische Lärche *(Larix decidua)* 224
Sandelholzbaum *(Santalum album)* 264
Sellerie *(Apium graveolens)* 61
Süßkirsche *(Prunus avium)* 255
Wacholder *(Juniperus communis)* 223
Blasensteine
siehe Gallen-, Nieren- & Blasensteine
Blutarmut
siehe Anämie
Blutergüsse 304
Breitwegerich *(Plantago major)* 249
Vielblütiges Salomonssiegel *(Polygonatum multiflorum)* 251
Bluthochdruck & Arteriosklerose 301, 319
Aubergine *(Solanum melongena)* 268
Bocksdorn *(Lycium chinense)* 109
Fieberbaum (*Alstonia* spp.) 163
Ju hua *(Chrysanthemum* x *morifolium)* 77
Kleines Immergrün *(Vinca minor)* 280
Libosch *(Rehmannia glutinosa)* 123
Losbaum *(Clerodendrum trichotomum)* 189
Mistel *(Viscum album)* 281
Olivenbaum *(Olea europaea)* 239
Rauwolfia *(Rauvolfia serpentina)* 259
Schwarze Johannisbeere *(Ribes nigrum)* 260
Weißdorn (*Crataegus* spp.) 86
Blutungen
siehe auch Nasenbluten; Zyklus, unregelmäßiger; Wunden, kleinere, & Blutergüsse
Ackerschachtelhalm *(Equisetum arvense)* 202
Breitwegerich *(Plantago major)* 249
Gefleckter Storchschnabel *(Geranium maculatum)* 214
Gemeiner Felberich *(Lysimachia vulgaris)* 229
Großer Wiesenknopf *(Sanguisorba officinalis)* 263
Hirtentäschel *(Capsella bursa-pastoris)* 181
Kleines Immergrün *(Vinca minor)* 280
Pu huang *(Typha angustifolia)* 277
San qi *(Panax notoginseng)* 241
Schlangenknöterich *(Polygonum bistorta)* 251
Vogelknöterich *(Polygonum aviculare)* 251
Blutstauungen
Dan shen *(Salvia miltiorrhiza)* 129
Blutzuckerspiegel
siehe Altersdiabetes & Hyperglykämie
Bronchialasthma 301
Bronchitis 310
siehe auch Atemwegserkrankungen
Echtes Lungenkraut *(Pulmonaria officinalis)* 256
Gewöhnliches Stiefmütterchen *(Viola tricolor)* 280
Pergularia *(Pergularia extensa)* 243
Schlüsselblume *(Primula veris)* 254
Seifenrindenbaum *(Quillaja saponaria)* 258
Senegawurzel *(Polygala senega)* 250
Stinkkohl *(Symplocarpus foetidus)* 272
Weißer Andorn *(Marrubium vulgare)* 231
Brust, empfindliche 315
Brustfellentzündung
siehe Rippenfellentzündung
Brustwarzen, wunde 315
Kermesbeere *(Phytolacca decandra)* 245
Buerger-Krankheit
Engelwurz *(Angelica archangelica)* 166

C

Candidamykose 314
Galgant *(Alpinia officinarum)* 58
Kanadische Gelbwurzel *(Hydrastis canadensis)* 103
Cholesterinwerte, hohe
Aubergine *(Solanum melongena)* 268
Butternußbaum *(Juglans cinerea)* 222
Hafer *(Avena sativa)* 172
Knoblauch *(Allium sativum)* 56
Colitis ulcerosa
siehe Durchfall
Crohn-Krankheit
siehe Morbus Crohn

D

Darm
siehe auch Magen-Darm
Darmgeschwüre
siehe Magen-Darm-Geschwüre
Darmkrämpfe
Dill *(Anethum graveolens)* 166
Depressionen 308, 316
Essigrose *(Rosa gallica)* 261
Patschulipflanze *(Pogostemom cablin)* 250
Wermut *(Artemisia absinthium)* 63
Zitronenstrauch *(Lippia triphylla)* 227
Dermatitis
siehe Hautkrankheiten
Diabetes mellitus
Büschelbohne *(Cyamopsis tetragonoloba)* 196
Heiliges Basilienkraut *(Ocimum tenuiflorum)* 114
Jambolanapflaume *(Syzygium cumini)* 137
Divertikelentzündung
Kanadische Hemlocktanne *(Tsuga canadensis)* 276
Rotulme *(Ulmus rubra)* 144
Durchblutung der Gliedmaßen, schlechte 302
Ingwer *(Zingiber officinale)* 153
Durchblutung, schlechte, im Alter 319
Durchfall 307
Blutweiderich *(Lythrum salicaria)* 229
Blutwurz *(Potentilla erecta)* 254
Eberesche *(Sorbus aucuparia)* 270
Echte Brombeere *(Rubus fruticosus)* 261
Gänsefingerkraut *(Potentilla anserina)* 254
Hirschzunge *(Scolopendrium vulgare)* 266
Jambolanapflaume *(Syzygium cumini)* 137
Japanische Aprikose *(Prunus mume)* 255
Medizinalrhabarber *(Rheum palmatum)* 124
Monsonia *(Monsonia ovata)* 234
Pepulbaum *(Ficus religiosa)* 210
Scharlachsumach *(Rhus glabra)* 260
Durchfall bei Säuglingen & Kindern 318
Blutweiderich *(Lythrum salicaria)* 229
Heidelbeere *(Vaccinium myrtillus)* 278
Stattliches Knabenkraut *(Orchis mascula)* 240

E

Ekzeme 300
siehe auch Hautkrankheiten
Betonie *(Stachys officinalis)* 270
Echter Erdrauch *(Fumaria officinalis)* 211
Große Brennessel *(Urtica dioica)* 145
Nimbaum *(Azadirachta indica)* 173
Stillingie *(Stillingia silvatica)* 271
Epilepsie
siehe auch Hirnkrämpfe
Ackerschachtelhalm *(Anagallis arvensis)* 164
Echtes Labkraut *(Galium verum)* 212
Jambolanapflaume *(Syzygium cumini)* 137
Erbrechen 306, 317
Erkältungen & Grippe 311
Eukalyptus *(Eucalyptus globulus)* 94
Feldthymian *(Thymus serpullum)* 274
Katzenminze *(Nepeta cataria)* 237
Linde (*Tilia* spp.) 275
Qiang huo *(Notopterygium incisium)* 238
Erkältungen & Grippe bei Kindern
Katzenminze *(Nepeta cataria)* 237
Erschöpfung, nervöse 308, 309, 319
Virginia-Helmkraut *(Scutellaria lateriflora)* 134

F

Fieber 311
Bezoarwurzel *(Dorstenia contrajerva)* 200
Chinesisches Hasenohr *(Bupleurum chinense)* 68
Chirettakraut *(Swertia chirata)* 135
Meerträubel *(Ephedra sinica)* 93
Qing hao *(Artemisia annua)* 64
Zhi zhi *(Gardenia jasminoides)* 213
Fieber bei Kindern
Katzenminze *(Nepeta cataria)* 237
Fliegende Hitze 316
Flüssigkeitsretention 315
siehe auch Harnwegserkrankungen
Besenginster *(Sarothamnus scoparius)* 265
Frühlings-Adonisröschen *(Adonis vernalis)* 158
Fu ling *(Poria cocos)* 253
Gemeine Roßkastanie *(Aesculus hippocastanum)* 159
Mais *(Zea mays)* 152
Meerzwiebel *(Urginea maritima)* 278
Portulak *(Portulaca oleracea)* 253
Schwarze Johannisbeere *(Ribes nigrum)* 260
Sellerie *(Apium graveolens)* 61
Stranddistel *(Eryngium maritimum)* 204
Frostbeulen 302
Besenheide *(Calluna vulgaris)* 179
Cayennepfeffer *(Capsicum frutescens)* 70
Fruchtbarkeitsprobleme bei Frauen & Männern 316
Furunkel 305
siehe auch Akne & Furunkel
Fußpilz 304

G

Gallen-, Nieren- & Blasensteine
Aufrechtes Glaskraut *(Parietaria officinalis)* 242
Dornige Hauhechel *(Ononis spinosa)* 239
Gemeine Hortensie *(Hydrangea arborescens)* 219
Großes Schöllkraut *(Chelidonium majus)* 185
Lampionblume *(Physalis alkekengi)* 245
Mais *(Zea mays)* 152
Pupurdost *(Eupatorium purpureum)* 206
Varunabaum *(Crateva nurvula)* 87
Zahnstocherkraut *(Ammi visnaga)* 59
Gallenblasenbeschwerden
Berberitze *(Berberis vulgaris)* 175
Boldo *(Peumus boldus)* 244
Spindelstrauch *(Euonymus atropurpurea)* 206
Virginischer Ehrenpreis *(Leptandra virginica)* 226
Wermut *(Artemisia absinthium)* 63
Wiesenbocksbart *(Tragopogon pratensis)* 275
Gallensteine 87
siehe Gallen-, Nieren- & Blasensteine 87
Gastritis 307
Geburt 317
Frauenwurzel *(Caulophyllum thalictroides)* 73
Rebhuhnbeere *(Mitchella repens)* 234
Gedächtnisschwund & Konzentrationsschwäche 319
Gewürznelkenbaum *(Eugenia caryophyllata)* 95
Gotu kola *(Centella asiatica)* 74
Rosmarin *(Rosmarinus officinalis)* 125
Schisandra *(Schisandra chinensis)* 132
Teufelsbusch *(Eleutherococcus senticosus)* 92
Weißdorn *(Crataegus laevigata)* 86
Gelbsucht
siehe auch Lebererkrankungen
Großes Schöllkraut *(Chelidonium majus)* 185
Yin chen hao *(Artemisia capillaris)* 170
Gelenkschmerzen & -steife 313
siehe auch Arthritis; Schmerzlinderung; Rheumatismus
Lorbeer *(Laurus nobilis)* 224
Meerträubel *(Ephedra sinica)* 93
Rohrbambus *(Bambusa arundinacea)* 174
Schwammgurke *(Luffa cylindrica)* 228
Genesung 308, 319
Bockshornklee *(Trigonella foenum-graecum)* 276
Ceylon-Zimtbaum *(Cinnamomum verum)* 80
Chirettakraut *(Swertia chirata)* 135
Echtes Eisenkraut *(Verbena officinalis)* 147
Luzerne *(Medicago sativa)* 232

Maniok *(Manihot esculenta)* 231
Pfeilwurz *(Maranta arundinacea)* 231
Rotulme *(Ulmus rubra)* 144
Saatgerste *(Hordeum distichon)* 218
Gicht 313
Avocadobaum *(Persea americana)* 118
Guajakbaum *(Guaiaca officinale)* 216
Herbstzeitlose *(Colchicum autumnale)* 191
Süßkirsche *(Prunus avium)* 255
Teufelskralle *(Harpagophytum procumbens)* 101
Glaukom
siehe Grüner Star
Grauer Star
Graublättriges Greiskraut *(Cineraria maritima)* 188
Milchsunge *(Ervatamia coronaria)* 203
Grippe 311
siehe Erkältungen, Grippe
Grüner Star
Buntnessel *(Coleus forskohlii)* 83
Hanf *(Cannabis sativa)* 180
Gürtelrose 304

H

Halsschmerzen 311
Asiatisches Süßholz *(Glycyrrhiza uralensis)* 215
Blutwurz *(Potentilla erecta)* 254
Gänsefingerkraut *(Potentilla anserina)* 254
Hennastrauch *(Lawsonia inermis)* 225
Scharlachsumach *(Rhus glabra)* 260
Schwarze Johannisbeere *(Ribes nigrum)* 260
Stieleiche *(Quercus robur)* 258
Hämorrhoiden 302
Eberesche *(Sorbus aucuparia)* 270
Nimbaum *(Azadirachta indica)* 173
Vogelknöterich *(Polygonum aviculare)* 251
Harnwegsinfektionen, Harnwegsbeschwerden 314
siehe auch Blasenentzündung; Nierenerkrankungen
Ackerfrauenmantel *(Aphanes arvensis)* 167
Besenheide *(Calluna vulgaris)* 179
Dornige Hauhechel *(Ononis spinosa)* 239
Echtes Labkraut *(Galium verum)* 212
Gemeine Quecke *(Agropyron repens)* 160
Immergrüne Bärentraube *(Arctostaphylos uva-ursi)* 168
Kubebenpfeffer *(Piper cubeba)* 248
Lampionblume *(Physalis alkekengi)* 245
Pareira *(Chondodendron tomentosum)* 187
Portulak *(Portulaca oleracea)* 253
Purpurdost *(Eupatorium purpureum)* 206
Rauschpfeffer *(Piper methysticum)* 119
Rotulme *(Ulmus rubra)* 144
Sägepalme *(Sabal serrulata)* 127
Sellerie *(Apium graveolens)* 61
Spargel *(Asparagus officinalis)* 172
Varunabaum *(Crateva nurvula)* 87
Wegerich (*Plantago* spp.) 120
Hautausschläge 303
siehe auch Windelausschlag
Schisandra *(Schisandra chinensis)* 132
Hautkrankheiten 303–305
siehe auch Akne & Furunkel; Milchschorf; Lippenherpes; Ekzeme; Pilzinfektionen; Windelausschlag; Nesselausschlag; Bisse, kleinere, Stiche & Schwellungen; Warzen; Schuppenflechte
Aloe *(Aloe Vera)* 57
Amerikanische Zahnlilie *(Erythronium americanum)* 204
Avocadobaum *(Persea americana)* 118
Bittersüßer Nachtschatten *(Solanum dulcamara)* 268
Ceylon-Bleiwurz *(Plumbago zeylanica)* 249
Echte Hauswurz *(Sempervivum tectorum)* 267
Gewöhnliches Stiefmütterchen *(Viola tricolor)* 280
Harzklee *(Psoralea corylifolia)* 256
Jing jie *(Schizonepeta tenuifolia)* 266
Klebkraut *(Galium aparine)* 212
Mahonie *(Berberis aquifolium)* 175
Patschulipflanze *(Pogostemon cablin)* 250
Ringelblume *(Calendula officinalis)* 69
Sarsaparille (*Smilax* spp.) 268
Stieleiche *(Quercus robur)* 258
Teebaum *(Melaleuca alternifolia)* 110
Wiesenklee *(Trifolium pratense)* 275
Zaubernuß *(Hamamelis virginiana)* 100
Hepatitis
siehe Lebererkrankungen
Herz- & Kreislauferkrankungen 301
Arnika *(Arnica montana)* 170
Bocksdorn *(Lycium chinense)* 109
Buchweizen *(Fagopyrum esculentum)* 208
Cayennepfeffer *(Capsicum frutescens)* 70
Gelbwurzel *(Curcuma longa)* 88
Ginkgobaum *(Ginkgo biloba)* 98
Ingwer *(Zingiber officinale)* 153
Knoblauch *(Allium sativum)* 56
Myrobalanenbaum *(Terminalia arjuna)* 241
San qi *(Panax notoginseng)* 241
Schneeball *(Viburnum opulus)* 148
Sonnenhut (*Echinacea* spp.) 90
Zahnstocherkraut *(Ammi visnaga)* 59
Zahnwehholz *(Zanthoxylum fraxineum)* 151
Herzklopfen 302
siehe auch Panikanfälle, Panikattacken
Echter Baldrian *(Valeriana officinalis)* 146
Herzgespann *(Leonurus cardiaca)* 225
Zitronenmelisse *(Melissa officinalis)* 111
Herzkranzgefäßerkrankungen
siehe Herz- & Kreislauferkankungen
Herzleiden
Besenginster *(Sarothamnus scoparius)* 265
Buntnessel *(Coleus forskohlii)* 83
Gelber Fingerhut *(Digitalis lutea)* 199
Knoblauch *(Allium sativum)* 56
Kombe-Strophanthus *(Strophantus kombe)* 271
Königin der Nacht *(Selenicereus grandiflorus)* 266
Maiglöckchen *(Convallaria majalis)* 192
Meerzwiebel *(Urginea maritima)* 278
Myrobalanenbaum *(Terminalia arjuna)* 141
Roter Fingerhut *(Digitalis purpurea)* 199
Weißdorn *(Crataegus laevigata)* 86
Herzversagen
siehe Herz- & Kreislauferkrankungen
Heuschnupfen 300, 312
siehe auch Allergischer Schnupfen
Hirnkrämpfe
Gou teng *(Uncaria rhynchophylla)* 278
Passionsblume *(Passiflora incarnata)* 117
HIV
Ipê-Baum (*Tabebuia* spp.) 138
Sonnenhut (*Echinacea* spp.) 90
Tüpfel-Johanniskraut *(Hypericum perforatum)* 104
Husten 310
Eßkastanie *(Castanea sativa)* 182
Huflattich *(Tussilago farfara)* 277
Isländisches Moos *(Centraria islandica)* 184
Kleinblütige Königskerze *(Verbascum thapsus)* 279
Knorpeltang *(Chondrus crispus)* 187
Schlüsselblume *(Primula veris)* 254
Schwarzer Holunder *(Sambucus nigra)* 131
Virginische Traubenkirsche *(Prunus serotina)* 255
Husten bei Säuglingen & Kindern 318
Trompetenbaum *(Bignonia catalpa)* 177
Hyperglykämie
siehe Diabetes mellitus; Altersdiabetes & Hyperglykämie

I, J

Impotenz 316
Ba ji tian *(Morinda officinalis)* 235
Damiana *(Turnera diffusa)* 143
Harzklee *(Psoralea corylifolia)* 256
Teufelsbusch *(Eleutherococcus senticosus)* 92
Ylang-Ylang *(Cananga odorata)* 179
Yohimbe *(Pausinystalia johimbe)* 243
Infektionen des Verdauungstraktes 305
Mädesüß *(Filipendula ulmaria)* 96
Muskatbaum *(Myristica fragrans)* 113
Insektenstiche
siehe Bisse, kleinere, Stiche & Schwellungen
Ischias
Gelber Jasmin *(Gelsemium sempervirens)* 214
Scheinbeere *(Gaultheria procumbens)* 213
Juckreiz
Gewöhnliches Stiefmütterchen *(Viola tricolor)* 280
Vogelmiere *(Stellaria media)* 270

K

Kalte Gliedmaßen (Hände & Füße) 302
Karies
Teestrauch *(Camellia sinensis)* 179
Katarakt
siehe Grauer Star
Katarrh 312
siehe auch Atemwegserkrankungen
Echte Kamille *(Chamomilla recutita)* 76
Kapuzinerkresse *(Tropaeolum majus)* 276
Kleinblütige Königskerze *(Verbascum thapsus)* 279
Lungenmoos *(Lobaria pulmonaria)* 227
Perubalsambaum *(Myroxylon pereirae)* 236
Weißer Maulbeerbaum *(Morus alba)* 235
Katarrh bei Kindern 318
Gundermann *(Glechoma hederacea)* 215
Katzenminze *(Nepeta cataria)* 237
Linde (*Tilia* spp.) 275
Schwarzer Holunder *(Sambucus nigra)* 131
Kater 309
Mariendistel *(Carduus marianus)* 71
Kehlkopfentzündung
siehe Halsschmerzen
Keuchhusten
siehe auch Husten; Atemwegserkrankungen
Gemeine Nachtkerze *(Oenothera biennis)* 239
Gewöhnliches Stiefmütterchen *(Viola tricolor)* 280
Stinkkohl *(Symplocarpus foetidus)* 272
Knochenbrüche 312
siehe auch Verstauchungen
Breitwegerich *(Plantago major)* 249
Koliken
siehe Verdauungsstörungen, Verdauungsbeschwerden
Koliken bei Säuglingen & Kindern 318
Fenchel *(Foeniculum vulgare)* 210
Konzentrationsschwäche
siehe auch Gedächtnisschwund & Konzentrationsschwäche
Rosmarin *(Rosmarinus officinalis)* 125
Kopfschmerzen 306, 308, 309, 317
siehe auch Migräne
Betonie *(Stachys officinalis)* 270
Echter Baldrian *(Valeriana officinalis)* 146
Echtes Eisenkraut *(Verbena officinalis)* 147
Gou teng *(Uncaria rhynchophylla)* 278
Ju hua *(Chrysanthenum morifolium)* 77
Kaffeestrauch *(Coffea arabica)* 190
Rosmarin *(Rosmarinus officinalis)* 125
Stinkesche *(Evodia rutaecarpa)* 208
Kopfschmerzen bei Kindern 318
Koronare Herzkrankheit
siehe Herz- & Kreislauferkrankungen
Krampfadern 302
Gemeine Roßkastanie *(Aesculus hippocastanum)* 159
Heidelbeere *(Vaccinium myrtillus)* 278
Stechender Mäusedorn *(Ruscus aculeatus)* 262
Steinklee *(Melilotus officinalis)* 232
Waldmeister *(Asperula odorata)* 172
Weinstock *(Vitis vinifera)* 281
Krämpfe
siehe Muskelkrämpfe; Periodenschmerzen
Krebs
Ipê-Baum (*Tabebuia* spp.) 138
Herbszeitlose *(Colchicum autumnale)* 191
Tropisches Immergrün *(Vinca rosea)* 280
Kreislaufprobleme
siehe auch Herz- & Kreislauferkrankungen
Baikal-Helmkraut *(Scutellaria baicalensis)* 133
Bocksdorn *(Lycium chinense)* 109
Buntnessel *(Coleus forskohlii)* 83
Cayennepfeffer *(Capsicum frutescens)* 70
Gelbwurzel *(Curcuma longa)* 88
Gemeiner Schneeball *(Viburnum opulus)* 148
Ginkgo *(Ginkgo biloba)* 98
Ingwer *(Zingiber officinale)* 153
Knoblauch *(Allium sativa)* 56
Zahnwehholz *(Zanthoxylum fraxineum)* 151
Kurzatmigkeit 301

L

Lebererkrankungen 319
siehe auch Gelbsucht
Bocksdorn *(Lycium chinense)* 109
Chinesisches Hasenohr *(Bupleurum chinense)* 68
Chirettakraut *(Swertia chirata)* 135
Gelbwurzel *(Curcuma longa)* 88
Gemeine Braunelle *(Prunella vulgaris)* 122
Leinkraut *(Linaria vulgaris)* 226
Mariendistel *(Carduus marianus)* 71
Kurukraut *(Picrorhiza kurroa)* 246
Schisandra *(Schisandra chinensis)* 132
Tüpfelfarn *(Polypodium vulgare)* 252
Wiesenbocksbart *(Tragopogon pratensis)* 275
Leukämie
siehe Krebs
Libido, schwache 316
Ba ji tian *(Morinda officinalis)* 235
Damiana *(Turnera diffusa)* 143
Stacheliger Wasserfreund *(Hygrophila spinosa)* 219
Lippenherpes 304

M

Magen-Darm-Geschwüre
Aloe *(Aloe vera)* 57
Breitwegerich *(Plantago major)* 249
Kartoffel *(Solanum tuberosum)* 269
Mädesüß *(Filipendula ulmaria)* 96
Matiko *(Piper angustifolium)* 247
Rotulme *(Ulmus rubra)* 144
Tollkirsche *(Atropa belladona)* 66

Magen-Darm-Infekt
siehe Infektionen des Verdauungstraktes
Magen-Darm-Krankheiten & Verdauungsstörungen 305–307
siehe auch Verstopfung; Durchfall; Infektionen des Verdauungstraktes; Divertikelentzündung; Blähungen & Völlegefühl; Magenkrämpfe
Bellirica-Myrobalane *(Terminalia bellirica)* 273
Ceylon-Zimtbaum *(Cinnamomum verum)* 80
Chebula-Myrobalane *(Terminalia chebula)* 273
Echtes Eisenkraut *(Verbena officinalis)* 147
Elefantenapfel *(Feronia limonia)* 208
Gelber Enzian *(Gentiana lutea)* 97
Gemeiner Felberich *(Lysimachia vulgaris)* 229
Kolombowurzel *(Jateorhiza palmata)* 106
Kümmel *(Carum carvi)* 182
Matiko *(Piper angustifolium)* 247
Muskatellersalbei *(Salvia sclarea)* 263
Portulak *(Portulaca oleracea)* 253
Stinkasant *(Ferula assa-foetida)* 208
Tamarinde *(Tamarindus indica)* 272
Winterbohnenkraut *(Satureja montana)* 265
Magen-Darm-Krankheiten bei Kindern 307
Ingwer *(Zingiber officinale)* 153
Stattliches Knabenkraut *(Orchis mascula)* 240
Magenkrämpfe 305
siehe auch Infektionen des Verdauungstraktes 305
Magenschleimhautentzündung
siehe auch Gastritis
Mahonie *(Berberis aquifolium)* 175
Magenübersäuerung 307, 313
Ananas *(Ananas comosus)* 165
Echter Eibisch *(Althaea officinalis)* 163
Malaria
Chinarindenbaum (*Cinchona* spp.) 79
Chirettakraut *(Swertia chirata)* 135
He shou wu *(Polygonum multiflorum)* 121
Nimbaum *(Azadirachta indica)* 173
Qing hao *(Artemisia annua)* 64
Mandelentzündung 311
siehe auch Halsschmerzen 311
Dost *(Origanum vulgare)* 240
Kermesbeere *(Phytolacca decandra)* 245
Knoblauch *(Allium sativum)* 56
Masern
Kopoubohne *(Pueraria lobata)* 256
Menopausebeschwerden
siehe Wechseljahrbeschwerden
Menstruation
siehe auch Periodenblutung, starke; Periodenschmerzen
Menstruationsbeschwerden 315
Frauenwurzel *(Caulophyllum thalictroides)* 73
Migräne 309
siehe auch Kopfschmerzen
Milchfluß (Stillen)
siehe Stillprobleme
Milchschorf 318
Ringelblume *(Calendula officinalis)* 69
Morbus Crohn
siehe auch Magen-Darm-Krankheiten & Verdauungsstörungen
Echte Kamille *(Chamomilla recutita)* 76
Ringelblume *(Calendula officinalis)* 69
Morgendliche Übelkeit & Erbrechen (Schwangerschaft) 317
Müdigkeit, Übermüdung
siehe auch Altersbeschwerden; Streß
Mate-Teestrauch *(Ilex paraguariensis)* 220
Sonnenhut (*Echinacea* spp.) 90
Teufelsbusch *(Eleutherococcus senticosus)* 92
Mumps
Lian qiao *(Forsythia suspensa)* 210
Mundgeruch
Malabarkardamome *(Eletteria cardamomum)* 91
Mundgeschwüre & Zahnfleischbeschwerden 306
Echte Brombeere *(Rubus fruticosus)* 261
Echte Nelkenwurz *(Geum urbanum)* 215
Ratanhia *(Krameria triandra)* 223
Weinstock *(Vitis vinifera)* 281
Mundsoor 314
Muskelkrämpfe & -verspannungen 312
Chinarindenbaum (*Cinchona* spp.) 79
Echter Baldrian *(Valeriana officinalis)* 146
Gou teng *(Uncaria rhynchophylla)* 278
Piscidiabaum *(Piscidia erythrina)* 248
Wilde Yamswurzel *(Dioscorea villosa)* 89
Muskelschmerzen (Myalgie) 311, 312
siehe auch Schmerzlinderung
Aufgeblasene Lobelie *(Lobelia inflata)* 108
Kopoubohne *(Pueraria lobata)* 256
Tüpfel-Johanniskraut *(Hypericum perforatum)* 104

N

Nachtblindheit
Möhre *(Daucus carota)* 198
Nachtschweiß 316
Nagelgeschwür
Wegerich (*Plantago* spp.) 120
Nasenbluten 310
siehe Blutungen
Nässende Haut 303
siehe auch Ekzeme
Nebenhöhlenbeschwerden 312
siehe auch Allergischer Schnupfen; Katarrh
Myrrhenstrauch *(Commiphora molmol)* 84
Nervenschmerzen
siehe Neuralgie
Nesselausschlag, Nesselfieber 303
Neuralgie 308
siehe auch Schmerzlinderung
Gelber Jasmin *(Gelsemium sempervirens)* 214
Nierenerkrankungen
Aufrechtes Glaskraut *(Parietaria officinalis)* 242
Da ji *(Euphorbia pekinensis)* 207
Katzenbart *(Orthosiphon aristatus)* 241
Libosch *(Rehmannia glutinosa)* 123
Meerträubel *(Ephedra sinica)* 93
Schisandra *(Schisandra chinensis)* 132
Nierensteine
siehe Gallen-, Nieren- & Blasensteine 87

O

Ödeme 317
siehe auch Flüssigkeitsretention
Ohrenklingen
siehe Tinnitus
Ohrenschmerzen 312
Eukalyptusbaum *(Eucalyptus smithii)* 205
Ohrenschmerzen bei Kindern 318
Osteoarthritis
siehe Arthritis
Osteoporose
Rohrbambus *(Bambusa arundinacea)* 174
Östrogenspiegel, herabgesetzter 316

P

Panikanfälle, Panikattacken 302, 308
Parkinson-Krankheit
Bilsenkraut *(Hyoscyamus niger)* 219
Tollkirsche *(Atropa belladona)* 66
Periode
siehe auch Menstruation; Zyklus
Lebensbaum *(Thuja occidentalis)* 274
Weinraute *(Ruta graveolens)* 262
Periodenblutung, starke 301, 315
Baumwolle *(Gossypium herbaceum)* 216
Gefleckter Storchschnabel *(Geranium maculatum)* 214
Großer Wiesenknopf *(Sanguisorba officinalis)* 263
Hartriegel *(Cornus officinalis)* 193
Waldlilie *(Trillium erectum)* 276
Weinstock *(Vitis vinifera)* 281
Weiße Taubnessel *(Lamium album)* 224
Periodenschmerzen 315
Korallenstrauch *(Erythrina variegata)* 204
Lerchensporn *(Corydalis yanhusuo)* 85
Muskatellersalbei *(Salvia sclarea)* 263
Pilzinfektionen 304, 314
siehe auch Mundsoor; Scheidensoor 304
Ipê-Baum (*Tabebuia* spp.) 138
Schwarzer Holunder *(Sambucus nigra)* 131
Polypen
Lebensbaum *(Thuja occidentalis)* 274
Prämenstruelle Spannung (Prämenstruelles Syndrom) 315
Gemeine Nachtkerze *(Oenothera biennis)* 239
Gewöhnliche Küchenschelle *(Anemone pulsatilla)* 165
Progesteronspiegel, herabgesetzter 316
Prostatavergrößerung, Prostatabeschwerden
Ackerschachtelhalm *(Equisetum arvense)* 202
Feigenkaktus *(Opuntia ficus-indica)* 240
Gemeine Hortensie *(Hydrangea arborescens)* 219
Gemeine Quecke *(Agropyron repens)* 160
Große Brennessel *(Urtica dioica)* 145
Purpurdost *(Eupatorium purpureum)* 206
Pygeum *(Pygeum africanum)* 257
Sägepalme *(Sabal serrulata)* 127
Schmalblättriges Weidenröschen *(Chamaenerion angustifolium)* 185
Psoriasis *siehe* Schuppenflechte

Q

Quetschungen
siehe auch Blutergüsse
Arnika *(Arnica montana)* 170

R

Raynaud-Krankheit
Zahnwehholz *(Zanthoxylum fraxineum)* 151
Reisekrankheit 306
Reizdarm 307
siehe auch Durchfall
Reizhusten *siehe* Husten
Rekonvaleszenz *siehe* Genesung
Ringelflechte
Großes Schöllkraut *(Chelidonium majus)* 185
Brenndolde *(Cnidium monnieri)* 190
Rheumatismus 312, 313, 319
siehe auch Arthritis; Gelenkschmerzen & -steife; Muskelschmerzen
Gotu kola *(Centella asiatica)* 74
Guajakbaum *(Guaiacum officinale)* 216
Kermesbeere *(Phytolacca decandra)* 245
Kiefer *(Pinus sylvestris)* 247
Muskatbaum *(Myristica fragrans)* 113
Qin jiao *(Gentiana macrophylla)* 214
Rauschpfeffer *(Piper methysticum)* 119
Scheinbeere *(Gaultheria procumbens)* 213
Sellerie *(Apium graveolens)* 61
Spargel *(Asparagus officinalis)* 172
Sternanisbaum *(Illicium verum)* 221
Teufelskralle *(Harpagophytum procumbens)* 101
Wilde Yamswurzel *(Dioscorea villosa)* 89
Zahnwehholz *(Zanthoxylum fraxineum)* 151
Rippenfellentzündung
siehe auch Atemwegserkrankungen
Da ji *(Euphorbia pekinensis)* 207
Knollige Schwalbenwurzel *(Asclepias tuberosa)* 171
Rückenschmerzen 313
Aufgeblasene Lobelie *(Lobelia inflata)* 108
Guttaperchabaum *(Eucommia ulmoides)* 205
Ruhr *siehe auch* Durchfall

S

Samenerguß, vorzeitiger 316
Ba ji tian *(Morinda officinalis)* 235
Damiana *(Turnera diffusa)* 143
Hartriegel *(Cornus officinalis)* 193
Harzklee *(Psoralea corylifolia)* 256
Schaufensterkrankheit
Zahnwehholz *(Zanthoxyleum fraxineum)* 151
Scheidenausfluß
Goldenes Kreuzkraut *(Senecio aureus)* 267
Kanadische Gelbwurzel *(Hydrastis canadensis)* 103
Padouk *(Pterocarpus marsupium)* 256
Scheidensoor 314
Bukkostrauch *(Barosma betulina)* 67
Kanadische Gelbwurzel *(Hydrastis canadensis)* 103
Schildrüsenerkrankungen
Beerentang *(Sargassum fusiforme)* 264
Blasentang *(Fucus vesiculosus)* 211
Virginischer Wolfstrapp *(Lycopus virginicus)* 229
Zitronenmelisse *(Melissa officinalis)* 111
Schlaflosigkeit 309, 313
Piscidiabaum *(Piscidia erythrina)* 248
Schlaflosigkeit bei Kindern 318
Giftlattich *(Lactuca virosa)* 223
Schluckauf
Chirettakraut *(Swertia chirata)* 135
Xuan fu hua *(Inula japonica)* 221
Schmerzlinderung
siehe auch Gelenkschmerzen; Muskelschmerzen; Neuralgie
Amerikanische Espe *(Populus tremuloides)* 253
Bilsenkraut *(Hyoscyamus niger)* 219
Eukalyptus *(Eucalyptus globulus)* 94
Gemeiner Schneeball *(Viburnum opulus)* 148
Hanf *(Cannabis sativa)* 180
Kopoubohne *(Pueraria lobata)* 256
Lerchensporn *(Corydalis yanhusuo)* 85
Passionsblume *(Passiflora incarnata)* 117
Piscidiabaum *(Piscidia erythrina)* 248
Rauschpfeffer *(Piper methysticum)* 119
Schlafmohn *(Papaver somniferum)* 242
Schmerzlinderung bei Kindern
Klatschmohn *(Papaver rhoeas)* 242
Schnittwunden 304
siehe Wunden, kleinere & Blutergüsse; Blutungen
Schuppenflechte
Gelbwurzel *(Curcuma longa)* 88
Harzklee *(Psoralea corylifolia)* 256
Knotige Braunwurz *(Scrophularia nodosa)* 266
Schwangerschaft 317
Schwangerschaftsstreifen 317
Schwellungen 303
siehe Bisse, kleinere, Stiche & Schwellungen

Schwindel
Bocksdorn *(Lycium chinense)* 109
Gemeine Braunelle *(Prunella vulgaris)* 122
Gou teng *(Uncaria rhynchophylla)* 278
Rosmarin *(Rosmarinus officinalis)* 125
Sexualität
siehe Libido, schwache
Senilität
Libosch *(Rehmannia glutinosa)* 123
Sodbrennen 317
Sonnenbrand 303
Soor
siehe Mundsoor; Scheidensoor
Splitter
Myrrhenstrauch *(Commiphora molmol)* 84
Ringelblume *(Calendula officinalis)* 69
Rotulme *(Ulmus rubra)* 144
Sonnenhut (*Echinacea* spp.) 90
Steife & schmerzende Gelenke 313
Stenoseatmung 301
Stiche 303
siehe auch Bisse, kleinere, Stiche & Schwellungen
Stillprobleme
Echter Schwarzkümmel *(Nigella sativa)* 237
Echtes Eisenkraut *(Verbena officinalis)* 147
Glockenwinde *(Codonopsis pilosula)* 82
Mönchspfeffer *(Vitex agnus-castus)* 149
Wunderbaum *(Ricinus communis)* 260
Streß 308, 319
siehe auch Angst
Amerikanischer Ginseng *(Panax quinquefolius)* 241
Baikal-Helmkraut *(Scutellaria baicalensis)* 133
Betonie *(Stachys officinalis)* 270
Echter Baldrian *(Valeriana officinalis)* 146
Fu ling *(Poria cocos)* 253
Glockenwinde *(Codonopsis pilosula)* 82
Heiliges Basilienkraut *(Ocimum tenuiflorum)* 114
Hopfen *(Humulus lupulus)* 102
Linde (*Tilia* spp.) 275
Schisandra *(Schisandra chinensis)* 132

T

Thrombose
Echter Steinklee *(Melilotus officinalis)* 232
Tinnitus (Ohrenklingen)
Sesam *(Sesamum indicum)* 268
Silberkerze *(Cimicifuga racemosa)* 78

U

Übelkeit & Erbrechen, Reisekrankheit 306
Chirettakraut *(Swertia chirata)* 135
Curryblatt *(Murraya koenigii)* 235
Gewürznelkenbaum *(Eugenia caryophyllata)* 95
Paradieskörnerpflanze *(Aframomum melegueta)* 159
Pferdeminze *(Monarda punctata)* 234
Schwarznessel *(Ballota nigra)* 174
Übelkeit, morgendliche 317
Überaktivität 309
Übersäuerung 307
Unfruchtbarkeit 316
Ba ji tian *(Morinda officinalis)* 235
Brenndolde *(Cnidium monnieri)* 190
Muira-Puama-Baum *(Liriosma ovata)* 227
Riesenhülse *(Entada phaseoloides)* 202
Teufelsbusch *(Eleutherococcus senticosus)* 92

V

Venenentzündung
Steinklee *(Melilotus officinalis)* 232
Waldmeister *(Asperula odorata)* 172
Verbrennungen & Verbrühungen 303
Teebaum *(Melaleuca alternifolia)* 110
Verdauungsstörungen, Verdauungsbeschwerden 306, 307, 319
siehe auch Infektionen des Verdauungstraktes
Angosturabaum *(Galipea officinalis)* 212
Basilikum *(Ocimum basilicum)* 238
Bellirica-Myrobalane *(Terminilia bellirica)* 273
Echter Kalmus *(Acorus calamus)* 55
Jambolanapflaume *(Syzygium cumini)* 137
Kolombowurzel *(Jateorhiza palmata)* 106
Muskatbaum *(Myristica fragrans)* 113
Muskatellersalbei *(Salvia sclarea)* 263
Papaya *(Carica papaya)* 181
Sesam *(Sesamum indicum)* 268
Sternanisbaum *(Illicium verum)* 221
Tamarinde *(Tamarindus indica)* 272
Wermut *(Artemisia absinthium)* 63
Wilde Yamswurzel *(Dioscorea villosa)* 89
Verdauungsstörungen bei Kindern 318
Vergeßlichkeit
siehe Gedächtnisschwund & Konzentrationsschwäche
Vergiftungserscheinungen
Brechwurzel *(Cephaelis ipecacuanha)* 184
Brunnenkresse *(Nasturtium officinale)* 237
Buntfarbige Schwertlilie *(Iris versicolor)* 222
Große Klette *(Arctium lappa)* 62
Kleiner Sauerampfer *(Rumex acetosella)* 262
Knotige Braunwurz *(Scrophularia nodosa)* 266
Krauser Ampfer *(Rumex crispus)* 126
Löwenzahn *(Taraxacum officinale)* 140
Petersilie *(Petroselinum crispum)* 244
Sarsaparille (*Smilax* spp.) 268
Stillingie *(Stillingia sylvatica)* 271
Virginische Gartenkresse *(Lepidium virginicum)* 225
Verstauchungen 312
Verstopfung 307, 317
Aloe *(Aloe vera)* 57
Butternußbaum *(Juglans cinerea)* 222
Chebula-Myrobalane *(Terminalia chebula)* 273
Faulbaum *(Rhamnus frangula)* 259
Feigenbaum *(Ficus carica)* 209
Wunderbaum *(Ricinus communis)* 260
Verstopfung bei Kindern 318
Tüpfelfarn *(Polypodium vulgare)* 252
Zichorie *(Cichorium intybus)* 187
Vitalitätserhaltung im Alter 319
Vitalitätsverlust 316
Chinesische Angelika *(Angelica sinensis)* 60
Harzklee *(Psoralea corylifolia)* 256
Völlegefühl 306
siehe auch Blähungen & Völlegefühl

W

Warzen 304
Banyanbaum *(Ficus benghalensis)* 209
Großes Schöllkraut *(Chelidonium majus)* 185
Wasserretention, Wassereinlagerung
siehe Flüssigkeitsretention
Wechseljahrsbeschwerden 316
Windelausschlag 318
Echte Kamille *(Chamomilla recutita)* 76
Windpocken 304
Wunden, kleinere 304
siehe auch Blutungen
Borretsch *(Borago officinalis)* 177
Gemeine Braunelle *(Prunella vulgaris)* 122
Gemeine Myrte *(Myrtus communis)* 236
Storax-Benzoebaum *(Styrax benzoin)* 272
Teebaum *(Melaleuca alternifolia)* 110
Wundheilung 304
Avocadobaum *(Persea americana)* 118
Frauenmantel *(Alchemilla xanthochlora)* 161
Gemeine Myrte *(Myrtus communis)* 236
Wurmbefall
Avocadobaum *(Persea americana)* 118
Embelia *(Embelia ribes)* 202
Gartenkürbis *(Cucurbita pepo)* 194
Granatapfelbaum *(Punica granatum)* 257
Marylandische Spigelie *(Spigelia marilandica)* 270
Milchsunge *(Ervatamia coronaria)* 203
Rainfarn *(Tanacetum vulgare)* 272
Wurmfarn *(Dryopteris filixmas)* 201
Wurmtreibender Gänsefuß *(Chenopodium ambrosioides)* 186
Wurmbefall bei Kindern
Eberraute *(Artemisia abrotanum)* 170
Echter Schwarzkümmel *(Nigella sativa)* 237
Feldthymian *(Thymus serpyllum)* 274
Gartenthymian *(Thymus vulgaris)* 142
Möhre *(Daucus carota)* 198

XYZ

Zahnen 318
Fenchel *(Foeniculum vulgare)* 210
Zahnfleischbeschwerden 306
siehe auch Mundgeschwüre
Gerberakazie *(Acacia catechu)* 157
Zahnhygiene
Zahnstocherkraut *(Ammi visnaga)* 59
Zahnschmerzen 308
Piscidiabaum *(Piscidia erythrina)* 248
Zittern
Gou teng *(Uncaria rhynchophylla)* 278
Zuckungen
Gou teng *(Uncaria rhynchophylla)* 278
Passionsblume *(Passiflora incarnata)* 117
Zungengeschwüre 306
Zyklus, unregelmäßiger 315
Chinesische Angelika *(Angelica sinensis)* 60
Falsches Einkorn *(Chamaelirium luteum)* 75
Frauenwurzel *(Caulophyllum thalictroides)* 73
Große Brennessel *(Urtica dioica)* 145
Hirtentäschel *(Capsella bursa-pastoris)* 181
Ji xue teng *(Millettia reticulata)* 233
Libosch *(Rehmannia glutinosa)* 123
Liebstöckel *(Levisticaum officinale)* 226
Waldlilie *(Trillium erectum)* 276
Weinstock *(Vitis vinifera)* 281

Danksagungen des Autors

Ohne die gute Laune und das enorme Engagement der Mitarbeiter von Dorling Kindersley wäre dieses Buch nie zustande gekommen. Aufrichtig möchte ich daher folgenden Verlagsmitarbeitern danken: Penny Warren, Valerie Horn, Spencer Holbrook, Christa Weil und Rosie Pearson. Bei der Recherche und beim Zusammenschreiben einzelner Abschnitte dieser Enzyklopädie wurde ich großzügig von Anne McIntyre (MNIMH), Noel Rigby (MNHAA) und Eve Rogans (MRTCM) unterstützt; für alle weiteren Fehler und Versäumnisse bin allein ich verantwortlich. Viele befreundete Kollegen und Kräutermediziner trugen mit Ratschlägen, Diskussionen und Ideen zu diesem Buch bei. Obgleich der Platz nicht ausreicht, alle namentlich zu erwähnen, möchte ich insbesondere danken: Richard Adams (MNIMH), Dr. Celia Bell, Christopher Hedley (MNIMH), Michael McIntyre (FNIMH), Dr. Ellis Snitcher, Christine Steward (MNIMH), Dr. Midge Whitelegg (MNIMH) und Dr. John Wilkinson. Vor allem möchte ich all denen danken, die sich in der Mitte des 20. Jahrhunderts, als es um die Kräutermedizin sehr schlecht bestellt war, engagiert um den Weiterbestand dieses Zweigs der Naturheilkunde gekümmert haben. Ohne ihren liebevollen Einsatz würde die Kräutermedizin nicht diese Renaissance erleben, wie sie gegenwärtig stattfindet. Zu guter Letzt ein herzliches Dankeschön an Maria, Leon und Tamara für die Geduld, die Liebe und das Verständnis, die ihr mir während all der Zeit entgegengebracht habt, in der ich keine Minute für euch erübrigen konnte.

Danksagungen des Verlags

Dorling Kindersley möchte sich besonders bei Ruth Midgley als Herstellerin und bei Colin Nicholls (MNIMH) als Fachberater bedanken; weiterhin bedanken möchten wir uns bei Tracey Beresford, Joanna Chisholm, Charlotte Evans, Fay Franklin, Fred Gill, Nell Graville, Constance Novis, Blanche Sibbald, Linda Sonntag und Clare Stewart (Herstellungsassistenz); bei Tracey Clarke (Original-Design) und Maxine Chung (Design-Assistenz); Zoë Saunders (plastische Modelle); Raquel Leis und Anna Pedro (Pflanzenrecherche) sowie Kathie Gill (Register). Darüber hinaus möchte Dorling Kindersley besonders folgenden Personen danken: Duncan Ross von der Poyntzfield Herb Nursery, der einige Pflanzen im Himalaja fotografierte; Fiona Crumley und der Belegschaft vom Chelsea Physic Garden für unschätzbare Ratschläge sowie Dr. Yongfeng Wang (Aston University) und Dr. Y. Wong (Hosten University), die beide dabei halfen, einige seltene chinesische Heilpflanzen zu bestimmen und zu finden. Vielen Dank auch an Jacqueline Horn, Prof. Shouming Zhong (East-West Herbs), Noel Rigby und den Mitarbeitern von Woods & Woods (Australien), Neal's Yard in Covent Garden (London), Anthony Lymon-Dixon (Arne Herbs) sowie den Mitarbeitern von Hambledon Herbs und Iden Croft Herbs (beide Kent). Für fachliche Beratung möchte sich der Verlag ferner bei Deni Bown, James Morley und der Belegschaft der Royal Botanic Gardens (Kew) bedanken; Dank auch den Verlagen University of Oklahoma Press, University of California Press sowie Arkana.

Bildnachweis

(o = oben, u = unten, m = Mitte, l = links, r = rechts)
A-Z Botanical Collection Ltd: Pallava Bagla: S. 87l; **AKG/ Musée du Louvre,** Paris: S. 22; **American Museum of Natural History/ Lynton Gardiner:** S. 23u; **Heather Angel:** S. 123l, 203; **Ardea:** S. 120l; Allen Paterson: S. 75l; **The Bodleian Library, University of Oxford, L.I.5 Med:** S. 33; **Deni Bown:** S. 92l, 98l, 104l, 105l, 113l, 115l, 118l, 147l, 212, 225, 232l, 256u, 272o; **Bridgeman Art Library:** Bibliothèque Nationale, Paris: S. 20ol; National Museum of American Art, Smithsonian Institute, Permlet Art Resource: S. 46; Victoria & Albert Museum: S. 17o; **© British Library:** S. 20u; **Neil Campbell Sharp:** S. 117l; **J. Allan Cash:** S. 38u, 50; **Bruce Coleman:** Atlantide Sdf: S. 239; Robert P. Carr: S. 100l; Alain Compost: S. 95l, 191o; Geoff Doré S. 286; J. Fennell: S. 10u; Michael Freeman: S. 91l; Dennis Green: S. 146l; Dr. Eckart Pott: S. 148l; Hans Reinhard: S. 66l, 86l, 96l, 107l, 131l; **E.T. Archive/** British Museum: S. 41; **Mary Evans Picture Library/** Wolf: S. 26l; **© Steven Foster 1996:** S. 49, 56l, 60l, 65l, 72l, 93l, 116l, 119l, 127l, 135l, 138l; **Garden Picture Library**/Sunniva Harte: S. 285o; **Giraudon/** Bibliothèque Municipale, Reims: S. 32; **Robert Harding Picture Library:** S. 274, Richard Ashworth: S. 44; **Holt Studios International:** Nigel Cattlin: S. 79l, 102, 152l, 231l, 260o, 262; Bob Gibbons: S. 16, 63l, 99l; Willem Harinck: S. 112l, 245o, 255, 269o; Rosie Mayer: S. 136l; Primrose Peacock: S. 182; Inga Spence: S. 236l, 248; **Hutchison Library:** S. 34u, 40; Moser: S. 205; **Images Colour Library:** S. 18l; The Charles Walker Collection: S. 35o; **Images of India**/ Roderick Johnson: S. 37; **Jacana:** Henri Veiller: S. 137l; **Tim Low:** S. 110l; **Österreichische Nationalbibliothek:** S. 18r; **Oxford Scientific Library:** G.I. Bernard: S. 101l; Sally Birch: S. 111l; Deni Bown: S. 57l, 61, 76l, 80l, 114l, 130l, 151l, 201; Scott Camazine: S. 73l; M. J. Coe: S. 84l; Jack Dermid: S. 256; Geoff Kidd: S. 145l; A. Maclean: S. 126; Chris Sharp: S. 89l; Avril Ramage: S. 70l; **Photo Researchers** Inc./ National Audubon Society/ Alvin E. Staffan: S. 144l; **Photos Horticultural Picture Library:** S. 81l, 142l; **Premaphotos:** S. 143l; **Howard Rice:** S. 11o; **Scala**/Duomo Anagni: S. 19u; **Science Museum/Adrian Whicher:** S. 17u, 43; **Science Photo Library:** Moredun Animal Health Ltd: S. 26or; National Library of Medicine: S. 24or; **Harry Smith Collection:** S. 71l, 88l, 94l, 109l, 209, 234; **Still Pictures/** Mark Edwards: S. 11u, 106l; **Tony Stone Worldwide:** Jacques Jangoux: S. 27o, 178; **Wellcome Institute Library, London:** S. 21u, 48; **Zefa:** S. 28.
Der Verlag hat auf jegliche Weise versucht, den Urheber jedes veröffentlichten Fotos zu nennen. Sollte dies in Einzelfällen nicht geschehen sein, bittet der Verlag, dieses Versehen zu entschuldigen, und garantiert, den Urheber in weiteren Auflagen namentlich zu nennen.